U0225139

生物材料科学与工程丛书

王迎军　总主编

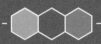

生物材料表界面与表面改性

丁建东　刘宣勇　憨　勇等　著

科学出版社

北京

内 容 简 介

生物材料植入人体以后首先与细胞接触的是其表面。生物材料的表面改性是提升现有医用材料的主要技术手段之一，也是研发新一代组织再生材料的重要学术基础。本书介绍生物材料表界面的基本概念和知识，特别结合作者多年的研究成果与特长介绍生物材料表面改性的关键技术以及材料表面与细胞相互作用的前沿科学问题。在介绍国际学术前沿的同时，适当突出我国学者的相关基础研究。为响应国家从上游基础研究至下游应用的全链条研究的号召，本书最后还介绍了运用表面改性技术研发相关医疗器械的例子。

本书从多个方面介绍生物材料表界面的基础知识、新近科研动态和趋势展望，可供相关领域的高等院校师生、科研工作者和企事业医务人员参考学习，既可让初入门者获得有关生物材料表界面与表面改性的较为全面的知识，又有助于研发人员在其特定方面进行深入研究或者交叉融合。

图书在版编目（CIP）数据

生物材料表界面与表面改性 / 丁建东等著. —北京：科学出版社，2022.6
（生物材料科学与工程丛书 / 王迎军总主编）
国家出版基金项目
ISBN 978-7-03-068898-9

Ⅰ. ①生… Ⅱ. ①丁… Ⅲ. ①生物材料－研究 Ⅳ. ①R318.08

中国版本图书馆 CIP 数据核字（2021）第 099207 号

丛书策划：翁靖一

责任编辑：翁靖一 孙静惠 / 责任校对：杜子昂
责任印制：吴兆东 / 封面设计：东方人华

科学出版社 出版
北京东黄城根北街 16 号
邮政编码：100717
http://www.sciencep.com

北京建宏印刷有限公司印刷
科学出版社发行 各地新华书店经销

*

2022 年 6 月第 一 版 开本：B5（720 × 1000）
2023 年 6 月第二次印刷 印张：34 1/2
字数：658 000
定价：268.00 元
（如有印装质量问题，我社负责调换）

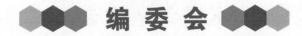

本书各章作者

第1章　生物材料表界面概论　丁建东（复旦大学）、姚响（东华大学）

第2章　金属基医用材料的常见表面改性方法　憨勇、张兰（西安交通大学）、刘宣勇、王国成、曹辉亮（中国科学院上海硅酸盐研究所）

第3章　高分子基医用材料的常见表面改性方法　冯亚凯、杨啸、高彬（天津大学）

第4章　无机非金属材料的常用表面改性方法　林开利、赵灿灿、王旭东（上海交通大学医学院附属第九人民医院）、刘宣勇（中国科学院上海硅酸盐研究所）

第5章　金属医用材料表面在人体环境中的腐蚀与控制　林昌健、董士刚、张艳梅、林理文（厦门大学）

第6章　高分子水凝胶复合微球的制备、表界面修饰及在生物医学领域的应用　杨武利、田野菲、汪长春（复旦大学）

第7章　生物材料表界面的振动光谱研究　胡仁、樊丽丽、胡洁洁、刘川、林昌健、田中群（厦门大学）

第8章　生物材料表面蛋白质吸附　黄巧玲、李艳冉、董元军、余平、林昌健（厦门大学）

第9章　蛋白质/细胞与材料表界面相互作用的数值模拟　张锡文、王力成、吴啸、陈曦（清华大学）

第10章　生物材料表面改性提高血液相容性的研究　冯亚凯、赵静、白凌闯（天津大学）

第11章　生物材料表面抗菌功能化　乔玉琴、刘宣勇（中国科学院上海硅酸盐研究所）

第12章　生物适应性与自适应性表界面设计　蔡开勇、刘鹏、戴亮亮（重庆大学）、丁建东（复旦大学）

第13章　材料表面图案化技术与细胞研究　姚响（东华大学）、丁建东（复旦大学）

第14章　表面改性技术在牙种植体、椎间融合器、先心病封堵器以及人工晶状体材料中的应用　万荣欣、唐慧琴、顾汉卿（天津医科大学）、丁建东（复旦大学）

◆◆◆ 总　序 ◆◆

生物材料科学与工程是与人类大健康息息相关的学科领域，随着社会发展和人们对健康水平要求的不断提高，作为整个医疗器械行业基础的生物材料，愈来愈受到各国政府、科学界、产业界的高度关注。

生物材料及其制品在临床上的应用不仅显著降低了心血管疾病、重大创伤等的死亡率，也大大改善了人类的健康状况和生活质量。因此，以医治疾病、增进健康、提高生命质量、造福人类为宗旨的生物材料也是各国竞争的热点领域之一。我国政府高度重视生物材料发展，制定了一系列生物材料发展战略规划。2017年科技部印发的《"十三五"医疗器械科技创新专项规划》将生物材料领域列为国家前沿和颠覆性技术重点发展方向之一，并将骨科修复与植入材料及器械、口腔种植修复材料与系统、新型心脑血管植介入器械及神经修复与再生材料列为重大产品研发重点发展方向，要求重点开展生物材料的细胞组织相互作用机制、不同尺度特别是纳米尺度与不同物理因子的生物学效应等基础研究，加快发展生物医用材料表面改性、生物医用材料基因组学、植入材料及组织工程支架的个性化3D打印等新技术，促进生物材料的临床应用，并从国家政策层面和各种形式的经费投入为生物材料的大力发展保驾护航。

生物材料的发展经历了从二十世纪的传统生物材料到基于细胞和分子水平的新型生物材料，以及即将突破的如生物3D打印、材料基因组等关键技术的新一代生物材料，其科学内容、研究范围和应用效果都发生了很大的变化。在科技快速迭代的今天，生物材料领域现有的重要专著，已经很难满足我国生物材料科学与工程领域科研工作者、教师、医生、学生和企业家的最新需求。因此，对生物材料科学与工程这一国际重点关注领域的科学基础、研究进展、最新技术、行业发展以及未来展望等进行系统而全面地梳理、总结和思考，形成完整的知识体系，对了解我国生物材料从基础到应用发展的全貌，推动我国生物材料研究与医疗器械行业发展，促进其在生命健康领域的应用，都具有重要的指导意义和社会价值。

为此，我接受科学出版社的邀请，组织活跃在科研第一线的生物材料领域刘昌胜、陈学思、顾宁等院士，教育部"长江学者"特聘教授、国家杰出青年科学基金获得者等近四十位优秀科学家撰写了这套"生物材料科学与工程丛书"。丛书内容涵盖了纳米生物材料、可降解医用高分子材料、自适应性生物材料、生物医用金属材料、生物医用高分子材料、生物材料三维打印技术及应用、生物材料表界面与表面改性、生物医用材料力学、生物医用仿生材料、生物活性玻璃、生物材料的生物相容性、基于生物材料的药物递送系统、海洋生物材料、细菌纤维素生物材料、生物医学材料评价方法与技术、生物材料的生物适配性、生物医用陶瓷、生物医用心血管材料及器械等生物材料科学与工程的主要发展方向。

本套丛书具有原创性强、涵盖面广、实用性突出等特点，希望不仅能全面、新颖地反映出该领域研究的主流和发展趋势，还能为生物科学、材料科学、医学、生物医学工程等多学科交叉领域的广大科技工作者、教育工作者、学生、企业家及政府部门提供权威、宝贵的参考资料，引领对此领域感兴趣的广大读者对生物材料发展前沿进行深入学习和研究，实现科技成果的推广与普及，也为推动学科发展、促进产学研融合发挥桥梁作用。

在本套丛书付梓之际，我衷心感谢参与撰写、编审工作的各位科学家和行业专家。感谢参与丛书组织联系的工作人员，并诚挚感谢科学出版社各级领导和编辑为这套丛书的策划和出版所做出的一切努力。

中国工程院院士

亚太材料科学院院士

华南理工大学教授

前　言

　　生物材料在植入体内之后，首先通过其表面与体液和细胞等生理环境发生相互作用，植入材料的表界面是与生理环境"面对面交流"的场所。材料表面的物理结构和化学特征可直接影响细胞膜受体"适配"位点的识别以及细菌的外膜蛋白质分子的活性，并进一步影响细胞和细菌的相关行为。目前临床应用的生物材料多数为金属、高分子、陶瓷等人造材料，其生物相容性和功能性均有待提升和优化。生物材料的表面改性是提升现有医用材料的最重要的技术手段之一，也是研发新一代组织再生材料的关键性的科学基础，这个"表面文章"很值得一做。

　　随着材料科学、生物学和医学的发展以及纳米技术、基因技术和表面改性技术的突破，生物材料表界面和表面改性领域的创新性研究成果不断涌现。生物材料表界面和表面改性是一个交叉融合度很高的方向，研究人员需要具有材料、工程、生物和医学等学科领域多方面的知识。无论是国内还是国外，即便是专门从事生物材料研究的人员也很难同时具备材料学、生物学、医学的交叉教育背景。因此，亟须一部从材料学、生物学、医学交叉融合的角度将生物材料表界面和表面改性领域的概念以及近年来取得的创新性成果汇集起来的专著，呈现给相关科研人员、临床医生和工程师，使他们能更便捷和更深入地了解和掌握生物材料表界面和表面改性领域的基础知识和研究进展。

　　适逢王迎军院士作为总主编组织"生物材料科学与工程丛书"，丛书编委会特别安排了《生物材料表界面与表面改性》分册，并决定由我们三人来组织撰写本分册，这也促成我们从繁忙的科研工作中挤出时间撰写这样一部较为全面地介绍生物材料表面工程的兼具教材和专著色彩的专业书。

　　本书集中了国内多位专家学者和高级研发人员，从多个方面介绍生物材料表界面的基础知识、科研动态和发展趋势。首先对生物材料表界面的基本概念进行了阐述，然后结合参编专家的特长介绍了医用高分子、金属和无机非金属材料的常用表面改性方法和技术，系统分析了材料表面与蛋白质、细菌和细胞等相互作用的前沿科学问题，以及通过表面改性提高材料的组织相容性、血液相容性、抗菌性和组织整合等性能的研究进展。

在介绍国际学术前沿的同时,本书也适当突出我国学者的相关研究,尤其是改革开放四十多年来取得的突出成就。所遴选的参编团队的工作已经成为相关领域国际学术前沿的一部分。为响应国家从上游基础研究至下游应用的全链条研究的号召,本书同时也介绍了面向相关医疗器械临床转化进行表面改性的工作。

希望读者通过本书能够比较系统地了解生物材料表界面和表面改性这个交叉学科领域,同时也希望能助推生物材料表界面学科的发展、加速表面改性医疗器械的临床应用和产业化进程。

今天是我国的第 37 个教师节,也是一个传承科学文化的节日。谨以此书献给所有已经、正在和将要为生物材料表界面和表面改性事业做出努力的教育工作者和科技工作者!

丁建东　刘宣勇　憨　勇

2021 年 9 月 10 日

目　录

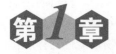

生物材料表界面概论

摘要: 生物材料一旦植入人体,与机体的相互作用通常首先发生在表面。材料的表面改性是改进现有生物材料的有效手段,也是研发新一代组织再生材料的科学基础之一。本章总体介绍生物材料表界面的科学内涵、生物材料表界面的主要表征手段以及表面改性的主要策略。在概述该领域研究现状的基础上,对生物材料表界面和表面改性研究未来的主要突破口进行了展望。

Abstract: The interactions of a biomaterial, once implanted, with human body occur first on the material's surface as usual. Surface modification is an efficient way to improve the present medical materials, and also constitutes a basis to develop new regenerative biomaterials. This chapter introduces the scientific meanings of surfaces and interfaces, the main approaches to characterize a biomaterial surface, and the main strategies to modify a biomaterial surface. Besides outlining of the recent progress of this field, the perspective breakthroughs are predicted towards research and development of biomedical materials taking advantage of surfaces modifications.

生物材料一词并非专指来源于生物体的材料,而是指应用于生物医学的材料,通常是用来对疾病进行治疗、对病变组织器官进行修复或替代的材料;广义的生物材料还包括增强组织器官功能和对疾病进行诊断所使用的材料。基于生物材料巨大的市场需求和潜力以及生物材料研究的高度复杂性,生物材料学成为当代材料科学的一个前沿分支。生物材料涉及学科广泛(如化学、细胞生物学、分子生物学、工程科学、医学等),且学科交叉融合较深,不仅是研究整形美容、组织工程、人工器官和若干医疗器械的重要基石,而且对功能材料学、医学和生物学等相关学科的发展也具有积极的推动作用[1-3]。

在实际使用过程中,生物材料首先通过其表界面与体液、蛋白质、细菌、细胞或组织等生理环境发生接触和相互作用,因而植入材料的表界面是其与生理环境"面对面交流"的重要场所。作为一类特殊的功能材料,理想的生物材料既需具备良好的生物相容性，也需具备与相关组织器官匹配的生物功能性[4-6]。材料的性能由本体性能与表面性能共同决定。由于生物材料在应用中大多与机体直接接触，因此，不仅材料本体需具备对应的功能与力学性能要求，材料的生物功能性的体现在很大程度上还取决于其表界面与机体的相互作用。植入材料表面的物理结构和化学特征均可直接影响细胞的信号传导通路及膜受体适配位点的识别，或是细菌的外膜蛋白质分子活性等，并进一步影响细胞或细菌的相关行为[7-12]。目前，临床应用的生物材料大多为金属、高分子、陶瓷等人造材料，还有一些采用了生物大分子，甚至生物衍生材料等，其生物相容性和功能性均有进一步优化和提升的空间。

生物材料的表界面改性是提升现有医用材料服役效能的重要技术手段之一，也是研发新一代组织修复材料的重要科学基础。生物材料表界面研究属于交叉学科领域，涉及表面结构设计与制备技术、材料结构和性能及功能表征、表面功能化相关的化学反应、表面与生物体接触所导致的生物响应等多个方面。近年来，随着化学、材料学、生物学和医学的发展以及仪器加工与表征技术手段的突破，生物材料表界面改性领域的创新性研究成果不断涌现。

1.1 生物材料表界面及其研究意义

"界面"是指从一个相到另一个相的过渡区域。若其中的一相为气体，这种界面通常也被称为表面。一般意义上的表界面通常包括如下五类：气-液界面（表面）、气-固界面（表面）、液-液界面、液-固界面、固-固界面。生物医用材料的表面不仅包括植入材料的外表面，还包括生物功能微球的外表面以及组织工程支架等多孔材料的内表面，当然，多数情况下指大块医用材料的外表面。由于生物材料一般为固体材料，其在机体内的具体使用过程中通常涉及的表界面为液-固界面或固-固界面。

植入机体后，生物材料通过表界面与机体接触。材料表界面与其周围的生物分子、细胞以及可能引入的细菌等微生物之间的微观相互作用决定着材料生物相容性及其后续功能。因此，调控材料表界面与机体的相互作用是绝大部分生物材料研究中需要首先面对的关键共性科学问题。材料与机体相互作用的表界面问题是研究生物材料的基础和核心问题之一。在组织工程、药物缓释、蛋白分离纯化及生物传感等领域，材料首先都是通过其表界面与机体发生相互作用，进一步诱导生物过程的发生和促使材料功能的发挥。例如，当材料植入体内后，细胞膜表面的识别分子会对与之接触的材料表面所能提供的物理或化学信号产生快速响应，并对该材料的属性加以识别和区分，这一相互作用过程将关系到材料是否被生物体所认可，即是否生物相容[4]。除生物相容性外，生物材料的表界面还关系到后续的功能诱导能力，即材料的表面性质和本体性质共同决定了材料的生物功能性。作为连接无生命材料和机体的"桥梁"，生物材料表界面成为了生命体与材料相互识别和作用的关键场所。深入理解材料表界面和生物体的相互作用规律，探寻合适的表面设计和修饰策略对于下一代先进生物材料的开发举足轻重。

随着人民对美好生活向往的持续追求，医疗器械的发展已经成为建设一个健康社会所不可或缺的重要组成部分，也将会带来巨大的经济效益和社会效益。器械表面修饰改性是决定医疗器械应用效果的关键因素之一，因而成为绝大多数植介入器械生产的核心工艺环节之一。先进的医用表面修饰技术不足就会成为限制高端医疗器械产业的卡脖子难题。

在生物材料表界面的研究开发中，可以依据其具体的目的进行相关细分，如提高一般意义上的材料生物相容性的表界面[13-15]、促进细胞特异性黏附及组织再生的表界面[16-20]、提高材料血液相容性的表界面[21-23]、抗菌性表界面[9-11]、其他生物功能化表界面[24, 25]等。蛋白质是构成生命体的重要物质之一，在生物体的生命活动中扮演着基础性的作用。蛋白质是由氨基酸组成的具有特定结构和活性的生物大分子，此类生物大分子与生物材料表面的相互作用研究十分重要，其对生物医学和生物技术的发展也有指导意义[26]。细胞是生命活动的基本单元。人们可以通过增大材料表面蛋白质吸附提升细胞在材料表面的黏附和聚集，也可以通过固定生物活性配体用于识别和捕捉特定种类的细胞发生黏附[27]。然而，血液接触材料则需要具备抗血栓形成的功能；这可通过赋予材料表面对非特异性蛋白质吸附的排斥能力，进而提高其血液相容性，予以实现。已有相关生物材料表界面的研究表明，可以通过表面接枝聚乙二醇和两性聚合物等生物惰性物质来排斥非特异性的蛋白吸附。除了凝血和血栓形成，细菌感染也是生物材料应用中面临的问题。黏附到生物材料表界面的细菌会扩增和分泌基质，发展到后期会形成生物膜（biofilm）。一旦细菌生物膜形成，各类杀菌剂、抗生素和自身免疫系统就难以穿透这层生物膜。因此，赋予生物材料表界面抗菌性能，防止细菌生物膜的形成，对于降低植介入器械的持续细菌感染风险极为重要。原则上，可以通过改变生物材料表面物理化学性质、引入抗菌性官能团等在植介入初期就防止细菌感染，以从根本上避免发展成生物膜。

总体而言，生物材料表界面领域的研究内容主要涉及：化学与物理功能化表界面的构建与表征，功能化表界面与各种生物基元（蛋白质、细胞、细菌等）之间的相互识别和作用，以及利用独特的材料表界面排除多种共存因素干扰进而揭示某一因素独立对生物基元的影响。通过对这些相互作用机理的深入探讨实现相关作用的有效调控正是此类研究的重要目的。具体来讲，材料表面主要通过化学组成（元素组成与结构、官能团、电荷、分子手性特征等）和物理结构（拓扑结构、粗糙度、软硬度等）两大类性质来影响其与生物分子以及细胞和细菌之间的相互作用。本章将概要介绍典型的化学和物理功能表界面的构建方法及其表征手段。而针对不同生物材料本体（如金属基、高分子基、无机非金属基）表界面构建的具体方法及其与各种生物基元之间的相互识别和作用，以及利用独特设计的材料表界面排除多种共存因素干扰进而揭示材料某一因素独立对生物基元的影响等研究进展，将在本书后续各章展开介绍。

1.2 主要的生物材料表界面构筑手段概述

依据生物材料表界面诸因素发挥作用的属性，可以将表界面设计和构筑的手段分为化学改性方法和物理改性方法。生物材料的表界面改性可以在不改变材料本体性能的情况下有效提升材料和植入器械的组织相容性、抗凝血性、抗菌性、组织诱导性或抗肿瘤等生物功能性，进而有效达到相应的诊断、治疗和修复等目的。在实际应用过程中，需要依据材料的具体用途选择适宜的表界面改性手段或策略。

1.2.1 化学改性方法

生物材料表界面的化学改性方法主要涵盖化学接枝[19, 28-34]、离子注入[12, 35-37]、层层组装[38-41]、牢固涂层[42-45]等方案或手段，如图 1-1 所示。此外，通常所说的利用负载生物活性因子或药物等来调控生物学行为的生物学改性以及具有抗细胞黏附反差特性表面的制备同样也属于化学改性范畴[8, 46, 47]。具体的化学接枝方法包括但不限于等离子体聚合接枝、光化学接枝、辐射接枝、臭氧法接枝、活性聚合

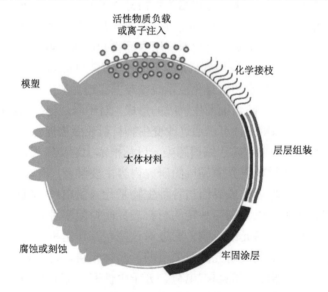

图 1-1　常用的生物材料表面改性方法示意图

常规化学改性方法包括：活性物质负载或离子注入、化学接枝、层层组装、牢固涂层等；
常规物理改性方法包括：腐蚀、刻蚀、模塑等

接枝[18, 48-51]。离子注入包括功能元素掺杂、功能性活性离子注入、等离子体浸没离子注入等[35]。层层组装主要是借助静电相互作用、氢键相互作用或共价键相互作用来进行，可以是单层组装，也可以是多层组装[38, 52, 53]。牢固涂层则包括等离子体喷涂、超声喷涂、电化学涂层、等离子体浸没沉积、仿生矿化等技术或手段[42, 54-61]。

依据实际应用场景，化学改性的物质可以是活性物质也可以是惰性物质。例如聚乙二醇、两性离子聚合物等惰性物质的化学接枝可提供材料抗蛋白质吸附、抗血小板黏附的功能，进而提高材料的血液相容性；配体 RGD（精氨酸-甘氨酸-天冬氨酸）、REDV（精氨酸-谷氨酸-天冬氨酸-缬氨酸）、CAG（半胱氨酸-丙氨酸-甘氨酸）、YIGSR（酪氨酸-异亮氨酸-甘氨酸-丝氨酸-精氨酸）等多肽的接枝可提供细胞的特异性黏附位点进而实现细胞的选择性黏附[62-65]；多糖、胶原蛋白、纤维粘连蛋白、层粘连蛋白等生物活性大分子的接枝或涂覆可促进材料的细胞黏附性能[66]；季铵阳离子化合物、壳聚糖的接枝和无机金属或光活性杀菌剂的涂覆可提供材料较好的抗菌功能；而具有抗细胞黏附反差的图案（包括微米图案和纳米图案）表面则可用于细胞-材料相互作用的基础研究领域以准确地揭示各类单因素对细胞黏附、增殖、迁移及分化行为的影响[67-94]。

1.2.2　物理改性方法

生物材料表界面的物理改性方法通常涵盖打磨、腐蚀、刻蚀、模塑等方案或手段[5, 95-102]，主要目的在于改变材料表界面的粗糙度、拓扑形貌及其几何特征。打磨一般包括沙磨、球磨、精细抛光等；腐蚀包括强酸腐蚀、强碱腐蚀、食人鱼洗液腐蚀等；刻蚀包括等离子体刻蚀[103, 104]、激光刻蚀[105-107]、高能离子束刻蚀[108]、磁控溅射刻蚀等；模塑则是先通过刻蚀、光刻等手段制备获得相应模板，随后通过浇注成型的手段获得与模板结构相反的拓扑形貌特征，或者直接以具有精细结构的天然材料表面为模板，通过两次模塑成型获得具有仿生结构的材料表面[109-111]。

高度打磨和精细抛光的材料表界面可以在很大程度上降低材料间的摩擦系数，也可在一定程度上降低细胞的黏附。腐蚀和部分无规刻蚀技术主要用于制备材料表面纳米级的凹凸结构，进而改变或调节材料表界面的粗糙度等性能。模塑和大部分刻蚀技术则主要用于制备具有规整结构的拓扑形貌（包括纳米和微米级结构）[112, 113]，例如构建特殊的条纹拓扑结构可有效促进细胞发生接触引导[114]，构建梯度拓扑结构可用于引导细胞发生定向迁移[115]，构建规整的纳米级点阵可用于调节干细胞的定向分化或维持干细胞的干性潜能[76, 82, 84, 116, 117]。另外，材料表面粗糙度和拓扑结构的改变往往还伴随着材料表面亲、疏水性能的明显改变[118-120]，进而影响蛋白质、细胞与材料之间的相互作用，同样也可对细菌等微生物的黏附和增殖等行为产生明显影响[9-11, 24, 121]。

1.3 主要的生物材料表界面表征方法

生物材料在行使其功能时往往需与机体相接触。由生物材料与机体接触而形成的界面对于生物材料功能的发挥起着至关重要的作用。不同性质的物体相接触后必然在其界面产生交互作用，这种界面交互作用在早期一定是动态的，且可能达到某种动态的平衡。一些重要的现象如吸附、吸收、腐蚀、磨损等都是发生在材料的表界面上。对于生物材料而言，表界面性质直接影响材料的生物相容性和生物活性等，从而影响其功能的实现。了解生物材料表界面性质以及在表界面发生的动态交互作用的规律对生物材料的设计和制造具有重要的指导意义。

生物材料表界面的表征研究主要涵盖了生物材料表面、生物材料/生物分子相互作用、生物材料/细胞相互作用以及生物材料/组织相互作用等多个层级相互作用的表征。由于生物材料和生物环境自身的多样性，生物材料和生物环境所形成的界面具有组成和结构上的复杂性。由于所有的表界面相互作用最终都可以归结为分子间相互作用，因此，从生物分子的水平上来研究生物材料的表界面性质和行为是生物材料研究的基础。然而，表界面相比于材料本体而言所占的体积份额通常是很小的，所以除上述组成和结构上的复杂性外，生物材料表界面研究的另一个重要挑战便是怎样将表界面上的微弱信息与其他来自材料或者环境本体的信息区分开来。这往往需要借助于多种先进的表面科学分析方法和技术来加以表征和分析。

1.3.1 表面化学信息的表征

通过化学改性方法获得的生物材料表界面可以通过相应的表征手段来加以验证和说明[122-124]。此外，各类生物活性分子（如蛋白质）等在生物材料表界面的吸附过程研究也可以借助类似的表征手段和方法[125-127]。此领域的具体表征方法大体可分为光谱法、能谱法、质谱法、Zeta 电位测试法[128]、放射性同位素标记法等。光谱法一般涵盖傅里叶变换红外光谱（FTIR）[129]、拉曼（Raman）光谱、圆二色谱（CD 色谱）、椭圆偏振光谱（SE）、紫外-可见（UV-Vis）光谱、光波导模式谱（OWLS）、荧光光谱（FS）等。能谱法则包括 X 射线光电子能谱（XPS）[130, 131]、X 射线小角散射（SAXS）、表面等离子共振（SPR）谱等。质谱法包括常规质谱或飞行时间二次离子质谱法（TOF-SIMS）等。

各类生物分子之间的相互作用可通过高灵敏度的等温滴定量热法（ITC）加以表征和鉴定。细胞在相应改性材料表面的黏附和相互作用则一般通过染色（如细胞骨架染色、焦点黏附蛋白染色、整合素染色、细胞核染色、细胞死活染色）、细胞活力测量[如噻唑蓝（MTT）、细胞计数试剂盒 8（CCK8）测量]、细胞-材料相互作用力测量（如借助激光剪、激光镊、原子力显微镜加以测量）等方式进行表征和解析[132]。细菌与材料表面的黏附和相互作用一般也可通过染色观察、细菌集群和数量测量、细菌分泌物的表征等方式加以评估[133]。

1.3.2　表面物理信息的表征

生物材料表界面的物理性能参数主要包括接触角与表面张力、粗糙度、表面形貌、表面软硬度、表面吸附带来的微小质量变化等。生物医用材料相关的接触角与表面张力主要通过水接触角等方式加以分析和表征[131]；粗糙度可通过粗糙度仪加以直接测量和表征；表面形貌通常利用扫描电子显微镜（SEM）、原子力显微镜（AFM）[134]、扫描隧道显微镜（STM）、光学显微镜等加以放大观察；材料表面软硬度可通过原子力显微镜、流变仪等加以定量表征；表面吸附带来的微小质量变化（如微量蛋白等的吸附）则可以通过石英晶体微天平（QCM）等精密仪器加以表征和分析。

1.3.3　计算机模拟仿真

生物材料应用于人体后，首先接触的是周围环境中的蛋白质和细胞，因而研究蛋白质、细胞与材料表面的相互作用变得尤为重要。传统的实验工作需要进行大量的交叉实验验证，耗时费力，代价昂贵，且难以在短时间内有效地对相应材料功能进行有效和全面的验证。那么，是否存在一类较为简便高效的方式来加以评估呢？计算机模拟无疑为这一复杂过程的解析和验证提供了一种可行的备选方案[135, 136]。

目前，蛋白质、细胞与材料表界面相互作用的数值模拟从微观角度（精确到分子层面）有分子动力学（MD）方法和蒙特卡罗（MC）方法，但由于其在高空间分辨率的同时计算代价过大，通常只能模拟细胞或蛋白质的一部分（如细胞膜蛋白、肽链等）与生物材料表面的相互作用。介观模拟是连接微观分子动力学模拟和宏观经典力学连续介质模拟的重要桥梁，其意义在于保证足够计算精度的前提下尽可能减少计算代价。主流的介观模拟方法包括：耗散粒子动力学（DPD）方法和格子玻尔兹曼方法（LBM），其中耗散粒子动力学方法结合了分子动力学方法和气体格子方法，应用相对更为普遍一些。当然还有一些相对宏观的方法，其中有限元分析是一种有效的计算仿真手段。

上述一系列模拟仿真策略各有千秋，并且大多已经有商业软件，方便推广使用。最终究竟采用何种模拟仿真的手段，关键在于依据拟考察的科学技术问题的特征时间尺度和空间尺度，进行合适的粗粒化近似，在揭示科学问题和节约计算时间方面求得平衡，找到最为合适的粗粒化模型以及所对应的模拟仿真手段。

1.4 生物材料表界面研究和开发的展望

在临床应用中，生物材料用于不同的部位、不同的病症，都会存在生物适配性问题。不佳的生物适配性会严重影响生物材料的治疗效果和服役周期。从生理、病理环境出发，指导材料的合成与制备，尤其是生物材料的表界面设计，是生物材料临床实践中迫切需要解决的问题，这对于生物材料制品及器械的换代升级和高端医疗器械研发都具有重要意义。依据生物适配性表界面设计原理，对现有生物材料进行功能和性能的优化与提升，研发具有自主知识产权的生物适配性良好的医疗器械，将有力提升该领域的国际竞争力。这对于生物材料的发展将具有极其深远的影响。

在生物材料表界面的研究和开发中，基础研究和应用研究应紧密结合，相关领域进一步的研究方向和突破口包括但不限于以下方面：

（1）材料表界面与生物体相互作用研究的深化和"微环境"的仿生：生物材料与机体的相互作用是一个永恒的基础研究主题。新一代生物材料的设计在很大程度上依赖于人类对细胞-材料表面相互作用规律的认识。机体内细胞外基质（ECM）和邻近的其他细胞都可以被看作广义的"材料"，因而可认为细胞本身就生存于"材料"环境里。生物体内的细胞无时无刻不与"材料"表面发生接触和相互作用，正是这些相互作用和细胞所处的"微环境"状态决定了特定细胞功能的实现。近年来，对细胞微环境进行仿生已成为生物材料学中的核心任务之一。相关仿生通常是通过外界材料的设计与加工或生物材料的表界面改性来模拟体内 ECM 的结构与功能，从而帮助组织或器官获得快速而有效的修复。细胞-材料表面相互作用中各种因素作用机理的研究和揭示可为细胞微环境仿生提供重要指导，因而成为生物材料学、细胞生物学、组织工程和再生医学中的重要研究方向，是生物医用材料中共性的重大科学问题。材料表界面与生物体相互作用研究也将随着材料科学、生命科学和医学的发展而不断深化，许多尚未被发现的表界面因素，甚至纳米因素对于细胞行为和其他生物学响应的作用必将不断被揭示。随着再生医学的实践需要，各种新型医疗器械和药剂的开发也必然会派生出对生物材料表界面的新的需求，而对于材料表界面的设计必然依赖于对细胞与材料相互作用及其调控原理的认识。

（2）材料表面构建技术的精准化：物质科学的发展及其制造技术的进步将为精准构建材料表面提供可能性，而生物材料自身的发展则是其根本的需求。例如目前细胞-材料表面相互作用领域中的绝大部分研究均是基于二维材料表面图案进行的，这主要受制于可用的材料技术手段。三维（3D）打印技术就是一种三维的图案化制备技术，然而，从单细胞水平上探讨细胞与材料相互作用的角度考虑，精度还不够高。探索并开发有效的三维材料图案化技术很有必要。这关系到如何将二维或准二维表面所获得的大量研究成果应用到三维材料体系中，进而验证其在实际使用的三维材料中是否同样有效或差异所在；此外，探索并发展三维材料图案化技术也必将丰富材料的制备与加工策略。上述两方面研究进展均有利于加速推进新型生物材料的开发与应用进度。当然，材料表面构建技术的精准化不限于 3D 打印和图案化表面设计等，有广阔的拓展空间。此外，结合对材料的细胞微环境的认识以及表面改性技术的改进，设计和制备具有生物自适应性的表界面在某些医药应用的场合会有独特的价值。

（3）具有多功能协同作用的表界面构建：常规的生物材料表面改性一般是通过单一改变材料表面粗糙度、形貌结构、化学成分（包括加载生物活性因子或药物分子）等理化特征来提升生物材料某一方面的性能。我们可以展望，通过表面改性技术联用来获得多种功能的协同提升，即利用多种改性技术的结合从不同角度对材料表界面进行改性，使得材料兼具良好的生物相容性、抗菌性与匹配的生物功能性。

（4）表界面相关的各类复合材料技术的发展：以往的材料研究主要分为高分子、无机非金属以及金属三大类；除了人工合成材料以外，胶原等天然材料，甚至脱细胞基质等生物衍生材料也有一定应用和特色。随着材料科学的发展，一些原本看起来不太相关的材料大类也开始交叉融合。高分子基生物材料表界面的金属化改性就是一个很好的例子。近年来，高分子基生物材料已成为一类重要的新型生物材料，应用于组织工程与再生医学领域。然而，此类材料在生物体内进行生物电子学相关的应用时，却未能取得理想效果。究其原因，主要是高分子基生物材料通常导电性低，不能及时传输电信号，因而在生物体内较难实现器官、组织或者细胞的传感和刺激。为了赋予高分子基生物材料良好的导电性能和实现此类材料在生物电子学领域中的应用，需要开发一类简捷而有效的高分子材料表面金属化改性方法。另外，在赋予材料电信号传输功能的同时，部分金属元素的引入还可以提供材料广谱的杀菌效果。综合来看，高分子基生物材料表界面的金属化改性具有良好的临床应用前景。金属基生物材料的表界面改性调控其腐蚀降解过程也是一个很好的例子。生物降解金属医用材料要求金属植入物在辅助完成生物组织修复或再生的过程中保持匹配的生物力学功能，随着组织的修复和再生发生阶段性的可控腐蚀。镁合金是一种颇具临床应用前景的可降解金属生物材料，可用于心血管支架、骨创伤修复材料（骨钉、骨板等）。然而，现有镁合金的腐蚀速率过快，常在尚未完成机体组织修复时就丧失了部分生物力学功能，难以满足临床需求。而通过引入无机或有机涂层等适宜表界面改性手段的探索来实现其降解的调控成为了一种较有潜力的方案。此外，中国研究人员提出的金属-高分子复合支架（metal-polymer composite stent，MPS）材料技术运用了表面聚乳酸涂层显著加快而非降低铁基支架的腐蚀[137-140]，利用该技术所制备的国际首个铁基冠脉支架作为新一代的可降解支架已经进入人体临床试验阶段。

（5）植入材料在活体内界面整合的实时观测技术：通过先进技术在生物材料表界面研究方面的拓展应用和深入发展能够给我们带来更为真实的在体数据。例如活体振动光谱检测的发展和应用将为实时观测植入材料在活体内的界面整合及其功能实现过程提供可能。类似研究能够为生物材料的实际临床应用提供极具价值的参考和借鉴，并有效指导匹配材料的设计、合成与表界面修饰。

（6）精准模拟方式的构建与推广：基于各类生物材料表界面作用和影响因素的正确解析，构架恰当而成熟的模拟方案，可提高生物材料的设计和制备效率。相对于传统的实验方法而言，计算机模拟方法有着明显的优势，能够克服实验中的一系列问题，如材料的储存、生物实验价格昂贵、实验所需周期较长等。计算机模拟方法能够较为准确地再现蛋白质的吸附与细胞的黏附、迁移等过程，也可以计算细胞的受力与变形等，因此，计算机模拟方法近年来在生物活性分子-生物材料表面相互作用和细胞-生物材料表面相互作用中得到了广泛的应用。相关领域还有很大的发展空间，例如通过理论的模拟，将计算科学与实验技术相结合，以更好地理解蛋白吸附过程是当下的一个研究热点。目前这方面研究最多的仍是单一蛋白质的吸附，而多个蛋白质的竞争吸附十分复杂，但相关研究对理解生物体系对生物材料的响应过程至关重要，因此需要有更多的模拟研究来对此展开探索。

（7）加强生物材料表界面基础研究的临床转化：相较于大量展开的基础研究工作，生物材料表界面改性方案的临床应用不足，这也是生物材料发展必须要解决的一个问题。一方面，这可能与基础研究中仅关注表界面改性后的单项功能提升有关，而未全面考察其他重要功能是否受到不利影响有关；另一方面，也与相关领域前期研发需要投入大量的资金与人员，缺乏集中优势资源和人员进行共同攻坚的产学研合作平台有关。

（丁建东、姚　响）

参 考 文 献

[1]　Williams D F. On the nature of biomaterials. Biomaterials，2009，30（30）：5897-5909.

[2]　Saini M，Singh Y，Arora P，Arora V，Jain K. Implant biomaterials：A comprehensive review. World Journal of Clinical Cases，2015，3（1）：52-57.

[3]　Marin E，Boschetto F，Pezzotti G. Biomaterials and biocompatibility：An historical overview. Journal of Biomedical Materials Research Part A，2020：108（8）：1617-1633.

[4]　Williams D F. On the mechanisms of biocompatibility. Biomaterials，2008，29（20）：2941-2953.

[5]　Bose S，Robertson S F，Bandyopadhyay A. Surface modification of biomaterials and biomedical devices using additive manufacturing. Acta Biomaterialia，2018，66：6-22.

[6]　Mertgen A S, Trossmann V T, Guex A G, Maniura-Weber K, Scheibel T, Rottmar M. Multifunctional biomaterials: Combining material modification strategies for engineering of cell-contacting surfaces. ACS Applied Materials & Interfaces, 2020, 12 (19): 21342-21367.

[7]　Hallab N J, Bundy K J, Oconnor K, Clark R, Moses R L. Cell adhesion to biomaterials: Correlations between surface charge, surface roughness, adsorbed protein, and cell morphology. Journal of Long-Term Effects of Medical Implants, 1995, 5 (3): 209-231.

[8]　Fu R H, Wang Y C, Liu S P, Huang C M, Kang Y H, Tsai C H, Shyu W C, Lin S Z. Differentiation of stem cells: Strategies for modifying surface biomaterials. Cell Transplantation, 2011, 20 (1): 37-47.

[9]　Campoccia D, Montanaro L, Arciola C R. A review of the clinical implications of anti-infective biomaterials and infection-resistant surfaces. Biomaterials, 2013, 34 (33): 8018-8029.

[10]　Campoccia D, Montanaro L, Arciola C R. A review of the biomaterials technologies for infection-resistant surfaces. Biomaterials, 2013, 34 (34): 8533-8554.

[11]　Hasan J, Crawford R J, Lvanova E P. Antibacterial surfaces: The quest for a new generation of biomaterials. Trends in Biotechnology, 2013, 31 (5): 31-40.

[12]　Mahajan A, Sidhu S S. Surface modification of metallic biomaterials for enhanced functionality: A review. Materials Technology, 2018, 33 (2): 93-105.

[13]　Wang Y X, Robertson J L, Spillman W B, Claus R O. Effects of the chemical structure and the surface properties of polymeric biomaterials on their biocompatibility. Pharmaceutical Research, 2004, 21 (8): 1362-1373.

[14]　Wang Z, Zhou L, Lou W. Study on the cytocompatibility of surfaces of biomaterials modified by microspheres. Chinese Journal of Biomedical Engineering, 2004, 23 (4): 305-310.

[15]　Yu K, Mei Y, Hadjesfandiari N, Kizhakkedathu J N. Engineering biomaterials surfaces to modulate the host response. Colloids and Surfaces B: Biointerfaces, 2014, 124: 69-79.

[16]　Jiao Y P, Cui F Z. Surface modification of polyester biomaterials for tissue engineering. Biomedical Materials, 2007, 2 (4): R24-R37.

[17]　Vasita R, Shanmugam K, Katti D S. Improved biomaterials for tissue engineering applications: Surface modification of polymers. Current Topics in Medicinal Chemistry, 2008, 8 (4): 341-353.

[18]　Hasan A, Pandey L M. Review: Polymers, surface-modified polymers, and self assembled monolayers as surface-modifying agents for biomaterials. Polymer-Plastics Technology and Engineering, 2015, 54 (13): 1358-1378.

[19]　Ren X K, Feng Y K, Guo J T, Wang H X, Li Q, Yang J, Hao X F, Lv J, Ma N, Li W Z. Surface modification and endothelialization of biomaterials as potential scaffolds for vascular tissue engineering applications. Chemical Society Reviews, 2015, 44 (15): 5680-5742.

[20]　Chen S, Guo Y, Liu R, Wu S, Fang J, Huang B, Li Z, Chen Z, Chen Z. Tuning surface properties of bone biomaterials to manipulate osteoblastic cell adhesion and the signaling pathways for the enhancement of early osseointegration. Colloids and Surfaces B: Biointerfaces, 2018, 164: 58-69.

[21]　Chen S, Li L, Zhao C, Zheng J. Surface hydration: Principles and applications toward low-fouling/nonfouling biomaterials. Polymer, 2010, 51 (23): 5283-5293.

[22]　de Mel A, Cousins B G, Seifalian A M. Surface modification of biomaterials: A quest for blood compatibility. International Journal of Biomaterials, 2012, 2012: 707863-707863.

[23]　Im S H, Jung Y, Jang Y, Kim S H. Poly (L-lactic acid) scaffold with oriented micro-valley surface and superior properties fabricated by solid-state drawing for blood-contact biomaterials. Biofabrication, 2016, 8 (4): 045010.

[24] Coad B R，Kidd S E，Ellis D H，Griesser H J. Biomaterials surfaces capable of resisting fungal attachment and biofilm formation. Biotechnology Advances，2014，32（2）：296-307.

[25] Su Y，Luo C，Zhang Z，Hermawan H，Zhu D，Huang J，Liang Y，Li G，Ren L. Bioinspired surface functionalization of metallic biomaterials. Journal of the Mechanical Behavior of Biomedical Materials，2018，77：90-105.

[26] Yang M H，Yuan S S，Chung T W，Jong S B，Lu C Y，Tsai W C，Chen W C，Lin P C，Chiang P W，Tyan Y C. Characterization of silk fibroin modified surface：A proteomic view of cellular response proteins induced by biomaterials. Biomed Research International，2014，2014：209469.

[27] Ge Q，He S，Mao J，Yao K. The interaction between biomaterials and cells and surface modification of biomaterials. Chemistry，2005，68（1）：43-48.

[28] Liu Z，Qu S，Weng J. Application of polydopamine in surface modification of biomaterials. Progress in Chemistry，2015，27（2-3）：212-219.

[29] Chen W Z，Shen X K，Hu Y，Xu K，Ran Q C，Yu Y L，Dai L L，Yuan Z，Huang L，Shen T T，Cai K Y. Surface functionalization of titanium implants with chitosan-catechol conjugate for suppression of ROS-induced cells damage and improvement of osteogenesis. Biomaterials，2017，114：82-96.

[30] Mutch A L，Grondahl L. Challenges for the development of surface modified biodegradable polyester biomaterials：A chemistry perspective. Biointerphases，2018，13（6）：06D501.

[31] Jo Y K，Kim H J，Jeong Y，Joo K I，Cha H J. Biomimetic surface engineering of biomaterials by using recombinant mussel adhesive proteins. Advanced Materials Interfaces，2018，5（9）：1800068.

[32] Su W，Li W，Wu Z，Che H. Chemical surface modification of polymeric biomaterials for biomedical applications. Macromolecular Rapid Communications，2020，41（8）：1900430.

[33] Duan Y，Zheng H，Li Z，Yao Y，Ding J，Wang X，Nakkala J R，Zhang D，Wang Z，Zuo X，Zheng X，Ling J，Gao C Y. Unsaturated polyurethane films grafted with enantiomeric polylysine promotes macrophage polarization to a M2 phenotype through PI3K/Akt1/mTOR axis. Biomaterials，2020，246：120012.

[34] Zhao Z，Ma X，Chen R，Xue H，Lei J，Du H，Zhang Z，Chen H. Universal antibacterial surfaces fabricated from quaternary ammonium salt-based PNIPAM microgels. ACS Applied Materials & Interfaces，2020，12（17）：19268-19276.

[35] 赵治国，万怡灶，王玉，林黄远. 生物材料的离子注入表面改性. 金属热处理，2006，31（8）：4-7.

[36] Lu T，Qiao Y Q，Liu X Y. Surface modification of biomaterials using plasma immersion ion implantation and deposition. Interface Focus，2012，2（3）：325-336.

[37] 褚珊珊，万荣欣，吕晓飞，顾汉卿，彭诚. TiN 涂覆的 Ti-6Al-4V 注入 Cu^{2+} 后的抑菌性与细胞相容性研究. 中国生物医学工程学报，2019，38（02）：208-215.

[38] 林全愧，计剑，谭庆刚，任科峰，沈家骢. 层层自组装技术在生物医用材料领域中的应用研究进展. 高分子通报，2006，（8）：58-63.

[39] Wu G，Li P，Feng H，Zhang X，Chu P K. Engineering and functionalization of biomaterials via surface modification. Journal of Materials Chemistry B，2015，3（10）：2024-2042.

[40] Zhou G，Niepel M S，Saretia S，Groth T. Reducing the inflammatory responses of biomaterials by surface modification with glycosaminoglycan multilayers. Journal of Biomedical Materials Research Part A，2016，104（2）：493-502.

[41] Zou D，Luo X，Han C Z，Li J A，Yang P，Li Q，Huang N. Preparation of a biomimetic ECM surface on cardiovascular biomaterials via a novel layer-by-layer decellularization for better biocompatibility. Materials Science & Engineering C-Materials for Biological Applications，2019，96：509-521.

[42] Da Ponte G, Sardella E, Fanelli F, d'Agostino R, Favia P. Trends in surface engineering of biomaterials: Atmospheric pressure plasma deposition of coatings for biomedical applications. European Physical Journal-Applied Physics, 2011, 56 (2): 24023.

[43] Guo J, Yang W L, Wang C C. Magnetic colloidal supraparticles: Design, fabrication and biomedical applications. Advanced Materials, 2013, 25 (37): 5196-5214.

[44] Zhao N, Zhu D. Collagen self-assembly on orthopedic magnesium biomaterials surface and subsequent bone cell attachment. PLoS One, 2014, 9 (10): e110420.

[45] Zhang L, Zhang J, Dai F, Han Y. Cytocompatibility and antibacterial activity of nanostructured $H_2Ti_5O_{11} \cdot H_2O$ outlayered Zn-doped TiO_2 coatings on Ti for percutaneous implants. Scientific Reports, 2017, 7: 10.

[46] Miyamoto K, Kanemoto A, Hashimoto K, Tokita M, Komai T. Immobilized gellan sulfate surface for cell adhesion and multiplication: Development of cell-hybrid biomaterials using self-produced fibronectin. International Journal of Biological Macromolecules, 2002, 30 (2): 75-80.

[47] Lutz J F, Zarafshani Z. Efficient construction of therapeutics, bioconjugates, biomaterials and bioactive surfaces using azide-alkyne "click" chemistry. Advanced Drug Delivery Reviews, 2008, 60 (9): 958-970.

[48] Legeay G, Poncin-Epaillard F. Adhesion and non-adhesion: Application of plasma surface treatments and crown discharges to biomaterials. Vide-Science Technique Et Applications, 1999, 54 (294): 423-428.

[49] Xu F J, Neoh K G, Kang E T. Bioactive surfaces and biomaterials via atom transfer radical polymerization. Progress in Polymer Science, 2009, 34 (8): 719-761.

[50] Ercole F, Davis T P, Evans R A. Photo-responsive systems and biomaterials: Photochromic polymers, light-triggered self-assembly, surface modification, fluorescence modulation and beyond. Polymer Chemistry, 2010, 1 (1): 37-54.

[51] Zhou T, Zhu Y, Li X, Liu X, Yeung K W K, Wu S, Wang X, Cui Z, Yang X, Chu P K. Surface functionalization of biomaterials by radical polymerization. Progress in Materials Science, 2016, 83: 191-235.

[52] Manaila E, Niculescu M D, Stelescu M D. Studies on surface modification of silicone biomaterials. Revista de Chimie, 2015, 66 (8): 1193-1197.

[53] Sergeeva Y N, Huang T, Felix O, Jung L, Tropel P, Viville S, Decher G. What is really driving cell-surface interactions? Layer-by-layer assembled films may help to answer questions concerning cell attachment and response to biomaterials. Biointerphases, 2016, 11 (1): 019009.

[54] 邹春艳, 胡平. 组织工程用生物材料的表面修饰技术. 化工进展, 2003, 22 (1): 13-17.

[55] Wang C, Tian J M, Dong J, Dong L M. Surface treatment of hydroxyapatite for strengthening the bioactivity of biomaterials. Rare Metal Materials and Engineering, 2003, 32: 656-658.

[56] Wang D X, He Y, Bi L, Qu Z H, Zou J W, Pan Z, Fan J J, Chen L, Dong X, Liu X N, Pei G X, Ding J D. Enhancing the bioactivity of Poly (lactic-co-glycolic acid) scaffold with a nano-hydroxyapatite coating for the treatment of segmental bone defect in a rabbit model. International Journal of Nanomedicine, 2013, 8: 1855-1865.

[57] Xie Y M, Qiu Q H, Zhang Z W, Zhang A H, Li J J, Li Y F, Pan W, Chen X Y, Shen J J. Study on ceramic membrane occluder for left-to-right shunt congenital heart disease in children: A mid and long-term follow-up result. Chinese Journal of Applied Clinical Pediatrics, 2015, 30 (11): 818-822.

[58] Borkner C B, Wohlrab S, Moeller E, Lang G, Scheibel T. Surface modification of polymeric biomaterials using recombinant spider silk proteins. ACS Biomaterials Science & Engineering, 2017, 3 (5): 767-775.

[59] Cai J Y, Wan F, Dong Q L, Jiang J, Ai C C, Sheng D D, Jin W H, Liu X W, Zhi Y L, Wang S H, Sun Y Y, Chen J, Shao Z Z, Chen S Y. Silk fibroin and hydroxyapatite segmented coating enhances graft ligamentization

and osseointegration processes of the polyethylene terephthalate artificial ligament *in vitro* and *in vivo*. Journal of Materials Chemistry B，2018，6（36）：5738-5749.

[60] Zhao Q M，Yi L，Hu A N，Jiang L B，Hong L，Dong J. Antibacterial and osteogenic activity of a multifunctional microporous coating codoped with Mg，Cu and F on titanium. Journal of Materials Chemistry B，2019，7（14）：2284-2299.

[61] Song Y，Wu H，Gao Y，Li J，Lin K，Liu B，Lei X，Cheng P，Zhang S，Wang Y，Sun J，Bi L，Pei G X. Zinc silicate/nano-hydroxyapatite/collagen scaffolds promote angiogenesis and bone regeneration via the p38 MAPK pathway in activated monocytes. ACS Applied Materials & Interfaces，2020，12（14）：16058-16075.

[62] Lai Y X，Xie C，Zhang Z，Lu W Y，Ding J D. Design and synthesis of a potent peptide containing both specific and non-specific cell-adhesion motifs. Biomaterials，2010，31（18）：4809-4817.

[63] Zhang Z，Lai Y X，Yu L，Ding J D. Effects of immobilizing sites of RGD peptides in amphiphilic block copolymers on efficacy of cell adhesion. Biomaterials，2010，31（31）：7873-7882.

[64] Monchaux E，Vermette P. Effects of surface properties and bioactivation of biomaterials on endothelial cells. Frontiers in Bioscience（Scholar Edition），2010，2：239-255.

[65] Kakinoki S，Seo J H，Inoue Y，Ishihara K，Yui N，Yamaoka T. Mobility of the Arg-Gly-Asp ligand on the outermost surface of biomaterials suppresses integrin-mediated mechanotransduction and subsequent cell functions. Acta Biomaterialia，2015，13：42-51.

[66] Zhu Y，Liu D D，Wang X L，He Y，Luan W J，Qi F Z，Ding J D. Polydopamine-mediated covalent functionalization of collagen on a titanium alloy to promote biocompatibility with soft tissues. Journal of Materials Chemistry B，2019，7（12）：2019-2031.

[67] 孙建国，唐键，丁建东. 基于表面微图案化技术研究细胞取向. 科学通报，2009，54（10）：1344-1349.

[68] Huang J H，Grater S V，Corbellinl F，Rinck S，Bock E，Kemkemer R，Kessler H，Ding J D，Spatz J P. Impact of order and disorder in RGD nanopatterns on cell adhesion. Nano Letters，2009，9（3）：1111-1116.

[69] Liu P，Ding J D. Fabrication of micro-nano hybrid patterns on a solid surface. Langmuir，2010，26（1）：492-497.

[70] Liu P，Sun J G，Huang J H，Peng R，Tang J，Ding J D. Fabrication of micropatterns of nanoarrays on a polymeric gel surface. Nanoscale，2010，2（1）：122-127.

[71] Tang J，Peng R，Ding J D. The regulation of stem cell differentiation by cell-cell contact on micropatterned material surfaces. Biomaterials，2010，31（9）：2470-2476.

[72] Peng R，Yao X，Ding J D. Effect of cell anisotropy on differentiation of stem cells on micropatterned surfaces through the controlled single cell adhesion. Biomaterials，2011，32（32）：8048-8057.

[73] Yan C，Sun J G，Ding J D. Critical areas of cell adhesion on micropatterned surfaces. Biomaterials，2011，32（16）：3931-3938.

[74] Pan Z，Yan C，Peng R，Zhao Y C，He Y，Ding J D. Control of cell nucleus shapes via micropillar patterns. Biomaterials，2012，33（6）：1730-1735.

[75] Peng R，Yao X，Cao B，Tang J，Ding J D. The effect of culture conditions on the adipogenic and osteogenic inductions of mesenchymal stem cells on micropatterned surfaces. Biomaterials，2012，33（26）：6008-6019.

[76] Wang X，Yan C，Ye K，He Y，Li Z H，Ding J D. Effect of RGD nanospacing on differentiation of stem cells. Biomaterials，2013，34（12）：2865-2874.

[77] Yao X，Hu Y W，Cao B，Peng R，Ding J D. Effects of surface molecular chirality on adhesion and differentiation of stem cells. Biomaterials，2013，34（36）：9001-9009.

[78] Yao X，Peng R，Ding J D. Cell-material interactions revealed via material techniques of surface patterning.

Advanced Materials，2013，25（37）：5257-5286.

[79]　Yao X，Peng R，Ding J D. Effects of aspect ratios of stem cells on lineage commitments with and without induction media. Biomaterials，2013，34（4）：930-939.

[80]　Cao B，Peng R，Li Z H，Ding J D. Effects of spreading areas and aspect ratios of single cells on dedifferentiation of chondrocytes. Biomaterials，2014，35（25）：6871-6881.

[81]　Cao B，Li Z H，Peng R，Ding J D. Effects of cell-cell contact and oxygen tension on chondrogenic differentiation of stem cells. Biomaterials，2015，64：21-32.

[82]　Li S Y，Wang X，Cao B，Ye K，Li Z H，Ding J D. Effects of nanoscale spatial arrangement of arginine-glycine-aspartate peptides on dedifferentiation of chondrocytes. Nano Letters，2015，15（11）：7755-7765.

[83]　Li Z H，Cao B，Wang X，Ye K，Li S Y，Ding J D. Effects of RGD nanospacing on chondrogenic differentiation of mesenchymal stem cells. Journal of Materials Chemistry B，2015，3（26）：5197-5209.

[84]　Wang X，Li S Y，Yan C，Liu P，Ding J D. Fabrication of RGD micro/nanopattern and corresponding study of stem cell differentiation. Nano Letters，2015，15（3）：1457-1467.

[85]　Ye K，Wang X，Cao L P，Li S Y，Li Z H，Yu L，Ding J D. Matrix stiffness and nanoscale spatial organization of cell-adhesive ligands direct stem cell fate. Nano Letters，2015，15（7）：4720-4729.

[86]　Liu X N，Liu R L，Cao B，Ye K，Li S Y，Gu Y X，Pan Z，Ding J D. Subcellular cell geometry on micropillars regulates stem cell differentiation. Biomaterials，2016，111：27-39.

[87]　Ye K，Cao L P，Li S Y，Yu L，Ding J D. Interplay of matrix stiffness and cell-cell contact in regulating differentiation of stem cells. ACS Applied Materials & Interfaces，2016，8（34）：21903-21913.

[88]　Cao B，Peng Y M，Liu X N，Ding J D. Effects of functional groups of materials on nonspecific adhesion and chondrogenic induction of mesenchymal stem cells on free and micropatterned surfaces. ACS Applied Materials & Interfaces，2017，9（28）：23574-23585.

[89]　Liu X N，Liu R L，Gu Y X，Ding J D. Nonmonotonic self-deformation of cell nuclei on topological surfaces with micropillar array. ACS Applied Materials & Interfaces，2017，9（22）：18521-18530.

[90]　Hu Y W，Yao X，Liu Q，Wang Y，Liu R L，Cui S Q，Ding J D. Left-right symmetry or asymmetry of cells on stripe-like micropatterned material surfaces. Chinese Journal of Chemistry，2018，36（7）：605-611.

[91]　Peng Y M，Liu Q J，He T L，Ye K，Yao X，Ding J D. Degradation rate affords a dynamic cue to regulate stem cells beyond varied matrix stiffness. Biomaterials，2018，178：467-480.

[92]　Liu R L，Yao X，Liu X N，Ding J D. Proliferation of cells with severe nuclear deformation on a micropillar array. Langmuir，2019，35（1）：284-299.

[93]　Yao X，Liu R L，Liang X Y，Ding J D. Critical areas of proliferation of single cells on micropatterned surfaces and corresponding cell type dependence. ACS Applied Materials & Interfaces，2019，11（17）：15366-15380.

[94]　Yao X，Ding J D. Effects of microstripe geometry on guided cell migration. ACS Applied Materials & Interfaces，2020，12（25）：27971-27983.

[95]　Wen X J，Wang X X，Zhang N. Microrough surface of metallic biomaterials：A literature review. Bio-medical Materials and Engineering，1996，6（3）：173-189.

[96]　Chang S，Popowich Y，Greco R S，Haimovich B. Neutrophil survival on biomaterials is determined by surface topography. Journal of Vascular Surgery，2003，37（5）：1082-1090.

[97]　Bagno A，Di Bello C. Surface treatments and roughness properties of Ti-based biomaterials. Journal of Materials Science-Materials in Medicine，2004，15（9）：935-949.

[98]　Liu X Y，Chu P K，Ding C X. Surface nano-functionalization of biomaterials. Materials Science & Engineering

R-Reports，2010，70（3-6）：275-302.

[99] Chu P K. Surface engineering and modification of biomaterials. Thin Solid Films，2013，528：93-105.

[100] Sari D P，Bang S，Nguyen L，Cho Y，Park K D，Lee S，Lee I，Zhang S，Noh I. Micro/nano surface topography and 3D bioprinting of biomaterials in tissue engineering. Journal of Nanoscience and Nanotechnology，2016，16（9）：8909-8922.

[101] Zhang X R，Li H T，Lin C C，Ning C Q，Lin K L. Synergetic topography and chemistry cues guiding osteogenic differentiation in bone marrow stromal cells through ERK1/2 and p38 MAPK signaling pathway. Biomaterials Science，2018，6（2）：418-430.

[102] Li M，Fu X，Gao H，Ji Y，Li J，Wang Y J. Regulation of an osteon-like concentric microgrooved surface on osteogenesis and osteoclastogenesis. Biomaterials，2019，216：119269.

[103] Poncin-Epaillard F，Legeay G. Surface engineering of biomaterials with plasma techniques. Journal of Biomaterials Science-Polymer Edition，2003，14（10）：1005-1028.

[104] Yang J，Wang J，Tong S. Progress of cold-plasma techniques of surface modification applied to metallic biomaterials. Materials Review，2004，18（5）：59-61.

[105] Wang J R，Yang Z F，Qian H W. Application of laser on surface modification of tissue engineering biomaterials. Journal of Clinical Rehabilitative Tissue Engineering Research，2007，11（26）：5215-5218.

[106] Chu B，Yu H，Zhang L，Peng X，Li S，Tang S. Effect on the ultraviolet laser radiation on the surface of biomaterials. Laser Journal，2010，31（5）：40-41.

[107] Wang Z，Zhou R，Wen F，Zhang R，Ren L，Teoh S H，Hong M. Reliable laser fabrication：The quest for responsive biomaterials surface. Journal of Materials Chemistry B，2018，6（22）：3612-3631.

[108] Liu X H，Zheng Z H，Zhou Z Y，Huang N，Yang P，Cai G J，Chen Y R. Surface modification of titanium based biomaterials by ion beam. Journal of Biomaterials Applications，1996，10（4）：330-337.

[109] Rota A，Schluter C，Salk N. Surface modification of biomaterials by microstructuring.Materialprüfung，2005，47（4）：203-206.

[110] Qu Z H，Ding J D. Sugar-fiber imprinting to generate microgrooves on polymeric film surfaces for contact guidance of cells. Chinese Journal of Chemistry. 2012，30（10）：2292-2296.

[111] Pan Z，Qu Z H，Zhang Z，Peng R，Yan C，Ding J D. Particle-collision and porogen-leaching technique to fabricate polymeric porous scaffolds with microscale roughness of interior surfaces. Chinese Journal of Polymer Science，2013，31（5）：737-747.

[112] 彭荣，丁建东. 表面微纳米结构对细胞的影响. 东南大学学报（医学版），2011，30（1）：190-200.

[113] Visalakshan R M，MacGregor M N，Cavallaro A A，Sasidharan S，Bachhuka A，Mierczynska-Vasilev A M，Hayball J D，Vasilev K. Creating nano-engineered biomaterials with well-defined surface descriptors. ACS Applied Nano Materials，2018，1（6）：2796-2807.

[114] Meng F，Hlady V，Tresco P A. Inducing alignment in astrocyte tissue constructs by surface ligands patterned on biomaterials. Biomaterials，2012，33（5）：1323-1335.

[115] Zhu J，Wang H，Zhang K. Influences on cell growth behavior by micro/nano structures with specific geometric shape on surface of biomaterials. Modern Chemical Industry，2019，39（11）：35-39.

[116] Dalby M J，Gadegaard N，Tare R，Andar A，Riehle M O，Herzyk P，Wilkinson C D W，Oreffo R O C. The control of human mesenchymal cell differentiation using nanoscale symmetry and disorder. Nature Materials，2007，6（12）：997-1003.

[117] McMurray R J，Gadegaard N，Tsimbouri P M，Burgess K V，McNamara L E，Tare R，Murawski K，Kingham

E，Oreffo R O C，Dalby M J. Nanoscale surfaces for the long-term maintenance of mesenchymal stem cell phenotype and multipotency. Nature Materials，2011，10（8）：637-644.

[118] Razi S，Mollabashi M，Madanipour K. Laser processing of metallic biomaterials：An approach for surface patterning and wettability control. European Physical Journal Plus，2015，130（12）.

[119] Liu Y B，Zhang X W，Hao P F. The effect of topography and wettability of biomaterials on platelet adhesion. Journal of Adhesion Science and Technology，2016，30（8）：878-893.

[120] Huang Q L，Yang Y，Zheng D J，Song R，Zhang Y M，Jiang P L，Vogler E A，Lin C J. Effect of construction of TiO$_2$ nanotubes on platelet behaviors：Structure-property relationships. Acta Biomaterialia，2017，51：505-512.

[121] Niu Q Q，Huang L，Lv S S，Shao H L，Fan S N，Zhang Y P. Pulse-driven bio-triboelectric nanogenerator based on silk nanoribbons. Nano Energy，2020，74：104837.

[122] Merrett K，Cornelius R M，McClung W G，Unsworth L D，Sheardown H. Surface analysis methods for characterizing polymeric biomaterials. Journal of Biomaterials Science-Polymer Edition，2002，13（6）：593-621.

[123] Arima Y，Toda M，Iwata H. Surface plasmon resonance in monitoring of complement activation on biomaterials. Advanced Drug Delivery Reviews，2011，63（12）：988-999.

[124] Lee H，Lee W，Lee J H，Yoon D S. Surface potential analysis of nanoscale biomaterials and devices using kelvin probe force microscopy. Journal of Nanomaterials，2016，2016：4209130.

[125] Leitao E，Barbosa M A，de Groot K. *In vitro* testing of surface-modified biomaterials. Journal of Materials Science-Materials in Medicine，1998，9（9）：543-548.

[126] Huo D，Chen B，Rao J，Ren Y，Hou C. Application of surface analysis methods in researching anticoagulant biomaterials. Journal of Chongqing University（Natural Science Edition），2004，27（4）：86-89.

[127] Kim J. Systematic approach to characterize the dynamics of protein adsorption on the surface of biomaterials using proteomics. Colloids and Surfaces B：Biointerfaces，2020，188：110756.

[128] Ferraris S，Cazzola M，Peretti V，Stella B，Spriano S. Zeta potential measurements on solid surfaces for *in vitro* biomaterials testing：Surface charge，reactivity upon contact with fluids and protein absorption. Frontiers in Bioengineering and Biotechnology，2018，6：60.

[129] Chittur K K. FTIR/ATR for protein adsorption to biomaterial surfaces. Biomaterials，1998，19（4-5）：357-369.

[130] Sabbatini L，Zambonin P G. XPS and SIMS surface chemical analysis of some important classes of polymeric biomaterials. Journal of Electron Spectroscopy and Related Phenomena，1996，81（3）：285-301.

[131] O'Connell C，Sherlock R，Ball M D，Aszalos-Kiss B，Prendergast U，Glynn T J. Investigation of the hydrophobic recovery of various polymeric biomaterials after 172 nm UV treatment using contact angle，surface free energy and XPS measurements. Applied Surface Science，2009，255（8）：4405-4413.

[132] Marcotte L，Tabrizian A. Sensing surfaces：Challenges in studying the cell adhesion process and the cell adhesion forces on biomaterials. IRBM，2008，29（2-3）：77-88.

[133] Alam F，Kumar S，Varadarajan K M. Quantification of adhesion force of bacteria on the surface of biomaterials：Techniques and assays. ACS Biomaterials Science & Engineering，2019，5（5）：2093-2110.

[134] Variola F. Atomic force microscopy in biomaterials surface science. Physical Chemistry Chemical Physics，2015，17（5）：2950-2959.

[135] Raffaini G，Elli S，Ganazzoli F. Computer simulation of bulk mechanical properties and surface hydration of biomaterials. Journal of Biomedical Materials Research Part A，2006，77A（3）：618-626.

[136] Raffaini G，Ganazzoli F. Understanding the performance of biomaterials through molecular modeling：Crossing the bridge between their intrinsic properties and the surface adsorption of proteins. Macromolecular Bioscience，2007，

7 (5): 552-566.

[137] Qi Y L, Qi H P, He Y, Lin W J, Li P Z, Qin L, Hu Y W, Chen L P, Liu Q S, Sun H T, Liu Q, Zhang G, Cui S Q, Hu J, Yu L, Zhang D Y, Ding J D. Strategy of metal-polymer composite stent to accelerate biodegradation of iron-based biomaterials. ACS Applied Materials & Interfaces, 2018, 10 (1): 182-192.

[138] Qi Y L, Li X, He Y, Zhang D Y, Ding J D. Mechanism of acceleration of iron corrosion by a polylactide coating. ACS Applied Materials & Interfaces, 2019, 11 (1): 202-218.

[139] Li X, Zhang W Q, Lin W J, Qiu H, Qi Y L, Ma X, Qi H P, He Y, Zhang H J, Qian J, Zhang G, Gao R L, Zhang D Y, Ding J D. Long-term efficacy of biodegradable metal-polymer composite stents after the first and the second implantations into porcine coronary arteries. ACS Applied Materials & Interfaces, 2020, 12 (13): 15703-15715.

[140] Lin W J, Zhang H J, Zhang W Q, Qi H P, Zhang G, Qian J, Li X, Qin L, Li H F, Wang X, Qiu H, Shi X L, Zheng W, Zhang D Y, Gao R L, Ding J D. *In vivo* degradation and endothelialization of an iron bioresorbable scaffold. Bioactive Materials, 2021, 6 (4): 1028-1039.

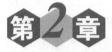

第2章 >>

金属基医用材料的常见表面改性方法

摘要：针对不同的服役环境和需求，通过对材料表面进行结构设计和构建，可在不影响基体性能的前提下，实现所需的生物学性能。为了提升材料某方面的性能，可选择一种或多种表面改性技术对材料表面进行处理。本章对目前金属基医用材料的常见表面改性方法及形成的表面结构进行了综述，总结了国内外研究现状，分析了目前常见涂层的优缺点以及今后可能的研究方向。尤其介绍了以下改性方法：等离子体喷涂、等离子体浸没离子注入与沉积技术、金属表面化学和电化学处理、金属表面阳极氧化处理、金属表面微弧氧化涂层、金属表面水热生长改性及金属机械研磨表面纳米化改性技术。

Abstract：Based on special service environment, biomaterial surfaces can be designed and obtained by surface modification to have special biofunction while not destroying the matrix. In order to obtain some properties, more than one surface treatment technologies can be applied. In this chapter, the research status, possible research in advance, advantages and disadvantages of the coatings are introduced; several surface treatment technologies and microstructures obtained are summarized such as plasma spray, plasma immersion ion implantation and deposition, chemical and electrochemical treatment, anodization process, micro-arc oxidation, hydrothermal treatment and surface mechanical attrition treatment.

2.1 等离子体喷涂生物活性涂层及结构特点

等离子体喷涂技术的工艺简单，基体材料和所制备涂层的选择范围广，涂层厚度易控，沉积效率高以及易制备复合涂层，在热障、耐磨、绝缘和防辐射等众多方面得到了应用。等离子体喷涂采用等离子电弧作为热源将喷涂材料加热至不同的熔融程度，加速喷射到基体表面，冷却后形成涂层[1,2]。等离子体喷涂涂层是经粉体的熔融和快速固化而形成，它的质量与等离子体焰流的密度、温度和速度息息相关。其中焰流温度主要取决于形成等离子体的气体电离程度，而电离程度又取决于等离子气体的种类和喷涂参数。等离子体焰流核心区的温度可达15000℃左右[3, 4]，几乎所有的材料都可以在等离子体焰流中熔化。除高温特性外，等离子体喷涂还具有超快的冷却，冷却速率为$10^5\sim10^6$℃/s。在此速率下，熔融粉体在基体表面发生非平衡凝固，对熔融粉体的二次结晶过程具有重要影响。

近几十年来，等离子体喷涂技术在生物医用材料表面改性方面得到了长足发展，尤其是骨科植入体和牙科种植体，改性的主要目的是提高金属材料的生物相容性、生物活性或/和赋予其抗菌性能。目前研究较多的等离子体喷涂人工关节涂层有磷酸盐、硅酸盐、钛、氧化钛、氧化锆和它们的复合物。等离子体喷涂羟基磷灰石涂层和钛涂层已经成功地应用于临床[5]。本节将以如何利用等离子体喷涂技术改进金属生物材料的骨整合为主线，将生物活性涂层分为离子溶出型（可降解型）和非离子溶出型（化学稳定型）涂层进行概述和讨论。离子溶出型涂层的生物活性主要依赖生物活性离子的溶出及其导致的表面微环境变化；而非离子溶出型涂层的生物活性主要依赖于其表面活性基团或表面拓扑结构。

2.1.1 离子溶出型生物活性涂层

骨的正常代谢离不开锶（Sr）、硅（Si）和锌（Zn）等微量元素的参与。这些元素中，锶离子对骨修复的作用尤为重要。雷奈酸锶是一种用于治疗骨质疏松的含锶药物，已经在临床上得到应用。除锶之外，锌离子和含硅元素的离子对骨修复的作用也得到越来越多的重视。据报道，硅酸根离子不仅能够促进干细胞向成骨细胞分化和体内成骨，还能够促进血管的生长[6]。锌离子对骨生成的作用主要表现在促进成骨细胞的增殖，上调成骨细胞碱性磷酸酶的表达等方面[7, 8]。

鉴于此，研究者在等离子体喷涂生物活性涂层的化学成分设计方面，充分考虑到生物活性离子在骨修复方面的作用，含有生物活性元素的新型涂层研发已成为一个重要研究方向。此类涂层的特点是具有一定的降解性能，从而能够将生物活性离子释放至细胞生长环境，达到促成骨的效果。目前研究较多的离子溶出型生物活性涂层材料包括磷酸盐和硅酸盐基陶瓷。

1. 磷酸盐基涂层

钙-磷基材料，尤其是羟基磷灰石[$Ca_{10}(PO)_6(OH)_2$，HA 或 HAp]因具有和人体硬组织的无机组成相似的化学成分和晶体结构，被认为易与骨组织形成化学键合，是一种典型的生物活性材料[9]。需要特别说明的是，在无机非金属材料文献中，一般将羟基磷灰石（hydroxyapatite）简称为 HA，而在高分子材料文献中，一般将透明质酸（hyaluronic acid）简称为 HA。当两者同时出现时，我们建议保留透明质酸的 HA 简写，而将羟基磷灰石简写为 HAp；同时，考虑到生物陶瓷领域的习惯，对于单纯讨论无机材料的某个章节，也不排除使用 HA 指代羟基磷灰石，本章即如此。HA 涂层的生物活性和其结晶度有密切关系，而涂层结晶度很大程度上决定了其在人体环境中的稳定性。基于涂层稳定性和生物活性，临床应用的 HA 涂层结晶度应在 50%～70%之间[10]。结晶度过高会降低涂层生物活性，不利于细胞黏附和生长，影响涂层与骨的结合[11]；结晶度过低则容易导致涂层在体液作用下降解，虽然涂层溶解可以提高体液的局部钙、磷浓度，刺激骨的生长，但会弱化涂层在生理环境中的稳定性及其与基体的结合强度。等离子体喷涂工艺参数对 HA 涂层的结晶度有很大的影响，主要包括喷涂距离[12]、喷涂功率[13]、粉末粒径[14]等。等离子体喷涂 HA 涂层的结晶度较低，一般在 40%～55%之间[15]。尽管 HA 涂层具有一定的生物活性，会促进骨整合，但其骨诱导活性仍有待提高。生物活性元素掺杂是常用的提高 HA 涂层生物活性的方法之一。通过离子取代可制备 Sr[16]、Mg[17]、Zn[18] 及 Si[19] 掺杂的羟基磷灰石，掺杂的羟基磷灰石较未掺杂的具有更佳的细胞相容性和生物活性。

2. 硅酸盐基陶瓷涂层

因硅离子对骨细胞成骨活性具有促进作用，硅酸盐基陶瓷作为骨修复材料具有独特的优势。硅酸盐材料还是其他生物活性离子的优良载体。一方面，生物活性元素（Sr、Mg、Zn 及 Si 等）可以通过离子取代进入硅酸盐晶格中，实现生物活性元素掺杂；另一方面，这些元素均可以一种或多种形式的硅酸盐存在。作为等离子体喷涂涂层，较早被研究的材料包括硅酸钙（CS）[20]、硅酸二钙（C2S）[21] 和硅酸三钙（C3S）[22]。这三类涂层均具有良好的降解性能，其降解速度由低到高的顺序为：CS＜C2S＜C3S。在体液中，它们能够诱导磷灰石形成，促进骨缺损组织修复和重建，与自然骨之间能形成骨性结合界面[23]，其生物活性机制和钙-硅基玻璃和陶瓷相似[24, 25]。基于 $CaO-ZnO-SiO_2$ 三元体系的锌黄长石（$Ca_2ZnSi_2O_7$，HT）涂层的体内外成骨活性研究结果表明，较目前临床使用的钛合金和羟基磷灰石涂层植入体，该涂层能够显著促进干细胞的成骨分化和体内成骨，如图 2-1 所示[26]。利用生物活性元素 Sr 取代锌黄长石中的 Ca，制备 Sr 掺杂的锌黄长石涂层 [$(Ca_{0.8}Sr_{0.2})_2ZnSi_2O_7$，Sr-HT]，实验证明掺有 20% Sr 的锌黄长石涂层比纯的锌黄长石涂层具有更好的体内、外成骨活性[26]。Zheng 等利用大气等离子体喷涂技术制备具有高化学稳定性的 $Ca_3ZrSi_2O_9$ 涂层，和硅酸二钙涂层相比该涂层中钙离子和硅离子的释放均有大幅度降低[27]。

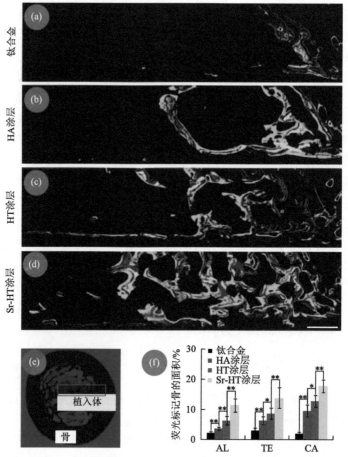

图 2-1　涂层表面新骨生长连续荧光标记图[26]

（a～d）钛合金、HA 涂层、HT 涂层和 Sr-HT 涂层（标尺代表 500 μm）；（e）所选研究区域示意图；（f）新骨
生长面积，其中红（AL）、黄（TE）、绿色（CA）分别代表 3 周、6 周和 9 周时间段；*表示所对应的两组之间
有统计学意义上的显著性差异，**表示有更为显著的差异

（图片引用经 Elsevier Ltd 授权）

骨修复过程中，诸多原因会造成植入体感染，而感染一旦发生，往往需要进行二次手术，给患者带来身体上和精神上的痛苦以及经济上的负担。因此，植入体表面最好具有一定的抗菌能力。金属离子除了具有提高成骨细胞成骨活性的作用外，某些金属离子（铜离子、锌离子和银离子等）[28-30]还具有抗菌能力。可降解涂层中掺杂此类抗菌元素可以赋予植入体表面抗菌功能。Gary A. Fielding 等[31]利用等离子体喷涂技术在钛基底表面制备银和锶双离子掺杂的 HA 涂层。实验结果表明，掺杂银的涂层表现出优异的抗菌效果，掺杂了银和锶的涂层既表现出优异的抗菌效果，又展示了良好的生物活性。郑学斌等[32]利用等离子体喷涂技术制

备磷酸锆载银抗菌 HA 涂层，涂层具有较好的抗菌性能。离子溶出型涂层具有抗菌性能的原因是：①掺杂的金属离子本身具有抗菌性能，这些金属离子可以与细菌细胞壁中的肽聚糖相互作用，并抑制它们将氧运输到细菌细胞内的能力，从而导致细菌死亡[33]，还有研究表明金属离子会与细菌蛋白质中的巯基相互作用，使酶失活，从而导致细菌死亡[34, 35]。②碱性金属离子的溶出使得细菌生长微环境偏碱性，从而导致细菌的细胞膜电荷变化，影响细菌对营养物质的吸收和代谢过程中酶的活性，最终造成细菌死亡[36]。

　　等离子喷涂涂层和基体之间存在界面，二者的界面结合对植入体的服役寿命具有重要的作用。部分离子溶出型涂层材料的热膨胀系数和钛合金基体的差别较大，导致界面结合强度较低[37]。以 HA 涂层为例，其与钛合金基体的结合强度低于 20 MPa[38]。近年来，众多学者致力于提高等离子体喷涂羟基磷灰石涂层与基体的结合强度，且取得了一定的成效。尽管部分离子溶出型生物涂层（如锌黄长石涂层[26]）和基体的结合强度较高，但其降解始终会弱化涂层和基体的结合。因具有降解性，离子溶出型涂层尽管有促骨整合的能力，但涂层的降解和新骨的生长速度较难达到完美匹配。如果涂层降解速度过快，在新骨长成之前，涂层消失会使植入体和宿主骨之间形成间隙，不利于涂层的长期稳定性。如果涂层的降解速度过慢，其对骨生长的促进作用可能不足，导致骨整合时间过长。

2.1.2　非离子溶出型生物活性涂层

　　非离子溶出型涂层的生物活性主要源于涂层材料本身或后处理带来的物化性质的改变。前人的研究证明材料表面电性、结构和官能团对类骨羟基磷灰石的形成以及细胞行为均具有重要作用，因此，选择具有特殊表面特性的材料或结合其他表面改性手段对常见涂层进行表面性能优化也可以达到促进植入体骨整合的目的。

1. 钛涂层

　　等离子体喷涂钛涂层具有良好的力学性能和生物相容性，已用作齿根、髋关节、膝关节和肩关节等部位的植入体。多孔钛涂层有利于新生骨组织攀附生长，形成机械锁合，从而有利于植入体的固定。但是动物实验结果表明骨组织只能长入孔隙的表层或边缘，并不能长满涂层的整个孔隙。Shi 等[39]采用 NaOH 碱热处理钛涂层，提高钛涂层与骨组织的结合强度。模拟体液浸泡实验结果显示，在体液中浸泡 4 天后，经过 NaOH 处理的钛涂层表面已有磷灰石生成。Xue 等[40]的动物实验结果进一步表明经碱热处理的钛涂层能够诱导新骨生成，与骨组织形成骨性结合，较大程度提高了植入体和骨组织间的结合力。Shi 等[39, 41]认为涂层的生物活性源于其表面氧化膜与 NaOH 反应生成的 Na-Ti-O 化合物。此类化合物中的

Na^+能与模拟体液中的 H^+ 进行交换，形成水合二氧化钛或水化钛酸盐层。反应形成的化合物层具有负电性，能够吸引体液的 Ca^{2+} 以及后续的 HPO_4^{2-} 的沉积，有利于磷灰石成核。碱热处理的钛涂层具有较好的生物活性和骨诱导性，但是这种处理方法是否会影响涂层和基体的界面结合情况，还有待进一步实验验证。

2. 二氧化钛涂层

等离子体喷涂的二氧化钛涂层与钛合金的结合强度高，具有良好的耐磨性能、优良的生物相容性和抗生理腐蚀能力，其在生物涂层方面的应用潜力应予以重视。等离子体喷涂二氧化钛涂层是一种生物惰性涂层，在体液中不能诱导羟基磷灰石的形成，与自然骨结合不牢。适当的后处理工艺可以使二氧化钛涂层获得生物活性。利用纳米二氧化钛粉体可制备具有纳米结构表面的二氧化钛涂层，表面晶粒尺寸在 30～50 nm 之间[42]。氢离子注入[42]、紫外辐照[43]、酸或碱处理[44]等方法均可以改善该涂层的生物活性。刘宣勇等[42]对其生物活性机理做了如下假设：①氢离子注入后氢与二氧化钛中的桥氧发生反应生成 Ti—OH，形成氢化表面层；②在模拟体液中，该氢化表面会与 OH⁻发生反应使得表面带有负电荷。该负电层能够有效地吸引 Ca^{2+}以及后续的 HPO_4^{2-} 在涂层表面沉积。纳米结构表面对涂层生物活性的贡献主要体现在它能够增加单位面积的 Ti—OH 的量，使得涂层表面带有更多负电荷。紫外辐照和酸处理二氧化钛涂层的生物活性机理与此类似。

3. 氧化锆涂层

氧化锆（ZrO_2）陶瓷的化学稳定性和尺寸稳定性好、力学强度和断裂韧性高，已经作为人工关节股骨头在临床获得应用。传统观念认为氧化锆陶瓷是生物惰性的，在人体内和自然骨之间只能形成一种机械咬合，达不到骨性结合。但适当的后处理（如酸处理、碱处理、UV 辐照等）可以使氧化锆表面带有—OH，从而能够诱导类骨羟基磷灰石形成[45-49]。氧化锆具有三种晶型：单斜相、四方相和立方相[50]。研究较多的是掺杂的四方氧化锆，如 $3Y-ZrO_2$[51]、$CaO-ZrO_2$[52]以及 $MgO-ZrO_2$[53]涂层，它们均能一定程度上促进类骨磷灰石的沉积。然而，四方氧化锆陶瓷在水溶液或体液环境中低温退化（low temperature degradation，LTD）会导致陶瓷力学性能下降，增加植入体失效的可能性。Drummond[54]研究发现 TZP 陶瓷在 37℃的 Ringer 溶液或蒸馏水中降解 730 天后其断裂模量（modulus of rupture，MOR）降低大约 20%；体内实验表明，该陶瓷材料在兔胫骨内降解 12 周后的断裂强度下降25%[55]。因此，使用氧化锆基材料要更加关注其在水环境中的稳定性。为了克服四方氧化锆的低温降解问题，刘宣勇等首次制备了无任何稳定剂的单斜氧化锆涂层，发现等离子体喷涂技术特殊的热历史条件有利于将单斜相氧化锆稳定至室温[56]。纳米压痕结果显示该涂层比四方氧化锆涂层具有更好的结构完整性和韧性。利用维氏压痕机检测涂层压痕处裂纹的形成和扩散情况，发现等离子体喷涂无稳定剂的单斜氧化锆涂层和钇稳定的单斜氧化锆涂层表面没有明显的裂痕［图 2-2（a）和（b）］，而氧化钙稳定的氧化锆（CaO-ZrO$_2$）涂层表面［图 2-2（c）］可以观察到明显的裂纹存在。因单斜氧化锆具有高表面能[57]、较高的表面水分子吸附焓[58, 59]以及更多的锥桥式—OH，其在模拟体液中促类骨磷灰石沉积的能力更强。

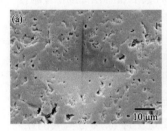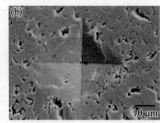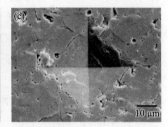

图 2-2　无稳定剂（a）、钇稳定（b）和氧化钙稳定（c）单斜氧化锆表面维氏压痕
检测结果（压力 500g，15 s）[56]

（图片引用经 Elsevier Ltd 授权）

2.1.3　等离子体喷涂涂层的结构特点

等离子体喷涂涂层具有微米级别的粗糙度，粗糙度大小受基体喷砂处理工艺和涂层粉体粒径等因素的影响。微米尺度的表面结构有利于成骨细胞的黏附与增殖，促进骨长入及骨传导，并与周围骨组织形成机械结合[60-62]。不同于光滑表面，适当尺度范围的微米结构表面能提升细胞的黏附、增殖和成骨分化能力[63-65]。此外，微米结构可与周围骨组织形成机械锁合，对植入材料的早期稳定性具有重要作用。Ungersböck 等[66]的研究表明，具有微米级粗糙表面（粗糙度为 10 μm 左右）的植入体能明显阻止界面移动，增加其植入后早期锁合，防止了液膜的形成，使其炎症反应程度下降。前期工作比较了高温烧结制备的氧化锆陶瓷块体和等离子体喷涂氧化锆涂层的生物活性。结果显示，尽管二者具有相同的化学组成，等离子体喷涂氧化锆涂层在模拟体液中能够诱导类骨磷灰石的形成，而陶瓷块体不具有此种能力。因此，从表面微纳米结构的角度，等离子体喷涂涂层在骨植入体改性方面具有特殊的优势。

除了微米结构，等离子体喷涂涂层还可以拥有纳米结构。如前所述，等离子体喷涂涂层的形成是熔融粉体在非平衡条件下的固化，有利于晶体成核，但不利于晶粒生长，因此，利用微米级别的陶瓷粉体可以制备出具有纳米结构表面的涂层。人们在多种等离子体喷涂涂层的表面发现类似的纳米结构，如氧化锆[56]、锌黄长石[26]以及氧化钛[67]涂层。纳米结构对细胞行为的调节作用已被大量报道，纳米结构的大小和取向对细胞行为亦具有重要的作用[68-70]。有研究报道称，纳米结构是通过提高某些蛋白质的选择性吸附增强植入体的骨整合性能[71]。等离子体喷涂氧化锆涂层表面的纳米结构对成骨细胞具有一定的促进作用[72]。此外，Liu等发现，阴极弧沉积的纳米结构氧化锆膜表面也具有良好的生物活性[73]。因此，表面微纳米结构对等离子体喷涂涂层的体外矿化能力具有重要的促进作用。近期研究发现，调整喷涂粉体的化学组成，有可能实现对其表面纳米结构的调控。例如，Zhao 等[67]利用等离子体喷涂工艺，制备了不同含量的 Nb_2O_5 掺杂的 TiO_2 复合涂层，研究发现 Nb_2O_5 的含量对涂层表面形貌具有较大影响。当 Nb_2O_5 掺杂含量增加到 50%时，复合涂层表面形成了明显的针柱状结构，耐腐蚀性能也得到了提高。

尽管等离子体喷涂技术在医用种植体表面改性方面已经获得商业化应用，但目前使用的羟基磷灰石涂层存在一些公认的缺陷（主要是 HA 涂层与基底的结合不够牢固且结晶度不高等）。为了克服羟基磷灰石涂层的不足，国内外学者也开展了大量的工作，但只局限于开发新型表面涂层材料，忽略了等离子体喷涂技术自身的特点和优势。在新喷涂材料开发的同时，应充分结合等离子体喷涂技术在微纳米结构调控中的潜在作用，通过将化学因素和结构（微米和纳米）特点有机结合在一起，最大程度提高涂层表面对骨相关细胞的活化效应。从涂层的长期稳定角度考虑，具有生物活性的非降解涂层有时较可降解涂层具有更大的优势，但其对骨整合的促进具有一定的局限性，因此，如何提高化学稳定型涂层的生物活性是关键。

2.2　等离子体浸没离子注入与沉积技术及典型实例

2.2.1　等离子体浸没离子注入与沉积技术简介

等离子体浸没离子注入与沉积（plasma immersion ion implantation and deposition，PIII&D）技术是 20 世纪 80 年代发展起来的一种表面改性技术[74-76]。由于等离子体具有各个方向"无孔不入"的特点，相关的方法也被称为一种非视线的表面改性技术。该技术将工件（材料）置于等离子体中，并施加一系列负电位脉冲（相对于真空室壁，如–100～–5 kV），因此在工件周围形成"扩展"和"回缩"动态平衡的等离子体鞘层。在鞘层电位驱动下，等离子体中的电子流向真空室壁，而带正电的离子被加速并注入工件表面，实现表面改性[77]。1996 年，美国 Empire Hard Chrome 公司与洛斯阿拉莫斯国家实验室合作安装了世界首台由北方之星公司（North Star Research Corporation）制造的商业注入设备[78]。该设备采用脉冲射频等离子体源，仅能进行气体源注入（所以多为注入而无沉积），相关工艺常称为等离子体浸没离子注入（plasma immersion ion implantation，PIII）。2008 年，中国科学院上海硅酸盐研究所与核工业西南物理研究院合作安装了首台多功能离子注入系统。如图 2-3 所示，该系统配备了 1 个脉冲射频等离子体源（图片顶部"射频发生器"处）和 2 个脉冲阴极弧离子源（图示左右"固体源"处。可进行固体源注入；因固体材料的凝聚效应，其可在工件表面沉积，相关工艺常称为 PIII&D），它们可单独或同时工作，这赋予生物材料表面功能化研究极大的自由度。本节将举几个等离子体浸没离子注入与沉积的典型实例，就中国科学院上海硅酸盐研究所在该领域十余年来的工作进行简单介绍。

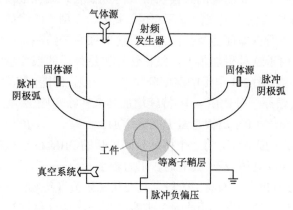

图 2-3　中国科学院上海硅酸盐研究所多功能离子注入系统示意图

2.2.2　典型实例

1. 镶嵌抗菌纳米颗粒

纳米银抗菌性能优异，但其毒副作用也显著。主要原因是其常以"游离"粉末使用，抗菌同时易被正常细胞吞噬而引起毒性反应。鉴于此，中国科学院上海硅酸盐研究所提出采用离子注入技术原位制备"镶嵌"式纳米银，从而有效分散纳米抗菌颗粒并减小其被正常细胞吞噬的概率。采用离子注入方法在硅、氧化硅、高分子等材料表面制备纳米银已有较多报道[79-81]，但一般认为仅凭离子注入难以精细控制纳米银的形核和长大过程，需要辅以适当热处理步骤，方能获得颗粒尺寸分布均一的纳米颗粒[82]。虽然 PIII&D 已被广泛用于生物材料表面改性[83]，但利用该技术实现可控制备纳米颗粒仍然有待深入研究。

研究发现，PIII&D 的非视线注入特点可为调控纳米颗粒成核和生长提供有利条件[84]。离子注入过程中，注入离子在电场作用下所获得的能量将在与基材原子核碰撞过程中转化为瞬间热能。这种热能往往在原子尺度范围内产生，并瞬间传导至周围原子，因此形成特殊的脉冲式原子加热（atomic-scale heating，ASH）效应[85]。在非视线的银等离子体浸没离子注入与沉积（silver plasma immersion ion implantation and deposition，Ag-PIII&D）情况下，上述脉冲式加热将有所不同。Ag-PIII&D 过程中，银离子以不同注入角度注入到氧化钛表面，当银离子浓度足够高时，整个氧化钛表面将被均匀地浸没在银等离子体中，即整个氧化钛表面受脉冲式原子加热作用。此外，大部分固体材料的原子扩散激活能在 10～40 eV 范围内[86]，所以只要能量足够大，Ag-PIII&D 过程中后续到达的银将"推动"先到达的银原子在涂层中扩散。据此，通过调控后续到达银原子的浸没式原子加热效应即可控制涂层中银临界晶核的继续长大（促进长大）或者银临界晶核分解（抑制形核），即在涂层表面产生银的浓度起伏。此外，先到达的银原子对后到达的银原子将施加阻力，所以即便能量相同，后到达的银原子的注入深度要小于先到达的银原子。正是由于这种附加阻力，氧化钛涂层最外层的银含量将随着注入时间的延长而增加。这与图 2-4 中银的深度分布情况一致，即随注入时间由 0.5 h 延长至 1.5 h，最外层银原子分数由 4.0%持续增加到 8.5%，但在深度为 10～55 nm 范围处，处理时间超过 1.0 h 后银含量无明显增加。

依据附加阻力的影响，可将一个持续时间较长的 PIII&D 过程粗略地分为两个阶段。如 Ag-PIII&D 处理少于 1.0 h 时，阻力较小，为第一阶段；Ag-PIII&D 处理超过 1.0 h 时，阻力较大，为第二阶段。且在第二阶段（持续注入超过 1.0 h），氧化钛最外层表面银过饱和度（银含量）要高于第一阶段（持续注入少于 1.0 h）。上述银过饱和度的变化，将直接影响表面纳米结构的形成。这种影响可用下述经典形核理论加以说明。依据经典形核理论，形核率（N_S）与过饱和度（S）间存在如式（2-1）所示关系[87]：

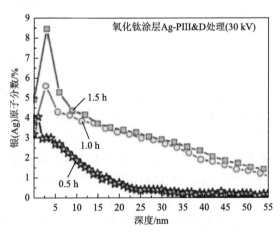

图 2-4　氧化钛涂层 30 kV 下 Ag-PIII&D 处理不同时间后银含量的 XPS 深度分布[84]

（图片引用经 Elsevier Ltd 授权）

$$N_S = N_A C_{eq} S \times \exp\left(-\frac{\Delta G_S}{RT}\right) \tag{2-1}$$

式中，N_A 为阿伏伽德罗常数；C_{eq} 为平衡状态时的溶质浓度，过饱和度 S 定义为过饱和状态时的溶质浓度与 C_{eq} 的比值；RT 为摩尔气体常数（R）和热力学温度（T）的乘积。形核自由能变化（ΔG_S）可以进一步表示为式（2-2）[88]：

$$\Delta G_S = 4\pi r^2 \gamma - \frac{4}{3}\pi r^3 \frac{RT\ln S}{V_m} \tag{2-2}$$

式中，γ 为单位面积表面能；V_m 为摩尔体积。在过饱和情况下，即 $S > 1$，ΔG_S 随着临界晶核半径（r）的增加而减小，从而形成稳定颗粒。将式（2-2）代入式（2-1），可得式（2-3）：

$$N_S = N_A C_{eq} \times \exp\left(-\frac{4\pi r^2 \gamma}{RT}\right) \times S^{\left(\frac{4\pi r^3}{3V_m}+1\right)} \tag{2-3}$$

由式（2-3）可知，过饱和情况下（$S > 1$），形核率 N_S 与过饱和度 S 的 $\left(\dfrac{4\pi r^3}{3V_m}+1\right)$ 次幂成正比，这表明过饱和度 S 增大可显著提高形核率，从而改变 Ag-PIII&D 表面颗粒密度。此外，将式（2-2）对晶核半径（r）做微分，可得到能稳定存在的最小临界晶核半径（r_m），即设 $\mathrm{d}\Delta G_S / \mathrm{d}r = 0$，可得 r_m[88]：

$$r_m = \frac{2\gamma V_m}{RT\ln S} \tag{2-4}$$

由式（2-4）可知，能稳定存在的最小临界晶核半径 r_m 与 $\ln S$ 成反比，因此增大过饱和度 S，可减小最小临界晶核半径 r_m，即减小相关 Ag-PIII&D 表面的颗粒尺寸。式（2-3）和式（2-4）的预测结果与实验结果一致：如图 2-5 所示，在注入第一阶段（持续注入少于 1.0 h），氧化钛最外层表面的银过饱和度较小，所以形成数量较少但尺寸较大的纳米颗粒［图 2-5（b）］；在注入第二阶段（持续注入超过 1.0 h），氧化钛最外层表面的过饱和度较大，所以形成数量较多但尺寸较小的纳米颗粒［图 2-5（c）和（d）］。

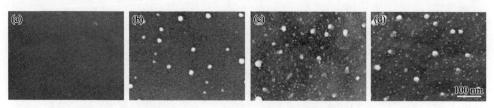

图 2-5　氧化钛涂层 30 kV 下 Ag-PIII&D 处理前后的 SEM 形貌[84]

（a）处理前氧化钛形貌；　（b）处理 0.5 h 形貌；　（c）处理 1.0 h 形貌；　（d）处理 1.5 h 形貌
（图片引用经 Elsevier Ltd 授权）

由上述讨论可知，银纳米颗粒形成时满足经典形核理论，通过控制涂层表面特定深度银的过饱和度 S 可调控银纳米颗粒的尺寸及分布。如前所述，银注入是能量迅速转换的过程，银的注入深度与其达到样品表面前所获得的能量大小有关，所以要控制特定深度银过饱和度，应由银所获得的能量着手。本研究采用的是银脉冲阴极弧源，银离子在到达氧化钛表面前经历了三个阶段的加速：第一阶段为激发阶段，在这个阶段离子获得一个初始动能（E_o）；第二阶段为负偏压加速阶段，在这个阶段一个带电量为 Q 的银离子，在负偏压 V_s 作用下可获得动能 QeV_s（e 为单位电荷）；第三阶段的加速发生在银离子到达氧化钛表面前的纳米尺寸范围，在这个阶段，银离子被镜像电荷效应加速而获得动能 E_i。除获得动能外，银离子还将获得势能，包括内聚能（cohesive energy）E_c、电子激发能（excitation energy）E_e，以及电离能（ionization energy）E_Q。据此，银离子在到达氧化钛表面前所获得的能量 E_t 可以表示为[85]

$$E_t = E_o + QeV_s + E_i + E_c + E_e + \sum_{i=0}^{Q-1} E_Q(i) \tag{2-5}$$

电离能 E_Q 被定义为将一个电子由带电量为 Q 的离子上移走，形成带电量为 $Q+1$ 的离子所需要的能量[85]，所以计算一个多电荷离子所具有的电离能时，须将电离各阶段所获得的电离能相加，即多电荷离子总电离能为

$$E_Q^{sum} = \sum_{i=0}^{Q-1} E_Q(i) \tag{2-6}$$

而镜像电荷效应加速获得的动能 E_i 可根据式（2-7）计算[89]：

$$E_i = \frac{\psi}{2} \sum_{j=0}^{Q-1} \frac{2(Q-j)-1}{\sqrt{8(Q-j)+2}} \tag{2-7}$$

式中，氧化钛功函数 $\psi \approx 4.13\text{eV}$[90]。

表 2-1 列出了平均带电量 $Q \approx 2$[91] 的银离子在 30 kV 偏压作用下到达氧化钛表面前所获得的各部分能量。由于有报道称电子激发能 E_e 很小[92]，据此表所列数据忽略该项。

表 2-1　平均带电量 $Q \approx 2$ 的银离子在到达氧化钛表面前所获得的能量（eV）

E_o	QeV_s	E_i	E_c	E_Q^{sum}
69①	$60 \times 10^3$②	2.1	2.95①	29.1①

①源于参考文献[85]；②以 $V_s \approx 30\text{kV}$ 计算所得。

由表 2-1 所列数据可知，银离子在负偏压加速阶段即获得了 99.8%的能量。

据此，适当调节负偏压即可调节银的注入深度，进而调节特定深度银的过饱和度，并最终调控银纳米颗粒的尺寸和分布。所以降低负偏压，可减小银的注入深度，增加涂层最外层表面银的过饱和度。图 2-6 为 14 kV 下 Ag-PIII&D 处理 0.5 h 及 1.0 h 的氧化钛表面形貌，可见 0.5h-14Ag-PIII&D 表面［图 2-6（a）］银颗粒较 0.5h-30Ag-PIII&D 表面［图 2-5（b）］分布均匀，且颗粒尺寸较小。适当延长注入时间至 1.0 h ［图 2-6（b）］，这些银纳米颗粒密度增加，但颗粒尺寸无显著增大。实际上，银纳米颗粒的长大主要取决于先到达银的量及后续注入银脉冲式加热效应的强弱。先到达的银在原子加热效应作用下最大扩散距离 r_d 可由式（2-8）表示[94]：

$$r_d = \frac{4}{(324\pi)^{1/6}} \left(\frac{E'_t}{E_a} \right)^{1/3} \times r_a \qquad (2\text{-}8)$$

式中，E'_t 为先到达的银从后注入银处获得的能量，E'_t 的大小取决于后注入银的能量；E_a 为先到达银的扩散激活能；r_a 为银原子半径。可见先到达银的最大扩散距离 r_d 与从后注入银处获得的能量 E'_t 的 1/3 次幂成正比，能量 E'_t 为银离子在到达氧化钛表面前所获总能量 E_t 的一部分，即 E'_t 受注入偏压大小影响，适当调节偏压可在一定程度上调控银纳米颗粒的尺寸。据此，如图 2-7 所示，氧化钛涂层 1.0 h-14Ag-PIII&D（7Hz）处理后，再经 0.5h-30Ag-PIII&D（9Hz）处理，可上调涂层表面银纳米颗粒尺寸。

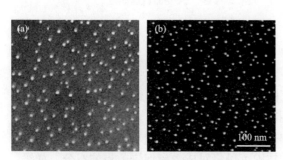
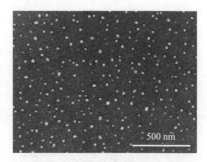

图 2-6　氧化钛涂层 14 kV 下 Ag-PIII&D 处理不同时间的 SEM 形貌[84, 93]

（a）0.5 h；（b）1.0 h

（图片引用经 Elsevier Ltd 授权）

图 2-7　氧化钛涂层 14 kV 下 Ag-PIII&D 处理 1.0 h 后再在 30 kV 下 Ag-PIII&D 处理 0.5 h 的 SEM 形貌[95]

（图片引用经 Elsevier Ltd 授权）

在此基础上，研究发现纳米银颗粒与氧化钛基体具有"肖特基接触"式的协同抗菌效应，即镶嵌式纳米银可聚集来自细菌的电子，从而在氧化钛涂层一侧镜像聚集空穴，并激活氧化反应，破坏细菌完整性，起到抗菌效果，如图 2-8 所示[84]。镶嵌式纳米银的上述抗菌机制，使其抗菌活性不再像游离粉末那样，颗粒尺寸越小，抗菌性越好[84]。此外，镶嵌式纳米银的抗菌活性除与其颗粒尺寸相关，还与颗粒间距密切相关。颗粒间距过小，纳米银聚集电子能力将减弱，不利于抑制细菌黏附[93]。此外，还发现 Ta_2O_5/Ag[96,97]和氧化钛/纳米铁体系[98]也具有类似抗菌行为。这些研究结果为响应型抗菌表面设计和制备提供了新思路。

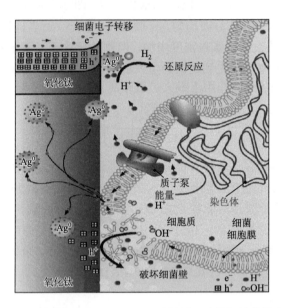

图 2-8　纳米银与氧化钛的"肖特基接触"式协同抗菌效应[84]

（图片引用经 Elsevier Ltd 授权）

2. 制备纳米多孔表面

聚醚醚酮（PEEK）材料具有优良的生物相容性和耐腐蚀性，与医用钛基材料相比，其力学性质与人体骨组织更接近，有望替代钛基材料，用于矫形植入体和牙种植体等骨植入器[99,100]。然而 PEEK 材料的骨整合性能较钛基材料差很多，这限制了其应用[101,102]。采用 PIII&D 技术可以将对成骨有促进效果的组分，如钙、镁、锌等引入材料表面[103-105]，但因 PEEK 是绝缘材料，对其进行 PIII&D 处理，易出现电荷积累，产生微弧放电，导致材料受热变形，影响表面改性效果。因此，如何利用这种电荷积累效应就成为研究目标之一。

中国科学院上海硅酸盐研究所对碳纤维增强聚醚醚酮（CFRPEEK）材料进行钛或锌等离子体浸没离子注入与沉积处理（Ti-PIII&D，Zn-PIII&D），发现可利用材料表面电荷积累，产生微弧放电，制备纳米多孔表面[106]。Ti-PIII&D 改性 120 min 的样品表面可见大面积纳米多孔结构（无碳纤维覆盖区域），孔直径为 100～150 nm［图 2-9（a）和（b）］。截面形貌［图 2-9（c）］显示，纳米孔呈现倒锥形，孔内嵌有粒径约为 20 nm 的颗粒,均匀分布在孔壁和孔底部。Zn-PIII&D 改性 180 min 的样品表面可见大面积纳米多孔结构 [图 2-10(a)和(b)],孔直径为 40~80 nm。截面形貌 [图 2-10 (c)] 显示,纳米多孔结构层较 Ti-PIII&D 薄。

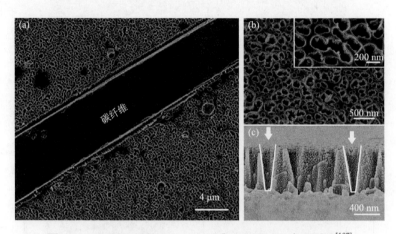

图 2-9　Ti-PIII&D 处理 120 min 后 CFRPEEK 表面形貌[107]

(a)表面低倍形貌;(b)表面高倍形貌;(c)截面形貌

(图片引用经 Elsevier Ltd 授权)

如前所述,PIII&D 处理过程中,带正电荷的离子到达样品表面所获总动能(E_t)大小由式(2-5)决定;离子在到达样品表面并停在某个深度过程中,E_t 的一部分将转化为热能(原子尺度热效应)。当鞘层电压较高时,离子所获能量主要取决于 QeV_s,故转化而得的热能大小主要由 Q 和 V_s 决定。本研究中,CFRPEEK 被高能钛(或锌)离子轰击,在 PIII&D 处理早期,钛(或锌)离子均匀分布于材料表面且凝聚成极微小导电区域(与此同时样品表面发生电荷聚集),上述热效应优先于这些导电区域周围引发高分子基体热熔形成纳米坑(图 2-11,第一、第二阶段)。当 PIII&D 处理时间继续延长,材料表面可形成含钛(或锌)改性层,并与基体内部的碳纤维构成平板电容结构(图 2-11,第三阶段),当电荷聚集达到一定程度,就会发生放电击穿现象。鉴于此,假定钛(或锌)离子注入深度为 a,平板电容宽度为 d($d \gg a$)。当平板电场场强高于 PEEK 固有电介质强度(即击穿场强 $E_{bd} > E_c$;纯 PEEK 的 E_c 为 190 kV/mm)时,电介质击穿现象即可发生,并在 CFRPEEK 表面形成纳米多孔结构(图 2-11,第三、第四阶段)。可引发击穿时的离子最小注入深度 a_{min} 可由式(2-9)计算:

$$a_{min} = \frac{3}{16}d\left(\frac{E_{bd}}{E_c}\right)^2 \tag{2-9}$$

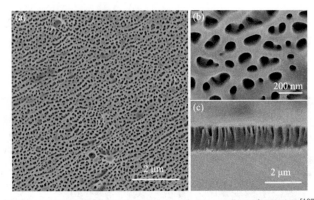

图 2-10 Zn-PIII&D 处理 180 min 后 CFRPEEK 表面形貌[107]

（a）表面低倍形貌；（b）表面高倍形貌；（c）截面形貌

（图片引用经 Elsevier Ltd 授权）

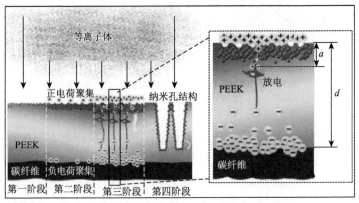

图 2-11 纳米多孔结构形成机制示意图[107]

（图片引用经 Elsevier Ltd 授权）

更重要的是，上述纳米多孔结构可抑制细菌黏附，促进成骨相关细胞黏附、增殖和分化[106]。与未处理 CFRPEEK 表面相比，Ti-PIII&D 处理 2 h 表面对革兰氏阳性金黄色葡萄球菌（*S. aureus*）抑制率约为 70%。与未改性 CFRPEEK 相比，骨髓间充质干细胞（bMSC）在 Ti-PIII&D 处理 2 h 样品表面黏附速度较快，培养 1 h 时即有大量细胞黏附于样品表面，细胞呈现更多丝状和板状伪足。此外，bMSC 在纳米多孔结构呈现显著拉伸形态。干细胞呈拉伸形态，可产生细胞骨架应力，有利于干细胞骨向分化。相较未处理 CFRPEEK 表面，bMSC 在 Ti-PIII&D 处理 2 h 样品表面培养 7 天和 14 天的成骨相关基因（*COL-I*、*Runx2*、*BMP-2*、*ALP*、*OCN* 和 *OPN*）表达均显著上调。其中，bMSC 在 Ti-PIII&D 样品表面培养 14 天，*OCN* 和 *OPN* 基因表达上调尤为明显，分别是对照样 CFRPEEK 的 16 倍和 6 倍。研究表明，经 Ti-PIII&D 处理可诱导 bMSC 的成骨分化。经 Zn-PIII&D 处理 CFRPEEK 表面，也发现类似规律。

3. 外延异质纳米结构

碳纳米管和石墨烯不仅纳米结构特殊，其导电性和化学稳定性亦佳，可应用于生物探针、传感器、超疏水表面、抗菌等领域[108]。中国科学院上海硅酸盐研究所研究发现碳等离子体浸没离子注入与沉积（C-PIII&D）技术可在氧化钛纳米管阵列表面外延生长碳纳米锥，制得碳/氧化钛异质纳米结构，并获显著抑菌性能[109]。

图 2-12（a）所示为纯钛表面经阳极氧化处理（采用乙二醇/氟化铵/水电解液，阳极氧化电压为 50V，氧化时间为 10 h）所制得的纳米管阵列的 SEM 形貌。其为典型氧化钛纳米管形貌，平均管径约为 90 nm；纳米管之间相互分开，平均间距约为 30 nm。经 C-PIII&D 处理 2 h 后［图 2-12（b）］，样品表面可见规则锥形阵列结构，顶端封闭。锥形结构外壁粗糙，呈笋状结构，可见薄膜纵向逐层生长痕迹。经 TEM 观察（图 2-13）发现，碳/氧化钛异质纳米结构为中空，底部是规则氧化钛纳米管，与纳米碳锥结合处可见纳米碳颗粒［图 2-13（b）］。由此推测，纳米碳锥结构是由纳米碳颗粒紧密聚集的碳层层层堆垛而成。纳米碳锥区域的选区电子衍射结果［图 2-13（c）］证实其为无定形碳或石墨。

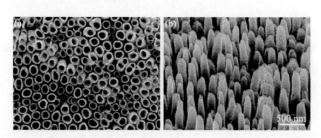

图 2-12　氧化钛纳米管 C-PIII&D 处理前（a）、后（b）的 SEM 表面形貌[110]

（图片引用经 AIP Publishing 授权）

将氧化钛纳米管阵列简化为图 2-14（a）所示排列，依据 Sheridan 的鞘层分布理论[111]，等离子体在半径为 r 的无限长圆柱管内部形成鞘层时［图 2-14（b）］，平行内壁的鞘层将重叠，形成长度 D_r 的重叠鞘层：

$$D_r = \left(-\frac{4\varepsilon_0 V_s}{en}\right)^{1/2} \tag{2-10}$$

式中，n 为等离子体密度；V_s 为施加于样品的负偏压；ε_0 为真空介电常数；e 为元电荷电量。

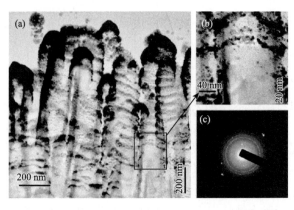

图 2-13　C-PIII&D 处理所得碳/氧化钛异质纳米结构的 TEM 低倍截面形貌（a）、
高倍形貌（b）及其选区电子衍射分析（c）[110]

（图片引用经 AIP Publishing 授权）

受鞘层重叠影响，氧化钛纳米管内壁表面的电压会小于中轴线处的电压[111, 112]，即 V_s。PIII&D 过程中，样品被施以负偏压 V_s，其是离子注入能量 E_t 的主要贡献参数，两者关系由式（2-5）决定。

若 $r < D_r$，则氧化钛纳米管内壁表面鞘层电压降 ΔV_s 为

$$\Delta V_s = \left(\frac{r}{D_r}\right)^2 V_s \tag{2-11}$$

纳米管以间距 d 排成图 2-14（a）所示阵列时，每根氧化钛纳米管内部的鞘层结构与无限长圆柱管模型类似。但其外壁等离子体鞘层与邻近纳米管外壁鞘层重叠，因此用平行板间隙模型处理［图 2-14（c）］，其重叠长度 D_d 为[113]

$$D_d = \left(-\frac{2\varepsilon_0 V_s}{en}\right)^{1/2} \tag{2-12}$$

若 $d/2 < D_d$，则纳米管外壁表面鞘层电压降 ΔV_d 为

$$\Delta V_d = \left(\frac{d/2}{D_d}\right)^2 V_s \tag{2-13}$$

因此，每根纳米管内侧和外侧表面的等离子体鞘层电压降均低于施加于样品的负偏压。本研究中碳等离子体密度范围为 $10^8 \sim 10^{14}$ cm^{-3}[41]。负偏压 V_s 为 -20 kV 时，最大 n 值为 10^{14} cm^{-3}，由式（2-10）和式（2-12）可算得最小 D_r 和 D_d 分别为 2.1×10^5 nm 和 1.5×10^5 nm。本研究所使用的氧化钛纳米管样品的平均管半径 r 约为 45 nm ［图 2-12（a）］，平均管间距 d 约为 30 nm，则有 $r \ll D_r$，$d \ll D_d$。因

此，由式（2-11）和式（2-13）可算得 ΔV_s 和 ΔV_d 值分别为-9.18×10^{-4} V 和 -2×10^{-4} V。可见，纳米管内外两侧表面的等离子体鞘层电压降过小，其中碳离子不易获得足够能量形成有效注入。而纳米管顶部表面的等离子体鞘层却受影响较小，碳离子注入显著。

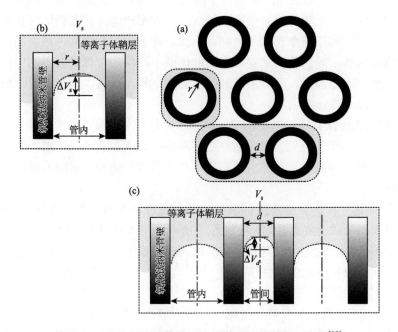

图 2-14　氧化钛纳米管阵列表面等离子体鞘层示意图[10]

（a）氧化钛纳米管阵列排列简化；（b）视每一根氧化钛纳米管为无限长圆柱管；（c）相邻距离为 d 的氧化钛纳米管（图片引用经 AIP Publishing 授权）

因此，碳仅仅可在纳米管顶部表面沉积成膜，层层长高，此过程遵循二维生长规律[114]，即纳米碳颗粒紧密聚集成膜，后再于其表面沉积一层新膜，层层堆垛生长。

氧化钛纳米管内外侧表面的等离子体鞘层电压降有差异。假定某一根纳米管，外侧表面与内侧表面的等离子体鞘层电压降比值为 P_V，由式（2-11）和式（2-13）可得

$$P_V = \frac{\Delta V_d}{\Delta V_s} = \frac{(d/r)^2}{2} \tag{2-14}$$

当 $d \gg r$ 时，P_V 趋向无限大，此时纳米管外侧表面等离子体鞘层几乎不受邻近纳米管影响。则图 2-12（a）的圆柱管阵列可简并为单圆柱管模型［图 2-12（b）］；

当 $d \ll r$，特别是 $d = 0$ 时，P_V 值为 0，此时阵列中的每根圆柱管可视为平板深孔[115]；当 d，r 相近时，P_V 值反映的是圆柱管内外侧表面的等离子体鞘层分布不同，致使带电离子能量大小及其注入效果存在显著差异。

制备的氧化钛纳米管间距 d 约为 30 nm，管半径 r 约为 45 nm，则其 P_V 值为 0.22，此时纳米管外侧表面的带电离子能量低于内侧表面处。虽然纳米管内外侧表面的鞘层电压降至较低值，带电离子的注入效果较差，但其仍然可在侧表面沉积，且在外侧的沉积速率要低于内侧。因此，延长碳沉积时间，可见碳膜向纳米管内侧逐渐偏移。氧化钛纳米管顶表面的碳膜不断增加，每层碳膜的内径却逐渐减小，直至内表面消失，形成顶部封闭的锥管结构。此时，纳米锥管结构与氧化钛纳米管基底形成异质结构。

上述碳/氧化钛异质纳米结构薄膜呈疏水特性，水接触角可达 121°。细菌培养实验结果显示，碳/氧化钛异质纳米结构薄膜具有显著抑菌性能，对大肠杆菌的抑菌率可达 73%。异质纳米薄膜的抑菌性可与其疏水性增强，进而抑制细菌黏附和增殖有关。

PIII&D 是一种具有全方位（非视线）和高反应活性特点的原位表面改性技术，可在基材表面形成无界面（或高强界面）的纳米厚度（或纳米结构）改性层。PIII&D 技术的这些优势，为生物材料表面功能的调控提供了极大自由度，因此该技术在生物材料表面改性研究中受到广泛关注[83, 116, 117]。上述典型实例表明，PIII&D 技术实现应用的关键在于精细调控"等离子-材料"相互作用过程。这一需求依赖于精确控制 PIII&D 设备各参数（如离子价态、等离子体密度、分布控制等），鉴于此，优化 PIII&D 设备结构和控制系统，是生物材料表面工程领域成功产业化的重要研究途径。

2.3 金属表面化学和电化学处理涂层的结构及医用性能

化学法是通过溶液/金属界面之间的化学反应或溶液中的化学反应在金属表面生成具有生物活性涂层的方法，主要包括碱热处理法、酸蚀处理法、双氧水法、溶胶-凝胶法等。电化学法是通过施加电场，变化电参数如电场强度、电流等，并调节电解液的成分、浓度、pH 值、反应温度来控制反应，在金属表面制备生物功能性涂层的方法。利用化学或电化学原理进行金属表面处理的相关工艺基本均为非线性工艺，可在致密、多孔基体表面及内部孔隙表面进行处理，得到结构均匀的理想表面。下面将对常见的化学、电化学方法及其得到的医用金属表面结构与医用性能进行概述。

2.3.1　化学法

1. 碱热处理法

碱热处理法一般是指将金属置于碱性溶液中，加热保温一段时间，在基体表面获得生物活性涂层的方法，所用的碱大多为氢氧化钠。一般情况下，钛种植体经碱热处理后，表面可得到网状凝胶涂层，成分以钛酸钠为主，钛酸钠是由 $HTiO_3^-$ 以及 $HTiO_3^- \cdot nH_2O$ 结合溶液中的 Na^+ 得到。在碱热处理后，通常还会进行一步热处理，目的是将非晶态的钛酸钠凝胶转变为锐钛矿型的二氧化钛。Kokubo 研究小组对碱热法处理钛及其合金表面进行了大量细致的研究：钛浸泡于 60℃、$5\sim10$ mol/L 的氢氧化钠溶液后，表面可形成蜂窝状结构膜层［图 2-15（a）］，厚度一般小于 1 μm，此结构体外可促进骨髓间充质干细胞向成骨细胞分化，体内可提高钛植入体周围的新骨形成量及植入体与骨组织的结合强度[118-120]。本章作者近期通过调整氢氧化钠溶液的浓度、水热温度和时间，在致密钛及多孔钛孔隙表面得到了几何构型可控的钛酸钠纳米棒及纳米纤维［图 2-15（b）］，丰富了碱热处理在钛合金表面形成纳米构型的种类。纳米棒（纤维）形成机制为：在碱热环境中，钛表面形成腐蚀氧化区，且随着水热时间的延长，基体不断被氧化，腐蚀区也在逐渐溶解，溶解形成的 $HTiO_3^-$ 与溶液中的 Na^+ 反应，在氧化层表面形成钛酸钠晶核，随着氧化—溶解—沉积的持续进行，晶核逐渐长大，在钛表面形成了钛酸钠纳米棒或纤维（图 2-16 为其生长示意图）。另外，碱热处理同样适用于提高生物医用金属 Zr、Ta 表面的生物学性能[121, 122]，但目前采用此方法是否能在这两种金属表面形成特异性纳米构型（如纳米纤维）尚未见报道。

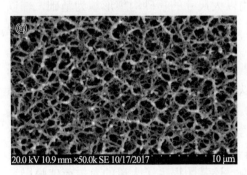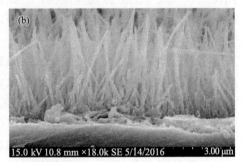

图 2-15　（a）致密钛表面经 NaOH 浸泡后的表面形貌；（b）多孔钛经碱热处理后
内部孔隙表面纳米纤维形貌

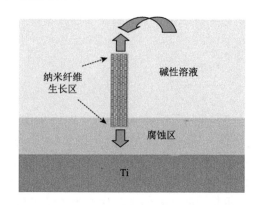

图 2-16　碱热溶液中钛酸钠纳米纤维涂层形成示意图

2. 酸蚀处理法

碱热法处理后金属表面微米级粗糙度一般不会发生明显变化。对于硬组织植入体，一般要求其表面具有一定的粗糙度以增加与成骨相关细胞作用的效应。酸蚀被广泛用于增加植入体表面的粗糙度。所用的强酸包括盐酸、硫酸、硝酸和氢氟酸等以及它们的混合酸。酸蚀也可以作为喷砂处理的后续处理，或者碱热处理及阳极氧化等方法的预处理。

酸蚀能够比喷砂处理提供更均匀细小（微米级）的孔洞状粗糙结构。实验结果表明：相比钛粉等离子体喷涂的涂层，经喷砂-酸蚀处理的钛牙种植体具有高的骨结合率[123]；经过双重酸蚀（浓盐酸和浓硫酸）的纯钛金属植入体可为细胞提供很好的黏附位置，促进了成纤维细胞以及成骨细胞的黏附，加快了植入体与骨组织的整合[124-127]；采用高温酸蚀得到了均匀的微小孔洞状的粗糙种植体表面，并显示出很好的骨结合性能[128]；通过喷砂-酸蚀复合工艺，可在钛金属植入体的表面得到较大尺寸的分级粗糙结构，该结构以大尺寸的喷砂沟壑形貌为基础，辅以二级微米级窝洞，相对于光滑的钛表面，该结构可提高蛋白质附着量及成骨细胞的黏附、增殖及分化。

另外，酸蚀可作为阳极氧化或微弧氧化的预处理，提高涂层与基体的结合强度，也可以作为微弧氧化的后处理技术以进一步提高涂层的整体性能。例如，憨勇等对微弧氧化形成的 ZrO_2 进行了 H_2SO_4 溶液的浸泡处理，结果表明：经过 H_2SO_4 处理的膜层在模拟体液中浸泡 1 天即可诱导磷灰石的形成；浸泡 3 天表面被磷灰石覆盖，如图 2-17 所示[129]。分析其机制：H_2SO_4 溶液处理过的膜层表面含有更多的羟基基团，在 pH = 7.4 的模拟体液中，该基团提供了大量的负电荷使膜层表面带负电，在电荷间库仑力的作用下，模拟体液中带正电的 Ca^{2+} 被吸附至膜层表面，同时 Ca^{2+} 又将 HPO_4^{2-} 吸附至表面形成磷酸氢钙前驱体。由于模拟体液是过饱和溶液，磷灰石一旦形核，便可以自发地消耗溶液中的 Ca^{2+}、PO_4^{3-}、CO_3^{2-}，从而形成类骨磷灰石。

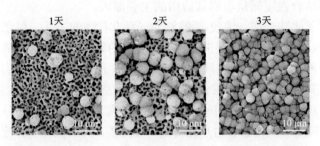

图 2-17　微弧氧化膜经 2 mol/L H_2SO_4 溶液处理后在模拟体液中浸泡 1 天、2 天、3 天后的表面形貌[129]

（图片引用经 Elsevier Ltd 授权）

3. 双氧水法

1997 年 Ohtsuki 等提出了一种利用双氧水溶液处理钛金属的表面生物活化技术，双氧水具有强氧化性，可将钛表面氧化，形成一层二氧化钛膜层，从而提高种植体的表面活性[130]。其后，研究者们利用双氧水及盐酸混合溶液处理钛，在表面可获得锯齿状等纳米结构，再通过热处理可以使非晶二氧化钛晶化，可促进骨髓基质干细胞的增殖和成骨相关基因的表达，从而提高钛的生物活性[131-133]；相对于喷砂及酸蚀，经双氧水处理形成的蜂窝结构可促进新骨的形成[134]。另外，在双氧水溶液中同时添加 F^-、Cl^- 以及 SO_4^{2-}，并提高处理温度、延长处理时间，在钛表面可以直接获得纳米棒状金红石，提高钛表面生物活性，纳米棒的形成机制符合溶解-沉积机制[135]。

4. 溶胶-凝胶法

溶胶-凝胶法通常先将具有高化学活性的化合物（前驱体）在水或有机溶剂中混合均匀，前驱体与溶剂进行水解、醇解、缩合等化学反应，形成稳定的、粒子尺寸约 1 nm 的溶胶体，然后采用旋转法或浸渍提拉法在钛植入体表面制备涂层，随后，带有涂层的基体先在低温下进行干燥，再在高温下进行热处理，可通过调整热处理工艺制度得到不同微观结构、物相的涂层。溶胶-凝胶法相对于其他表面镀膜方法更易于调控涂层的结构，膜层也较均匀。目前采用此方法制备的生物涂层主要有 HA 涂层。合成 HA 的常用前驱体有亚磷酸三乙酯、磷酸氢二铵、硝酸钙、磷酸等，调整溶胶的钙原子和磷原子的物质的量比、掺杂元素种类及浓度、pH 值、陈化时间的长短、干燥处理方式及退火温度等因素都会给涂层物相的种类、涂层的孔隙大小、相的结晶度等带来一定的影响。溶胶-凝胶法可在多孔或形状复杂钛基植入体表面制备 HA 涂层，同时还具有制备温度低、均匀度高、纯度高等优点，但涂层结合强度低是阻碍其应用的主要原因。

如同等离子体法一样，溶胶-凝胶法为一种非视线的工艺，可在多孔钛合金表面制备非晶 Ca-P 膜层，体内促进了种植体表面的新骨形成能力提高，提升了植入体孔隙里的骨传导能力[136, 137]。同时，可在溶胶中添加抗菌剂，如引入银离子，在钛合金表面得到掺银羟基磷灰石涂层，赋予了钛表面生物活性和抗菌性能[138]。为了改善涂层的开裂，一般可利用制备复合涂层提高其内聚强度的方法，如添加纳米二氧化硅后，羟基磷灰石涂层的开裂情况明显改善，其原因在于：涂层中磷灰石涂层和二氧化硅相互融合、分布较均匀，界面结合强度有一定提高。然而，到目前为止此种方法制备的 HA 涂层与钛基体的结合强度依然不能满足临床应用，虽有在钛基体与 HA 涂层之间增加 TiO_2 过渡层提高结合强度的报道，但相关的研究仍需要深入。

2.3.2　电化学法

在医用金属表面制备生物活性涂层的电化学方法有阳极氧化、微弧氧化、电泳沉积和电沉积等。本节将重点阐述电泳沉积或电沉积技术在钛及其合金表面形成的生物活性涂层。

1. 电泳沉积

电泳沉积是在电场作用下溶液中的带电微粒迁移至电极表面，并发生电化学反应的过程，通过调控电场强度、溶液组成，使溶液中的带电粒子向带有异种电荷的电极表面泳动、反应形成目标涂层。电泳沉积为非线性工艺，可在植入体表面、网眼、沟孔等部位形成均匀、致密、连续的涂层。电泳沉积过程温和，避免高温而引起的涂层相变和龟裂，操作过程简单，成本低廉。通过调控电参数、沉积时间、电解液参数可制得不同微观结构的涂层。另外，电泳沉积过程中不会因水电解产生气泡而影响涂层与种植体的结合强度。

电泳沉积制备 HA 涂层主要包括种植体材料的预处理（清洗、酸蚀等）、溶液的制备以及涂层的电泳沉积。电泳沉积 HA 涂层的关键在于制备相对稳定的 HA 粒子悬浮液。然而，一般情况下，在水溶液中悬浮的 HA 颗粒很难长时间稳定，目前大都采用超声波振荡，使 HA 微粒尽可能分散在非水体系介质中。具有极性的种植体表面与电泳沉积 HA 涂层形成牢固的化学键合，提高种植体/涂层界面结合强度。金属表面一般采用打磨抛光或化学浸蚀等方法进行预处理，也有采用其他表面处理工艺进行电泳沉积预处理的报道。例如，马威等[139]、Nie 等[140]首先对纯钛进行微弧氧化，而后再通过电泳沉积在材料表面沉积 HA 涂层，最终得到以纯钛为基底，TiO_2 为中间层，HA 为表层的复合涂层，此涂层大幅度提高了钛表面的抗腐蚀性能和生物活性。王周成等[141]在 Ti-6Al-4V 合金表面制备了以氧化钇稳定二氧化锆（YSZ）为中间层，HA 为表面层的复合涂层。YSZ 膨胀系数介于钛合金和 HA 之间，有效缓和了两者膨胀系数之间的差异，得到了具有高结合强度的生物活性涂层。

电泳沉积分为恒电位法和恒电流法。膜的沉积速度取决于电流密度大小。在恒电流模式下，当溶液稳定、电极上无副反应，涂层的沉积速度保持不变，涂层的厚度与沉积时间成正比。在恒电压模式下，沉积过程较为复杂，只有电场强度高于某一值，溶液中的带电离子才能移动至电极表面并发生反应，形成涂层。随着沉积过程的进行，涂层厚度增加，电阻增大，沉积电流减小，带电粒子的迁移速率降低，涂层的沉积速度降低直至为零[142]。影响涂层的性能参数很多，包括溶液性质（浓度、陈化时间、pH、温度、稳定性等）、电参数（电压、电流密度、沉积时间等）以及种植体本征特性和预处理方式。电泳沉积为金属基体的表面涂层技术的发展开拓了一个新领域。涂层的多功能性及其与基体材料界面的结合强度是电泳沉积 HA 生物陶瓷涂层研究的主要方向。

2. 电沉积

电沉积原理是在含有一定离子的电解液中（如 Ca^{2+}、PO_4^{3-} 以及 $H_2PO_4^-$ 等），以石墨或铂片为阳极，经过一定预处理的医用金属为阴极，通过调节电参数（电位、处理时间等）、电解液参数（浓度、温度、pH 等），通过电解作用在医用金属表面沉积生物活性涂层的过程。

电沉积法制备生物功能涂层具有以下优点：①温度低，避免涂层因高温制备引起的分解和龟裂。②通过控制电参数、电解液参数等，实现涂层微观结构和物相组成的精确控制。③是非视线的全方位过程，可以在形状复杂的表面上制备出均匀涂层。④方便经济，所需设备投资少、工艺简单。目前电化学沉积法被广泛应用于研发新型生物功能性涂层，多种因素如电压、电流密度、温度、基体及电解液种类等对电沉积效率的影响均有报道。例如，Yousefpour 等[143]系统研究了沉积参数对电沉积 HA 微观结构的影响，并分析了 HA 的生长规律：沉积过程中 HA 沿 c 轴择优生长成棒状；随沉积时间的延长，晶粒直径及长度增加，内层晶粒受到外层晶粒生长的抑制，但沉积量增加，膜层的化学组成基本不发生变化。通过调整工艺参数，HA 可沿（002）晶面择优生长，形成纳米柱状结构，该结构有利于细胞的黏附和增殖。电化学沉积的 HA 复合涂层包括 HA 与其他无机物形成的复合涂层和 HA 与有机物形成的复合涂层两类。HA-无机复合涂层主要是将 HA 与其他无机材料复合改善涂层的综合性能。为了赋予种植体抗菌性，Chozhanathmisra 等[144]采用电沉积法在 Ti 合金表面复合了高岭土-掺铈 HA 纳米涂层，该涂层既能提高钛基体的耐蚀性、促进成骨细胞响应，又具备抗菌活性。Chakraborty 等[145, 146]

采用脉冲电沉积在 316L 不锈钢表面制备 HA-磷酸氢钙复合涂层，提高了基体的耐蚀性及磷灰石诱导能力，促进了成骨细胞的黏附。电沉积制备 HA-有机复合涂层主要包括 HA 与壳聚糖、胶原、聚乳酸等有机分子复合形成涂层。如 Manara 等[147]采用钛表面电化学沉积了生物活性良好的 HA-胶原复合涂层。王英波[148]在钛合金表面电化学沉积了 HA-壳聚糖、磷酸钙-明胶复合涂层，实验表明 HA-壳聚糖复合涂层具有良好的生物相容性及抗菌性，磷酸钙-明胶复合涂层具有多孔网状或花瓣状微纳结构，细胞相容性良好。对于电化学沉积磷灰石涂层，国内外均有大量报道，在此不一一列举。

电化学沉积有诸多优点，但其形成的涂层与基体的较低结合强度依然是需要解决的问题。为了提高膜基结合强度，可在电解液中添加纳米粉末或采用脉冲电沉积技术。例如在电解液中添加纳米 TiO_2 颗粒，可显著提高复合涂层膜基结合强度；脉冲电沉积技术通过脉冲信号，促进电解质的扩散及降低电极表面浓差极化，提高沉积效率及膜层的均匀性和结合强度。研究结果表明，脉冲沉积模式可使钙、磷离子在溶液中充分扩散到钛基体表面，有利于 HA 涂层的生长及膜基结合强度提高。

通过调整工艺参数，采用金属表面化学和电化学方法进行种植体表面设计并获得具有特殊物相组成和结构的生物活性表面，受到大多研究者的青睐，但涂层和金属基体之间的界面结合强度普遍比较弱，是涂层制备过程中需要解决的首要问题。

2.4 金属表面阳极氧化纳米管及其组元负载

阳极氧化即以金属基体为阳极、石墨或不锈钢等为阴极，在外加电场的作用下，阳极表面生成一层氧化膜的过程。阳极氧化法工艺成熟，操作简单，已得到广泛应用。临床上使用的钛合金表面的阳极氧化膜极薄，随着其厚度的不同，可呈现出黄色、蓝色、紫色、绿色、黑灰色等各种色彩。这些膜在提高金属基体耐磨性的同时，抑制了金属离子的溶出，降低了植入体表面的细胞毒性，提高了其生物相容性。通过调整阳极氧化工艺参数，在植入体表面获得不同颜色氧化膜，其可作为手术中不同植入部件区分的重要手段，有利于手术顺利进行[149]。纯钛经阳极氧化后表面获得的氧化层促进钙磷层的形成、与骨形成牢固结合并促进皮下组织整合[150]。另外，调整阳极氧化工艺可在金属表面形成具有一定几何构型的氧化膜，如氧化物纳米管。1999 年，Zwilling 等[151]报道了在含氟电解液中对钛片进行阳极氧化，钛片表面形成了具有规则孔洞结构的氧化钛层。迄今为止，研究者们仍沿用该方法，在含 F 溶液中对锆、钛、钽片进行阳极氧化，并成功得到了排列规则的氧化锆、氧化钛及氧化钽纳米管阵列[152-154]，这些纳米管不同于模板沉积法、溶胶-凝胶法以及水热合成法制备得到的纳米管，其一端封闭一端开口，均一整齐地垂直排列于被阳极氧化的金属基体表面。通过调整阳极氧化工艺，在钛及其合金表面可获得管径从数纳米到数百纳米的纳米管，但对有利于细胞响应的最佳管径仍无统一认识。

阳极氧化过程中，虽然所用的金属不同，但纳米管的形成机制是相似的，主要由电场作用下的氧化反应和溶液中氧化膜的溶解反应竞争得到。纳米管的形成过程如图 2-18 所示。在阳极氧化初始阶段，在电场的作用下，金属表面形成一层氧化膜；随着溶解反应的进行，氧化膜出现局部溶解，形成了纳米孔，而纳米孔壁的氧化层变薄以及增强的电场强度使纳米孔向金属基体内部生长。同时，纳米孔之间的未阳极氧化的区域在电场作用下，更易发生氧化/溶解反应，在纳米孔之间形成空隙，随着阳极氧化时间的不断增加，纳米孔及孔之间的空隙不断生长，形成了具有单层管壁的自组装纳米管结构[155-157]。

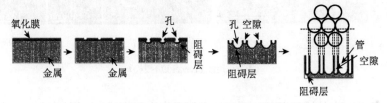

图 2-18　阳极氧化过程中纳米管的形成演变示意图

由二氧化钛纳米管的生长机制可知：电解液种类、浓度、电压、处理时间等参数对纳米管阵列的结构均有影响。一般情况下，电压增加，氧化过程加快，管径增加，管长增长；但随阳极氧化时间的增加，纳米管的长度先增加，后因氧化和溶解过程趋于平衡，长度基本保持不变。除了电解液及电学参数，憨勇等的研究结果表明金属基体的结构如晶粒尺寸、位错密度也会显著影响纳米管的生长速度。根据扩散理论，晶体缺陷如晶界、位错等可作为原子的快速扩散通道。且沿这些缺陷扩散所需要的激活能远小于原子在晶体内部扩散所需要的激活能。当晶粒尺寸小，具有大量晶界或晶内有大量的位错时，在电化学反应过程中，晶界及位错为 O^{2-} 提供了大量的扩散通道，从而促进了离子间的化学反应，加快了 TiO_2 纳米管的生长[153]。

膜基结合强度是影响种植体服役寿命的主要原因之一。虽然阳极氧化纳米管涂层具有良好的微结构，但如不能牢固附着在钛合金基体上则难以应用于临床。研究表明，电解液中添加氟离子是阳极氧化法制备阵列排列良好的氧化物纳米管的必要条件[158-160]。然而在阳极氧化过程中，电解液中的氟离子穿过纳米管底部，在纳米管/基体界面处富集并形成的一层氟化物是纳米管膜基结合强度差的根源[161]。基于此，憨勇等提出了增强氧化物纳米管膜基结合强度的氟离子沉降阳极氧化新技术。针对纳米管/基体界面处形成的厚约 20 nm 的含氟非晶层（图 2-19 为 ZrO_2

纳米管阵列），通过氟离子沉降阳极氧化技术制备了具有高结合强度的 ZrO$_2$ 纳米管阵列，该膜层分为两层：外层为非晶 ZrO$_2$ 纳米管，与基体毗邻的内层为致密纳米结晶 ZrO$_2$；致密层中氟离子的浓度逐渐降低，在 ZrO$_2$/Zr 界面处氟离子浓度几乎为零，结合强度提升，最高可至 25N[162, 163]。

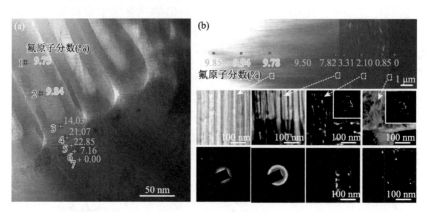

图 2-19 （a）传统阳极氧化 ZrO$_2$/Zr 界面结构；（b）氟离子沉降阳极氧化 ZrO$_2$/Zr 界面结构[162]

（图片引用经 Elsevier Ltd 授权）

纳米管具有高的比表面积，TiO$_2$ 纳米管可作为药物载体。例如，Ketul 等[155]利用纳米管物理吸附庆大霉素，同时获得良好的抗菌效果及成骨性能。George 等[156]采用物理吸附法在纳米管内负载了青霉素、链霉素、地塞米松等药物，相比于空白对照组，TiO$_2$ 纳米管依然可促进成骨细胞黏附。在研究 TiO$_2$ 纳米管结构对负载药物控释方面，纳米管几何结构参数如长度、管径等对负载物质的负载效率及释放速度均有影响。虽然 TiO$_2$ 纳米管可在短时间内快速释放负载药物，但初期的"暴释"，致使后期无法实现负载物的长时间控释。研究者们针对这个问题提出了一些设计方案，如 Schmuki 等[164]通过两次阳极氧化及高分子修饰获得表层疏水、内层亲水的 TiO$_2$ 纳米管，同时采用紫外光照实现对负载药物的控释；Losic 等[165]采用等离子体聚合法在 TiO$_2$ 纳米管表面复合可降解的高分子层以降低药物初期的大量释放，延长释放时间至 27～31 天，但因被高分子物质覆盖，TiO$_2$ 纳米管良好的骨融能力无法得到利用。近期，憨勇等在钛基表面构建了膜基结合强度高、变管径纳米管涂层，纳米管总长度约 12 μm，其中内层管径约为 140 nm，长度为8.5 μm，外层管径分别为 70 nm 和 35 nm，长度为 3.5 μm。以相同长度、单管径（140 nm）纳米管层作为对照（图 2-20）[166]，双管径纳米管对抗菌肽的负载效率有所提高，且随着外层纳米管管径和长度的增加，抗菌肽的负载量增加；同时，双管径纳米管可有效控制抗菌肽的短期"暴释"，且外管的管径越小，管长越长，缓释效果越明显。此研究促进了纳米管在钛表面作为改性涂层及药物载体的应用。

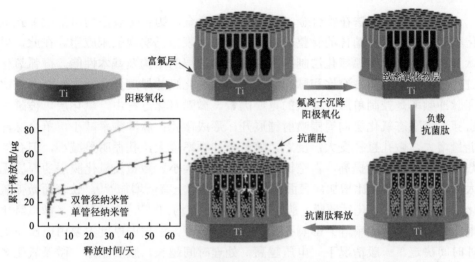

图 2-20　钛表面阳极氧化后强结合双管径纳米管负载抗菌肽示意图及释放过程[166]

（图片引用经 American Chemical Society 授权）

2.5　金属表面微弧氧化涂层的结构及医用性能

微弧氧化（micro-arc oxidation）又称微等离子氧化，可在有色金属表面生长不同微观结构和物相组成的氧化膜。开展此项研究的国内单位主要有西安交通大学、西安理工大学、哈尔滨工业大学及佳木斯大学等。微弧氧化电源有直流、交流和脉冲等几种工作模式。进行微弧氧化处理时，待处理金属样品为阳极，石墨或不锈钢为阴极，并通过冷却循环装置控制电解液温度基本保持恒定（图 2-21）。通过调整微弧氧化电压，可在铝、镁、钛等金属及其合金表面形成弧光放电，制备一层结合强度较高的膜层。其成膜基本过程是：随着电压的升高，样品表面首先形成一个以氧气为主的气

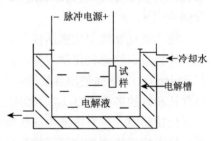

图 2-21　微弧氧化设备示意图

封并析出大量氧气泡；当电压进一步升高，强电场使气封中的气体发生微弧放电并形成等离子体，对阳极产生等离子轰击；通过电解液中的离子或粒子扩散、阳极表面发生电化学反应、基体和氧化层的熔融-凝固、烧结等过程，最终在阳极表面形成结合牢固的涂层。通过调控微弧氧化的工艺参数（电解液种类、电压、频率、占空比、时间等）可在生物医用金属（钛合金、锆合金、镁合金、钽合金）表面形成不同物相组成的多孔涂层，如氧化物、氮化钛、碳氮化钛、羟基磷灰石、钛酸钙等，其中以氧化物涂层报道最多。

采用微弧氧化法在钛合金、锆合金、镁合金、钽合金表面均可形成多孔氧化物膜层以改善种植体的骨整合性能，且在钛表面已实现临床应用。在此，以钛合金为例揭示微弧氧化法制备多孔氧化物涂层的结构及基本性能。微弧氧化过程中，电参数如占空比和脉冲频率可调控氧化膜的厚度及孔径大小。占空比和脉冲频率是控制单脉冲能量的重要因素。微弧氧化过程中，氧化层可被瞬时击穿，熔融态氧化层向周围喷射铺展开，形成微孔；脉冲频率减小，单个脉冲能量增大，微孔直径变大；反之，随着脉冲频率增大，孔径明显减小，但孔的数量增多，致密性提高。占空比对形成的孔的大小、数量及氧化膜层的厚度无太大影响，但占空比增加，表面粗糙度一定程度上有所增加[167]。钛表面微弧氧化后形成多孔二氧化钛薄膜，膜层表面微孔分布均匀[168]，电学参数（微弧氧化电压、占空比、频率等）影响孔径尺寸及孔隙率。涂层的厚度主要由电压及处理时间决定，一般情况下，电压越高，处理时间越长，膜层越厚。微弧氧化多孔二氧化钛沿深度方向分为：近表面的多孔层及近金属基体的致密层。涂层的主要物相构成为金红石及锐钛矿。

涂层与基体的结合强度是影响植入体服役寿命的重要因素。微弧氧化涂层为多孔结构，表征其结合强度的常见方法为：黏结拉伸法及划痕法。微弧氧化形成的多孔氧化物涂层与基体结合强度高，基本满足体内服役要求，但国内外仍有一些关于如何增强微弧氧化涂层的膜基结合强度的报道。例如，通过增加金属基体表面的粗糙度，增加与氧化膜的机械锁合作用，减小基体/氧化膜界面的拉伸应力，减缓冷却过程中裂纹沿反应层的扩展，增强膜基结合强度[169]。

纯二氧化钛涂层生物活性差，不能和人体形成良好的组织整合，羟基磷灰石是人体骨组织的无机化学成分，为促进骨生长，1995 年日本学者 Ishizawa 等[170]和 Ogino 等[171]率先使用含醋酸钙和 β-甘油磷酸钠的电解液，在钛基表面成功制备出含钙和磷的多孔 TiO_2 层，此膜层结合强度高，稳定性好，涂层中富含钙、磷的二氧化钛薄膜，可有效地提高生物相容性。随后许多研究者对钛及其合金使用微弧氧化生物活化改性进行了较为广泛和深入的研究。一般而言，随着电压的增高及电解液中钙、磷浓度的增大，涂层中钙、磷含量增大；且沿截面方向，越接近表面，钙、磷的相对含量越高。体外细胞实验表明，含钙和磷的膜层能显著增强细胞附着和增殖。将 TiO_2 膜层的种植体和纯钛种植体植入新西兰兔骨内，4 周后，相对于纯钛种植体，含钙和磷的 TiO_2 膜层和骨之间有更高的结合强度[172]。另外，通过在电解液中加入其他的功能性元素，如锶、锌、铜、钴、银等，可在钛合金表面获得一种或多种功能元素掺杂的氧化钛涂层，在进一步提升 TiO_2 体外细胞响应的同时，赋予其一定的抗菌性能。以掺铜二氧化钛为例，憨勇等采用微弧氧化制备了不同铜离子含量的二氧化钛涂层，得到的涂层为典型的多孔结构，孔径为

1～4 μm，均匀分布在膜层表面，铜离子的掺入并没有改变涂层的表面形貌［孔的形状、尺寸、分布（图 2-22）］及粗糙度。涂层的厚度约为 10 μm，钙、铜含量由基体到表面逐渐增加到最大值，且在距离表层同一深度处，铜离子含量随电解液中铜离子浓度的增高而增加；同时 TiO$_2$ 涂层中的铜离子可实现短期高效、长期有效的释放过程，离子释放可持续 4 周。一定铜掺杂量的二氧化钛涂层促进细胞黏附和增殖及特异性蛋白合成，但涂层中铜掺杂量过高则显示出较强的细胞毒性（图 2-23），随铜含量的增加，其抗菌作用逐渐增强（图 2-24），通过控制铜的掺杂量可得到具有抗菌性的生物相容性涂层[173]。

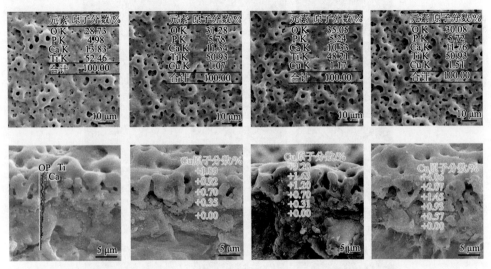

图 2-22　不同铜掺杂量二氧化钛涂层的表面、截面形貌、元素含量与分布[173]

（图片引用经 Royal Society of Chemistry 授权）

在硬组织的修复与替换中，人工关节是钛合金的主要应用之一，关节头和关节窝一方面承受人体运动的冲击力，另一方面要在压力作用下发生相对滑动，需要优良的耐磨性、强韧性及生物相容性。研究表明，调整微弧氧化电参数及电解液参数，可在钛合金、锆合金等医用金属表面形成硬质耐磨涂层。例如，在钛合金表面经微弧氧化可得到 TiNC 硬质耐磨涂层[174]。其生成过程如下：接通电源后，首先阴极表面电解液中的水化氢离子获得电子形成氢原子，吸附在其表面的同时向阴极内部扩散，进入金属原子间隙，形成固溶体。当氢原子的浓度超过钛的饱和浓度时就会发生化学变化，析出氢化物；发生弧光放电后，因钛对氢原子的吸收是可逆的，即氢原子与钛生成钛氢化合物（xH + Ti ⟶ TiH$_x$）后，钛氢化合物也会发生分解：TiH$_x$ ⟶ xH + Ti，形成动态平衡；同时，电子的雪崩效应会电离产生大量含碳和氮的活性粒子，这些活性粒子高速轰击试样表面，部分被试样表面吸收。随着处理时间的增加，试样表面 $Ti(C_xN_{1-x})$ 膜逐渐生长，由不连续转变为连续，涂层逐渐增厚，涂层形成原理如图 2-25 所示。$Ti(C_xN_{1-x})$ 具有高的力学及抗磨性能[174]，有望用于人工关节头的表面处理。

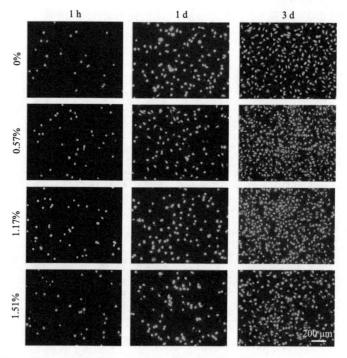

图 2-23　不同铜掺杂量二氧化钛涂层表面细胞死活染色荧光图片[173]

（图片引用经 Royal Society of Chemistry 授权）

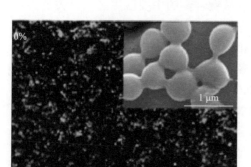
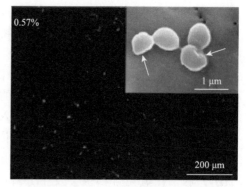

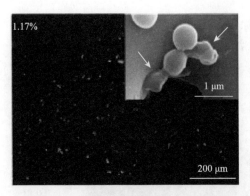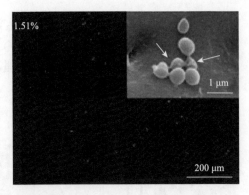

图 2-24　不同铜掺杂量二氧化钛涂层的表面 *S. aureus* 培养 24 h 的死活荧光染色及形貌照片[173]

（图片引用经 American Chemical Society 授权）

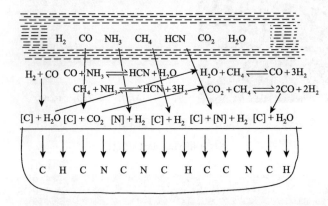

图 2-25　TiCN 形成机制示意图：以富 C、N 气封取代微弧氧化过程中富氧气封，合成 Ti（CN）涂层[174]

（图片引用经 American Chemical Society 授权）

另外，锆合金具有高于钛合金的强度，同样可用于人工关节置换。相对于单斜相的氧化锆，四方氧化锆（t-ZrO$_2$）具有强韧性，可用于构建高性能人工关节头，但 t-ZrO$_2$ 存在时效退化问题，在体液环境服役时会发生向单斜氧化锆（m-ZrO$_2$）的转变，导致韧性与强度下降并最终碎裂。然而，t-ZrO$_2$ 与 Al$_2$O$_3$ 复合可降低 t-ZrO$_2$ 向 m-ZrO$_2$ 的转变速度，并可提升其耐磨性能。本章作者选取含有铝酸根的电解液，进行微弧氧化，可在锆基体上制备 ZrO$_2$-Al$_2$O$_3$ 双向梯度涂层。涂层的厚度可达到 80 μm，外表层由大量厚约 100 nm 的片状或针状的结晶 α-Al$_2$O$_3$ 及少量 t-ZrO$_2$ 组成；中间层由 α-Al$_2$O$_3$ 和 t-ZrO$_2$ 组成，t-ZrO$_2$ 以纳米颗粒状弥散分布在一维有序的 α-Al$_2$O$_3$ 中，且随着表面厚度的增加 t-ZrO$_2$ 的量逐渐增多；与锆基体毗邻的内层由大量 m-ZrO$_2$ 和少量的 Al$_2$O$_3$ 组成，其中 Al$_2$O$_3$ 以玻璃态分布在亚微米级粒状 m-ZrO$_2$ 之间（图 2-26）。ZrO$_2$-Al$_2$O$_3$ 涂层截面硬度随涂层距 Zr 基底的距离增加先升高再降低，最高达到近 1450HV，涂层显示出高的结合强度及优异的耐磨性能，且经 120℃水热条件进行老化处理，涂层的耐磨性能无明显下降[175]，表明该涂层在人工关节上有良好的应用前景。

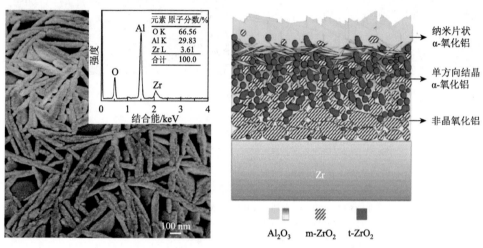

图 2-26　涂层表面扫描电镜照片及断面微观结构示意图[175]

（图片引用经 Elsevier Ltd 授权）

2.6　金属表面水热生长涂层的结构及医用性能

除了碱热处理，水热处理（hydrothermal treatment，HT）也是一种简便的表面处理方法，即在密闭反应容器（如聚四氟乙烯反应釜）中，在高温高压的环境下进行的反应。常温常压下，不溶或者难溶的物质溶解、发生化学反应并结晶生长。水热处理制备的晶体可直接为晶态，可以用于制备单晶体及超细、无团聚或少团聚、高结晶度的离子或纤维。然而，一般情况下，直接通过水热法在金属表面生长的涂层不能牢固附着在钛合金基体上。为了解决这一问题，研究者们通过在金属表面制备一层强结合的氧化物如 TiO$_2$、ZrO$_2$ 等，再在氧化物表面生长具有纳米构型的活性物质，进一步改善种植体的性能，如骨整合性。例如，1995 年 Ishizawa 等对微弧氧化制备的含 Ca 和 P 的 TiO$_2$ 层进行后续水热处理，其表面可生长出 1～3 μm 厚的 HA 层[176, 177]，该层不仅结合强度好，而且生物活性优，植入兔股骨 8 周后，相对未经水热处理的 TiO$_2$ 层，水热处理后表面形成的 HA 层可与骨直接结合，显著增强了植入体与骨之间的结合强度[170]。Fini 等[178]的小鼠骨植入实验表明，相对于未经水热处理的含 Ca 和 P 的 TiO$_2$ 涂层，经水热处理所形成的 HA/TiO₂ 涂层与骨接触更多，骨整合性更好。Takebe 等[179]和 Zhang 等[180]的研究表明，含 Ca 和 P 的 TiO₂ 涂层经过水热处理后生成的 HA/TiO₂，其表面能高，亲水性好，有利于细胞的附着。Zhu 等[181]对比研究了未修饰的钛表面、经 MAO 方法生成的含 Ca 和 P 的 TiO₂ 层及其经水热处理后的 HA/TiO₂ 涂层在细胞和动物体内的响应，结果表明，HA/TiO₂ 涂层上细胞增殖、碱性磷酸酶（ALP）活性最好，大量新骨在其表面生成，与骨结合好；含 Ca 和 P 的 TiO₂ 涂层次之，未经任何处理的钛最差。

对含 Ca 和 P 的微弧氧化涂层进行后续水热处理能得到 HA 层，提高钛生物活性，而且水热处理后涂层结合强度良好。然而，种植体表面与组织整合能力强烈受控于细胞对其表面几何构型参量（如直径、间距、取向）的响应。人体骨组织主要由胶原纤维及充塞于纤维束及细胞间的纳米羟基磷灰石组成，细胞对此结构组态呈独特的响应。憨勇等采用微弧氧化-水热生长复合方法在钛合金表面制备 Sr 掺杂羟基磷灰石纳米棒/纤维，以模拟人体自然骨的组成及结构，系统研究了水热工艺参数对纳米构型的影响，揭示了羟基磷灰石纳米棒/纤维的生长机制：微弧氧化涂层中富含的 Ca、Sr 和 P 元素随着水热处理时间的延长，逐渐从涂层中析出。同时，高压釜内二次去离子水加热后，变成水蒸气，其中的 OH⁻ 到达微弧氧化涂层外表面，将与微弧氧化涂层发生化学反应：

$$TiO_2 + OH^- \longrightarrow HTiO_3^-$$

析出的 Ca^{2+} 和 Sr^{2+} 在涂层表面达到临界浓度便会发生化学反应：

$$HTiO_3^- + Ca^{2+} + Sr^{2+} \longrightarrow Ca_{0.5}Sr_{0.5}TiO_3 + H^+$$

由于 $Ca_{0.5}Sr_{0.5}TiO_3$ 晶体结构与 HA 相似，当微弧氧化涂层中 Ca^{2+}、Sr^{2+} 和 PO_4^{3-} 不断析出，Sr 掺杂 HA（Sr-HA）形核。随着水热时间的延长，Sr-HA 晶核不断长大。晶体在生长过程中，紧靠的单根 Sr-HA 晶体将不断聚合成簇，最终导致晶体直径变大，生长过程符合 Ostwald 晶体生长原理。纳米 Sr-HA 纤维生长示意图如图 2-27 所示[182]。

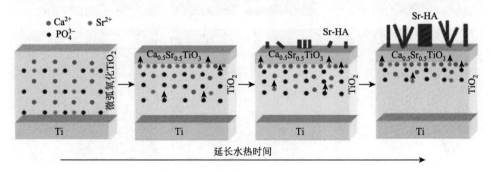

图 2-27　微弧氧化 TiO₂ 表面水热合成纳米 Sr-HA 纤维示意图[182]

（图片引用经 IOP Publishing 授权）

同时，憨勇等对 Sr-HA 三维纳米构型几何参量对体外成骨细胞的响应及体内新骨形成能力进行了系统评价：通过调节微弧氧化电解液的浓度，在纳米粒状 $Ca_{0.5}Sr_{0.5}TiO_3$/纳米结晶 TiO_2 涂层表面生长出了具有相同直径和长度但间距不同（致密、33 nm、67 nm、96 nm、137 nm 及 300 nm）的 Sr-HA 纳米纤维（图 2-28）[183]。相对于纳米粒状 Sr-HA 二维表面，虽然间距为 96 nm 的 Sr-HA 纳米纤维仍可增强成骨相关细胞附着和增殖、成骨相关基因表达、成骨相关蛋白分泌及细胞外基质矿化，但其对细胞这些功能的增强效应显著低于间距为 67 nm 的 Sr-HA 纳米纤维；间距为 137 nm 的 Sr-HA 纳米纤维则抑制了成骨细胞的附着及功能表达，其原因在于纳米棒三维构型棒间距可调控基质中玻连蛋白 Vn 与纤连蛋白 Fn 的分泌量、细胞黏着斑数量（通过黏着斑蛋白和黏着斑激酶 FAK 含量体现）、整合素亚基基因表达[184]以及细胞的附着数量及形态。体内实验结果表明，棒间距小于 96 nm 时，纳米棒三维构型显著增强新骨形成，而且这种增强效应并不是随棒间距的减小而更加显著，其中间距为 67 nm 作用效果最强；然而，当间距大于 96 nm 时，纳米棒三维构型显著抑制新骨形成[183]。另外，在保持微弧氧化条件不变的情况下，通过调节水热条件，在纳米粒状 $Ca_{0.5}Sr_{0.5}TiO_3$/纳米结晶 TiO_2 涂层表面生长出了具有相同间距（67 nm）及长度（约 750 nm）而直径不同（45 nm、76 nm、150 nm）的 Sr-HA 纳米纤维。研究结果表明：随着纳米纤维直径变小，其对成骨细胞附着和增殖、成骨相关基因表达、成骨相关蛋白分泌及细胞外基质矿化的作用显著增

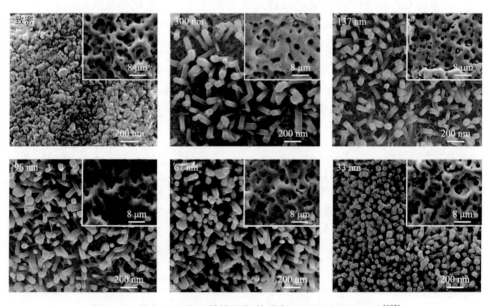

图 2-28 具有不同间距的掺锶羟基磷灰石纳米棒表面形貌[183]

（图片引用经 Elsevier Ltd 授权）

强，呈现高的细胞适配性。"微弧氧化-水热生长"复合工艺在钽合金、镁合金及锆合金表面同样实现了 HA 纳米阵列/氧化物涂层的构建，并且通过调控微弧氧化及水热工艺的相关参数，可在医用金属表面形成硅酸钙、钛酸钠及单一或多种离子掺杂 HA 纳米阵列，赋予种植体表面多重生物功能。

2.7　金属机械研磨表面纳米化改性层的结构及医用性能

表面机械研磨处理（surface mechanical attrition treatment，SMAT）是由喷丸衍生出来的一种表面纳米化技术，通过强烈的塑性变形使金属材料表面纳米化，获得的表面为纳米晶，而晶粒尺寸沿深度方向逐渐增大。表面机械研磨处理过程中，钢球或陶瓷球等在机械振动或超声波振动下，以不同方向撞击材料表面，使材料的表面产生应力。应变和应变速率均随深度的增加而减小（图 2-29），材料表面形成了晶粒尺寸沿厚度方向逐渐增大的梯度结构。相对于普通的薄膜制备方法，SMAT 可在金属表面获得无界面同质纳米晶层，消除了涂层在服役过程中发生脱落的可能。

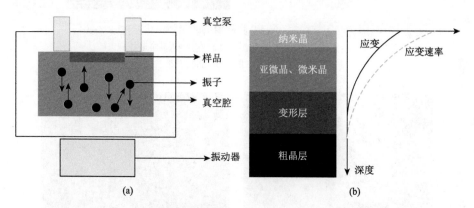

图 2-29　（a）表面机械处理原理图；（b）SMAT 后材料表面梯度结构、
应变和应变速率沿深度分布示意图

表面机械研磨纳米化最早由中国科学院卢柯院士在 1999 年提出，主要应用于不锈钢力学性能的提高及其渗氮、渗碳前的预处理。对于生物医用金属材料，憨勇等对钛及其合金以及锆的 SMAT 工艺及其变形机制做了系统研究。纯钛和锆均为密排六方结构，采用 SMAT 法均可在其表面获得纳米晶层，其晶粒尺度随层深的减小逐渐细化至 5～10 nm（图 2-30 以纯锆为例[185]），两者变形机制相似，具体如下。在应变较低时，以孪生为主要的变形机制，孪晶主要有两种形核方式：①相邻晶面上相互平行的不全位错发生滑移形成孪晶核，并且随着变形量的增加，孪晶通过晶界上不断堆积的位错的滑移作用而长大；②两个不全位错和相邻的层错交互作用可形成一个孪晶核，并通过晶界两边的位错和层错不停地交互作用而长大。随着应变的增加，不断长大的孪晶相互交割而将晶粒细化；进一步增大应变，位错运动取代孪生成为主要的变形机制，形成位错胞并转变为亚晶；同时位错墙转换为大角晶界，使亚晶进一步细化（图 2-31）[185]，导致纳米晶形成。另外，随着 SMAT 时间的增加，纳米晶层的厚度增加，纯钛及锆的屈服强度和硬度增大。

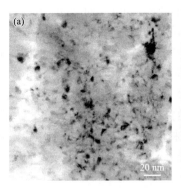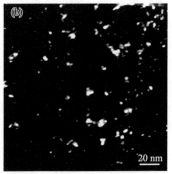

图 2-30　纯锆经 SMAT 后最表层的透射电镜照片[185]

（a）表层纳米晶明场像；（b）表层纳米晶暗场像

（图片引用经 IOP Publishing 授权）

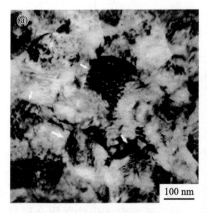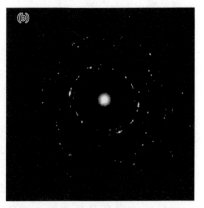

图 2-31　纯锆经 SMAT 后距表面 20 μm 次表层的透射电镜照片[185]

（a）次表层纳米晶明场像；（b）次表层晶粒的电子衍射花样

（图片引用经 IOP Publishing 授权）

通常使用的纯钛、纯锆及其合金弹性模量远高于生物体骨骼，移植到人体后，会引起应力屏蔽效应。TLM（Ti-25Nb-3Mo-3Zr-2Sn）钛合金弹性模量更接近于人骨，通过 SMAT 也可在其表面获得晶粒尺度约为 30 nm 的纳米晶，但其变形机制不同于纯钛，且不同结构的第二相对表面纳米化会产生影响：（α＋β）两相的 TLM 钛合金相对于单纯 β 相的 TLM 钛合金更容易实现表面纳米化，原因是纯 β 相 TLM 合金具有塑性变形恢复现象，而（α＋β）两相 TLM 钛合金中 α 相的析出对位错运动具有阻碍作用，使位错易于聚集纠结；（α＋β）两相钛合金中，随着 α 相的形状由球状变为针叶状，并且 α 相含量越高，（α＋β）两相 TLM 钛合金的纳米化过程越容易。对于（α＋β）两相 TLM 钛合金，在 SMAT 过程中，会发生应力诱发的 α→β 的相转变。应力诱发相变的原因是 α 相周围存在应力梯度，导致 β 相稳定元素沿应力梯度发生扩散流动，同时大量位错聚集在 α 相周围导致应力集中，最终 α 相在两相边界处晶格失稳，发生 α 相向 β 相转变。在表面机械研磨过程中，（α＋β）两相 TLM 钛合金晶粒细化的机理主要是基于位错与位错之间相互作用、位错与第二相 α 相之间相互作用以及 α→β 的相转变共同的结果。应力导致大量位错首先在体心立方的 β 相产生，由于密排六方 α 相的滑移系较少，因此位错不容易穿过 α 相，使得大量位错聚集在 α、β 两相界面处；位错之间的相互作用是位错缠结导致 α、β 两相界面处局部应力集中，从而引起 α→β 的相转变，随着应力的逐渐增大，位错缠结和相转变过程加剧，α 相被"蚕食"而逐渐消失，取而代之的是大量位错包，位错包在应力作用下发展成细小晶粒（图 2-32）[186]。

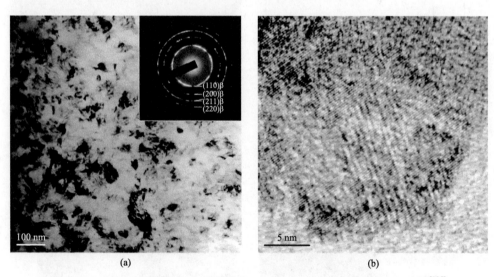

(a) (b)

图 2-32 （α＋β）两相 TLM 钛合金经 SMAT 30 min 后最表层的 TEM 图[185]

(a) 明场像；(b) 选区衍射

（图片引用经 IOP Publishing 授权）

具有纳米结构的材料能有效改善成骨细胞的活性，因为人骨及细胞外基质的某些组成部分同样具有纳米级的拓扑结构。研究表明，金属表面的晶粒尺寸可调控蛋白吸附及人成骨细胞黏附、增殖、分化和矿化功能。愍勇等采用 SMAT 方法在 TLM 合金表面制备了不同于初晶的平均晶粒尺寸分别为 30 nm 和 180 nm 的纳米晶和超细晶层（图 2-33[187]），成骨细胞在超细晶和粗晶样品表面表现出相近的生物学行为，而对比超细晶和粗晶样品，纳米晶层显著促进了玻连蛋白和纤连蛋白等细胞锚合蛋白在其表面的吸附，显著增强成骨细胞附着及增殖、黏着斑形成，促进细胞分化及细胞外基质矿化，呈现高的细胞功能表达（图 2-34），其原因在于：纳米晶表面具有更大的表面能，能吸附更多含 RGD 序列的蛋白（如 Fn，Vn）；另外，纳米晶表面也具有更好的亲水性，能使吸附的蛋白质处于更活泼的构型；这些均是其大大改善成骨细胞响应的原因[187]。

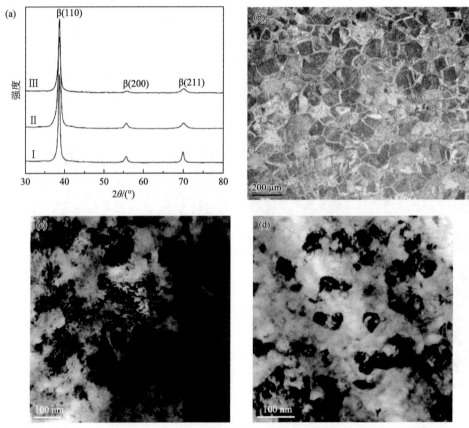

图 2-33　采用 SMAT 方法制备的纳米晶、超细晶表面的部分表征结果[187]

（a）包括初晶在内的三种样品的 XRD 谱：Ⅰ. 粗晶样品，Ⅱ. 超细晶样品，Ⅲ. 纳米晶样品；（b）粗晶样品的金相显微图；（c）超细晶及（d）纳米晶样品表层的 TEM 明场像

（图片引用经 Elsevier Ltd 授权）

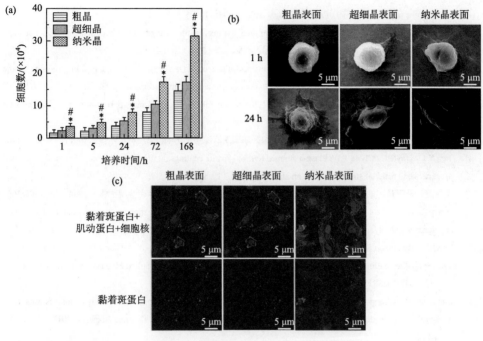

图 2-34　纳米晶表面的细胞行为[187]

（a）成骨细胞在三种样品表面培养 1 h、5 h、24 h、72 h 和 168 h 后的细胞个数：∗表示 $p < 0.01$（与粗晶样品表面相比），#表示 $p < 0.01$（与超细晶样品表面相比）；（b）成骨细胞在三种样品表面培养 1 h 及 24 h 后的形态；（c）成骨细胞在三种样品表面培养 24 h 后细胞黏着斑蛋白（绿色）、肌动蛋白（红色）和细胞核（蓝色）荧光染色形态（图片引用经 Elsevier Ltd 授权）

（憨　勇、张　兰、刘宣勇、王国成、曹辉亮）

参 考 文 献

[1] 廖恒成，张春燕，孙国雄. 等离子喷涂与先进材料研制. 材料研究导报，1999，13：119-124.

[2] 王海军. 热喷涂实用技术. 北京：国防工业出版社，2006.

[3] 库吉诺夫. 等离子涂层. 北京：科学出版社，1981.

[4] 王吉孝，蒋士芹，庞凤祥. 等离子喷涂技术现状及应用. 机械制造文摘（焊接分册），2012，1：18-22.

[5] Hench L，Wilson J. An introduction to Bioceramics. Singapore：World Scientific，1993：41-75.

[6] Dashnyam K，Buitrago J O，Bold T，Mandakhbayar N，Perez R A，Knowles J C，Lee J H，Kim H W. Angiogenesis-promoted bone repair with silicate-shelled hydrogel fiber scaffolds. Biomaterials Science，2019，7：5221-5231

[7] MacDonald R S. The role of zinc in growth and cell proliferation. The Journal of Nutrition，2000，130（5S Suppl）：1500S-1508S.

[8] Yamaguchi M，Oishi H，Suketa Y. Stimulatory effect of zinc on bone formation in tissue culture. Biochemical Pharmacology，1987，36（22）：4007-4012.

[9] Suchanek W，Yoshimura M. Processing and properties of hydroxyapatite-based biomaterials for use as hard tissue

replacement implants. Journal of Materials Research，1998，13（1）：94-117.

[10] Tsui Y C，Doyle C，Clyne T W. Plasma sprayed hydroxyapatite coatings on titanium substrates. Part 2：Optimisation of coating properties. Biomaterials，1998，19（22）：2031-2043.

[11] de Groot K，Wolke J G，Jansen J A. Calcium phosphate coatings for medical implants. Proceedings of the Institution of Mechanical Engineers，Part H：Journal of Engineering in Medicine，1998，212（2）：137-147.

[12] Gross K A，Berndt C. Thermal spraying of hydroxyapatite for bioceramic applications. Key Engineering Materials，1991，53-55：124-129.

[13] 常程康，石建民. 喷涂功率对真空等离子喷涂羟基磷灰石涂层的影响. 无机材料学报，1998，13：219-224.

[14] Tsui Y C，Doyle C，Clyne T W. Plasma sprayed hydroxyapatite coatings on titanium substrates. Part 1：Mechanical properties and residual stress levels. Biomaterials，1998，19（22）：2015-2029.

[15] 丁传贤，薛卫昌，刘宣勇，郑学斌. 等离子喷涂人工骨涂层材料. 中国有色金属学报，2004，14：306-309.

[16] Wang C，Li Q，Yang J，Fu T，Jiang Y，Feng M，Qiu Y，Ma X. Characterization and mineralization of strontium doped nano hydroxyapatite coating on titanium rods. Materials Science（Medziagotyra），2017，23（3）：243-248.

[17] Ke D X，Robertson S F，Dernell W S，Bandyopadhyay A，Bose S. Effects of MgO and SiO$_2$ on plasma-sprayed hydroxyapatite coating：An *in vivo* study in rat distal femoral defects. ACS Applied Materials & Interfaces，2017，9（31）：25731-25737.

[18] Candidato R T，Sergi R，Jouin J，Noguera O，Pawlowski L. Advanced microstructural study of solution precursor plasma sprayed Zn doped hydroxyapatite coatings. Journal of the European Ceramic Society，2018，38（4）：2134-2144.

[19] Bogya E S，Károly Z，Barabás R. Atmospheric plasma sprayed silica-hydroxyapatite coatings on magnesium alloy substrates. Ceramics International，2015，41（4）：6005-6012.

[20] Li K，Yu J，Xie Y，You M，Huang L，Zheng X. The effects of cerium oxide incorporation in calcium silicate coating on bone mesenchymal stem cell and macrophage responses. Biological Trace Element Research，2017，177（1）：148-158.

[21] Liu X，Tao S，Ding C. Bioactivity of plasma sprayed dicalcium silicate coatings. Biomaterials，2002，23（3）：963-968.

[22] Camilleri J. Characterization and hydration kinetics of tricalcium silicate cement for use as a dental biomaterial. Dental Materials，2011，27（8）：836-844.

[23] Hench L L，Polak J M. Third-generation biomedical materials. Science，2002，295（5557）：1014-1017.

[24] Liu X，Ding C，Chu P. Mechanism of apatite formation on wollastonite coatings in simulated body fluids. Biomaterials，2004，25（10）：1755-1761.

[25] Liu X，Ding C. Reactivity of plasma-sprayed wollastonite coating in simulated body fluid. Journal of Biomedical Materials Research，2002，59（2）：259-264.

[26] Zhang W，Wang G，Liu Y，Zhao X，Zou D，Zhu C，Jin Y，Huang Q，Su J. The synergistic effect of hierarchical micro/nano-topography and bioactive ions for enhanced osseointegration. Biomaterials，2013，34（13）：3184-3195.

[27] Liang Y，Xie Y，Ji H，Huang L，Zheng X. Excellent stability of plasma-sprayed bioactive Ca$_3$ZrSi$_2$O$_9$ ceramic coating on Ti-6Al-4V. Applied Surface Science，2010，256（14）：4677-4681.

[28] Wang G，Jin W，Qasim A M，Gao A，Peng X，Li W，Feng H，Chu P K. Antibacterial effects of titanium embedded with silver nanoparticles based on electron-transfer-induced reactive oxygen species. Biomaterials，2017，124：25-34.

[29] Yin Y，Yang C，Wang D. Antibacterial mechanisms and applications of Cu-bearing antibacterial stainless steel.

China Medical Engineering，2013，21（10）：187-188，190.

[30] Hu H，Zhang W，Qiao Y，Jiang X，Liu X，Ding C. Antibacterial activity and increased bone marrow stem cell functions of Zn-incorporated TiO_2 coatings on titanium. Acta Biomaterialia，2012，8（2）：904-915.

[31] Fielding G A，Roy M，Bandyopadhyay A，Bose S. Antibacterial and biological characteristics of silver containing and strontium doped plasma sprayed hydroxyapatite coatings. Acta Biomaterialia，2012，8（8）：3144-3152.

[32] 郑学斌，季珩，黄静琪，丁传贤，朱梓圆，张富强. 等离子喷涂抗菌羟基磷灰石涂层研究. 无机材料学报，2006，21（3）：764-768.

[33] Sukhorukova I V，Sheveyko A N，Shvindina N V，Denisenko E A，Lgnatov S G，Shtansky D V. Approaches for controlled Ag^+ ion release：Influence of surface topography，roughness，and bactericide content. ACS Applied Materials and Interfaces，2017，9（4）：4259-4271.

[34] Russell A D，Hugo W B. Antimicrobial activity and action of silver. Progress in Medicinal Chemistry，1994，31（C）：351-370.

[35] Holt K B，Bard A J. Interaction of silver（Ⅰ）ions with the respiratory chain of *Escherichia coli*：An electrochemical and scanning electrochemical microscopy study of the antimicrobial mechanism of micromolar Ag. Biochemistry，2005，44（39）：13214-13223.

[36] 郦和生，张春原，王吉龙，郭红卫. 污水回用时 pH、COD 对细菌生长及杀菌性能的影响. 工业水处理，2002，5：45-46，52.

[37] 曹辉亮，刘宣勇，丁传贤. 医用钛合金表面改性的研究进展. 中国材料进展，2009，28（Z2）：9-17.

[38] Khor K A，Cheang P，Wang Y. Spheroidized hydroxyapatite（HA）powders plasma spraying of combustion flame. Journal of Thermal Spray Technology，1998，7（2）：254-260.

[39] Shi J，Ding C，Wu Y. Biomimetic apatite layers on plasma-sprayed titanium coatings after surface modification. Surface and Coatings Technology，2001，137（1）：97-103.

[40] Xue W，Liu X，Zheng X，Ding C. *In vivo* evaluation of plasma-sprayed titanium coating after alkali modification. Biomaterials，2005，26（16）：3029-3037.

[41] 石建民，丁传贤，吴益华. 生物活性钛涂层. 无机材料学报，2001，3：515-521.

[42] Liu X，Zhao X，Fu R K Y，Ho J P Y，Chu P K，Ding C. Plasma-treated nanostructured TiO_2 surface supporting biomimetic growth of apatite. Biomaterials，2005，26（31）：6143-6150.

[43] Liu X，Zhao X，Li B，Cao C，Dong Y，Ding C，Chu P K. UV-irradiation-induced bioactivity on TiO_2 coatings with nanostructural surface. Acta Biomaterialia，2008，4：544-552.

[44] Zhao X，Liu X，You J，Chen J，Ding C. Bioactivity and cytocompatibility of plasma-sprayed titania coating treated by sulfuric acid treatment. Surface and Coatings Technology，2008，202（14）：3221-3226.

[45] Uchida M，Kim H M，Kokubo T，Nawa M，Asano T，Tanaka K，Nakamura T. Apatite-forming ability of a zirconia/alumina nano-composite induced by chemical treatment. Journal of Biomedical Materials Research，2002，60（2）：277-282.

[46] Uchida M，Kim H M，Miyaji F，Kokubo T，Nakamura T. Apatite formation on zirconium metal treated with aqueous NaOH. Biomaterials，2002，23（1）：313-317.

[47] Han Y，Yan Y，Lu C. Ultraviolet-enhanced bioactivity of ZrO_2 films prepared by micro-arc oxidation. Thin Solid Films，2009，517（5）：1577-1581.

[48] Yong H，Yan Y，Lu C，Zhang Y，Xu K. Bioactivity and osteoblast response of the micro-arc oxidized zirconia films. Journal of Biomedical Materials Research-Part A，2010，88（1）：117-127.

[49] Yong H，Chen D，Sun J，Zhang Y，Xu K. UV-enhanced bioactivity and cell response of micro-arc oxidized titania

coatings. Acta Biomaterialia, 2008, 4 (5): 1518-1529.

[50] Hannink R H J, Kelly P M, Muddle B C. Transformation toughening in zirconia-containing ceramics. Journal of the American Ceramic Society, 2004, 83 (3): 461-487.

[51] Wang G, Liu X, Gao J, Ding C. *In vitro* bioactivity and phase stability of plasma-sprayed nanostructured 3Y-TZP coatings. Acta Biomaterialia, 2009, 5 (6): 2270-2278.

[52] Xie Y, Zheng X, Ding C, Zhai W, Chang J, Ji H. Preparation and characterization of $CaO-ZrO_2-SiO_2$ coating for potential application in biomedicine. Journal of Thermal Spray Technology, 2009, 18 (4): 678-685.

[53] Bragdon C R, O'connor D O, Lowenstein J D, Jasty M, Syniuta W D. The importance of multidirectional motion on the wear of polyethylene. Journal of Engineering in Medicine, Part H, 1996, 210 (38): 157-165.

[54] Drummond J L. *In vitro* aging of yttria-stabilized zirconia. Journal of the American Ceramic Society, 2010, 72 (4): 675-676.

[55] Kenner G H, Pasco W D, Frakes J T, Brown S D. Mechanical properties of calcia stabilized zirconia following *in vivo* and *in vitro* aging. Journal of Biomedical Materials Research, 1975, 9 (4): 63-66.

[56] Wang G, Meng F, Ding C, Chu P K, Liu X. Microstructure, bioactivity and osteoblast behavior of monoclinic zirconia coating with nanostructured surface. Acta Biomaterialia, 2010, 6: 990-1000.

[57] Iskandarova I M, Knizhnik A A, Rykova E A, Bagatur'yants A A, Potapkin B V, Korkin A A. First-principle investigation of the hydroxylation, of zirconia and hafnia surfaces. Microelectronic Engineering, 2003, 69 (2-4): 587-593.

[58] Radha A V, Bomati-Miguel O, Ushakov S V, Navrotsky A, Tartaj P. Surface enthalpy, enthalpy of water adsorption, and phase stability in nanocrystalline monoclinic zirconia. Journal of the American Ceramic Society, 2010, 92 (1): 133-140.

[59] Ushakov S V, Navrotsky A. Direct measurements of water adsorption enthalpy on hafnia and zirconia. Applied Physics Letters, 2005, 87 (16): 3473.

[60] Kim M J, Choi M U, Kim C W. Activation of phospholipase D1 by surface roughness of titanium in MG63 osteoblast-like cell. Biomaterials, 2006, 27 (32): 5502-5511.

[61] Deligianni D D, Katsala N, Ladas S, Sotiropoulou D, Missirlis Y F. Effect of surface roughness of the titanium alloy Ti-6Al-4V on human bone marrow cell response and on protein adsorption. Biomaterials, 2001, 22 (11): 1241-1251.

[62] Lüthen F, Lange R, Becker P, Rychly J, Beck U, Nebe J G B. The influence of surface roughness of titanium on β1- and β3-integrin adhesion and the organization of fibronectin in human osteoblastic cells. Biomaterials, 2005, 26 (15): 2423-2440.

[63] Zhao G, Raines A L, Wieland M, Schwartz Z, Boyan B D. Requirement for both micron- and submicron scale structure for synergistic responses of osteoblasts to substrate surface energy and topography. Biomaterials, 2007, 28 (18): 2821-2829.

[64] Rønold H J, Ellingsen J E. Effect of micro-roughness produced by TiO_2 blasting-tensile testing of bone attachment by using coin-shaped implants. Biomaterials, 2002, 23 (21): 4211-4219.

[65] Suzuki K, Aoki K, Ohya K. Effects of surface roughness of titanium implants on bone remodeling activity of femur in rabbit. Bone, 1997, 21 (6): 507-514.

[66] Ungersböck A, Pohler O, Perren S M. Evaluation of the soft tissue interface at titanium implants with different surface treatments: Experimental study on rabbits. Bio-Medical Materials and Engineering, 1994, 4 (4): 317-325.

[67] Zhao X, Wang G, Zheng H, Lu Z, Cheng X, Hala Z. Refining nanotopographical features on bone implant surfaces

by altering surface chemical compositions. RSC Advances, 2014, 4 (97): 1212-1215.

[68] Pouget E M, Bomans P H H, Goos J A C M, Frederik P M, Sommerdijk N A J M. The initial stages of template-controlled $CaCO_3$ formation revealed by Cryo-TEM. Science, 2009, 323 (5920): 1455-1458.

[69] Webster T J, Ejiofor J U. Increased osteoblast adhesion on nanophase metals: Ti, Ti6Al4V, and CoCrMo. Biomaterials, 2004, 25: 4731-4739.

[70] Estrin Y, Kasper C, Diederichs S, Lapovok R. Accelerated growth of preosteoblastic cells on ultrafine grained titanium. Journal of Biomedical Materials Research-Part A, 2009, 90 (4): 1239-1242.

[71] Webster T J, Siegel R W, Bizios R. Osteoblast adhesion on nanophase ceramics. Biomaterials, 1999, 20 (13): 1221-1227.

[72] Wang G, Liu X, Zreiqat H, Ding C. Enhanced effects of nano-scale topography on the bioactivity and osteoblast behaviors of micron rough ZrO_2 coatings. Colloids and Surfaces B: Biointerfaces, 2011, 86 (2): 267-274.

[73] Liu X, Huang A, Ding C, Chu P K. Bioactivity and cytocompatibility of zirconia (ZrO_2) films fabricated by cathodic arc deposition. Biomaterials, 2006, 27 (21): 3904-3911.

[74] Conrad J R, Radtke J L, Dodd R A, Worzala F J, Tran N C. Plasma source ion-implantation technique for surface modification of materials. Journal of Applied Physiology, 1987, 62 (11): 4591-4596.

[75] Anders A. Metal plasma immersion ion implantation and deposition: A review. Surface & Coatings Technology, 1997, 93 (2-3): 158-167.

[76] Pelletier J, Anders A. Plasma-based ion implantation and deposition: A review of physics, technology, and applications. IEEE Transactions on Plasma Science, 2005, 33 (6): 1-72.

[77] 黄永宪, 田修波, 杨士勤, 黄志俊, Fu R, Chu P K. 等离子体浸没离子注入 (PIII) 过程中初始离子阵鞘层尺度内各物理量的时空演化. 真空科学与技术学报, 2005, 25 (2): 115-119.

[78] Scheuer J T, Walter K C, Adler R A, Horne W G. Commercial plasma source ion implantation facility. Surface & Coatings Technology, 1997, 93 (2-3): 192-196.

[79] Dubiel M, Hofmeister H, Tan G L, Schickee K D, Wendler E. Silver diffusion and precipitation of nanoparticles in glass by ion implantation. European Physical Journal D, 2003, 24 (1): 361-364.

[80] Stepanov A L, Khaibullin R I. Optics of metal nanoparticles fabricated in organic matrix by ion implantation. Reviews on Advanced Materials Science, 2004, 7 (2): 108-125.

[81] Meldrum A, Haglund R F, Boatner L A, White C W. Nanocomposite materials formed by ion implantation. Advanced Materials, 2001, 13 (19): 1431-1444.

[82] Ramaswamy V, Haynes T E, White C W, Moberlychan W J, Roorda S, Aziz M J. Synthesis of nearly monodisperse embedded nanoparticles by separating nucleation and growth in ion implantation. Nano Letters, 2005, 5 (2): 373-377.

[83] Huang N, Yang P, Leng Y X, Wang J, Sun H, Chen J Y, Wan G J. Surface modification of biomaterials by plasma immersion ion implantation. Surface & Coatings Technology, 2004, 186 (1-2): 218-226.

[84] Cao H, Qiao Y, Liu X, Lu T, Cui T, Meng F, Chu P K. Electron storage mediated dark antibacterial action of bound silver nanoparticles: Smaller is not always better. Acta Biomaterialia, 2013, 9 (2): 5100-5110.

[85] Anders A. Atomic scale heating in cathodic arc plasma deposition. Applied Physics Letters, 2002, 80 (6): 1100-1102.

[86] Nastasi M, Mayer J W, Hirvonen J K. Ion-solid Interactions: Fundamentals and Applications. Cambridge: Cambridge University Press, 1996.

[87] Peng Z, Yang H. Designer platinum nanoparticles: Control of shape, composition in alloy, nanostructure and

electrocatalytic property. Nano Today, 2009, 4 (2): 143-164.

[88] Park J, Joo J, Kwon S G, Jang Y, Hyeon T. Synthesis of monodisperse spherical nanocrystals. Angewandte Chemie-International Edition, 2007, 46 (25): 4630-4660.

[89] Burgdorfer J, Meyer F. Image acceleration of multiply charged ions by metallic surfaces. Physical Review A, 1993, 47 (1): R20-R22.

[90] Imanishi A, Tsuji E, Nakato Y. Dependence of the work function of TiO_2 (rutile) on crystal faces, studied by a scanning Auger microprobe. Journal of Physical Chemistry C, 2007, 111 (5): 2128-2132.

[91] Brown I G. Vacuum arc ion sources. Review of Scientific Instruments, 1994, 65 (10): 3036-3081.

[92] Anders A. Cathodic Arcs: From Fractal Spots to Energetic Condensation. New York: Springer Science Business Media. LLC, 2008.

[93] Cao H, Qiao Y, Meng F, Liu X. Spacing-dependent antimicrobial efficacy of immobilized silver nanoparticles. Journal of Physical Chemistry Letters, 2014, 5 (4): 743-748.

[94] Seitz F, Koehler J S. Displacement of atoms during irradiation//Seitz F, Turnbull D. Solid State Physics: Advances in Research and Applications. Vol.2. San Diego: Academic Press, 1956.

[95] 曹辉亮. 等离子体制备镶嵌式银纳米颗粒及其生物学行为. 上海: 中国科学院上海硅酸盐研究所博士后研究工作报告, 2010.

[96] Wang M, Cao H, Meng F, Zhao X, Ping Y, Lü X, Liu X. Schottky barrier dependent antimicrobial efficacy of silver nanoparticles. Materials Letters, 2016, 179: 1-4.

[97] Cao H, Meng F, Liu X. Antimicrobial activity of tantalum oxide coatings decorated with Ag nanoparticles. Journal of Vacuum Science & Technology A, 2016, 34 (4): 04C102.

[98] Tian Y, Cao H, Qiao Y, Meng F, Liu X. Antibacterial activity and cytocompatibility of titanium oxide coating modified by iron ion implantation. Acta Biomaterialia, 2014, 10 (10): 4505-4517.

[99] Wang H, Xu M, Zhang W, Kwok D T, Jiang J, Wu Z, Chu P K. Mechanical and biological characteristics of diamond-like carbon coated poly aryl-etherether-ketone. Biomaterials, 2010, 31 (32): 8181-8187.

[100] Kurtz S M, Devine J N. PEEK biomaterials in trauma, orthopedic, and spinal implants. Biomaterials, 2007, 28 (32): 4845-4869.

[101] Williams D F, McNamara A, Turner R M. Potential of polyetheretherketone (PEEK) and carbon-fibre-reinforced PEEK in medical applications. Journal of Materials Science Letters, 1987, 6 (2): 188-190.

[102] Sagomonyants K B, Jarman-Smith M L, Devine J N, Aronow M S, Gronowicz G A. The *in vitro* response of human osteoblasts to polyetheretherketone (PEEK) substrates compared to commercially pure titanium. Biomaterials, 2008, 29 (11): 1563-1572.

[103] Jin G, Cao H, Qiao Y, Meng F, Zhu H, Liu X. Osteogenic activity and antibacterial effect of zinc ion implanted titanium. Colloids and Surfaces B: Biointerfaces, 2014, 117: 158-165.

[104] Cao H, Qin H, Zhao Y, Jin G, Lu T, Meng F, Zhang X, Liu X. Nano-thick calcium oxide armed titanium: Boosts bone cells against methicillin-resistant *Staphylococcus aureus*. Scientific Reports, 2016, 6: 21761.

[105] Cao H, Cui T, Jin G, Liu X. Cellular responses to titanium successively treated by magnesium and silver PIII&D. Surface and Coatings Technology, 2014, 256 (1-5): 9-14.

[106] 陆涛. 医用聚醚醚酮等离子体改性研究. 北京: 中国科学院大学博士学位论文, 2015.

[107] Lu T, Liu X, Qian S, Cao H, Qiao Y, Mei Y, Chu P K, Ding C. Multilevel surface engineering of nanostructured TiO_2 on carbonfiber-reinforced polyetheretherketone. Biomaterials, 2014, 35 (22): 5731-5740.

[108] Smart S K, Cassady A I, Lu G Q, Martin D J. The biocompatibility of carbon nanotubes. Carbon, 2006, 44 (6):

1034-1047.

[109] 钱仕. 氧化钛基纳米薄膜制备及生物学性能研究. 北京：中国科学院大学博士学位论文，2013.

[110] Qian S，Cao H，Liu X，Ding C. Nanotube array controlled carbon plasma deposition. Applied Physics Letters，2013，102（24）：243109.

[111] Sheridan T E. Ion-matrix sheath in a cylindrical bore. Journal of Applied Physiology，1993，74（8）：4903-4906.

[112] Sheridan T E，Kwok T K，Chu P K. Kinetic model for plasma-based ion implantation of a short，cylindrical tube with auxiliary electrode. Applied Physics Letters，1998，72（15）：1826-1828.

[113] Sheridan T E. Pulsed sheath dynamics in a small cylindrical bore. Physics of Plasmas，1994，1（10）：3485-3489.

[114] Anders A. Handbook of Plasma Immersion Ion Implantation and Deposition. New York：Wiley Interscience，2000.

[115] Sheridan T E. The ion-matrix sheath around a round hole. Plasma Sources Science & Technology，1995，4（4）：527-533.

[116] Cao H，Liu X，Meng F，Chu P K. Biological actions of silver nanoparticles embedded in titanium controlled by micro-galvanic effects. Biomaterials，2011，32（3）：693-705.

[117] Cao H，Tang K，Liu X. Bifunctional galvanics mediated selective toxicity on titanium. Materials Horizons，2018，5：264-267.

[118] Wei M，Kim H M，Kokubo T，Evans J H. Optimising the bioactivity of alkaline-treated titanium alloy. Materials Science and Engineering C，2002，20（1-2）：125-134.

[119] Nishiguchi S，Fujibayashi S，Kim H M，Kokubo T，Nakamura T. Biology of alkali-and heat-treated titanium implants. Journal of Biomedical Materials Research，2003，67A（1）：26-35.

[120] Su Y，Komasa S，Sekino T，Nishizaki H，Okazaki J. Nanostructured Ti6Al4V alloy fabricated using modified alkali-heat treatment：Characterization and cell adhesion. Materials Science and Engineering C，2016，59：617-623.

[121] Kato H，Nakamura T，Nishiguchi S，Matsusue Y，Kobayashi M，Miyazaki T，Kim H M，Kokubo T. Bonding of alkali- and heat-treated tantalum implants to bone. Journal of Biomedical Materials Research A，2000，53（1）：28-35.

[122] Uchida M，Kim H M，Miyaji F，Kokubo T，Nakamura T. Apatite formation on zirconium metal treated with aqueous NaOH. Biomaterials，2002，23（1）：313-317.

[123] Buser D，Schenk R K，Steinemann S，Fiorellini J P，Fox C H，Stich H. Influence of surface characteristics on bone integration of titanium implants. A histomorphometric study in miniature pigs. Journal of Biomedical Materials Research，1991，25（7）：889-902.

[124] Park J Y，Davies J E. Red blood cell and platelet interactions with titanium implant surfaces. Clinical Oral Implants Research，2000，11（6）：530-539.

[125] Trisi P，Lazzara R，Rao W，Rebaudi A. Bone-implant contact and bone quality：Evaluation of expected and actual bone contact on machined and osseotite implant surfaces. International Journal of Periodontics & Restorative Dentistry，2002，22（6）：535-545.

[126] Cochran D L，Buser D，Ten B C，Weingart D，Taylor T M，Bernard J P，Peters F，Simpson J P. The use of reduced healing times on ITI implants with a sandblaste and acid-etched（SLA）surface：Early results from clinical trials on ITI SLA implants. Clinical Oral Implants Research，2002，13（2）：144-153.

[127] Cho S A，Park K T. The removal torque of titanium screw inserted in rabbit tibia treated by dual acid etching. Biomaterials，2003，24（20）：3611-3617.

[128] 李德华，刘宝林，宋应亮，等. 改良喷砂钛种植体表面加快骨愈合的细胞学研究. 中华口腔医学杂志，2003，38（4）：17-19.

[129] Yan Y, Han Y, Lu C. The effect of chemical treatment on apatite-forming ability of the macroporous zirconia films formed by micro-arc oxidation. Applied Surface Science, 2008, 254 (15): 4833-4839.

[130] Ohtsuki C, Iida H, Hayakawa S, Osaka A. Bioactivity of titanium treated with hydrogen peroxide solutions containing metal chlorides. Journal of Biomedical Materials Research, 1997, 35 (1): 39-47.

[131] Wang X X, Hayakawa S, Tsuru K, Osaka A. Improvement of the bioactivity of H_2O_2/TaCl$_5$-treated titanium after a subsequent heat treatment. Journal of Biomedical Materials Research, 2000, 52 (1): 171-176.

[132] Wang X, Hayakawa S, Tsuru K, Osaka A. Bioactive titaniagel layers formed by chemical treatment of Ti substrate with a H_2O_2/HCl solution. Biomaterials, 2002, 23 (5): 1353-1357.

[133] Zhang W, Li Z, Liu Y, Ye D, Li J, Xu L, Wei B, Zhang X, Liu X, Jiang X. Biofunctionalization of a titanium surface with a nano-sawtooth structure regulates the behavior of rat bone marrow mesenchymal stem cells. International Journal of Nanomedicine, 2012, 7: 4459-4472.

[134] He F M, Yang G L, Li Y N, Wang X X, Zhao S F. Early bone response to sandblasted, dual acid-etched and H_2O_2/HCl treated titanium implants: An experimental studyin the rabbit. International Journal of Oral and Maxillofacial Surgery, 2009, 38 (6): 677-681.

[135] Wu J. Low-temperature preparation of titania nanorods through direct oxidation of titanium with hydrogen peroxide. Journal of Crystal Growth, 2004, 269 (2-4): 347-355.

[136] Gan L, Wang J, Tache A, Valiquette N, Deporter D, Pilliar R. Calcium phosphate sol-gel-derived thin films on porous-surfaced implants for enhanced osteoconductivity. Part Ⅱ: Short-term *in vivo* studies. Biomaterials, 2004, 25 (22): 5313-5321.

[137] Taché A, Gan L, Deporter D, Pilliar R M. Effect of surface chemistry on the rate of osseointegration of sintered porous-surfaced Ti-6Al-4V implants. The International Journal of Oral & Maxillofacial Implants, 2004, 19 (1): 19-29.

[138] 李箐, 冯希平, 廖运茂. 钛表面载银 HA-TCP 溶胶凝胶涂层的制备及其抗菌性的研究. 中国口腔颌面外科杂志, 2008, 6 (2): 127-131.

[139] 马威, 时惠英, 刘宝林. 成骨细胞在微弧氧化处理后纯钛表面的附着、增殖及 ALP 活性. 实用口腔医学杂志, 2005, 21 (1): 106-111.

[140] Nie X, Leyland A, Matthews A. Deposition of layered bioceramic hydroxyapatite/TiO$_2$ coatings on titanium alloys using a hybrid technique of micro-arc oxidation and electrophoresis. Surface and Coatings Technology, 2000, 125 (1-3): 407-414.

[141] 王周成, 唐毅, 黄龙门, 倪永金, 林昌健. 钛合金表面电泳沉积法制备 YSZ/HAp 纳米复合涂层. 功能材料, 2006, 37 (6): 944-948.

[142] 黄紫洋, 刘榕芳, 肖秀峰. 电泳沉积羟基磷灰石生物陶瓷涂层的研究进展. 硅酸盐学报, 2003, 31 (6): 591-597.

[143] Yousefpour M, Afshar A, Yang X, Li X, Zhang X. Nano-crystalline growth of electrochemically deposited apatite coating on pure titanium. Journal of Electroanalytical Chemistry, 2006, 589 (1): 96-105.

[144] Chozhanathmisra M, Murugan N, Karthikeyan P, Sathishkumar S, Rajavel R. Development of antibacterial activity and corrosion resistance properties of electrodeposition of mineralized hydroxyapatite coated on titanium alloy for biomedical applications. Materials Today, 2017, 4 (13): 12393-12400.

[145] Chakraborty R, Seesala V S, Sengupta S, Dhara S, Das S. Comparison of osteoconduction, cytocompatibility and corrosion protection performance of hydroxyapatite-calcium hydrogen phosphate composite coating synthesized *in-situ* through pulsed electro-deposition with varying amount of phase and crystallinity. Surfaces and Interfaces, 2018, 10: 1-10.

[146] Chakraborty R, Sengupta S, Saha P, Dhara S, Das S. Synthesis of calcium hydrogen phosphate and hydroxyapatite coating on SS316 substrate through pulsed electrodeposition. Materials Science and Engineering C, 2016, 69: 875-883.

[147] Manara S, Paolucci F, Palazzo B, Marcaccio M, Foresti E, Tosi G. Electrochemically-assisted deposition of biomimetic hydroxyapatite-sollagen coatings on titanium plate. Inorgania Chimica Acta, 2008, 361(6): 1634-1645.

[148] 王英波. 羟基羟基磷灰石复合涂层的研究. 成都: 西南交通大学, 2007.

[149] 安俊波, 樊铂, 宋铎, 张晨. 钛及钛合金表面阳极氧化技术在医疗器械产品中的应用. 中国医疗器械信息, 2017, 23 (7): 40-44.

[150] 吴尧, 虞奇峰, 唐敏, 杨帮成, 李虎, 张兴栋. 阳极氧化活化处理纯钛经皮种植体的体内外实验研究. 生物医学工程学杂志, 2006, 23 (1): 93-96.

[151] Zwilling V, Aucouturier M, Darque-Ceretti E. Anodic oxidation of titanium and Ti6A14V alloy in chromic media: An electro-chemical approach. Electrochimica Acta, 1999, 45 (6): 921-929.

[152] Zhang L, Han Y. Effect of nanostructured titanium on anodization growth of self-organized TiO_2 nanotubes. Nanotechnology, 2010, 21 (5): 055602.

[153] Zhang L, Han Y. Enhanced anodization growth of self-organized ZrO_2 nanotubes on nanostructured zirconium. Surface and Coatings Technology, 2011, 205 (8-9): 2876

[154] 张兰, 孙巧飞, 憨勇. 氧化钽纳米管的制备及表征. 稀有金属材料与工程, 2014, 43 (S1): 63-67.

[155] Ketul C P, Matthew E, Thomas J L, Grimes C A, Desai T A. Decreased *Staphylococcus epidermis* adhesion and increased osteoblast functionality on antibiotic-loaded titania nanotube. Biomaterials, 2007, 28 (32): 4880-4888.

[156] George E A, Chang Y, Thomas J W. Enhanced osteoblast adhesion to drug-coated anodized nanotublar titanium surfaces. International Journal of Nanomedicine, 2008, 3 (2): 257-264.

[157] Mor G K, Varghese O K, Paulose M, Shankar K, Grimes C A. A review on highly ordered, vertically oriented TiO_2 nanotube arrays: Fabrication, material properties, and solar energy applications. Solar Energy Materials and Solar Cells, 2006, 90 (14): 2011-2075.

[158] Crawford G A, Chawla N, Das K, Bose S, Bandyopadyay A. Microstructure and deformation behavior of biocompatible TiO_2 nanotubes on titanium substrate. Acta Biomaterialia, 2007, 3 (3): 359-367.

[159] Narayana R, Kwon T Y, Kim K H. TiO_2 nanotubes from stirred glycerol/NH_4F electrolyte: Roughness, wetting behavior and adhesion for implant applications. Materials Chemistry and Physics, 2009, 117 (2-3): 460-464.

[160] Macak J M, Tsuchiya H, Ghicov A, Yasuda K, Hahn R, Bauer S, Schmuki P. TiO_2 nanotubes: Self-organized electrochemical formation, properties and applications. Current Opinion in Solid State & Materials Science, 2007, 11 (1-2): 3-18.

[161] Albu S P, Ghicov A, Aldabergenova S, Drechsel P, Leclere D, Thompson G E, Macak J M, Schmuki P. Formation of double-walled TiO_2 nanotubes and robust anatase membranes. Advanced Materials, 2008, 20 (21): 4135-4139.

[162] Zhang L, Wang S, Han Y. Interfacial structure and enhanced adhesion between anodized ZrO_2 nanotube films and Zr substrates by sedimentation of fluoride ions. Surface and Coatings Technology, 2012, 212: 192-198.

[163] Zhang Y, Han Y, Zhang L. Interfacial structure of the firmly adhered TiO_2 nanotube films to titanium fabricated by a modified anodization. Thin Solid Films, 2015, 583: 151-157.

[164] Song Y Y, Schmidt-Stein F, Bauer S, Schmuki P. Amphiphilic TiO_2 nanotube arrays: An actively controllable drug delivery system. Journal of the American Chemical Society, 2009, 131 (12): 4230-4232.

[165] Gulati K, Ramakrishnan S, Aw M S, Atkin G J, Findlay D M, Losic D. Biocompatible polymer coating of titania nanotube arrays for improved drug elution and osteoblast adhesion. Acta Biomaterialia, 2012, 8 (1): 449-456.

[166] Zhang Y, Zhang L, Li B, Han Y. Enhancement in sustained release of antimicrobial peptide from dual-diameter-structured TiO2 nanotubes for long-lasting antibacterial activity and cytocompatibility. ACS Applied Materials & Interfaces, 2017, 9 (11): 9449-9461.

[167] 李健学, 张玉梅, 憨勇. 占空比和脉冲频率对钛微弧氧化表面处理后与瓷结合强度的影响. 实用口腔医学杂志, 2007, 23 (1): 19-21.

[168] Zhang L, Zhang J, Dai F, Han Y. Cytocompatibility and antibacterial activity of nanostructured H2Ti5O11·H2O outlayered Zn doped TiO2 coatings on Ti for percutaneous implants. Scientific Reports, 2017, 7: 13951.

[169] 李健学, 张玉梅, 吴国锋, 憨勇, 马晓洁. 钛微弧氧化表面处理对钛瓷结合强度的影响. 稀有金属材料与工程, 2008, 37 (3): 495-498.

[170] Ishizawa H, Fujino M, Ogino M. Mechanical and histological investigation of hydrothermally treated and untreated anodic titanium oxide films containing Ca and P. Journal of Biomedical Materials Research, 1995, 29 (11): 1459-1468.

[171] Ishizawa H, Ogino M. Formation and characterization of anodic titanium oxide films containing Ca and P. Journal of Biomedical Materials Research, 1995, 29 (1): 65-72.

[172] Li L H, Kong Y M, Kim H W, Kim Y W, Kim H E, Heo S J, Koak J Y. Improved biological performance of Ti implants due to surface modification by micro-arc oxidation. Biomaterials, 2004, 25 (14): 2867-2875.

[173] Zhang L, Guo J, Huang X, Zhang Y, Han Y. The dual function of Cu-doped TiO2 coatings on titanium for application in percutaneous implants. Journal of Materials Chemistry B, 2016, 4 (21): 3788-3800.

[174] Li X, Han Y. Porous nanocrystalline Ti (C_xN_{1-x}) thick films by plasma electrolytic carbonitriding. Electrochemistry Communications, 2006, 8 (2): 267-272.

[175] Zhang L, Zhang W, Han Y, Tang W. A nanoplate-like α-Al2O3 out-layered Al2O3-ZrO2 coating fabricatedby micro-arc oxidation for hip joint prosthesis. Applied Surface Science, 2016, 361: 141-149.

[176] Ishizawa H, Ogino M. Characterization of thin hydroxyapatite layers formed on anodic titanium oxide films containing Ca and P by hydrothermal treatment. Journal of Biomedical Materials Research, 1995, 29 (9): 1071-1079.

[177] Ishizawa H, Ogino M. Hydrothermal precipitation of hydroxyapatite on anodic titanium oxide films containing Ca and P. Journal of Materials Science, 1999, 34 (23): 5893-5898.

[178] Fini M, Cigada A, Rondelli G, Chiesa R, Vicentini B. In vitro and in vivo behaviour of Ca-and P-enriched anodized titanium. Biomaterials, 1999, 20 (17): 1587-1594.

[179] Takebe J, Itoh S, Okada J, Ishibashi K. Anodic oxidation and hydrothermal treatment of titanium results in a surface that causes increased attachment and altered cytoskeletal morphology of rat bone marrow stromal cells in vitro. Journal of Biomedical Materials Research, 2000, 51 (3): 398-407.

[180] Zhang Y M, Bataillon-Linez P, Huang P, Zhao Y M, Han Y, Traisnel M, Xu K W. Surface analyses of micro-arc oxidized and hydrothermally treated titanium and effect on osteoblast behavior. Journal of Biomedical Materials Research A, 2004, 68 (2): 383-391.

[181] Zhu L, Ye X, Tang G, Zhao N, Gong Y, Zhao Y, Zhao J, Zhang X. Biomimetic coating of compound titania and hydroxyapatite on titanium. Journal of Biomedical Materials Research A, 2007, 83A (4): 1165-1175.

[182] Han Y, Zhou J, Zhang L, Xu K. A multi-scaled hybrid orthopedic implant: Bone ECM-shaped Sr-HA nanofibers on the microporous walls of a macroporous titanium scaffold. Nanotechnology, 2011, 22 (27): 275603.

[183] Zhou J, Li B, Lu S, Zhang L, Han Y. Regulation of osteoblast proliferation and differentiation by interrod spacing of Sr-HA nanorods on microporous titania coatings. ACS Applied Materials & Interfaces, 2013, 5 (11): 5358-5365.

[184] Zhou J H，Li B，Han Y，Zhao L Z. The osteogenic capacity of biomimetic hierarchical micropore/nanorod-patterned Sr-HA coatings with different interrod spacing. Nanomedicine Nanotechnology Biology & Medicine，2016，12（5）：1161-1173.

[185] Zhang L，Han Y，Lu J. Nanocrystallization of zirconium subjected to surface mechanical attrition treatment. Nanotechnology，2008，19（16）：165706.

[186] Han Y，Zhuang H，Lu J. Deformation-induced ambient temperature α-to-β phase transition and nanocrystallization in（α+β）titanium alloy. Journal of Materials Science，2009，24（11）：3439-3445.

[187] Huang R，Lu S，Han Y. Role of grain size in the regulation of osteoblast response to Ti-25Nb-3Mo-3Zr-2Sn alloy. Colloids and Surfaces B：Biointerfaces，2013，111（1）：232-241.

第3章

>>

高分子基医用材料的常见表面改性方法

摘要：材料植入体内后的生物反应主要由材料表面与生物体环境之间的相互作用引起，对医用材料的表面进行改性是提高其生物相容性的有效措施，而且表面改性还有利于更好地发挥生物功能。目前，基于物理学、化学和生物学等的表面改性技术已经被广泛报道。本章针对高分子材料的特点详细介绍了四种典型的表面改性方法，包括溶液处理方法、等离子体处理和等离子体聚合技术、表面接枝方法和层层组装方法。

Abstract：The implantation of a material into the body may cause biological responses，which mainly result from the interactions between material surfaces and the physiological environment. It is thus helpful to modify the surface of a material to improve it's biocompatibility and even enhance its biofunction. To date，various surface modification methods in light of physics，chemistry and biology. In this chapter，four typical surface modification strategies towards modifications of polymeric surfaces will be reviewed，which include solution treatment，plasma treatment and plasma polymerization，surface grafting，and layer-by-layer assembly.

3.1 ▷▷ 溶液处理方法

溶液处理方法是通过材料表面与目标溶液相互接触，使得材料表面发生物理或者化学变化，从而改性材料表面。该方法具有工艺简单、实验条件温和、效果显著等优势，常被用于高分子材料尤其是医用高分子材料的表面改性。下面将以医用高分子材料的表面改性为例，重点介绍浸渍法和原子层沉积法两种典型的溶液处理方法。

3.1.1 浸渍法

浸渍法即通过化学试剂浸渍高分子材料，使其表面发生化学反应或物理变化，实现材料表面改性或者为后续表面改性过程提供基础。含氟聚合物具有许多优异的性能，如耐热性和化学稳定性良好等，然而，其表面能极低、润湿性极差、很难黏结，这使得其应用十分受局限。采用钠氨溶液化学浸渍含氟聚合物，可在其表面引入碳碳双键、羰基和羧基等活性基团；采用钠萘溶液化学浸渍能够提高表面能、极化度和可润湿性，在一定程度上活化了含氟聚合物表面。聚烯烃类通用高分子材料也存在表面能较低的情况，为提高聚烯烃的表面活性，通常采用液态氧化体系浸渍聚烯烃来进行表面改性，如铬酸、双氧水、硫酸铵/硫酸银、高锰酸钾/硝酸体系等。

浸渍法的一个代表性应用是实现氨解。可降解聚酯被广泛用作生物医用材料。然而，商业化的聚酯材料通常缺乏生物活性位点，这限制了其在组织工程和再生医学等生物医学领域的应用[1]。氨解法可以简捷地将游离氨基以及其他功能性基团引入聚酯材料表面，继而可以偶联或接枝生物活性分子，这是一种构建多功能聚酯材料表面的有效措施。

氨解法以二元胺、多元胺或者含有其他官能团的活性胺类化合物中的氨基与聚酯类高分子链中所含的酯键进行氨解反应，生成酰胺键，同时保留剩余氨基或其他功能性基团的活性。例如，在聚酯材料表面有效引入游离氨基可使材料表面形成氨基涂层，一方面为后续实施表面改性提供活性位点，另一方面可提高表面亲水性，并对聚酯水解过程中引起的局部酸化现象起到缓冲作用。

高长有等探究了聚己内酯（polycaprolactone，PCL）的氨解过程，分析了游离氨基从材料表面至本体方向（Z 向）的分布情况。他们将 PCL 置于 1,6-己二胺/正丙醇溶液中，在适宜温度下进行氨解反应，然后，将罗丹明 B 异硫氰酸酯（rhodamine B isothiocyanate，RBITC）化学接枝到所引入的氨基活性位点，实现了荧光探针 RBITC 标记游离氨基的目的。通过激光共聚焦显微镜在 Z 向扫描，定量跟踪氨解深度分布，实验结果表明，在 Z 向深度 0～30 μm 处，均有游离氨基存在，但其密度在 Z 向上逐级递减，材料表层呈现最高游离氨基密度值[2]，如图 3-1 所示。在此基础上，他们进一步研究了二胺和溶剂性质对 PCL 材料表面氨解反应动力学的影响。实验结果表明，低级二胺分子和非极性醇溶剂可加速氨解反应；在初始阶段，氨解反应对二胺浓度呈现一级动力学，其活化能为54.5 kJ/mol[3]；Xiao 等以氨解法和热诱导相分离技术相结合的方式对聚乳酸纳米纤维表面进行改性，改性支架材料具有优异的细胞相容性，增强了小鼠原成骨细胞黏附性和增殖性，并能促进骨组织再生[4]。Bech 等在聚对苯二甲酸乙二醇酯 [poly（ethylene terephthalate），PET] 纤维表面进行二元胺的氨解反应，通过调控反应温度、反应时间以及二元胺的浓度，提高了材料表面游离氨基接枝密度，继而利用该氨基活性位点接枝糖分子，扩展了 PET 纤维在生物医学领域的潜在应用[5]。Castillo 等报道了采用氨解法将硅羟基引入 PET 膜材料表面，在水相中利用 3-氨基丙基三乙氧基硅烷（3-aminopropyltriethoxysilane，APTES）在 PET 膜表面进行氨解反应，在形成酰胺键的同时，APTES 分子中的硅乙氧基部分经水解而生成硅羟基，从而构建出硅羟基化 PET 表面，这为后续锚定其他功能性分子提供了一条新途径[6]。

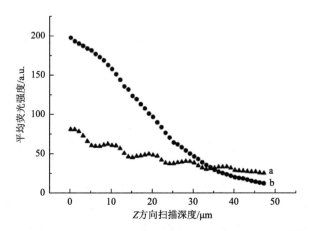

图 3-1 激光共聚焦显微镜测得 PCL 膜表面荧光强度随 Z 方向扫描深度的变化[2]

a、b 分别代表未经处理的 PCL 膜和经氨解法处理的 PCL 膜，将 PCL 膜置于 10%（质量分数）的 1,6-己二胺溶液中 37℃反应 10 min 得到氨解处理的 PCL 膜，扫描面积是 619 μm×619 μm

（图片引用经 American Chemical Society 授权）

为改善高分子材料表面的疏水性和生物学性能，通常采用酸性或碱性溶液浸渍策略。Gao 等利用浓碱溶液处理 PET 膜，加速酯键水解，得到富含羧基负电荷的 PET 表面，继而利用层层自组装技术，依次静电吸附正电性壳聚糖和负电性硫酸软骨素，构建硫酸软骨素-壳聚糖修饰的 PET 材料表面。改性 PET 表面增强了脐静脉血管内皮细胞的黏附能力，并且有利于维持内皮细胞的生理功能，然而，对内皮细胞增殖和细胞相容性没有明显改善[7]。Leonor 等分别用氢氧化钙溶液和氢氧化钠溶液浸渍由玉米淀粉和乙烯-乙烯醇共聚物混合而成的生物可降解材料，在其表面增加羟基和羧基含量，实验结果表明这两种碱液处理都能够提高材料表面亲水性能，提高矿化能力，促进其表面形成均匀而致密的羟基磷灰石层[8]。Shih 等采用硫酸/硝酸体系处理聚二甲基硅氧烷（polydimethylsiloxane，PDMS），在其表面增加含氧基团，提高 PDMS 的亲水性，并且表面呈现具有周期性的皱纹形貌，在生物学、传感器、微光学等领域具有潜在应用价值[9]。Gao 等利用热诱导相分离技术制备了多组不同孔径（由纳米级别至几十微米）的聚苯乙烯（polystyrene，PS）膜，并采用浓硫酸浸渍氧化在其表面产生羟基，提高表面亲水性，同时，显著地增强了内皮细胞黏附和生长[10]。

3.1.2　原子层沉积法

原子层沉积法是一种将物质以单原子膜的形式一层一层地沉积在材料表面的方法。应用原子层沉积法进行高分子材料表面改性，通常需要将基材放置于反应器内，随后通入气相前驱体，这种气体只与基材表面的活性位点发生化学反应形成单层改性层。继而从反应器抽出第一种气相前驱体，并通入第二种气相前驱体，一般情况下，第二种前驱体会与第一种前驱体反应生成沉积改性层[11]。由此，将两种气相前驱体脉冲交替地通入反应器，即可将目标分子在高分子材料表面逐渐沉积成膜，以提高材料表面性能。常用的气相前驱体包括三甲基铝/水（沉积层为氧化铝）、四氯化钛/水（沉积层为二氧化钛）、二乙基锌/水（沉积层为氧化锌）等。下面主要介绍原子层沉积法在高分子材料表面改性领域的典型应用。

近些年有大量研究报道原子层沉积技术在调控高分子材料表面润湿性能领域的应用[12-18]，例如，在80℃、真空环境下，羊毛织物表面进行100次交替脉冲三甲基铝/水气相前驱体处理，获得超疏水性羊毛织物表面，其水接触角约为150°。不同种液体（水、橙汁、牛奶、咖啡、茶水、可乐）接触角测试结果表明，氧化铝沉积羊毛织物表面具有超疏水性能[12]。Parsons等采用原子层沉积技术分别对非编织聚丙烯和编织物表面进行氧化铝改性，并观察到表面润湿性能发生急剧转变的现象。材料表面润湿性能的急剧转变与具体处理工艺条件密切相关，如处理温度、交替脉冲次数、原材料表面的性质和气相前驱体等[13]。研究结果表明，原子层沉积法是一种可用于调控高分子材料表面润湿性能的有效措施，该技术还经常用于构建共涂层[14, 18]。Herrmann等报道了一种疏水性共涂层工艺，首先采用原子层沉积法在微电子机械系统表面沉积一层疏水性氧化铝薄层作为种子涂层，继而将疏水性十三氟辛基甲基双（二甲基氨基）硅烷分子高效化学键接至种子涂层表面，构建疏水性共涂层。种子涂层为化学键接疏水性功能分子提供了羟基活性位点，相比于传统氯化硅烷的共价修饰，共涂层具有更高的疏水性、更强的耐热性和耐久性，实际应用价值更高[14]。

3.2　等离子体处理和等离子体聚合技术

早在十九世纪初，物理学家们就提出了是否存在物质第四态的问题，并围绕这个问题做了许多探索和研究。1835年，法拉第（Faraday）便利用低压放电管观察到低压气体辉光放电现象。1879年，英国物理学家克鲁克斯（Crookes）在研究真空放电管中电离气体性质时，指出物质第四态研究将是最具挑战性和最振奋人心的领域之一[19]。1927 年，朗缪尔（Langmuir）在描述水银蒸气离子化状态时，最先引入等离子体（plasma）这个术语，并且沿用至今；1929 年，汤克斯（Tonks）和朗缪尔明确赋予其"电离气体"的涵义[20]。在特定条件下，使气体部分电离，从而产生等离子体，这种等离子体是由中性的原子或分子、激发态的原子或分子、自由基、电子或负离子、正离子及辐射光子组成，它们整体上表现为近似电中性，这是有别于固、液和气三态的物质而存在的又一种聚集态，称为物质第四态或等离子态[21]。

根据体系温度可以将等离子体划分为高温等离子体和低温等离子体。一般来说，高温等离子体主要应用于金属表面改性，而高分子材料表面改性主要采用低温等离子体。另外，根据等离子体产生的压强条件，可以将其划分为低压等离子体和常压等离子体，其中，后者无须真空操作，更便于材料处理，有利于工业化应用。

在相当长的一段历史时期内，等离子体主要还是作为发光气体、导电流体和高能量密度的热源来加以研究和应用。随着高科技的蓬勃发展以及科研工作者对新材料和新工艺的迫切需求，等离子体技术逐渐在材料表面改性方面发挥其独特的作用，并成为材料表面改性的重要手段之一。经过等离子体改性，材料表面发生多种物理和化学变化，如产生刻蚀，形成致密的交联层，以及引入极性基团，使材料的亲水性、粘接性、染色性、生物相容性、摩擦性能、光学性能及电性能等得到改善。等离子体表面改性的方式及其作用见表 3-1。

表 3-1　等离子体表面改性的方式及其作用

表面改性方式	作用
刻蚀	形成特殊的形貌、表面清洁
交联及引入特定基团	改善表面性能
沉积	保护基体机械性能，增加其他相关性能
接枝聚合	改变其表面性能，赋予特种功能

相比于其他改性方法，等离子体表面改性技术具有以下优点：

（1）改性速度极快，且改性层深度一般在几十到几百纳米，不过度影响材料本体性质。

（2）大部分高分子材料的表面均可利用等离子体活性组分进行改性。

（3）可以使用多种气体如氩气、氮气、氧气、氢气等对材料表面进行选择性改性，赋予材料表面特殊性能。

（4）改性表面均匀。

（5）发生方式可控和可重复，有利于产业转化。

高分子材料作为生物材料，已广泛应用在人工器官和组织工程等方面，植入人体后，材料应当避免对周围的生物组织造成持久或严重的负面影响[22]，因此，材料的物理化学表面性能非常重要，如表面形貌、化学结构、润湿性和表面能等。等离子体改性的方式、作用及优点使得该技术可以更好地用于高分子医用材料的表面改性，以改善其生物相容性、抗菌性、抗凝血性和药物缓释能力等性能。下面介绍几种常用的针对高分子医用材料表面改性的等离子体处理方式。

3.2.1 等离子体刻蚀

等离子体刻蚀（plasma etching）作用即通过弹性或非弹性碰撞，活性等离子体将能量转移到材料表面，当曝光时间长、操作条件极端时，材料表面原子被溅射出来，某些部分被去除，并且发生降解。其中降解产率和速率取决于等离子体和高分子材料的性质。等离子体刻蚀既有物理过程又有化学反应，其中，离子与基材表面分子发生溅射反应属于纯粹物理过程；而化学反应是以等离子体中的原子和粒子为刻蚀剂，引起高分子表面发生化学反应，导致分子链断裂产生可挥发性小分子，从物体表面逸出。在这个过程中，材料表面同时发生这两种相互竞争的反应，一种用于修饰材料表面，而另一种导致材料表面降解。当前者占主导时，材料表面的性质根据离子束的相互作用而改变，这种方式发生在等离子体接枝聚合反应以及等离子沉积过程中。反之，当降解反应占据主导时，等离子体对材料表面就产生刻蚀作用。

在高分子材料等离子体刻蚀改性研究中，主要采用惰性气体氩气。当然，这种刻蚀作用所引起的降解通常只发生在材料的最上层，而内层几乎不会产生质量损失。也正因为如此，基材的元素组成、化学结构、聚合度和结晶度等性质不会发生变化。通常，在等离子体沉积或等离子体聚合之前，首先发生刻蚀作用。刻蚀作用有利于去除高分子表面杂质，并且能够改变表面的微观形貌。另外，等离子体刻蚀以及随后的纳米纹理化作用可以有效地控制细胞在材料表面的黏附、增殖及潜在的分化行为[23]。

例如，通过氩气等离子体处理聚乙烯表面，使其变得粗糙，该修饰表面能够增加血管平滑肌细胞和结缔组织细胞的黏附和增殖。另外，以聚甲基丙烯酸甲酯（PMMA）为基材，经短时间 O_2 等离子体刻蚀处理，通过调节偏压，可以调控材料表面形貌，而且随着偏压的降低，微观结构的粗糙度增大，对 3T3 细胞的黏附能力也得到了增强。同时，这种处理方法也导致材料表面的亲水性发生了变化，这也影响了材料表面的细胞黏附及增殖情况。值得注意的是，与未处理表面相比，这种经过 O_2 等离子体刻蚀处理的 PMMA，在细胞培养 3 天时，表面细胞的数量反而较少，细胞形态也发生改变。这说明此时粗糙的表面并不利于这种细胞的增殖。因此，在利用等离子体刻蚀处理的材料表面时，应该探索优化工艺参数，来获得适宜粗糙度，从而更好地调控细胞黏附和增殖行为[24]。

3.2.2　等离子体植入官能团及交联反应

通过等离子体处理，在材料表面引入官能团及引发交联反应的过程通常采用非聚合性气体的等离子体轰击处理材料表面，并引起材料的化学结构变化，实现对材料表面进行改性，如图 3-2 所示。

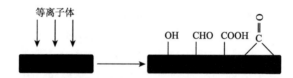

图 3-2　等离子体处理材料表面引入羟基、醛基和羧基等官能团的示意图

当等离子体对材料表面进行短时间处理时，可以产生大量的自由基，所形成的自由基有可能发生一系列反应。如果产生的自由基在同一链段的相邻两个原子上，则可以反应生成双键；如果在不同的链段上，则形成交联结构。另外，当 O_2 和 N_2 等反应性气体混入载气时，这些气体分子会与高速运动电子碰撞，并在等离子体气流中产生一些含氧或含氮活性粒子，它们与材料表面的自由基结合，这样就将羟基、羰基、羧基和氨基等官能团引入到材料表面。

等离子体表面处理通常使用的非聚合性气体包括惰性气体和活性气体。采用氦气和氩气等惰性气体作为等离子体的工作气体，被处理的材料表面有可能发生等离子体交联反应。利用等离子体处理材料表面时，化学键断裂并产生自由基，两个相邻的自由基会进一步发生反应。需要说明的是，在等离子体处理过程中，会发生刻蚀反应和交联反应，而且它们之间相互竞争。基材的化学结构、结晶度以及环境温度等条件决定等离子体处理过程的主导反应是刻蚀反应还是交联反应。经等离子体交联反应，在材料表面形成交联结构，有利于阻止或者降低小分子物质渗透或释放[25-27]。NH_3、O_2、N_2、CO 和 CO_2 等气体称为活性气体，这些等离子体与材料表面的自由基发生化学作用，因而可将相应的官能团引入到材料表面，并改变材料表面的化学成分。通常，利用含氧、氮和水的等离子体处理高分子材料，能够在其表面引入大量亲水性官能团，改善材料表面亲水性，从而提高粘接强度和生物相容性等性能[28, 29]。含氟等离子体如 SF_6、CF_4 和 C_2F_6，能够在材料表面引入含氟官能团，可赋予材料表面高疏水性能[30, 31]。不仅如此，活性基团的引入，让高分子材料表面能够进一步地固定功能性生物分子，从而提高其表面的多种性能，如生物相容性、抗菌性和抗凝血性等[32-34]。

使用 NH_3 等离子体处理的聚四氟乙烯（PTFE），可以有效地在其表面引入氨基官能团，在戊二醛交联作用下，将胶原固定在 PTFE 材料表面，从而提高了材料表面的生物相容性。实验结果证明，人脐静脉内皮细胞（HUVEC）可以均匀地铺展在胶原修饰表面，而且该表面不存在细胞毒性[32]。同样地，利用等离子体处理技术也可以将具有抗菌功效的分子固定在高分子材料表面，悉尼大学的德赫加尼（Dehghani）等通过空气等离子体处理聚碳酸亚丙酯（PPC）表面，得到活性官能团，然后将百里香酚/乙醇溶液涂覆在表面并干燥，从而最终获得具有抗菌功能的 PPC 表面（图 3-3）。实验结果表明，在水溶液中，百里香酚改性 PPC 的抗微生物活性可以保持 7 天；而干燥状态下，抗微生物活性可以维持数月[33]。香港城市大学的朱剑豪教授课题组首先用 N_2 等离子体处理了 PTFE 基材，然后将其分别浸入到含有肝素、CD47 和 SDF-1α 的溶液中，获得活性分子改性表面，从而起到降低血栓形成，促进内皮祖细胞富集，以及减轻单核细胞-巨噬细胞的炎性免疫反应的功效[35]。

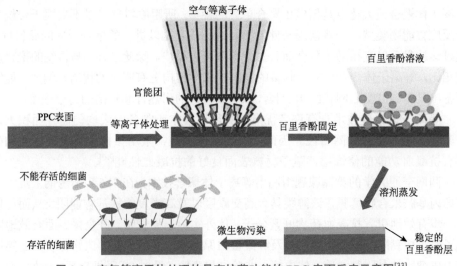

图 3-3　空气等离子体处理的具有抗菌功能的 PPC 表面反应示意图[33]

（图片引用经 American Chemical Society 授权）

3.2.3　等离子体沉积

在等离子体处理过程中，当离子化的前体碎片积聚在基体表面上时，会在其表面沉积而形成一层薄膜，它可以保护基体，此外，还可以赋予基体材料表面许多新特性，包括抑菌性能、抗凝血性和药物缓释等[36-38]。常见的方法包括物理气相沉积（PVD）、化学气相沉积（CVD）、等离子体增强化学气相沉积（PECVD）等。

在 PECVD 技术中，非热射频等离子体通过诱导气体的自由基化，产生反应性化学物质，从而在基材上反应形成光滑的沉积层。该技术可以通过一个通用、简单和无菌的方法来实现对基材的改性，并且保留基材的本体机械性能和结构。不仅如此，通过改变 PECVD 工艺参数，可以改变形成沉积层中单体的断裂和交联的程度，从而有效地调控沉积层的性质，如厚度、润湿性和表面化学性质等。因此，该技术可以很好地应用于医疗器械的沉积改性，例如，科罗拉多州立大学的费舍尔（Fisher）等通过该技术，将具有抗菌功能的茶树油主要成分（1,8-桉叶素）沉积在基材上，从而形成一层具有抗菌功能的沉积层，实验结果表明该沉积层可以显著防止微生物膜形成[39]。

3.2.4 等离子体聚合

等离子体聚合（plasma polymerization）是指利用等离子体技术将材料暴露于聚合性气体中，在其表面形成一层较薄的聚合物膜的过程。与传统的聚合方法相比，等离子体聚合最大特点是拓展了聚合单体的种类，所用原料气可以不局限于传统聚合反应官能团类型，一些常规条件下不能进行或者难以进行的聚合反应的原料气，通过该技术可以变得易于聚合而且聚合速度可以很快。除此之外，与传统的聚合反应相比，等离子体聚合反应所制备的材料在化学结构上有明显的优势，例如，能够制备出具有高度交联网状结构的膜，赋予其较好的耐热性和较高的力学强度。

等离子体聚合技术具有许多优点，利用该技术所制备的膜均匀而且面积大，与其他基材有很好的附着性。因此，科研工作者经常采用该技术在材料表面构建具有抗凝血功能的修饰层，赋予材料表面良好的抗凝血性能[40]。

西南交通大学的黄楠课题组利用等离子体聚合技术，在 316 L 不锈钢上沉积一层烯丙基胺聚合物薄膜，该薄膜具有高交联度以及高密度的氨基官能团，从而可以进一步有效地引入抗凝血药物肝素分子。体外实验结果表明，肝素化表面有效地降低了血小板黏附，减少了血小板及纤维蛋白原激活，不仅如此，该修饰表面还能提高内皮细胞的黏附和增殖。体内植入实验结果表明，经过 90 天埋植后，改性 316 L 不锈钢表面生长出均匀和完整梭状的内皮组织，并能够抑制血栓形成[41]。

然而，等离子体聚合形成的薄膜会存在一些缺点，如内部应力导致薄膜卷曲乃至破裂，或因结合比较弱而导致其剥离。等离子体接枝聚合（plasma graft polymerization）可以弥补等离子体处理和等离子体聚合的缺点，该技术首先对高分子材料进行等离子体处理，在材料表面产生活性自由基或者引入官能团，然后引发功能单体的接枝聚合反应，在材料表面形成新的化学结构，并赋予材料表面特殊性质（图 3-4）[42]。

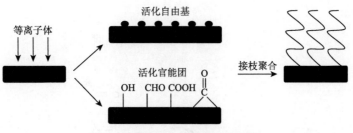

图 3-4　等离子体接枝聚合示意图

3.3　表面接枝方法

表面接枝是一种应用广泛的高分子材料表面改性技术，将聚合物链经化学反应引入材料表面，以改善材料表面的相关性质。通常有两种方式可实现在材料表面的接枝：其一，利用具有特殊官能团的聚合物链与材料表面的活性基团发生化学反应，直接偶联聚合物链至材料表面；其二，利用材料表面引发可聚合活性单体发生接枝聚合反应，从而间接地实现材料表面接枝的目的。下面将介绍几种典型的表面接枝技术，包括光化学接枝、辐射接枝、臭氧法接枝以及活性聚合接枝。

3.3.1　光化学接枝

光化学接枝技术作为一种"绿色化学"技术，被广泛应用于高分子材料表面改性。这主要得益于其自身的卓越特征，如反应条件温和、工艺简单、易于操控、物质依赖性低、反应收率高等[43]，可通过使用蒽醌类、二苯甲酮和叠氮衍生物等光引发剂引发光化学接枝反应。

Versace 等利用蒽醌类光引发剂，在紫外光作用下，成功地将细胞外基质成分的葡聚糖分子化学接枝至聚（3-羟基丁酸酯-*co*-3-羟基戊酸酯）静电纺丝膜表面。细胞培养实验表明，葡聚糖改性电纺纤维膜支架具有更强的促进细胞黏附、扩展和增殖的能力[44]。Wang 等应用二苯甲酮作为光引发剂进行光接枝聚合反应，将亲水性聚丙烯酰胺接枝到聚（3-羟基丁酸酯-*co*-3-羟基戊酸酯）电纺膜表面，提高了羊骨髓基质细胞的黏附性[45]。为增强 C 型派瑞林表面的润滑及抗生物污染性能，Ishihara 等采用光化学接枝技术，以二苯甲酮光引发 2-甲基丙烯酰氧乙基磷酸胆碱接枝聚合，将仿生化磷脂聚合物接枝至聚对二甲苯表面，实验结果表明，仿生化磷脂聚合物改性表面的水接触角由原来的 95° 下降至 47°，蛋白质吸附量减少了约 75%，增强了润滑及抗生物污染性能，扩大了其在医用电子器件方面的应用[46]。Kang 等合成含有叠氮基的大分子引发剂，如图 3-5 所示，在紫外光照射下，叠氮

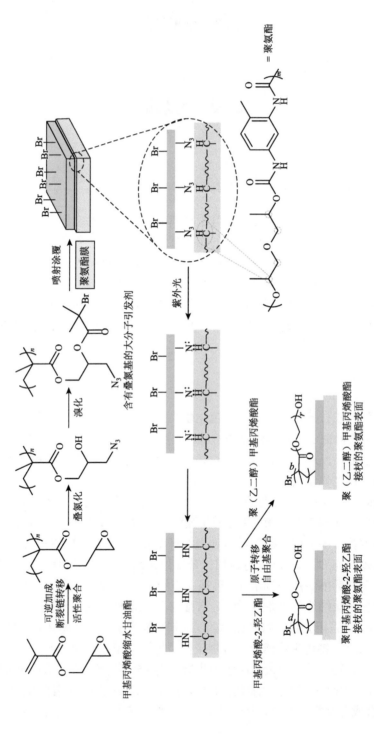

图 3-5 紫外光引发-原子转移自由基聚合联用在聚氨酯表面接枝聚甲基丙烯酸-2-羟乙酯和聚（乙二醇）甲基丙烯酸酯示意图[47]

（图片引用经 Royal Society of Chemistry 授权）

基团会响应而产生氮烯中间体，它能够夺取聚氨酯中 C—H 的氢生成胺键，从而共价接枝至聚氨酯材料表面，得到表面含有叔丁基溴官能团的聚氨酯表面。继而通过原子转移自由基可控聚合，将强亲水性聚甲基丙烯酸-2-羟乙酯和聚（乙二醇）甲基丙烯酸酯接枝到聚氨酯材料表面，形成梳状亲水性改性表面。实验结果表明，聚甲基丙烯酸-2-羟乙酯和聚（乙二醇）甲基丙烯酸酯接枝改性表面能够大幅度降低蛋白质吸附和细菌黏附[47]。

3.3.2　辐射接枝

辐射是指原子或原子核转变过程中产生 X 射线、γ 射线、重带电粒子和重离子等。在电离辐射的作用下，聚合物链有效地产生离子或者自由基类型的活性种，进而可以引发单体的接枝聚合。辐射接枝具有高度普适性、深度可控、重复性好、温度范围宽、引发速率高等优势。此辐射接枝必须使用电离辐射源，因此，接枝效果也易受辐射剂量和单体浓度等因素影响[48]。

辐射接枝作为一种十分有效的表面接枝方法，被广泛应用于高分子材料表面的功能化领域。科研人员采用 γ 射线[49-54]、电子束[55-57]等辐射源引发了许多单体（如丙烯酸酯、丙烯酸和丙烯酰胺等）的接枝聚合，实现了材料表面的功能化修饰。下面以 γ 射线为例重点介绍。

为了构建高度稳定化的聚乙二醇改性层，Lee 等将物理吸附于聚碳酸酯膜材料表面的聚乙二醇-*co*-聚丁二烯-*co*-聚乙二醇三嵌段共聚物进行 γ 射线辐射，从而将聚乙二醇共聚物共价接枝至材料表面。实验结果表明，高度稳定化表面（聚乙二醇共聚物浓度为 1 mg/mL）的水接触角由原来的 85°降到 56°，β-半乳糖苷酶吸附量减少80%[49]。同样，Schilke 等也利用 γ 辐射技术将聚乙二醇-*co*-聚丁二烯-*co*-聚乙二醇三嵌段共聚物共价接枝至聚氨酯材料表面，增强材料表面抗纤维蛋白原吸附的能力，提高了血液相容性[50]。在骨组织工程支架功能化方面，Lim 等将双相磷酸钙（biphasic calcium phosphate，BCP）均匀引至静电纺丝聚 L-丙交酯（PLLA）材料上，采用 γ 辐射技术引发丙烯酸单体在纺丝材料表面接枝聚合以提供羧基活性基团，丙烯酸的接枝量可通过单体浓度精确调控。进而将短肽序列精氨酸-甘氨酸-天冬氨酸（Arg-Gly-Asp，RGD）化学偶联至该材料表面，构建 BCP 和 RGD 双功能化的 PLLA纺丝材料表面。生物医学评价结果表明，RGD 短肽可促进人类间充质干细胞的黏附、扩展和增殖，BCP 和 RGD 短肽协同提高了碱性磷酸酶的活性，并促进钙化[51]。为增强 PET 的综合力学性能，Xie 等采用氧化石墨烯（graphene oxide，GO）表面修饰以调控 GO 与 PET 之间相互作用的策略，在 γ 射线作用下，聚甲基丙烯酸缩水甘油酯［poly（glycidyl methacrylate），PGMA］在 GO 表面接枝聚合，继而将表面修饰 GO 和 PET 共混得到良好相容性的共混物。实验结果表明，γ-PGMA 修饰 GO 可使 PET 共混物的抗冲击强度提高 2.5 倍，抗拉强度也略有增加[52]。

3.3.3 臭氧法接枝

高分子材料可被臭氧氧化，在材料表面生成过氧化物，进一步分解产生自由基，可引发单体在材料表面接枝聚合。同时，臭氧还可以由材料表面扩散至内部，在材料内部发生臭氧氧化，这对材料表面的臭氧化程度、材料降解速度以及材料性能产生一定影响。相比于其他接枝方法，臭氧法接枝不仅具有在高分子材料表面均匀引入过氧自由基的独特优势，而且易于操作、适用范围广且成本低，因而被广泛应用于高分子材料表面改性研究领域[58-67]。

Park 等利用臭氧法将 I 型骨胶原分子接枝至聚氨酯材料表面，并通过控制臭氧发生器电压值和臭氧化时间，调控聚氨酯材料表面过氧化物浓度以及表面接枝密度。碘化物测定、水接触角和 X 射线光电子能谱分析等测试结果表明，聚氨酯材料表面被 I 型骨胶原有效覆盖；生物医学评价表明，I 型骨胶原能促进成纤维细胞在材料表面的黏附和增殖，说明 I 型骨胶原改性为成纤维细胞的生长提供了有利的生理环境[59]。在骨组织工程研究领域，Lai 等报道了借助臭氧法接枝丙烯酸琥珀酰亚胺至 PLLA 材料表面，继而高效地化学固定功能性多肽分子精氨酸-甘氨酸-天冬氨酸-丝氨酸（Arg-Gly-Asp-Ser，RGDS），并且通过控制臭氧活化时间调控 RGDS 的接枝率，从而构建出高接枝率的聚乳酸材料表面。在该修饰过程中，丙烯酸琥珀酰亚胺高效接枝对于提高 RGDS 接枝率起到至关重要的作用。生物医学评价表明，RGDS 改性 PLLA 表面能够显著增强大鼠骨肉瘤细胞的黏附、增殖以及成骨能力，值得一提的是丙烯酸琥珀酰亚胺接枝中间体具有良好的生物相容性，而且不影响 RGDS 发挥生物活性[60]。在组织工程韧带重建研究领域，Rohman 等采用臭氧活化 PCL 材料表面，从而成功地将聚苯乙烯磺酸钠接枝至 PCL 表面，臭氧法接枝并未导致 PCL 材料降解。聚苯乙烯磺酸钠接枝 PCL 表面显著增强了成纤维细胞的代谢活性，并且促进了该细胞的表面铺展行为，为基于韧带重建的组织工程化材料的设计提供了一种思路[61]。在构建抗菌表面方面，Yang 等依次利用臭氧活化接枝和偶联化学方法将壳聚糖低聚物共价接枝至聚砜材料表面，其水接触角由 79° 下降至 55°，亲水性明显增强。结果显示 18 h 内杀死约 10^5 个细菌/mL，表明臭氧法壳聚糖改性聚砜表面有很好的抗菌活性[62]。为提高微孔滤膜的亲水性能，Lee 等利用臭氧法将亲水性甲基丙烯酸羟乙酯接枝聚合至聚丙烯微孔滤膜表面，并对臭氧活化时间进行优化，实验结果表明，经过 3～5 min 活化，可得到聚甲基丙烯酸羟乙酯高接枝率，同时又能保持基材的机械强度[63]。

3.3.4　活性聚合接枝

传统的表面接枝方法不具备可控的特性，通常会导致接枝链分布不均匀、接枝链长度不可控和接枝率低等问题。同时，伴随着接枝反应，常常还会发生一些副反应，如均聚、接枝链的支化或交联[68, 69]，甚至高分子基材的降解[70]等。为了提高材料表面接枝的可控性，并且避免副反应的发生，活性聚合接枝成为一种精确控制接枝修饰的新策略。

活性聚合是指在适宜的反应体系中，无链终止也无链转移反应，引发速率远大于链增长速率的聚合反应，如阴离子聚合、阳离子聚合。此外，活性/可控自由基聚合也符合活性聚合特征，包括原子转移自由基聚合（atom transfer radical polymerization，ATRP）、可逆加成-断裂链转移（reversible addition-fragmentation chain transfer polymerization，RAFT）聚合和硝基氧介导自由基聚合（nitroxide-mediated free radical polymerization，NMRP 或 NMP）等。在活性聚合反应体系中，活性种和休眠种之间存在着动态平衡，决定了聚合反应的可控特性[71]。一般材料表面的活性聚合接枝需要两个步骤，首先在材料表面引入活性引发基团，然后表面引发单体的活性聚合（均聚或共聚）。

下面介绍利用活性聚合技术进行材料表面接枝的典型研究工作。Quirk 等制备了己基锂引发单层修饰的硅表面，并以阴离子机理引发异戊二烯的活性聚合接枝。1, 1-二苯基乙烯由于其自身较大的空间位阻效应，被视为一种很好的助引发剂。首先，在硅表面接枝 1, 1-二苯基乙烯作为助引发剂单层；然后，利用正丁基锂参与的加成反应，得到己基锂单层，引发异戊二烯的活性聚合；最后，采用环氧乙烷在活性链末端形成羟基来终止聚合反应[72]。Brittain 等将端基为 2-苯基-2-丙基甲基醚的引发剂沉积于硅表面，在四氯化钛和质子捕捉剂存在的情况下，引发苯乙烯的碳阳离子聚合接枝，发现聚合反应 1 h 可以得到厚度为 30 nm 的接枝层。同时还发现，随着引入质子捕捉剂，在溶液中还会存在由质子引发的苯乙烯均聚物。当聚合反应温度降低到−78℃时，消除了链转移反应，达到活性聚合的标准[73]。Malmstrom 等通过 ATRP 法制备了超疏水纤维表面，首先通过引发甲基丙烯酸缩水甘油酯的活性聚合，继而采用十五氟辛酰氯酰化反应，进行表面修饰而得到烷基氟改性纤维表面。烷基氟改性超疏水生物纤维表面呈现出微纳二元结构，具有自清洁能力[74]。Chen 等在聚偏氟乙烯［poly（vinylidene fluoride），PVDF］链上进行 RAFT 活性聚合接枝，并采用接枝后成膜的方式制备了微孔滤膜。首先，利用臭氧活化 PVDF 分子链产生过氧基团，以 1-苯乙基二硫代苯甲酸酯作为链转移剂，引发聚乙二醇单甲醚甲基丙烯酸酯［poly（ethylene glycol）methyl ether methacrylate，PEGMA］的活性聚合接枝，合成了以 PVDF 为主链、以 PEGMA 为侧链的梳型共聚物。在水相中，利用相转化法成膜，亲水性大分子 PEGMA 趋向于分布表面，制得 PVDF-接枝-PEGMA 微孔滤膜。由于接枝链 PEGMA 具有亲水特性，并且活性聚合接枝链长分布较为均匀，故而所得微孔滤膜孔隙率高，孔径分布窄[75]。Cunningham 等采用 NMP 活性聚合在纤维素纳米晶体（cellulose nanocrystal，CNC）表面可控接枝了二氧化碳响应型大分子链聚甲基丙烯酸二甲氨基乙酯［poly（dimethylaminoethyl methacrylate），PDMAEMA］、聚甲基丙烯酸二乙氨基乙酯［poly（diethylaminoethyl methacrylate），PDEAEMA］和聚二甲氨基丙基甲基丙烯酰胺［poly（dimethylaminopropyl methacrylamide），PDMAPMAm］。如图 3-6 所示，在二氧化碳刺激下，改性 CNC 会变为亲水性表面，从而较好地分散于水相或高极性有机相；而在氮气作用下，改性 CNC 则会可逆地变为相对疏水性表面，获得良好疏水性介质的分散能力。基于表面亲疏水性可调控的策略，理想地解决了 CNC 仅具有亲水或者疏水性介质单一分散能力的弊端，扩展了 CNC 的应用领域[76]。

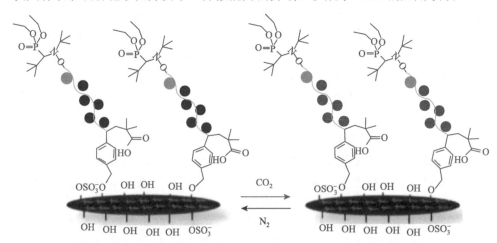

纤维素纳米晶体表面接枝聚合物

图 3-6　二氧化碳可逆调控纤维素纳米晶体表面亲疏水性机理图[76]

（图片引用经 Royal Society of Chemistry 授权）

活性聚合接枝经常用于生物医用高分子材料表面改性研究领域。Feng 等通过静电纺丝技术制备了聚碳酸酯型聚氨酯（polycarbonateurethane，PCU）纤维支架材料，并且在其表面共价引入叔丁基溴活性位点，进而通过表面引发的 ATRP 接枝亲水性分子[22, 77-80]，如 PEGMA，通过二次引发接枝两性离子聚合物，得到刷型聚合物修饰表面，如图 3-7 所示。实验结果表明，改性 PCU 表面具有更强的亲水

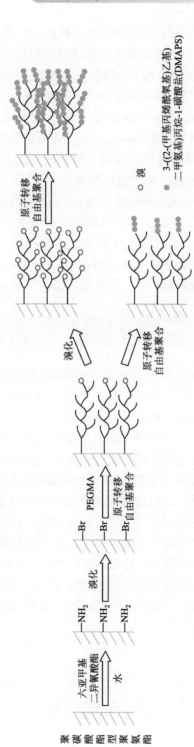

图 3-7　PCU 表面引发原子转移自由基聚合接枝 PEGMA 和 DMAPS 示意图

性，提高了 PCU 表面的抗蛋白吸附和抗血小板黏附性能，增强了 PCU 表面的血液相容性。在此基础上，他们将内皮细胞特异性短肽分子与亲水性聚合物协同修饰 PCU 表面[77, 78]，如精氨酸-谷氨酸-天冬氨酸-缬氨酸（Arg-Glu-Asp-Val，REDV）/N-（2-羟丙基）甲基丙烯酰胺[N-(2-hydroxypropyl)methacrylamide，HPMA]和半胱氨酸-丙氨酸-甘氨酸（Cys-Ala-Gly，CAG）/PEGMA，构建具有内皮细胞特异性黏附功能的亲水性表面。实验结果表明，共同修饰的 PCU 表面不仅提高了血液相容性，而且能够增强内皮细胞对平滑肌细胞的竞争生长，具有血管组织工程应用前景。Zhai 等合成了以 PVDF 为主链、聚丙烯酸-2-(2-溴异丁酰氧基)乙酯（poly [2-(2-bromoisobutyryloxy)ethyl acrylate]）为侧链的接枝共聚物，在水相通过相转化法制备表面带有异丁基溴活性单元的微孔膜，继而通过表面引发的 ATRP 接枝 PDMAEMA，最后进行 PDMAEMA 的季胺化，构建了一种表面接枝聚阳离子的微孔膜。实验结果表明，这种聚阳离子改性的微孔膜不仅能够抑制细菌生长，而且能够破坏细菌体，是一种典型的抗菌表面构建策略[81]。

3.4　层层组装方法

艾勒（Iler）早在 1966 年就提出了通过静电吸附将两种带相反电荷的物质逐层交替沉积的自组装技术[82]，但是，直到 1991 年德谢尔（Decher）等才将这种技术应用于二维平板上，制得聚电解质复合多层膜[83]。随后，该技术引起人们广泛关注并取得了较大进展，并且在导电膜、渗透膜、材料表面改性等领域均有广泛研究。该技术就是借助各层分子间的相互作用力（如静电力、氢键、共价键等），使层与层之间自发地结合构建结构完整、性能稳定和具有某种特定功能的分子聚集体或超分子结构的技术。通过这种技术制备多层膜的过程十分简单，以阴阳离子聚电解质在带正电荷的基底上的层层自组装为例，多层膜的制备过程（图 3-8）可描述为：将带正电荷的基板浸入带有相反电荷的聚电解质水溶液，并停留一段时间，从而得到带负电的单层膜。接着，浸入水中，洗去表面未吸附的聚电解质。之后，再浸入到带与膜层表面相反电荷的聚电解质水溶液中，并停留一段时间，经过洗涤，得到下一层膜。重复上述过程，交替沉积成膜，最终获得理想层数的聚电解质多层膜。

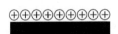 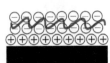 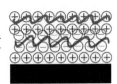

图 3-8　以静电力为驱动力的层层自组装技术基本过程

　　该技术由于其独特的表面改性效果，而成为高分子材料表面修饰的重要手段之一。该技术主要有如下特点：

　　（1）基底选取的范围很广，基底材料形貌没有限制，可以在平面、非平面上进行厚度可控的多层膜修饰。

　　（2）制备方法简易，制备条件温和，不需要复杂的设备和仪器，便于工业化生产。

　　（3）成膜材料多样，聚电解质、多糖、多肽、蛋白质、胶体粒子和 DNA 等物质都可以作为成膜的材料进行层层组装。

　　（4）可以设计构筑层数和外部环境从而对层层组装聚合物膜的厚度和结构等进行精准调控。

　　该技术的这些特点使其可以很好地应用在构建生物相容性表面[84]，实现药物、生物活性因子和 DNA 的局部释放[85-87]，调控表面的细胞行为等方面[88]。

　　该技术的驱动力除了常见的静电相互作用外，还包括其他分子间作用力，如氢键、疏水/亲水作用力、主客体相互作用、配位键、共价键或上述几种作用力的协同。针对高分子材料的表面改性，介绍几种常见的驱动力作用下的层层组装技术。

3.4.1　静电相互作用

　　1991 年，德谢尔（Decher）等首次报道了利用带相反电荷的传统高分子聚电解质——聚苯乙烯磺酸钠和聚丙烯胺盐酸盐，成功制备了多层超薄有序自组装薄膜，并用 X 射线散射证明了该超薄膜的多层有序结构，标志着简单而实用的静电层层自组装技术的产生。此后，这种以离子间静电力为成膜驱动的层层自组装技术迎来了大发展，各种结构的聚电解质被用来组装成多层膜，例如，合成聚电解质包括聚苯乙烯磺酸（PSS）、聚二甲基二烯丙基氯化铵（PDDA）、聚乙烯亚胺（PEI）、聚 N-异丙基丙烯酰胺（PNIPAM）、聚丙烯酸（PAA）、聚甲基丙烯酸（PMA）、聚乙烯硫酸酯（PVS）和聚烯丙基胺盐酸盐（PAH）等，以及天然聚电解质包括核酸、蛋白质、海藻酸、硫酸软骨素、肝素、壳聚糖、硫酸纤维素、硫酸葡聚糖和羧甲基纤维素等[89-91]。除此之外，一些胶体微粒和具有功能的纳米无机粒子也可用来组装形成具有特异功能的薄膜或胶囊，如带电二氧化硅胶体、带电聚苯乙烯微球、金属氧化物、多金属氧酸盐等[92-95]。由于该技术对组装材料的选取没有特殊要求，很多材料都可利用静电层层自组装技术进行改性，但是，在组装前需要对基材进行预处理，主要包括对基材表面进行清洗以及赋予基材表面正电荷或负电荷，以便组装物质被吸附到基材表面。

　　以血清白蛋白和多糖类聚电解质为组装基元，利用静电层层自组装技术在基材表面构建多层状膜，可以有效改善材料表面的生物相容性。将透明质酸（HA）

和壳聚糖（CH）通过层层自组装技术依次在血管支架内层上构筑改性层（图 3-9），可以有效增强其抗血栓能力，并能降低内膜增生[96]。此外，计剑教授课题组利用静电层层自组装技术对 PET 基材进行表面改性，构建了壳聚糖和肝素的多层膜结构，不仅能提高其表面抗菌和抗黏附性能，而且能提高血液相容性。实验结果还显示，通过调控 pH，可以明显地改变其表面抗菌功效[97]。

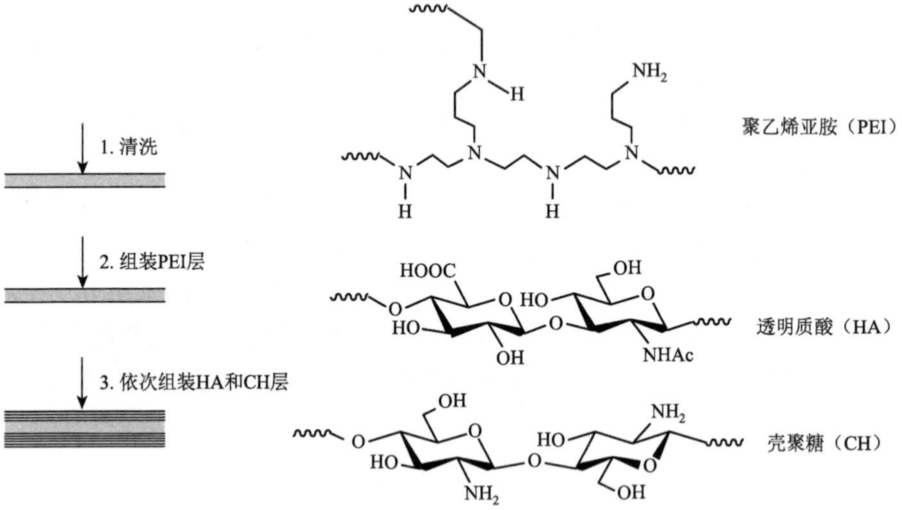

聚乙烯亚胺（PEI）

透明质酸（HA）

壳聚糖（CH）

1. 清洗
2. 组装PEI层
3. 依次组装HA和CH层

图 3-9   在吸附 PEI 的血管支架内层上，依次进行透明质酸和壳聚糖的层层自组装过程[96]

（图片引用经 American Chemical Society 授权）

目前，层层自组装技术经常用于药物、生物活性物质、基因和 siRNA 的控释和递送研究领域，利用层层自组装技术在基材表面构建载药或者载生物活性分子的多层功能膜，可以实现材料表面的功能化，既能改变表面性能，又能赋予控释功能。对于带电荷的亲水性小分子药物，可以通过静电相互作用被负载到自组装多层膜中，从而实现药物局部释放功能[98]。而针对不带电荷的疏水药物，则共价键接枝到聚电解质上形成大分子前体药物，并作为组装基元参与组装[99]。根据膜将来的使用环境，设计和调节多层膜的结构和组成，实现负载药物的可控释放。例如，利用具有 pH 响应性的弱聚电解质作为组装基材，构建 pH 响应性的层层组装膜，通过改变环境的 pH 值和离子强度等条件，调控药物释放[100]。

多数生物活性大分子药物如核酸、蛋白质、多肽和多糖等，自身带有大量电荷，可直接作为组装基元，参与静电层层自组装过程而被载入多层膜。哈蒙德（Hammond）课题组用 siRNA 和聚 L-精氨酸作为组装基元，构建了自组装纳米粒，并包载了一种化疗药物，从而实现了药物和核酸协同递送（图 3-10），实验结果表明，这种协同载药纳米粒可以更加显著地减小肿瘤体积[101]。

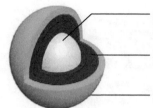

纳米颗粒核层：包含阿霉素和其他化疗药物

负载siRNA的聚阳离子内层
具有内含体逃逸机理

外层具有保护和分子肿瘤靶向的特征

图 3-10　基于层层自组装纳米颗粒的模块化组合药物递送平台示意图[101]

（图片引用经 American Chemical Society 授权）

3.4.2　氢键相互作用

静电自组装技术要求组装基材带电荷，通常它们只能溶于水、乙醇和二甲基甲酰胺等极性溶剂中，限制了组装基材的种类。1997 年，鲁布纳（Rubner）等[102]和张希等[103]各自独立报道了以氢键作用为成膜动力制备自组装膜的方法，提出了氢键层层自组装技术。该组装方法拓宽了组装基元的选择性，使许多不溶于极性溶剂的高分子材料也能自组装形成膜。氢键层层自组装机理和静电层层自组装类似，只是成膜驱动力由静电相互作用变为氢键作用，这就要求组装基元分子链上的极性基团可以相互作用构成氢键，使层与层之间紧密吸附，因此在组装基元的选择上，聚合物的分子链上要有能形成氢键的极性侧基或官能团。通常情况下，一种组装基元是氢键的受体，另外一种则是氢键的供体。常见的带氢键受体的聚合物有聚乙二醇（PEG）、聚 *N*-乙烯基吡咯烷酮（PVPON）和聚 *N*-异丙基丙烯酰胺（PNIPAM）等，而常用带氢键供体的聚合物包括聚甲基丙烯酸（PMA）等[104]（图 3-11）。

与静电作用的自组装技术相比，氢键自组装的方法有如下优势：

（1）在 pH 变化的情况下，组装膜还能稳定存在。

（2）在组装基元的选取上，可以选择不带电荷的材料，如抗蛋白吸附能力较好的亲水性高分子材料 PEG、PVPON 和 PVA（聚乙烯醇）作为组装基元构建多层膜。

（3）能够构建具有响应功能的膜结构。温度响应聚合物如 PNIPAM、聚 *N*-乙烯基己内酰胺（PNVCL）和聚乙烯基甲基醚（PVME）或 pH 响应聚合物如 PMA 通过氢键作用参与多层膜的构建，温度响应和 pH 响应特性赋予多层膜响应功能，可以用在智能药物控释等方面[105, 106]。例如，以聚丙烯酸（PAA）为氢键供体，可生物降解的聚环氧乙烷-嵌段-聚（*ε*-己内酯）（PEO-*b*-PCL）胶束作为氢键受体，通过层层自组装技术构建包埋疏水药物的载体材料，可实现在 pH = 7.4 情况下的可控释放[107]（图 3-12）。

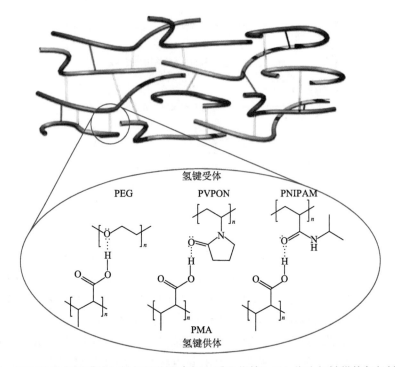

图 3-11 用于构建多层膜的氢键相互作用事例：质子化的 PMA 作为氢键供体与氢键受体如 PEG、PVPON 和 PNIPAM 相互作用[104]

（图片引用经 Royal Society of Chemistry 授权）

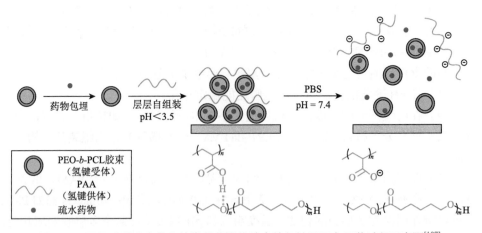

图 3-12 用于递送疏水药物的嵌段共聚物胶束的氢键层层自组装过程示意图[107]

（图片引用经 American Chemical Society 授权）

3.4.3　共价键相互作用

层层自组装技术的驱动力除了常见的静电相互作用外，还包括其他分子间作用力，如氢键、配位键、疏水/亲水作用力和主客体相互作用等，但是，这些层状组装的驱动力多为弱分子间作用力。组装基材所处的环境，如 pH 值或离子浓度的改变，均可能影响多层膜的稳定性，例如，强酸性、强碱性或高离子强度的溶液环境可能会破坏组装膜。为了提高组装膜稳定性能，研究者提出以共价键为驱动力的自组装策略，层与层之间形成牢固的共价键作用，赋予组装膜高稳定性能，它们不易受外界环境的影响而解体[108]。与静电相互作用的原理类似，共价键层层自组装技术通过共价键作用在具有反应活性的基材表面固定一层组装单元后，再与另一组装单元进行反应，通过共价键固定了一层物质后，需要用相应的溶剂进行清洗，如此交替地在两种组装溶液中反应，最终在基材表面获得通过共价键结合的多层膜。

与静电或氢键等弱分子力驱动的自组装技术不同的是，该技术需要参与的组装单元必须具有能原位生成化学键的官能团，另外，组装单元最好能在温和条件下进行反应，而且不需要惰性气体保护，利用点击化学方法构建层层自组装膜具有非常大的优势[109]。此外，如果反应产生副产物，副产物需要能较容易地从膜中分离，从而避免了杂质对组装膜的污染[110]。

与弱分子力驱动的自组装技术相比，共价键层层自组装技术具有其特有的优势：

（1）多层膜相邻层间靠原位生成化学键连接，组装完成后，不需要进一步的交联反应。

（2）共价键结合，使得所制备的多层膜稳定性高，即使在强酸性、强碱性溶液中也可以保持其稳定性。

（3）自组装过程不局限于水溶液，特别是一些非水溶性物质可以在有机溶剂中进行共价键自组装。

（4）具有反应活性的多官能团物质种类非常丰富，可用于构建多层膜的化学反应类型多样。

（5）采用原位化学反应所构建的多层膜通常含有大量的活性基团，这为多层膜的后续功能化改性修饰提供了便利条件。

针对医用材料的表面修饰，东京大学的石原和彦（Kazuhiko Ishihara）等通过共价键层层自组装技术，在钛基材表面构建了多层凝胶，他们利用含有苯基硼酸链段的磷脂聚合物与 PVA 共价络合，通过该层膜对钛基材改性从而提高其抗蛋白吸附性，降低细胞黏附，并能抗组织增生[111]。此外，利用这种技术可以构建响应型多层膜或微胶囊，实现药物和生物活性分子的可控释放，赋予表面特定功能[112-114]。

3.5　高分子材料的金属化

高分子基生物材料已经成功应用于组织工程与再生医学领域，然而，在生物体内进行生物电子学应用时，却未能取得理想的效果。究其原因，主要是高分子基生物材料通常具有较差的导电性能，无法传输或者不能及时传输电信号，因此在生物体内，不能实现器官、组织或者细胞的传感和刺激。为了赋予高分子基生物材料导电性能和实现生物体内的生物电子学应用，人们研发了一种简捷、有效的表面改性技术，即高分子材料的金属化。

高分子材料的金属化通常是在高分子基生物材料（硅橡胶、聚酰亚胺等）表面沉积上金属（铂、金等）的过程。金属化的生物材料具有促进组织修复、代替的能力和强化的导电能力，扩大了传统生物材料的应用领域，尤其在神经系统（视网膜、脊椎等）和心肌组织的修复与传感领域具有潜在应用。

Delbeke 等制备了铂金属化的硅橡胶，并系统评价了它在体外和体内的生物相容性。实验结果表明，铂金属化过程不会导致细胞毒性，也不会引起明显的组织反应，这为其神经系统卡夫电极的应用奠定了基础[115]。电极材料是生物体内电信号的检测器和激励器，属于可植入电子器件中的重要组件。为解决由传统电极体积大所导致的柔韧性差、易感染等问题，科学家们致力于发展可植入的微电极。然而，微电极却不可避免地表现出特别高的阻抗值，这使得微电极通常具有较低的信噪比。为了解决这个问题，Boehler 等通过电化学方法在聚酰亚胺材料表面沉积了纳米结构铂，相比于常规的铂金属化聚酰亚胺，这种特殊结构能够显著降低微电极阻抗，提高了信噪比。值得注意的是，这种电化学沉积纳米结构铂降低微电极阻抗的方法具有一定的普适性[116]。通常植入材料会在一定程度上触发宿主组织反应，植入式电极材料也不例外。神经电极的体内植入可能会局部地激活免疫细胞，进而形成早期的或持续的免疫反应。为了解决这个问题，可以在金属化高分子基神经探针表面涂覆抗炎药物（如阿莫西林）涂层，当植入体内之后，抗炎药物从探针表面缓慢释放，以达到抑制甚至消除炎症等目的[117, 118]。

（冯亚凯、杨　啸、高　彬）

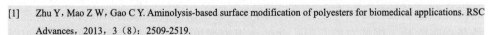

参 考 文 献

[1]　Zhu Y, Mao Z W, Gao C Y. Aminolysis-based surface modification of polyesters for biomedical applications. RSC Advances, 2013, 3（8）: 2509-2519.

[2]　Zhu Y B, Gao C Y, Liu X Y, Shen J C. Surface modification of polycaprolactone membrane via aminolysis and biomacromolecule immobilization for promoting cytocompatibility of human endothelial cells. Biomacromolecules,

2002，3（6）：1312-1319.

[3]　Zhu Y，Mao Z W，Shi H Y，Gao C Y. In-depth study on aminolysis of poly（ε-caprolactone）：Back to the fundamentals. Science China Chemistry，2012，55（11）：2419-2427.

[4]　Chen S Y，He Z H，Xu G J，Xiao X F. Fabrication and characterization of modified nanofibrous poly（L-lactic acid）scaffolds by thermally induced phase separation technique and aminolysis for promoting cyctocompatibility. Journal of Biomaterials Science，Polymer Edition，2016，27（10）：1058-1068.

[5]　Bech L，Meylheuc T，Lepoittevin B，Roger P. Chemical surface modification of poly（ethylene terephthalate）fibers by aminolysis and grafting of carbohydrates. Journal Polymer Science Part A：Polymer Chemistry，2007，45（11）：2172-2183.

[6]　Castillo G A，Wilson L，Efimenko K，Dickey M D，Gorman C B，Genzer J. Amidation of polyesters is slow in nonaqueous solvents：Efficient amidation of poly（ethylene terephthalate）with 3-aminopropyltriethoxysilane in water for generating multifunctional surfaces. ACS Applied Materials & Interfaces，2016，8（51）：35641-35649.

[7]　Liu Y X，He T，Gao C Y. Surface modification of poly（ethylene terephthalate）via hydrolysis and layer-by-layer assembly of chitosan and chondroitin sulfate to construct cytocompatible layer for human endothelial cells. Colloid and Surfaces B：Biointerfaces，2005，46（2）：117-126.

[8]　Leonor I B，Kim H M，Balas F，Kawashita M，Reis R L，Kokubo T，Nakamura T. Alkaline treatments to render starch-based biodegradable polymers self-mineralizable. Journal of Tissue Engineering and Regenerative Medicine，2007，1（6）：425-435.

[9]　Shih T K，Ho J R，Chen C F，Whang W T，Chen C C. Topographic control on silicone surface using chemical oxidization method. Applied Surface Science，2007，253（24）：9381-9386.

[10]　Gao C Y，Li A，Yi X S，Shen J C. Construction of cell-compatible layer and culture of human umbilical vascular endothelial cells on porous polystyrene membranes. Journal of Applied Polymer Science，2001，81（14）：3523-3529.

[11]　Guo H C，Ye E Y，Li Z B，Han M Y，Loh X J. Recent progress of atomic layer deposition on polymeric materials. Materials Science & Engineering C：Materials for Biological Application，2017，70：1182-1191.

[12]　Xiao X F，Cao G Y，Chen F X，Tang Y R，Liu X，Xu W L. Durable superhydrophobic wool fabrics coating with nanoscale Al_2O_3 layer by atomic layer deposition. Applied Surface Science，2015，349：876-879.

[13]　Hyde G K，Scarel G，Spagnola J C，Peng Q，Lee K，Gong B，Roberts K G，Roth K M，Hanson C A，Devine C K. Atomic layer deposition and abrupt wetting transitions on nonwoven polypropylene and woven cotton fabrics. Langmuir，2010，26（4）：2550-2558.

[14]　Herrmann C F，Delrio F W，Bright V M，George S M. Conformal hydrophobic coatings prepared using atomic layer deposition seed layers and non-chlorinated hydrophobic precursors. Journal of Micromechanics and Microengineering，2005，15（5）：984-992.

[15]　Vasquez K A，Vincent-Johnson A J，Hughes W C，Augustine B H，Lee K，Parsons G N，Scarel G. Wetting properties induced in nano-composite POSS-MA polymer films by atomic layer deposited oxides. Journal of Vacuum Science & Technology A，2012，30（1）：01A105.

[16]　Roy A K，Deduytsche D，Detavernier C. Wetting transitions of polymers via thermal and plasma enhanced atomic layer depositions. Journal of Vacuum Science & Technology A，2013，31（1）：01A147.

[17]　Edy R，Huang X J，Guo Y，Zhang J，Shi J J. Influence of argon plasma on the deposition of Al_2O_3 film onto the PET surfaces by atomic layer deposition. Nanoscale Research Letters，2013，8：79.

[18]　Ali K，Choi K H，Jo J，Lee Y W. High rate roll-to-roll atmospheric atomic layer deposition of Al_2O_3 thin films

towards gas diffusion barriers on polymers. Materials Letters, 2014, 136: 90-94.

[19] Crookes W. On radiant matter. Journal of the Franklin Institute, 1879, 108 (5): 305-316.

[20] Tonks L, Langmuir I. Oscillations in ionized gases. Physical Review, 1929, 33 (2): 195-210.

[21] D'Agostino R, Favia P, Oehr C, Wertheimer M R. Low-temperature plasma processing of materials: Past, present, and future. Plasma Processes and Polymers, 2005, 2 (1): 7-15.

[22] Ren X, Feng Y, Guo J, Wang H, Li Q, Yang J, Hao X, Lv J, Ma N, Li W. Surface modification and endothelialization of biomaterials as potential scaffolds for vascular tissue engineering applications. Chemical Society Reviews, 2015, 44 (15): 5680-5742.

[23] Tserepi A, Gogolides E, Bourkoula A, Kanioura A, Kokkoris G, Petrou P S, Kakabakos S E. Plasma nanotextured polymeric surfaces for controlling cell attachment and proliferation: A short review. Plasma Chemistry and Plasma Processing, 2016, 36 (1): 107-120.

[24] Kontziampasis D, Bourkoula A, Petrou P, Tserepi A, Kakabakos S, Gogolides E. Cell array fabrication by plasma nanotexturing. Bio-MEMS and Medical Microdevices, 2013: 87650B-10.

[25] Placinta G, Arefi K F, Gheorghiu M, Amouroux J, Popa G. Surface properties and the stability of poly (ethylene terephtalate) films treated in plasmas of helium-oxygen mixtures. Journal of Applied Polymer Science, 1997, 66 (7): 1367-1375.

[26] Grill A. Cold plasma materials fabrication: From fundamentals to applications. Piscataway: Wiley-IEEE Press, 1994: 272.

[27] Carlsson C M G, Johansson K S. Surface modification of plastics by plasma treatment and plasma polymerization and its effect on adhesion. Surface and Interface Analysis, 1993, 20 (5): 441-448.

[28] Guruvenket S, Rao G M, Komath M, Raichur A M. Plasma surface modification of polystyrene and polyethylene. Applied Surface Science, 2004, 236 (1): 278-284.

[29] Yang S, Gupta M C. Surface modification of polyethyleneterephthalate by an atmospheric-pressure plasma source. Surface & Coatings Technology, 2004, 187 (2-3): 172-176.

[30] Shi L S. Investigation of surface modification and reaction kinetics of PET in RF CF_4-CH_4 plasmas. Journal of Polymer Engineering, 1999, 19 (6): 445-455.

[31] Chu P K, Chen J Y, Wang L P, Huang N. Plasma-surface modification of biomaterials. Materials Science & Engineering R: Reports, 2002, 36 (5-6): 143-206.

[32] Mahmoodi M, Zamanifard M, Safarzadeh M, Bonakdar S. In vitro evaluation of collagen immobilization on polytetrafluoroethylene through NH_3 plasma treatment to enhance endothelial cell adhesion and growth. Bio-Medical Materials and Engineering, 2017, 28 (5): 489-501.

[33] Bahramian B, Chrzanowski W, Kondyurin A, Thomas N, Dehghani F. Fabrication of antimicrobial poly (propylene carbonate) film by plasma surface modification. Industrial Engineering & Chemistry Research, 2017, 56 (44): 12578-12587.

[34] Wang W, Zheng Z, Huang X, Fan W, Yu W, Zhang Z, Li L, Mao C. Hemocompatibility and oxygenation performance of polysulfone membranes grafted with polyethylene glycol and heparin by plasma-induced surface modification. Journal of Biomedical Materials Research B: Applied Biomaterials, 2017, 105 (7): 1737-1746.

[35] Gao A, Hang R, Li W, Zhang W, Li P, Wang G, Bai L, Yu X F, Wang H, Tong L. Linker-free covalent immobilization of heparin, SDF-1α, and CD47 on PTFE surface for antithrombogenicity, endothelialization and anti-inflammation. Biomaterials, 2017, 140: 201-211.

[36] Jeong Y M, Lee J K, Ha S C, Kim S H. Fabrication of cobalt-organic composite thin film via plasma-enhanced

chemical vapor deposition for antibacterial applications. Thin Solid Films，2009，517（9）：2855-2858.

[37] Cao G D，Leng Y X，Jing F J，Hong S，Nan H. Fabrication of Ti-O film by vacuum magnetic filtered arc plasma deposition and its blood compatibility. Journal Functional Materials，2009，40（10）：1720-1719.

[38] Simovic S，Losic D，Vasilev K. Controlled drug release from porous materials by plasma polymer deposition. Chemical Communications，2010，46（8）：1317-1319.

[39] Mann M，Fisher E R. Investigation of antibacterial 1, 8-cineole-derived thin films formed via plasma enhanced chemical vapor deposition. ACS Applied Materials & Interfaces，2017，9（42）：36548-36560.

[40] Bayram C，Mizrak A K，Aktürk S，Kurşaklioğlu H，Iyisoy A，Ifran A，Denkbaş E B. *In vitro* biocompatibility of plasma-aided surface-modified 316L stainless steel for intracoronary stents. Biomedical Materials，2010，5（5）：055007.

[41] Yang Z，Wang J，Luo R，Maitz M F，Jing F，Sun H，Huang N. The covalent immobilization of heparin to pulsed-plasma polymeric allylamine films on 316L stainless steel and the resulting effects on hemocompatibility. Biomaterials，2010，31（8）：2072-2083.

[42] Degoutin S，Jimenez M，Casetta M，Bellayer S，Chai F，Blanchemain N，Neut C，Kacem I，Traisnel M，Martel B. Anticoagulant and antimicrobial finishing of non-woven polypropylene textiles. Biomedical Materials，2012，7（3）：035001.

[43] Versace D L，Ramier J，Grande D，Andaloussi S A，Dubot P，Hobeika N，Malval J P，Lalevee J，Renard E，Langlois V. Versatile photochemical surface modification of biopolyester microfibrous scaffolds with photogenerated silver nanoparticles for antibacterial activity. Advanced Healthcare Materials，2013，2（7）：1008-1018.

[44] Versace D L，Ramier J，Babinot J，Lemechko P，Soppera O，Lalevee J，Albanese P，Renarda E，Langloisa V. Photoinduced modification of the natural biopolymer poly（3-hydroxybutyrate-*co*-3-hydroxyvalerate）microfibrous surface with anthraquinone-derived dextran for biological applications. Journal of Materials Chemistry B，2013，1（37）：4834-4844.

[45] Ke Y，Wang Y J，Ren L，Lu L，Wu G，Chen X F，Chen J D. Photografting polymerization of polyacrylamide on PHBV films（I）. Journal of Applied Polymer Science，2007，104（6）：4088-4095.

[46] Goda T，Konno T，Takai M，Ishihara K. Photoinduced phospholipid polymer grafting on Parylene film：Advanced lubrication and antibiofouling properties. Colloids and Surfaces B：Biointerfaces，2007，54（1）：67-73.

[47] Pranantyo D，Xu L Q，Neoh K G，Kang E T，Yang W J，Teo S L M. Photoinduced anchoring and micropatterning of macroinitiators on polyurethane surfaces for graft polymerization of antifouling brush coatings. Journal of Materials Chemistry B，2014，2（4）：398-408.

[48] Kabanov V Y，Kudryavtsev V N. Modification of polymers by radiation graft polymerization（state of the art and trends）. High Energy Chemistry，2003，37（1）：1-5.

[49] Heintz K，Schilke K F，Snider J，Lee W K，Truong M，Coblyn M，Jovanovic G，McGuire J. Preparation and evaluation of PEO-coated materials for a microchannel hemodialyzer. Journal of Biomedical Materials Research part B：Applied Biomaterials，2014，102（5）：1014-1020.

[50] Schilke K F，McGuire J. Detection of nisin and fibrinogen adsorption on poly（ethylene oxide）coated polyurethane surfaces by time-of-flight secondary ion mass spectrometry（TOF-SIMS）. Journal of Colloid and Interfaces Science，2011，358（1）：14-24.

[51] Shin Y M，Jo S Y，Park J S，Gwon H J，Jeong S I，Lim Y M. Synergistic effect of dual-functionalized fibrous scaffold with BCP and RGD containing peptide for improved osteogenic differentiation. Macromolecular Bioscience，2014，14（8）：1190-1198.

[52] Xie L Z, Duan G W, Wang W K, Wang M Z, Wu Q C, Zhou X, Ge X W. Effect of γ-ray-radiation-modified graphene oxide on the integrated mechanical properties of PET blends. Industrial & Engineering Chemistry Research, 2016, 55 (29): 8123-8132.

[53] Tanaka H, Iwasaki I, Kunai Y, Sato N, Matsuyama T. Radiation-induced graft polymerization of amphiphilic monomers with different polymerization characteristics onto hydrophobic polysilane. Radiation Physics and Chemistry, 2011, 80 (8): 884-889.

[54] Casimiro M H, Botelho M L, Leal J P, Gil M H. Study on chemical, UV and gamma radiation-induced grafting of 2-hydroxyethyl methacrylate onto chitosan. Radiation Physics and Chemistry, 2005, 72 (6): 731-735.

[55] Gajos K, Guzenko V A, Dubner M, Haberko J, Budkowski A, Padeste C. Electron-beam lithographic grafting of functional polymer structures from fluoropolymer substrates. Langmuir, 2016, 32 (41): 10641-10650.

[56] Ishihara R, Uchiyama S, Ikezawa H, Yamada S, Hirota H, Umeno D, Saito K. Effect of dose on mole percentages of polymer brush and root grafted onto porous polyethylene sheet by radiation-induced graft polymerization. Industrial & Engineering Chemistry Research, 2013, 52 (35): 12582-12586.

[57] Komatsu M, Kawakami T, Kanno J I, Sasaki T. Two-stage grafting onto polyethylene fiber by radiation-induced graft polymerization and atom transfer radical polymerization. Journal of Applied Polymer Science, 2010, 115 (6): 3369-3375.

[58] Yu D G, Lin W C, Lin C H, Yang M C. Cytocompatibility and antibacterial activity of a PHBV membrane with surface-immobilized water-soluble chitosan and chondroitin-6-sulfate. Macromolecular Bioscience, 2006, 6 (5): 348-357.

[59] Park J C, Hwang Y S, Lee J E, Park K D, Matsumura K, Hyon S H, Suh H. Type I atelocollagen grafting onto ozone-treated polyurethane films: Cell attachment, proliferation, and collagen synthesis. Journal of Biomedical Materials Research, 2000, 52 (4): 669-677.

[60] Ho M H, Lee J J, Fan S C, Wang D M, Hou L T, Hsieh H J, Lai J Y. Efficient modification on PLLA by ozone treatment for biomedical applications. Macromolecular Bioscience, 2007, 7 (4): 467-474.

[61] Rohman G, Huot S, Vilas-Boas M, Radu-Bostan G, Castner D G, Migonney V. The grafting of a thin layer of poly (sodium styrene sulfonate) onto poly (epsilon-caprolactone) surface can enhance fibroblast behavior. Journal of Materials Science: Materials in Medicine, 2015, 26 (7): 206.

[62] Yang M C, Lin W C. The grafting of chitosan oligomer to polysulfone membrane via ozone-treatment and its effect on anti-bacterial activity. Journal of Polymer Research, 2002, 9 (2): 135-140.

[63] Wang Y, Kim J H, Choo K H, Lee Y S, Lee C H. Hydrophilic modification of polypropylene microfiltration membranes by ozone-induced graft polymerization. Journal of Membrane Science, 2000, 169 (2): 269-276.

[64] Pavon-Djavid G, Gamble L J, Ciobanu M, Gueguen V, Castner D G, Migonney V. Bioactive poly (ethylene terephthalate) fibers and fabrics: Grafting, chemical characterization, and biological assessment. Biomacromolecules, 2007, 8 (11): 3317-3325.

[65] Sheridan R J, Orski S V, Muramoto S, Stafford C M, Beers K L. Ultraviolet/ozone as a tool to control grafting density in surface-initiated controlled-radical polymerizations via ablation of bromine. Langmuir, 2016, 32 (32): 8071-8076.

[66] Zhou J, Yuan J, Zang X P, Shen J, Lin S C. Platelet adhesion and protein adsorption on silicone rubber surface by ozone-induced grafted polymerization with carboxybetaine monomer. Colloids and Surfaces B: Biointerfaces, 2005, 41 (1): 55-62.

[67] Shan B, Yan H, Shen J, Lin S C. Ozone-induced grafting of a sulfoammonium zwitterionic polymer onto

low-density polyethylene film for improving hemocompatibility. Journal of Applied Polymer Science, 2006, 101 (6): 3697-3703.

[68] Deng J P, Yang W T. Photo-grafting and cross-linking reaction of LDPE-VAC polymerization system (I). Effects of initiators. Journal of Beijing University of Chemical Technology, 2000, 27: 16-19.

[69] Deng J P, Sun Y F, Du J M, Yang W T. Photo-grafting and cross-linking reaction of LDPE/acrylate polymerization systems. Journal of Beijing University of Chemical Technology, 2000, 27: 37-39.

[70] Janorkar A V, Metters A T, Hirt D E. Modification of poly (lactic acid) films: Enhanced wettability from surface-confined photografting and increased degradation rate due to an artifact of the photografting process. Macromolecules, 2004, 37 (24): 9151-9159.

[71] Lawson M C, Bowman C N, Anseth K S. Vancomycin derivative photopolymerized to titanium kills *S. epidermidis*. Clinical Orthopaedics and Related Research, 2007, 461: 96-105.

[72] Quirk R P, Mathers R T, Cregger T, Foster M D. Anionic synthesis of block copolymer brushes grafted from a 1, 1-diphenylethylene monolayer. Macromolecules, 2002, 35 (27): 9964-9974.

[73] Zhao B, Brittain W J. Synthesis of polystyrene brushes on silicate substrates via carbocationic polymerization from self-assembled monolayers. Macromolecules, 2000, 33 (2): 342-348.

[74] Nystrom D, Lindqvist J, Ostmark E, Hult A, Malmstrom E. Superhydrophobic bio-fibre surfaces via tailored grafting architecture. Chemical Communications, 2006, 34: 3594-3596.

[75] Chen Y W, Ying L, Yu W H, Kang E T, Neoh K G. Poly (vinylidene fluoride) with grafted poly (ethylene glycol) side chains via the RAFT-mediated process and pore size control of the copolymer membranes. Macromolecules, 36 (25): 9451-9457.

[76] Garcia-Valdez O, Brescacin T, Arredondo J, Bouchard J, Jessop P G, Champagne P, Cunningham M F. Grafting CO_2-responsive polymers from cellulose nanocrystals via nitroxide-mediated polymerisation. Polymer Chemistry, 2017, 8 (28): 4124-4131.

[77] Khan M, Yang J, Shi C C, Lv J, Feng Y K, Zhang W C. Surface tailoring for selective endothelialization and platelet inhibition via a combination of SI-ATRP and click chemistry using Cys-Ala-Gly-peptide. Acta Biomaterialia, 2015, 20: 69-81.

[78] Yang J, Khan M, Zhang L, Ren X K, Guo J T, Feng Y K, Wei S P, Zhang W C. Antimicrobial surfaces grafted random copolymers with REDV peptide beneficial for endothelialization. Journal of Materials Chemistry B, 2015, 3 (39): 7682-7697.

[79] Yang J, Lv J, Behl M, Lendlein A, Yang D Z, Zhang L, Shi C C, Guo J T, Feng Y K. Functionalization of polycarbonate surfaces by grafting PEG and zwitterionic polymers with a multicomb structure. Macromolecular Bioscience, 2013, 13 (12): 1681-1688.

[80] Yuan W J, Feng Y K, Wang H Y, Yang D Z, An B, Zhang W C, Khan M, Guo J T. Hemocompatible surface of electrospun nanofibrous scaffolds by ATRP modification. Materials Science and Engineering C: Materials for Biological Applications, 2013, 33 (7): 3644-3651.

[81] Zhai G Q, Shi Z L, Kang E T, Neoh K G. Surface-initiated atom transfer radical polymerization on poly(vinylidene fluoride) membrane for antibacterial ability. Macromolecular Bioscience, 2005, 5 (10): 974-982.

[82] Iler R K. Multilayers of colloidal particles. Journal of Colloid and Interface Science, 1966, 21 (6): 569-594.

[83] Decher G, Hong J D. Buildup of ultrathin multilayer films by a self-assembly process, 1 consecutive adsorption of anionic and cationic bipolar amphiphiles on charged surfaces. Macromolecular Symposia, 1991, 46 (1): 321-327.

[84] Meng S, Liu Z J, Shen L, Guo Z, Chou L S L, Zhong W, Du Q G, Ge J B. The effect of a layer-by-layer

chitosan-heparin coating on the endothelialization and coagulation properties of a coronary stent system. Biomaterials, 2009, 30 (12): 2276-2283.

[85] Chuang H F, Smith R C, Hammond P T. Polyelectrolyte multilayers for tunable release of antibiotics. Biomacromolecules, 2008, 9 (6): 1660-1668.

[86] Chen J, Huang S W, Lin W H, Zhuo R X. Tunable film degradation and sustained release of plasmid DNA from cleavable polycation/plasmid DNA multilayers under reductive conditions. Small, 2007, 3 (4): 636-643.

[87] van den Beucken J J J P, Walboomers X F, Boerman O C, Vos M R J, Sommerdijk N A J M, Hayakawa T, Fukushima T, Okahata Y, Nolte R J M, Jansen J A. Functionalization of multilayered DNA-coatings with bone morphogenetic protein 2. Journal of Controlled Release, 2006, 113 (1): 63-72.

[88] Thompson M T, Berg M C, Tobias I S, Rubner M F, van Vliet K J. Tuning compliance of nanoscale polyelectrolyte multilayers to modulate cell adhesion. Biomaterials, 2005, 26 (34): 6836-6845.

[89] Cai K Y, Rechtenbach A, Hao J Y, Bossert J, Jandt K D. Polysaccharide-protein surface modification of titanium via a layer-by-layer technique: Characterization and cell behaviour aspects. Biomaterials, 2005, 26 (30): 5960-5971.

[90] Becker A L, Johnston A P R, Caruso F. Peptide nucleic acid films and capsules: Assembly and enzymatic degradation. Macromolecular Bioscience, 2010, 10 (5): 488-495.

[91] Johnston A P R, Read E S, Caruso F. DNA multilayer films on planar and colloidal supports: Sequential assembly of like-charged polyelectrolytes. Nano Letters, 2005, 5 (5): 953-956.

[92] Han Y, Sukhishvili S, Du H, Cefaloni J, Smolinski B. Layer-by-layer self-assembly of oppositely charged Ag nanoparticles on silica microspheres for trace analysis of aqueous solutions using surface-enhanced Raman scattering. Journal of Nanoscience and Nanotechnology, 2008, 8 (11): 5791-5800.

[93] Biggs S, Sakai K, Addison T, Schmid A, Armes S P, Vamvakaki M, Butun V, Webber G. Layer-by-layer formation of smart particle coatings using oppositely charged block copolymer micelles. Advanced Materials, 2007, 19 (2): 247-250.

[94] Gunjakar J L, Kim T W, Kim H N, Kim I Y, Hwang S J. Mesoporous layer-by-layer ordered nanohybrids of layered double hydroxide and layered metal oxide: Highly active visible light photocatalysts with improved chemical stability. Journal of the American Chemical Society, 2011, 133 (38): 14998-15007.

[95] Caruso F, Kurth D G, Volkmer D, Koop M J, Muller A. Ultrathin molybdenum polyoxometalate-polyelectrolyte multilayer films. Langmuir, 1998, 14 (13): 3462-3465.

[96] Thierry B, Winnik F M, Merhi Y, Silver J, Tabrizian M. Bioactive coatings of endovascular stents based on polyelectrolyte multilayers. Biomacromolecules, 2003, 4 (6): 1564-1571.

[97] Fu J H, Ji J, Yuan W Y, Shen J C. Construction of anti-adhesive and antibacterial multilayer films via layer-by-layer assembly of heparin and chitosan. Biomaterials, 2005, 26 (33), 6684-6692.

[98] Chuang H F, Smith R C, Hammond P T. Polyelectrolyte multilayers for tunable release of antibiotics. Biomacromolecules, 2008, 9 (6): 1660-1668.

[99] Thierry B, Kujawa P, Tkaczyk C, Winnik F M, Bilodeau L, Tabrizian M. Delivery platform for hydrophobic drugs: Prodrug approach combined with self-assembled multilayers. Journal of the American Chemical Society, 2005, 127 (6): 1626-1627.

[100] Zhu Y F, Shi J S, Shen W H, Dong X P, Feng J W, Ruan M L, Li Y S. Stimuli-responsive controlled drug release from a hollow mesoporous silica sphere/polyelectrolyte multilayer core-shell structure. Angewandte Chemie International Edition, 2005, 44 (32): 5083-5087.

[101] Deng Z J, Morton S W, Ben-Akiva E, Dreaden E C, Shopsowitz K E, Hammond P T. Layer-by-layer nanoparticles for systemic codelivery of an anticancer drug and siRNA for potential triple-negative breast cancer treatment. ACS Nano, 2013, 7 (11): 9571-9584.

[102] Stockton W B, Rubner M F. Molecular-level processing of conjugated polymers. 4. Layer-by-layer manipulation of polyaniline via hydrogen-Bonding interactions. Macromolecules, 1997, 30 (9): 2717-2725.

[103] Wang L Y, Wang Z Q, Zhang X, Shen J C. A new approach for the fabrication of an alternating multilayer film of poly (4-vinylpyridine) and poly (acrylic acid) based on hydrogen bonding. Macromolecular Rapid Communications, 1997, 18 (6): 509-514.

[104] Such G K, Johnston A P R, Caruso F. Engineered hydrogen-bonded polymer multilayers: From assembly to biomedical applications. Chemical Society Reviews, 2011, 40 (1): 19-29.

[105] Zhuk A, Pavlukhina S, Sukhishvili S A. Hydrogen-bonded layer-by-layer temperature-triggered release films. Langmuir, 2009, 25 (24): 14025-14029.

[106] Erel I, Zhu Z C, Zhuk A, Sukhishvili S A. Hydrogen-bonded layer-by-layer films of block copolymer micelles with pH-responsive cores. Journal of Colloid and Interface Science, 2011, 355 (1): 61-69.

[107] Kim B S, Park S W, Hammond P T. Hydrogen-bonding layer-by-layer-assembled biodegradable polymeric micelles as drug delivery vehicles from surfaces. ACS Nano, 2008, 2 (2): 386-392.

[108] Quinn J F, Johnston A P R, Such G K, Zelikin A N, Caruso F. Next generation, sequentially assembled ultrathin films: Beyond electrostatics. Chemical Society Reviews, 2007, 36 (5): 707-718.

[109] Such G K, Quinn J F, Quinn A, Tjipto E, Caruso F. Assembly of ultrathin polymer multilayer films by click chemistry. Journal of the American Chemical Society, 2006, 128 (29): 9318-9319.

[110] Bergbreiter D E, Liao K S. Covalent layer-by-layer assembly—an effective, forgiving way to construct functional robust ultrathin films and nanocomposites. Soft Matter, 2008, 5 (1): 23-28.

[111] Choi J Y, Konno T, Matsuno R, Takai M, Ishihara K. Surface immobilization of biocompatible phospholipid polymer multilayered hydrogel on titanium alloy. Colloids and Surfaces B: Biointerfaces, 2008, 67 (2): 216-223.

[112] Pavlukhina S, Sukhishvili S. Polymer assemblies for controlled delivery of bioactive molecules from surfaces. Advanced Drug Delivery Reviews, 2011, 63 (9): 822-836.

[113] Jia Y, Fei J B, Cui Y, Yang Y, Gao L, Li J B. pH-responsive polysaccharide microcapsules through covalent bonding assembly. Chemical Communications, 2011, 47 (4): 1175-1177.

[114] Huang C J, Chang F C. Using click chemistry to fabricate ultrathin thermoresponsive microcapsules through direct covalent layer-by-layer assembly. Macromolecules, 2009, 42 (14): 5155-5166.

[115] Vince V, Thil M A, Veraart C, Colin I M, Delbeke J. Biocompatibility of platinum-metallized silicone rubber: In vivo and in vitro evaluation. Journal of Biomaterials Science Polymer Edition, 2004, 15 (2): 173-188.

[116] Boehler C, Stieglitz T, Asplund M. Nanostructured platinum grass enables superior impedance reduction for neural microelectrodes. Biomaterials, 2015, 67: 346-353.

[117] Zhong Y H, Bellamkonda R V. Dexamethasone-coated neural probes elicit attenuated inflammatory response and neuronal loss compared to uncoated neural probes. Brain Research, 2007, 1148: 15-27.

[118] Sun T, Tsang W M, Park W T. Drug release from porous silicon for stable neural interface. Applied Surface Science, 2014, 292: 843-851.

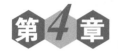

无机非金属材料的常用表面改性方法

摘要：无机非金属生物材料中，以生物陶瓷应用较多，包括生物惰性陶瓷和生物活性陶瓷。研究表明：改变材料化学组成、表面微纳结构和形貌，能够有效优化材料的理化性质和生物学性能。因此，表面改性成为优化无机非金属材料生物学性能的重要途径之一。目前，对无机非金属材料进行表面改性的方法主要包括：物理改性方法（如表面粗糙化、表面图案化、磁控溅射、等离子体处理等）、化学改性方法（如离子掺杂、仿生矿化、活性涂层修饰等）、生物学改性方法，以及不同改性方法的联合运用。本章重点介绍了目前基于非金属材料表面改性的方法和研究成果，旨在为组织再生领域量身定制一种有前景的无机非金属材料。

Abstract：Among the inorganic non-metal biological materials，bioceramics including bioinert ceramics and bioactive ceramics are widely used in biomedical fields. Surface modification technology has been one of the important ways to improve the biological properties of inorganic non-metallic materials. At present，various methods have been reported for modifying the surface of inorganic non-metallic materials，including physical modification（surface roughness modification，surface micropattern modification，magnetron sputtering treatment，plasma treatment，etc.），chemical modification（functional ion incorporation，biomimetic mineralization modification，bioactive coating modification，etc.），biological modification，and the combined application of different modification methods. This chapter introduces the main methods and research development based on the surface modification of inorganic non-metallic biomaterials for regenerative medicine.

4.1 无机非金属材料表面改性的意义及改性方法概述

无机非金属生物材料是指由某些元素组成的氧化物、碳化物、氮化物、卤素化合物、硼化物以及硅酸盐、铝酸盐、磷酸盐、硼酸盐等材料，是与医用高分子材料和金属生物材料并列的三大生物材料之一。无机非金属生物材料主要分为生物玻璃生物陶瓷两大类，多用于硬组织修复。

目前在无机非金属材料中，生物陶瓷应用较多。生物陶瓷主要分为生物活性陶瓷和生物惰性陶瓷。目前骨组织工程中常用生物陶瓷主要是羟基磷灰石和磷酸三钙。这两种生物陶瓷与构成自然骨的无机成分相似[1]，因此生物相容性较好，免疫排异反应弱；血液相容性好，无溶血、凝血反应；对人体无毒性，不会致癌，对皮肤和黏膜等软组织具有良好的生物适应性。这类材料在骨修复与再生、骨组织工程领域获得广泛的应用，如应用于骨缺损修复、牙槽骨增量、牙槽窝位点保存及药物缓释的载体等领域[2]。但人工合成的磷酸钙类生物陶瓷材料的力学性能较差，难以用于承重部位的临床骨修复领域。

无机非金属材料虽然具有良好的生物相容性，但是作为骨移植材料，仍然存在较多的不足之处，如骨诱导性能不佳、诱导成血管功能较弱，以及在生物体内的降解速率难以与骨再生的速率相匹配等[3]。其中，骨诱导性能较差使无机非金属材料诱导细胞分化和成骨的能力较弱，形成的新骨不足以很好地填充种植体与骨组织之间的空隙。再者，骨组织再生和缺损部位的再血管化是大段骨和病理性骨缺损修复的重要前提条件，所以成血管性能不佳也会导致骨诱导性能不高。另外，在骨再生过程中，如果材料降解速率超过骨再生速率，新生的骨组织将不能与宿主骨组织完全吻合，可能导致软组织长入缝隙中；而降解速率太慢则又会影响新骨的原位再生。因此，提高材料的生物学性能至关重要。表面改性是优化无机非金属材料生物学性能的重要途径。

表面改性主要是通过对材料的化学组成、表面微/纳米形貌等进行改变，进而优化材料表面的理化性质和生物学性能，如成骨、成血管及抗菌等方面的功能。无机非金属材料的表面改性方法主要有如下四种：

（1）物理改性方法：主要通过表面机械研磨、图案化结构修饰[4]、磁控溅射改性、等离子体处理、电极化以及磁化处理等方法使材料表面粗糙化，以增加材料和宿主组织、细胞的接触面积，促进功能性蛋白的吸附，进而促进骨整合[5]。

（2）化学改性方法：通过接枝、化学修饰、水热法等方式来改变陶瓷表面的化学组成及微纳米结构从而促进其体内成骨[6]。

（3）生物学改性方法：主要通过负载生物活性因子或者药物等来调控成骨。例如，磷酸钙生物陶瓷通过负载血管内皮生长因子（vascular endothelial growth factor，VEGF）可以促进其成血管作用[7]；多孔生物陶瓷表面负载骨形态发生蛋白（bone morphogenetic protein-2，BMP-2）可以促进骨组织的形成[8]；表面负载唑来膦酸可以提高材料的成骨性能[9]。

（4）不同改性方法的联合运用：主要将不同的处理方法组合以改善材料的成

骨活性，如在磷酸钙陶瓷表面接枝聚乳酸-羟基乙酸共聚物（poly（lactic-*co*-glycolic acid），PLGA）后负载生长因子 VEGF 和 BMP-2 可以更好地促进体内外成骨及成血管化[8]；此外酸蚀刻法和等离子体喷涂法等也常联合使用。

随着医学的发展，人们已不再局限于简单模仿器官的形态，而是追求尽善尽美的功能。无机非金属材料已经成为医学领域的必不可少的一部分，越来越多地运用于临床研究和应用。然而组织再生修复是一个复杂的过程，无机非金属材料自身仍存在许多缺点，且其在体内与宿主相互作用的机制尚不清晰，难以达到理想的修复效果，需要在实验中不断研究和开发。综上所述，生物陶瓷有着很大的研究空间和广阔的发展前景，而生物陶瓷表面改性是提高材料综合性能的重要途径之一。

4.2　物理改性方法

4.2.1　表面粗糙化改性

表面粗糙度是一种无序的表面拓扑结构的度量，影响着生物材料表面和细胞、组织的结合。为了增强生物材料和天然组织的结合，并了解材料表面粗糙度对细胞的影响，各种传统的表面处理工艺及无机材料表面涂层、沉积等工艺被广泛应用到生物材料研究领域。

表面粗糙化改性方法主要有喷砂处理、气相沉积、等离子体喷涂等。喷砂处理是一种常用的材料表面粗糙化处理工艺。其原理是利用压缩的空气，将喷料（如石英砂、金刚砂、铁砂、铜砂等）形成喷射束并高速喷射到待处理的材料表面，以改变材料表面形貌，这种工艺可以制备任意粗糙度的表面[10, 11]。气相沉积技术是一种在材料表面制备各种涂层的传统工艺，主要利用气相中的物理过程和化学反应，将金属离子或者无机材料沉积在基底表面形成涂层，通过控制工艺条件可获得一定拓扑结构的表面。根据所涉及的反应机理气相沉积技术大致可分为化学气相沉积和物理气相沉积。化学气相沉积（chemical vapor deposition，CVD）指把含有气态反应剂或液态反应剂的蒸气及反应所需其他气体引入反应室，在衬底表面发生化学反应生成拓扑结构的过程。Cook 等[12]采用化学气相沉积法在基体材料表面沉积二氧化硅涂层，可以实现对基体材料表面复杂结构的精确复制。物理气相沉积（physical vapor deposition，PVD）技术是在真空中，利用激光、电流等将靶材气化为气相原子、分子或离子，并通过低压或等离子气体，在基体表面沉积具有某种特殊功能或结构的薄膜。目前物理气相沉积的主要方法有：真空蒸镀、溅射镀膜、电弧等离子体镀膜、脉冲激光沉积、倾斜角度沉积及分子束外延等。

倾斜角度沉积[13]是采用特殊的角度将蒸发的金属沉积到基底表面，通过控制角度直接产生纳米表面形貌，并用电子枪蒸发和倾斜角度沉积技术有效调控沉积的薄膜粗糙度[14]。等离子体喷涂技术是采用由直流电驱动的等离子电弧作为热源，将陶瓷、合金、金属等材料加热到熔融或半熔融状态，并高速喷向经过预处理的材料表面而形成附着牢固的表面层的方法。以上这些方法均能对生物陶瓷表面进行粗糙化改性。研究证实，材料表面粗糙结构能较好地促进成骨细胞的黏附、引导细胞丝状伪足的铺展、提高细胞黏着斑的尺寸和数量，并上调细胞的成骨基因和蛋白的表达水平[15]。

4.2.2　表面图案化结构修饰

细胞在体内处在一种高度信息化的微环境中，其间充斥着各种各样的物理、化学和生物信号。细胞在微环境中对各种信号刺激均能作出响应，从而帮助其所属组织器官实现功能化。微环境中主要包括可溶性因子、细胞外基质（extracellular matrix，ECM）以及与细胞接触的其他类型细胞。Harrison[16]早在 1911 年就通过实验证实了细胞可沿一定的方向铺展、排列生长而表现出接触引导（contact guidance）效应，这一研究成果给研究者以启发：对材料表面进行适当设计加工可对细胞的行为（如细胞的黏附、增殖、迁移和分化等）加以有效调控。

1997 年美国哈佛大学的 Whitesides 教授课题组和哈佛医学院的 Ingber 教授课题组在 *Science* 上发表了标志性的研究成果：他们采用微接触技术和分子自组装技术在抗细胞黏附的材料表面上构筑了不同尺寸的微米图案，并对图案的尺寸与细胞响应之间的关系进行了研究[17]。研究结果表明，图案化结构可以促进细胞黏附和生长，并可实现对细胞黏附位置、尺寸、形状、爬行方向等的精确控制。近年来研究发现，材料表面简单的微米柱或凹坑构筑的"脊-槽"状拓扑微图案化结构可以良好地促进细胞黏附、增殖、迁移及分化等生物学性能[18, 19]。McNamara 等[20]还发现细胞在沟槽拓扑结构表面的力学信号传导会伴随着细胞骨架、细胞核形态和染色体位置的变化，揭示了图案化结构下细胞对力学信号的响应以及图案化结构与亚细胞结构之间的关联。总之，图案化结构可以有效促进细胞的黏附、增殖以及分化等性能，进而提高材料的诱导成骨活性和骨整合性能。McMurray 等[21]发现，在不添加外源性诱导因子的条件下，轻度无序的微米结构即可诱导间充质干细胞（mesenchymal stem cell，MSC）的成骨分化，并能良好地维持 MSC 的干性，这为在材料表面构建微纳结构从而维持 MSC 的干性和调控其分化的特性提供了有力的证据。

国内外研究者们逐渐认识到，表面图案化结构在细胞-材料相互作用、细胞行为的调控等方面，具有独特而广阔的应用前景。自此，各种类型的图案化结构被大量制备，并用于研究细胞各类行为，并且针对细胞-生物材料相互作用不断有新型的图案化制备新技术被开发出来。生物陶瓷表面图案从性质上可划分为化学图案和物理图案。化学图案指在其表面分布细胞可黏附的微区[22]；物理图案则指材料表面的拓扑形貌、软硬度梯度等[23, 24]。根据不同的研究需求，利用图案化技术可以制备出具有微米或者纳米级别的各类化学图案和物理图案。

光刻（photolithography）技术是一项最先被应用到生物材料领域的微制造技术。这项技术常用来在无机材料表面制备各种尺寸的微结构。其工艺如下：光敏感的光刻胶首先被旋涂在干净的基底材料表面，然后用掩模使光刻胶被选择性曝光，之后通过显影及各种刻蚀技术（如湿法刻蚀、干法刻蚀等），在基底表面制备出各种微结构[25]。微结构可以通过掩模的设计实现精确调控。光刻技术根据光源不同，又可分为紫外光刻技术、X 射线光刻技术、离子束光刻技术和电子束光刻技术。由于光的衍射性质，光刻技术的分辨率受所用光波长的影响。紫外光刻技术、X 射线光刻技术和电子束光刻技术的分辨率依次减小，其中紫外光刻技术的分辨率约为 2 μm，电子束光刻技术可获得的最小分辨率为 3～5 nm[26]。

纳米压印或纳米蚀刻（nanoimprint lithography，NIL）技术是 Chou 等[27]于 1996 年首先发展起来的另外一种高分辨率的纳米拓扑结构的制备技术，也称为步进快闪式压印光刻（step and flash imprint lithography），使用较为方便。根据其具体的方式又可分为热处理方法（thermal-based process）和光处理方法（light-based process）[28]。两者的共同点都是将硬模具上的图案转移到材料表面。热纳米压印是将硬模具压在热塑性高分子材料表面，该热塑性高分子材料被加热到玻璃化转变温度以上，具有一定的可塑性，会复制硬模板表面的图案，随后将材料冷却到玻璃化状态，图案就保留在了材料的表面上[29]。在压力合适的情况下，图案能完整地从模板上转移到材料表面。

骨组织本身就是一种由胶原纤维及纳米羟基磷灰石等材料构成的从纳米到微米的多级有序的各向异性结构。研究表明：材料表面的拓扑结构如微孔、粗糙度等对细胞的黏附、迁移、增殖及成骨分化能力等有很大影响。随着源于半导体工业的微加工技术被应用到生物学领域，在生物材料表面制备可精确控制形状、尺寸及排列方式的微纳米拓扑结构成为可能。目前已经有大量工作研究了成骨细胞、骨髓 MSC 等在沟槽、凹坑、柱状等有序排列结构表面的黏附、迁移、增殖及成骨分化等行为。Seo 等[30]的研究表明，有序的方格微结构能提高 MSC 的成骨分化性能。细胞在不同结构的表面培养 6 天后，与平面结构相比，间隔为 3 μm 的方格结构能明显上调碱性磷酸酶（alkaline phosphatase，ALP）和 I 型胶原的表达，但是间隔为 4～8 μm 的方格结构则下调了成骨特异性基因的表达。进一步的研究表明：方格拓扑结构可以有效增强 MSC 黏着斑和肌动蛋白骨架的分布和强度，而黏着斑和肌动蛋白骨架是调控成骨分化的重要因子，其中黏着斑激酶的磷酸化可以通过ROCK-myosin II通路调节成骨分化[31]。

4.2.3　磁控溅射改性方法

磁控溅射（magnetron sputtering）是 20 世纪 70 年代迅速发展起来的一种"高速低温溅射技术"，在可控磁场的作用下，通过磁场的作用将等离子体控制在靶材的表面附近，在较低的气压下充分激发起辉，随着碰撞次数的增加，二次电子的能量消耗殆尽，逐渐远离靶表面，并在电场的作用下最终沉积在基片上。利用磁控溅射技术在基底表面沉积薄膜，已经成为对材料表面改性的常用方法之一，其中常用的生物陶瓷基底主要有氧化铝和氧化锆陶瓷。

氧化铝（alumina，Al_2O_3）作为最先应用在临床医学上的生物陶瓷，植入人体后可在其表面生成纤维膜层，具有较好的生物相容性，常被用于全髋复位修复手术以及股骨和髋臼部分的连接，但是脆性较大导致其加工困难。而通过磁控溅射方法在其表面进行金属化改性则可以增加陶瓷材料的可塑性，增强界面结合强度。Xin 等[32]采用磁控溅射在 Al_2O_3 陶瓷表面沉积 Ti/Mo 双金属结构薄膜层，提高了金属化薄膜层与 Al_2O_3 陶瓷的附着力。Baradaran 等[33]将纯钛涂层溅射在 Al_2O_3 陶瓷表面，大大增加了陶瓷和金属钛之间的结合强度。另外，在生物相容性涂层中引入其他元素，可以进一步改善涂层的力学性能，如摩擦性和抗压强度等。

氧化锆（zirconia，ZrO_2）生物陶瓷因具备优异的力学特性、良好的生物相容性以及化学稳定性，已经被广泛应用在人工关节头、牙冠等领域。Oliveira-Ogliari团队[34]和 Queiroz 团队[35]采用磁控溅射技术在氧化钇稳定四方 ZrO_2 多晶（yttria-stabilized tetragonal-zirconia-polycrystalline，Y-TZP）陶瓷基底上沉积了 SiO_x薄膜，显著提高了 Y-TZP 与树脂之间的黏结强度，从而延长了锆基假体修复的临床使用寿命。此外，Hubsch 等[36]也发现，在 ZrO_2 陶瓷表面形成涂层可以抑制 ZrO_2由四方相向单斜相的转变，延缓 ZrO_2 的低温老化。并且相比于氧化钛涂层，氧化钛和氧化铝双相复合涂层抑制 ZrO_2 的相变效果更明显。

沉积的涂层成分为羟基磷灰石（hydroxyapatite，简称 HAp 或 HA）时，能够显著促进基底材料的生物活性。Yamashita 等[37]采用磷酸盐玻璃作为靶材，分别以 Al_2O_3 和 ZrO_2 陶瓷作为基底，在其表面沉积一层碳酸化的 HA。体外模拟体液的检测结果证明，具有 HA 涂层的陶瓷表面更容易形成类骨磷灰石层，表现出更好的生物活性。Ozeki 等[38]也采用磁控溅射技术分别在 ZrO_2 和 Ti 两种基底上制备了 HA 薄膜，并进一步水热处理使 HA 薄膜再结晶。研究发现，沉积 HA 薄膜的样品表现出更高的成骨活性，并且相比于基底 Ti，细胞在 ZrO_2 基底上具有更好的成骨活性。此外，Surmeneva 等[39]在 Fe 掺杂的磷酸三钙（TCP）生物陶瓷基底上沉积了一层纳米 HA 薄膜。体外生物学结果表明，未沉积 HA 薄膜的样品只能在初始时具有细胞黏附，而沉积 HA 薄膜的样品在后期培养中仍具有更高的细胞增殖和黏附作用。

4.2.4　等离子体处理方法

随着现代科学技术的迅速发展，等离子体技术作为一门新兴的边缘技术，已经在各领域中得到广泛应用，尤其在材料科学领域中发挥了重要的作用。等离子体处理技术仅涉及材料表面的处理，在生物材料领域有良好的应用前景。借助等离子体实现无机非金属材料的表面改性主要是因为：等离子体具有一定数量的电子和离子，在与材料表面相互作用时能够将其能量传递给材料表面，产生刻蚀、溅射、注入、化学反应等表面反应，从而达到表面改性的目的。常用的材料表面改性方法包括低温等离子注入技术和等离子体浸没离子注入技术。

1. 低温等离子注入技术

低温等离子注入技术使用装置比较简单、改性过程不会造成污染；此外该技术对材料表面的改性效果较为显著，且不影响基体材料的特性[40]。苏葆辉等[41, 42]研究发现，等离子体活化改性后的羟基磷灰石/磷酸三钙（hydroxyapatite/calcium phosphate，HA/TCP）双相磷酸钙生物陶瓷。在模拟体液（simulated body fluid，SBF）中更容易诱导沉积类骨磷灰石，表面低温等离子注入技术可以改善材料的体外生物活性。其改善材料生物活性的机理是：等离子体中的高能、高活性粒子轰击 HA/TCP 后，会在其表面产生晶格缺陷、刻蚀和粗糙化，增大双相陶瓷的溶解性，促进类骨磷灰石生成。此外，研究发现，通过低温等离子注入技术处理后，生物玻璃陶瓷和 HA 生物陶瓷材料具有更高的蛋白吸附量，表现出更好的生物相容性。

2. 等离子体浸没离子注入技术

1988 年，Conrad 教授提出了一种非视线性（non-line-of-sight）的表面改性新技术——等离子体浸没离子注入（plasma immersion ion implantation，PIII）技术[43]。PIII 技术消除了低温等离子注入技术在进行陶瓷表面改性时存在的缺点，包括：因受视线性（line-of-sight）效应限制，必须通过对靶台加以平动和转动的操作来实现不规则形状物件的注入；物件大小影响离子注入的处理时间，导致注入产率较低；而处理绝缘材料时，低温等离子注入技术存在离子轰击能量不足的问题；材料表面会产生电弧效应等[44-46]。Fu 等[47]采用 PIII 技术在 α-SiC 陶瓷表面注入碳，经此改性的 α-SiC 的硬度和耐磨性明显提高。其基本原理主要是：在此过程中，低压等离子体和高压负脉冲将待处理样品均匀浸没。因等离子体的电离度高、离子平均自由程长，邻近样品表面的等离子体离子会被加速成为高能离子，垂直注入到样品表面，从而产生附着性较好的涂层。

PIII 技术的优点在于：首先，样品被完全浸没在等离子体中，因此能够满足对三维结构、复杂型面的样品的表面改性。其次，样品上被施加了高压负脉冲，所注入离子直接来源于样品表面产生的等离子体，因此整个处理过程时间短且效率高。再者，低气压、密度高的等离子体源能够通过气相法产生，也能够通过固态粒子产生，并且作用形式也具有多样性，可注入也可沉积，又或两者同时进行，因此该技术能够满足不同工艺的改性要求；因对成分有较好的可控性，更有可能获得高性能的新型材料。最后，基于沉积离子的高能属性，该技术所制备涂层的致密性和附着性较高。

等离子体表面改性方法成本较低且操作简单，能够实现材料表面性质的大幅度改变。然而，在改性过程中，等离子体与材料表面发生的相互作用较为复杂，目前研究对此尚不清楚。因此，浸没注入过程中等离子体及材料表面原位诊断的进一步研究，有助于加速该技术在生物材料领域中更加充分、有效地应用。

4.2.5　电极化和磁化处理

1. 电极化处理

陶瓷的电极化处理是指对其施加直流电场，使陶瓷中的电畴沿电场重新排列的技术。极化机制是：陶瓷由众多不规则排列的晶粒组成，晶粒内存在极化方向一致的区域，称为电畴。由于各晶粒内极化方向不同的电畴相互抵消，陶瓷内的极化强度为零；极化处理后，外电场为零，由于存在内部回复力（极化产生的内应力释放），各晶粒自发极化只能在一定程度上按原外电场方向取向，陶瓷内的极化强度不再为零。极化效果由极化时间、极化电场和极化温度决定。

生物陶瓷可通过极化处理，使材料表面载有电荷，提高其生物活性。Kato 等[48]利用电极化技术处理钛种植体 HA 涂层，发现材料的体外矿化能力增强。Itoh 等[49]通过电极化处理 HA/β-TCP 复合陶瓷，使其表面平均存储电荷密度达到 18.4 $\mu C/cm^2$，具有明显促成骨性能。其他学者的研究也发现，电极化处理可促进成骨细胞的增殖和新骨的形成，而且对破骨过程也有一定的抑制作用[50, 51]。

材料表面电荷促进成骨的机制在于，材料表面具有较高的电势，影响了骨形成的生理生化过程：①材料表面电荷促进体液中无机离子、蛋白质、多糖等的吸附；②表面吸附的上述活性物质可调控前体成骨细胞、干细胞的早期黏附，这一阶段对成骨分化有重要影响；③材料表面的无机离子和蛋白质、脂多糖等生物大分子进一步影响细胞的活性、增殖、迁移、分化和胞外基质分泌。

2. 生物陶瓷的磁化处理

生物陶瓷的磁化处理是指将磁性组分引入生物玻璃陶瓷中，在外加静磁场的作用下赋予其磁性和生物活性；通过对组成成分的改变，实现对生物陶瓷功能的调控，使其满足不同的需求，最终获得与人体组织结构、性质均类似的生物材料[52]。

经磁化处理后的生物陶瓷材料，能够明显促进新骨的生成。其机制在于：磁性生物活性玻璃陶瓷在植入体内后，可与体液发生化学反应从而在其表面形成类骨组织的 HA 层，借助此生物活性层，陶瓷能够与骨组织产生化学键合，促进骨形成。此外，依靠外磁场的作用，磁性生物陶瓷能够产生微弱的磁感应电流，促进新生骨组织在材料表面沉积，从而实现组织的愈合[52]。Wu 等[53]研究发现，在磷酸钙陶瓷中复合 Fe_3O_4 纳米颗粒，可明显提高成骨细胞的增殖能力和碱性磷酸酶表达。磁化后的生物陶瓷也可用于肿瘤治疗[54]。在交变磁场作用下，可通过反复磁化中磁滞损耗进行肿瘤热疗，使得生物陶瓷的磁化处理具有广阔的应用前景。

4.3 化学改性方法

4.3.1 仿生矿化

1. 生物矿化和仿生矿化的概念

生物矿化（biomineralization）是指在生物体系中，钙、磷等离子在多种生物因子的调控下发生化学反应产生难溶性盐，并与有机基质结合，从而形成机体矿化组织的过程。在生物分子的相互作用下，生物矿物的形成过程通常是在严格的形态和结构控制下发生的[55]。例如，珍珠质、牙齿、骨骼和贝壳等就是生物体通过生物矿化制备出的具有多级有序结构的功能材料。

生物矿物这种多级有序微纳结构往往使它们展现出优异的力学及其他性能。因而科学家们致力于将生物矿化理念引入到材料制备中，利用仿生矿化（biomimetic mineralization）的手段，通过在体外模拟生物环境，制备出具有独特结构及优异生物学性能的复合材料。目前，在骨组织工程中，通过采用仿生方式模拟天然组织的结构和组成来开发功能性材料成为一个主要目标[56]。由聚合物材料制成的骨替代物已经在负重骨骼和关节假体中获得广泛应用。然而，关节结合处的应力集中将会造成严重的关节磨损，在生物材料和宿主骨之间形成骨性结合（即骨整合）则成为解决此问题的关键。研究发现，在生物材料支架表面形成一层结晶矿化的 HA 能够有效增强骨整合性能[57]。

2. 仿生矿化的机制

仿生矿化与生物矿化机制相似，即通过化学、物理等因素严格控制生物矿物相的形成和组装。其具体调控机制可以概括为以下几点。①化学因素：由无机离子（Ca^{2+}、CO_3^{2-}、Na^+、K^+和SiO_3^{2-}等）在生物和代谢因素介导下，在复杂大分子有机结构上形成的矿物沉淀，作为异质成核的位点并产生特定的形态和晶体取向；②空间因素：限制在特定区域的矿物成核和生长过程中的化学反应，不溶性大分子在此过程中作为模板对化学反应进行调控；③结构因素：无机相晶体的择优取向，其特定的生长方向是由大分子有机模板表面的特定官能团控制；④形态控制（形态发生）因素：在宏观尺度上，矿物相严格依赖于以各种现象的组合，形成复杂的结构，这些结构在不同维度尺度上分级形成，并与异相成核的位点相对应[58]。

3. 仿生矿化在无机非金属生物材料表面改性中的应用

生物陶瓷用于骨的置换或修复，可以进行表面修饰使其具有更好的生物活性。生物陶瓷包括生物惰性陶瓷和生物活性陶瓷。生物惰性陶瓷，如氧化铝、氧化锆、碳化硅、钛酸盐等无机非金属材料，与生物活性材料相比具有很高的力学强度，但在植入物与组织界面难以形成化学连接，也不产生特定反应；而生物活性材料可以实现材料和组织之间的化学结合[56]。利用生物活性涂层对生物惰性材料进行表面改性可以增强植入物和组织之间的生物相互作用，如 HA 涂层和生物活性玻璃涂层。安倍等提出了一种仿生矿化方法，可以在惰性陶瓷表面沉积一种类似于天然骨的钙磷酸盐。当基底被浸泡在 SBF 中时，基底表面可以形成生物活性层，从而在骨与植入物之间形成化学结合，提高骨与植入物之间的结合力[59, 60]。含 5% ZrO_2 的 Al_2O_3 三维多孔支架表面经磷酸化处理后，浸泡于 SBF 中 14 天后形成的磷酸钙活性涂层能够诱导钙结节的产生[61]。随着 SBF 浓度的增加，钙结节的形成过程加速，因此可以改变支架材料表面涂层的结晶度[60, 62]。仿生矿化技术被广泛应用于无机非金属生物陶瓷材料的表面改性中，可以提高材料的表面生物活性，有利于增强材料与组织间生物相互作用，在骨组织及其他生物组织修复与再生领域有良好的应用潜能。

4.3.2　微纳结构改性

骨骼系统包括骨、纤维结缔组织、软骨、血管、神经、淋巴和脂肪等组织。自然骨组织是一种具有多级分层结构的结缔组织。经过微纳表面改性的生物陶瓷材料，因其形貌结构上与自然骨组织更为相似，故在组织修复过程中具备更为优越的成骨效应。Lin 等[63]将 α-磷酸三钙陶瓷作为硬模板，在不同反应条件下水热处理获得具有不同纳米形貌的 HA 生物陶瓷。与光滑表面相比，三维微纳结构 HA 生物陶瓷具有高比表面积，可有效募集血清蛋白［如纤连蛋白（Fn）和玻连蛋白（Vn）］，促进成骨和骨髓间充质干细胞（BMSC）的黏附、生长和成骨分化。尤其是微纳组合结构因其能够更好地模拟天然骨的多级结构而具有更好的生物学性能。这些结果表明，植入体表面微纳组合结构设计是改善植骨材料成骨活性的有效途径。Xia 等[6]以 α-磷酸三钙陶瓷支架作为前驱体，通过水热反应条件的调控获得具有纳米片、纳米棒和微纳组合棒状结构表面形貌的 HA 生物陶瓷支架。研究证实：微纳结构通过激活 ERK、p38/MAPK 信号通路，可以显著地促进细胞黏附和成骨分化。大鼠颅骨缺损修复实验研究发现：植入 8 周后，与传统烧结工艺获得的微米晶粒尺度 HA 生物陶瓷对照组相比，表面微纳结构 HA 生物陶瓷能够显著促进新骨的生成和矿化，并在支架中心部位形成较多数量的新骨，而对照组样品只在宿主边缘成骨，支架中心部位的成骨数量较少。

Mao 等[64]的研究也发现：与具有光滑表面的 HA 生物陶瓷相比，表面微纳结构（mnHA）生物陶瓷能促进人牙周韧带干细胞黏附和增殖、提高 ALP 活性并上调成骨/成牙骨相关基因的表达。此外，mnHA 生物陶瓷能激活 wnt 信号通路中的 LRP5 和 β-catenin，进而促进牙槽骨的修复与再生。这些结果表明，微纳结构生物陶瓷在牙周组织再生方面具有较好的应用前景。

血管化在骨组织修复与再生过程中起到关键作用，新生血管能为组织传递氧气和营养物质，是维持骨组织新陈代谢的关键。因此，在骨缺损的愈合和功能重建过程中，植骨材料的成血管能力起着至关重要的作用。Zhang 等[65]通过 3D 打印和旋涂的方法成功制备出介孔生物活性玻璃（MBG）改性的 β-磷酸三钙（MBG-β-TCP）生物支架，支架具有分级的孔结构和功能性表面（约 100 nm 的 MBG 纳米层）。通过与人脐静脉内皮细胞（human umbilical vein endothelial cell，HUVEC）共培养发现，与传统生物玻璃（BG）改性的生物陶瓷 BG-β-TCP 和未改性的单纯 β-TCP 支架相比，在 MBG-β-TCP 支架上更能显著上调细胞黏附、细胞活性和成血管基因（*VEGF* 和 *HIF-1α*）的表达。这表明介孔结构生物玻璃的修饰能够显著提高材料的血管化功能，在骨修复领域有重要的意义。Mao 等[66]研究了纳米生物活性玻璃、58S-NBG 和 80S-NBG 对 HUVEC 的培养效果，通过细胞增殖实验、细胞外基质（extracellular matrix，ECM）凝胶管形成实验和血管生成相关基因的 mRNA 水平的 qRT-PCR 分析，证实了 58S-NBG 和 80S-NBG 的浸提液能促进 HUVEC 的增殖，并能在体外促进血管新生。

生物材料植入体内后，其骨整合能力不仅仅与细胞的成骨效应相关，还与包括宿主免疫反应，细胞黏附、迁移，物质交换，关键细胞因子-受体之间交互作用等在内的复杂因素有关。宿主的防御反应在移植过程中是一把双刃剑，若生物材料植入骨缺损处后，宿主免疫反应剧烈，不仅会导致植入体的植入失败，而且可能会产生危及生命的严重后果，所以需要寻求植入体与体内生态环境间的微妙平衡点，即适度的宿主反应。

Zhu 等[67]用具有微纳结构的 HA/TCP 双相磷酸钙生物陶瓷作为植入体，通过对 12 周大段骨缺损的比格犬模型观察发现，与不具微纳结构的 HA/TCP 双相磷酸钙生物陶瓷组相比较，hBCP 更能促进骨新生，并且通过基因表达谱芯片分析筛选出在早期最相关的生物进程，发现负载 MSC 的 hBCP 生物陶瓷和对照组相比能显著下调与炎症反应相关基因的表达，而 TNF 信号通路能被 hBCP 优先抑制。Cicuéndez 等[68]发现新型介孔玻璃/羟基磷灰石（MGHA）纳米复合材料与巨噬细胞 Raw 264.7 在直接接触和 24 h 浸提液处理后，巨噬细胞百分比和活性氧（ROS）自由基含量有明显改变，这与纳米复合物早期的高反应活性/生物活性相关。在用小鼠初级免疫细胞亚群构建的免疫反应激发模型中发现，MGHA 材料上培养的体外巨噬细胞、B-淋巴细胞或 T-淋巴细胞和自然杀伤细胞在活性上不会有显著的改变。MGHA 支架对前体成骨细胞的细胞黏附、增殖和分化等方面有良好的促进作用，并且不会有显著的免疫炎症反应。其研究证实了 MGHA 纳米材料的生物相容性，并表明在植入后宿主组织能够对材料产生适当的宿主反应，以促进骨缺损的修复及骨重塑。

4.3.3　活性涂层修饰技术

涂层技术经常应用于生物材料的改性，可有效改善材料表面性能，使其力学性能和生物学性能满足医用材料的要求。在植入物表面进行活性涂层改性是一种常用的提高生物相容性和骨整合的策略[69]。目前，不锈钢、钛合金等金属材料是最常用的骨植入材料，但金属本身不具有生物活性，在植入体表面涂覆生物涂层，可以实现植入体与骨组织的紧密结合。常用的涂层方法主要有等离子体喷涂法、热喷涂法、激光熔覆法、离子束溅射法和电化学沉积法等。其中，等离子体喷涂法虽然会影响涂层/种植体之间的结合强度，但因为沉积速率高、成本低，因而在工业生产中被广泛使用。电化学沉积法因为方法简单、通用性强等优点，被认为可以较好地替代传统技术[69]。按照涂层成分划分，目前常用的主要有钙-磷基生物活性涂层、钙-硅基生物活性涂层以及其他有机活性涂层。

1. 钙-磷基生物活性涂层

磷酸钙属于钙-磷基生物陶瓷，其机械性能较差，严重阻碍了这类材料在承重部位骨修复领域中的应用。但其生物活性较好，降解产生的钙离子（Ca^{2+}）能够增强成骨细胞的响应，提高骨整合能力[69]，因而多用作金属、合金等基底上的活性涂层材料。

除了具有良好的力学强度，氧化锆现已成为一种良好的骨替代植入材料，其具有优良的生物相容性、力学强度，尤其耐磨性能优异，但其属于生物惰性材料。研究发现，氧化锆陶瓷表面的磷酸钙涂层会促进材料与宿主组织之间的结合。但磷酸钙涂层因其较高的降解速率会导致涂层剥落。为解决这一问题，Soon 等[69]和 Muthutantri[70]将磷酸钙和氧化钇稳定氧化锆（YSZ）以不同比例进行混合，并进行梯度等离子体热喷涂。研究发现，随着涂层中磷酸钙比例的增加，涂层的生物活性也显著增加；而当氧化钇稳定氧化锆比例增加时，涂层与基底材料的结合强度也会增加。

研究还发现：在磷酸钙涂层中复合其他功能组分，还能实现不同功能的组合效应。如在 β-TCP 表面涂层中，掺入银纳米粒子，除了能够促进成骨，还能产生抗菌效应，在骨修复领域有重要意义。

2. 钙-硅基生物活性涂层

与钙-磷基生物活性材料相比，钙-硅基生物活性材料因能释放硅离子等生物活性离子而显著地促进骨组织修复，近年来备受关注[71]。其中生物活性玻璃在植入到体内后，可与体液发生一系列特殊的化学反应，从而与人体组织形成牢固的化学键结合，使其具备了生物活性。研究发现，生物活性玻璃不仅可以刺激新骨生成，还可以诱导新血管形成，已经成为新一代骨修复材料，常用作涂层以改善基底材料的生物活性。氧化锆陶瓷具有优异的力学性能，但是因为缺乏生物活性限制了其在临床上的使用。Stábile 团队[72]采用聚合物球磨模板法制备了海绵骨状结构的多孔氧化锆支架，并通过浸泡该支架在其表面形成 45S5 生物活性玻璃涂层来改善惰性材料本身的生物相容性和骨传导性。另外 Wang 等[73]在钛合金种植体表面喷涂了一层硅酸钙（CS），发现涂层修饰后的种植体能够更显著地促进 BMSC 的增殖和骨再生能力。这些研究结果都表明，钙-硅基生物活性涂层在改善医用植入物生物活性和调控成骨领域有重要的应用潜力。

3. 有机活性涂层

除了在无机材料表面进行活性陶瓷涂层外，有机类活性涂层的修饰和应用也受到关注。多肽是被最广泛使用的有机活性修饰成分。如在硅基介孔材料上，通过浸泡引入涂层酰胺活性肽能够促进材料对成骨细胞分化的调控作用[74, 75]。天然生物高分子材料作为涂层也获得广泛应用。其中，丝素蛋白（SF）是一种理想的用于骨再生的化学改性高分子材料，具有较高的韧性、可控的降解速率、良好的生物活性，并能抑制炎症反应，能够促进细胞的黏附和增殖，被广泛用作涂层材料。另外，多巴胺（dopamine，DOPA）也可以在金属、聚合物、半导体和陶瓷等材料上形成表面附着膜。Wang 等[75]在掺锶聚磷酸钙表面通过引入多巴胺-丝素蛋白（DOPA-SF）涂层明显改善了材料的骨再生能力以及成血管化性能。

4.3.4　功能元素掺杂技术

1. 人骨中主要的生物功能元素及其作用

人骨中的磷灰石是一种针状的低结晶度羟基磷灰石，其中的羟基和钙离子能够被钠、镁、锶、硅、钾、锌、氯和氟等其他离子替换。这些微量离子已经被证实在人骨和牙的发育以及生理功能中发挥着重要作用。其中，人体中的常量元素镁能够调控细胞整合素表达，影响骨的钙化、矿化过程和力学性能[76]；锶作为人体的微量元素，能够抑制骨吸收，同时促进新骨生成，因而在骨质疏松、骨缺损修复中扮演了重要的角色[77]；硅元素作为一种微量元素，在钙化的早期阶段与该元素有关，能够促进骨的生长和发育以及血管化生成[78]；此外，锌元素也被证明能够调控细胞周期和凋亡，有效抑制骨吸收，并且适宜浓度的锌离子不仅能够促进成骨细胞分化和骨生成，也能够调控免疫和造血功能[79]。

2. 生物功能元素掺杂调控生物陶瓷成骨及机制

近年来，学者们着眼于成分仿生，开展了一系列生物活性离子掺杂生物陶瓷的研究工作，以期改善和提升生物陶瓷的成骨活性及成血管能力。功能金属离子是最受关注的掺杂组分。

研究表明：锶离子掺杂 HA 的降解速率显著增大，在降解过程中释放产生的锶离子，通过抑制破骨细胞活性、增强成骨细胞活性，显著提升了骨密度。这主要是因为：一方面，锶离子通过激活钙感应受体（CaSR）和下游信号通路，能够促进成骨细胞的增殖和成骨分化，进而实现新骨的生成；另一方面，锶离子能够诱导破骨细胞凋亡，降低骨吸收量[80]。研究还发现，镁离子能够促进 BMSC 增殖、成骨分化及矿化，上调内皮型-氧化氮合酶（eNOS）及转录因子——低氧诱导因子（HIF-1α）表达，促进 HIF-1α 转录，进而增强其效应基因 VEGF 的表达并诱导血管生成，因此镁离子在骨再生过程中发挥着至关重要的作用[81]。Zhang 等[82]也发现：镁离子能够刺激股骨外周皮层和同侧背根神经节产生神经递质降钙素基因相关肽（CGRP）；CGRP 能够促进骨膜来源的干细胞向成骨分化，因而在骨膜部位诱导出大量的新生骨。该研究也发现材料降解所释放的镁离子能够促进大鼠骨质疏松性骨折的愈合，揭示了镁离子以及外周感觉神经在骨折愈合过程中起到了关键调控作用。该研究揭示了老年性骨质疏松发生的可能原因，即是由老龄化动物及人群体内的 CGRP 含量明显下降所致。研究证实：锌元素掺杂的磷灰石骨水泥，可以释放出锌离子。Ishikawa 等[83]发现，与对照组相比，人成骨细胞在掺杂 5%锌的磷酸钙骨水泥上增殖明显增加，而在 10%锌掺杂的磷酸钙骨水泥上人成骨细胞增殖减少，其具有细胞毒性。可见，控制微量元素的掺杂浓度是控制其安全的关键，类似现象在其他元素中也被证实。此外，锌掺杂的钙-磷基生物陶瓷的抗菌性能也得到了一定的关注[84]。

除了功能金属离子掺杂，非金属离子的掺杂也获得研究。其中，硅元素是最受关注的非金属元素之一。掺杂的硅离子通过促进 AMPK 和 ERK1/2 磷酸化，进而激活成骨转录因子 Runx2，促进 BMSC 成骨分化并加速形成骨基质；另外，硅离子通过上调一氧化氮酶（eNOS）表达，激活内皮细胞 P13/Akt 信号通路，促进血管内皮生长因子（VEGF）及其受体 VEGFR 的表达，加速血管形成及骨再生[85]。研究也发现：氟离子在体内可以促进骨祖细胞的增殖分化，促进磷灰石的矿化形核和生长，因此在骨和牙的生长发育中发挥了重要作用[86, 87]。氟还可以替代骨矿物中的羟基，使磷灰石变成氟磷灰石。氟磷灰石具有比 HA 更低的溶解度，因而能够抵抗酸性更强的微环境，增强骨矿物盐的稳定性[88, 89]。然而，过量的氟元素会导致软骨病或骨骼软化问题，此外氟掺杂的磷酸钙生物陶瓷具有较低的蛋白吸附能力，以及弱降解性，同样需要引起重视。因此，合理控制氟元素的使用剂量尤为重要[90]。

近年来，研究者们证实了微纳结构和功能元素能够协同促进成骨和成血管的生成，这为研制和开发具有生物活性的骨修复陶瓷材料提供了思路[91]。但是，我们必须认识到：功能元素的引入是一把双刃剑，若过量或将带来毒性，从而对细胞/组织造成损害。

4.4　生物学改性方法

自体骨被认为是骨植入材料的金标准，具有免疫和宿主排异低等优势，此外还含有丰富的细胞生长因子，包括成骨生长因子——骨形成蛋白（BMP）、多肽（ALP/RGD），以及血管内皮生长因子（VEGF）等。因此，借助这类活性因子对材料进行改性具有重要的意义，属于生物学改性范畴。目前的研究也发现：在组织修复及再生过程中，借助生物活性物质（生长因子、蛋白和多肽），能够增强材料对细胞行为的调控，从而促进组织的愈合。

生物活性物质中，常用的生物活性物质主要有 BMP、VEGF、血小板衍生生长因子（PDGF）、RGD 等。近年来，负载与修饰生物活性因子被认为是改善钙磷基生物陶瓷成骨活性的重要方法之一。BMP 是一类具有多种功能的细胞因子家族，能诱导未分化间充质细胞向骨和软骨发生不可逆转化。在促进骨缺损修复中，

BMP 的效果与自体骨移植相同。因此，对 BMP 的研究在阐明骨生成机理及实用价值上具有重要意义，引起了学者的广泛兴趣和关注。近年来，具有骨诱导活性产品如负载 BMP 生物活性因子的磷酸钙、磷酸钙骨水泥等材料已经通过美国食品药品监督管理局（FDA）和中国食品药品监督管理总局（CFDA，现国家药品监督管理局）的批准，并应用于临床。临床应用也证实了这类生物活性因子的负载能够良好地促进成骨。

骨组织是高度血管化的组织，血管内皮生长因子被认为是成血管的关键因子，在骨骼发育和骨折修复中发挥重要作用。成骨和成血管过程的协同交叉对骨再生的结果起到决定性的作用[92]。VEGF 在这两个过程中是必不可少的[93, 94]，因此将成血管因子负载到生物陶瓷中，既可以改善生物陶瓷的成骨活性，还可以提高其促进血管再生的能力。Enezei 等[95]研究发现，负载了 VEGF 的双相磷酸盐陶瓷能够显著提高 BMP2、成骨细胞特异性转录因子（Osx）、VEGF 等成骨和成血管基因的表达。

组织再生过程中，涉及多种生物活性因子的参与。因此，在骨植入材料上同时负载多种生物活性因子可协同发挥成骨、成血管等多种作用。Bayer 等[96]研究发现，同时负载 PDGF 和 BMP 的混合磷酸钙藻酸盐支架，能促进细胞浸润、血管网络的形成和 ALP 的表达。此外，多肽在骨组织再生和血管再生过程中也发挥重要作用。Borcard 等[97]将 RGD 负载在羟基磷灰石表面，发现 RGD 多肽能够促进血管内皮细胞的黏附，促进血管再生。

负载生物活性因子虽然能发挥成骨和成血管等作用，然而这种添加外源性诱导因子半衰期短、易失活，通常需要大剂量使用，而大剂量使用又有致肿瘤风险。因此，实现生物活性因子的长效缓慢释放、活性维持、安全剂量等是其获得临床应用的关键。

近年来，小分子药物（如地塞米松）及多酚类中药活性小分子（如淫羊藿苷、槲皮素）在组织修复与再生领域中发挥了重要的作用。研究表明，这类小分子能够明显促进 BMSC 的增殖、成骨分化，以及血管生成因子的表达[98]。将这些药物负载到生物陶瓷上，也能够有效地发挥其促成骨和成血管的功能。有趣的是，Wu 和 Zhou 等[99, 100]发现，生物陶瓷的纳米结构能够有效调控淫羊藿苷和槲皮素等多酚类中药分子的长效缓释，并且合适浓度的药物分子可以显著促进体内、体外的骨再生。Forte 等[101]将槲皮素负载到阿仑膦酸钠（抗骨质疏松药物）功能化的 HA 上，发现这种材料能够抑制氧化应激反应，提高成骨细胞的生存能力，抑制破骨细胞的作用，从而促进成骨。这种材料还能发挥抗骨质疏松和抗炎的作用。这些研究成果推动了中药活性分子在骨修复与再生领域中的应用。

负载生物活性因子/小分子药物分子使磷酸钙生物陶瓷材料表面功能化是生物陶瓷发展的方向之一。然而，生物陶瓷材料能否良好发挥成骨活性的关键在于材料孔道尺寸、孔连通性和连通径尺寸的设计和调控,以及孔道表面微纳结构的构筑与优化;筛选生物活性因子或药物分子的有效浓度和安全剂量,并实现高活性装载和长效可控释放的制备技术是其成功应用于骨再生的关键。

4.5 不同改性方法的联合运用

表面改性通过改变材料表面粗糙度、形貌结构、化学成分等理化性质,或在表面加载生物活性因子或药物分子使表面功能化,来提高材料的生物学性能。上述表面改性方法除单独应用外,也较多见不同改性方法的联合应用,从不同角度对材料进行改性,有时可起到协同作用。

4.5.1 表面结构修饰联合功能元素改性

生物陶瓷可通过物理化学方法使表面粗糙化、图案化或形成各种微纳结构,从而促进成骨;同时又可通过离子掺杂的方式在表面引入具有一定功能的微量元素,如锶、镁、银等功能元素。二者分别属于物理和化学信号,可通过不同通路对细胞产生作用,促进细胞黏附、增殖和成骨分化。Zhang 等[102]的研究显示,表面经过有序微米图案化改性的 HA 陶瓷片和掺锶表面无图案的 HA 陶瓷片均可促进 BMSC 的黏附和成骨分化,而将两种改性方法相结合,可进一步提升这一生物学效果。此外,Xia 等[103]报道,适量浓度的硅元素掺杂也能协同纳米结构促进骨再生和矿化。

4.5.2 表面结构修饰联合表面功能化改性

生物陶瓷表面经过理化方法修饰形成的表面形貌本身具有一定生物学效应,同时也大大提升了材料的表面积,为具有特定生物活性的分子、药物提供了结合位点,是实现生物陶瓷表面功能化改性的重要途径之一。生物陶瓷表面结构修饰与表面功能化改性的联合实施也是较常见的改性方法。常用作表面功能化改性的生物分子包括细胞外基质蛋白,如胶原蛋白、纤连蛋白等,以及抗菌药物分子等。Lee 等[104]在经微米多孔改性的双相磷酸钙生物陶瓷支架表面加载了 I 型胶原蛋白。体外细胞学实验结果显示:支架表面的微孔和 I 型胶原蛋白可协同促进成骨细胞 MG63 的铺展、增殖和成骨分化。氧化铝和氧化锆基的生物陶瓷机械性能和生物相容性出众,而且其美学效果比钛植入体更为理想,在前牙等美学要求高的领域有重要应用前景。但这两类属惰性生物陶瓷,用作骨植入材料必须通过表面改性,以赋予其表面活性。Flamant 等[105]利用注塑成型技术制备了具有微米形貌的氧化锆增韧氧化铝陶瓷（ZTA），并利用氢氟酸和盐酸的选择性酸蚀，在表面进一步制备了纳米多孔结构。而且该研究成功地在多孔表面负载了抗生素，赋予了陶瓷表面良好的抗菌性能。

4.5.3　化学成分联合表面功能化改性

表面化学成分改性不仅能引入功能元素从而直接提升材料的生物学性能，还能通过引入功能基团使表面活化，进而促进生物活性分子在表面的负载。Russo等[106]通过等离子聚合反应将丙烯酸负载于 HA 生物陶瓷支架表面，引入了羧基（—COOH），再通过化学接枝将生物分子（如单糖、氨基酸）与羧基连接，从而使陶瓷表面功能化。实验结果显示：成骨细胞在改性后的 HA 支架表面展现出更优越的黏附和增殖趋势。此外，有学者利用磷酸、乙酸和氢氧化钠溶液处理氧化锆陶瓷，从而引入功能化基团羟基（—OH），再通过硅烷化将 RGD 多肽与羟基相连接，细胞生物学性能研究也显示功能化后的表面可明显提升细胞的黏附、增殖和成骨分化[107]。

（林开利、赵灿灿、王旭东、刘宣勇）

参 考 文 献

[1] Zhou H，Lee J. Nanoscale hydroxyapatite particles for bone tissue engineering. Acta Biomaterialia，2011，7（7）：2769-2781.

[2] Dorozhkin S V. Calcium orthophosphates in nature，biology and medicine. Materials，2009，2（2）：399-498.

[3] Malhotra A，Habibovic P. Calcium phosphates and angiogenesis：Implications and advances for bone regeneration. Trends in Biotechnology，2016，34（12）：983-992.

[4] Kern M，Thompson V P. Sandblasting and silica coating of a glass-infiltrated alumina ceramic：Volume loss，morphology，and changes in the surface composition. Journal of Prosthetic Dentistry，1994，71（5）：453-461.

[5] Vahabzadeh S，Roy M，Bandyopadhyay A，Bose S. Phase stability and biological property evaluation of plasma sprayed hydroxyapatite coatings for orthopedic and dental applications. Acta Biomaterialia，2015，17：47-55.

[6] Xia L，Lin K，Jiang X，Xu Y，Zhang M，Chang J，Zhang Z. Enhanced osteogenesis through nano-structured surface design of microporous hydroxyapatite bioceramic scaffolds via activation of ERK and p38 MAPK signaling pathways. Journal of Materials Chemistry B，2013，1（40）：5403.

[7] Wernike E，Montjovent M O，Liu Y，Wismeijer D，Klenke F M. VEGF incorporated into calcium phosphate ceramics promotes vascularisation and bone formation in vivo. European Cells & Materials，2010，19：30-40.

[8] Li C，Jiang C，Deng Y，Tao L，Ning L，Peng M，Wang J. RhBMP-2 loaded 3D-printed mesoporous silica/calcium phosphate cement porous scaffolds with enhanced vascularization and osteogenesis properties. Scientific Reports，2017，7：41331.

[9] Boanini E，Torricelli P，Gazzano M，Bella E，Fini M，Bigi A. Combined effect of strontium and zoledronate on hydroxyapatite structure and bone cell responses. Biomaterials，2014，35（21）：5619-5626.

[10] Kunzler T P, Drobek T, Schuler M, Spencer N D. Systematic study of osteoblast and fibroblast response to roughness by means of surface-morphology gradients. Biomaterials, 2007, 28 (13): 2175-2182.

[11] Zhao G, Raines A L, Wieland M, Schwartz Z, Boyan B D. Requirement for both micron-and submicron scale structure for synergistic responses of osteoblasts to substrate surface energy and topography. Biomaterials, 2007, 28 (18): 2821-2829.

[12] Cook G, Timms P L. Exact replication of biological structures by chemical vapor deposition of silica. Angewandte Chemie, 2003, 42 (5): 557-559.

[13] Rechendorff K, Hovgaard M B, Chevallier J, Foss M, Besenbacher F. Tantalum films with well-controlled roughness grown by oblique incidence deposition. Applied Physics Letters, 2005, 87 (7): 073105.

[14] Byrne T, Lohstreter L, Filiaggi M J, Bai Z, Dahn J. A high throughput approach to quantify protein adsorption on combinatorial metal/metal oxide surfaces using electron microprobe and spectroscopic ellipsometry. Surface Science, 2008, 602 (17): 2927-2935.

[15] Yuan H, Fernandes H, Habibovic P, Boer J, Barradas A, Ruiter A, Walsh W, Blitterswijk V, Brujin D. Osteoinductive ceramics as synthetic alternative to autologous bone grafting. Proceedings of the National Academy of Sciences, 2010, 107 (31): 13614.

[16] Harrison R G. On the stereotropism of embryonic cells. Science, 1911, 34 (870): 279-281.

[17] Chen C S, Mrksich M, Huang S, Whitesides G M, Ingber D E. Geometric control of cell life and death. Science, 1997, 276 (1): 186-191.

[18] Pan Z, Yan C, Peng R, Zhao Y, He Y, Ding J. Control of cell nucleus shapes via micropillar patterns. Biomaterials, 2012, 33 (6): 1730-1735.

[19] Bettinger C J, Orrick B, Misra A, Langer R, Borenstein J T. Microfabrication of poly (glycerol-sebacate) for contact guidance applications. Biomaterials, 2006, 27 (12): 2558.

[20] McNamara L E, Burchmore R, Riehle M O, Herzyk P, Wilkinson C D W, Curtis A S G, Dalby M J. The role of microtopography in cellular mechanotransduction. Biomaterials, 2012, 33 (10): 2835-2847.

[21] McMurray R J, Gadegaard N, Tsimbouri P M, Burgess K V, Mcnamara L E, Tare R, Murawski K, Kingham E, Oreffo R O C, Dalby M J. Nanoscale surfaces for the long-term maintenance of mesenchymal stem cell phenotype and multipotency. Nature Materials, 2011, 10 (8): 637-644.

[22] Wright D, Rajalingam B, Karp J, Selvarasah S, Khademhosseini A. Reusable reversibly sealable parylene membranes for cell and protein patterning. Journal of Biomedical Materials Research Part A. 2008, 85A (2): 530-538.

[23] Goubko C A, Cao X. Patterning multiple cell types in co-cultures: A review. Materials Science & Engineering C, 2009, 29 (6): 1855-1868.

[24] Csucs G, Michel R, Lussi J W, Textor M, Danuser G. Microcontact printing of novel co-polymers in combination with proteins for cell-biological applications. Biomaterials, 2003, 24 (10): 1713-1720.

[25] Madou M J. Fundamentals of Microfabrication: The Science of Miniaturization. Boca Raton: CRC Press, 2002.

[26] Martínez E, Engel E, Planell J A, Samitier J. Effects of artificial micro-and nano-structured surfaces on cell behaviour. Annals of Anatomy-AnatomischerAnzeiger, 2009, 191 (1): 126-135.

[27] Chou S Y, Krauss P R, Renstrom P J. Imprint lithography with 25-nanometer resolution. Science, 1996, 272 (5258): 85-87.

[28] Bae H, Chu H, Edalat F, Cha J, Khademhosseini A. Development of functional biomaterials with micro-and nanoscale technologies for tissue engineering and drug delivery applications. Journal of Tissue Engineering and

Regenerative Medicine，2014，8（1）：1-14.

[29]　Colburn M，Johnson S C，Stewart M D，Damle S，Willson C G. Step and flash imprint lithography：A new approach to high-resolution patterning. Proceedings of SPIE，1999，3676（3676）：379-389.

[30]　Seo C H，Furukawa K，Suzuki Y，Suzuki Y，Kasagi N，Ichiki T，Ushida T. A topographically optimized substrate with well-ordered lattice micropatterns for enhancing the osteogenic differentiation of murine mesenchymal stem cells. Macromolecular Bioscience，2011，11（7）：938-945.

[31]　Seo C H，Furukawa K，Montagne K，Ieong H，Ushida T. The effect of substrate microtopography on focal adhesion maturation and actin organization via the RhoA/ROCK pathway. Biomaterials，2011，32（36）：9568-9575.

[32]　Xin C，Yan J，Li N，Liu W，Du J，Cao Y，Shi H. Microstructural evolution during the brazing of Al_2O_3 ceramic to kovar alloy by sputtering Ti/Mo films on the ceramic surface. Ceramics International，2016，42（11）：12586-12593.

[33]　Baradaran S，Basirun W J，Zalnezhad E，Hamdi M，Alias Y. Fabrication and deformation behaviour of multilayer Al_2O_3/Ti/TiO_2 nanotube arrays. Journal of the Mechanical Behavior of Biomedical，2013，20：272-282.

[34]　Oliveira-Ogliari A，Collares F M，Feitosa V P，Sauro S，Ogliari F，Moraes R. Methacrylate bonding to zirconia by *in situ* silica nanoparticle surface deposition. Dental Materials，2015，31（1）：68-76.

[35]　Queiroz J R，Duarte D A，Souza R O，Fissmer，Fernanda S，Massi M，Bottino M A. Deposition of SiO_x thin films on Y-TZP by reactive magnetron sputtering：Influence of plasma parameters on the adhesion properties between Y-TZP and resin cement for application in dental prosthesis. Materials Research，2011，14（2）：212-216.

[36]　Hubsch C，Dellinger P，Maier H J，Stemme F，Bruns M，Stiesch M，Borchers L. Protection of yttria-stabilized zirconia for dental applications by oxidic PVD coating. Acta biomaterialia，2015，11：488-493.

[37]　Yamashita K，Yagi T，Arashi T，Nakamura K，Umegaki T. Bone-like apatite coating of alumina and zirconia by RF-magnetron sputtering. Phosphorus Research Bulletin，1996，6：123-126.

[38]　Ozeki K，Goto T，Aoki H，Masuzawa T. Fabrication of hydroxyapatite thin films on zirconia using a sputtering technique. Bio-medical materials and engineering，2014，24（5）：1793-1802.

[39]　Surmeneva M A，Kleinhans C，Vacun G，Kluger P J. Nano-hydroxyapatite-coated metal-ceramic composite of iron-tricalcium phosphate：Improving the surface wettability，adhesion and proliferation of mesenchymal stem cells *in vitro*. Colloids and Surfaces B：Biointerfaces，2015，135：386-393.

[40]　周志烽. 离子注入在陶瓷材料中的应用. 物理，1988，17（3）：11-13.

[41]　苏葆辉，冉均国，苟立，王方湖. 等离子体表面改性的双相磷酸钙陶瓷在 SBF 中类骨磷灰石形成的研究. 功能材料，2004，（2）：251-252，256.

[42]　苏葆辉，冉均国，陈治清. 低温等离子体改性口腔陶瓷材料的工艺研究. 硅酸盐通报，2004，23（1）：17-20.

[43]　Conrad J R. Method and apparatus for plasma source ion implantation. 1987，252（3）：102-113.

[44]　Chu P K，Qin S，Chan C，Cheung N W，Larson L A. Plasma immersion ion implantation-A fledgling technique for semiconductor processing. Materials Science & Engineering R Reports，1996，17（6）：207-280.

[45]　Kwok D T，Fu R K，Chu P K. Two-dimensional particle-in-cell plasma immersion ion implantation simulation of gear/windmill geometry in cylindrical co-ordinates along the（r-θ）plane. Surface & Coatings Technology，2002，156（1-3）：97-102.

[46]　Zeng Z M，Kwok T K，Tian X B，Tang B Y，Chu P K. Investigation of dose uniformity on the inner races of bearings treated by plasma immersion ion implantation. Journal of Applied Physics，1999，86（1）：120-123.

[47]　Fu R K，Fu K L，Tian X，Chu P K. Effects of mesh-assisted carbon plasma immersion ion implantation on the surface properties of insulating silicon carbide ceramics. Journal of Vacuum Science & Technology A Vacuum

Surfaces &Films，2004，22（2）：356-360.

[48] Kato R，Nakamura S，Katayama K，Yamashita K. Electrical polarization of plasma-spray-hydroxyapatite coatings for improvement of osteoconduction of implants. Journal of Biomedical Materials Research Part A，2005，74（4）：652.

[49] Itoh S，Nakamura S，Kobayashi T，Shinomiya K，Yamashita K，Itoh S. Effect of electrical polarization of hydroxyapatite ceramics on new bone formation. Calcified Tissue International，2006，78（3）：133-142.

[50] Kumar D，Gittings J P，Turner I G. Polarization of hydroxyapatite：Influence on osteoblast cell proliferation. Acta Biomaterialia，2010，6（4）：1549-1554.

[51] Itoh S，Nakamura S，Nakamura M，Shinomiya K，Yamashita K. Enhanced bone ingrowth into hydroxyapatite with interconnected pores by Electrical Polarization. Biomaterials，2006，27（32）：5572-5579.

[52] Masakazu K. Ceramic microspheres for biomedical applications. International Journal of Applied Ceramic Technology，2005，2（3）：173-183.

[53] Wu Y，Jiang W，Wen X，He B，Gu Z. A novel calcium phosphate ceramic-magnetic nanoparticle composite as a potential bone substitute. Biomedical Materials，2010，5（1）：15001.

[54] Bostanabad A S. Structural and magnetic properties of manganese-zinc ferrite-bioglass and glass ceramic composites for the hyperthermia treatment of bone cancers. Philadelphia：World Congress on Cancer Therapy，2017.

[55] Dey A，With G D，Sommerdijk N. *In situ* techniques in biomimetic mineralization studies of calcium carbonate. Chemical Society Reviews，2010，39（2）：397-409.

[56] Liu H，Cheng J，Chen F，Bai D，Shao C，Wang J，Xi P，Zeng Z，Liu H，Cheng J. Gelatin functionalized graphene oxide for mineralization of hydroxyapatite：Biomimetic and *in vitro* evaluation. Nanoscale，2014，6（10）：5315-5322.

[57] Chang W，Mu X，Zhu X，Ma G，Li C，Xu F，Nie J. Biomimetic composite scaffolds based mineralization of hydroxyapatite on electrospun calcium-containing poly（vinyl alcohol）nanofibers. Materials Science & Engineering C，2013，33（7）：4369-4376.

[58] Tampieri A，Sprio S，Sandri M，Valentini F. Mimicking natural bio-mineralization processes：A new tool for osteochondral scaffold development. Trends in Biotechnology，2011，29（10）：526-535.

[59] Abe Y，Kokubo T，Yamamuro T. Apatite coating on ceramics，metals and polymers utilizing a biological process. Journal of Materials Science Materials in Medicine，1990，1（4）：233-238.

[60] Barrere F，Blitterswijk C，Groot K D，Layrolle P. Influence of ionic strength and carbonate on the Ca-P coating formation from SBF×5 solution. Biomaterials，2002，23（9）：1921-1930.

[61] Silva A D R，Rigoli W R，Osiro D，Mello D，Pallone E. Surface modification using the biomimetic method in alumina-zirconia porous ceramics obtained by the replica method. Journal of Biomedical Materials Research Part B Applied Biomaterials，2018，106（7）：2615-2624.

[62] Liu X，Smith L A，Hu J，Ma P. Biomimetic nanofibrous gelatin/apatite composite scaffolds for bone tissue engineering. Biomaterials，2009，30（12）：2252-2258.

[63] Lin K，Xia L，Gan J，Zhang Z，Jiang C. Tailoring the nanostructured surfaces of hydroxyapatite bioceramics to promote protein adsorption，osteoblast growth，and osteogenic differentiation. ACS Applied Materials & Interfaces，2013，5（16）：8008-8017.

[64] Mao L，Liu J，Zhao J，Xia L，Wang X，Lin K，Bing F. Effect of micro-nano-hybrid structured hydroxyapatite bioceramics on osteogenic and cementogenic differentiation of human periodontal ligament stem cell via Wnt

signaling pathway. International Journal of Nanomedicine，2015，10：7031-7044.

[65] Zhang Y，Xia L，Zhai D，Shi M，Luo Y，Feng C，Fang B，Ying J，Wu C. Mesoporous bioactive glass nanolayer-functionalized 3D-printed scaffolds for accelerating osteogenesis and angiogenesis. Nanoscale，2015，7（45）：19207-19221.

[66] Mao C，Chen X，Miao G，Lin C. Angiogenesis stimulated by novel nanoscale bioactive glasses. Biomedical Materials，2015，10（2）：025005.

[67] Zhu Y，Zhang K，Zhao R. Bone regeneration with micro/nano hybrid-structured biphasic calcium phosphate bioceramics at segmental bone defect and the induced immunoregulation of MSCs. Biomaterials，2017，147：133-144.

[68] Cicuéndez M，Portolés P，Montes-Casado M，Vallet-Regé M，Portolés M T. Effects of 3D nanocomposite bioceramic scaffolds on the immune response. Journal of Materials Chemistry B，2014，2（22）：3469.

[69] Soon G，Pingguan-Murphy B，Lai K W，Akbar S A. Review of zirconia-based bioceramic：Surface modification and cellular response. Ceramics International，2016，42（11）：12543-12555.

[70] Muthutantri A I，Edirisinghe M J，Boccaccini A R. Improvement of the microstructure and mechanical properties of bioceramic scaffolds using electrohydrodynamic spraying with template modification. Journal of the Mechanical Behavior of Biomedical Materials，2010，3（3）：230-239.

[71] Yang C，Wang X Y，Ma B，Zhu H B，Huan Z G，Ma N，Wu C T，Chang J. 3D-printed bioactive Ca_3SiO_5 bone cement scaffolds with nano surface structure for bone regeneration. ACS Applied Materials & Interfaces，2017，9（7）：5757.

[72] Stábile F M，Albano M P，Garrido L B，Volzone C，de Oliveira P T，Rosa A L. Processing of ZrO_2 scaffolds coated by glass-ceramic derived from45S5 bioglass. Ceramics International，2016，42（3）：4507-4516.

[73] Wang X H，Zhou Y N，Xia L G，Zhao C C，Chen L，Yi D L，Chang J，Huang L P，Zheng X B，Zhu H Y. Fabrication of nano-structured calcium silicate coatings with enhanced stability，bioactivity and osteogenic and angiogenic activity. Colloids Surfaces B Biointerfaces，2015，126：358-366.

[74] Latifi S M，Fathi M，Varshosaz J，Ghochaghi N. Simultaneous structural and surface modifications of nanophase hydroxyapatite for improving its dissolution and bioactivity. Ceramics International，2016，42（5）：6355-6359.

[75] Wang X，Gu Z P，Jiang B，Li L，Yu X X. Surface modification of strontium-doped porous bioactive ceramic scaffolds via poly（DOPA）coating and immobilizing silk fibroin for excellent angiogenic and osteogenic properties. Biomaterials Science，2016，4（4）：678-688.

[76] Cai Y，Zhang S，Zeng X，Wang Y，Min Q，Weng W. Improvement of bioactivity with magnesium and fluorine ions incorporated hydroxyapatite coatings via sol-gel deposition on Ti6Al4V alloys. Thin Solid Films，2009，517（17）：5347-5351.

[77] O'Donnell M D，Hill R G. Influence of strontium and the importance of glass chemistry and structure when designing bioactive glasses for bone regeneration. Acta Biomaterialia，2010，6（7）：2382-2385.

[78] Carlisle E M. Silicon：A possible factor in bone calcification. Science，1970，167（3916）：279-280.

[79] Kwun I S，Cho Y E，Lomeda R A，Lomeda R R，Shin H K，Choi J Y，Kang Y H，Beattie J H. Zinc deficiency suppresses matrix mineralization and retards osteogenesis transiently with catch-up possibly through Runx 2 modulation. Bone，2010，46（3）：732-741.

[80] Guo X，Wei S，Lu M，Shao Z，Lu J. Dose-dependent effects of strontium ranelate on ovariectomy rat bone marrow mesenchymal stem cells and human umbilical vein endothelial cells. International Journal of Biological Sciences，2016，12（12）：1511-1522.

[81] Bose S, Fielding G, Tarafder S, Bandyopadhyay A. Understanding of dopant-induced osteogenesis and angiogenesis in calcium phosphate ceramics. Trends in Biotechnology, 2013, 31 (10): 594-605.

[82] Zhang Y, Xu J, Ye C R, Mei K Y, O'Laughlin M, Wise H, Di C, Li T, Shi D, Wang J. Implant-derived magnesium induces local neuronal production of CGRP to improve bone-fracture healing in rats. Nature Medicine, 2016, 22 (10): 1160-1169.

[83] Ishikawa K, Miyamoto Y, Yuasa T, Ito A, Nagayama M, Suzuki S. Fabrication of Zn containing apatite cement and its initial evaluation using human osteoblastic cells. Biomaterials, 2002, 23 (20): 423-428.

[84] Wen J, Zhang H Q, Fu L W, Fang R. Phase composition, structure and antibacterial performance of hydroxyapatite doped with Mg, Zn or Sr ions. Rare Metal Materials and Engineering, 2014, 43: 59-62.

[85] Wang C, Lin K L, Chang J, Jiao S. Osteogenesis and angiogenesis induced by porous b-CaSiO₃/PDLGA compositescaffold via activation of AMPK/ERK1/2 and PI3K/Akt pathways. Biomaterials, 2013, 349 (1): 64-77.

[86] Farley J R, Wergedal J E, Baylink D J. Fluoride directly stimulates proliferation and alkaline phosphatase activity of bone-forming cells. Science, 1983, 222 (4621): 330-332.

[87] Chavassieux P, Boivin G, Serre C M, Meuni P J. Fluoride increases rat osteoblast function and population after *in vivo* administration but not after *in vitro* exposure. Bone, 1993, 14 (5): 721-725.

[88] Hae-Won K, Li L H, Young-Hag K, Jonathan C K, Hyoun-Ee. Sol– gel preparation and properties of fluoride-substituted hydroxyapatite powders. Journal of the American Ceramic Society, 2010, 87 (10): 1939-1944.

[89] Bianco A, Cacciotti I, Lombardi M, Sebastiani M, Bemporad E, Sebastiani E. F-substituted hydroxyapatite nanopowders: Thermal stability, sintering behaviour and mechanical properties. Ceramics International, 2010, 36 (10): 313-322.

[90] Wang Y, Zhang S, Zeng X, Ma L L, Weng W, Yan W, Min Q. Osteoblastic cell response on fluorided hydroxyapatite coatings. Acta Biomaterialia, 2007, 3 (2): 191-197.

[91] Zhou R, Wei D, Cao J, Feng W, Cheng S, Du Q, Li B Q, Wang Y M, Jia D C, Zhou Y. Synergistic effects of surface chemistry and topologic structure from modified microarc oxidation coatings on Ti implants for improving osseointegration. ACS Applied Materials Interfaces, 2015, 7 (16): 8932-8941.

[92] Geris L, Gerisch A, Sloten J V. Angiogenesis in bone fracture healing: A bioregulatory model. Journal of Theoretical Biology, 2008, 251 (1): 137-158.

[93] Enezei H H, Ahmad A, Khamis M F. Effects of local delivery of vascular endothelial growth factor on biological performance of the composite biomaterial used to accelerate bridging of critical-sized mandibular bone defect in rabbit model. Journal of Medical and Bioengineering, 2015, 4: 93-99.

[94] Kai H, Olsen B R. The roles of vascular endothelial growth factor in bone repair and regeneration. Bone, 2016, 91: 30-38.

[95] Enezei H H, Ahmad A, Takeuchi K, Suzuki J, Khamis M F, Razak N, Sugita Y. Osteoinductive activity of bone scaffold bioceramic companied with control release of VEGF protein treated dental stem cells as a new concept for bone regeneration: Part II. Journal of Hard Tissue Biology, 2018, 27 (1): 69-78.

[96] Bayer E A, Jordan J, Roy A, Little S R. Programmed platelet-derived growth factor-BB and bone morphogenetic protein-2 delivery from a hybrid calcium phosphate/alginate scaffold. Tissue Engineering Part A, 2017, 23 (23-24): 1382-1393.

[97] Borcard F, Staedler D, Comas H, Juillerat F K, Heuberger R, Gonzenbach U, Gerber-Lemaire S. Chemical functionalization of bioceramics to enhance endothelial cells adhesion for tissue engineering. Journal of Medical Chemistry, 2012, 55 (18): 7988-7997.

[98]　Zhou Y，Wu Y，Jiang X，Zhang X，Xia L，Lin K，Xu Y. The effect of quercetin on the osteogenesic differentiation and angiogenic factor expression of bone marrow-derived mesenchymal stem cells. PLoS One，2015，10（6）：e0129605.

[99]　Wu Y，Xia L，Zhou Y，Xia L，Xu Y. Evaluation of osteogenesis and angiogenesis of icariin loaded on micro-nano hybrid structured hydroxyapatite granules as a local drug delivery system for fermoral defect repair. Journal of Materials Chemistry B，2015，3（24）：4871-4883.

[100]　Zhou Y，Wu Y，Ma W，Takemra A，Uemura M，Xia L，Lin K，Xu Y. The effect of quercetin delivery system on osteogenesis and angiogenesis under osteoporotic conditions. Journal of Materials Chemistry B，2016，5（3）：612-625.

[101]　Forte L，Torricelli P，Boanini E，Rubini K，Fini M. Quercetin and alendronate multi-functionalized materials as tools to hinder oxidative stress damage. Journal of Biomedical Materials Research Part A，2017，105（12）：3293-3303.

[102]　Zhang X，Li H，Lin C，Ning C，Lin K. Synergetic topography and chemistry cues guiding osteogenic differentiation in bone marrow stromal cells through ERK1/2 and p38 MAPK signaling pathway. Biomaterials Science，2018，6（2）：418-430.

[103]　Xia L，Zhang N，Wang X，Wang X，Zhou Y，Fang B. The synergetic effect of nano-structures and silicon-substitution on the properties of hydroxyapatite scaffolds for bone regeneration. Journal of Materials Chemistry B，2016，4（19）：3313-3323.

[104]　Lee M H，You C，Kim K H. Combined effect of a microporous layer and type I collagen coating on a biphasic calcium phosphate scaffold for bone tissue engineering. Materials，2015，8（3）：1150-1161.

[105]　Flamant Q，Caravaca C，Meille S，Gremillard L，Chevalier J，Biotteau-Deheuvels K，Kuntz M，Chandrawati R，Herrmann I，Spicer C D. Selective etching of injection molded zirconia-toughened alumina：Towards osseointegrated and antibacterial ceramic implants. Acta Biomaterialia，2016，46：308-322.

[106]　Russo L，Zanini S，Giannoni P，Landi E，Villa A，Sandri M，Riccardi C，Quarto R，Doglia S，Nicotra F. The influence of plasma technology coupled to chemical grafting on the cell growth compliance of 3D hydroxyapatite scaffolds. Journal of Materials Science Materials in Medicine，2012，23（11）：2727-2738.

[107]　Hsu S K，Chang P L，Ho W F，Hsu H C，Liao H J，Wu S C. Osteogenesis ability of biomimetic modified 3Y-TZP ceramic using chemical treatment. Thin Solid Films，2015，596：118-127.

第 5 章 >>

金属医用材料表面在人体环境中的腐蚀与控制

摘要： 金属材料表面在人体环境中必然面临腐蚀、磨损等问题，生物材料的腐蚀不仅导致生物相容性和力学性能的退化和劣变，还可能由于金属离子的释放和累积造成毒性效应。金属生物医用材料在人体环境中的腐蚀本质是电化学反应过程，但由于人体环境的特殊性和复杂性，体内金属腐蚀过程错综复杂，影响因素繁多，人体内原位科学测量难度大，目前金属在人体中的腐蚀机理及规律性尚未完全清楚。实现金属生物材料/器件在人体中的腐蚀控制至关重要，对于牙科、骨科植入、人造关节等替换人体硬组织的生物医学材料要求有长期的高耐腐蚀性，而对于血管支架、骨钉骨板等可吸收金属材料，则要求具有与机体修复进程相适应的腐蚀速率（生物降解速率）。本章简要介绍金属生物材料的腐蚀与控制，包括金属生物医学材料腐蚀与控制的特征及意义、腐蚀基本原理、腐蚀形式及规律、腐蚀电化学研究方法、腐蚀的防护与控制等内容，并分别以医用钛和镁合金的腐蚀与控制为例，阐述基于临床要求，在提高生物材料的生物相容性的同时，努力实现生物材料在人体中腐蚀的有效控制。

Abstract： Metallic biomaterials in the body environments encounter corrosion and abrasion etc., resulting in inferior properties of biocomptability and biomechanics, and even toxicity due to the release and accumulation of metallic ions. The corrosion nature of metallic biomaterials in body environments is a typical electrochemical process. Such a process is much complicated and influenced by many factors, and hard to realize various vivo measurements of corrosion electrochemistry. Effective control of corrosion for various metallic biomaterials is of great importance, for instance, to enhance corrosion resistance of titanium alloy or stainless steel for dental and bone implants and artificial joint devices etc., and to fulfil a tunable corrosion rate of intravascular stents and bone nail and plate made by bioabsorbable metals such as magnesium, zinc and iron to meet the rehabilitation process. This chapter introduces the importance and feature of corrosion and control for biomaterials, corrosion principle，corrosion forms and regularity，corrosion electrochemical methods and corrosion control of biomaterials. In particular，the corrosion and its control for medical titanium as permanent implants and magnesium alloy as bioabsorbable devices are discussed in detail.

5.1　金属生物医学材料腐蚀与控制的特征及意义

作为一种用以诊断疾病、修复和替代生物体组织、器官的材料，生物材料与患者的生命和健康息息相关[1-4]，技术含量高、经济价值高。近十几年来，我国生物材料产品市场一直保持 15%以上的增长率。

生物材料学作为一个新的高科技领域，目前呈现高速发展态势，成为研究热点。生物材料的开发和应用可追溯到公元前 3500 年的古埃及人使用棉纤维和马鬃做缝合线缝合伤口。2000 多年前古罗马人和中国人曾用黄金修补牙齿。18 世纪末至 19 世纪中叶，外科医生已大量使用金属材料固定骨折部位，然而当时人们从未考虑金属材料在人体中的腐蚀问题，早期的外科手术常因感染和生物不相容而失败。之后，有人使用石膏充填骨缺损部位成为最早陶瓷材料用于人体植入的实例。20 世纪初期，人们开始尝试将高分子材料用于人体植入实验，但大部分实验因其毒理反应而以失败告终。1937 年聚甲基丙烯酸甲酯（PMMA）开始被用作牙科材料，随后聚乙烯塑料被尝试用于制造血管替代材料。20 世纪 60 年代初，超高分子量的聚乙烯和不锈钢制成的人工髋关节植入人体获得成功。20 世纪 70 年代初生物材料开始成为涉及材料、生物、医学、化学、物理和机械等多学科交叉融合的综合性学科，并衍生出药物控制释放、生物传感器和人工器官等研究方向，生物材料迅猛发展为一个市场巨大的产业[5-8]。

生物相容性是生物材料区别于其他材料的最重要特征，是评价一种材料能否应用于生物医学的根本依据。生物相容性是指生物材料在宿主的特定环境和部位，与宿主直接或间接接触时所产生的相互反应能力和生物学响应。按植入材料接触宿主部位的不同，可将生物材料的生物相容性分为两类：①用于心血管系统，与血液直接接触，主要考察材料与血液的相互作用，称为血液相容性；②与心血管以外的组织或器官接触，则主要考察材料与组织的相互作用，称为组织相容性。生物材料设计和制造必须首先考虑生物相容性，只有当生物材料与宿主相互适应，才能保证植入的生物材料不被人体的免疫系统所排斥，不出现毒性反应，为生物体所接受，并能替代机体某一受损的组织器官，发挥其生理作用。生物材料必须具备足够强的力学性能以支撑身体各部位的动态基本功能。实际上生物材料在人体环境中还存在"材料反应"的问题，即活体对植入材料的作用，包括生物环境对材料的腐蚀、降解、磨损及破坏。通常生物材料或器件在人体环境中服役的时间长达数十年，其化学稳定性和耐腐蚀性至关重要。虽然生物材料在体内腐蚀量不大，但可能导致生物相容性和力学性能的严重退化和劣变，甚至引起人体毒性反应[9-17]。

腐蚀定义为金属与周围环境介质之间发生化学或电化学作用，进而引起金属的变质或破坏。随着非金属材料的大量合成和应用，高分子材料和无机非金属材料的破坏失效也日益普遍和严重。因此，广义的腐蚀则定义为金属材料、高分子材料及无机材料及其性质在与其所处的环境介质作用下发生退化变质的现象[18, 19]。

金属生物材料的腐蚀与控制可从两个层面上讨论。①高耐腐蚀或惰性金属材料：这类材料要求力学强度高、耐疲劳、易加工，同时必须能够在人体环境中长期稳定，免遭腐蚀。这类材料主要用于牙科、整形外科、骨科创伤修复固定、人造关节等。医用金属材料在生理环境的腐蚀作用，不仅直接导致其力学性能降低或丧失，而且会造成金属离子向周围组织扩散、积累，导致人体的毒副作用。目前，临床上应用的金属材料主要有不锈钢、钴基合金和钛基合金等。一般可通过合金设计和表面修饰改性等方法进一步提高金属材料的耐腐蚀性和生物相容性。此外，还有钛-镍形状记忆合金、贵金属以及钽、铌、锆等金属。②可吸收金属材料：是利用高活性金属材料在人体环境中的快速腐蚀溶解，通过力学支撑达到组织器官修复、重建后完全腐蚀溶解（吸收），避免二次手术和生物安全隐患。这类材料有镁合金、锌及铁等金属，主要用于骨科的修复固定、血管支架等，通常可采用合金设计、表面改性及复合等方法实现可吸收金属材料腐蚀速率可控的目的。

金属生物医用材料在人体环境中的腐蚀本质上是典型的电化学过程，具备腐蚀电化学的基本特征。但与常规自然环境中金属的腐蚀行为相比，由于人体环境的特殊性和复杂性，金属生物医用材料的腐蚀过程更加错综复杂，影响因素繁多，研究难度更大，至今很多腐蚀过程的作用机制尚不完全清楚[20]。表 5-1 为一种人工模拟体液（Hank's 溶液）的组分[14]。人体环境包含血液和其他复杂的体液组分，如水、氯化钠、蛋白质、血浆、氨基酸及唾液中的黏蛋白等。体液属电解质溶液，含有 Cl^-、PO_4^{3-}、HCO_3^- 等阴离子和 Na^+、K^+、Ca^{2+}、Mg^+ 等阳离子，还有大量有机质及溶解氧[14-16]。生物分子可参与腐蚀的阴极过程或阳极过程，蛋白质可通过与金属离子的螯合溶解加速腐蚀过程，反应产物也可沉积在金属植入体表面，阻止腐蚀进一步发展。此外，蛋白质还可以直接吸附在表面，降低溶解氧的扩散，导致植入体的局部优先腐蚀。氢是腐蚀阴极反应的重要产物，细菌可吸收植入体表面的 H_2，加速腐蚀的阴极过程。虽然人体环境通常呈近中性或弱碱性（pH = 7.4），但事故、疾病等因素可能导致生物体系失衡，如感染或手术等可造成植入体局部位置 pH 值下降至 5.3～5.6[13]，人体环境 pH 值的改变会显著影响植入材料的腐蚀行为和进程。大部分植入体材料的耐腐蚀性依赖于表面致密的钝化膜，临床上已证实金属植入体的腐蚀可导致金属离子的过量释放和累积[21-26]。

表 5-1　Hank's 溶液化学组分[14]

组分	浓度/(g/L)
NaCl	8.0
KCl	0.4
NaHCO$_3$	0.35
NaH$_2$PO$_4$·H$_2$O	0.25
Na$_2$HPO$_4$·2H$_2$O	0.06
CaCl$_2$·2H$_2$O	0.19
MgCl$_2$	0.19
MgSO$_4$·7H$_2$O	0.06
葡萄糖	1.0
pH	6.9

　　金属生物医用材料在人体环境中的腐蚀形式主要有均匀腐蚀、电偶腐蚀、点腐蚀、缝隙腐蚀、晶间腐蚀、应力腐蚀开裂及磨损腐蚀等，对于金属植入体一般可接受的年腐蚀速率约为 2.5×10^{-4} mm/a[17]。金属生物医用材料的腐蚀取决于材料的热力学稳定性和表面反应的动力学行为。人体运动和力的作用必然伴随材料的磨损、振动、受力，可导致在人体环境中植入体发生摩擦腐蚀、疲劳腐蚀及应力腐蚀开裂等腐蚀破坏[17]。对于医用植入体的基本要求有：①表面钝化膜致密；②表面膜原子结构能够阻止电子和离子的跨膜传输；③强耐磨耗。金属植入材料（器件）不仅要耐均匀腐蚀，更要考虑其应用环境条件及受力状态可能导致的特殊腐蚀，如磨损腐蚀、疲劳腐蚀及应力腐蚀开裂等，在磨损、震动及应力作用下可极大促进局部腐蚀的发生发展，导致突发性腐蚀损害。此外，生物医学植入体表面总是与组织接触，腐蚀过程实际是在传输过程受阻的闭塞条件下发生、发展的，由此可导致局部腐蚀的加速发展。表 5-2 列举了金属生物医用材料在人体环境中的主要腐蚀形式，实际上同一个植入体可能同时发生不同的局部腐蚀[27, 28]。

表 5-2　金属生物医用材料在人体环境中的主要腐蚀形式

主要腐蚀形式	材料	植入部位	植入体
磨损腐蚀/应力腐蚀	304SS，钛合金，钴合金	骨关节	

续表

主要腐蚀形式	材料	植入部位	植入体
缝隙腐蚀	316SS，Ti6Al4 V	骨钉/骨板	
磨损腐蚀	CoCrMo，316SS	骨水泥	
微动磨损/摩擦腐蚀	316SS，CoCrNiFe，Ti6Al4 V，CoCrSS	骨关节	
电偶腐蚀/点腐蚀	304/316SS，CoCr + Ti6Al4V，316SS/Ti6Al4V，CoCrMo	齿种植体	
均匀腐蚀/局部腐蚀	镁合金	血管支架	

5.2 腐蚀基本原理

5.2.1 腐蚀的必然性

在自然界中绝大多数金属处于热力学不稳定状态，在周围环境的作用下，总趋于从金属的原子态转变为氧化态。譬如铁在自然界的存在形式多为铁矿石，其主要成分是 Fe_2O_3，而铁的腐蚀产物铁锈的主要成分也是 Fe_2O_3。铁的腐蚀过程就是原子态金属铁转变为氧化物的过程。从矿石冶炼金属，需要提供一定的能量才可完成。金属铁具有比其化合物更高的能量。能量上的差异是金属发生腐蚀的驱动力，腐蚀发生的过程伴随着体系能量的降低，金属的腐蚀是一个自发过程，是金属与环境相互作用的结果：

$$金属 + 腐蚀介质 \longrightarrow 腐蚀产物 \tag{5-1}$$

　　其中至少包括三个基本过程：①环境介质中腐蚀物种传输到金属的表面；②在金属/溶液相界面发生电荷转移反应；③腐蚀产物从相界面传输到体相介质中或在金属表面沉积形成覆盖膜，其中任一过程均可影响腐蚀的形式和速率。此外，腐蚀过程还受到离解、水解、吸附、沉积和溶剂化作用等复杂因素的影响。

　　腐蚀过程必然发生在金属与腐蚀介质之间的界面上，腐蚀造成的破坏也总是从金属表面开始，然后伴随着腐蚀过程的不断发展，腐蚀破坏将逐渐扩展到金属材料内部，并使金属性质发生改变。金属可能全部或部分地溶解，或者形成的腐蚀产物沉积于金属表面。伴随着腐蚀过程的进行，金属发生结构崩溃和性能劣化。

　　金属材料在电解质环境中因其表面化学组分和结构的不均匀性或界面环境的不均匀性，可形成腐蚀微电池或宏电池的阳极区和阴极区，在局部电池的作用下发生各种不同形式的腐蚀。在阳极区，金属以离子形式溶解进入液相，而电子则通过金属内部转移到阴极区，金属发生了氧化反应，称为阳极反应（或阳极过程）；在阴极区，电解质溶液中的某些物质（去极化剂，如氢离子、溶解氧等）与来自阳极区的电子结合发生还原反应（如析氢反应或氧的还原反应等），称为阴极反应（或阴极过程）。阳极反应和阴极反应必须达到电荷平衡。

　　电化学腐蚀必须满足：①金属接触的介质是电解质环境，即离子导体，可以是溶液或液膜；②金属表面发生的氧化还原反应分别在不同区域（阳极区和阴极区）进行；③阳极区和阴极区是电连接的，电子可以自由流动，并与电解质环境中的离子流动形成电流回路。金属材料在人体环境中的腐蚀满足电化学腐蚀的所有条件，因此其腐蚀的本质是电化学过程，即形成了腐蚀原电池。腐蚀原电池存在如下特点：①阴阳极区肉眼可分或不可分，或交替发生；②腐蚀过程自发反应；③只要介质中存在氧化剂（去极化剂），能获得电子使金属氧化，腐蚀就可发生；④腐蚀的二次产物对腐蚀影响很大；⑤电化学腐蚀离不开金属、电解质界面电迁移，电子由低电位金属或地区传荷到电位高的金属或地区，再转移给氧化剂；⑥腐蚀电池包括阴极、阳极、电解质溶液和电路四部分，缺一不可；⑦阴极、阳极反应相对独立，但又必须偶合，形成腐蚀电池；⑧腐蚀电池不对外做功，只导致金属腐蚀破坏。由于人体环境及生命过程的复杂性，金属材料在人体环境中的腐蚀异常错综复杂，影响因素繁杂[26, 27]。

5.2.2　腐蚀热力学

　　腐蚀热力学是通过研究腐蚀反应的能量关系，判断腐蚀的倾向性、腐蚀的驱动力及相关的腐蚀机理模型。

1. 电极电位与自由能

化学热力学可解释金属在自然或人为环境中发生腐蚀的现象。任何释放能量的化学反应，即自由能降低的反应均可自发进行，自由能降低值越大，反应的自发倾向越大。表 5-3 为若干金属在大气中腐蚀反应的自由能。

表 5-3　金属在大气中腐蚀反应的自由能

金属	腐蚀产物	自由能变化 $\Delta G^{\ominus}$ /(kcal/mol)	金属	腐蚀产物	自由能变化 $\Delta G^{\ominus}$ /(kcal/mol)
Mg	$Mg(OH)_2$	−133.8	Ti	Ti^{2+}	−37.5
Al	$Al(OH)_3$	−175.2	Cu	Cu^{2+}	−39.5
Zn	$Zn(OH)_2$	−90.4	Ag	Ag^+	−9.2
Cr	Cr^{3+}	−121.8	Pt	Pt^{3+}	+ 8.1
Fe	Fe^{2+}	−78.4	Au	Au^{2+}	+ 6.4

金属腐蚀是一种自发反应，如金属和大气中的氧和水发生如下反应：

$$M + H_2O + 1/2O_2 \longrightarrow M(OH)_2 \tag{5-2}$$

$$M + 1/2O_2 \longrightarrow MO \tag{5-3}$$

除了金和铂以外，所有金属的腐蚀反应都是自发的。但热力学只涉及反应的倾向性，与反应速率无关。例如，锌、镁、钛、铬等金属的腐蚀倾向性比铁大，实际上铁的腐蚀速率均远高于上述几种金属，这是因为腐蚀开始后，这些金属具有很强的钝性，其表面形成一层致密的保护膜，阻碍了腐蚀反应的发生。

金属/电解质溶液界面是电化学腐蚀过程的核心场所。大多数金属在与电解质溶液接触时均自发发生电极反应，电极表面发生电荷转移，由于金属离子进入溶液，在金属表面留下相应电荷的电子，于是金属表面带负电而紧靠金属表面的液相层带正电，由于正负电荷相互镜像吸引，在金属/溶液界面形成正负电荷紧密层，称为双电层（图 5-1）。金属/溶液界面建立双电层后，在金属与溶液之间产生了电位差，称为金属电极的平衡电位。电极平衡电位与金属种类、溶液组成和浓度以及温度等因素有关。金属平衡电位可用于评判金属发生腐蚀的难易程度，通常电极电位负值越大，表示金属越容易溶解为离子进入溶液，金属越容易发生腐蚀。反之，金属的平衡电极电位越正，金属越耐腐蚀。

在双电层的建立过程中，进入溶液的离子越多，留在金属表面的电子也越多。由于电子与离子之间的吸引力，金属继续离子化进入溶液就越困难，最终达到动态平衡：

$$M \rightleftharpoons M^{n+} + ne^- \tag{5-4}$$

电极反应达到动态平衡后，其电位可用平衡电位表示。电极平衡电位与自由能一样，指明腐蚀反应的自发倾向：电位低，表示金属容易被腐蚀；电位高，表示金属不容易被腐蚀。

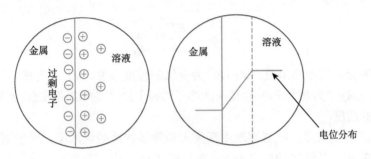

图 5-1　金属/溶液界面双电层示意图

电位与自由能存在如下关系：

$$\Delta G = -n\varepsilon F \tag{5-5}$$

式中，ΔG 为腐蚀反应的自由能变化；ε 为腐蚀电池的电动势（等于腐蚀电池中阴极和阳极反应平衡电位之差，$\varepsilon = E_c - E_a$）；n 为氧化反应中的电子数；F 为法拉第常数，96500 C/mol。

电动势等于腐蚀电池中阴极和阳极电极电位之差，也称为非平衡电位或混合电位。在人体环境（中性电解质环境）中，腐蚀电池的阳极反应是金属溶解成为离子，对应阴极反应通常是溶液中溶解氧的还原。但也要注意到，某些突发事件、药物或疾病导致人体生物体系难以达到平衡，局部区域的 pH 可能降低，使得以氢还原为阴极反应的腐蚀过程可能发生。腐蚀电池的电动势越大，自由能降也越大，金属的腐蚀倾向越大。在阴极反应相同的情况下，具有更低电极电位的金属，腐蚀倾向更大。

2. 能斯特方程

金属电极电位与溶液中金属离子浓度和温度有关，热力学上规定 25℃和参与电极反应的物种活度均为 1 时的状态为标准状态，标准状态下金属的电极电位为标准电位。由于电极电位的绝对值无法测量，规定以标准氢电极的电位为 0，其他金属的标准电极电位均以此为基准（可查阅电化学手册获得）。可以根据标准电极电位初步判断各种金属腐蚀的可能性。

金属腐蚀是基于短路腐蚀原电池的原理，即同时包含金属原子成为金属离子的阳极过程和环境介质中氧化剂（去极化剂）的还原，形成共轭反应，这是腐蚀电化学的必要条件。发生反应的物种活度和温度一般不处于标准状态，电极电位可能偏离标准电位。

实际环境中平衡电位的高低与金属种类、温度以及参与电极反应各物种的活度有关，可用能斯特方程描述它们之间的关系，对于电极反应（5-4），其平衡电位为

$$E = E^{\ominus} + \frac{RT}{nF} \ln \frac{\alpha_{M^{n+}}}{\alpha_M} \tag{5-6}$$

式中，E 为金属的平衡电位，V；$E^{\ominus}$ 为金属的标准电位，V；R 为摩尔气体常量，8.314 J/(K·mol)；T 为热力学温度，K；n 为电子转移个数；F 为法拉第常数，96500 C/mol；α 为物质的活度。

活度即有效浓度，在稀溶液中活度近似等于物质的量浓度。对于固态物质和作为溶剂的水，其活度均定义为 1。在反应（5-4）中，金属离子 M^{n+} 是氧化态，金属 M 是还原态。金属 M 的平衡电极电位由溶液中 M^{n+} 的活度和温度决定。

值得注意的是，在实际腐蚀体系中金属的电位不是平衡电位，而是腐蚀阴、阳极反应的偶合电位（混合电位），当金属表面形成保护膜，其电位可能正移。通常利用参考电极测量金属在特定介质中的相对电极电位，该电位即为腐蚀电位或开路电位。

3. 电位-pH 图

绝大多数电化学腐蚀离不开水溶液介质，水溶液中 H^+ 和 OH^- 可用 pH 表示。金属腐蚀与电位和 pH 有一定的关系，1938 年比利时 Pourbaix 提出电位-pH 图，通过此图不仅可判定腐蚀可能性，指示腐蚀反应行为、产物及电位/pH 条件，指示控制腐蚀的可能途径，还可广泛用于无机、分析、湿法冶金等领域。

电位-pH 图制作的一般步骤如下。

（1）列出腐蚀过程可能的各物质的状态及热力学数据（主要是化学位）。

（2）列出可能的化学或电化学反应式。

（3）计算电位、浓度、pH 关系式。

（4）绘制电位-pH 图。

电位-pH 图在腐蚀研究和腐蚀控制中的应用如下。

（1）预示可能的腐蚀反应、腐蚀行为、腐蚀产物及其条件；

（2）指示控制腐蚀的可能途径。

分析电位-pH 图方法如下。以图 5-2 中 Fe-H_2O 体系为例，从电位-pH 图可看到：相图中的每一条线表示两相平衡，离子浓度低于 10^{-8} mol/L，认为为稳定免蚀区。电位-pH 图分为三大区域。①腐蚀区：只有 Fe^{2+}、Fe^{3+}、FeO_4^{2-} 稳定；②稳定区：Fe 稳定，不发生腐蚀；③钝化区：Fe_2O_3、Fe_3O_4 稳定，表示金属氧化物稳定，即钝化。

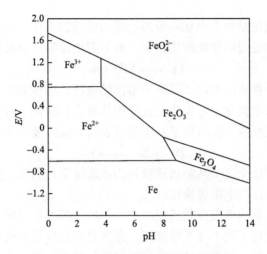

图 5-2　Fe-H_2O 体系电位-pH 图

　　根据电位-pH 图可判断腐蚀反应可能性,同时可了解控制腐蚀的三种方法:①采用阴极保护等方法降低电位;②采用阳极保护、添加钝化剂或缓蚀剂以提升金属的电位;③提高 pH 值。然而,电位-pH 图是根据热力学数据计算绘制的,可存在如下缺陷和局限性:①只能预示金属腐蚀的倾向性而不管腐蚀速率的大小;②平衡线指金属有关离子的平衡,实际溶液化学比较复杂;③电位-pH 图只考虑 OH^-,实际溶液中含 Cl^-、PO_4^{3-}、Ca^{2+}、蛋白质等,对腐蚀影响复杂;④难以评判局部腐蚀行为和倾向;⑤金属在人体环境中的电位-pH 关系相当复杂,有待深入研究[29, 30]。

5.2.3　腐蚀动力学

　　腐蚀动力学旨在探明腐蚀过程机理、影响腐蚀速率的各种因素及控制步骤;掌握不同条件下腐蚀反应的动力学规律。

1. 极化

　　绝大多数腐蚀是以电化学原电池历程进行,腐蚀速率可用阳极电流密度表示:$i_a = nFV_a$。

　　电化学腐蚀是以多个平行或串联的步骤组成,当其中某一步骤缓慢受阻,即发生极化现象。阴极发生阴极极化,阳极发生阳极极化。

　　腐蚀电极过程最基本的步骤如下。①传质过程:浓差极化;②电化学反应:活化极化;③表面覆盖膜:电阻极化。其中阻力最大,决定整个反应的速率的步骤为控制步骤。各步骤具有不同的特征和规律性[31-34]。

（1）电化学极化是由于电化学反应迟缓而引起的极化，也称为活化极化。电化学反应的速率与反应活化能密切相关。对于阳极反应，金属发生溶解反应：

$$M \longrightarrow M^{n+} + ne^- \tag{5-7}$$

由于电子的迁移速度要高于正离子溶出的速度，电极表面正电荷积累，电极电位正移，产生阳极极化，即发生电化学极化或活化极化。对于阴极反应，阴极极化是由阴极电极反应（吸收电子）缓慢引起的。如阴极反应：

$$2H^+ + 2e^- \longrightarrow H_2 \tag{5-8}$$

由于阴极反应速率低于电子从阳极迁移到阴极的速率，阴极上发生电子的积累，导致阴极电位负移，产生阴极极化。

（2）浓差极化是由于反应物或反应产物传输过程缓慢引起的极化。在阳极附近进入溶液的金属离子如不能及时离开，金属表面的离子浓度逐渐增大，在电极附近积累大量正电荷，阳极电位上升，产生阳极极化。溶液中参与还原反应的物质（O_2 等）若扩散困难，不能及时到达阴极表面，阴极区发生多余电子积累，阴极电位降低，产生阴极极化。这类极化称为浓差极化或扩散极化。氧在水中的溶解度比较低，在氧还原阴极过程的腐蚀电池中，金属腐蚀速率取决于阴极表面氧的还原速率，氧还原速率又取决于溶解氧向阴极表面扩散的速率。

（3）电阻极化（钝化），是当金属在通电后能在表面生成保护膜时，使金属进入钝化状态，金属溶解为离子状态的阳极过程受到保护膜的阻碍，同时增加了金属/溶液界面的电阻，阳极电位向正方向移动，产生电阻极化或钝化。

2. 去极化

凡是能消除或减弱极化作用的电极过程称为去极化。去极化的作用是促进腐蚀的发生和发展，通常将能够消耗金属溶解过程所产生的电子的氧化剂称为去极化剂，去极化也常被扩展为所有能消除极化、促进腐蚀的因素，如氯离子对金属表面钝化膜的破坏；金属离子传输的加速；溶液中存在络合剂时，与金属离子形成络合物，降低金属表面金属离子的浓度，金属腐蚀加速。

对于阴极过程，凡是能在阴极上吸收电子的过程，均可起到阴极去极化的作用。在腐蚀电池中可能的阴极去极化反应主要有四类：

（1）生成含氧的离子：

$$中性或碱性溶液：O_2 + 2H_2O + 4e^- \longrightarrow 4OH^- \tag{5-9}$$

$$酸性溶液：O_2 + 4H^+ + 4e^- \longrightarrow 2H_2O \tag{5-10}$$

（2）氢离子还原（酸性环境）：

$$2H^+ + 2e^- \longrightarrow H_2 \tag{5-11}$$

（3）高价金属离子（Fe^{3+}、Cu^{2+} 等）的还原：

$$Fe^{3+} + e^- \longrightarrow Fe^{2+} \tag{5-12}$$

$$Cu^{2+} + 2e^- \longrightarrow Cu \qquad\qquad (5\text{-}13)$$

（4）贵金属离子的还原：

$$Ag^+ + e^- \longrightarrow Ag \qquad\qquad (5\text{-}14)$$

在人体环境中普遍含有溶解氧，溶解氧的还原是主要的腐蚀阴极去极化反应。

3. 极化曲线

金属腐蚀过程伴随着电流的产生，将电极电位 E 与电流密度 i 的关系用图表示，称为极化曲线，如图 5-3 所示。极化曲线是讨论金属腐蚀行为、研究腐蚀基本规律和机理的重要方法。极化曲线可有如下作用：①描述腐蚀电极的总体行为；②估计腐蚀机理、控制因素、影响因素；③粗估腐蚀反应速率；④通过理想极化曲线/实测极化曲线了解腐蚀的本质；⑤描述极化曲线的合成/分解性。在 E-i 关系图中 [图 5-3（a）]，$i>0$ 代表氧化过程（阳极反应），$i<0$ 代表还原过程（阴极反应）。这种表示方法较为直观，适合电流密度或电位范围较小条件下研究或阴极-阳极反应转变过程的研究，电位 E 与电流密度 i 呈线性关系，可测定极化电阻 R_p。E-$\lg i$ 关系图 [图 5-3（b）] 适合于电流密度变化范围很大的电化学反应，在多数强极化情况下，反应动力学遵循塔费尔（Tafel）规律，即过电位与电流密度的对数呈线性关系：

$$\eta = a + b\lg i \qquad\qquad (5\text{-}15)$$

E-$\lg i$ 关系图有利于求得塔费尔常数 b，但正负电流密度在同一侧，电流密度的正负显示不直观。

4. 混合电位概念

金属材料在溶液中其表面形成腐蚀电池，必然包含了两个或多个电极反应的混合电极。在金属表面测得的电位既不是阴极电位，也不是阳极电位，而是混合电位。例如，铁在酸性溶液中的腐蚀是析氢腐蚀，图 5-4 反映了电极的动力学行为。假定阳极和阳极是分割开的，铁电极的平衡电位为 $E^{\ominus}_{Fe^{2+}/Fe}$，氢电极的平衡电位为 $E^{\ominus}_{H^+/H_2}$。铁在酸性溶液中，阳极和阴极是电连接的，或者说阳极和阴极反应都发生在铁表面，铁的电极电位既不是 $E^{\ominus}_{Fe^{2+}/Fe}$，也不是 $E^{\ominus}_{H^+/H_2}$，而是处于氢电极阴极反应极化曲线与铁电极阳极反应极化曲线相交处 S 点对应的混合电位 E_{corr}。混合电位的确定包含如下假设：

（1）任何腐蚀电化学反应必须偶合两个或多个阳极反应和阴极反应；

（2）在电化学反应过程中不可能有电荷的净积累，即总的阳极反应速率必须等于总的阴极反应速率。

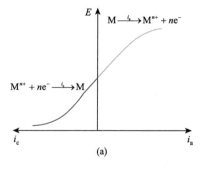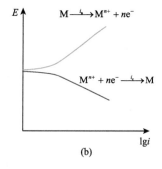

图 5-3 极化曲线

（a）电位-电流密度关系曲线；（b）电位-电流密度对数曲线

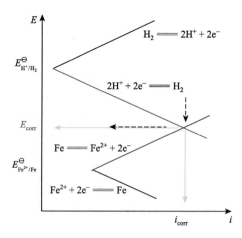

图 5-4 铁在酸性溶液中混合电位的形成

在图 5-4 中，总阳极反应速率和总阴极反应速率相等的点为 S 点，在 S 点，铁溶解的速率与析氢的速率相等，所对应的电流密度 i_{corr} 为腐蚀电流密度，对应的混合电池 E_{corr} 又称为腐蚀电位（或开路电位）。此时，每产生一个铁离子，就放出两个电子，并生成一个氢分子，只有在 S 点上才能保持电荷守恒。

在实际腐蚀体系中，可能同时存在多个氧化还原反应。这时需要将各个氧化和还原过程的速率分别加起来，总的氧化反应速率曲线和总的还原反应速率曲线的相交点即是腐蚀体系的混合（腐蚀）电位，对应的电流密度即是腐蚀电流密度，可直接表征为腐蚀速率（$i_{corr} = nFV_a$）。

5. 腐蚀极化图

将表示腐蚀电池特征的阳极极化曲线和阴极极化曲线结合画图，并忽略电位随电流变化的细节，用直线代替实际的极化曲线，获得腐蚀电池极化的简化图，

称为腐蚀极化图（图 5-5）。阴极极化曲线和阳极
极化曲线的起始电位分别是阴极反应和阳极反应
的平衡电位，分别用 $E_c^{\ominus}$ 和 $E_a^{\ominus}$ 表示。若忽略体系
的内阻，极化曲线可相交于一点（S），交点所对
应的电位表示腐蚀电位 E_{corr}，对应的电流 I（或电
流密度 i）表示腐蚀电流 I_{corr}（或腐蚀电流密度
i_{corr}）。一般情况下，腐蚀电池中阴极和阳极的面
积是不相同的；在均匀腐蚀条件下，整个金属表
面同时为阴极和阳极，可采用 E-i 极化图；在阴极
和阳极反应均由电化学活化控制时，采用 E-$\lg i$ 表
示的极化图更好，因为在电化学控制的体系中，
电流密度的对数与电位变化呈直线关系。

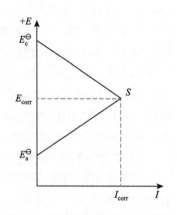

图 5-5　腐蚀极化图（Evans 图）

　　腐蚀电池工作时，阴极和阳极发生极化，限制了通过电池的腐蚀电流的大小。
图 5-5 中极化曲线的斜率表示电极极化的程度，称为极化率。电极极化的大小代
表电极过程中所受到的阻力的大小。极化率越大表示该电极过程受到的阻力越大。
腐蚀极化图可定性说明腐蚀过程主要受何种因素控制，这是腐蚀极化图的主要应
用之一。腐蚀反应由极化率大的过程控制，如图 5-6 所示。

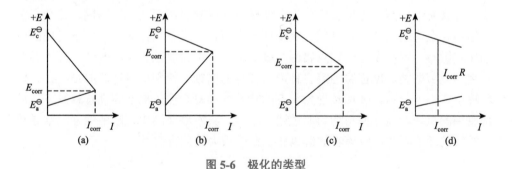

图 5-6　极化的类型

（a）阴极控制；（b）阳极控制；（c）混合控制；（d）欧姆控制

1）阴极控制的腐蚀过程

　　金属腐蚀时，极化作用主要发生在阴极，而阳极极化作用较小，如氧的还原
过程常成为腐蚀的阴极控制步骤，即腐蚀电流基本取决于阴极过程的极化率，极化
图上的阴极极化曲线斜率很大，此时腐蚀电位很接近阳极的平衡电位［图 5-6（a）］。
在阴极控制条件下，可通过改变阴极极化曲线的斜率控制腐蚀速率。例如，金属
铁在中性或碱性环境中的腐蚀与溶解氧在阴极的还原反应密切相关，采用除氧的
方法，降低环境中的含氧量，可有效减缓腐蚀速率。

2）阳极控制的腐蚀过程

当阳极极化率远大于阴极极化率时，极化图上的阳极极化曲线的斜率很大，电极极化作用主要受阳极过程控制，而阴极极化作用比较小，金属的腐蚀速率由阳极反应决定，此时腐蚀电位很接近于阴极的平衡电位［图 5-6（b）］。任何能够使阳极极化率增大的措施都能够使腐蚀速率降低。例如，对金属或合金的表面钝化处理，可有效控制腐蚀的阳极过程，在溶液中添加促进金属或合金钝化的缓蚀剂也可大幅度降低腐蚀速率。

3）混合控制的腐蚀过程

在很多实际的腐蚀过程中，往往阴极和阳极都存在一定程度的极化，称为混合控制的腐蚀过程［图 5-6（c）］。

4）欧姆控制的腐蚀过程

当电解质的电阻很大，以至通过电池的电流不足以导致阴极和阳极发生显著的极化，这种情况下的腐蚀过程称为欧姆控制（或电阻控制）的腐蚀过程［图 5-6（d）］，此时腐蚀速率主要由电解质电阻或表面氧化膜电阻控制。

5.3 金属生物医学材料的腐蚀形式及规律

金属腐蚀按照腐蚀形态可分为全面腐蚀和局部腐蚀两类，不锈钢、钛合金及钴铬钼合金等生物金属材料属于典型钝性金属，此类金属在环境作用下对局部腐蚀比较敏感，容易发生诸如点腐蚀、缝隙腐蚀、电偶腐蚀、晶间腐蚀、应力腐蚀开裂、疲劳腐蚀、摩擦腐蚀等各种形态各异的腐蚀。特别值得注意的是，在人体环境中，由于材料、环境及受力状态的特殊性和复杂性，局部腐蚀普遍发生。局部腐蚀的机理及规律性与均匀腐蚀明显不同，其发展速度快、隐蔽性强，常导致突发性的严重事故，对患者的健康和生命有极大的危害[34, 35]。

5.3.1 全面腐蚀

全面腐蚀又称均匀腐蚀，其特征是腐蚀破坏均匀地发生在整个金属表面，金属由于腐蚀而均匀地减薄。金属的阳极溶解和去极化剂的阴极还原反应发生在同一表面。全面腐蚀发生时，阳极溶解和阴极还原的共轭反应在金属的相同位置发生，阴极和阳极没有空间和时间上的区别，整个金属表面处于活化状态，只是各点随时间有能量起伏，能量高时处于阳极，能量低时处于阴极。

全面腐蚀的腐蚀速率可用失重法或增重法评估。腐蚀速率等于单位时间、单位面积试样腐蚀前后质量的减少量或增加量，即

$$v = \frac{|m_1 - m_0|}{St} \quad\quad (5\text{-}16)$$

式中，v 为腐蚀速率，单位通常为 $g/(m^2 \cdot h)$；m_0 为试样腐蚀前的质量，g；m_1 为试样清除腐蚀产物后的质量（失重法）或带有腐蚀产物试样的质量（增重法），g；S 为试样面积，m^2；t 为腐蚀时间，h。

常用每年的腐蚀深度评价材料的腐蚀速率，在衡量不同密度的金属的腐蚀程度时，深度法可以更直观地表达腐蚀程度。深度法腐蚀速率可由失重法腐蚀速率换算得到：

$$v_d = 8.76 v / \rho \quad\quad (5\text{-}17)$$

式中，v_d 为以腐蚀深度表示的腐蚀速率，单位通常为 mm/a；v 为失重腐蚀速率，$g/(m^2 \cdot h)$；ρ 为金属密度，g/cm^2；8.76 为换算系数。

根据法拉第定律，均匀腐蚀阳极溶解的金属与通过的电量成比例。若电流为 I，通电时间为 t，则通过的电量为 It，溶解的金属量为

$$\Delta m = \frac{AIt}{nF} \qu\quad (5\text{-}18)$$

式中，A 为金属原子量；n 为价数，即金属阳极反应方程式中的电子数；F 为法拉第常数，96485 C/mol。

对于全面腐蚀，金属面积 S 为阳极面积，故腐蚀电流密度 $i_{corr} = I/S$。失重法腐蚀速率 v 与腐蚀电流密度 i_{corr} 之间有如下关系：

$$v = \frac{\Delta m}{St} = \frac{A}{nF} \times i_{corr} \qu\quad (5\text{-}19)$$

可见，腐蚀速率与腐蚀电流密度成正比。同样，用腐蚀深度表示的腐蚀速率与电流密度的关系为

$$v_d = \frac{\Delta m}{\rho St} = \frac{A}{nF\rho} \times i_{corr} \qu\quad (5\text{-}20)$$

金属的腐蚀电流密度可随腐蚀时间的变化而变化，在测量全面腐蚀的腐蚀电流密度时，应当在待测样品在腐蚀环境中稳定后再测量。

5.3.2　点腐蚀

点腐蚀又称孔腐蚀，是最常见的一种局部腐蚀形式。点腐蚀呈随机分布，蚀孔直径一般只有几十微米，孔口多数有腐蚀产物覆盖，少数是开放式。点腐蚀虽腐蚀失重甚微，但对材料破坏很严重，而且点腐蚀可能成为诱发其他形式的局部腐蚀的起源（如应力腐蚀开裂、晶间腐蚀等）。点腐蚀一般发生在具钝性的金属表面，表面缺陷（硫化物）、Cl^- 等阴离子对点腐蚀有直接的影响。点腐蚀一般可分为发生和发展两个阶段。

（1）点腐蚀发生的机理迄今尚未有定论，一般认为：在一定条件下（电位、Cl^-浓度、温度……）Cl^-优先在表面的特定位置（物理化学缺陷）吸附、积累。薄弱位置首先腐蚀破坏，微点腐蚀发生、微点腐蚀消长（溶解与修复）、宏观腐蚀形成。

（2）点腐蚀的发展机理可认为是，由于局部区域腐蚀产物（Fe^{2+}、Cr^{3+}等）的水解，孔内发生酸化，促进 Cl^- 进入孔内保持电中性，由于孔内外几何闭塞，H_2O、Fe^{2+}等转移较困难，导致孔内外介质环境差异显著，孔内成为阳极，孔外为阴极，电偶腐蚀形成，由于自催化效应的作用，点腐蚀不断发生、发展。

影响点腐蚀的因素包括以下几点。①环境因素。腐蚀介质中 $NaCl$、$CaCl_2$ 促进溶解氧还原，Cl^-侵蚀性强，对于点腐蚀存在临界离子浓度。当 Cl^- 达到一定浓度时点腐蚀快速发生发展。介质中的氧化性金属离子如 Fe^{3+}、Cu^{2+}、Hg^{2+}可促进点腐蚀，含氧阴离子如 OH^-、SO_4^{2-}、NO_3^- 则可抑制点腐蚀的发生，它们抑制点腐蚀能力排序为：$OH^- > NO_3^- > SO_4^{2-} > ClO_4^-$。pH 值对点腐蚀发生过程影响较大，而对点蚀发展过程影响较小。②材料因素。不同金属耐点腐蚀能力显著不同，如 $Al<Fe<Ni<Zr<Cr<Ti$，具钝化特性的金属对点腐蚀比较敏感。合金元素如 Cr、Mo、Si、Cu、Ni 可提高耐点蚀性，而 C、Mn、So 的点腐蚀敏感性增大。金相组织：固溶处理能够消除表面缺陷、夹杂、二次相和晶间相，可使耐点蚀性提高；相反，如敏化处，则点腐蚀倾向性增大。表面状态：对点腐蚀的发生影响很大，粗糙、表面夹杂、机械损伤、位错露头等对耐点蚀不利。由于植入体多为钝性金属材料，在高 Cl^-浓度的人体环境中，点腐蚀的发生是比较普遍的。点腐蚀还可能诱发缝隙腐蚀、应力腐蚀开裂等其他形式的局部腐蚀。

防止点腐蚀首先应从材料及表面状态加以考虑，如加入合适的抗点腐蚀的合金元素，降低有害杂质，改善表面处理工艺等，此外，可改善介质环境条件，以避免点腐蚀的发生。

5.3.3 电偶腐蚀

在一定的腐蚀介质中，如两种电极电位不同的金属或合金相接触，电位较负的金属腐蚀加速，而电位较正的金属腐蚀减慢，这种现象称为电偶腐蚀或接触腐蚀。电偶腐蚀是一种宏观腐蚀，是一种普遍存在的局部腐蚀类型。例如，牙种植体与支台的连接就可能形成电偶腐蚀。电偶腐蚀的驱动力与相互接触的金属腐蚀电位差密切相关，两种金属的实际腐蚀电位相差越大，电偶腐蚀的速率越大。

电偶腐蚀还受到其他因素的影响。①面积效应：电偶腐蚀时，阳极释放的电子全部参与阴极反应，流经阳极和阴极的电量或电流相等，当增大阴极面积或降低阳极面积时，阳极电流密度升高，促进腐蚀破坏。在阳极面积不变时，阴极面积越大，电偶腐蚀越严重。②环境因素：腐蚀介质的组成、电阻、pH 值、温度等均有重要影响。③介质电阻：电偶腐蚀中阳极金属的腐蚀电流部分不均匀，两种金属接触边沿附近电偶腐蚀电流大，腐蚀严重；距离结合部位越远腐蚀越轻。介质电阻能够影响电偶腐蚀电流的分布，从而影响腐蚀程度：电阻小时，电流分布均匀，分布面积大，总的腐蚀量大，腐蚀严重；在高电阻的介质中，电偶电流集中在接触部位的小范围内，腐蚀程度较轻。

两种不同金属连接构件很常见，须注意两种金属的电位差应尽量小。构件设计要避免大阴极小阳极的结构。在相互接触的异种金属之间还可进行绝缘处理。

5.3.4　缝隙腐蚀

缝隙腐蚀是一种十分普遍的腐蚀形式。不论是同种或异种金属接触，甚至是金属与非金属接触均有可能引起缝隙腐蚀。绝大多数金属在任何腐蚀介质均可能发生缝隙腐蚀，钝性金属对缝隙腐蚀更加敏感。例如，骨钉/骨板的连接缝在人体环境中可能发生缝隙腐蚀，在人体运动过程对植入体器件的微动作用下，腐蚀过程可能发生加速。普遍认为，缝隙腐蚀机理是氧浓差电池与闭塞电池自催化效应共同作用的结果。在缝隙腐蚀初期，阳极（以 Fe 为例）溶解过程为：$Fe \longrightarrow Fe^{2+} + 2e^-$；阴极过程是吸氧过程：$O_2 + 2H_2O + 4e^- \longrightarrow 4OH^-$。腐蚀反应发生在缝隙内部的整个金属表面，但缝隙内的氧在反应初期很快就消耗殆尽。由于缝隙很小，缝隙内外介质不能流动，而氧很难扩散进入缝隙，因此缝隙内溶液中的氧浓度很低，而缝隙外金属表面氧浓度较高，构成氧浓差电池。缝隙内缺氧区电位较负，为阳极区，缝隙外氧易到达的区域电位较正，为阴极区。缝隙内阳极区金属发生溶解，金属离子不断增多，形成闭塞电池，吸引缝隙外溶液中的负离子（Cl^-等）向缝隙内迁移，以维持缝内外电荷平衡。金属离子水解形成不溶于水的金属氢氧化物和游离酸，不溶性的腐蚀产物在局部位置的堆积可形成闭塞电池，导致缝隙内微环境进一步酸化，缝隙内金属腐蚀加剧。

缝隙腐蚀的发展过程机理与点腐蚀发展阶段机理相近，而发生的原因及发展阶段的机理是不同的。一般缝隙腐蚀比点腐蚀更易于发生，点腐蚀经常成为诱发缝隙腐蚀的起源。缝隙腐蚀的难易与诸多因素有关，不同金属材料耐缝隙腐蚀的性能不同，如不锈钢，随 Cr、Mo、Ni 元素含量升高，耐缝隙腐蚀性能提高。缝隙腐蚀的速率和深度与缝隙几何尺度密切相关，一般认为缝隙腐蚀的临界尺度为 $0.025 \sim 0.1$ mm。一般控制缝隙腐蚀的措施包括：合理设计，尽量避免出现缝隙；选用再钝化能力强的合金材料等。

5.3.5 应力腐蚀开裂

环境诱导开裂（EIC）是指金属材料在拉伸应力和环境介质共同作用下的脆性机械破坏，包括应力腐蚀开裂（SCC）、腐蚀疲劳开裂（CFC）、氢脆或氢致开裂（HIC）等。在人体环境中由于各种应力的反复作用，金属材料的应力腐蚀开裂和腐蚀疲劳开裂经常发生。应力腐蚀开裂是敏感材料、腐蚀环境及拉伸应力共同作用的结果。应力腐蚀开裂是在材料低于屈服应力下，快速发生开裂，直至断裂。应力腐蚀开裂隐蔽性强，材料断裂破坏突然，危害性极大，常造成灾难性的损失。应力腐蚀开裂体系存在临界应力腐蚀门槛值 K_{1SCC}，一般应力越大，开裂时间越短；应力越小，开裂时间越长，应力小到一定值时，不发生应力腐蚀开裂；断裂时间是评价材料应力腐蚀开裂敏感性的重要指标。高合金材料对应力腐蚀开裂比较敏感。应力腐蚀开裂发生的机理目前尚无定论，主要有电化学理论、吸氢变脆理论、应力吸附破裂理论等。对于人体环境中生物医学植入材料的应力腐蚀的控制，主要应从合理选材、合理设计（避免应力）及表面处理等方面加以防范。

腐蚀疲劳开裂是材料在腐蚀环境介质中受到波动循环应力作用的脆性腐蚀破坏。腐蚀疲劳开裂主要与循环应力载荷的频率、最大作用力与最小作用力的比值、材料表面粗糙度、表面缺陷等因素密切相关。在循环应力作用下，表面钝化膜不断破坏，裸金属不断暴露，腐蚀迅速发生，导致疲劳腐蚀。其主要步骤：①腐蚀介质中发生点蚀坑（疲劳源）；②应力作用下，点蚀坑发生滑移，形成滑移台阶；③滑移台阶上发生阳极溶解；④反方向应力作用下，形成初始裂纹。对于生物医学植入材料而言，通常可通过优化设计、改变荷力状态、选材及表面处理等措施降低疲劳腐蚀的风险。

5.3.6 摩擦腐蚀

摩擦腐蚀是介质（多相流）和金属表面的相对运动引起的腐蚀破坏，如人工关节系统中存在大量摩擦作用。大多数金属可发生磨蚀，软金属更易发生磨蚀，钝化金属（如铝、不锈钢）在钝化膜磨损后腐蚀急剧发生。磨蚀与金属材料、表面膜、介质流速、湍流、冲击等有关。磨振腐蚀是金属/液体界面在负荷条件下发生微小振动或往复运动而导致腐蚀破坏，表面呈麻点或沟纹。金属/合金性质（表面强度）及耐蚀性是影响腐蚀的重要因素。通过选材（抗磨蚀材料）、耐磨损/抗腐蚀/自钝化的合理设计、消除摩擦因素（如提高光洁度、改变受力方式）等可有效改善生物材料在人体中的摩擦腐蚀破坏。

5.4　腐蚀电化学研究方法

绝大多数腐蚀过程的本质是电化学反应,对金属生物材料的腐蚀机理、动力学行为、影响规律及高效控制研究均离不开腐蚀电化学研究方法及测试技术。腐蚀电化学方法具有灵敏度高、原位非破坏、测量快速、动态跟踪等独特优点[35-43]。

5.4.1　电极电位法

电极电位是重要的腐蚀热力学参数,对研究金属腐蚀行为及腐蚀过程具有重要意义,如判断金属腐蚀倾向性,判断电偶腐蚀中金属的极性,确定某些局部腐蚀的特征电位、敏感电位区间及腐蚀控制技术参数等。金属腐蚀研究中的电位测量有两类:无外加电流作用时的自然腐蚀电位和外加电流作用下的极化电位。

单个电极的绝对电位数值是无法测量的,但可将研究电极与另一参比电极组成电池,测量其电动势,确定研究电极的相对电极电位。参比电极在电位测量中非常重要,应具有自身电位稳定、不极化或难极化的特征。国际上规定标准氢电极的电极电位为 0 V。在实际测量中,常采用甘汞电极、氯化银电极、硫酸铜电极等作为参比电极。表 5-4 为常用的参比电极的电位。

表 5-4　常用参比电极

名称	结构	电极电位/V	温度系数/mV	使用介质	代码
标准氢电极	$Pt[H_2]1atm^{①}|H^+$($\alpha=1$)	0.000	0	酸性	SHE
饱和甘汞电极	$Hg[Hg_2Cl_2]$|饱和 KCl	0.244	−0.65	中性	SCE
1 mol/L 甘汞电极	$Hg[Hg_2Cl_2]$|1mol/L KCl	0.280	0.24	中性	NCE
饱和氯化银电极	$Ag[AgCl]$|饱和 KCl	0.196	−1.1	中性	
饱和硫酸铜电极	$Cu[CuSO_4]$|饱和 $CuSO_4$	0.316	0.02	中性	CSE

注:所列电位值是 25℃时相对于标准氢电极的电位;温度系数是每变化 1℃时电极电位变化的数值。
① 1 atm = 1.01325×10^5 Pa。

局部腐蚀研究中常用到微区电位测量技术。微区电位测量的关键是研制微参比电极,其要求为:电化学性能良好,不极化或难极化,电位稳定;电极前端毛细管口径小;具有一定的机械强度;阻抗尽量小等。目前微参比电极主要有两类:一类是金属微电极,如 Pt、Sn、W、Sb、铂铱合金等;另一类是非金属微参比电极,如氯化银微参比电极等,它们多以玻璃毛细管为盐桥。扫描微电极技术可测量金属表面微区腐蚀电位分布和电流密度分布。

5.4.2 极化曲线

极化曲线可提供有关腐蚀机理、腐蚀速率和腐蚀敏感性等大量信息。动电位极化测量是一种常用的电化学测试方法，仪器简单，测试快速，数据容易处理。通过测定极化电阻 R_p 可确定金属的腐蚀速率。极化电阻 R_p 定义为极化曲线在腐蚀电位 E_{corr} 附近线性区域的斜率。极化曲线中极化电流 i_s 是阳极电流 i_a 和阴极电流 i_c 的代数加和，而 i_a 和 i_c 均随过电位 η 而变，其曲线的斜率分别定义为塔费尔常数 β_a 和 β_c。

$$i_s = i_a + i_c = i_{corr}\left[\exp\left(\frac{E - E_{corr}}{\beta_a}\right) + \exp\left(\frac{E_{corr} - E}{\beta_c}\right)\right] \tag{5-21}$$

整理上式，并用指数函数 $e^x(x \to 0) = x$ 进行替代，可得到 Stern-Geary 公式：

$$i_s = i_{corr}(E - E_{corr}) \times \left(\frac{1}{\beta_a} + \frac{1}{\beta_c}\right) \tag{5-22}$$

$$\frac{di_s}{dE} = i_{corr} \times \left(\frac{1}{\beta_a} + \frac{1}{\beta_c}\right) \tag{5-23}$$

$$\frac{\Delta E}{\Delta i_s} = \frac{B}{i_{corr}} = R_p \tag{5-24}$$

$$i_{corr} = \frac{B}{R_p} \tag{5-25}$$

常数 B 由塔费尔常数 β_a 和 β_c 通过下式确定：

$$B = \frac{\beta_a \times \beta_c}{2.303 \times (\beta_a + \beta_c)} \tag{5-26}$$

通过测量极化电阻 R_p，根据式（5-25）可获得腐蚀电流 i_{corr}。B 的取值与金属反应机理相关，如铁电极处于腐蚀活化态时 B 取值为 26 mV，计算得到的腐蚀速率与失重法得到的有较好的相关性，而处于钝化态时 B 取值为 52 mV 则较为合适。

极化电阻 R_p 可通过脉冲电流法和恒电位法两种方式测量，不论采取何种测量方式，均要求 E-i 极化曲线落在线性区域内。一般认为，在弱极化区极化电流和过电位有近似的线性关系。电流脉冲法是一种时域的暂态极化技术，一个短暂的阳极电流脉冲从对电极施加到被测的金属电极，施加的电流一般在 $10 \sim 100$ μA，典型的脉冲时间在 10 s 以内。金属电极相对于其自然腐蚀电位在阳极方向上被极化，极化电位记录为时间的函数。当恒电流施加给体系（$t = 0$）时，可立即检测到欧姆电位降，随后金属发生轻微的极化。假定用简单的 Randles 电路描述铁腐蚀暂态行为，其在某一时间 t 时的电位 $V_t(t)$ 可用下式表达：

$$V_t(t) = I_{app} \left\{ R_p \left[1 - \exp\left(-\frac{t}{R_p C_{dl}} \right) \right] + R_\Omega \right\} \tag{5-27}$$

式中，R_p 为极化电阻；C_{dl} 为双电层电容；R_Ω 为欧姆电阻。在 $E\text{-}t$ 曲线上 $t = 0$ 时，$V_0 = I_{app} \times R_\Omega$，可得到 R_Ω；外推至 $t \to +\infty$ 时，$V_{+\infty} = I_{app}(R_\Omega + R_p)$，从总电阻中扣除 R_Ω 即可得到 R_p。

恒（动）电位法是通过对金属电极施加随时间变化的电位激励信号，记录极化电流，在 $E\text{-}i$ 曲线的线性区域计算得到 R_p。现代的电化学测试仪器多具有欧姆补偿功能，可有效消除欧姆电位降的影响。为保证电流与过电位之间的线性响应和获得较为稳定的极化电流，电位扫描范围一般在自然腐蚀电位附近 20~30 mV，扫描速度在 2.5~10 mV/min。

极化电阻技术测量方法简单方便，对被测体系扰动较小，灵敏度较高，电化学工作站通常带有数据处理软件，可通过数据拟合直接得到腐蚀电流和极化电阻等信息。但生物体内环境是一个极其复杂的体系。Stern-Geary 公式假设电极发生均匀腐蚀，没有考虑金属腐蚀反应的不均匀分布、体内环境的多样性造成的不均匀腐蚀等问题。由于施加过电位较小，极化电流也很小，在高电阻环境中可能造成较大的误差，要求测试仪器具有较高的精度和欧姆补偿能力。人体环境中金属生物医用材料腐蚀的原位动态测量仍面临挑战。

5.4.3　电化学阻抗谱

电化学阻抗谱（electrochemical impedance spectroscopy，EIS）是研究腐蚀电化学反应机理和动力学行为的强有力方法。EIS 是一种无损的电化学测试技术，可用于检测有关金属腐蚀的多种动力学参数。同时，还可利用电化学阻抗谱研究金属电极界面的微观结构，考察金属界面微观结构与性能之间的关系。EIS 还可以研究金属表面与蛋白质、细胞及组织的相互作用，跟踪观测细胞在生物医学材料上的黏附和增殖等动态过程。一般情况下，EIS 的激励信号为振幅不超过 20 mV 的正弦波，对称的正弦波不造成电极极化的积累，以微小电信号对体系进行扰动，可保持腐蚀体系原有的平衡态，同时保证了扰动与响应信号之间的近似线性关系，数据处理较为简单。目前 EIS 数据处理的主要方法是等效电路法，通过曲线拟合得到研究体系的等效电路及其各元件数值，定量描述电化学反应机理。通用的电化学工作站大多带有拟合程序，使用较为方便简单，但电化学阻抗谱的测量需要较精密的仪器，EIS 数据解释需要相关的专业知识。

5.4.4 电化学噪声

电化学噪声（electrochemical noise，EN）是在不施加任何扰动的条件下研究体系所表现出的电流或电位随机波动的现象，广泛应用于研究各种金属材料的腐蚀过程，特别是金属早期腐蚀行为的重要信息。其主要优势在于测量过程中不对研究体系引入任何扰动信号，从而避免测量过程对研究体系产生影响，对局部腐蚀的敏感性高于传统检测技术。电化学噪声的数据分析主要有统计分析、频谱分析和小波分析等。电化学噪声技术测量方法简单，仪器要求较低，灵敏度高，但后期数据处理较为复杂，特定的电化学噪声与金属腐蚀之间的内在关联尚需深入研究。

5.4.5 体外测试与体内腐蚀电化学研究

所有的稳态/暂态电化学方法、电化学阻抗谱、电化学噪声、扫描电化学微探针等腐蚀电化学方法均可用于研究在体外环境中金属生物材料的腐蚀行为，即研究在人体模拟液中各种金属生物材料的腐蚀机制，考察各种体内环境因素，包括蛋白质、细胞、细菌等对材料的腐蚀或缓蚀作用，评价材料耐腐蚀性，实现对生物医用材料腐蚀的控制。目前国内外大部分的研究主要集中在体外的腐蚀电化学研究方面，并取得不少进展，积累了大量实验数据。然而，由于体外环境与体内环境存在很大的差异，生物材料的体外腐蚀电化学研究结果终究不能完全反映材料在人体环境中的实际腐蚀行为。生命过程的极端复杂性使得人体内环境更加错综复杂，变化万千，影响材料腐蚀的因素众多，材料腐蚀过程产生复杂的交互作用，主要特征有：①体内多种氨基酸、蛋白质、活细胞与材料的相互作用；②局部位置炎症、细胞应激、细菌等对腐蚀的促进作用；③生物物种参与下无机离子的矿化过程；④植入体材料与人体组织形成的闭塞几何环境；⑤个体的差异性等。因此，开展人体内环境中材料腐蚀的研究工作极其重要，腐蚀电化学方法不仅能够研究材料在体内的腐蚀行为与控制技术，还可研究材料与氨基酸、蛋白质、活细胞等相互作用机理。生物电化学学科发展为活体电化学研究提供了有力的技术支持，但目前体内腐蚀电化学研究仍面临极大的挑战。需要攻克的难题主要有：①体内腐蚀电化学测量系统的建立；②植入型腐蚀电化学仪器；③数据的无线传输分析；④体外测试与体内测试结果的相关性等。考虑到金属生物材料局部腐蚀的普遍性和生命体系多因素交叉影响的极端复杂性，还应开展扫描腐蚀电化学和高通量腐蚀电化学的研究[39-41]。

5.5　腐蚀的防护与控制

目前对于在一般自然或工业环境中金属腐蚀的防护和控制已有大量先进的方法措施，包括耐蚀金属材料的研发、腐蚀环境的处理和改善、金属表面处理和涂覆及电化学保护技术等。然而，由于金属合金元素生物相容性的制约、人体环境条件的复杂性、表面涂层毒性及难以实施电化学保护等种种限制，目前对于人体环境中金属生物材料腐蚀的控制只能从选材、设计及优化、表面处理与改性、表面涂层及功能化等方面加以考虑[42, 43]。

5.5.1　正确选材

正确选材是腐蚀控制最重要的一个环节。选材的合理性决定了结构的使用寿命及服役性能。选材不仅要考虑耐腐蚀性能，还要考虑其生物相容性、力学性能、加工性能以及经济性等。选材时应考虑如下原则。

（1）选择耐蚀性能够满足服役环境的材料。首先要清楚材料在人体环境中的腐蚀速率，了解生物医学植入体静态和动态的受力状态，分析可能的腐蚀形式，特别注意是否存在电偶腐蚀、缝隙腐蚀、应力腐蚀开裂、疲劳腐蚀及摩擦腐蚀等局部腐蚀的可能性。

（2）生物医学植入材料必须满足对生物性能、物理化学性能、机械性能和加工性能等的综合要求。对于生物医用材料要重点考察其组织相容性、血液相容性、力学相容性，还应考察金属材料微量溶解产物在体内累积及毒性问题。

（3）可吸收金属生物材料的选材基本原则是：①材料的溶解产物及二次反应产物对人体无害，可快速代谢排出；②材料的腐蚀速率合适、可控，能够满足机体修复和力学支撑的需要。

（4）经济上的合理性，在保证各方面性能的前提下，可选择价格低廉的材料。

5.5.2　材料设计及优化

合金元素对金属生物材料的组织结构和腐蚀性能有极大的影响。通过合金化设计可以改变金属生物材料的微观组织，包括晶粒尺寸和第二相或金属间化合物的组成、结构、尺寸及形态与分布，实现对钝性材料耐腐蚀性能的提高或可吸收材料的腐蚀速率的调控。借助第一性原理的计算可推进材料的合金化设计及性能优化，但值得注意的是，对于生物医用材料合金元素要有严格的限制，以保证其优良的生物相容性和安全性。此外，植入人体的生医器件的合理设计也十分重要，除了保证植入器件的力学性能，还必须从腐蚀防护的角度，进行合理化设计，以避免电偶腐蚀、缝隙腐蚀、摩擦腐蚀、疲劳腐蚀、应力腐蚀及微动腐蚀等局部腐蚀的发生发展。

5.5.3 表面处理与改性

由于金属生物材料的耐腐蚀性和生物相容性很大程度上依赖于材料表面的物理化学性质，通过控制和改善生物材料的表面状态和性质，可显著改善金属的抗腐蚀性、生物相容性和生物活性。生物材料的表面处理和改性已成为生物材料领域的重要研究方向之一，表面处理和改性的方法主要有机械处理法、化学处理法、等离子溅射法、微弧氧化法等。

1. 机械处理法

对金属材料表面的机械处理，可使金属材料表面获得特殊的形貌和粗糙度，消除表面污染物和残余应力等。常见的表面机械处理方法有机械加工、打磨、抛光和喷砂处理等。机械处理操作简单，但难以明显改善金属材料耐蚀性和生物性能。

2. 化学处理法

将金属材料浸没在一定浓度的酸或碱溶液中，控制一定的处理温度和作用时间，通过化学氧化、还原或刻蚀反应，改变金属材料的表面状态、表面膜层化学组分和结构，从而改善金属材料耐蚀性和生物性能。化学法表面处理简单易行，已被广泛采用。

3. 微弧氧化法

微弧氧化又称等离子体电解氧化（plasma electrolytic oxidation，PEO），是一种表面陶瓷化技术，对钛、锆、镁、铝及其合金和钽等材料表面施加高电压，形成瞬时微弧放电，使表面金属与电解质溶液相互作用，在材料表面原位生长出以基体金属氧化物为主的陶瓷膜层。微弧氧化膜层结构致密，与基体结合牢固，韧性高，具有良好的耐磨、耐腐蚀、耐高温冲击和电绝缘等特性。微弧氧化陶瓷膜具有突出优势：①大幅度地提高材料的表面硬度；②良好的耐磨损性能；③良好的耐热性及抗腐蚀性。微弧氧化技术在生物医用材料表面处理中有广阔的应用前景。

4. 离子注入法

离子注入法可准确地在生物材料表面注入一定深度和一定剂量的高能量离

子，显著改变材料表层的化学成分、相结构和组织，改善材料表面物理化学性质，改善表面与生物体相互作用行为。离子注入法已成为生物材料表面改性的一种有力工具，可用于对金属生物材料、高分子材料等进行表面改性。采用离子注入法可改善金属生物材料的耐腐蚀性、耐磨损性、耐疲劳性及生物活性。

5.5.4　表面涂层及功能化

金属表面覆盖层可隔绝金属与腐蚀介质的直接接触，从而显著增强金属材料的耐腐蚀性，是工业上普遍采用的方法。表面涂覆层种类较繁多，可分为金属镀层和非金属涂层两大类。作为生物金属表面涂层首先必须满足全生命周期的生物相容性。此外，金属表面涂层还可能实现生物材料表面的功能化，如成骨性能、抗菌性等。其主要有热喷涂法、物理气相沉积法、烧结涂层法、溶胶-凝胶法、电化学沉积法等。

1. 热喷涂法

热喷涂法是将材料经高温熔融后直接喷涂到金属基材表面。热喷涂需要一个产生高温火焰或等离子流的器件。热喷涂可分为火焰喷涂和等离子体喷涂。二者之间的主要差别在于所达到的极限温度不同。火焰喷涂所达到的温度取决于内部可燃气体燃烧的热量。传统的氧乙炔炬可达到约 3000 K 的温度。而等离子体喷涂所达到的温度则取决于电能的输出，等离子束中心温度可达到约 12000 K。除了这两种技术外，还有工业上常用的激光喷涂、高速氧燃料（HVOF）喷涂等。等离子体喷涂是目前在生物医用涂层制备中已商业化应用的方法，可有效改善金属材料耐蚀性和生物性能。等离子体喷涂可将 ZrO_2、TiO_2 及生物活性陶瓷（如 HAp）等涂覆在金属表面。

2. 物理气相沉积法

物理气相沉积（PVD）法是在真空中靶材料被蒸发或喷溅形成原子、分子或离子，并被传递到基底表面沉积形成膜层。PVD 过程包括靶材料粒子的产生和粒子传输和膜层生长，主要控制参数有粒子能量、密度、基底的温度和反应气体性质等。物理气相沉积包括蒸镀、溅射和离子喷镀。陶瓷和难熔金属很难通过蒸镀沉积在金属表面，而通过溅射却很容易实现。溅射是沉积薄层常用的方法，常用的溅射方法有离子束溅射、磁控溅射等。溅射制备的涂层与金属基底结合牢固，能很好地抵抗体液的侵蚀。

3. 烧结涂层法

烧结涂层是通过在基体表面涂覆陶瓷或玻璃陶瓷的涂层，再进行高温烧结，涂层厚度通常为 0.2～0.35 mm。该涂层除保留等离子涂层的优良性质外，结合强度高，可控制涂层的组成按梯度分布，实现涂层生物学性能和力学性能的梯度变化，显著提高涂层的综合性能。通过调节化学组成使中间过渡层的热膨胀系数与基体金属匹配，可使涂层呈适当的压应力状态，有利于提高结合强度。

4. 溶胶-凝胶法

通过溶胶-凝胶技术可在金属基底表面制备各种纳米涂层，如 TiO_2、钙磷盐、TiO_2/钙磷盐复合涂层等。将含有涂层材料的溶胶通过浸渍涂覆或旋转涂覆的方法在金属表面形成膜层，操作温度较低，并能有效地控制涂层的形态和化学成分。溶胶-凝胶膜层可明显改善金属材料表面耐腐蚀性及生物性能，但也存在一些问题：①凝胶在干燥的过程中产生较大的变形，容易龟裂；②难以获得较厚及结合强度较高的涂层；③原材料价格高、有机溶剂有毒性以及高温处理时颗粒易团聚。

5. 电化学沉积法

电化学沉积法是在电场作用下在金属生物材料表面实现金属、无机物及有机膜层的沉积，突出优点在于可在室温下沉积成膜，避免高温处理带来的不利影响。例如，采用电化学沉积法可在钛合金表面沉积钙磷盐陶瓷膜，建立钙磷盐陶瓷膜的仿生结构，具有优良的耐腐蚀性和生物活性。运用电化学沉积法可在镁合金表面沉积壳聚糖/贻贝蛋白复合膜层，可部分实现镁合金腐蚀速率可控，并改善镁合金的生物相容性。

5.6 ▶ 典型金属生物医用材料的腐蚀与控制

5.6.1 钛及钛合金

钛及钛合金密度小、比强度高、弹性模量低、生物相容性和生物力学相容性良好。钛是一种活泼的金属，其平衡电位为 −1.63 V，接近铝的平衡电位。因其表面在自然环境中极易形成一层稳定而致密的 TiO_2 膜层，稳定电位可正移到 + 0.09 V（25℃海水）。钛及钛合金具有强烈的再钝化能力，即使表面 TiO_2 膜层受到局部破坏，也能瞬间重新建立钝化膜，赋予钛及钛合金优良的耐腐蚀性[44]。自 20 世纪 60 年代钛就作为植入材料广泛应用于临床，成为牙种植体、骨创伤产品及人工关节等人体硬组织替代的首选材料。目前每年超过 1000 吨钛合金制成的各种植入体器件用于临床，市场份额巨大。虽然钛金属具有相当强的耐腐蚀性，在人体环境中的腐蚀问题仍不容忽视。已有不少研究者报道了钛合金人工关节和骨板的腐蚀疲劳破坏问题，主要是因微动腐蚀、微动磨损及点腐蚀导致疲劳强度的下降。人工髋关节在低频作用力下也可能发生疲劳腐蚀。此外 Ti-6Al-4V 抗疲劳强度低，弹性模量不够低（应力遮挡效应）。钛合金还可能发生电偶腐蚀、缝隙腐蚀、摩擦腐蚀、氢脆及应力腐蚀开裂等局部腐蚀。钛金属的电化学腐蚀过程总是伴随金属离子的水解过程［式（5-28）～式（5-30）］，水解产物可导致局部微环境酸化，从而促进局部腐蚀的发展。

$$Ti \longrightarrow Ti^{4+} + 4e^- \tag{5-28}$$

$$Ti^{4+} + 2H_2O \longrightarrow [Ti(OH)_2]^{2+} + 2H^+ \tag{5-29}$$

$$Ti^{4+} + 4H_2O \longrightarrow Ti(OH)_4 + 4H^+ \tag{5-30}$$

Ti-6Al-4V 合金已广泛应用于临床，但由于腐蚀溶解可造成金属离子的过量释放和体内累积，钛离子的释放可随人体循环系统转移到某些器官，引起过敏或肿瘤。Al^{3+} 和 V^{5+} 的释放可能导致神经损伤、软骨及老年痴呆等问题，虽然 Ti-6Al-4V 腐蚀过程十分缓慢，但有毒金属离子释放对人体健康造成的影响需要引起高度重视。

在复杂的人体环境中，影响钛金属腐蚀的因素繁多，且交互作用。有些因素可促进腐蚀过程，也有一些因素可以抑制腐蚀的发生。例如，人体中的 H_2O_2、F^-、Cl^- 及局部环境的酸化可以促进钛金属的腐蚀；体内大部分蛋白质可在钛金属表面吸附成膜，对腐蚀有一定的抑制作用，但在与 H_2O_2 等共同作用时有可能会促进腐蚀。钛金属植入人体后与多种细胞（包括中性粒细胞、巨噬细胞、成纤维细胞、骨细胞等）产生直接的相互作用，这种界面相互作用既可调控种植体的生物相容性和生物活性，又可能影响钛金属的腐蚀行为[45-50]。此外，人体环境中的生物矿化作用可在钛金属表面形成结构致密有序的钙磷盐膜层，对腐蚀过程有明显的抑制作用。生物矿化是通过有机大分子和无机离子在界面处的相互作用，从分子水平控制无机矿物相的结晶、生长，使生物矿物具有特殊的分级结构和组装形式。生物矿化形成的有机/无机杂化膜层与钛金属基底结合强，防腐蚀效果明显[46]。

发展新型的医用钛合金是提高植入体耐腐蚀性的主要策略之一。近年来新型的低弹性模量的 β 型钛合金正不断推出，应用前景诱人。美国开发的 β 型钛合金有 Ti13Nb13Zr、Ti12Mo6Zr2Fe、Ti35Nb5Ta7Zr、Ti15Mo 等，日本有 Ti15Mo5Zr3Al、Ti29Nb13Ta5Zr，德国有 Ti30Ta，中国也研制出 Ti4.5Zr5.5Sn4.4Mo26.5Nb、Ti6Zr4Mo27Nb、Ti24Nb4Zr7.6Sn 等新型 β 医用钛合金[46]。对于目前仍广泛应用的纯钛和 Ti-6Al-4V 钛合金，主要采用离子注入、等离子体喷涂、PVD、微弧氧化、电化学氧化等表面改性处理的方法改善其耐腐蚀性[51-59]。表面注入氮和适当的热处理也可有效改善 Ti-6Al-4V 耐腐蚀性[57]。在 Ti-6Al-4V 表面富集 Nb 可显著提高其耐腐蚀性[58]。由于 Ta_2O_5 耐腐蚀性比 TiO_2 更强，Ti-6Al-4V 表面沉积金属钽，可大幅度提高钛合金的耐腐蚀性，同时还可以进一步提高植入体的生物活性[59]。利用电化学阳极氧化法在钛金属表面构建纳米尺度的 TiO_2 纳米管阵列膜层，不仅可以改善钛种植体的耐腐蚀性，而且还可基于 TiO_2 纳米管阵列的仿生结构和灵活的负载特性，在钛金属植入体表面建立耐腐蚀/生物功能一体化的膜层[60-62]。

5.6.2 镁及镁合金

生物降解金属医用材料要求金属植入物在辅助完成生物组织修复或再生的过程中保持完整的生物力学功能，随后在生物组织修复完成后能快速腐蚀，且腐蚀产物可被生物体代谢排出体外，不产生宿主反应，或宿主反应极为轻微。镁合金是一种最具临床应用前景的可降解生物医用材料，主要用于心血管支架、骨创伤修复材料（骨钉、骨板等）。镁及其合金具有优良的生物相容性、力学相容性，还可促进成骨功能与抗菌功能。与铁、锌相比，成人每天 Mg^{2+} 的摄入量可达 240～420 mg（Fe^{3+} 为 8～18 mg，Zn^{2+} 为 8～11 mg），因此镁一种是已知安全的可吸收金属生物材料。然而，现有镁合金的腐蚀速率过快，常在尚未完成生物组织修复时就丧失了部分生物力学功能，难以满足临床需要。要实现镁合金腐蚀速率的可控，仍然面临极大的挑战[63-68]。

镁是活泼的金属元素，电极电位较低（−2.37 V *vs.* SHE）。在空气中，镁表面形成的氧化膜 PB 比（Pilling-Bedworth ratio，即金属氧化物膜中的每个金属离子体积与金属本体中的每个金属原子体积之比）为 0.84（<1），不能为镁合金提供有效保护。在酸性、中性溶液中，特别是在含 Cl^- 的溶液中，镁与 H_2O 接触即快速发生腐蚀，生成 $Mg(OH)_2$，并释放出 H_2。在碱性溶液中（pH>10.5），镁表面发生钝化而获得保护。镁及其合金腐蚀过程可用如下反应式表示：

阳极反应：
$$Mg \longrightarrow Mg^{2+} + 2e^- \tag{5-31}$$

阴极反应：
$$2H_2O + 2e^- \longrightarrow H_2 + 2OH^- \tag{5-32}$$

总反应：
$$Mg + 2H_2O \longrightarrow Mg(OH)_2 + H_2\uparrow \tag{5-33}$$

镁的阳极溶解过程复杂，涉及多个中间反应步骤，如 MgH_2 促溶、Mg^+ 过渡、膜层破坏、分步释 H_2 等，产生负差数效应，这是镁腐蚀电化学行为的一个重要特征。

镁合金在人体环境中腐蚀降解过程极为复杂。目前大部分镁合金腐蚀降解研究还局限于简单的生理模拟液，如 0.9% NaCl 溶液、PBS、SBF、Hank's 模拟体液、细胞培养液等，由于人体内环境的复杂性及动态性，蛋白质含量、血液的流动性、组织中离子种类和扩散状态（氯离子含量、溶解氧含量、氢扩散系数等）以及细胞种类等都会影响镁合金的腐蚀，完全相同的镁合金在不同测试环境下的腐蚀速率也不一致。研究表明，白蛋白能在镁合金表面形成一层腐蚀保护膜，且其保护作用随着磷酸钙的沉积而得到强化。模拟液中的有机物，如氨基酸，可降低难溶盐对镁基底的屏障作用而加快基底的降解速率。在模拟体液中镁合金与水溶液相接触，表面生成 $Mg(OH)_2$，当溶液被 CO_2 饱和时（如置于细胞培养箱中），腐蚀

产物膜中会产生 $MgCO_3$；模拟体液中缓冲剂的加入可增加 HCO_3^- 的含量，进一步促进 $MgCO_3$ 的生成；Ca^{2+} 的引入有利于生物矿化作用，促进表面磷酸三钙（TCP）和羟基磷灰石（HAp 或 HA）的沉积。

目前已有大量研究工作集中在发展各种耐腐蚀医用可吸收镁合金，通过合金设计，添加对人体无害或可接受的合金元素，改变镁合金微观组织，包括晶粒尺寸以及第二相或金属间化合物的组成、结构、尺寸及形态与分布等，优化镁合金的力学性能和耐腐蚀性能[69-75]。当前，医用可吸收镁合金体系主要有 Mg-Zn、Mg-Re、Mg-Mn、Mg-Ca、Mg-Li、Mg-Sr、Mg-Sc 等。镁合金快速凝固技术，可以改善微观组织，促进非晶态、纳米晶或金属玻璃态形成，提高材料耐腐蚀性。还可以采用新型加工技术（合金化、变质处理、电磁搅拌）、机械作用等方法细化镁合金的相组织，提高镁合金的综合力学性能和耐蚀性能。

无论是材料耐腐蚀性还是生物相容性，均极大地依赖于材料表面的物理化学性质，先进的表面改性及功能化处理是改善医用镁合金耐腐蚀性的有效措施，在保证镁合金生物力学特性基础上，运用各种表面氧化、改性、修饰、组装有可能实现医用镁合金腐蚀速率可控。目前见诸报道的镁合金表面改性及功能化技术主要有表面碱热处理法、等离子体浸没离子注入（PIII）法、微弧氧化（MAO）法和阳极氧化法等。

通过电沉积、水热法、化学沉积、离子束辅助沉积等方法可在镁合金表面沉积CaP 涂层，提高医用镁合金的耐蚀性和生物相容性。HA 是人体骨骼和牙齿的主要成分，具有很好的生物相容性与生物活性。HA 可改善人成骨细胞的黏附、增殖与分化，提高碱性磷酸酶的活性，并可诱导骨骼生长，且不会产生任何炎症反应。将HA 涂覆在镁合金表面形成 Mg/HA 复合膜层，可使镁合金的腐蚀形态由局部腐蚀转变为均匀腐蚀。研究发现，镁表面 HA 膜层的碱处理有效降低镁的降解速率。采用电沉积法在 Mg-1.0Ca 合金表面制备 DCPD 涂层，可降低 Mg-1.0Ca 合金腐蚀电流密度达两个数量级。磷酸钙陶瓷涂层是一种潜在的控制镁合金降解速率的方法。

在镁表面涂覆可降解高分子涂层不仅能降低镁基底的降解速率，还使其具有良好的生物相容性、可降解性，有利于细胞的黏附、生长、增殖以及基因的表达和调控。目前用于医用镁合金表面可降解高分子涂层主要有：壳聚糖、聚乳酸及共聚物和聚己内酯等。Xu 等采用旋涂法在镁表面制备均匀致密的无定形聚左旋乳酸（PLLA）涂层和半晶态聚己内酯（PCL）涂层，PLLA 相比 PCL 与镁基底的结合力更好，且对于两种高分子涂层，分子量越小，涂层的黏附力越好，降解速率也得到了改善[76]。Wong 等采用聚己内酯和二氯甲烷在镁表面制备了孔径可控的高分子膜，有效地提高了镁的耐蚀性。该膜层表现出良好的细胞相容性和促成骨性能，不引起炎症、细胞坏死以及氢气的积累[77]。由此可见，可降解高分子涂层也是一种潜在的可应用于临床的表面改性方法。

有关壳聚糖在镁及其合金表面改性的研究已有大量报道。采用浸涂法将不同分子量的壳聚糖涂覆到 Mg-Ca 合金表面，膜层的性质与表面形貌因壳聚糖分子量的大小而不同，其中中等分子量的壳聚糖膜层表面平整，对 Mg-Ca 合金的保护作用良好[78]。将壳聚糖与 HA 通过气相沉积法沉积到 AZ31 表面可得到一层与基底结合力好、致密的陶瓷涂层，该涂层可在显著提高 AZ31 的耐蚀性的同时改善其生物相容性[79]。此外，壳聚糖还常用于与磷钙盐共沉积到镁合金表面，不仅具有很好的保护作用，还能提高基体的生物相容性，可体内降解，很有应用前景。瑞典 Pan 等成功将贻贝黏附蛋白（Mefp-1）用于碳钢的腐蚀保护，发现其自修复的重要作用[80-82]。Mefp-1 作为生物黏合剂不仅对人体无毒害作用，还能加速伤口愈合[83]。基于壳聚糖和贻贝黏附蛋白优良的吸附性能、成膜性能以及生物相容性，林昌健等运用阴极恒电流电沉积技术，成功实现了镁表面 Mefp-1 和壳聚糖的可控沉积，在镁合金表面得到了壳聚糖/Mefp-1/壳聚糖层层组装的复合膜层，在 Hank's 溶液中壳聚糖/Mefp-1/壳聚糖复合膜层对镁合金的保护能力在相当长的时间内保持增强趋势，而且还可改善镁合金降解过程的生物相容性，可望实现对人体环境中镁降解速率的有效控制（图 5-7）[84, 85]。

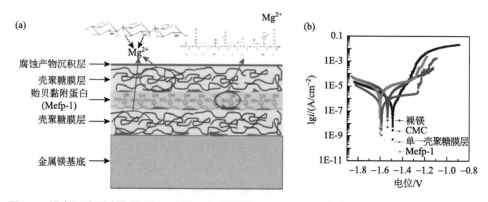

图 5-7 镁表面涂覆壳聚糖/贻贝黏附蛋白/壳聚糖复合膜层结构（a）及其在 Hank's 溶液中腐蚀行为的比较（b）[85]

（图片引用经 Elsevier Ltd 授权）

（林昌健、董士刚、张艳梅、林理文）

参考文献

[1]　Ratner B D, Hoffman A S, Schoen F J, Lemon J E. Biomaterials Science: An Introduction to Materials in Medicine. 2nd ed. San Diego: Academic Press, 2004: 411-454.

[2]　Park J B. Biomaterials Science and Engineering. New York: Wiley-Liss, 1984: 193-233.

[3] Ducheyne P L, Hasting G W. Functional Behavior of Orthopedic Biomaterials Applications. Boca Raton: CRC Press, 1984: 23-45.

[4] Tibbitt M W, Rodell C B, Burdick J A, Anseth K S. Progress in material design for biomedical applications. Proceedings of the National Academy of Sciences, 2015, 112 (47): 14444-14451.

[5] 郑玉峰, 李莉. 生物医用材料学. 西安: 西北工业大学出版社, 2009.

[6] 曹阳. 骨修复材料与常见材料. 北京: 科学出版社, 2011.

[7] 顾汉卿, 徐国风. 生物医学材料学. 天津: 天津科技翻译出版公司, 1993.

[8] 熊党生. 生物材料与组织工程. 北京: 科学出版社, 2010.

[9] Williams D F. On the mechanisms of biocompatibility. Biomaterials, 2008, 29 (20): 2941-2953.

[10] Dee K C, Puleo D A, Bizios R. An Introduction to Tissue-Biomaterial Interactions. New York: Wiley-Liss, 2002: 53-88.

[11] Williams D F. On the nature of biomaterials. Biomaterials, 2009, 30 (30): 5897-5909.

[12] Williams D F. Review-Tissue-biomaterial interactions. Journal of Materials Science, 1987, 22: 3421-3445.

[13] Manivasagam G, Dhinasekaran D, Rajamanickam A. Biomedical implants: Corrosion and its prevention-a review. Recent Patents on Corrosion Science, 2010, 2: 40-54.

[14] Lawrence S K, Shults G M. Studies on the relationship of the chemical constituents of blood and cerebrospinal fluid. Journal of Experimental Medicine, 1925, 42 (4): 565-591.

[15] Scales J T, Winter G D, Shirley H T. Corrosion of orthopaedic implants, screws, plates, and femoral nail-plates. Journal of Bone and Joint Surgery, 1959, 41B: 810-820.

[16] Joshua J J, Gilbert J L, Urban R M. Current concepts review corrosion of metal orthopaedic implants. Journal of Bone and Joint Surgery, 1998, 80: 268-282.

[17] Okabe Y, Kurihara S, Yajima T, Seki Y, Nakamura I, Takano I. Formation of super-hydrophilic surface of hydroxyapatite by ion implantation and plasma treatment. Surface & Coating Technology, 2005, 303: 196-202.

[18] Jones D A. Principles and Prevention of Corrosion. Upper Saddle River: Prentice Hall, 1996.

[19] Fatana M D, Green N D. 腐蚀工程. 2 版. 左景伊译. 北京: 化学工业出版社, 1982.

[20] Singh R, Narendra B D. Corrosion degradation and prevention by surface modification of biometallic materials. Journal of Materials Science-Materials in Medicine, 2007, 18: 725-751.

[21] Héctor A V. Manual of Biocorrosion. Boca Raton: CRC Press, 1997: 1-8.

[22] Songür M, Çelikkan H, Gökmeşe F, Şimşek S A, Altun N Ş, Aksu M L. Electrochemical corrosion properties of metal alloys used in orthopaedic implants. Journal of Applied Electrochemistry, 2009, 39 (8): 1259-1265.

[23] Atkinson J R, Jobbins B. Properties of engineering materials for use in body//Dowson D, Wright V. Introduction to Biomechanics of Joint and Joint Replacement. London: Mechanical Engineering Publications, 1981: 141-145.

[24] Bundy K J. Corrosion and other electrochemical aspects of biomaterials. Critical Reviews in Biomedical Engineering, 1994, 22: 139-251.

[25] Mohanty M, Baby S, Menon K V. Spinal fixation device: A 6-year postimplantation study. Journal of Biomaterials Applications, 2003, 18: 109-121.

[26] 肖葵. 金属材料霉菌腐蚀行为与机理. 北京: 科学出版社, 2017.

[27] 吴进怡, 柴柯. 材料的生物腐蚀与防护. 北京: 冶金工业出版社, 2012.

[28] Chu P K, Chen J Y, Wang L P, Huang N. Plasma-surface modification of biomaterials. Materials Science & Engineering R: Reports, 2002, 36: 143-206.

[29] 曹楚南. 腐蚀电化学原理. 2 版. 北京: 化学工业出版社, 2004.

[30] 魏宝明. 金属腐蚀理论及应用. 北京：化学工业出版社，1984.

[31] 黄永昌. 金属腐蚀与防护原理. 上海：上海交通大学出版社，1988.

[32] Perez N. 电化学与腐蚀科学. 朱永春，曹中秋译. 北京：化学工业出版社，2013.

[33] 田昭武. 电化学研究方法. 北京：科学出版社，1988.

[34] 宋诗哲. 腐蚀电化学研究方法. 北京：化学工业出版社，1994.

[35] 曹楚南，张鉴清. 电化学阻抗谱导论. 北京：科学出版社，2002.

[36] 贾铮，戴长松，陈玲. 电化学测量方法. 北京：化学工业出版社，2006.

[37] 李久青，杜翠薇. 腐蚀试验方法及监测技术. 北京：中国石化出版社，2007.

[38] Manam N S, Harun W S, Shri N D, Ghani S A, Kurniawan T, Ismail M H, Ibrahim M H. Study of corrosion in biocompatible metals for implants: A review. Journal of Alloys and Compounds, 2017, 701: 698-715.

[39] Virtanen S, Milošev I, Gomez-Barrena E, Trebše R, Salo J, Konttinen Y T. Special modes of corrosion under physiological and simulated physiological conditions. Acta Biomaterialia, 2008, 4: 468-476.

[40] Kamachi M U, Baldev R. Corrosion science and technology: Mechanism, mitigation and monitoring. London: Taylor & Francis, 2008: 283-356.

[41] Antunes R A, Oliveira M C. Corrosion fatigue of biomedical metallic alloys: Mechanisms and mitigation. Acta Biomaterialia, 2012, 8: 937-962.

[42] 李晓刚，郭兴蓬. 材料腐蚀与防护. 长沙：南京大学出版社，2009.

[43] 刘道新. 材料的腐蚀与控制. 西安：西北工业大学出版社，2006.

[44] 张喜燕，赵永庆，白晨光. 钛合金及应用. 北京：化学工业出版社，2005.

[45] 徐玮辰，于菲. 人体环境中钛金属的腐蚀状况及特性. 北京：科学出版社，2017.

[46] 刘宣勇. 生物医用钛材料及其表面改性. 北京：化学工业出版社，2009.

[47] Brunette D M, Tengvall P, Textor M, Thomsen P. Titanium in Medicine. New York: Springer-Verlag Berlin Heidelberg, 2001.

[48] Yoshiki O. Bioscience and Bioengineering of Titanium Materials. New York: Elsevier, 2007: 26-97.

[49] Mellor B G. Surface Coatings for Protection Against Wear. Boca Raton: CRC Press, 2006: 79-98.

[50] Manivasagam G, Mudali U K, Asokamani R, Raj B. Corrosion and microstructural aspects of titanium and its alloys. Corrosion Reviews, 2003, 21: 125-159.

[51] Chaturvedi T P. An overview of the corrosion aspect of dental implants (titanium and its alloys). Indian Journal of Dental Research, 2009, 20: 91-98.

[52] Geetha M, Singh A K, Asokamani R, Gogia A K. Ti based biomaterials, the ultimate choice for orthopaedic implants-A review. Progress in Materials Science, 2009, 54: 397-425.

[53] Gonzalez E G, Mirza-Rosca J C. Study of the corrosion behavior of titanium and some of its alloys for biomedical and dental implant applications. Journal of Electroanalytical Chemistry, 1999, 471: 109-112.

[54] Dearnley P A. A brief review of test methodologies for surface engineered biomedical implant alloys. Surface & Coating Technology, 2005, 98: 483-490.

[55] Togan V C, Ionita G, Antoniac I V. Corrosion behavior of Ti6Al4V coated with SiO_x by PECVD technology. Key Engineering Materials, 2013, 583: 22-27.

[56] Yu J, Zhao Z J, Li L X. Corrosion fatigue resistance of surgical implant stainless steels and titanium alloy. Corrosion Science, 1993, 35: 587-589.

[57] Aragon P J, Hulbert S F. Corrosion of Ti-6A1-4V in simulated body fluids and bovine plasma. Journal of Biomedical Materials Research, 1997, 26: 155-164.

[58] Kobayashi E，Wang T J，Doi H，Yoneyama T，Hamanaka H. Mechanical properties and corrosion resistance of Ti-6Al-7Nb alloy dental castings. Journal of Materials Science：Materials in Medicine，1998，9：567-574.

[59] Long Z Y，Mitsuo N，Toshikazu A，Hisao F，Hiroyuki T. Corrosion resistance and biocompatibility of Ti-Ta alloys for biomedical applications. Materials Science and Engineering A，2005，398：28-36.

[60] Liang J H，Song R，Huang Q L，Yang Y，Lin L X，Zhang Y M，Jiang P L，Duan H P，Dong X，Lin C J. Electrochemical Construction of a bio-inspired micro/nano-textured structure with cell-sized microhole arrays on biomedical titanium to enhance bioactivity. Electrochimica Acta，2015，174：1149-1159.

[61] Jiang P L，Liang J H，Song R，Zhang Y M，Ren L，Zhang L H，Tang P F，Lin C J. Effect of octacalcium-phosphate-modified micro/nanostructured titania surfaces on osteoblast response. ACS Applied Materials & Interfaces，2015，7：14384-14396.

[62] Liu X Y，Chu P K，Ding C X. Surface modification of titanium，titanium alloys，and related materials for biomedical applications. Materials Science and Engineering Reports，2004，47（3-4）：49-121.

[63] 曾荣昌，柯伟，徐永波，韩恩厚，朱自勇. Mg 合金的最新发展及应用前景. 金属学报，2001，37：673-685.

[64] Cui L Y，Gao S D，Li P P，Zeng R G，Zhang F，Li S Q，Han E H. Corrosion resistance of a self-healing micro-arc oxidation/polymethyltrimethoxysilane composite coating on magnesium alloyAZ31. Corrosion Science，2017，118：84-95.

[65] 张小农，左敏超，张绍翔，吴宏流，王文辉，陈文智，倪嘉桦. 医用可降解血管支架临床研究进展. 金属学报，2017，53：1215-1226.

[66] 郑玉峰，杨宏韬. 血管支架用可降解金属研究进展. 金属学报，2017，53：1227-1239.

[67] 奚廷斐，魏丽娜，刘婧，刘小丽，甄珍，郑玉峰. 镁合金全降解血管支架研究进展. 金属学报，2017，53：1153-1167.

[68] 袁广银，牛佳林. 可降解医用镁合金在骨修复应用中的研究进展. 金属学报，2017，53：1168-1180.

[69] Sankara Narayanan T S N，Park I S，Lee M H. Strategies to improve the corrosion resistance of microarc oxidation（MAO）coated magnesium alloys for degradable implants：Prospects and challenges. Progress in Materials Science，2014，60：1-71.

[70] Li X，Liu X M，Wu S L，Yeung K W K，Zheng Y F，Chu P K. Design of magnesium alloys with controllable degradation for biomedical implants：From bulk to surface. Acta Biomaterialia，2016，45：2-30.

[71] Zeng R C，Dietzel W，Witte F，Hort N，Blawert C. Progress and challenge for magnesium alloys as biomaterials. Advanced Engineering Materials，2008；10：B3-B14.

[72] Zeng R C，Cui L Y，Jiang K，Liu R，Zhao B D，Zheng Y F. *In vitro* corrosion and cytocompatibility of a microarc oxidation coating and poly（L-lactic acid）composite coating on Mg-1Li-1Ca alloy for orthopedic implants. ACS Applied Materials & Interfaces，2016，8：10014.

[73] Zheng Y F，Gu X N，Witte F. Biodegradable metals. Materials Science and Engineering Reports，2014，77：1-34.

[74] 宋光铃. 镁合金腐蚀与防护. 北京：化学工业出版社，2006.

[75] 曾荣昌，崔蓝月，柯伟. 医用镁合金-成分、组织及腐蚀. 金属学报，2018，54：1215-1235.

[76] Xu L P，Yamamoto A. Characteristics and cytocompatibility of biodegradable polymer film on magnesium by spin coating. Colloids and Surfaces B：Biointerfaces，2012，93：7-74.

[77] Wong H M，Yeung K W K，Lam K O，Tam V，Chu P K，Luk K D K，Cheung K M C. A biodegradable polymer-based coating to control the performance of magnesium alloy orthopaedic implants. Biomaterials，2010，31（8）：2084-2096.

[78] Gu X N，Zheng Y F，Lan Q X，Cheng Y，Zhang Z X，Xi T F，Zhang D Y. Surface modification of an Mg-1Ca

alloy to slow down its biocorrosion by chitosan. Biomedical Materials, 2009, 4 (4): 044109.

[79] Hahn B D, Park D S, Choi J J, Ryu J H, Yoon W H, Choi J H, Kim H E, Kim S G. Aerosol deposition of hydroxyapatite-chitosan composite coatings on biodegradable magnesium alloy. Surface & Coatings Technology, 2011, 205 (8-9): 3112-3118.

[80] Zhang F, Pan J S, Claesson P M. Electrochemical and AFM studies of mussel adhesive protein (Mefp-1) as corrosion inhibitor for carbon steel. Electrochimica Acta, 2011, 56 (3): 1636-1645.

[81] Zhang F, Pan J S, Claesson P M, Brinck T. Electrochemical atomic force microscopy and infrared reflection absorption spectroscopy studies of pre-formed mussel adhesive protein films on carbon steel for corrosion protection. Thin Solid Films, 2012, 520 (24): 7136-7143.

[82] Zhang F, Sababi M, Brinck T, Persson D, Pan J S, Claesson P M. *In situ* investigations of Fe^{3+} induced complexation of adsorbed Mefp-1 protein film on iron substrate. Journal of Colloid and Interface Science, 2013, 44: 62-71.

[83] Yamada K, Chen T H, Kumar G, Vesnovsky O, Topoleski L D, Payne G F. Chitosan based water-resistant adhesive. Analogy to mussel glue. Biomacromolecules, 2000, 1 (2): 252-258.

[84] 侯瑞青, 蒋平丽, 董士刚, 林昌健. 镁钙合金表面贻贝类吸附蛋白膜的 $NaIO_4$ 氧化处理及抗腐蚀性能. 电化学, 2015, 21 (1): 58-65.

[85] Jiang P L, Hou R Q, Chen C D, Sun L, Dong S G, Pan J S, Lin C J. Controllable degradation of medical magnesium by electrodeposited composite films of mussel adhesive protein (Mefp-1) and chitosan. Journal of Colloid and Interface Science, 2016, 478 (15): 246-255.

第6章

高分子水凝胶复合微球的制备、表界面修饰及在生物医学领域的应用

摘要：聚合物凝胶微球及其磁性杂化微球结合了水凝胶、纳米粒子及相关的磁性能，进而通过灵活的表界面修饰，可以获得各种功能的聚合物复合微球，在生物医用领域显示了巨大的潜力。其中，智能响应型纳米凝胶及其磁性杂化凝胶微球在药物载体领域得到了高度重视，相关响应包括 pH 值、氧化还原、温度、酶、光和磁场等。除此之外，通过针对性的表界面修饰，人们也制备出具有良好选择性和灵敏度的多功能复合凝胶微球，并成功用于蛋白质和功能多肽的富集、分离和检测。本章重点介绍了聚合物水凝胶微球及其相关的磁性多功能微球制备及表界面修饰技术，并探讨了其在药物载体、疾病诊断，以及在糖肽、糖蛋白、磷酸肽和磷酸蛋白的富集检测中的应用前景。

Abstract：Polymeric nanogels and its magnetic hybrid nanogels combine characteristics of hydrogel systems with nanoparticles and/or magnetic property, and surface modifications can further endow these nanogels with more functionalities. Among them, smart nanogels and the corresponding hybrid nanogels, which can respond to external stimuli, such as pH, redox, temperature, enzymes, light, magnetic field, are very attractive in the area of drug delivery. Besides, with specific surface modifications, numerous multi-functionalized nanogels with high sensitivity and specificity have been fabricated for diagnostic application or peptide and protein enrichment and purification. This chapter reviews the recent progress of the polymeric nanogels and in particular hybrid nanogels as a smart platform of anti-cancer drugs, biomedical diagnostic agents for cancer, and enrichment and separation matrix for functional proteins and peptides.

6.1 生物医用水凝胶微球概述

近年来，表界面功能修饰的聚合物纳米水凝胶及其复合微球得到了生物医用领域的广泛关注，尤其在靶向载药领域成为热点。当前靶向药物载体的主攻方向是如何使药物在肿瘤部位富集，最大限度降低其毒副作用[1-4]，以实现靶向给药的效果。现阶段抗肿瘤化疗药物多为小分子药物，鉴于目前小分子药物稳定性、水溶性、选择性均较差等问题，其实际药效有限，临床转化也受到了很大限制。经过特定表界面修饰的聚合物微球作为药物载体，可以改变原药的生物学分布及药物代谢动力学特性，还可进一步实现药物可控释放。理想的聚合物药物载体应具有无免疫源性、靶向性好、可控释药、循环稳定性好、可迅速被人体代谢、毒性低、适合规模化制备等特点。

20 世纪 90 年代初，发现实体瘤具有丰富的不连续性血管及可分泌多种信号因子，如肿瘤血管渗透因子、缓激肽、肿瘤坏死因子等，此时新生成的肿瘤血管在结构与形态上与正常的血管有很大的不同，其内皮细胞间隙较大，缺少血管壁平滑肌层，血管紧张素受体功能缺失；Maeda 等在 2000 年发表了很好的综述[2]。另外，肿瘤组织也缺少淋巴管，致使淋巴液回流受阻。这两者造成了大分子或纳米粒子可以方便地穿过血管壁在肿瘤组织中富集，且不被淋巴液回流带走而能长期存于肿瘤组织，称为增强渗透与滞留（enhanced permeability and retention，EPR）效应。虽然其程度如何尚无定论，但是存在 EPR 效应这个观点已为药学界普遍接受。基于此观点，研究者已经制备了多种结构的聚合物纳米药物载体用于抗肿瘤的研究，如胶束[5-8]、纳米粒子[9-12]、微胶囊[13, 14]、微凝胶[15-17]等。

水凝胶是一种亲水性聚合物通过共价键、氢键、静电作用、范德瓦耳斯力等相互作用形成的具有三维交联网络结构的功能高分子材料，它不溶于水，但能在水里溶胀并保有大量的水分，同时还能保持一定的形状。其中，纳米尺寸的水凝胶作为潜在的药物载体和生物分子富集分离试剂，因其结构灵活可调、功能丰富多样、生物相容性好、廉价易得等引起了研究者们广泛的兴趣。

纳米水凝胶按照交联方式可分为物理交联凝胶与化学交联凝胶两种。它的制备方法主要分为以下几种：①通过高分子自组装形成物理水凝胶。如通过相反电荷的天然高分子之间的静电作用，Yu 等[18]制备了包覆卵清蛋白的壳聚糖纳米水凝胶；Daoud-Mahammed 等[19]通过月桂醇修饰的右旋糖酐和 β-环糊精之间的自组装，在水溶液里制备了不同形态和尺寸的纳米水凝胶。②通过化学交联形成纳米水凝胶。如 Bronich 等[20, 21]通过化学交联方式利用聚乙二醇-*b*-聚（甲基丙烯酸）嵌段共聚物制备得到纳米水凝胶，其含有亲水性的聚乙二醇壳层和交联的离子性的聚甲基丙烯酸核。③通过水溶性单体的自由基聚合直接制备纳米水凝胶。如通过沉淀聚合方法制备聚 N-异丙基丙烯酰胺（PNIPAM）纳米水凝胶[22, 23]。由于在聚合时较高的温度下表现出疏水性的单体较少，沉淀聚合方法的局限性比较大，许多研究者进一步研究了反相乳液聚合方法[24-26]。Matyjaszewski 等[27, 28]使用可控/活性自由基聚合结合反相细乳液聚合方法，成功地制备了一种新型的聚合物纳米水凝胶。它具有均一的交联网络结构，并能降解成具有低分子量和较窄分子量分布（M_w/M_n＜1.5）的高分子链。聚合物可生物降解成低分子量和窄分子量分布的高分子链，这对于药物载体的实际应用非常重要。

生物医学领域通常会使用智能水凝胶体系。智能水凝胶是指能对外界环境（如 pH 值、温度、电、光、磁场、特定生物分子等）的微小变化或刺激有显著应答的亲水性聚合物三维网络。根据不同的化学/物理交联方法，水凝胶在外界刺激（如 pH[26, 29-31]、温度[22, 32, 33]、离子浓度[34-36]、氧化还原氛围[27, 28, 37, 38]或者几种的综合[39, 40]）下可以发生可逆的相变或溶胶凝胶转变。在各种刺激响应性里，pH 敏感性被研究得最多，基于正常细胞和肿瘤组织之间的 pH 值差异，肿瘤细胞和组织较低的 pH 值成为选择性释放抗癌药物理想的触发条件[41, 42]。关于具有离子化的功能基团的纳米水凝胶有许多相关报道，如羧基或氨基[31, 43]。此外，细胞间环境和细胞内环境之间有着显著的氧化还原氛围差异性，尤其是不同的 GSH/GSSH 比值可被加以利用[44]。近年来，许多工作涉及在聚合物合成中引入功能性的二硫键官能团，因为二硫键可在还原氛围下断开，制备的聚合物具有还原刺激敏感性，用于可生物降解的纳米水凝胶的调控[27, 28]。

尽管许多报道表明纳米水凝胶作为药物载体具有极大的潜力，但功能性纳米水凝胶的实际应用仍是一个充满挑战的研究方向，需要进一步设计和寻找简便的制备方法，快捷的修饰技术，避免过于复杂的聚合和后处理步骤，同时保证凝胶网络和形态的均一性以及可控的生物降解性。此外，高分子纳米凝胶微球及由此衍生的各种功能复合凝胶微球在各种生物分子富集分离及疾病检测方面也有非常大的应用潜力，本章将对目前高分子纳米水凝胶、磁性复合凝胶微球的设计制备及其在生物医用领域的研究进展和今后发展趋势进行较全面的综述。

6.2　高分子纳米水凝胶及磁性复合凝胶微球的设计制备及其表界面修饰技术

6.2.1　高分子纳米水凝胶的制备方法

高分子纳米水凝胶因其尺寸小、结构可控、比表面积大及功能基团丰富等特点，非常适合应用到生物医用领域。水凝胶微球内部呈交联凝胶网络，稳定性比聚合物胶束和聚合物囊泡等聚合物纳米粒子高，而且微球内部的交联网络还可以与生物活性分子发生相互作用，物理包埋药物、蛋白质、糖类和 DNA 等生物活性分子[45-47]，实现多功能性集成。水凝胶微球表面的功能基团易于修饰，可以与多种生物分子发生化学偶联[47]，可针对不同的使用要求，设计对外界环境刺激产生响应的智能水凝胶，即刺激响应性水凝胶微球。具体表现为，水凝胶在外界环境刺激下会产生一系列物理化学变化，如含水量、亲疏水性、体积、通透性、胶体稳定性、折光指数等。

到目前为止，已经发展了许多方法用于设计、合成高分子水凝胶微球，包括在经典的乳液聚合法[48]、分散聚合法[49]和沉淀聚合法[50]基础上的改进，以及将活性聚合技术[51]和微流控技术[52]引入到相关体系中。然而，针对高分子水凝胶微球的制备研究虽然层出不穷，但能够简单获得单分散高分子水凝胶微球，特别是纳米水凝胶的制备方法并不多，还有很多原理及技术问题需要解决。基于此，随着纳米科学和生物医药学等领域的蓬勃发展，设计并合成契合多重需求的单分散高分子水凝胶微球已越来越显现其重要性。

最为经典的高分子凝胶微球的制备主要采用乳液聚合方法。亲水性单体的乳液聚合通常需要采用反相乳液聚合[53]、反相细乳液聚合[54]、反相微乳液聚合[55]、膜乳化[56]或微流体乳化[57]等技术，将配制好的单体、交联剂和引发剂的水溶液分散在有机溶剂中形成 W/O 型反相乳液，引发聚合，除去有机溶剂和乳化剂，可得到稳定分散在水中的纳米水凝胶。

为了保持体系的稳定性，乳液聚合和分散聚合都需要在聚合过程中加入乳化剂或稳定剂，这会使聚合体系的组分变得复杂，产物纯度降低，尤其不利于凝胶微球在生物医药领域的应用。为此，Stöver 课题组[58]在 1993 年提出了无须表面活性剂与稳定剂制备单分散功能聚合物微球的沉淀聚合方法，在乙腈中采用偶氮二异丁腈作引发剂，制备了单分散高度交联的聚二乙烯基苯微球。由于不使用任何乳化剂和稳定剂，所制备的微球表面纯净、球形规整。针对此体系，Stöver 课题组[59]还对沉淀聚合的反应机理进行了详细研究。实验表明，沉淀聚合过程主要包括微球的成核阶段和生长阶段两个过程：在成核过程中，单体被引发形成低聚物链，当这些聚合物链不溶于溶剂时就会沉淀出来并相互聚结形成初始核；随后进入生长阶段，表面带有双键的初始核会不断从溶液中捕获可溶性的低聚物进行反应，使得粒径持续增长，最终形成的粒子表面带有残留的双键。随后，该课题组还尝试用亲水单体甲基丙烯酸替代二乙烯基苯，制备得到了聚甲基丙烯酸及其衍生物的纳米水凝胶微球，并重点讨论了溶度参数的匹配、溶剂的选择、共聚单体的组成以及交联作用对于微球形成的影响，这也是沉淀聚合法制备亲水性聚合物凝胶微球的首次尝试[60]。

发展到今天，沉淀聚合已经成为最重要的聚合物凝胶微球的制备方法之一，包括水相和乙腈相两个主要体系。水相沉淀聚合的典型研究是合成具有温度刺激响应性的 PNIPAM。不同于大多数水溶性聚合物，PNIPAM 在水中存在一个最低临界共溶温度（LCST），约为 32℃，在反应温度下不溶，而在室温下是高度亲水的，因此，可以在高于 LCST 之上进行聚合反应（60～80℃）。反应过程中，NIPAM 单体经引发后，分子链逐渐增长到超过某一临界长度时，发生亲水-疏水转变，并产生"coil-to-globule"（从无规线团到球形粒子）的构象转变，并形成初级粒子。其增长阶段主要有两种增长方式：一种是初级粒子不断捕获未反应的单体和交联剂，实现粒径的增长；另一种是初级粒子通过布朗运动聚并成更大的颗粒，并进一步通过内部交联、聚合形成交联结构[61]。但是，由于这种方法需要形成的聚合物水溶液存在 LCST 特征，因此其他亲水单体很难按此方法制备出高分子纳米水凝胶。

在 Stöver 课题组的沉淀聚合基础上，南开大学的杨新林、黄文强等[62]发展了一种新的聚合技术：蒸馏沉淀聚合法。该方法多以乙腈作为溶剂，反应开始前体系为单体和引发剂的均相体系，升温后的聚合过程中不断蒸馏出溶剂，体系逐渐变成非均相，形成单分散的聚合物微球，该方法最大的特点是无需搅拌和其他添加剂。与传统的沉淀聚合不同的是，这种聚合方法可以使很多亲水性单体在该体系中进行沉淀聚合反应，与适当的交联剂配合，可生成单分散带有各种功能基团的纳米水凝胶粒子，如酰胺基、羟基、羧基、吡啶基和巯基等功能基团[63, 64]。该方法不但扩展了单体的适用范围，也可以很好地控制粒子的尺寸及形态，为高分子纳米水凝胶的制备开辟了新的有效途径。

复旦大学汪长春课题组[65, 66]利用蒸馏沉淀聚合技术也开展了一系列高分子纳米水凝胶微球的制备和研究。例如：利用蒸馏沉淀法制备得到了可降解的聚甲基丙烯酸（PMAA）纳米水凝胶微球，并将其用作纳米药物载体，该类载体显示了良好的 pH/氧化还原双重刺激响应性行为，制备得到的 PMAA 纳米凝胶微球尺寸均一、形态规整，具有优异的单分散性[65]。在此基础上，该课题组发展了回流沉淀聚合方法[67, 68]，此方法可以简单方便地制备各种类型的聚合物凝胶微球，同时克服了蒸馏反应装置较复杂，操作烦琐，蒸馏过程不易控制，反应不均匀且容易造成胶体失稳等问题。此外，在蒸馏过程中溶剂的减少使得容器壁上粘有较多聚合物，导致产率较低，且微球粒径受到限制，这在回流沉淀聚合中也都得到了解决。

回流沉淀聚合也是一种制备空心水凝胶微球的重要制备方法[69]。首先，可以通过回流沉淀法制备单分散的未交联的聚甲基丙烯酸纳米微球，然后以未交联的聚甲基丙烯酸纳米微球为种子，以 MAA 为单体，含二硫键的双丙烯酸单体为交联剂，通过回流沉淀法在未交联的聚甲基丙烯酸纳米微球外面包覆一层二硫键交联的聚甲基丙烯酸壳层，制备得到核壳结构纳米水凝胶。随后，用乙醇溶液将核壳结构中未交联的 PMAA 内核溶解去除，便可得到二硫键交联的可降解的 PMAA 空心纳米水凝胶微囊。

图 6-1 为采用回流沉淀聚合技术制备的未交联的 PMAA 纳米微球 [图 6-1（a）]、核壳结构微球 [图 6-1（b）] 及 PMAA 空心微囊的 TEM 和 SEM 照片。由于未交联的 PMAA 微球外面包覆了一层交联的 PMAA 壳层，可看到制备的核壳结构纳米微球比未交联的 PMAA 微球在 TEM 中的颜色更深。刻蚀后得到的 PMAA 空心微囊具有很好的单分散性，粒径为 300 nm，壳层厚度约为 25 nm [图 6-1（c）]。尽管在高分辨 TEM 条件下，PMAA 空心微球均塌缩成囊状结构，但在 SEM 中却表现出了完整的球型 [图 6-1（d）]，粒径单一，整齐排列成单层结构。

实验还发现交联密度对 PMAA 纳米空心水凝胶的形貌有较大影响。如图 6-2 所示，当交联度为 10%时，PMAA 空心微球 [图 6-2（a）] 的壳层非常薄，所有的空心微球都塌缩成瘪球状。随着交联度增加到 40% [图 6-2（d）]，PMAA 壳层的厚度逐渐增加，PMAA 空心微球的外貌也逐渐从囊状过渡到球状。所有的 PMAA 空心微球均表现出了良好的单分散性，没有任何次级粒子出现，壳层也保持了较好的均匀性和完整性。

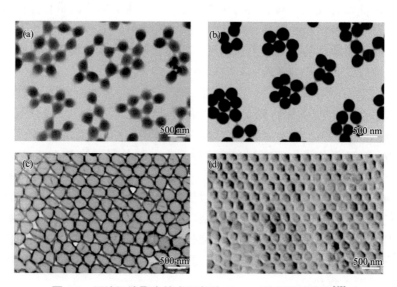

图 6-1　回流沉淀聚合技术制备的 PMAA 纳米微球照片[69]

（a）未交联 PMAA 纳米微球和（b）壳交联的 PMAA 核壳结构微球的 TEM 照片；交联度为 40%的 PMAA 微囊的（c）高分辨 TEM 照片和（d）高分辨 SEM 照片

（图片引用经 Elsevier Ltd 授权）

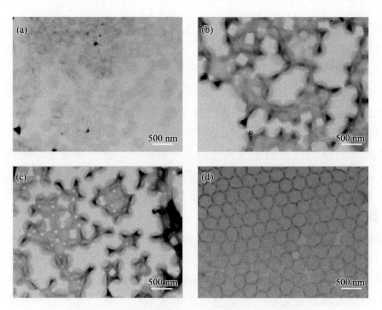

图 6-2　不同交联度 PMAA 微囊的 TEM 照片[69]

（a）10%；（b）20%；（c）30%；（d）40%

（图片引用经 Elsevier Ltd 授权）

　　总之，回流沉淀聚合已经成为一种制备聚合物纳米水凝胶及空心凝胶微球的重要技术，为制备各种形态及结构的凝胶微球，包括具有不同表面的复合凝胶微球奠定了良好的基础。

6.2.2　磁性纳米粒子及磁性纳米粒子簇的制备方法

　　20 世纪 80 年代，Gleiter 等在德国首次制备得到纳米尺度的铁粉[70]。自此，纳米材料便受到大家的广泛关注[71-73]，并蓬勃发展至今。纳米结构材料通常被认为是由纳米尺度的物质单元所构筑的纳米结构体系，包括一维、二维和三维体系，常见的有纳米球、纳米管和纳米棒等。磁性纳米材料，因其对外加磁场能够快速响应，成为纳米材料家族不可或缺的一部分而被广泛研究[74-76]。磁性纳米材料通常是由铁、钴、镍、锰等金属纳米粒子、合金纳米粒子以及它们的金属氧化物组成。其中 Fe_3O_4 磁性纳米粒子由于其原料便宜易得、制备过程简单、胶体稳定性高和生物相容性好等优点被生物医用领域的科学家广泛关注并深入研究[77-79]。Fe_3O_4 磁性纳米粒子的制备方法通常包括以下几种：水热法[80]、热分解法[77]、共沉淀法[81]、电化学法[82]、溶胶凝胶法[83]和超临界流体法[84]等。通过这些方法，可以制备得到形态规整、粒径均一、尺寸在几纳米到几百纳米的 Fe_3O_4 粒子。

作为生物医用领域的重要材料，磁性纳米材料受到较大程度的关注。通常要求磁性材料兼具高磁响应性和超顺磁性，这样才能有较好的实际应用效果。一般来讲，Fe_3O_4 磁性纳米粒子的磁饱和强度随着尺寸的增大而增大[85]。但是，尺寸的增大（>30 nm）往往导致超顺磁性的消失而产生剩磁，剩磁现象会影响磁性纳米粒子在介质中的分散稳定性，从而对生物应用效果（如磁靶向载药或者蛋白/多肽等的分离富集）造成影响。因而科学家们在寻求一种两全其美的办法，既能保证磁性纳米材料的高磁响应性又能兼具超顺磁性。在此背景下，超级磁性粒子应运而生，科学家以磁性纳米晶体为组装单元制备了具有多级簇状结构的磁性纳米粒子晶簇，该晶簇的特点是能够同时保证磁性纳米粒子的高磁响应性（大尺寸）和初级纳米晶的超顺磁性[86-89]。

超级磁性粒子（magnetic supraparticle，MSP）[90-92]是指由尺寸为几纳米到十几纳米的微小磁性纳米晶粒堆积形成的几十到几百纳米的磁性聚集团簇。通常超级磁性粒子同时具有高磁响应性、超顺磁性和较好的胶体稳定性。按照其结构和形貌的不同，可以分为实心[93, 94]、空心[95]和介孔[96, 97]超级磁性粒子三类。它们的制备方法包括蒸发诱导自组装法[98, 99]、溶剂热法[100, 101]和微波法[102]，下面分别进行阐述。

（1）蒸发诱导自组装法制备超级磁性粒子：蒸发诱导自组装法[103]用来制备超级磁性粒子，是在 1993 年由 Bibette 等首次提出并被广泛使用的。Elaissari 等[104, 105]随后在这一相关领域做了更深入细致的研究。该方法制备超级磁性粒子的过程通常包括以下几步：①在有机溶剂中合成稳定分散的磁性纳米粒子（磁流体）；②将含有低沸点有机溶剂的磁性纳米粒子滴入水中，在表面活性剂的作用下通过剪切搅拌作用形成稳定的亚微米结构的磁流体有机溶剂微液滴；③逐渐蒸发掉磁性微液滴中的溶剂，得到稳定分散的超级磁性粒子。其中表面活性剂的种类、浓度、有机溶剂类型、温度和剪切搅拌的速度都会影响超级磁性粒子的尺寸均一性和粒子大小。由于制备了均匀磁流体的分散液，因而剪切得到的磁性微乳液滴形态规则，尺寸均一，平均粒径在 200 nm 左右。

基于此方法，Cao 等[106]制备了由立方纳米晶堆积而成的均匀立方体结构或者球状结构的超级磁性粒子团簇（图 6-3）。该磁性团簇的形态是通过热动力学控制的，形成的结构保证了吉布斯自由能最小化。

（2）溶剂热法制备超级磁性粒子：就目前而言，溶剂热法制备超级磁性粒子应用最为广泛。方法是在密闭的压力容器（如高压水热釜）中，以有机溶剂作为反应介质，$FeCl_3 \cdot 6H_2O$ 作为铁源，碱性条件下水解并还原，反应容器中的前驱体经过常压条件下无法达到的物理化学环境进行成核结晶，并诱导晶粒聚集减小表面能从而得到超级磁性粒子。

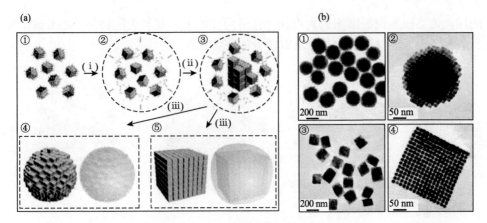

图 6-3　超级磁性粒子团簇[106]

（a）表面修饰驱动的自组装法将氧化铁纳米粒子组装成超级磁性纳米粒子簇的过程图：（ⅰ）生长、（ⅱ）结晶和
（ⅲ）自组装；①纳米立方体胶束，②、③MSP 生长期，④球形 MSP 和⑤立方体 MSP；（b）TEM 图片：①球形
MSP 和②球形 MSP 的[001]面视角图，③立方体 MSP 和④立方体 MSP[001]视角图
（图片引用经 American Chemical Society 授权）

　　自 2005 年 Li 等[93]首次报道溶剂热法以来，该方法被广泛使用并多次改进。
他们以 $FeCl_3·6H_2O$ 为前驱体，醋酸钠提供碱性水解条件，聚乙二醇为稳定剂，乙
二醇既作为溶剂又作为还原剂，在 200℃高压水热釜中制备得到不同尺寸的超级
磁性粒子。通过将反应时间由 8 h 逐渐延长至 72 h，该超级磁性粒子的尺寸从
200 nm 增加至 800 nm。

　　为进一步提高超级磁性粒子的生物相容性和稳定性，Deng 等[107]采用了类似的合
成路线并改用柠檬酸钠（Na_3Cit）作为稳定剂，将 $FeCl_3·6H_2O$、醋酸钠和 Na_3Cit 按
一定比例溶于乙二醇中，在 200℃下溶剂热反应 10 h。由于所用稳定剂柠檬酸钠生物
相容性好，制备的磁性胶体纳米晶团簇显示出低的细胞毒性和高的分散稳定性。作
者详细考察了前驱体的浓度、柠檬酸钠加入量、反应时间和反应温度对微球尺寸形
态的影响，制备得到的磁性胶体纳米晶团簇粒径大小可以控制在 80～410 nm。

　　前面制备的均为实心超级磁性粒子，其表面可利用的官能团有限，很多时候
在生物医药应用中需要将药物载入到更大的空腔中，空心超级磁性粒子的制备应
运而生。Jia 等[108]通过延长反应时间，在球状聚集体内层结构中发生 Ostwald 熟
化反应形成中空结构的超级磁性粒子。Li 等[109]采用水气泡模板法制备空心超级磁
性粒子。这些空心的超级磁性粒子是药物分子的良好载体，在磁性粒子靶向载药
方面应用前景广阔。为了进一步提高超级磁性粒子的比表面积，溶剂热法也被用
于制备介孔超级磁性粒子。在原溶剂热法的基础上将小分子稳定剂换为大分子的
聚谷氨酸（PGA）或者琼脂糖等，Luo 等[96]（图 6-4）和 Li 等[97]分别制备了介孔

磁簇，该类磁簇比表面积大大增加，孔道为几纳米，有利于药物分子的负载，且在酸性条件下能被降解，是非常有前景的药物载体。

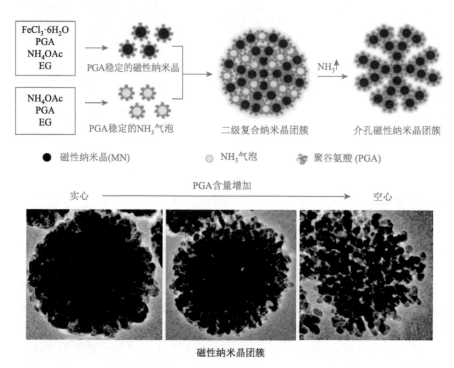

图 6-4　由 PGA 修饰的介孔超级磁性粒子（MSP）的制备示意图和 TEM 照片[96]

（图片引用经 American Chemical Society 授权）

（3）微波法制备超级磁性粒子：微波法[110]是一种常用的可以大大减少实验时间，降低能耗的绿色环保的实验方法。徐帅[102]首次将这一方法引入到超级磁性粒子的制备中。由于微波加热具有传热快和能量高等特点，控制反应温度为 160℃，只需 10 min 便能制备得到形态规整，尺寸均一的超级磁性粒子。该方法相比传统溶剂热法可以大大节省时间，提高效率。

在微波法制备磁簇的过程中，三价铁盐（$FeCl_3 \cdot 6H_2O$）作为铁源，NH_4OAc作为稳定剂并提供碱性条件，乙二醇作为溶剂和还原剂，同时也是主要的微波吸收源。因为乙二醇分子本身作为典型的极性分子，容易在外加电场作用下产生极化作用（25℃相对介电常数为 37），因此在微波辐射过程中乙二醇分子沿着外加电场作用取向，产生转向极化，电子对振动碰撞因摩擦产生大量热量，使反应物在短时间内迅速加热到很高的温度，这促使铁盐在碱性和还原条件下快速成核。随着铁源的消耗和降低表面能的需要，形成的四氧化三铁初级纳米晶通过进一步的组装成为三维簇状结构——超级磁性粒子。实验证明，微波法在低温、短时间内可以高效制备超级磁性粒子簇。和传统的溶剂热方法相比（反应温度＞200℃，反应时间＞6 h），微波加热的方法实现了高效、绿色和低能耗。

为更进一步挖掘微波加热制备磁性材料这一方法在生物医药领域的应用，Xu等[110]尝试使用生物大分子作为稳定剂调控磁簇的形成并赋予其良好的生物相容性和稳定性。实验发现，以酪蛋白作为稳定剂，可以制备出粒径在 220nm 左右的空心结构磁簇（图 6-5），其空心壳层是由很多小的纳米晶粒堆砌而成的［图 6-5（c）］，且具有良好的单分散性。透过对超级磁性粒子的选区 X 射线衍射可以看到纳米晶具有良好的结晶性和晶格特征，其晶间距为 0.48 nm，与 Fe_3O_4 晶体（111）晶面的间距一致 ［图 6-5（d）］。

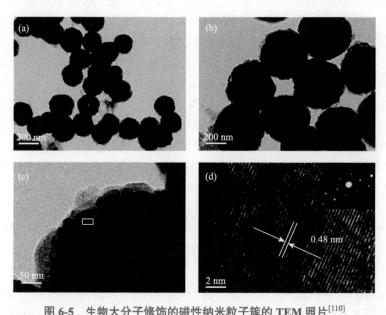

图 6-5　生物大分子修饰的磁性纳米粒子簇的 TEM 照片[110]

（a～c）空心超级磁性粒子；（d）图（c）方块内区域的高分辨 TEM 照片，插图是选区电子衍射图案

（图片引用经 Royal Society of Chemistry 授权）

6.2.3　功能复合凝胶微球的制备及表界面修饰技术

微球的制备方法的不同会导致其表界面性能存在差异。初步制备的微球有时还可以对其进行表面改性。在超级磁性粒子表面修饰一层有机物可形成具有磁性核和功能聚合物壳的复合微球。表面功能修饰可以使复合微球表面带有丰富的可利用官能团，如羧基、羟基、氨基、醛基和环氧基团等。

对超级磁性粒子进行表面功能修饰通常可采用以下方法：乳液聚合[111, 112]、沉淀聚合[113, 114]、缩合聚合[115]、配位聚合[116, 117]以及氧化还原聚合[118]等。下面以乳液聚合和沉淀聚合为例进行介绍。

乳液聚合是最常用的在功能粒子表面修饰聚合物壳层及功能基团的有效方法。它通常是将经过双键修饰的磁性粒子分散在水中，疏水性单体在水中形成单体液滴，采用水溶性引发剂引发单体聚合，聚合到一定程度后倾向于包覆在磁簇上，聚积并形成聚合物壳层。最早采用乳液聚合制备磁性聚合物复合微球的是日本东京大学的 Yanase 等[119]，他们以十六烷基苯磺酸钠作为乳化剂，在磁流体存在下，以过硫酸铵为引发剂，苯乙烯和甲基丙烯酸甲酯作为单体，聚合制备得到核壳结构的磁性复合微球。后来，Xu 等[112]采用无皂乳液聚合在超级磁性粒子表面以过硫酸钾为引发剂引发苯乙烯聚合包覆一层聚苯乙烯。不加入交联剂时，一层薄薄的聚合物先包覆到磁核上，随着反应进行，越来越多的单体聚合，所形成的聚合物壳层通过相分离导致偏心结构的复合微球生成。若加入交联剂二乙烯基苯，聚合物壳层黏度更大，刚性更高，可以得到中央是磁核的同心结构复合微球。

乳液聚合常适用于疏水性单体的包覆，很难用于药物载体，若要制备包覆亲水聚合物凝胶的复合微球，往往需要采用亲水单体包覆改性。因此，需要开发一种聚合方法直接修饰一层亲水性聚合物。蒸馏沉淀聚合就是一个很好的方法。Ma 等[114]将该方法用于包覆磁簇。首先制备双键修饰的超级磁性粒子，然后以乙腈为溶剂，亲水性 MBA 作为交联剂，AIBN 作为引发剂，亲水性甲基丙烯酸（MAA）、丙烯酸（AA）、丙烯酰胺（AM）或 N-异丙基丙烯酰胺（NIPAM）等作为单体进行聚合物的包覆，如图 6-6 所示。该方法的原理是在溶剂乙腈中，单体能够溶解并在引发剂的作用下形成聚合物链，而聚合物链分子量达到一定程度时不溶于乙腈，即从溶剂中沉淀出来包覆在磁簇上。

若使用交联剂则包覆形成的复合微球在水中是不可溶解的，而不使用交联剂则形成的亲水壳层是可以溶解的。所得功能聚合物壳层的厚度可以通过反应时单体浓度、交联剂用量和引发剂用量等来控制。

在前面基础上，章雨婷[120]采用回流沉淀技术，制备了磁性核壳结构复合凝胶微球（MSP/PAA），通过对 MSP/PAA 表面大量的羧基进行酰胺化反应可以制备以氨基苯硼酯为配体的磁性核壳结构复合凝胶微球，所形成的表面含有大量硼酯功能基团的微球可以在生理条件下和糖蛋白反应从而选择性富集糖蛋白。到目前为止，回流沉淀聚合是一种非常重要的制备高分子复合凝胶微球的方法，其获得的微球表面纯净，功能团和结构易于控制，已经成为一种最为通用的核壳凝胶微球的制备技术及纳米粒子的表面修饰技术。

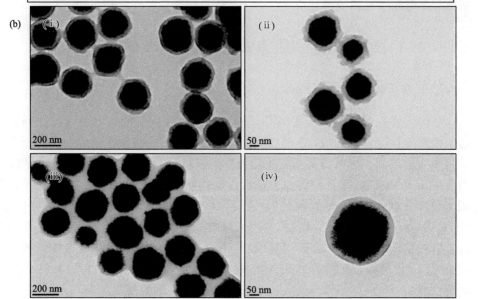

图 6-6　蒸馏沉淀聚合制备纳米微球示例[114]

（a）功能聚合物壳层修饰的磁性复合微球的制备路线图；（b）TEM 照片：（ⅰ）MSP/PAA 核壳微球，
（ⅱ）MSP/PAM 核壳微球，（ⅲ，ⅳ）MSP/PNIPAM 核壳微球
（图片引用经 John Wiley and Sons 授权）

6.3　表界面功能修饰的纳米水凝胶和磁性复合凝胶微球在智能药物体系中的应用

　　将纳米粒子载药系统（生物医学领域将尺寸在 1 μm 以内的粒子统称为纳米粒子，更为严谨的说法则是亚微米粒子）用于口服及静脉注射给药时，其优势显著：如经适当聚合物（如 PEG）表面修饰的纳米粒子可实现体内长循环，且易达各处组织，甚至可以穿透血脑屏障，在治疗脑部疾病和肿瘤方面表现出广泛的应用前景。近年来的研究还发现，尺寸在 50～200 nm 范围内的纳米粒子对肿瘤组织具有高通透性和 EPR 效应，使其在肿瘤部位显示出一定聚集作用，也称为被动靶向作

用。由于肿瘤部位的一些物理化学性质与正常组织不同，如肿瘤部位温度略高、肿瘤细胞内 pH 值偏低、肿瘤细胞表面过量（或特异）表达某些抗原或受体，利用这些性质差异可实现肿瘤部位的主动靶向给药；可控性和靶向性是高效抗肿瘤纳米药物载体的重要发展方向。表面修饰的环境响应纳米凝胶由于其物理化学性质及胶体性质可随外界环境刺激（如温度、pH、氧化还原、光、电场、磁场等）而改变，如从分子水平上改变聚合物链之间或聚合物链与溶剂分子的相互作用，从而实现对药物释放的精准控制，是一类优良的新型靶向给药系统[121]。

6.3.1 简单环境响应凝胶微球载药系统

1. 热响应凝胶微球载药系统

热响应性凝胶是一类能够对环境温度作出刺激响应的亲水性聚合物网络，通常由温敏性聚合物组成，在聚合物的 LCST 上下，热响应性凝胶会经历一个体积相转变的过程，通常将体积发生相转变的温度称为体积相转变温度（VPTT）。当温度高于 VPTT，聚合物链由于疏水性增强而收缩，挤出凝胶内的水分子，造成凝胶体积减小。聚 N-异丙基丙烯酰胺（PNIPAM）和聚 N-乙烯基己内酰胺（PVCL）是制备热响应性凝胶的常用聚合物。热响应性水凝胶的 VPTT 受到聚合物链段亲疏水结构的影响，聚合过程中引入亲水性或者疏水性单体可调节凝胶的 VPTT。例如，在制备 PNIPAM 凝胶的过程中，引入丙烯酸（AA）、甲基丙烯酸（MAA）、丙烯酰胺（AM）、2-氨乙基甲基丙烯酸酯盐酸盐（AEMH）、二甲基氨乙基甲基丙烯酸酯（DMAEMA）等亲水性单体可将 VPTT 调节至更高的温度，这些基团的存在也会有利于进一步的表面修饰。反之，引入疏水单体则可降低 VPTT。热响应性纳米水凝胶具有内部网络结构，因此可用来装载抗肿瘤药物。当温度低于 VPTT，凝胶处于膨胀状态，药物和聚合物之间的相互作用（如氢键）使药物通过扩散的方式进入溶胀的凝胶内部；当温度高于 VPTT，凝胶收缩，药物随着水从凝胶内部被挤出来，从而实现药物的释放。张广照课题组[122]通过 NIPAM 与丙烯酰胺基苯硼酸的自由基共聚得到温度响应性 P（NIPAM-co-PBA）凝胶。这种凝胶在低温时可通过苯硼酸吸附药物葡萄糖和茜素红 S，随着温度的升高，凝胶粒子收缩释放出药物，释放速率可由温度控制。Imaz 等[123]以 N-乙烯基己内酰胺（VCL）为主单体，使用不同的交联剂和共聚单体通过乳液聚合制备了三种不同类型的 PVCL 纳米水凝胶，并以钙黄绿素为模型药物通过氢键作用使药物吸附于凝胶内部。近来，单一温度响应的纳米凝胶作为药物载体的研究比较少，通常引入功能性共聚单体并对其进行靶向修饰来制备多重响应性纳米凝胶药物载体。

2. pH 响应凝胶微球载药系统

pH 响应凝胶微球是最受人们关注的体系之一。不仅由于肿瘤组织的 pH 呈现酸性，而且当纳米粒子进入细胞内部后，会进入 pH 更低的溶酶体和内涵体。pH 响应凝胶微球载药系统一般分为两大类。一类是带有酸性（如羧基）或者碱性基团（如氨基）的聚合物，具有合适的 pK_a，其所带的酸性或碱性基团通常因 pH 的变化造成基团的离子化程度不同，从而使纳米凝胶的物理性能（如亲水性、体积、形状等）发生变化，促使药物在肿瘤组织中的释放[124]。常见的具有 pH 响应性的聚合物有聚丙烯酸（PAA）、聚甲基丙烯酸（PMAA）、聚（2-乙烯基吡啶）（P2VP）、聚二乙基氨乙基甲基丙烯酸酯（PDEAEMA）和聚二甲基氨乙基甲基丙烯酸酯（PDMAEMA）等。另一类 pH 响应纳米凝胶通常将 pH 敏感的基团或共价键，如原酸酯、顺式乌头酰基、腙键、缩醛或缩酮键等，作为交联点引入到纳米凝胶的交联网络中；当处于肿瘤偏酸性环境中，通过 pH 敏感共价键的断裂，纳米凝胶发生降解，从而释放出药物。Bulmus 等[125]合成了一系列的双丙烯酸酯缩酮交联剂以构建 pH 响应的聚合物药物输送体系。研究发现，这些交联剂均在中性条件下保持稳定，而在酸性条件下快速水解，水解速率受到交联剂苯环上的对位取代基和交联剂极性的影响。基于水溶性单体甲基丙烯酸羟乙酯（HEMA）和这些交联剂，通过反向乳液聚合和氧化还原引发体系就得到相应的酸降解纳米水凝胶。这些凝胶粒子作为药物载体能够有效保护生物分子牛血清白蛋白和葡聚糖的生物活性，并且表现出 pH 响应的药物控释行为。

3. 氧化还原响应凝胶微球载药系统

细胞质和细胞核中还原性的谷胱甘肽（GSH）的浓度为 0.5～10 mmol/L，远远高于血浆中谷胱甘肽的浓度（2～20 μmol/L），因此细胞内外环境存在还原电位的差异，细胞质内呈现还原性环境，且肿瘤组织和肿瘤细胞质中的谷胱甘肽浓度是正常组织的 4 倍，具有更强的还原性[126]。二硫键能够在氧化的细胞外环境中稳定存在，而在还原性的细胞内环境中被 GSH 还原而发生断裂。将二硫键引入到聚合物纳米粒子载药体系中，由于血液中的氧化环境可实现稳定运载，到达肿瘤组织或细胞质内的还原环境时，聚合物发生基于二硫键断裂的降解反应，可高效释放负载的药物[127]。因此，将具有还原响应性的二硫键引入聚合物纳米凝胶，有利于制备得到具有肿瘤细胞内特异性释药能力的纳米凝胶类药物载体。

原子转移自由基聚合（ATRP）与反相乳液相结合的制备方法是制备还原响应性纳米凝胶的重要方法之一，用这种方法制备的凝胶粒子具有网孔均一、载药量高、易功能化和可降解等优点。Matyjaszewski 课题组采用反相乳液 ATRP 方法和巯基-二硫键交换反应合成了还原响应性的功能性纳米凝胶[128]，这种二硫键交联的纳米凝胶具有更好的胶体稳定性、较好的溶胀性能和还原响应的降解行为。凝胶内的功能溴原子可进一步引发苯乙烯聚合，得到聚苯乙烯链贯穿的纳米凝胶粒子，用于负载不同的水溶性生物分子，如抗肿瘤药物、碳水化合物和蛋白质等。水相沉淀聚合也是制备还原响应性纳米水凝胶的方法之一，Lyon 等[129]以 N-异丙基甲基丙烯酰胺（NIPMAM）为单体，含有二硫键的 N, N'-双（丙烯酰）胱胺（BAC）为交联剂，通过水相沉淀聚合首次制备得到了一种还原响应可降解的纳米凝胶。该纳米凝胶交联网络中的二硫键在还原剂二硫苏糖醇（DTT）存在下可以通过二硫键/巯基交换反应发生断裂，导致聚合物凝胶降解形成携带自由巯基的小粒子。在氧化剂（如 $NaIO_4$）作用下，这些小粒子上的自由巯基可以被氧化形成粒子间二硫键，导致小粒子凝并；最终形成的凝胶粒子可以在还原条件下完全降解。

4. 酶响应凝胶微球载药系统

由于酶具有高选择性，酶响应性纳米给药系统显示出一系列的优势。用于控制药物释放的酶类多存在于肿瘤细胞外环境中，常见的有组织蛋白酶、基质金属蛋白酶（matrix metalloproteinase，MMP）、磷脂酶 A2、磷脂酶 C 等。利用肿瘤微环境所特有的酶为开关触发药物释放，并实现肿瘤成像和靶向治疗是目前的研究热点之一。将抗肿瘤药物通过酶敏感的化学键连接于高分子聚合物或蛋白质等载体上制得纳米颗粒，其进入到肿瘤部位后被高表达的酶识别，并切断酶敏感键，可实现药物的控制释放。Mansour 等[130]研究了水溶性多柔比星衍生物连接 MMP2 敏感的八肽（Gly-Pro-Leu-Gly-Ile-Ala-Gly-Gln），并结合至蛋白质上。该蛋白质药物前体到达肿瘤部位后，八肽序列被高表达的 MMP2 切断为 2 个四肽，释放出带四肽的多柔比星进而杀死肿瘤。该方法具有显著的靶向治疗效果，但同时存在一个缺点，即释放的药物带有多肽序列，可能对药物的疗效产生影响。

5. 光响应凝胶微球载药系统

与热和还原等内源性刺激相比，光这种外源性刺激更为精准，有望实现药物的"定时、定点、定速"释放。基于此，光响应性纳米药物载体在控制性药物释放领域得到了研究者们的关注。目前，研究中采用的光源主要是紫外光和近红外光，其中紫外光和蓝光主要应用于表层病灶（如皮肤和黏膜）的局部治疗；近红外光（650～900 nm）由于其更强的穿透性，最深能达到 10 cm 且对组织体无害，更适用于全身治疗。光敏性聚合物是由具有光敏化学基团的化合物通过多种聚合手段得到。光敏基团主要有偶氮苯、螺吡喃、邻叠氮萘醌和邻硝基苄醇（o-NB）等[131]。光敏感聚合物在特定波长的光辐照下会发生结构转变或链断裂，导致药物载体解体并释放出药物。常见的光响应性聚合物纳米药物载体主要包括聚合物胶束和聚合物纳米水凝胶。

光敏性聚合物水凝胶是一类能够对光刺激作出响应的亲水性聚合物网络，通常由光敏基团交联，在特定光照波长范围照射下，光敏基团断裂，从而导致聚合物凝胶网络断裂，实现聚合物凝胶降解。在用作药物载体时，可加速药物在特定条件下的释放，实现药物的充分利用。Landfester 等[132]通过反相乳液聚合法，以基于 *o*-NB 光敏基团的新型化合物为交联剂，制备了光响应性聚（甲基丙烯酸羟乙酯-*co*-甲基丙烯酸）[P（HEMA-*co*-MAA）]。跟踪 P（HEMA-*co*-MAA）凝胶在 365 nm 光照下的浊度变化，证明聚合物可在紫外光照下降解；将其用于生物分子的运载时，由于聚合物水凝胶具有光响应性，可实现生物分子的可控释放。Bian 等[133]也合成出含 *o*-NB 光敏基团的交联剂双甲基丙烯酸邻硝基苄酯（DMANB），并以 *N*-乙烯基己内酰胺为主单体，制备了温度、光双重响应的 PVCL 基纳米水凝胶。研究表明，PVCL 基纳米水凝胶在 365 nm 光照下，由于内部的交联点发生异构化，凝胶粒子迅速瓦解，降解为线形低分子量聚合物；通过改变光照强度和光照时间可以调控纳米水凝胶的降解行为（图 6-7）。

6. 磁响应微球载药系统

超顺磁性复合微球除具有比表面积大，吸附性强等传统微球的优势外，还具有磁场响应性，能在外界磁场作用下定向运动到特定部位，或迅速从周围介质中分离出来。因此具有磁响应性的磁性复合微球可广泛应用于细胞标记及分离、固定化酶、靶向药物、蛋白或 DNA 纯化、磁共振成像、热疗等领域。

磁靶向药物递送系统是指将药物通过物理吸附、包埋、化学键合等方式结合在磁性聚合物微球上的纳米药物，其进入体内后可在外加磁场作用下定位至病灶部位，通过微球聚集产生的栓塞作用以及药物的缓慢释放实现治疗目的。磁靶向给药可大大降低药物使用剂量和毒副作用，显著提高药物治疗效率。由于磁靶向药物在体内进行治疗，故对其有更高的要求：①在体内能够代谢和排出体外，代谢物无毒；②在体内环境中不凝聚，以免阻塞血管；③具有生物相容性，不会产生排斥效应。Gupta 等[134]用磁性血清蛋白微球作为亚德里亚霉素的载体在老鼠体内实现了靶向给药，药物在靶向区域的浓度可达到非靶向区域（肝、心脏）的自由药物浓度的 8 倍。Chouly 等[135]发现磁性复合微球的大小、表面电荷及化学性质将显著影响其体内循环时长及药效。粒径大于 200 nm 的微球在体内循环中极易被脾脏过滤隔离后被噬菌细胞吞噬，导致血液循环时间变短，小于 10 nm 的微球则极易通过肾排出体外。对于静脉注射而言，微球粒径在 10～100 nm 之间长循环最为明显，该粒径范围的微球既能避开体内网状内皮组织系统，又能进入体内组织中细小毛细管，从而达到在特定组织中的最佳分布。

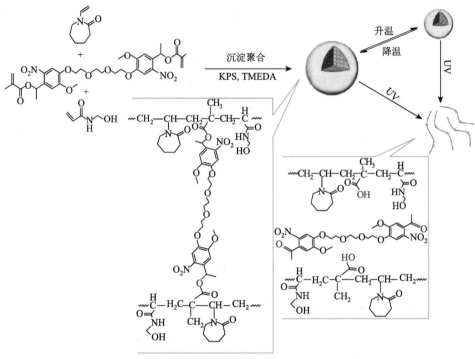

图 6-7 光降解的聚（N-乙烯基己内酰胺）基纳米水凝胶的合成及响应[133]

（图片引用经 John Wiley and Sons 授权）

复旦大学杨武利课题组[136]在盐析法制备丝蛋白纳米粒子的过程中引入 Fe_3O_4 纳米粒子，制备了一种载有阿霉素的磁性丝蛋白纳米粒子。他们在研究过程中发现，通过调整 Fe_3O_4 的含量，可以调控丝蛋白纳米粒子的形成和药物负载行为（图 6-8）。同时，由于 Fe_3O_4 纳米粒子具有超顺磁性，这种复合丝蛋白纳米粒子在外加磁场的导引下可以在肿瘤部位迅速富集，从而达到靶向治疗的效果。这种纳米粒子辅助的丝蛋白材料制备方法对于生物大分子的组装行为研究具有重要意义。

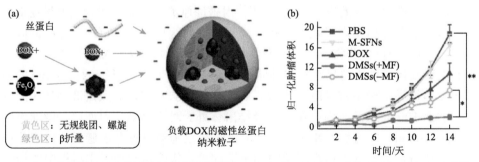

图 6-8 载阿霉素磁性丝蛋白纳米粒子的形成机制（a）及其用于肿瘤磁靶向治疗（b）[136]

（图片引用经 John Wiley and Sons 授权）

7. 光热治疗微球系统

光热疗法是一种新的肿瘤治疗方法，光热治疗的原理是在激光照射下，利用光热转换产生的高热量来杀死肿瘤细胞。光热转换试剂是一类能够吸收近红外光并将其转换成热量的材料，评价一种光热试剂的光热性能主要有两个因素：对近红外光的吸收强度和光热转换效率。此外，一种理想的光热试剂还必须具有良好的生物相容性以及能够主动或被动地在肿瘤部位富集。近年来，随着纳米科技的发展，研究者们发现了很多在近红外区域有较强吸收的纳米材料，并将它们作为光热转换试剂用于体外或体内的光热治疗。这些材料主要有金基纳米材料、碳基纳米材料、硫化铜等无机纳米材料和以近红外染料、聚合物等为代表的有机纳米材料。

聚苯胺是一种生物相容性良好的电活性物质，其吸收峰容易受到掺杂剂（如强酸、Lewis 酸、碱粒子以及过渡金属等）的影响而发生移动。这些掺杂物质能在聚苯胺的价带与导带之间产生一个能带，从而使电子发生移动，降低了激发态能级，所以当聚苯胺转变成亚胺盐时，其吸收峰将红移到近红外区域。而这种具有近红外吸收的聚苯胺的亚胺盐就可以作为光热治疗的光热试剂。基于以上性能，Haam 课题组制备了一种新型的聚苯胺纳米粒子作为光热试剂[137]。在掺杂过程中，聚苯胺转变为亚胺盐的时候，其吸收峰会发生红移，从而在近红外区有很好的光热效果。亚胺盐型的聚苯胺的最强吸收峰可以从 570 nm 红移到 780 nm，在 808 nm 激光下照射 5 min 后，表皮癌细胞出现明显消融。在动物实验中，聚苯胺也表现出良好的光热治疗效果。聚吡咯（PPy）是一种具有近红外吸收的共轭聚合物，具有良好的稳定性、导电性以及生物相容性。戴志飞课题组制备了聚吡咯纳米粒子并将其用于光热治疗实验，聚吡咯纳米粒子可以将吸收的光能转化为热能，从而有效地杀死恶性肿瘤细胞[138]，他们还发现聚吡咯纳米粒子能显著增强光声成像对比度，最大成像深度可达光学成像的 5 倍[139]。黑色素广泛存在于生物体内，可以通过调节体温、抗菌、保护生物体的神经系统等来保护生物免受紫外线的危害。同时黑色素无毒副作用、体内可降解、近红外吸收高且具有高光热转换效率等性质。逯乐慧课题组成功设计了一种尺寸可控的聚多巴胺-黑色素纳米微球作为一种新型的光热试剂，该微球具有良好的生物相容性和生物降解性，而且其光热转换效率高达 40%[140]。聚多巴胺的表面黏性也使其易于修饰改性，在肿瘤的光热治疗方面具有广泛的应用。

Fe_3O_4 纳米粒子生物相容性好、可降解，尺寸易于调控，磁饱和强度较高，广泛用于生物医学领域，其中美国批准了 Fe_3O_4 纳米粒子用于缺铁性贫血的治疗，欧洲批准了 Fe_3O_4 纳米粒子用于肿瘤的磁热疗。另外，Fe_3O_4 纳米粒子近来作为一种新型的光热试剂受到研究者的关注。储茂泉课题组制备了不同形状的 Fe_3O_4 纳米粒子，并将这些纳米粒子用于体外和体内的光热实验[141]。这些粒子（球形、六边形、线形）可以在近红外光下迅速地产生热量。将 Fe_3O_4 纳米粒子的表面进行聚乙二醇修饰后可以提高纳米粒子的水分散性，并提高了其生物相容性。在人食管癌模型中，通过瘤内注射球形的 Fe_3O_4 纳米粒子，在近红外光的照射下，可以有效地杀伤肿瘤组织。杨武利课题组[142]发现与相同晶体结构的 Fe_3O_4 纳米晶相比，Fe_3O_4 纳米晶团簇（Fe_3O_4 微球）具有更好的光热效应，这是由于 Fe_3O_4 微球在近红外区有更强的吸收，细胞和动物实验进一步证明在近红外光照下，Fe_3O_4 微球具有更好的光热治疗效果（图 6-9）。Chen 课题组[143]通过热分解法制备出 15 nm 高结晶的疏水 Fe_3O_4 磁性纳米粒子，然后通过嵌段聚合物修饰后用于光热治疗。通过尾静脉注射后，通过 EPR 效应可以在肿瘤部位有效富集（5.3%），在近红外光的照射下可以进行有效的光热治疗。与商业化的磁性纳米粒子 FeREX 相比，该纳米粒子具有更好的光热治疗效果，归因于其完善的晶格取向和高结晶度。

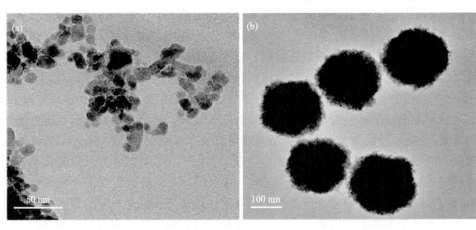

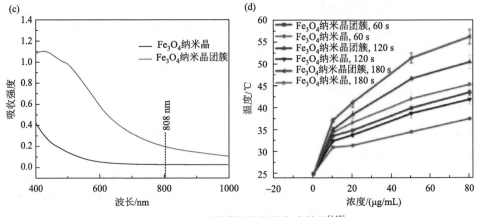

图 6-9　Fe_3O_4 微球及其光热治疗效果[142]

（a）Fe_3O_4 纳米晶和（b）Fe_3O_4 纳米晶团簇的 TEM 照片；（c）紫外吸收曲线；（d）光热升温曲线（808 nm，5 W/cm²）

（图片引用经 Elsevier Ltd 授权）

6.3.2　多重环境响应凝胶微球载药系统

由于肿瘤微环境复杂，同时呈现出 pH 值低、还原电势高、温度偏高等特点，单一的环境响应聚合物纳米凝胶很难达到环境条件多样性的要求，因此在复杂的肿瘤环境中进行药物控释面临着巨大挑战。近年来，越来越多的研究开始着眼于构建多重响应性的聚合物纳米凝胶作为药物载体，实现精确的肿瘤部位药物控释。

1. pH/热双重响应凝胶微球载药系统

Narain 课题组[144]采用 RAFT 聚合制备了一种温度/pH 双重响应的纳米凝胶，其外壳由亲水 PMPC 组成，内核由带正电的 PAEMA 和温度响应的 PDEGMA 组成，并通过 pH 敏感的缩酮键交联固定。该纳米凝胶可用于装载胰岛素、牛血清白蛋白等蛋白药物，药物负载量受内核交联网络大小、阳离子组分的含量以及蛋白的尺寸影响。在较低 pH 条件下，纳米凝胶内核的缩酮交联点会发生水解使凝胶解离成线性聚合物并释放出药物。Wang 等[145]制备了一种含有缩酮结构的交联剂，其在酸性条件下能够发生水解并断裂。基于这种缩酮交联剂，以温敏性聚合物 PVCL 为基体，发展了一种 pH/温度双重响应性可降解纳米凝胶（图 6-10）。当

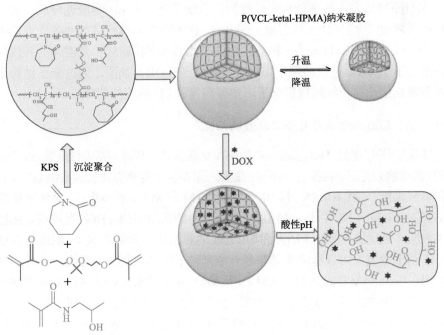

图 6-10　缩酮交联的 PVCL 纳米凝胶的制备路线及 pH/温度双重响应性[145]

（图片引用经 Royal Society of Chemistry 授权）

处于低 pH 环境中,缩酮交联单元发生水解,进而断裂,致使纳米凝胶降解为低分子量的线形聚合物。释药结果表明,这种纳米凝胶在中性环境下(pH 7.4)释药率极低;但在酸性环境下(pH 5.5),由于纳米凝胶降解,药物释放率高达 96%,这种释药行为使其非常适合作为药物载体实现药物在肿瘤细胞内特异性释放。

2. pH/磁双重响应复合微球载药系统

近年来,汪长春课题组[146]开发了生物大分子修饰的一步溶剂热法制备多孔磁簇的技术,实验中采用富含羧基、生物相容性良好的聚谷氨酸(PGA,M_w = 1000 kDa)作为多孔结构的导向剂和修饰剂。研究认为,高分子量的 PGA 链在乙二醇溶液中溶解度有限,其倾向于形成球状链构象,从而可以处在气/液界面稳定醋酸胺热分解产生的氨气气泡;同时 PGA 通过链段中羧基的配位作用可以稳定初级磁性纳米晶粒。随着晶粒组装形成磁簇,PGA 链稳定的气泡也进入该二级结构中,并在后续的反应中从体系中挥发出而留下开放式孔道结构。实验研究表明,PGA 用量的提高可以显著增加磁簇的比表面积和多孔性。在 PGA 用量为 0.5 g 时,多孔磁簇形貌均一,BET 比表面积达到了 106 m²/g,平均孔径在 5.8 nm,而磁饱和强度仍高达 67 emu/g。因此该多孔磁簇被开发用于疏水型紫杉醇药物的负载,负载量达到 35.0%(质量分数)。除此之外,实验人员观察到有趣的现象:该多孔结构磁簇在弱酸性 pH(4.5~5.5)条件下可以发生快速结构塌缩行为,实现了药物的 pH 响应性释放。另外,汪长春课题组[147]尝试加入琼脂糖(agarose)作为修饰和调控试剂制备比表面积为 59 m²/g、孔体积为 0.11 cm³/g 和窄孔径分布的多孔结构磁簇;且磁簇的开放式孔道表面由于 agarose 链段的稳定作用富含羟基(—OH)基团,通过分子结构设计引入腙键连接抗癌药物阿霉素分子,实现药物的 pH 响应控制释放。

3. pH/热/磁三重响应复合微球载药系统

常柏松[148]以磁性 Fe_3O_4@MSN 为核、交联的聚(*N*-异丙基丙烯酰胺-*co*-甲基丙烯酸)共聚物为壳层,制备了一种 pH/热/磁三重响应的复合微球载药系统(图 6-11)。他们调节包覆 Fe_3O_4@MSN 过程中单体 NIPAM 与 MAA 的质量比,系统地研究了 Fe_3O_4@MSN@P(NIPAM-*co*-MAA)复合磁性纳米粒子的 pH/温度双重敏感性。结果表明,通过改变单体 MAA 和 NIPAM 的质量比,添加的 NaCl 浓度以及体系的 pH 值的改变,可以精确地调整复合纳米粒子的体积相转变行为。体外实验结果表明,Fe_3O_4@MSN@P(NIPAM-*co*-MAA)复合纳米粒子的体积变化对肿瘤组织和正常组织的细微的环境干扰敏感。当负载抗肿瘤药物分子阿霉素后,呈现出比纯 MSN 更为合理的释放行为:在 37℃/pH 7.4 的模拟正常血液循环环境时释放量非常少;在 37℃/pH 6.5 和 37℃/pH 5.0 的模拟肿瘤组织和肿瘤细胞内涵体环境时释放速度非常快且释放量非常多。

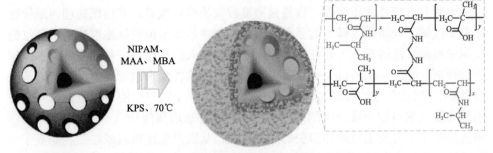

Fe₃O₄@MSN　　　　　　Fe₃O₄@MSN@P(NIPAM-*co*-MAA)

图 6-11　表面功能修饰的 Fe₃O₄@MSN@P（NIPAM-*co*-MAA）pH/热/磁三重响应
的复合微球制备路线

4. 其他智能响应复合系统

除了上述常见的几类刺激响应性药物载体以外，根据肿瘤组织与正常组织内环境的区别，或者在外界刺激的帮助下，人们还发展了一些特定响应的药物载体。超声波作为一种外界的刺激源，能够实现药物的脉动释放。Honma 等在介孔二氧化硅纳米粒子（MSN）表面修饰聚二甲基硅氧烷（PDMS），在超声波的刺激下，实现了对 IBU 的控制释放[149]。最近，南京大学朱俊杰教授报道了 miRNA 控制释放的药物载体[150]。miRNA 作为非编码的分子在很多细胞内的活动中调节基因的表达，特别是在癌细胞中，miRNA 的表达量远远高于正常细胞。miR-21 作为miRNA 家族中的一员，被很多文献指出在多种不同的癌细胞中都是过表达的。据此，朱俊杰教授等将 anti-miR-21 与一个 DNA 适配体（AS1411）修饰在包有量子点的 MSN（MSQD）表面，成功地将抗癌药物 DOX 限制在载体内。当载体进入癌细胞，miR-21 优先与 anti-miR-21 发生互补碱基配对，从而打开孔道实现药物在癌细胞内的特异性释放。

6.4　高分子凝胶微球及磁性复合微球的表界面修饰技术及在疾病诊断中的应用

6.4.1　在超声成像体系中的应用

超声成像是利用超声波扫描人体，根据人体内各组织和器官的声学特性不同，通过对反射、折射和背散射等超声信号的接收和处理，获得人体的组织成像。诊断超声频率一般在 2～15 MHz 之间。超声成像具有实时、价廉、无创无痛、安全等优点，现已成为最常用的诊断技术之一[151]。

血管具有较低的压缩性，容易被密度较大的组织掩盖，其传统的超声成像往往非常模糊，分辨率很低。为了得到更强的超声信号以便更好地观察病变部位的组织及血流灌注情况，人们往往在诊断过程中加入一种超声信号的增强剂，即超声造影剂（ultrasound contrast agent, UCA）。常用的超声造影剂为微米级的气泡（即填充了气体的空心微球）。超声造影剂主要是基于微气泡的可压缩性以及生物组织和微气泡对超声波产生的回波信号的差异性来增强信号[152, 153]。微气泡在超声能量辐照下会发生收缩和膨胀的震荡状态，从而产生比血液或红细胞高数十个数量级的反射和背散射回波信号。当超声能量较大时，微气泡会发生爆裂，在爆裂的瞬间也可产生较高强度的谐波。

超声造影剂的壳层材料多为蛋白质、脂质体和聚合物，按照内部填充气体的不同可分为第一代造影剂和第二代造影剂。第一代造影剂包裹空气，由于空气在水中的溶解性大，导致微气泡的超声时间较短，谐振能力差，气泡破裂，超声信号随之较弱。因此，第一代造影剂通常采用爆破微气泡的方式，利用爆破瞬间产生的丰富的谐波进行成像。第二代微气泡造影剂内含高密度的惰性气体如氮气、全氟己烷等，并包覆有薄而柔软的外膜，其稳定性好，在低声压的作用下，微气泡也具有好的谐振特性，振而不破，能产生较强的谐波信号，可获取较低噪声的实时图像，有利于有较长时间扫描各个切面。

通过回流沉淀聚合可以方便地制备纳米级水凝胶空心微球[154]，通过填充造影剂可以用于超声成像。如图 6-12 所示，在传统的 B 模式下，与 PBS 缓冲液纯黑

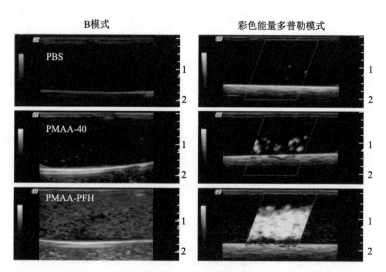

图 6-12 实验样品在 B 模式和彩色多普勒模式下的体外超声实验照片[69]

PBS 缓冲液（参比）、交联度为 40%的 PMAA 微囊（PMAA-40）和填充全氟己烷的 PMAA（PMAA-PFH）微囊（图片引用经 Elsevier Ltd 授权）

色的超声图像相比，加入纯的 PMAA 空心微球，观察到了较弱的超声信号。由于
PMAA 空心微球的粒径较小，超声增强信号并不明显。在 PMAA 的空腔中填充了
具有超声响应性的全氟己烷（PFH）后，超声信号得到了明显增强，超声图像变
为亮白色。在彩色多普勒模式下，也观测到了相似的现象。利用 MATLAB 程序
对超声成像的灰度进行了定量计算，PBS、PMAA 和 PMAA-PFH 在传统 B 模式
和彩色多普勒模式下超声成像的灰度值分别为 0、42、89 和 4、62、173。PMAA-PFH
显著超声增强信号归因于 PMAA 空心微球对 PFH 高的装载能力。

6.4.2　在磁共振成像中的应用

磁共振成像（MRI）是利用原子核在磁场内共振所产生信号经重建成像的一
种成像技术[155-157]。^{3}He、^{13}C、^{19}F、^{17}O、^{23}Na、^{31}P、^{129}Xe 等含单数质子的原子核
均可用于磁共振成像，但使用最广泛的原子核为 ^{1}H，这是因为人体内的各种组织
含有大量的水和碳氢化合物，氢核的核磁共振灵敏度最高，磁旋比最大，磁共振
信号最强。由于磁共振成像对软组织的分辨率较低，一些较小的病变部位难以显
示，为了提高磁共振成像的对比度，多种磁共振成像造影剂被引入临床。在目前
的临床磁共振成像中，有超过 30% 的诊断需要使用造影剂。和超声造影剂不同，
磁共振成像造影剂本身并不产生信号，它是通过缩短体内局部组织中水质子的弛
豫速率来放大正常与患病部位的成像对比度或显示体内器官的功能状态和血液流
动，有助于早期发现病变、区别肿瘤和水肿等[158, 159]。

磁性复合凝胶微球也是一种重要的磁共振造影剂。基于回流沉淀聚合技术，
Yang 等[160]设计和制备了一种新型的可降解的磁性核壳空心微球，该微球以 PGA
稳定的介孔 Fe_3O_4 磁性超级粒子为核、以双硫键交联的 PMAA 为壳层，内部填充
PFH，可有效用于超声-磁共振双模成像。可降解 Fe_3O_4@PMAA 核壳空心微球的
整个制备过程如图 6-13 所示。首先，通过溶剂热法制备单分散的聚谷氨酸修饰的
介孔 Fe_3O_4 磁性超级粒子。然后，以 Fe_3O_4 为内核，以 MAA 为单体，通过回流沉
淀法在 Fe_3O_4 外面包覆一层未交联的 PMAA 壳层，制备核壳结构 Fe_3O_4@u-PMAA
微球。随后，继续用回流沉淀法在 u-PMAA 外面修饰一层双硫键交联的 PMAA，
制备得到双壳结构 Fe_3O_4@u-PMAA@d-PMAA 纳米微球。用乙醇溶液将微球中
u-PMAA 内层溶解，可得到核壳均可降解的 Fe_3O_4@PMAA 核壳空心微球。通过
温和的方法将 PFH 填充到 Fe_3O_4@PMAA 的空腔内制备得到 Fe_3O_4@PFH@PMAA
纳米微球，其可用于超声-磁共振双模成像。当这种纳米微球被注射到动物的血管
后，在超声能量的作用下 PFH 会变成微小的气泡，增强超声的背散射信号，提高
血管壁的通透性，帮助微球通过血管富集到肿瘤部位，实现在超声和 MRI 双重成
像模式下检测。当 Fe_3O_4@PFH@PMAA 进入到肿瘤细胞后，PMAA 壳层会在 GSH

的还原下降解为较短的高分子链，而 Fe_3O_4 内核在弱酸性的细胞微环境下降解为铁离子，从而降低其在体内富集产生的毒副作用。与 Fe_3O_4@PMAA 较弱的超声信号相比，填充了 PFH 的 Fe_3O_4@PFH@PMAA 超声信号在 B 模式和彩色多普勒模式中均得到显著增强（图 6-14）。核磁共振结果显示，随着 Fe_3O_4@PFH@PMAA 样品中铁浓度的增加，微球的 T_2-MRI 图像颜色逐渐变暗，信号逐渐增强。伪彩图像进一步证明了 MRI 信号强度随着铁的摩尔浓度的增加而产生从低到高的变化［图 6-14（h）］。每个图像都有均匀的信号强度，表明 Fe_3O_4@PFH@PMAA 可均匀而稳定地分散在溶液中，其相对稳定的信号强度保证了 MRI 检测时的可靠性。通过拟合横向弛豫率 R_2 与铁浓度之间的曲线，可得到 Fe_3O_4@PFH@PMAA 的弛豫效率 $r_2 = 71.82$ mmol/(L·s)。

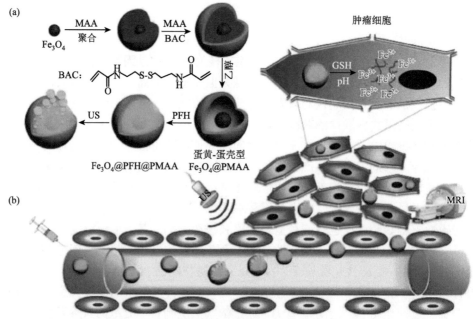

图 6-13　可降解 Fe_3O_4@PMAA 核壳空心微球的制备及其成像示意图[160]

（a）制备可降解填充全氟己烷磁性核 PMMA 微囊（Fe_3O_4@PMAA-PFH）的示意图；（b）采用
Fe_3O_4@PMAA-PFH 微囊进行体内双模成像示意图
（图片引用经 Elsevier Ltd 授权）

6.4.3　在诊治一体化体系中的应用

空心微球除了用作超声和磁共振成像双模造影剂外，还可负载药物或基因，在成像的导引和评估下进行靶向可控释放，杀死病变组织，从而实现诊断治疗的一体化[161, 162]。药物或基因可通过化学键交联在微囊表面，也可通过物理吸附或包埋的方式负载在微囊的壳层或空腔内。在较高的超声压力下（＞0.1 MPa），微囊可产生非线性的振动，体积可膨胀至原来的数倍，这种剧烈的伸缩振动会导致微囊发生破裂，释放出药物。同时，微囊的破裂会使周围的液体惯性涌入微囊，产生瞬态空化效应。这种空化效应能够使周围血管的渗透性增加，使治疗药物或基因透过血管进入到病变组织，提高病变细胞对药物的摄取，增强诊断和治疗的效果。

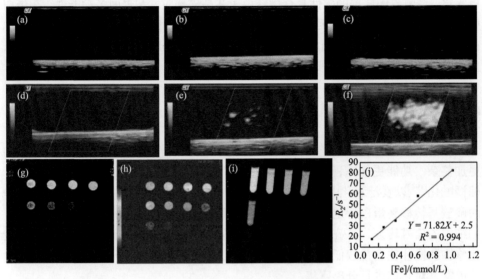

图 6-14　实验样品在 B 模式和彩色多普勒模式下的体外超声实验照片和 MRI 照片[160]

（a，d）PBS 参比，（b，e）Fe₃O₄@PMAA 核壳结构微囊和（c，f）填充全氟己烷的 Fe₃O₄@PMAA （Fe₃O₄@PFH@PMAA）核壳结构微囊体外超声实验照片；实验样品的 MRI 照片：（g）T_2 横截面图和（h）其伪彩图；（i）T_2 纵切面图；（j）弛豫率 $1/T_2$（R_2）不同铁摩尔浓度关系图（0.10 mmol/L，0.15 mmol/L，0.25 mmol/L，0.40 mmol/L，0.60 mmol/L 和 0.80 mmol/L）

（图片引用经 Elsevier Ltd 授权）

通过超声成像和磁共振成像诊断出肿瘤部位后，可在磁共振温度成像的检测下利用高强度聚焦超声（high-intensity focused ultrasound，HIFU）对肿瘤部位进行超声热疗，杀死肿瘤细胞[163]。还可使用具有温敏性的空心微球进行药物的运载，利用磁共振成像检测载体在体内的分布情况，当载体到达肿瘤后，再利用 HIFU 对肿瘤进行加热，温敏载体释放出药物，杀死肿瘤细胞，这种药物化疗和超声热疗的有机结合可进一步提高肿瘤的治疗效果。

6.5　磁性复合微球的表界面修饰及在生物分子富集分离中的应用研究

蛋白质是生物体中各种生命活动的主要承担者，也是生命现象的直接体现者。

对于蛋白质的结构、功能进行研究意义重大。然而生物样本中承担重要生命活动的蛋白质或者疾病标志物含量往往较低，在实际检测分析中容易受到一些高丰度蛋白质的干扰。因而检测分析之前有必要将这些低丰度的蛋白质从复杂的实际样本中分离富集出来，富集后的蛋白质处于相对高的丰度和简单的环境中，易于分析鉴定。经表界面修饰的磁性复合微球由于其高磁响应性和表面多功能性，在蛋白质/多肽的分离富集中发挥至关重要的作用，下面将对功能修饰的磁性复合凝胶微球在选择性分离富集磷酸蛋白/磷酸肽[164-171]、糖蛋白/糖肽[172-178]、重组蛋白[179-182]以及非特异性富集全蛋白/肽段[183-193]进行较详细阐述。

6.5.1　选择性分离富集磷酸蛋白/磷酸肽

蛋白质的翻译后修饰在生命体中具有非常重要的作用，它使得蛋白质的结构更加复杂，功能更加完善。常见的蛋白质翻译后修饰有磷酸化[164]、糖基化[172]、棕榈酰化[194]以及泛素化[195]等。蛋白质的磷酸化是通过蛋白质磷酸化激酶将ATP的磷酸基转移到蛋白特定位点上的过程，它调控着细胞生命活动的许多基本功能，如细胞的信号传导、增殖、发育和分化[196]等生理病理过程。然而实际样本中磷酸化修饰肽段往往含量较低且容易受到高丰度的非磷酸化肽段干扰，因而在分离检测前常常对它们进行分离富集。

磁性材料在分离富集磷酸肽的应用中具有优势。常用的经表界面修饰的磁性复合微球用于分离富集磷酸肽的方式包括：固定金属离子亲和法[165, 166]、金属氧化物亲和法[167, 168]、稀土材料富集法[169]以及氨基功能化的磁性粒子富集法[170]等。前两种方法富集原理类似，即在酸性条件下金属离子或金属氧化物与磷酸蛋白或磷酸肽中的磷酸基团作用，从而结合磷酸肽或磷酸蛋白，然后在碱性条件下将富集的磷酸肽或磷酸蛋白洗脱下来，之后进一步用质谱或电泳表征。

固定金属离子亲和法中的金属离子通常包括 Ti^{4+}、Zr^{4+}、Fe^{3+}、Ce^{4+} 等。该方法利用酸性条件下高价态金属离子能和磷酸肽中的磷酸基团作用实现富集，碱性条件下二者作用削弱实现洗脱。例如，Ma 等[165]利用两步蒸馏沉淀聚合的方法制备具有特定离子修饰的 Fe_3O_4@PMAA@PEGMP-Ti^{4+} 聚合物凝胶微球（图6-15）。其中，磁核 MSP 的平均粒径为 300 nm，PMAA 壳层的厚度约为 45 nm。在包覆 PEGMP 功能壳层之后，微球具有明显的核/壳/壳结构，其中对比度比较低、厚度比较薄的是 PMAA 中间层，而外边对比度比较高、厚度也较厚的是 PEGMP 壳层。动态光散射也证明了凝胶壳层的成功包覆，数据显示 MSP、MSP@PMAA 和 MSP@PMAA@PEGMP 的平均流体力学直径 D_h 逐渐增大，并且都具有很窄的粒径分布（多分散指数依次为 0.095、0.069 和 0.043）。该微球对于磷酸肽富集表现出较高的选择性，在非磷酸肽与磷酸肽比例高达 500∶1 时仍然具有非常好的富集分离效果。运用此类微球可以在牛奶的酶解液和人血清中分别成功富集出 10 条和 4 条磷酸肽，表明该类磁性复合微球对实际样本中极低浓度的磷酸肽同样具有很强的富集能力。

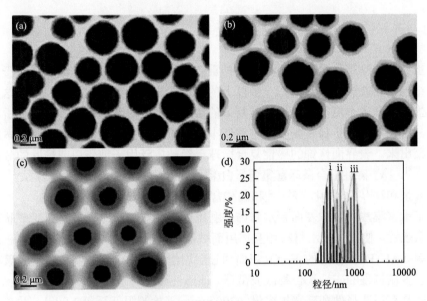

图 6-15　典型磁性粒子的 TEM 照片和粒径分布[165]

(a)MSP 超级磁性粒子；(b)羧基修饰的 MSP@PMAA 核壳结构微球；(c)磷酸基团修饰的 MSP@PMAA@PEGMP 双层壳磁性复合微球 TEM 照片；(d)动态光散射粒径分布图：(ⅰ) MSP 超级磁性粒子，(ⅱ) MSP@PMAA 核壳结构微球和 (ⅲ) MSP@PMAA@PEGMP 双层壳磁性复合微球

（图片引用经 John Wiley and Sons 授权）

Zou 等[166]利用原子转移自由基聚合的方法在 Fe_3O_4/SiO_2 表面引发修饰了大量的 PEG 线形亲水凝胶壳层，并进一步整合上大量的 Ti^{4+}，利用 Ti^{4+} 和磷酸基团的作用达到分离富集磷酸肽的目的。由于大量存在的 PEG 聚合物刷可以大大降低非特异吸附，并且微球的表面官能团密度大，该微球在磷酸肽的分离富集中取得了很好的效果。其对于磷酸肽的富集回收率达到 70%以上，富集特异性好（非磷酸肽和磷酸肽的比例 BSA/α-casein = 2000∶1），富集灵敏度高（0.5 fmol），且在实际样本阿拉伯芥中检测到了 2447 条磷酸肽，远大于商用 TiO_2 微球检测到的 961 条。

采用氨基功能化修饰的磁性聚合物凝胶微球也可以高效富集磷酸肽。在酸性条件下（如 pH = 2），带正电的氨基（$pK_a \geqslant 9$）和带负电的磷酸基团（$pK_a = 1\sim2$）作用并实现磷酸肽的高效富集，而此时的羧基几乎不带电，和氨基作用可以忽略，此方法可以避免由其他非磷酸肽上的羧基对特异性富集带来的干扰。通过调节 pH 至>10 或者<1，富集到微球上的磷酸蛋白或者磷酸肽能够被从磁性微球中洗脱释放出来。Chen 等[170]首先制备了 $Fe_3O_4@SiO_2$，然后修饰上含大量氨基的亲水聚

合物 PEI，这些氨基能和磷酸肽上的磷酸基团发生很强的作用，实验发现该类微球也可以高效富集磷酸肽。

6.5.2　选择性分离富集糖蛋白/糖肽

蛋白质的糖基化是蛋白质另外一种重要的翻译后修饰形式，糖基化对于蛋白质的结构和功能影响非常大，一半以上的癌症标志物是糖基化蛋白。然而这些糖基化蛋白或肽段丰度往往很低，从复杂的实际样本中对其直接进行检测分析难度颇大。所以检测分析前首先要将这些低丰度糖蛋白或糖肽从复杂的实际样本中分离富集出来。表界面修饰的磁性复合微球已经被广泛用于糖蛋白或糖肽的分离富集[172-178]。基于磁性复合微球富集糖蛋白/糖肽的方法主要包括：亲水富集法[172, 173]、凝集素亲和法[174]、肼化学法[175]和硼酸富集法[176-178]。

亲水富集法（微球表面亲水修饰）利用糖蛋白或糖肽比其他蛋白质或肽有更好的亲水性，使其与亲水材料相互作用而被富集。Zou 等[172]在 3-氨基丙基三乙氧基硅烷（APTES）修饰的 Fe_3O_4 表面通过层层组装技术沉淀透明质酸和壳聚糖制备出了多糖包裹的磁性聚合物凝胶微球。该磁性微球对于人免疫球蛋白（IgG）中的糖肽具有高选择性和高富集容量（200 mg/g），检测限低至 0.2 fmol，并在实际样本小鼠肝脏样品中成功鉴定到了 616 个 N-糖苷键型糖肽和 605 个 N-糖基化位点，对应于 350 个糖蛋白。

凝集素亲和法（微球表面用凝集素修饰）也是一种重要的富集糖蛋白的方法，但该方法只能针对某些特定的糖型，对于很多的糖蛋白并不适合，且凝集素价格昂贵，只有在特定情况下才被使用。而用肼化学法富集糖蛋白/糖肽必须先将糖上的邻位羟基氧化成醛基，然后肼再和该氧化后的醛基反应，该过程复杂且氧化效率不能保证，形成的化学键是不可逆断裂的，需要用相应的酶切，整个过程也比较烦琐。此方法多适用于 N-糖苷键型糖蛋白的富集，对于 O-糖苷键型糖蛋白富集尚无报道。例如，Qian 等[175]利用肼化学法富集糖肽，首先制备得到磁性 Fe_3O_4 纳米粒子，然后通过表面引发 ATRP 制备表面修饰有环氧基团的聚合物壳层，接着将环氧基团氧化成醛基，并利用己二酰肼与醛基反应后将另一个酰肼功能基团露出，以备和氧化后的糖蛋白/糖肽进行反应。该方法对于糖肽的富集选择性达到 100∶1（非糖肽和糖肽数目比），糖肽的回收率为 77.8%，富集容量为 25 mg/g，并从实际样本老鼠肝脏中检测到 511 条糖肽和 372 个不同的糖基化蛋白。

Yu 等[197]通过回流沉淀聚合方法制备了高官能团密度、高活性的烷氧基胺表面修饰的磁性复合凝胶微球。首先制备了一种由邻苯二甲酰亚胺保护的丙烯酰胺基烷氧基胺功能化的单体（NAMAm-p），该单体在以 MBA 为交联剂的条件下，可以通过回流沉淀聚合制备磁性复合微球。该微球在水合肼的作用下，可以高效地脱去保护团，并且具有很高的化学反应活性，所得磁性复合凝胶微球的表面修饰的官能度可达 1.47 mmol/g。该单体也可以与其他单体共聚，在磁性超级粒子表面包覆一层活性聚合物修饰层，制备方法见图 6-16。该类微球可用于糖基化肽段的富集鉴定，发现适当的官能团密度和交联度有利于肽段/蛋白质的富集，交联剂用量为 50%的微球获得了更好的结果。实验成功地在人血清样本中鉴定到了 95 条糖肽，其归属于 64 条糖蛋白。

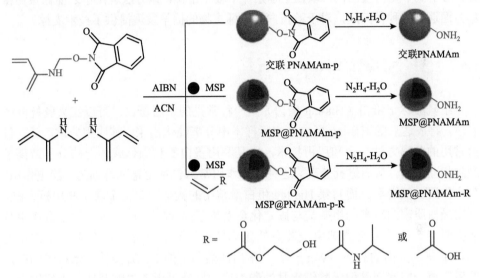

图 6-16　烷氧基胺修饰的 PNAMAm 交联聚合物凝胶微球及其磁性复合微球
（MSP@PNAMAm）的制备示意图[197]

（图片引用经 MDPI 授权）

硼酸富集法（微球表面用硼酸衍生物修饰）是另外一种应用较为普遍的方法，对于 O-糖苷键型和 N-糖苷键型糖蛋白均能有效富集。相对其他方法而言，该方法更加简单方便，且特异性更好。原理是在碱性条件下硼酸基团和糖蛋白/糖肽上的邻位羟基作用形成五元环而进行糖蛋白/糖肽的富集，该五元环又可以在酸性条件下解开，实现糖蛋白/糖肽的释放。在此基础上，Zhang 等[198]以溶剂热法制备的磁性超级粒子为核，修饰一层活性双键，然后用回流沉淀聚合的方法包覆一层高亲水性的 PAA，最后利用酰胺化反应修饰上大量的氨基苯硼酯官能团，得到氨基苯硼酸酯（AOPB）修饰的 MSP/PAA-AOPB 磁性复合凝胶微球。利用该富含硼酯基团的高亲水性磁性复合凝胶微球在生理条件下进行糖蛋白富集。由于亲水作用及硼酯与糖蛋白上邻位羟基特异性反应的协同作用，该微球在糖蛋白的富集方面无论是在碱性（pH = 9）还是偏中性（pH = 7.4）条件下均表现出优异的选择性。微球对于糖蛋白的富集时间短（10 min），富集容量大（92.9 mg/g），硼酯和邻位羟基的反应可以通过调节 pH 可逆进行，方便富集蛋白的脱附并实现该材料的多次循环利用。

该方法的核心特征是富集条件为中性生理环境，避免了硼酸富集法的碱性条件破坏原生物体系中糖蛋白结构的可能性或者肼化学法必须氧化等带来的麻烦。利用该微球能从大肠杆菌裂解液或者胎牛血清的实际样本中特异性富集出糖蛋白。另外，对于低丰度糖蛋白也可以在生理条件下较快富集，该方法解决了之前糖蛋白富集方面遇到的种种问题，对于糖蛋白肿瘤标志物的提早发现提供了技术支撑。

6.5.3　选择性分离富集 His-tag 蛋白

组氨酸标记蛋白（His-tag 蛋白）是一种常见的重组蛋白，可以在大肠杆菌中表达，将表达后的 His-tag 蛋白从实际样本中分离纯化出来，其应用非常广泛。目前常用的分离方法是亲和层析技术，它是利用蛋白质和固体载体上的分子或离子产生相互作用，从而进行分离。这种相互作用常常包括范德瓦耳斯力、静电作用、疏水作用、氢键等。而富集 His-tag 蛋白最常用的就是固定化金属亲和层析方法，利用蛋白质表面较多的组氨酸与固定化金属离子如 Ni^{2+}、Cu^{2+} 等产生螯合作用从而被吸附。磁性复合微球由于其高的磁响应性，易于从体系中分离，常常作为 His-tag 蛋白分离的载体。Wang 等[179]采用油酸稳定的 Fe_3O_4 磁性纳米粒子为核，然后包覆一层聚甲基丙烯酸缩水甘油酯壳层，接着采用乙二胺开环，再修饰戊二醛，并和氨基三乙酸（NTA）进行反应，表面含有的大量三羧基官能团可以用来螯合 Ni^{2+}。最终获得表面修饰大量 Ni^{2+} 的磁性复合微球，该微球可以从细胞裂解液中直接分离固定 His-tag 酶，富集容量高达 146 mg/g。

最近，Zhang 等[199]以 MSP/MPS 磁性微球为核，通过回流沉淀聚合的方法在 15 min 内修饰一层亲水性聚乙烯基咪唑（PVIM）壳层，接着在外表面螯合了大量的 Ni^{2+}，制备得到 MSP/PVIM-Ni^{2+}磁性复合微球。交联度为 20%的 MSP/PVIM 微球具有最高的 Ni^{2+} 修饰量（55 mg/g），然后利用该凝胶微球对组氨酸标记的重组蛋白或者富组氨酸蛋白（蛋白质上无须相邻的 6 个组氨酸）进行富集，均显示出极高的特异性。他们还发现，大多数高丰度蛋白均为富组氨酸蛋白，该微球对于实际样本中高丰度蛋白(牛血清白蛋白 BSA 或牛血红蛋白 BHb)的去除能力优异，大大简化了低丰度标志物的检测。另外，通过低浓度标准蛋白的检测，发现该微球对于低丰度富组氨酸蛋白也具有强的富集能力，富集检测限低至 40 fmol/μL。该磁性复合凝胶微球富集容量较大（284 mg/g），富集时间短，可回收利用，是一种组氨酸标记蛋白酶的潜在优良载体。

6.5.4　全蛋白提取研究

特异性富集蛋白质具有重要的实际应用价值，因为含有特定官能团的蛋白质通常是较为重要的蛋白标志物。但在蛋白质组学中，很多时候也需要富集所有或者某一类蛋白质或多肽，达到去除体系中干扰成分或者除盐的目的。常用的无选择性富集体系中蛋白质或多肽的方法是采用疏水相互作用或静电相互作用。前者磁性材料表面常被修饰一层疏水物质，目前常用于被修饰的疏水材料包括 C_8[183, 184]、C_{60}[185]、PMMA[186, 187]、介孔碳[188-190]等。后者则通常在磁性粒子表界面修饰带电聚合物，利用正负电荷作用富集某一类蛋白质。

Zhang 等[200]以磁性微球为核，通过回流沉淀聚合的方法表面修饰一层亲水性交联壳层 PHEMA，接着通过酯化反应固定 RAFT 试剂，利用表面引发 RAFT 聚合在微球表面修饰线形 PAA 聚电解质链，得到带有大量负电荷的 MSP/PHEMA-RAFT-PAA 磁性复合微球。微球的形态规整，壳层厚度约 80 nm。基于反离子蒸发机理，该磁性复合微球可以实现对全蛋白的高效富集，无论是在富集条件下呈正电、负电或者中性的蛋白质，富集容量均非常大（>1100 mg/g），可用于高通量高丰度蛋白质去除。该微球对于蛋白质的富集能力极强（0.6 ng/μL），即使对于低浓度的蛋白质，也能进行有效富集。由于富集过程是纯物理过程，故对蛋白质富集时间短（<5 min），大大节约了时间，有利于商业应用。

此外，该磁性复合微球能分离实际生物样本（兔血）中的蛋白质并被高效洗脱下来，在洗脱后的溶液中进行蛋白质的分析更为简单易行。该微球还可以通过表面功能层来固定类过氧化物酶 Cyt C 或过氧化物酶 HRP，发现所得固定化酶的催化性能均优于自由酶，作者将此效应归结于邻近酶分子之间的协同效应，加上微球和 3, 3′, 5, 5′-四甲基联苯胺（TMB）带有相反电荷，固定化酶能够快速与底物静电吸附而结合，加快了催化反应进程。从上面的结果可以看出，此类复合微球在高通量无选择性富集蛋白质及对未知蛋白标志物的发现中具有广阔的应用前景。

6.6　总结与展望

从前面的综述可以看出，目前高分子凝胶微球及其复合微球的制备和修饰技术已经得到了高度重视和快速发展，其应用领域也在不断扩大，但与相关生物医用需求相比，该类微球的制备和应用领域还有很多问题需要解决，相关研究需要进一步关注以下几方面的问题：①聚合物凝胶微球的制备和表面修饰效率及控制能力还有待进一步提高，尤其是制备复杂结构聚合物微球或微囊时，壳层及微囊厚度的控制就非常重要，它关系到微球或微囊的最后使用性能。同时，结构控制及表界面修饰技术的扩展还需要大量的探索工作。②该类微球用于体内时，其体内代谢途径还不是很明晰，尤其是一些带有电荷的凝胶体系，降解后的寡聚物链的代谢途径还不是很清楚，研究工作也较少。该类工作有较大难度，也是其临床应用的瓶颈问题，需要引起足够的关注。③在聚合物凝胶微球及其磁性复合微球用于蛋白质富集和疾病检测时，其表面修饰的聚合物链及功能基团的种类、特性、分布方式与被检测对象的关系，在很多时候还不是很明确，尤其是聚合物与生物分子的相互作用关系，包括吸附、洗脱、相互作用形式等都需要有明确的理论指导，才会最大限度发挥相关聚合物凝胶微球的优点，扩大其应用范围，推动其在生物应用领域的发展。

（杨武利、田野菲、汪长春）

参 考 文 献

[1]   Allen T M, Cullis P R. Drug delivery systems: Entering the mainstream. Science, 2004, 303 (5665): 1818-1822.

[2]   Maeda H, Wu J, Sawa T, Matsumura Y, Hori K. Tumor vascular permeability and the EPR effect in macromolecular therapeutics: A review. Journal of Controlled Release, 2000, 65 (2): 271-284.

[3]   Haag R, Kratz F. Polymer therapeutics: Concepts and applications. Angewandte Chemie International Edition, 2006, 45 (8): 1198-1215.

[4]   Farokhzad O C, Langer R. Impact of nanotechnology on drug delivery. ACS Nano, 2009, 3 (1): 16-20.

[5]   Sun H L, Guo B N, Cheng R, Meng F H, Liu H Y, Zhong Z Y. Biodegradable micelles with sheddable poly (ethylene glycol) shells for triggered intracellular release of doxorubicin. Biomaterials, 2009, 30 (31): 6358-6366.

[6]   Wang C, Cheng L, Liu Z. Drug delivery with upconversion nanoparticles for multi-functional targeted cancer cell imaging and therapy. Biomaterials, 2011, 32 (4): 1110-1120.

[7]   Tang R P, Ji W H, Panus D, Palumbo R N, Wang C. Block copolymer micelles with acid-labile ortho ester side-chains: Synthesis, characterization, and enhanced drug delivery to human glioma cells. Journal of Controlled Release, 2011, 151 (1): 18-27.

[8]   Dai J, Lin S D, Cheng D, Zou S Y, Shuai X T. Interlayer-crosslinked micelle with partially hydrated core showing reduction and pH dual sensitivity for pinpointed intracellular drug release. Angewandte Chemie International Edition, 2011, 123 (40): 9404-9408.

[9]   Zhao J, Mi Y, Liu Y T, Feng S S. Quantitative control of targeting effect of anticancer drugs formulated by ligand-conjugated nanoparticles of biodegradable copolymer blend. Biomaterials, 2012, 33 (6): 1948-1958.

[10]   Liu Y T, Li K, Liu B, Feng S S. A strategy for precision engineering of nanoparticles of biodegradable copolymers for quantitative control of targeted drug delivery. Biomaterials, 2010, 31 (35): 9145-9155.

[11]   Liong M, Lu J, Kovochich M, Xia T, Ruehm S G, Nel A E, Tamanoi F, Zink J I. Multifunctional inorganic nanoparticles for imaging, targeting, and drug delivery. ACS Nano, 2008, 2 (5): 889-896.

[12]   Li Y L, Zhu L, Liu Z Z, Cheng R, Meng F H, Cui J H, Ji S, Zhong Z. Reversibly Stabilized multifunctional dextran nanoparticles efficiently deliver doxorubicin into the nuclei of cancer cells. Angewandte Chemie International Edition, 2009, 48 (52): 9914-9918.

[13] Sivakumar S, Bansal V, Cortez C, Chong S F, Zelikin A N, Caruso F. Degradable, surfactant-free, monodisperse polymer-encapsulated emulsions as anticancer drug carriers. Advanced Materials, 2009, 21 (18): 1820-1824.

[14] Liang K, Such G K, Zhu Z Y, Yan Y, Lomas H, Caruso F. Charge-shifting click capsules with dual-responsive cargo release mechanisms. Advanced Materials, 2011, 23 (36): H273-H277.

[15] Vinogradov S V, Zeman A D, Batrakova E V, Kabanov A V. Polyplex nanogel formulations for drug delivery of cytotoxic nucleoside analogs. Journal of Controlled Release, 2005, 107 (1): 143-157.

[16] Kohli E, Han H Y, Zeman A D, Vinogradov S V. Formulations of biodegradable nanogel carriers with 5'-triphosphates of nucleoside analogs that display a reduced cytotoxicity and enhanced drug activity. Journal of Controlled Release, 2007, 121 (2): 19-27.

[17] Kabanov A V, Vinogradov S V. Nanogels as pharmaceutical carriers: Finite networks of infinite capabilities. Angewandte Chemie International Edition, 2009, 48 (30): 5418-5429.

[18] Yu S Y, Hu J H, Pan X Y, Yao P, Jiang M. Stable and pH-sensitive nanogels prepared by self-assembly of chitosan and ovalbumin. Langmuir, 2006, 22 (6): 2754-2759.

[19] Daoud-Mahammed S, Couvreur P, Gref R. Novel self-assembling nanogels: Stability and lyophilisation studies. International Journal of Pharmaceutics, 2007, 332 (1-2): 185-191.

[20] Bronich T K, Keifer P A, Shlyakhtenko L S, Kabanov A V. Polymer micelle with cross-linked ionic core. Journal of the American Chemical Society, 2005, 127 (23): 8236-8237.

[21] Bontha S, Kabanov A V, Bronich T K. Polymer micelles with cross-linked ionic cores for delivery of anticancer drugs. Journal of Controlled Release, 2006, 114 (2): 163-174.

[22] Zhang J, Chen H Y, Xu L, Gu Y Q. The targeted behavior of thermally responsive nanohydrogel evaluated by NIR system in mouse model. Journal of Controlled Release, 2008, 131 (1): 34-40.

[23] Zhang J, Deng D W, Qian Z Y, Liu F, Chen X Y, An L X, Gu Y Q. The targeting behavior of folate-nanohydrogel evaluated by near infrared imaging system in tumor-bearing mouse model. Pharmaceutical Research, 2010, 27 (1): 46-55.

[24] Gao D, Xu H, Philbert M A, Kopelman R. Ultrafine hydrogel nanoparticles: Synthetic approach and therapeutic application in living cells. Angewandte Chemie International Edition, 2007, 119 (13): 2274-2277.

[25] McAllister K, Sazani P, Adam M, Cho M J, Rubinstein M, Samulski R J, DeSimone J M. Polymeric nanogels produced via inverse microemulsion polymerization as potential gene and antisense delivery agents. Journal of the American Chemical Society, 2002, 124 (51): 15198-15207.

[26] Murthy N, Xu M C, Schuck S, Kunisawa J, Shastri N, Frechet J M J. A macromolecular delivery vehicle for protein-based vaccines: Acid-degradable protein-loaded microgels. Proceedings of the National Academy of Sciences, 2003, 100 (9): 4995-5000.

[27] Oh J K, Siegwart D J, Lee H I, Sherwood G, Peteanu L, Hollinger J O, Kataoka K, Matyjaszewski K. Biodegradable nanogels prepared by atom transfer radical polymerization as potential drug delivery carriers: Synthesis, biodegradation, in vitro release, and bioconjugation. Journal of the American Chemical Society, 2007, 129 (18): 5939-5945.

[28] Oh J K, Siegwart D J, Matyjaszewski K. Synthesis and biodegradation of nanogels as delivery carriers for carbohydrate drugs. Biomacromolecules, 2007, 8 (11): 3326-3331.

[29] Na K, Bae Y H. Self-assembled hydrogel nanoparticles responsive to tumor extracellular pH from pullulan derivative/sulfonamide conjugate: Characterization, aggregation, and adriamycin release in vitro. Pharmaceutical Research, 2002, 19 (5): 681-688.

[30] 潘元佳. 新型功能聚合物微球的制备、表征及其应用研究. 上海：复旦大学，2013.

[31] 王杨. 环境响应性聚合物纳米药物载体的制备、表征及应用. 上海：复旦大学，2014.

[32] Li C H，Liu S Y. Responsive nanogel-based dual fluorescent sensors for temperature and Hg^{2+} ions with enhanced detection sensitivity. Journal of Materials Chemistry，2010，20（47）：10716-10723.

[33] Berndt I，Pedersen J S，Richtering W. Structure of multiresponsive "intelligent" core-shell microgels. Journal of the American Chemical Society，2005，127（26）：9372-9373.

[34] Duracher D，Sauzedde F，Elaissari A，Perrin A，Picho C. Cationic amino-containing N-isopropylacrylamide-styrene copolymer latex particles：1-particle size and morphology vs. polymerization process. Colloid and Polymer Science，1998，276（3）：219-231.

[35] Duracher D，Sauzedde F，Elaissari A，Pichot C，Nabzar L. Cationic amino-containing N-isopropyl-acry-lamide-styrene copolymer particles：2-surface and colloidal characteristics. Colloid and Polymer Science，1998，276（10）：920-929.

[36] Ferreira S A，Coutinho P J G，Gama F M. Self-assembled nanogel made of mannan：Synthesis and characterization. Langmuir，2010，26（13）：11413-11420.

[37] Lee H，Mok H，Lee S，Oh Y K，Park T G. Target-specific intracellular delivery of siRNA using degradable hyaluronic acid nanogels. Journal of Controlled Release，2007，119（2）：245-252.

[38] Groll J，Singh S，Albrecht K，Moeller M. Biocompatible and degradable nanogels via oxidation reactions of synthetic thiomers in inverse miniemulsion. Journal of Polymer Science Part A-Polymer Chemistry，2009，47（20）：5543-5549.

[39] Morinloto N，Qiu X P，Winnik F M，Akiyoshi K. Dual stimuli-responsive nanogels by self-assembly of polysaccharides lightly grafted with thiol-terminated poly（N-isopropylacrylamide）chains. Macromolecules，2008，41（16）：5985-5987.

[40] Ding J X，Xiao C S，Yan L S，Tang Z H，Zhuang X L，Chen X S，Jiang X B. pH and dual redox responsive nanogel based on poly（l-glutamic acid）as potential intracellular drug carrier. Journal of Controlled Release，2011，152（1）：E11-E13.

[41] Lee E S，Gao Z G，Bae Y H. Recent progress in tumor pH targeting nanotechnology. Journal of Controlled Release，2008，132（3）：164-170.

[42] Du J Z，Sun T M，Song W J，Wu J，Wang J. A tumor-acidity-activated charge-conversional nanogel as an intelligent vehicle for promoted tumoral-cell uptake and drug delivery. Angewandte Chemie International Edition，2010，49（21）：3621-3626.

[43] Das M，Mardyani S，Chan W C W，Kumacheva E. Biofunctionalized pH-responsive microgels for cancer cell targeting：Rational design. Advanced Materials，2006，18（1）：80-83.

[44] Schafer F Q，Buettner G R. Redox environment of the cell as viewed through the redox state of the glutathione disulfide/glutathione couple. Free Radical Biology and Medicine，2001，30（11）：1191-1212.

[45] Gonzalez-Toro D C，Ryu J H，Chacko R T. Concurrent binding and delivery of proteins and lipophilic small molecules using polymeric nanogels. Journal of the American Chemical Society，2012，134（16）：6964-6967.

[46] Shi B Y，Zhang H，Qiao S Z. Intracellular microenvironment-responsive label-free autofluorescent nanogels for traceable gene delivery. Advanced Healthcare Materials，2014，3（11）：1839-1848.

[47] Morimoto N，Yamazaki M，Tamada J. Polysaccharide-hair cationic polypeptide nanogels：Self-assembly and enzymatic polymerization of amylose primer-modified cholesteryl poly（L-lysine）. Langmuir，2013，29（24）：7509-7514.

[48] Messager L, Portecop N, Hachet E, Lapeyre V, Pignot-Paintrand I, Catargi B, Auzely-Velty R, Ravaine V. Photochemical crosslinking of hyaluronic acid confined in nanoemulsions: Towards nanogels with a controlled structure. Journal of Materials Chemistry B, 2013, 1 (27): 3369-3379.

[49] Ma Z, Lacroix-Desmazes P. Dispersion polymerization of 2-hydroxyethyl methacrylate stabilized by a hydrophilic/ CO_2-philic poly(ethylene oxide)-b-poly (1, 1, 2, 2-tetrahydroperfluorodecyl acrylate) (PEO-b-PFDA) diblock copolymer in supercritical carbon dioxide. Polymer, 2004, 45 (20): 6789-6797.

[50] Duracher D, Elaissari A, Pichot C. Preparation of poly (N-isopropylmethacrylamide) latexes kinetic studies and characterization. Journal of Polymer Science Part A-Polymer Chemistry, 1999, 37 (12): 1823-1837.

[51] Min K, Gao H F, Matyjaszewski K. Preparation of homopolymers and block copolymers in miniemulsion by ATRP using activators generated by electron transfer (AGET). Journal of the American Chemical Society, 2005, 127 (11): 3825-3830.

[52] Windbergs M, Zhao Y J, Heyman J, Weitz D A. Biodegradable core-shell carriers for simultaneous encapsulation of synergistic actives. Journal of the American Chemical Society, 2013, 135 (21): 7933-7937.

[53] Echeverria C, Lopez D, Mijangos C. UCST responsive microgels of Poly (acrylamide-acrylic acid) copolymers: Structure and viscoelastic properties. Macromolecules, 2009, 42 (22): 9118-9123.

[54] Oliveira M A M, Boyer C, Nele M, Pinto J C, Zetterlund P B, Davis T P. Synthesis of biodegradable hydrogel nanoparticles for bioapplications using inverse miniemulsion RAFT polymerization. Macromolecules, 2011, 44 (18): 7167-7175.

[55] Li W W, Matyjaszewski K. AGET ATRP of oligo (ethylene glycol) monomethyl ether methacrylate in inverse microemulsion. Polymer Chemistry, 2012, 3 (7): 1813-1819.

[56] Ma G H, Nagai M, Omi S. Study on preparation and morphology of uniform artificial polystyrene-poly (methylmethacrylate) composite microspheres by employing the SPG (shirasu porous glass) membrane emulsification technique. Journal of Colloid Interface Science, 1999, 214 (2): 264-282.

[57] Choi C H, Weitz D A, Lee C S. One step formation of controllable complex emulsions: From functional particles to simultaneous encapsulation of hydrophilic and hydrophobic agents into desired position. Advanced Materials, 2013, 25 (18): 2536-2541.

[58] Li K, Stöver H D H. Synthesis of monodisperse poly (divinylbenzene) microspheres. Journal of Polymer Science Part A-Polymer Chemistry, 1993, 31 (13): 3257-3263.

[59] Downey J S, Frank R S, Li W H, Stöver H D H. Growth mechanism of poly (divinylbenzene) microspheres in precipitation polymerization. Macromolecules, 1999, 32 (9): 2838-2844.

[60] Goh E C C, Stöver H D H. Cross-linked poly (methacrylic acid-co-poly (ethylene oxide) methyl ether methacrylate) microspheres and microgels prepared by precipitation polymerization: A morphology study. Macromolecules, 2002, 35 (27): 9983-9989.

[61] Zhang Y, Zha L S, Fu S K. The kinetic analysis of poly (N-isopropylamide-co-dimethylaminoethyl methacrylate) micro latexes formation. Journal of Applied Polymer Science, 2004, 92 (2): 839-846.

[62] Bai F, Yang X L, Huang W Q. Synthesis of narrow or monodisperse poly (divinylbenzene) microspheres by distillation-precipitation polymerization. Macromolecules, 2004, 37 (26): 9746-9752.

[63] Bai F, Yang X L, Huang W Q. Preparation of narrow or monodisperse poly (ethyleneglycol dimethacrylate) microspheres by distillation-precipitation polymerization. European Polymer Journal, 2006, 42 (9): 2088-2097.

[64] Bai F, Yang X L, Li R, Huang B, Huang W Q. Monodisperse hydrophilic polymer microspheres having carboxylic acid groups prepared by distillation precipitation polymerization. Polymer, 2007, 47 (16): 5775-5784.

[65] Pan Y J, Chen Y Y, Wang D R, Wei C, Guo J, Lu D R, Chu C C, Wang C C. Redox/pH dual stimuli-responsive biodegradable nanohydrogels with varying responses to dithiothreitol and glutathione for controlled drug release. Biomaterials, 2012, 33 (27): 6570-6579.

[66] Pan Y J, Li D, Jin S, Wei C, Wu K Y, Guo J, Wang C C. Folate-conjugated poly (N- (2-hydroxypropyl) methacrylamide-co- (methacrylic acid)) nanohydrogels with redox/pH dual-stimuli response for controlled drug release. Polymer Chemistry, 2013, 4 (12): 3545-3553.

[67] 王芳. 回流沉淀聚合制备单分散高分子水凝胶微球及其生物应用研究. 上海: 复旦大学, 2015.

[68] 金莎, 潘元佳, 汪长春. 回流沉淀聚合: 单分散聚合物纳米水凝胶微球制备新技术. 化学学报, 2013, 71: 1500-1504.

[69] Yang P, Li D, Sha S, Ding J, Guo J, Shi W B, Wang C C. Stimuli-responsive biodegradable poly (methacrylic acid) based nanocapsules for ultrasound traced and triggered drug delivery system. Biomaterials, 2014, 35 (6): 2079-2088.

[70] Birringer R, Gleiter H, Klein H P, Marquardt P. Nanocrystalline materials an approach to a novel solid structure with gas-like disorder. Physics Letters A, 1984, 102 (8): 365-369.

[71] Chen X B, Mao S S. Titanium dioxide nanomaterials: Synthesis, properties, modifications, and applications. Chemical Reviews, 2007, 107 (7): 2891-2959.

[72] de Volder M F L, Tawfick S H, Baughman R H, Hart A J. Carbon nanotubes: Present and future commercial applications. Science, 2013, 339 (6119): 535-539.

[73] Perreault F, de Faria A F, Elimelech M. Environmental applications of graphene-based nanomaterials. Chemical Society Reviews, 2015, 44 (16): 5861-5896.

[74] Rogez G, Donnio B, Terazzi E, Gallani J L, Kappler J P, Bucher J P, Drillon M. The quest for nanoscale magnets: The example of [Mn$_{12}$] single molecule magnets. Advanced Materials, 2010, 22 (14): 4323-4333.

[75] Lu A H, Salabas E L, Schuth F. Magnetic nanoparticles: Synthesis, protection, functionalization, and application. Angewandte Chemie International Edition, 2007, 46 (8): 1222-1244.

[76] Lou X W, Yuan C L, Archer L A. Double-walled SnO$_2$ nano-cocoons with movable magnetic cores. Advanced Materials, 2007, 19 (20): 3328-3332.

[77] Cheng K, Peng S, Xu C J, Sun S H. Porous hollow Fe$_3$O$_4$ nanoparticles for targeted delivery and controlled release of cisplatin. Journal of the American Chemical Society, 2009, 131 (30): 10637-10644.

[78] Colombo M, Carregal-Romero S, Casula M F, Gutierrez L, Morales M P, Bohm I B, Heverhagen J T, Prosperi D, Parak W J. Biological applications of magnetic nanoparticles. Chemical Society Reviews, 2012, 41 (35): 4306-4334.

[79] Gawande M B, Branco P S, Varma R S. Nano-magnetite (Fe$_3$O$_4$) as a support for recyclable catalysts in the development of sustainable methodologies. Chemical Society Reviews, 2013, 42 (8): 3371-3393.

[80] Chen F H, Gao Q, Hong G Y, Ni J Z. Synthesis and characterization of magnetite dodecahedron nanostructure by hydrothermal method. Journal of Magnetism and Magnetic Materials, 2008, 320 (11): 1775-1780.

[81] Babes L, Denizot B, Tanguy G, Le Jeune J J, Jallet P J. Synthesis of iron oxide nanoparticles used as MRI contrast agents: A parametric study. Journal of Colloid and Interface Science, 1999, 212 (2): 474-482.

[82] Cabrera L, Gutierrez S, Menendez N, Morales M P, Heffasti P. Magnetite nanoparticles: Electrochemical synthesis and characterization. Electrochimica Acta, 2008, 53 (8): 3436-3441.

[83] Li Z L, Godsell J F, O'Byrne J P, Petkov N, Morris M A, Roy S, Holmes J D. Supercritical fluid synthesis of magnetic hexagonal nanoplatelets of magnetite. Journal of the American Chemical Society, 2010, 132 (36): 12540-12541.

[84] Itoh H, Sugimoto T. Systematic control of size, shape, structure, and magnetic properties of uniform magnetite and maghemite particles. Journal of Colloid and Interface Science, 2003, (2): 283-295.

[85] Lu Z, Yin Y. Colloidal nanoparticle clusters: Functional materials by design. Chemical Society Reviews, 2013, (2): 6874-6887.

[86] An Q, Zhang P, Li J M, Ma W F, Guo J, Hu J, Wang C C. Silver-coated magnetite-carbon core-shell microspheres as substrate-enhanced SERS probes for detection of trace persistent organic pollutants. Nanoscale, 2012, 4 (16): 5210-5216.

[87] Xu S, Song X J, Guo J, Wang C C. Composite microspheres for separation of plasmid DNA decorated with MNPs through in situ growth or interfacial immobilization followed by silica coating. ACS Applied Materials & Interfaces, 2012, 4 (9): 4764-4775.

[88] Yang P, Wang F, Luo X F, Zhang Y T, Guo J, Sho W B, Wang C C. Rational design of magnetic nanorattles as contrast agents for ultrasound/magnetic resonance dual-modality imaging. ACS Applied Materials & Interface, 2014, 6 (15): 12581-12587.

[89] Whiteaker J R, Zhao L, Zhang H Y, Feng L C, Piening B D, Anderson L, Paulovich A G. Antibody-based enrichment of peptides on magnetic beads for mass-spectrometry-based quantification of serum biomarkers. Analytical Biochemistry, 2007, 362 (1): 44-54.

[90] Gao R, Kong X, Wang X, He X, Chen L, Zhang Y. Preparation and characterization of uniformly sized molecularly imprinted polymers functionalized with core-shell magnetic nanoparticles for the recognition and enrichment of protein. Journal of Materials Chemistry, 2011, 21 (44): 17863-17871.

[91] Li D, Zhang Y T, Yang P, Yu M, Guo J, Lu J Q, Wang C C. An optical sensing strategy leading to in situ monitoring of the degradation of mesoporous magnetic supraparticles in cells. ACS Applied Materials & Interfaces, 2013, 5 (23): 12329-12339.

[92] Guo J, Yang W L, Wang C C. Magnetic colloidal supraparticles: Design, fabrication and biomedical applications. Advanced Materials, 2013, 25 (37): 5196-5214.

[93] Deng H, Li X L, Peng Q, Wang X, Chen J P, Li Y D. Monodisperse magnetic single-crystal ferrite microspheres. Angewandte Chemie International Edition, 2005, 44 (18): 2782-2785.

[94] An Q, Liu J, Yu M, Wan J, Li D, Wang C, Chen C, Guo J. Multifunctional magnetic Gd^{3+}-based coordination polymer nanoparticles: Combination of magnetic resonance and multispectral optoacoustic detections for tumor-targeted imaging in vivo. Small, 2015, 11 (42): 5675-5686.

[95] Luo B, Xu S, Ma W F, Wang W R, Wang S L, Guo J, Yang W L, Hu J H, Wang C C. Fabrication of magnetite hollow porous nanocrystal shells as a drug carrier for paclitaxel. Journal of Materials Chemistry, 2010, 20 (34): 7107-7113.

[96] Luo B, Xu S, Luo A, Wang W R, Wang S L, Guo J, Lin Y, Zhao D Y, Wang C C. Mesoporous biocompatible and acid-degradable magnetic colloidal nanocrystal clusters with sustainable stability and high hydrophobic drug loading capacity. ACS Nano, 2011, 5 (2): 1428-1435.

[97] Li D, Zhang Y T, Yu M, An Q, Guo J, Lub J Q, Wang C C. A new strategy for synthesis of porous magnetic supraparticles with excellent biodegradability. Chemical Communications, 2015, 51 (10): 1908-1910.

[98] Wang T, LaMontagne D, Lynch J, Zhuang J Q, Cao Y C. Colloidal superparticles from nanoparticle assembly. Chemical Society Reviews, 2013, 42 (7): 2804-2823.

[99] Wang T, Zhuang J Q, Lynch J, Chen O, Wang Z L, Wang X R, LaMontagne D, Wu H M, Wang Z W, Cao Y C. Self-assembled colloidal superparticles from nanorods. Science, 2012, 338 (6105): 358-363.

[100] Wang H, Chen Q W, Sun Y B, He M Y. Synthesis of superparamagnetic colloidal nanochains as magnetic-responsive bragg reflectors. Journal of Physical Chemistry C, 2010, 114 (46): 19660-19666.

[101] Xu S, Sun C Y, Guo J, Xu K, Wang C C. Biopolymer-directed synthesis of high-surface-area magnetite colloidal nanocrystal clusters for dual drug delivery in prostate cancer. Journal of Materials Chemistry, 2012, 22 (36): 19067-19075.

[102] 徐帅. 磁簇/聚合物复合微球的功能设计、结构调控及其应用基础研究. 上海: 复旦大学, 2014.

[103] Bai F, Wang D, Huo Z, Chen W, Liu L, Liang X, Chen C, Wang X, Peng Q, Li Y. A versatile bottom-up assembly approach to colloidal spheres from nanocrystals. Angewandte Chemie International Edition, 2007, 46 (35): 6650-6653.

[104] Veyret R, Delair T, Pichot C, Elaissari A. Amino-containing magnetic nanoemulsions: Elaboration and nucleic acid extraction. Journal of Magnetism and Magnetic Materials, 2005, 295 (2): 155-163.

[105] Veyret R, Elaissari A, Marianneau P, Sall A A, Delair T. Magnetic colloids for the generic capture of viruses. Analytical Biochemistry, 2005, 346 (1): 59-68.

[106] Wang T, Wang X, Lamontagne D, Wang Z, Wang Z, Cao Y C. Shape-controlled synthesis of colloidal superparticles from nanocubes. Journal of the American Chemical Society, 2012, 134 (44): 18225-18228.

[107] Liu J, Sun Z K, Deng Y H, Zou Y, Li C Y, Guo X H, Xiong L Q, Gao Y, Li F Y, Zhao D Y. Highly water-dispersible biocompatible magnetite particles with low cytotoxicity stabilized by citrate groups. Angewandte Chemie International Edition, 2009, 48 (32): 5875-5879.

[108] Jia B P, Gao L. Morphological transformation of Fe_3O_4 spherical aggregates from solid to hollow and their self-assembly under an external magnetic field. Journal of Physical Chemistry C, 2008, 112 (3): 666-671.

[109] Li D, Tang J, Guo J, Wang S L, Chaudhary D, Wang C C. Hollow-core magnetic colloidal nanocrystal clusters with ligand-exchanged surface modification as delivery vehicles for targeted and stimuli-responsive drug release. Chemistry-A European Journal, 2012, 18 (51): 16517-16524.

[110] Xu S, Yin B R, Guo J, Wang C C. Biocompatible hollow magnetic supraparticles: Ultrafast microwave-assisted synthesis, casein-micelle-mediated cavity formation and controlled drug delivery. Journal of Materials Chemistry B, 2013, 1 (33): 4079-4087.

[111] Koo H Y, Chang S T, Choi W S, Park J H, Kim D Y, Velev O D. Emulsion-based synthesis of reversibly swellable, magnetic nanoparticle-embedded polymer microcapsules. Chemistry of Materials, 2006, 18 (14): 3308-3313.

[112] Xu S, Ma W F, You L J, Li J M, Guo J, Hu J J, Wang C C. Toward designer magnetite/polystyrene colloidal composite microspheres with controllable nanostructures and desirable surface functionalities. Langmuir, 2012, 28 (6): 3271-3278.

[113] Cao J, Zhang X, He X, Chen L, Zhang Y. The Synthesis of magnetic lysozyme-imprinted polymers by means of distillation-precipitation polymerization for selective protein enrichment. Chemistry-An Asian Journal, 2014, 9 (2): 526-533.

[114] Ma W F, Xu S A, Li J M, Guo J, Lin Y, Wang C C. Hydrophilic dual-responsive magnetite/PMAA core/shell microspheres with high magnetic susceptibility and pH sensitivity via distillation-precipitation polymerization. Journal of Polymer Science Part A-Polymer Chemistry, 2011, 49 (12): 2725-2733.

[115] You L J, Xu S, Ma W F, Li D, Zhang Y T, Guo J, Hu J J, Wang C C. Ultrafast hydrothermal synthesis of high quality magnetic core phenol-formaldehyde shell composite microspheres using the microwave method. Langmuir, 2012, 28 (28): 10565-10572.

[116] Tan J, Sun C Y, Xu K, Wang C C, Guo J. Immobilization of ALA-Zn-II coordination polymer pro-photosensitizers on magnetite colloidal supraparticles for target photodynamic therapy of bladder cancer. Small, 2016, 11 (47): 6338-6346.

[117] An Q, Li Z, Graff R, Guo J, Gao H, Wang C. Core-double-shell Fe_3O_4@ carbon@poly (In(III)-carboxylate) microspheres: Cycloaddition of CO_2 and epoxides on coordination polymer shells constituted by imidazolium-derived Al(III)-salen bifunctional catalysts. ACS Applied Materials & Interfaces, 2015, 7 (8): 4969-4978.

[118] Yue Q, Wang M H, Sun Z K, Wang C, Wang C, Deng Y H, Zhao D Y. A versatile ethanol-mediated polymerization of dopamine for efficient surface modification and the construction of functional core-shell nanostructures. Journal of Materials Chemistry B, 2013, 1 (44): 6085-6093.

[119] Yanase N, Noguchi H, Asakura H, Suzuta T. Preparation of magnetic latex particles by emulsion polymerization of styrene in the presence of a ferrofluid. Journal of Applied Polymer Science, 1993, 50 (5): 765-776.

[120] 章雨婷. 新型功能磁性复合微球的制备及在蛋白/多肽富集中的应用. 上海: 复旦大学, 2016.

[121] Stuart M A C, Huck W T S, Genzer J, Muller M, Ober C, Stamm M, Sukhorukov G B, Szleifer I, Tsukruk V V, Urban M, Winnik F, Zauscher S, Luzinov I, Minko S. Emerging applications of stimuli-responsive polymer materials. Nature Materials, 2010, 9 (2): 101-113.

[122] Ge H, Ding Y, Ma C, Zhang G. Temperature-controlled release of diols from N-isopropylacry lamide-co-acry-lamidophenylboronic acid microgels. Journal of Physical Chemistry B, 2006, 110 (41): 20635-20639.

[123] Imaz A, Forcada J. N-vinylcaprolactam-based microgels for biomedical applications. Journal of Polymer Science Part A-Polymer Chemistry, 2010, 48 (5): 1173-1181.

[124] Kost J, Langer R. Responsive polymeric delivery systems. Advanced Drug Delivery Reviews, 2012, 64: 327-341.

[125] Bulmus V, Chan Y, Nguyen Q, Tran H L. Synthesis and characterization of degradable p (HEMA) microgels: Use of acid-labile crosslinkers. Macromolecular Bioscience, 2007, 7 (4): 446-455.

[126] Kuppusamy P, Li H Q, Ilangovan G, Cardounel A J, Zweier J L, Yamada K, Krishna M C, Mitchell J B. Noninvasive imaging of tumor redox status and its modification by tissue glutathione levels. Cancer Research, 2002, 62 (1): 307-312.

[127] Saito G, Swanson J A, Lee K D. Drug delivery strategy utilizing conjugation via reversible disulfide linkages: Role and site of cellular reducing activities. Advanced Drug Delivery Reviews, 2003, 55 (2): 199-215.

[128] Oh J K, Bencherif S A, Matyjaszewski K. Atom transfer radical polymerization in inverse miniemulsion: A versatile route toward preparation and functionalization of microgels/nanogels for targeted drug delivery applications. Polymer, 2009, 50 (19): 4407-4423.

[129] Gaulding J C, Smith M H, Hyatt J S, Fernandez-Nieves A, Lyon L A. Reversible inter- and intra-microgel cross-linking using disulfides. Macromolecules, 2012, 45 (1): 39-45.

[130] Mansour A M, Drevs J, Esser N. A new approach for the treatment of malignant melanoma: Enhanced antitumor efficacy of an albumin-binding doxorubicin prodrug that is cleaved by matrix metalloproteinase. Cancer Research, 2003, 63 (14): 4062-4066.

[131] Zhao H, Sterner E S, Coughlin E B, Theato P. o-nitrobenzyl alcohol derivatives: Opportunities in polymer and materials science. Macromolecules, 2012, 45 (4): 1723-1736.

[132] Klinger D, Landfester K. Dual stimuli-responsive poly (2-hydroxyethyl methacrylate-co-methacrylic acid) microgels based on photo-cleavable cross-linkers: pH-dependent swelling and light-induced degradation. Macromolecules, 2011, 44 (24): 9758-9772.

[133] Bian S S, Zheng J, Yang W L. Dual stimuli-responsive microgels based on photolabile crosslinker: Temperature

sensitivity and light-induced degradation. Journal of Polymer Science Part A-polymer Chemistry, 2014, 52 (12): 1676-1685.

[134] Gupta P K, Hung C T. Targeted delivery of low-dose doxorubicin hydrochloride administered via magnetic albumin microspheres in rats. Journal of Microencapsulation, 1990, 7 (1): 85-94.

[135] Chouly C, Pouliquen D, Lucet I, Jeune J J, Jallet P. Development of superparamagnetic nanoparticles for MRI: Effect of particle size, charge and surface nature on biodistribution. Journal of Microencapsulation, 1996, 13 (3): 245-255.

[136] Tian Y, Jiang X J, Chen X, Shao Z Z, Yang W L. Doxorubicin-loaded magnetic silk fibroin nanoparticles for targeted therapy of multidrug-resistant cancer. Advanced Materials, 2014, 26 (43): 7393-7398.

[137] Yang J, Choi J, Bang D, Kim E, Lim E K, Park H, Suh J S, Lee K, Yoo K H, Kim E K, Huh Y M, Haam S. Convertible organic nanoparticles for near-infrared photothermal ablation of cancer cells. Angewandte Chemie International Edition, 2011, 123 (2): 441-444.

[138] Zha Z, Yue X, Ren Q, Dai Z. Uniform polypyrrole nanoparticles with high photothermal conversion efficiency for photothermal ablation of cancer cells. Advanced Materials, 2013, 25 (5): 777-782.

[139] Zha Z B, Deng Z J, Li Y Y, Li C H, Wang J R, Wang S M, Qu E Z, Dai Z F. Biocompatible polypyrrole nanoparticles as a novel organic photoacoustic contrast agent for deep tissue imaging. Nanoscale, 2013, 5 (10): 4462-4467.

[140] Liu Y, Ai K, Liu J, Deng M, He Y, Lu L. Dopamine-melanin colloidal nanospheres: An efficient near-infrared photothermal therapeutic agent for *in vivo* cancer therapy. Advanced Materials, 2013, 25 (9): 1353-1359.

[141] Chu M, Shao Y, Peng J, Dai X, Li H, Wu Q, Shi D. Near-infrared laser light mediated cancer therapy by photothermal effect of Fe_3O_4 magnetic nanoparticles. Biomaterials, 2013, 34 (16): 4078-4088.

[142] Shen S, Wang S, Zheng R, Jiang X G, Fu D L, Yang W L. Magnetic nanoparticle clusters for photothermal therapy with near-infrared irradiation. Biomaterials, 2015, 39: 67-74.

[143] Chen H, Burnett J, Zhang F, Zhang J, Paholak H, Sun D. Highly crystallized iron oxide nanoparticles as effective and biodegradable mediators for photothermal cancer therapy. Journal of Materials Chemistry B: Materials for Biology and Medicine, 2014, 2 (7): 757-765.

[144] Bhuchar N, Sunasee R, Ishihara K, Thundat T, Narain R. Degradable thermoresponsive nanogels for protein encapsulation and controlled release. Bioconjugate Chemistry, 2012, 23 (1): 75-83.

[145] Wang Y, Zheng J, Tian Y F, Yang W L. Acid degradable poly(vinylcaprolactam)-based nanogels with ketal linkages for drug delivery. Journal of Materials Chemistry B, 2015, 3 (28): 5824-5832.

[146] 罗彬. 磁性胶体纳米晶的组装、功能化及作为药物载体的应用. 上海: 复旦大学, 2010.

[147] Li D, Tang J, Wei C, Guo J, Wang S, Chaudhary D, Wang C. Doxorubicin-conjugated mesoporous magnetic colloidal nanocrystal clusters (MMCNCs) stabilized by polysaccharide as smart anticancer drug vehicle. Small, 2012, 8 (17): 2690-2697.

[148] 常柏松. 基于介孔二氧化硅的复合纳米粒子作为药物控制释放体系的制备、性能研究. 上海: 复旦大学, 2012.

[149] Kim H J, Matsuda H, Zhou H, Honma I. Ultrasound-triggered smart drug release from a poly(dimethylsiloxane)-mesoporous silica composite. Advanced Materials, 2006, 18 (23): 3083-3088.

[150] Zhang P, Cheng F, Zhou R, Cao J, Li J, Burda C, Min Q, Zhu J J. DNA-hybrid-gated multifunctional mesoporous silica Nanocarriers for dual-targeted and microRNA-responsive controlled drug delivery. Angewandte Chemie International Edition, 2014, 126 (9): 2403-2407.

[151] Kiessling F, Fokong S, Bzyl J, Lederle W, Palmowski M, Lammers T. Recent advances in molecular, multimodal

and theranostic ultrasound imaging. Advanced Drug Delivery Reviews，2014，72：15-27.

[152] Wen Q N，Wan S R，Liu Z L，Xu S，Wang H R，Yang B. Ultrasound contrast agents and ultrasound molecular imaging. Journal of Nanoscience and Nanotechnology，2014，14（1）：190-209.

[153] Son S，Min H S，You G D，Kim B S，Kwon I C. Echogenic nanoparticles for ultrasound technologies：Evolution from diagnostic imaging modality to multimodal theranostic agent. Nano Today，2014，9（4）：525-540.

[154] 杨朋. 多功能空心微球的制备及其在医学成像中应用. 上海：复旦大学，2015.

[155] Housni A，Boujraf S，Maaroufi M，Benzagmout M，Ezzaher K，Tizniti S. Diagnosis and monitoring of the intraparenchymal brain tumors by magnetic resonance imaging. Medecine Nucleaire-Imagerie Fonctionnelle et Metabolique，2014，38（6）：469-477.

[156] Mori S. Aggarwal M. *In vivo* magnetic resonance imaging of the human limbic white matter. Frontiers in Aging Neuroscience，2014，6（6）：321-344.

[157] Lee N，Hyeon T. Designed synthesis of uniformly sized iron oxide nanoparticles for efficient magnetic resonance imaging contrast agents. Chemical Society Reviews，2012，43（27）：2575-2589.

[158] Chaughule R S，Purushotham S，Ramanujan R V. Magnetic nanoparticles as contrast agents for magnetic resonance imaging. Proceedings of the National Academy of Sciences India Section A-Physical Sciences，2012，82（3）：257-268.

[159] Xiao Y，Wu Y J，Zhang W J，Li X J，Pei F K. Research progress of magnetic resonance imaging contrast agents. Chinese Journal of Analytical Chemistry，2011，39（15）：757-764.

[160] Yang P，Luo X F，Wang S，Wang F，Tang C B，Wang C C. Biodegradable yolk-shell microspheres for ultrasound/MR dual-modality imaging and controlled drug delivery. Colloids and Surfaces B：Biointerfaces，2017，151：333-343.

[161] Frenkel V. Ultrasound mediated delivery of drugs and genes to solid tumors. Advanced Drug Delivery Reviews，2008，60（10）：1193-1208.

[162] Huang S L. Liposomes in ultrasonic drug and gene delivery. Advanced Drug Delivery Reviews，2008，60（10）：1167-1116.

[163] Hijnen N，Langereis S，Grull H. Magnetic resonance guided high-intensity focused ultrasound for image-guided temperature-induced drug delivery. Advanced Drug Delivery Reviews，2014，72：65-81.

[164] Wang Z G，Lv N，Bi W Z，Zhang J L，Ni J Z. Development of the affinity materials for phosphorylated proteins/peptides enrichment in phosphoproteomics analysis. ACS Applied Materials & Interfaces，2015，7（16）：8377-8392.

[165] Ma W F，Zhang Y，Li L L，Zhang Y T，Yu M，Guo J，Lu H J，Wang C C. Ti^{4+}-immobilized magnetic composite microspheres for highly selective enrichment of phosphopeptides. Advanced Functional Materials，2013，23（1）：107-115.

[166] Zhao L，Qin H，Hu Z，Zhang Y，Wu R，Zou H. A poly(ethylene glycol)-brush decorated magnetic polymer for highly specific enrichment of phosphopeptides. Chemical Science，2012，3（9）：2828-2838.

[167] Ma W F，Zhang Y，Li L L，You L J，Zhang P，Zhang Y T，Li J M，Yu M，Guo J，Lu H J. Tailor-made magnetic Fe_3O_4@mTiO$_2$ microspheres with a tunable mesoporous anatase shell for highly selective and effective enrichment of phosphopeptides. ACS Nano，2012，6（4）：3179-3188.

[168] Wang M，Sun X，Li Y，Deng C. Design and synthesis of magnetic binary metal oxides nanocomposites through dopamine chemistry for highly selective enrichment of phosphopeptides. Proteomics，2016，16（6）：915-919.

[169] Cheng G，Liu Y L，Zhang J L，Sun D H，Ni J Z. Lanthanum silicate coated magnetic microspheres as a promising

affinity material for phosphopeptide enrichment and identification. Analytical and Bioanalytical Chemistry, 2012, 404 (3): 763-770.

[170] Chen C T, Wang L Y, Ho Y P. Use of polyethylenimine-modified magnetic nanoparticles for highly specific enrichment of phosphopeptides for Mass Spectrometric analysis. Analytical and Bioanalytical Chemistry, 2011, 399 (8): 2795-2806.

[171] Zhang Y, Wang H J, Lu H J. Sequential selective enrichment of phosphopeptides and glycopeptides using amine-functionalized magnetic nanoparticles. Molecular Biosystems, 2013, 9 (3): 492-500.

[172] Xiong Z, Qin H, Wan H, Huang G, Zhang Z, Dong J, Zhang L, Zhang W, Zou H. Layer-by-layer assembly of multilayer polysaccharide coated magnetic nanoparticles for the selective enrichment of glycopeptides. Chemical Communication, 2013, 49 (81): 9284-9286.

[173] Ma W F, Li L L, Zhang Y, An Q, You L J, Li J M, Zhang Y T, Xu S, Yu M, Guo J, Wang C C. Ligand-free strategy for ultrafast and highly selective enrichment of glycopeptides using Ag-coated magnetic nanoarchitectures. Journal of Materials Chemistry, 2012, 22 (45): 23981-23988.

[174] Feng S, Yang N, Pennathur S, Goodison S, Lubman D M. Enrichment of glycoproteins using nanoscale chelating concanavalin A monolithic capillary chromatography. Analytical Chemistry, 2009, 81 (10): 3776-3783.

[175] Cao Q, Ma C, Bai H, Li X, Yan H, Zhao Y, Ying W, Qian X. Multivalent hydrazide-functionalized magnetic nanoparticles for glycopeptide enrichment and identification. Analyst, 2014, 139 (3): 603-609.

[176] Ding P, Chen X, Li X L, Qing G Y, Sun T L, Liang X M. The separation and enrichment of glycoproteins or glycopeptides based on nanoparticles. Progress in Chemistry, 2015, 27 (11): 1628-1639.

[177] Wang Y, Liu M, Xie L, Fang C, Xiong H, Lu H. Highly efficient enrichment method for glycopeptide analyses: Using specific and nonspecific nanoparticles synergistically. Analytical Chemistry, 2014, 86 (4): 2057-2064.

[178] Zhang X, Wang J, He X, Chen L, Zhang Y. Tailor-made boronic acid functionalized magnetic nanoparticles with a tunable polymer shell-assisted for the selective enrichment of glycoproteins/glycopeptides. ACS Applied Materials & Interfaces, 2015, 7 (44): 24576-24584.

[179] Wang W, Wang D I, Li Z. Facile fabrication of recyclable and active nanobiocatalyst: Purification and immobilization of enzyme in one pot with Ni-NTA functionalized magnetic nanoparticle. Chemical Communications, 2011, 47 (28): 8115-8117.

[180] Liu Z, Li M, Yang X, Yin M, Ren J, Qu X. The use of multifunctional magnetic mesoporous core/shell heteronanostructures in a biomolecule separation system. Biomaterials, 2011, 32 (21): 4683-4690.

[181] Shao M. F, Ning F Y, Zhao J W, Wei M, Evans D G, Duan X. Preparation of Fe_3O_4@SiO_2@layered double hydroxide core-shell microspheres for magnetic separation of proteins. Journal of the American Chemical Society, 2012, 134 (2): 1071-1077.

[182] He X M, Zhu G T, Lu W, Yuan B F, Wang H, Feng Y Q. Nickel(II)-immobilized sulfhydryl cotton fiber for selective binding and rapid separation of histidine-tagged proteins. Journal of Chromatography A, 2015, 1405: 188-192.

[183] Sun L, Zhao Q, Zhu G, Zhou Y, Wang T, Shan Y, Yang K, Liang Z, Zhang L, Zhang Y. Octyl-functionalized hybrid magnetic mesoporous microspheres for enrichment of low-concentration peptides prior to direct analysis by matrix-assisted laser desorption/ionization time-of-flight mass spectrometry. Rapid Communications in Mass Spectrometry, 2011, 25 (9): 1257-1265.

[184] Liu S, Li Y, Deng C, Mao Y, Zhang X, Yang P. Preparation of magnetic core-mesoporous shell microspheres with C8-modified interior pore-walls and their application in selective enrichment and analysis of mouse brain peptidome. Proteomics, 2011, 11 (23): 4503-4513.

[185] Chen H M, Qi D W, Deng C H, Yang P Y, Zhang X M. Preparation of C60-functionalized magnetic silica microspheres for the enrichment of low-concentration peptides and proteins for MALDI-TOF MS analysis. Proteomics, 2009, 9 (2): 380-387.

[186] Chen H M, Deng C H, Zhang X M. Synthesis of Fe$_3$O$_4$@SiO$_2$@PMMA core-shell-shell magnetic microspheres for highly efficient enrichment of peptides and proteins for MALDI-TOF MS analysis. Angewandte Chemie International Edition, 2010, 49 (3): 607-611.

[187] Yin P, Zhao M, Deng C. High efficiency enrichment of low-abundance peptides by novel dual-platform graphene@SiO$_2$@PMMA. Nanoscale, 2012, 4 (22): 6948-6950.

[188] Qin H, Gao P, Wang F, Zhao L, Zhu J, Wang A, Zhang T, Wu R A, Zou H. Highly efficient extraction of serum peptides by ordered mesoporous carbon. Angewandte Chemie International Edition, 2011, 50 (51): 12218-12221.

[189] Zhang Q, Zhang Q, Xiong Z, Wan H, Chen X, Li H, Zou H. Facile preparation of mesoporous carbon-silica-coated graphene for the selective enrichment of endogenous peptides. Talanta, 2016, 146 (24): 272-278.

[190] You L, Zhang Y, Xu S, Guo J, Wang C. Movable magnetic porous cores enclosed within carbon microcapsules: Structure-controlled synthesis and promoted carbon-based applications. ACS Applied Materials & Interfaces, 2014, 6 (17): 15179-15187.

[191] Zhu G T, Li X S, Gao Q, Zhao N W, Yuan B F, Feng Y Q. Pseudomorphic synthesis of monodisperse magnetic mesoporous silica microspheres for selective enrichment of endogenous peptides. Journal of Chromatography A, 2012, 1224 (6567): 11-18.

[192] Lan F, Wu Y, Hu H, Xie L Q, Gu Z W. Superparamagnetic Fe$_3$O$_4$/PMMA composite nanospheres as a nanoplatform for multimodal protein separation. RSC Advances, 2013, 3 (5): 1557-1563.

[193] Tian R, Zhang H, Ye M, Jiang X, Hu L, Li X, Bao X, Zou H. Selective extraction of peptides from human plasma by highly ordered mesoporous silica particles for peptidome analysis. Angewandte Chemie International Edition, 2007, 46 (6): 962-965.

[194] Fukata Y, Fukata M. Protein palmitoylation in neuronal development and synaptic plasticity. Nature Reviews Neuroscience, 2010, 11 (3): 161-175.

[195] Goldstein G, Scheid M, Hammerling U, Schlesinger D, Niall H, Boyse E. Isolation of a polypeptide that has lymphocyte-differentiating properties and is probably represented universally in living cells. Proceedings of the National Academy of Sciences, 1975, 72 (1): 11-15.

[196] Olsen J V, Blagoev B, Gnad F, Macek B, Kumar C, Mortensen P, Mann M. Global, in vivo, and site-specific phosphorylation dynamics in signaling networks. Cell, 2006, 127 (3): 635-648.

[197] Yu M, Di Y, Zhang Y, Zhang Y T, Guo J, Lu H J, Wang C C. Fabrication of alkoxyamine-functionalized magnetic core-shell microspheres via reflux precipitation polymerization for glycopeptide enrichment. Polymers, 2016, 8 (3): 74.

[198] Zhang Y T, Ma W F, Li D, Yu M, Guo J, Wang C C. Benzoboroxole-functionalized magnetic core/shell microspheres for highly specific enrichment of glycoproteins under physiological conditions. Small, 2014, 10(7): 1379-1386.

[199] Zhang Y T, Li D, Yu M, Ma W F, Guo J, Wang C C. Fe$_3$O$_4$/PVIM-Ni^{2+} magnetic composite microspheres for highly specific separation of histidine-rich proteins. ACS Applied Materials & Interfaces, 2014, 6(11): 8836-8844.

[200] Zhang Y T, Yu M, Zhang Z H, Guo J, Wang C C. Magnetic nano-sponges for high-capacity protein enrichment and immobilization. Small, 2016, 12 (35): 4815-4820.

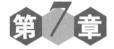

第 7 章

生物材料表界面的振动光谱研究

摘要：生物材料表界面性质直接影响其生物相容性和生物活性等，并最终影响其功能的实现。了解生物材料表界面性质以及在表界面发生的动态交互作用的规律对生物材料的设计和制造具有重要的指导意义。振动光谱技术具有表界面敏感性高、可直接提供分子结构及相互作用信息、检测模式多样化等优点，因而在生物材料表界面研究中得到重要应用。作为一种适用于真实生物环境的无损无标签检测技术，振动光谱技术为生物材料表界面研究提供了一个独特的分子视角。本章主要讲述几种重要的振动光谱技术，包括红外光谱、拉曼光谱及和频振动光谱等，及其在生物材料表面、生物材料/生物分子溶液界面、生物材料/细胞界面、植入体/生物组织界面等多个层次表界面研究方面的应用现状，并对其发展趋势进行了展望。

Abstract：The surface/interface characteristics are crucial for the biocompatibility and bioactivity，and ultimately affect the function of biomaterials. It is important to understand the dynamic interactions that occur at the surface/interface for the rational design and manufacture of biomaterials. Vibrational spectroscopy having the advantages of high surface/interface sensitivity，providing directly molecular structure and interaction information，and multiple detection modes，etc. has been utilized in biomaterials surface/interface research. As a non-destructive，label-free detection technology for real biological environments，vibrational spectroscopy provides a unique molecular perspective for biomaterials surface/interface studies. This chapter focuses on the application status of several important vibrational spectroscopy techniques，namely infrared spectroscopy，Raman spectroscopy，and sum frequency generation vibrational spectroscopy，at various levels covering biomaterial surfaces，biomaterial/ biomolecule solution interfaces，biomaterial/cell interfaces，and implant/tissue interfaces. Perspectives on the development trend is also provided.

    生物材料和生物环境自身的多样性决定了其所形成的界面具有组成和结构上

的复杂性。然而所有的表界面相互作用实际上都可以归结为分子间相互所用。因此，从生物分子的水平上来研究生物材料的表界面性质和行为是生物材料研究的基础。表界面相比于材料本体，其所占的体积份额通常是很小的，所以表界面研究的一个重要挑战是怎样将表界面上的信息与其他来自材料或者环境本体的信息区分开。这就需要借助于多种先进表面科学分析方法和技术，包括电子谱学、离子谱学和光谱学等。在众多表界面分析技术中，振动光谱技术具有高的表界面敏感性、可直接提供分子结构及相互作用信息、检测模式多样化等优点，因而在生物材料表界面研究中得到重要应用。本章主要讲述振动光谱技术在生物材料表界面研究中的应用现状及发展趋势，包括振动光谱简介、振动光谱技术在生物材料表界面研究中的应用及展望几个部分。

7.1　振动光谱简介

7.1.1　分子振动

振动光谱起源于量子化的分子振动能级。由 N 个原子组成的分子通常具有 $3N$ 个自由度，其中包括质心的 3 个平动自由度和主轴的 3 个转动自由度，剩下的 $3N-6$ 个自由度则给出了可能的分子振动模式的数目。对于一些含有具有对称性基元的分子，一些振动模式可能发生简并，此时能被观察到的振动模式将少于 $3N-6$ 个。对于线形分子，沿其化学键方向的转动不涉及任何原子的位移，因此线形分子少了一个转动自由度而多了一个振动自由度，其振动自由度为 $3N-5$。由此可知，双原子分子具有一个振动模式。

分子的振动模式（i）可近似看作其组成原子相对于平衡位置以某一特定频率（v）做简谐振动。此时可用谐振子模型对分子进行模拟，谐振子的势能（V）是原子间距离（r）的函数，如图 7-1 虚线所示。简谐振动中的原子遵循虎克定律，其振动能级可以表示为 $V_{iv}=hv_i\left(v_i+\dfrac{1}{2}\right)$。式中，$h$ 为普朗克常量，v_i 为振动基频，v_i 为振动量子数（$v_i=0,1,2,\cdots$）。对于绝大部分的分子振动模式，其基态与第一激发态之间迁

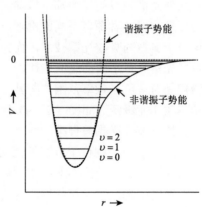

图 7-1　谐振子振动（虚线）和非谐振子振动（实线）下的双原子分子势能曲线示意图

移所涉及的能量变化通常位于中红外光谱段（400~4000 cm⁻¹）范围内。实际的分子振动势能和原子间位移的函数曲线如图 7-1 实线所示，只有在振动量子数处于低值的情况下，谐振子的近似才成立。而在 v_i 处于高值时，分子振动偏离谐振子模型，只能用非谐振子函数进行描述。假设所有振动模式都严格遵循简谐振动，振动量子数大于 1 的能级跃迁是被禁止的。也正是由于分子振动的非谐振性质，分子振动谱中才能观察到倍频、合频和泛频等谱带[1]。

对于多原子分子的许多振动模式，只有少数几个原子有较大位移而其他的原子几乎处于静态。此时的分子振动频率通常表现为一些特定官能团的特征频率，同理，一些特征谱带的出现也指示分子中含有特定官能团。当谱带的振动模式涉及多个原子的显著运动时，谱带的频率会随着不同分子的组成和结构而发生明显的变化，这些谱带通常被称为指纹谱带，指纹谱带可以有效用于分子组成与结构判定。

7.1.2　红外光谱和拉曼光谱

振动光谱的最大优势是可以提供与物质的物性密切相关的分子结构信息（包括分子内和分子间的相互作用）。早期的振动光谱主要被应用于未知物分子结构测定，而随着技术的发展，振动光谱已经逐步被应用于界面物质、痕量物质以及微样品的鉴定及表征。红外光谱技术和拉曼光谱技术是两类主要的振动光谱技术。通过红外和拉曼光谱技术可以无损地获得分子的振动能级信息。而分子的振动能级与分子的组成、结构及分子间相互作用等息息相关，这些信息通常具有唯一性，因此振动光谱通常也被称为分子的指纹图谱。

红外光谱和拉曼光谱都是振动光谱，两者均起源于量子化的分子振动能级之间的变换，但二者源自不同的机理。红外光谱与拉曼光谱本质上的区别在于红外光谱属于典型的吸收光谱技术，而拉曼光谱是基于光散射现象的技术。红外光谱和拉曼光谱具有不同的光谱选律，两者具有互补性。红外光谱仪采用多色光光源，检测样品对多色光频率范围内与其分子振动跃迁所对应的特定频率的吸收。通常振动基频［能级跃迁如图 7-2（a）所示］以及一部分的泛频与合频位于中红外波段；另外一部分泛频与合频，如 C—H、O—H、N—H 伸缩振动的第一和第二泛频（$\Delta v_i = 2$ 和 3）则位于近红外范围内。拉曼光谱仪则采用单色激光光源（频率可在紫外、可见光及近红外波段范围内），分子在激光激发下可跃迁至一个远高于振动能级的虚态，然后在弹性散射（瑞利散射）的情况下从虚态跃迁回到基态同时释放光子产生瑞利线，或者发生非弹性散射（拉曼散射，拉曼散射的强度通常小于瑞利散射强度的万分之一）从虚态跃迁到振动能级第一激发态同时释放光子产生斯托克斯线［能级跃迁如图 7-2（b）所示］。若从激发态振动能级跃迁至虚态之后回到基态，则产生反斯托克斯线。由于斯托克斯线发生的概率大于反斯托克斯线，在实际应用中，通常使用斯托克斯线。拉曼谱带的产生需要分子振动发生时伴随极化率的变化，而红外谱带的产生则要求分子振动发生时伴随偶极矩的变化，这一选律的不同也是促成拉曼光谱和红外光谱在技术应用上的互补性的主要因素之一。

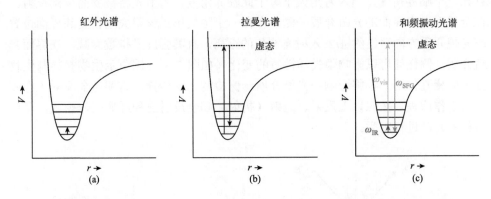

图 7-2　（a）红外光谱、（b）拉曼光谱、（c）和频振动光谱能级跃迁过程示意图

7.1.3　和频振动光谱

和频振动光谱是一种二阶非线性光学技术。和频过程可简单理解为两束入射光（频率分别为 ω_1 和 ω_2）与媒介/物质作用产生一束和频（频率为 $\omega_1 + \omega_2$）出射光的过程 [能级跃迁如图 7-2（c）所示]。和频信号对于具有中心反演对称的物体是禁阻的，因此具有表界面选择性。实验中运用两束相干激光（通常一为可调中红外光，一为可见光或者近红外光）照射样品表面，若分子振动同时具有红外和拉曼活性，在空间和相位匹配情况下可检测其和频振动光谱信号。该技术具有亚单层分子的表面灵敏度。

7.1.4　表界面振动光谱基本工作模式

表界面光谱检测方法的核心是入射光与表界面物质相互作用并形成携带表界面物质结构信息的出射光。根据检测光的入射和出射路径，通常可以将表界面光谱分成反射和折射两种基本模式[2]。其中，反射又可分为常规反射和全反射两种。图 7-3 给出几种经典工作模式的光路示意图。如图所示，在由两种不同折射率的介质形成的界面上入射光的一部分被界面反射（遵循反射定律），另一部分光穿过界面并在光密介质中向光轴方向发生偏转，形成折射。反射和折射是常见的光学现象。当样品的透光率差时，反射模式是首选。折射模式（检测光由样品的一侧入射，穿过样品后在另一侧被采集）下，在折射率测定或者对入射光/出射光角度有要求时（如透射式和频振动光谱）应采用折射光。如果对入射光/出射光角度无要求，为简化起见，折射模式通常采用垂直入射（$\theta_1 = 0$），即通常所说的透射模式。若光从光密介质入射，那么在光疏介质的折射光部分将偏离光轴方向，此时存在一个临界角度，当入射角大于等于此临界角度，入射光将被界面全部反射。在全反射发生界面的光疏介质一侧，存在一个隐失场。该隐失场在紧邻界面位置向光疏介质方向穿透约 1/2 入射光波长的距离，且其强度呈指数衰减。在界面光疏介质一侧任何可以影响隐失场性质的变化（如图 7-3 右图所示生物材料与生物分子的相互作用）都将影响在光密介质一侧检测光的传播，这便是全反射工作模式的工作原理。按照以上反射、透射（折射）和全反射三种经典工作模式，可以对红外光谱进行归类。

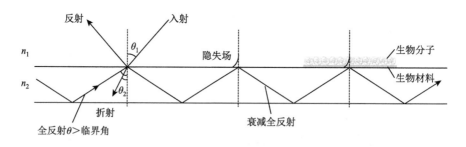

图 7-3　反射、折射和全反射示意图

对于拉曼光谱而言，由于原则上散射光在三维空间的各个方向均有分布，用反射和透射对其工作模式进行归类的做法并不适用。一般而言，拉曼检测可以在避开激发光干扰的任何位置进行，如常规显微拉曼光谱就是在与激发光同轴（方向相反）上进行的信号采集。全反射模式的最大优势在于将采样范围限定在隐失场，从而大大减低非表界面信号的干扰。然而由于拉曼光谱可以通过激光聚焦限定采集范围，全反射模式的这一优势在拉曼光谱中并不明显，因此对全反射模式的拉曼光谱虽有研究，但并不常见。实际上由于拉曼散射发生概率低，针对拉曼信号增强发展了一系列增强拉曼光谱技术。根据是否有增强以及不同的增强原理，可将拉曼光谱分为常规拉曼光谱、共振增强拉曼光谱、表面增强拉曼光谱、针尖增强拉曼光谱、非线性拉曼光谱等几种工作模式。

和频振动光谱中，和频信号在反射、透射和内反射模式下均可被检测到。一方面反射和内反射模式下能更有效减少本体非共振信号的干扰，另一方面在反射和内反射模式下激光束只在表界面的一侧材料中通过从而使实验的设计相对简单，因此反射和内反射模式是和频振动光谱的常用模式。通常和频振动光谱的两路入射光是从表界面的单侧引入，但是在某些情况下，也可分别从表界面的两侧引入[3]，此时的和频出射光是透射光和（全）反射光两者的能量的结合。

以上介绍的是几种振动光谱技术最基本的工作模式。作为一类发展中的表界面研究先进技术，这些基本工作模式与其他技术手段如偏振技术、显微成像技术、表面探针技术、二维相关技术等结合可以衍生出更多工作模式，这里不再详述。

7.2 红外光谱在生物材料表界面研究中的应用

1800 年，英国天文学家威廉·赫歇尔（William Herschel，1738—1822）通过精巧的实验设计首次发现了具有热效应的红外光，红外光也成为第一类被发现的非可见光。随着对红外光研究的深入，第一台红外光谱仪发明于 1835 年。早期红外光谱技术在生物学研究方面的应用是非常有限的，直到 1950 年，研究者发现红外光谱可以用于研究蛋白质的构象，此工作向人们展示了红外光谱可以为生物学研究者提供有用的信息[4]。随着高精密光谱仪器的发展以及人们对生物分子的光谱性质认知程度的增加，红外光谱在生物体系研究中得到了越来越多的应用。另外，随着医用器械、生物材料、生物传感等技术的发展，各相关领域研究者们也越来越关注材料表界面生物分子行为的研究。作为一种多样化的技术，红外光谱通过合适的实验设计可被应用于气体、亚单层分子及各种凝聚态样品的检测。红外光谱也是生物分子与表面相互作用过程中化学键的形成及演化的最佳检测技术之一。专著 *Biointerface Characterization by Advanced IR Spectroscopy*（Elsevier 出版社，2011 年）专门讲述了先进红外光谱技术在生物表界面表征中的应用。专著涉及的主要表面红外光谱技术包括：傅里叶变换红外反射吸收光谱［FT-IRRAS，又称反射吸收红外光谱（RAIRS）］、偏振调制傅里叶变换红外反射吸收光谱（PM-IRRAS）、衰减全反射红外光谱（ATR-IR）、表面增强红外吸收光谱（SEIRA）、红外光谱显微术等技术，介绍了各种技术的原理、应用及其优缺点。专著中介绍的体系主要是无机材料与真空、气相和液相环境中的生物相关分子形成的表界面模型体系。本节将侧重介绍红外光谱技术在实际生物材料表界面体系包括生物材料自身的表界面、生物材料/生物分子溶液界面以及生物材料/细胞界面研究中的应用。

傅里叶变换红外光谱（FTIR）作为一种广泛使用的材料分析技术，常用于生物材料包括医用金属[5]、生物陶瓷[6,7]、生物玻璃[8]、生物高分子[9-12]及复合材料[13,14]等的表界面表征。例如，采用 PM-IRRAS 对金膜基底上旋转涂覆的聚己内酯薄层的表面有序度进行分析，通过与本体材料的红外光谱进行对比分析并结合角度理论计算发现，薄层表面的聚己内酯的主链倾向于沿表面法线方向择优排列[15]。复合生物材料的表征方面，红外光谱不仅能给出来自各组分的分子组成信息，还能给出复合材料不同组分间（界面）相互作用的信息。通过这些界面光谱信息通常能判断复合组分间是简单混合还是有机结合，这对于复合材料的综合性能至关重要。例如，商品化组织工程支架材料 PepGen P-15™ 的 FTIR 分析显示：其无机牛骨基质上不可逆吸附的 P-15 多肽链的无规卷曲结构比吸附前增多，而其特异性细胞黏附区域的 β 转角结构并没有改变，进一步推测两者是通过特异性离子相互作用（P-15 碳端的羧基与无机牛骨基质上由磷灰石结构中的羟基空位引起的带正电区域发生的离子相互作用）进行复合的[16]。运用 FTIR 对仿生合成的细菌纤维素水凝胶/缺钙羟基磷灰石（CdHAP）复合材料进行分析，发现复合材料中纤维素的羟基谱带向较低的波数移动，表明 CdHAP 和纤维素羟基之间可能形成配位键，这是该复合材料形成的有力证据[17]。胶原和聚乙烯吡咯烷酮（PVP）共混物的 FTIR测试结果表明，胶原的酰胺 A 和酰胺 I 带的位置在与 PVP 混合后转移到更高的波数，胶原蛋白与 PVP 之间的相互作用主要是由氢键引起的，这种相互作用导致胶原蛋白和 PVP 在分子水平上混溶，引起了胶原红外谱峰的移动，该复合材料具有潜在的生物医学应用前景[18]。

由于水具有极强的中红外吸收，在红外光谱检测中要避免水的干扰，通常采用干燥的样品并尽可能降低检测气氛中的水汽干扰。常规材料和复合材料的表界面检测可以采用红外探头直接压样或者粉末化后用溴化钾压片[19]等方法制样。对于生物材料/含水生物环境界面，则通常采用 ATR-FTIR[20, 21]，有时结合重水替代最大限度降低水溶液的信号干扰。生物材料固/液界面的 ATR-FTIR 制样需要将生物材料直接制备在 ATR-FTIR 光学材料的表面，且其厚度必须小于隐失场的尺寸，如图 7-3 所示。尽管受此制样限制，ATR-FTIR 仍不失为生物分子与生物材料相互作用的一种先进的定量研究方法，它具有亚单层的灵敏度，且适合于研究时间在秒～分钟范围内的动力学过程。如采用原位 ATR-FTIR 方法，结合非原位ATR-FTIR、椭圆偏振技术等，对比研究了牛血清白蛋白（BSA）在亲水性二氧化硅/硅表面以及修饰了疏水性脂单层的二氧化硅/硅表面上吸附的厚度、表面密度及吸附动力学[22]，发现常温下 0.01%～1%（质量分数）BSA 水溶液的表面密度约为 $2.6～5.0\ \text{mg/m}^2$，厚度约为 2.0～3.8 nm，且在低浓度下 BSA 吸附密度在 10 min 内达到稳态。与亲水表面相比，在疏水性修饰表面的吸附量和厚度只有约一半。采用原位 ATR-FTIR 研究 BSA 在羟基磷灰石（HA）表面的吸附行为，获得的其相互作用时间差谱如图 7-4 所示，结果表明，HA 中磷酸根离子的 P=O 与蛋白质中的甲基、亚甲基以及酰胺 II 带（—CNH）中的氢的结合比 P—O 的结合要更快且更强。同时钙离子在 BSA 与 HA 的相互作用中起着重要的作用，钙离子与肽链上氧的键合使肽链骨架从 β 折叠向 α 螺旋和 β 转角重构，这种结构转变使肽链上的更多的氢以及更多的—C=O 和—N—H 被释放出来分别与 HA 上的磷酸根和氢氧根以及钙离子发生强键合，这一分子间相互作用机制对于认识 HA 的生物矿化行为具有重要的指导意义[23]。

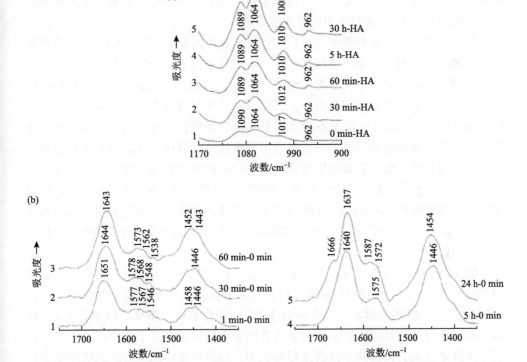

图 7-4　羟基磷灰石（HA）/牛血清白蛋白（BSA）界面相互作用的 ATR-FTIR 差谱图[23]

（a）与 BSA 作用不同时间的 HA 差谱图；（b）与 HA 作用不同时间的 BSA 差谱图

（图片引用经 Elsevier Ltd 授权）

生物材料与细胞间相互作用的红外光谱研究同样需要考虑水干扰的问题。可以采用干燥样品、ATR-FTIR 以及超薄液层等技术。采用同步辐射光源 FTIR 显微光谱考察含纳米银的复合涂层对酵母细胞的抗菌效果，发现在含纳米银的复合涂层上黏附 24 h 后的酵母细胞的 1655 cm^{-1} 处的酰胺 I 带谱峰显著负移（约 20 个波数），表明酵母细胞失活过程中蛋白质 α 螺旋结构损失，而同时核酸区没有检测到显著改变[24]。二氧化钛表面具有光催化降解特性，这一过程对活细胞也不例外，采用 ATR-FTIR 考察 HeLa 细胞在二氧化钛表面的光降解过程，发现酰胺 II 带的降解速率高于酰胺 I 带，且磷酸根最抗降解[25]。在 ATR 光学窗口材料如锗上直接生长细胞时，窗口材料在一定程度上会被腐蚀，研究发现，纤连蛋白等生物高分子的预涂覆可以有效改善窗口材料的腐蚀问题[26]，但是生物高分子涂层本身可能给细胞的生长带来一定影响[27]。在采用同步辐射光源的单活细胞 FTIR 检测时常采用超薄液层（6～12 μm）[28]，在保证细胞存活的同时将液层的信号压制到最低。但是由于在超薄液层的条件下传质不便利，难以对细胞利用显微注射器吹出刺激液的方式实施吹药刺激，细胞的存活状态也不能长时间维持。目前，采用超薄液层技术的生物材料/活细胞界面研究并不多见。

除了上面提到的体外界面之外，生物材料的体内界面，即植入体/生物组织界面是了解生物材料功能真实情况的一个不可或缺的途径。动物实验中，在植入体植入一段时间后，可手术取出植入材料（连带周围组织），包埋切片后对材料与组织之间形成的界面进行观察和分析。在常规的光学显微镜和电子显微镜等对界面样品进行分析的基础上，显微振动光谱技术能在无损样品的状态下提供丰富的化学信息，因而受到越来越多的关注。运用显微红外光谱技术检测 HA 和 β-葡聚糖复合人工骨材料在兔子胫骨干骺端植入后的界面处的骨重建过程。通过显微红外光谱可以探明界面处酰胺 I 带、磷脂、磷酸根以及胶原蛋白的分布，并且可以获得胶原成熟度的数据（1660 cm^{-1}/1690 cm^{-1}）。界面处可观察到胶原的分泌且其成熟度随植入时间的增加而明显增强，该结果揭示了 HA 和 β-葡聚糖复合人工骨材料优良的生物相容性[29]。

综上所述，在生物材料表界面研究方面，通过红外光谱技术可以得到生物材料的组成和结构、生物材料/生物环境体系表界面相互作用等多个方面的信息。FTIR 及其相关联用技术由于具有分析速度快、操作简单方便且实验准确度高、灵敏度高、重复性好等优点在生物材料表界面研究领域已有了非常广泛的应用，随着相关理论以及其他检测手段的发展与完善，该项技术在相关领域的应用将更趋广泛与深入。

7.3 拉曼光谱在生物材料表界面研究中的应用

拉曼光谱相比于红外光谱更为年轻。1928 年，印度物理学家拉曼（Raman，1888—1970）发现了拉曼散射现象。通常拉曼散射发生的概率为百万分之一，因此拉曼光谱的应用极度依赖于仪器和技术的发展。得益于激光技术的发展及其在拉曼光谱中的应用，蛋白质的激光拉曼光谱于 1970 年首次被检测到[30]。对于生物样品尤其重要的是，随着近红外激光技术的发展，可实现在激发拉曼现象的同时抑制甚至消除样品的荧光背景。得益于显微技术的结合以及高灵敏度检测器的发展，拉曼光谱在生命体系相关研究中的应用也日益增加。作为一种高分辨率光谱技术，拉曼光谱与红外光谱在表征生物材料结构与化学成分时技术互补。并且拉曼光谱检测生物材料时，不需要特殊制样，不限样品状态，即固体、液体和粉末都可以检测。

由于拉曼光谱和 FTIR 的互补性，在一些常规的生物材料表界面分析中，经常遇到的情况是 FTIR 和拉曼光谱同时被采用[31-35]。而由于原理不同，两种技术各有其更适用的研究体系。在一些无机材料的表界面分析方面，拉曼光谱相比于红外光谱更为常用，如采用拉曼光谱检测牙种植体表面氧化层成分[36]、医用钛表面陶瓷修饰层的界面晶相分布[37]、冠状动脉支架表面的碳修饰涂层[38]等。除了对物质的化学和物理状态敏感外，拉曼光谱还可以体现一些物质的机械特征，如共聚焦拉曼成像可以被用来表征人工髋关节的三维应力分布等[39]。

拉曼光谱在生物材料与相关水溶液环境界面的研究中常被采用。如采用显微拉曼光谱考察了胎球蛋白和骨钙素对模拟体液中羧甲基化的聚（2-羟乙基甲基丙烯酸酯）表面生物矿化行为的影响，发现非胶原蛋白对矿化行为的不同作用：胎球蛋白使矿化量减少的同时增加了矿化物的钙磷比，骨钙素可使矿化物的尺寸增加但对矿化量和钙磷比均无明显影响[40]。采用共聚焦拉曼光谱联合光学显微镜和电子显微镜考察了模拟体液中海藻酸钠水溶胶基底上钙磷盐沉积物的时空分布，发现水溶胶基底内首先形成的亚稳态球状无定形钙磷盐可在几分钟内转变为磷酸氢钙（当存在磷酸氢钙晶种时）或者转变为磷酸八钙（无晶种时），进一步孵化可形成羟基磷灰石[41]。此外采用拉曼光谱研究了氮化硅生物陶瓷材料/碳酸氢钠水溶液界面的 pH 分布[42]、腺苷三磷酸与氧化锌纳米粒子之间的相互作用[43]、核苷酸在磷灰石上的吸附行为[44]、纳米粒子与蛋白质的相互作用[45]等。

生物材料与细胞之间作用的常用表征方式是荧光显微镜和电子显微镜。荧光显微镜是最强大的生物成像技术之一，但是使用荧光标记物有可能会对正常生理过程产生影响。电子显微镜是真空环境下的成像技术，细胞在观测前需要经过固定和脱水操作。拉曼光谱作为一种无标记、非侵入式光谱分析技术，可以同时对生物材料表面及生物分子相互作用过程中发生的变化进行实时检测。而且相比于显微红外光谱，显微拉曼光谱具有更佳的空间分辨率，可以达到亚细胞水平。随着仪器的改进和技术的发展，拉曼光谱已经成为材料与细胞相互作用的有效分析技术。例如，采用拉曼显微镜研究超低浓度（低于 0.1 nmol/L）单壁碳纳米管与神经干细胞的相互作用，通过拉曼显微镜同时对细胞和碳纳米管成像，进而分析出细胞内单壁碳纳米管的位置可能与细胞的 F-肌动蛋白相关[46]。采用拉曼光谱对人间充质干细胞（hMSC）在聚己内酯 3D 支架上的分化过程进行无损、连续、实时成像检测，在 28 天的检测期间，拉曼光谱提供了具有单细胞分辨率的分化过程相关化学指纹信息和结构信息[47]。结合化学计量学分析的拉曼光谱技术已经发展成为组织工程支架内细胞分化行为的重要原位检测技术之一[48, 49]。

拉曼光谱在生物材料/组织界面样本检测方面也有着重要的应用。模拟体液中添加 0.1 mg/mL 阿仑膦酸钠可明显抑制矿化，但是负载于涂层的阿仑膦酸钠却能促进磷灰石在表面的形成。采用拉曼光谱考察了医用钛表面介孔二氧化钛薄层负载阿仑膦酸钠药物对植入体在大鼠胫骨植入后的界面矿化行为的影响，发现阿仑膦酸钠可明显促进界面成骨，该工作也显示了活体样品研究的重要性[50]。采用拉曼光谱研究珍珠贝材料在羊第一个跖骨植入两个月后珍珠贝材料与骨的界面融合情况，在界面处发现无蛋白的磷酸根富集层，新生骨在 1075 cm^{-1} 处的拉曼谱峰显示存在一定量 B 型碳酸根取代[51]。此外，拉曼光谱还被用于检测兔子体内高分子材料的降解情况[52]、石墨烯材料在小鼠体内代谢及器官的分布情况[53]等。

从以上叙述可知，对生物材料在生理环境中的表界面检测方面，拉曼光谱可提供包括生物材料、生物环境及其界面相互作用的化学、物理和机械等多方面的信息，其应用涵盖了水溶液、生物大分子溶液、模拟体液、活细胞及活体等各个层次。在固/液界面的研究方面，拉曼光谱相对于红外光谱的一个明显优势是拉曼光谱信号不受水的干扰。由于拉曼散射概率低，常规拉曼光谱的灵敏度并不高。常规拉曼光谱主要在检测一些本身拉曼信号较强的物质或者丰度较大时使用，而碰到一些本来信号就弱的体系或者痕量物质的检测就需要用到增强技术来提高灵敏度。常用的增强技术包括共振增强拉曼散射、表面增强拉曼散射（SERS）和针尖增强拉曼散射（TERS）等。共振增强技术可调节激发光波长与分子的电子跃迁的能量相匹配，可以使分子的某个或者某几个特征谱带得到增强。通常共振增强拉曼仅限于具有发色团的分子如类胡萝卜素、细胞色素、芳香族氨基酸和核碱基等。对于生物研究体系，与常规拉曼相比，共振增强拉曼容易带来光降解和更强的荧光背景问题。运用深紫外激发可以有效避开荧光背景，但是将带来更显著的光降解。SERS 利用粗糙金属基底的表面等离子共振对表面分子信号进行增强，其增强效应在银表面最强，在金和铜表面次之，其他金属较弱。SERS 的一个最大特点是依赖于增强基底，随着纳米技术和表面修饰技术的进步，已发展了一系列的 SERS 纳米基底用于活细胞和活体的生物体系研究[54]。然而，囿于纳米基底自身稳定性及其对生命体系的侵入性[55, 56]等问题，活细胞及活体相关 SERS 研究还存在诸多基本障碍。TERS 将表面增强拉曼散射与扫描探针技术相结合，利用针尖末端的纳米级粗糙表面对分子信号进行增强，该技术特别适用于在单分子和单粒子水平上研究化学反应。除了以上提到的几种基于自发拉曼过程的增强技术外，非线性相干拉曼效应也可以使拉曼信号得到显著增强。两种重要的相关技术包括相干反斯托克斯拉曼散射（CARS）和受激拉曼散射（SRS）。信号足够强的情况下对积分（采样）时间的要求就降低了，因此可以提高采样速度。得益于高灵敏度带来高的成像速度，CARS 显微术已经在一系列生命科学领域研究中得到应用[57]。总体而言，虽然上述相关增强拉曼光谱技术在生命科学研究领域日益显现其优势，其发展和应用更多还是偏重细胞或者生命体的行为研究，对材料和界面的关注较少。甚至在一些细胞实验中，为了使背景简化以便于数据的分析而选用非光学活性的基底。相信随着相关拉曼增强技术在生命体系研究中的日益发展和成熟，其在生物材料表界面研究中的应用将日益增多，相关研究将从中受益。

7.4　和频振动光谱在生物材料表界面研究中的应用

1987 年，美国加利福尼亚大学伯克利分校沈元壤教授等首次将和频振动光谱应用于表界面研究[58, 59]。随后，由于其界面选择性和灵敏性，和频振动光谱逐渐发展成为表界面研究的重要技术，被应用于液/液界面、固/液界面、固/固界面等多种界面结构，可提供界面分子取向、结构以及界面分子动力学等方面的信息。在生物材料表界面研究中最重要的固/液界面研究方面，和频振动光谱也充分发挥其选择性和灵敏性方面的优势，在相关基础研究中起了重要的作用。以下分别对几类生物医用材料表界面的和频振动光谱研究现状进行介绍。

在生物高分子材料表界面表征方面，和频振动光谱的优势主要体现在表面化学组分分析上：相比于传统的接触角实验和 XPS 检测，和频振动光谱的优势在于能提供分子水平的表面组成和结构信息。采用和频振动光谱对不同表面端基修饰的两种生物高分子材料（聚乙二醇（PEG）和聚氨酯）的表面化学组分进行分析，探测到高分子材料表面端基分离的现象[60]。研究发现，疏水性端基[聚乙二醇的甲氧基端基和聚氨酯的聚二甲基硅氧烷（PDMS）端基]在空气中将向材料表面进行分离，而亲水性端基[聚乙二醇的羟基端基和聚氨酯的 PEG 端基]则倾向于留在本体中（此时的表面主要是高分子主链）。对于植入性生物材料而言，其与生理环境的接触界面比单纯的材料表面更具有现实意义。高分子材料/水是界面经典体系之一[61]。当把表面修饰 PDMS 端基的聚氨酯从空气转移到水溶液中，其表面化学组分会发生相应的变化：原本聚集在表面的相对疏水的 PDMS 端基将向本体回缩从而暴露出相对亲水的高分子主链，该表面结构重构过程在 300K 温度下大约需要 25h，且在脱水条件下可发生逆反应，逆反应只需约 3h[62]。这一研究结果表明高分子材料的表界面表征需要在材料的真实工作环境下进行才能正确反映其状态。运用和频振动光谱研究聚醚砜/Pluronic F127 混合物表面分子结构，发现添加少量 Pluronic F127 可以显著改善聚醚砜表面功能团的排列，当 Pluronic F127 质量分数为 0.5%时混合物表面的和频振动信号主要来自芳香环 C—H 伸缩振动，而在纯聚醚砜表面这一信号是难以被检测到的，而随着混合物配比以及表面环境由空气向水溶液的改变，材料表面的化学组分以及蛋白吸附行为也发生相应改变，该结果可用于指导材料生物相容性相关的表面设计[63]。聚乳酸是一种重要的生物可降解高分子材料，被应用于药物释放、植入体以及 3D 打印等诸多方面。研究发现，聚乳酸的和频振动光谱的 C—H 键信号区可用于指示材料表面的结晶度，而相同条件下红外光谱无法给出辨别[64]。聚乳酸的表面结晶度直接影响其降解速率，且当其被用作药物释放材料时直接影响药物释放率。采用和频振动光谱对聚乳酸-磁性纳米粒子复合材料/水溶液界面进行原位检测，发现不同配比的复合材料表面的聚乳酸呈现不同的结晶状态，而表面结晶状态直接影响复合材料的水解过程，该结果可协助确定体系中不同组分的合适配比[65]。高分子材料/蛋白质界面也是和频振动光谱常见研究体系。运用和频振动光谱对纤维蛋白原在不同表面端基修饰的聚氨酯上的吸附行为进行研究发现：纤维蛋白原与表面修饰 PDMS 端基的聚氨酯表面的亲水性主链区呈现弱吸附且不会吸附在疏水性的 PDMS 区域，纤维蛋白原在表面修饰磺酸端基的聚氨酯上有良好的吸附，但在表面修饰聚氧乙烯端基的聚氨酯上吸附性差[66]。表界面蛋白质的吸附构象及二级结构的取向也可以通过表面振动光谱进行辨别[67]。

医用金属钛表面通常被氧化钛包覆。对二氧化钛/水界面的和频振动光谱研究显示：该界面在 3200 cm^{-1} 和 3400 cm^{-1} 位置显示高度有序界面水—OH 伸缩振动特征峰，溶液中有氯离子存在时二氧化钛表面的等电点在 pH = 5.5 附近（此时界面水排列的有序性最低），而当在磷酸盐缓冲液中时，磷酸根离子在二氧化钛表面的特异性吸附导致其等电点漂移到 pH = 2.0 附近，如图 7-5 所示。和频振动光谱数据显示，当存在磷酸根特异性吸附时，界面第一层水分子形成四配位水的难度增加，使得界面上未完全配位的水分子数目增加，因此 3400 cm^{-1} 位置峰明显增强[68]。运用和频振动光谱技术原位表征了二氧化钛/氨基酸界面的吸附行为，发现酸性氨基酸（天冬氨酸和谷氨酸）在二氧化钛表面形成有序吸附层，而非酸性氨基酸在二氧化钛表面的亲和力不高。进一步研究显示，天冬氨酸的两个羧基均与表面形成配位[69]。二氧化钛表面烃污染是相关医疗器械的常见现象，烃污染直接影响二氧化钛的表面能从而可能改变其生物学性质。研究表明，双氧水处理和等离子体清洗都能有效去除医用钛表面的烃污染，采用和频振动光谱技术对清洗前后表面的 BSA 吸附行为进行的研究显示，烃污染物在吸附过程中可被蛋白质分子取代，因此其对 BSA 吸附行为并没有明显影响，但是吸附的 BSA 甲基的有序性可能受到清洗方法的轻微影响[70]。

采用磁控溅射方法在金膜表面构建了一层具有一定表面平整度的钙磷盐陶瓷材料，用于模拟牙齿和骨骼表面，进而运用和频振动光谱研究了十六烷基聚二甲基硅氧烷共聚醇（口腔护理工业中用于抑制蛋白质吸附和细菌黏附）在该表面的吸附行为，结果表明，其在该钙磷盐表面的吸附行为与在金膜上的吸附行为类似[71]。

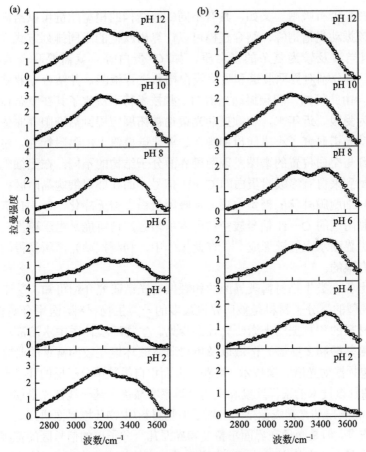

图 7-5　二氧化钛/水界面的和频振动光谱图[68]

（a）在氯离子溶液中；（b）在磷酸盐缓冲液中

（图片引用经 American Chemical Society 授权）

综上所述，和频振动光谱在各大类生物医用材料的表界面研究中均有应用，提供了许多表界面分子作用信息。一方面，由于和频振动光谱的信号源自界面的亚单层分子~几个分子层的范围，且信号的采集要求角度的匹配，该技术对仪器设备和操作技术等的要求较高，对样品的平整度有一定要求（胶体样品除外）。另一方面，对和频振动光谱信号的解读也需要多方面综合考虑仪器参数（如不同的偏振组合）和对实验体系参数进行细致的专业分析。例如，在熔融二氧化硅/BSA水溶液界面只检测到水信号，而没有 BSA 的 C—H 信号，通过与浸泡后的熔融二氧化硅/空气界面和频振动光谱信号比较分析可以推理认为：在亲水性的熔融二氧化硅表面，被吸附的 BSA 分子呈现亲水性构象，疏水性侧基被包裹在蛋白质分子内部且呈反演对称性结构，因此没有净和频信号[67]。因此，不能简单通过信号有无判断蛋白是否有吸附。又如，具有不同二级结构的模型肽链可以给出不同的酰胺 I 带和频振动光谱谱峰，结合建模可以计算出肽链的不同排列方式（如倾斜角度等），但当涉及较为复杂的蛋白质，如 G 蛋白等，就需要联合其他技术如 ATR-FTIR 等分别对界面肽链和吸附蛋白构象进行检测，并结合专业软件进行系统分析[72]。由此可知，和频振动光谱的一些技术特点决定了其在复杂体系研究中的应用较为受限。近年来，和频振动光谱也被拓展应用到活细胞界面体系。如采用和频振动光谱研究了小鼠卵母细胞在二氧化硅棱镜上的黏附行为，对比单活细胞黏附位置与空白位置的谱图发现两处界面分子结构的不同：在无细胞黏附的空白位置检测到来自有序吸附蛋白的 C—H 信号，而在卵母细胞黏附区由于卵母细胞透明带（细胞膜外侧的糖蛋白层）使吸附蛋白变得无序化，C—H 信号消失，同时细胞黏附区的 O—H 信号较空白区有所增强，这可能是由于糖蛋白含有的丰富羟基促进界面水中氢键形成[73]。在此工作中，和频振动光谱所获得的细胞黏附信息也是有限的。

从以上各大类生物材料表界面的和频振动光谱研究介绍可知，基于制样的限制，易于成型的高分子材料是被研究得最多的一类生物材料，医用金属材料次之，生物陶瓷材料的和频振动光谱研究较为少见。生物环境体系中水溶液环境、生物小分子（氨基酸和多肽等）溶液以及蛋白质溶液环境是较为常见的研究体系。另外，采用和频振动光谱成像技术，可获得大面积自组装单分子层的和频振动光谱信号图像[74]，且该技术的采样速度和空间分辨率明显优于基于线性光谱的红外光谱成像技术。将和频振动光谱成像技术应用于生物材料/生物环境界面研究是一个可能的重要拓展方向，但是必须在界面平整度和界面几个分子层的信号区的范围内谨慎选择实验体系和设计实验方案，同时考虑与其他表征技术结合以丰富信息量。

7.5 ▶ 总结与展望

生物材料表界面研究主要关心的问题包括表界面的生物分子行为、细胞行为、生物分子及细胞与材料的交互作用以及体外研究中表界面行为与生物材料的功能实现之间的关联性等。从上面的介绍中，可以了解到振动光谱已成为生物材料表界面表征和分析的有力研究手段。振动光谱可以提供真实生物环境（而非真空环境）体系下界面的分子组成与结构、分子排列及分子间相互作用等化学信息，在界面生物分子、细胞及种植体样本等多个研究层次上均有应用。基于几个不同振动光谱方法的技术特点，其在不同的研究领域各有专长。总体而言，红外光谱和拉曼光谱技术在多个层次上均涉及较广，而和频振动光谱技术主要侧重于分子间相互作用的基础研究。

振动光谱技术自身是发展极为迅速的研究技术，近年来在检测灵敏度、光谱分辨率、空间和时间分辨率等多个方面均有重要进展。例如，通过与扫描近场光学显微术结合，振动光谱的空间检测极限可大大突破衍射极限的限制。由此发展的纳米傅里叶变换红外光谱术（nano-FTIR）的空间分辨率可以达到 20 nm，而常规显微傅里叶变换红外光谱术的空间分辨率通常为几微米[75]。相关振动光谱自身技术的进步将助力于其在生物材料研究中的应用。

生物材料表界面的研究集基础研究和应用研究于一体，今后生物材料表界面的研究仍会在生物分子、细胞及活体等多个层次上进行。随着纳米技术在各个领域的渗透，基于各种功能性纳米材料的诊疗系统逐渐被研发，与传统的生物材料表界面研究相结合后有更为丰富的内容。一方面，传统生物材料可以通过与这些纳米材料的整合或者借鉴其策略来提高自身功能，另一方面，传统生物材料的降解、磨损或者腐蚀的产物自身就可能是纳微米颗粒，这些颗粒的表界面行为与块体的表界面行为也有一定的差异，而了解纳米材料体系的表界面行为对于了解块体生物材料表界面作用动态过程中产生的纳微米颗粒的行为也有指导意义。振动光谱技术在纳米材料与生物环境相互作用界面的研究中有着重要的应用[21, 54, 76]，可通过表面负载制样进行检测或者直接检测纳米粒子胶体溶液。

在生命科学研究领域，振动光谱成像技术正在发展成为生物和医药相关的活体体系研究的平台技术[77]。生物材料表界面的活体原位检测是生物材料研究的一个重要发展趋势。相比较于红外光谱，拉曼光谱不易受水的干扰，在活体检测方面具有更广泛的应用前景。对于植入体而言，振动光谱技术的活体检测深度是一个重要参数。由于入射光的光子数量随着混浊组织的深度增加而急剧减少，通常利用漫散射的光子与分子的相互作用来提取深层组织振动光谱图像。常用的技术有近红外漫散射光学断层扫描术、空间偏移拉曼光谱（拉曼断层扫描术）[78]和基于振动的光声断层扫描术[79]等，检测的穿透深度一般在几毫米～1 cm 的范围。在少数组织如乳房组织中可以达到 4 cm[80]。另外，基于光纤的振动光谱技术已经被应用于活体多种器官或组织如胃[81]、心血管[82]和脑组织等的诊疗研究中。这些活体振动光谱检测先进技术在生物材料表界面研究方面的拓展应用和深入发展将为实时观测植入体在活体的界面整合及其功能实现过程提供可能。

可以预见，随着振动光谱自身的技术发展及其在纳米材料和活体体内检测等重要研究体系中的拓展应用，振动光谱技术将为生物材料表界面研究带来更丰富和细致的分子分布和分子相互作用的动态信息，这些信息将帮助我们更好地了解生物材料表界面的构效关系，从而更高效地进行功能性生物材料表界面设计并最终完美实现生物材料的功能。

（胡　仁、樊丽丽、胡洁洁、刘　川、林昌健、田中群）

参 考 文 献

[1] Griffiths P R. Introduction to vibrational spectroscopy//Griffiths P R, Chalmers J M. Handbook of Vibrational Spectroscopy. Chichester: John Wiley & Sons, Ltd, 2006: 33-43.

[2] Mehlmann M, Gauglitz G. Surface spectroscopies//Vadgama P. Surfaces and Interfaces for Biomaterials. Padstow: Woodhead Publishing, 2005: 183-199.

[3] Liu W T, Shen Y R. In situ sum-frequency vibrational spectroscopy of electrochemical interfaces with surface plasmon resonance. Proceedings of the National Academy of Sciences of the United States of America, 2014, 111 (4): 1293-1297.

[4] Elliott A, Ambrose E J. Structure of synthetic polypeptides. Nature, 1950, 165: 921-922.

[5] Agha N A, Feyerabend F, Mihailova B, Heidrich S, Bismayer U, Willumeit-Romer R. Magnesium degradation influenced by buffering salts in concentrations typical of in vitro and in vivo models. Materials Science & Engineering C-Materials for Biological Applications, 2016, 58: 817-825.

[6] Huang Y, Pang X F, Li G, Yan Y J, Han S G, Zeng H J. Preparation of fluoridated hydroxyapatite coatings on titanium by electrolytic deposition and its FTIR characteristics. Spectroscopy and Spectral Analysis, 2012, 32 (7): 1771-1774.

[7] Redey S A, Nardin M, Bernache-Assolant D, Rey C, Delannoy P, Sedel L, Marie P J. Behavior of human osteoblastic cells on stoichiometric hydroxyapatite and type A carbonate apatite: Role of surface energy. Journal of Biomedical Materials Research, 2000, 50 (3): 353-364.

[8] Luz G M, Mano J F. Preparation and characterization of bioactive glass nanoparticles prepared by sol-gel for biomedical applications. Nanotechnology, 2011, 22 (49): 494014.

[9] Lee J W, Serna F, Nickels J, Schmidt C E. Carboxylic acid-functionalized conductive polypyrrole as a bioactive platform for cell adhesion. Biomacromolecules, 2006, 7 (6): 1692-1695.

[10] Murphy A R, John P S, Kaplan D L. Modification of silk fibroin using diazonium coupling chemistry and the effects on hMSC proliferation and differentiation. Biomaterials, 2008, 29 (19): 2829-2838.

[11] Causa F, Battista E, Della Moglie R, Guarnieri D, Iannone M, Netti P A. Surface investigation on biomimetic materials to control cell adhesion: The case of RGD conjugation on PCL. Langmuir, 2010, 26 (12): 9875-9884.

[12] Servoli E, Maniglio D, Motta A, Predazzer R, Migliaresi C. Surface properties of silk fibroin films and their interaction with fibroblasts. Macromolecular Bioscience, 2005, 5 (12): 1175-1183.

[13] She Z D, Jin C R, Huang Z, Zhang B F, Feng Q L, Xu Y X. Silk fibroin/chitosan scaffold: Preparation, characterization, and culture with HepG2 cell. Journal of Materials Science-Materials in Medicine, 2008, 19 (12): 3545-3553.

[14] Chiang T C, Hamdan S, Osman M S. Urea formaldehyde composites reinforced with sago fibres analysis by FTIR, TGA, and DSC. Advances in Materials Science and Engineering, 2016: 5954636.

[15] Elzein T, Nasser-Eddine M, Delaite C, Bistac S, Dumas P. FTIR study of polycaprolactone chain organization at interfaces. Journal of Colloid and Interface Science, 2004, 273 (2): 381-387.

[16] Hole B B, Schwarz J A, Gilbert J L, Atkinson B L. A study of biologically active peptide sequences (P-15) on the surface of an ABM scaffold (PepGen P-15™) using AFM and FTIR. Journal of Biomedical Materials Research Part A, 2005, 74A (4): 712-721.

[17] Hutchens S A, Benson R S, Evans B R, O'Neill H M, Rawn C J. Biomimetic synthesis of calcium-deficient hydroxyapatite in a natural hydrogel. Biomaterials, 2006, 27 (26): 4661-4670.

[18] Sionkowska A. Interaction of collagen and poly（vinyl pyrrolidone）in blends. European Polymer Journal, 2003, 39（11）: 2135-2140.

[19] Mansur H, Orefice R, Pereira M, Lobato Z, Vasconcelos W, Machado L. FTIR and UV-vis study of chemically engineered biomaterial surfaces for protein immobilization. Spectroscopy-an International Journal, 2002, 16（3-4）: 351-360.

[20] Chittur K K. FTIR/ATR for protein adsorption to biomaterial surfaces. Biomaterials, 1998, 19（4-5）: 357-369.

[21] Mudunkotuwa I A, Al Minshid A, Grassian V H. ATR-FTIR spectroscopy as a tool to probe surface adsorption on nanoparticles at the liquid-solid interface in environmentally and biologically relevant media. Analyst, 2014, 139（5）: 870-881.

[22] McClellan S J, Franses E I. Adsorption of bovine serum albumin at solid/aqueous interfaces. Colloids and Surfaces A-Physicochemical and Engineering Aspects, 2005, 260（1-3）: 265-275.

[23] Lin Z Y, Ren H, Zhou J Z, Ye Y W, Xu Z X, Lin C J. A further insight into the adsorption mechanism of protein on hydroxyapatite by FTIR-ATR spectrometry. Spectrochimica Acta Part A-Molecular and Biomolecular Spectroscopy, 2017, 173: 527-531.

[24] Saulou C, Jamme F, Maranges C, Fourquaux I, Despax B, Raynaud P, Dumas P, Mercier-Bonin M. Synchrotron FTIR microspectroscopy of the yeast Saccharomyces cerevisiae after exposure to plasma-deposited nanosilver-containing coating. Analytical and Bioanalytical Chemistry, 2010, 396（4）: 1441-1450.

[25] Kabachkov E, Kurkin E, Nadtochenko V, Terentyev A. Research of photocatalytic degradation of HeLa cells at the TiO_2 interface by ATR-FTIR and fluorescence microscopy. Journal of Photochemistry and Photobiology A-Chemistry, 2011, 217（2-3）: 425-429.

[26] Fale P L V, Chan K L A. Preventing damage of germanium optical material in attenuated total reflection-Fourier transform infrared（ATR-FTIR）studies of living cells. Vibrational Spectroscopy, 2017, 91: 59-67.

[27] Meade A D, Lyng F M, Knief P, Byrne H J. Growth substrate induced functional changes elucidated by FTIR and Raman spectroscopy in in-vitro cultured human keratinocytes. Analytical and Bioanalytical Chemistry, 2007, 387（5）: 1717-1728.

[28] Tobin M J, Puskar L, Barber R L, Harvey E C, Heraud P, Wood B R, Bambery K R, Dillon C T, Munro K L. FTIR spectroscopy of single live cells in aqueous media by synchrotron IR microscopy using microfabricated sample holders. Vibrational Spectroscopy, 2010, 53（1）: 34-38.

[29] Sroka-Bartnicka A, Kimber J A, Borkowski L, Pawlowska M, Polkowska I, Kalisz G, Belcarz A, Jozwiak K, Ginalska G, Kazarian S G. The biocompatibility of carbon hydroxyapatite/beta-glucan composite for bone tissue engineering studied with Raman and FTIR spectroscopic imaging. Analytical and Bioanalytical Chemistry, 2015, 407（25）: 7775-7785.

[30] Lord R C, Yu N T. Laser-excited Raman spectroscopy of biomolecules: I. Native lysozyme and its constituent amino acids. Journal of Molecular Biology, 1970, 50（2）: 509-524.

[31] Mitic Z, Stolic A, Stojanovic S, Najman S, Ignjatovic N, Nikolic G, Trajanovic M. Instrumental methods and techniques for structural and physicochemical characterization of biomaterials and bone tissue: A review. Materials Science & Engineering C-Materials for Biological Applications, 2017, 79: 930-949.

[32] Magyari K, One R, Todor I S, Baia M, Simon V, Simon S, Baia L. Titania effect on the bioactivity of silicate bioactive glasses. Journal of Raman Spectroscopy, 2016, 47（9）: 1102-1108.

[33] Kannan R Y, Salacinski H J, Vara D S, Odlyha M, Seifalian A M. Review paper: Principles and applications of surface analytical techniques at the vascular interface. Journal of Biomaterials Applications, 2006, 21（1）: 5-32.

[34] Taddei P, Tinti A, Fini G. Vibrational spectroscopy of polymeric biomaterials. Journal of Raman Spectroscopy, 2001, 32 (8): 619-629.

[35] Carden A, Morris M D. Application of vibrational spectroscopy to the study of mineralized tissues (review). Journal of Biomedical Optics, 2000, 5 (3): 259-268.

[36] Liu R H, Lei T H, Dusevich V, Yao X M, Liu Y, Walker M P, Wang Y, Ye L. Surface characteristics and cell adhesion: A comparative study of four commercial dental implants. Journal of Prosthodontics-Implant Esthetic and Reconstructive Dentistry, 2013, 22 (8): 641-651.

[37] Lubas M, Jasinski J J, Jelen P, Sitarz M. Effect of ZrO₂ sol-gel coating on the Ti 99.2-Porcelain bond strength investigated with mechanical testing and Raman spectroscopy. Journal of Molecular Structure, 2018, 1168: 316-321.

[38] Castellino M, Stolojan V, Virga A, Rovere M, Cabiale K, Galloni M R, Tagliaferro A. Chemico-physical characterisation and *in vivo* biocompatibility assessment of DLC-coated coronary stents. Analytical and Bioanalytical Chemistry, 2013, 405 (1): 321-329.

[39] Pezzotti G. Stress microscopy and confocal Raman imaging of load-bearing surfaces in artificial hip joints. Expert Review of Medical Devices, 2007, 4 (2): 165-189.

[40] Libouban H, Filmon R, Maureac A, Basle M F, Chappard D. Fetuin and osteocalcin interact with calcospherite formation during the calcification process of poly (2-hydroxyethylmethacrylate) *in vitro*: A Raman microspectroscopic monitoring. Journal of Raman Spectroscopy, 2009, 40 (9): 1234-1239.

[41] Bjornoy S H, Bassett D C, Ucar S, Strand B L, Andreassen J P, Sikorski P. A correlative spatiotemporal microscale study of calcium phosphate formation and transformation within an alginate hydrogel matrix. Acta Biomaterialia, 2016, 44: 254-266.

[42] Pezzotti G, Puppulin L, La Rosa A, Boffelli M, Zhu W, McEntire B J, Hosogi S, Nakahari T, Marunaka Y. Effect of pH and monovalent cations on the Raman spectrum of water: Basics revisited and application to measure concentration gradients at water/solid interface in Si₃N₄ biomaterial. Chemical Physics, 2015, 463: 120-136.

[43] Bhaumik A, Shearin A M, Delong R, Wanekaya A, Ghosh K. Probing the interaction at the nano-bio interface using Raman spectroscopy: ZnO nanoparticles and adenosine triphosphate biomolecules. Journal of Physical Chemistry C, 2014, 118 (32): 18631-18639.

[44] Hammami K, El Feki H, Marsan O, Drouet C. Adsorption of nucleotides on biomimetic apatite: The case of adenosine 5' monophosphate (AMP). Applied Surface Science, 2015, 353: 165-172.

[45] Turci F, Ghibaudi E, Colonna M, Boscolo B, Fenoglio I, Fubini B. An integrated approach to the study of the interaction between proteins and nanoparticles. Langmuir, 2010, 26 (11): 8336-8346.

[46] Ignatova T, Chandrasekar S, Pirbhai M, Jedlicka S S, Rotkin S V. Micro-Raman spectroscopy as an enabling tool for long-term intracellular studies of nanomaterials at nanomolar concentration levels. Journal of Materials Chemistry B, 2017, 5 (32): 6536-6545.

[47] Gao Y, Xu C J, Wang L H. Non-invasive monitoring of the osteogenic differentiation of human mesenchymal stem cells on a polycaprolactone scaffold using Raman imaging. RSC Advances, 2016, 6 (66): 61771-61776.

[48] Ilin Y, Kraft M L. Secondary ion mass spectrometry and Raman spectroscopy for tissue engineering applications. Current Opinion in Biotechnology, 2015, 31: 108-116.

[49] Gentleman E, Swain R J, Evans N D, Boonrungsiman S, Jell G, Ball M D, Shean T A V, Oyen M L, Porter A, Stevens M M. Comparative materials differences revealed in engineered bone as a function of cell-specific differentiation. Nature Materials, 2009, 8 (9): 763-770.

[50]　Karlsson J，Martinelli A，Fathali H M，Bielecki J，Andersson M. The effect of alendronate on biomineralization at the bone/implant interface. Journal of Biomedical Materials Research Part A，2016，104（3）：620-629.

[51]　Pascaretti-Grizon F，Libouban H，Camprasse G，Camprasse S，Mallet R，Chappard D. The interface between nacre and bone after implantation in the sheep：A nanotomographic and Raman study. Journal of Raman Spectroscopy，2014，45（7）：558-564.

[52]　Nandagawali S T，Yerramshetty J S，Akkus O. Raman imaging for quantification of the volume fraction of biodegradable polymers in histological preparations. Journal of Biomedical Materials Research Part A，2007，82A（3）：611-617.

[53]　Syama S，Paul W，Sabareeswaran A，Mohanan P V. Raman spectroscopy for the detection of organ distribution and clearance of PEGylated reduced graphene oxide and biological consequences. Biomaterials，2017，131：121-130.

[54]　Laing S，Jamieson L E，Faulds K，Graham D. Surface-enhanced Raman spectroscopy for *in vivo* biosensing. Nature Reviews Chemistry，2017，1（8）：0060.

[55]　Mailander V，Landfester K. Interaction of nanoparticles with cells. Biomacromolecules，2009，10（9）：2379-2400.

[56]　Lewinski N，Colvin V，Drezek R. Cytotoxicity of nanoparticles. Small，2008，4（1）：26-49.

[57]　Krafft C，Schmitt M，Schie I W，Cialla-May D，Matthaus C，Bocklitz T，Popp J. Label-free molecular imaging of biological cells and tissues by linear and nonlinear Raman spectroscopic approaches. Angewandte Chemie-International Edition，2017，56（16）：4392-4430.

[58]　Zhu X D，Suhr H，Shen Y R. Surface vibrational spectroscopy by infrared-visible sum frequency generation. Physical Review B，1987，35（6）：3047-3050.

[59]　Hunt J H，Guyotsionnest P，Shen Y R. Observation of C—H stretch vibrations of monolayers of molecules optical sum-frequency generation. Chemical Physics Letters，1987，133（3）：189-192.

[60]　Chen Z，Ward R，Tian Y，Baldelli S，Opdahl A，Shen Y R，Somorjai G A. Detection of hydrophobic end groups on polymer surfaces by sum-frequency generation vibrational spectroscopy. Journal of the American Chemical Society，2000，122（43）：10615-10620.

[61]　Zhang C. Sum frequency generation vibrational spectroscopy for characterization of buried polymer interfaces. Applied Spectroscopy，2017，71（8）：1717-1749.

[62]　Zhang D，Ward R S，Shen Y R，Somorjai G A. Environment-induced surface structural changes of a polymer：An *in situ* IR plus visible sum-frequency spectroscopic study. Journal of Physical Chemistry B，1997，101（44）：9060-9064.

[63]　Shi Q，Ye S J，Kristalyn C，Su Y L，Jiang Z Y，Chen Z. Probing molecular-level surface structures of polyethersulfone/Pluronic F127 blends using sum-frequency generation vibrational spectroscopy. Langmuir，2008，24（15）：7939-7946.

[64]　Johnson C M，Sugiharto A B，Roke S. Surface and bulk structure of poly-（lactic acid）films studied by vibrational sum frequency generation spectroscopy. Chemical Physics Letters，2007，449（1-3）：191-195.

[65]　Yang F，Zhang X X，Song L N，Cui H T，Myers J N，Bai T T，Zhou Y，Chen Z，Gu N. Controlled drug release and hydrolysis mechanism of polymer-magnetic nanoparticle composite. ACS Applied Materials & Interfaces，2015，7（18）：9410-9419.

[66]　Chen Z，Ward R，Tian Y，Malizia F，Gracias D H，Shen Y R，Somorjai G A. Interaction of fibrinogen with surfaces of end-group-modified polyurethanes：A surface-specific sum-frequency-generation vibrational spectroscopy study. Journal of Biomedical Materials Research，2002，62（2）：254-264.

[67]　Wang J，Buck S M，Chen Z. Sum frequency generation vibrational spectroscopy studies on protein adsorption.

Journal of Physical Chemistry B, 2002, 106 (44): 11666-11672.

[68] Kataoka S, Gurau M C, Albertorio F, Holden M A, Lim S M, Yang R D, Cremer P S. Investigation of water structure at the TiO₂/aqueous interface. Langmuir, 2004, 20 (5): 1662-1666.

[69] Pászti Z, Guczi L. Amino acid adsorption on hydrophilic TiO₂: A sum frequency generation vibrational spectroscopy study. Vibrational Spectroscopy, 2009, 50 (1): 48-56.

[70] Pászti Z, Wang J, Clarke M L, Chen Z. Sum frequency generation vibrational spectroscopy studies of protein adsorption on oxide-covered Ti surfaces. Journal of Physical Chemistry B, 2004, 108 (23): 7779-7787.

[71] McGall S J, Davies P B, Neivandt D J. Development of a biologically relevant calcium phosphate substrate for sum frequency generation vibrational spectroscopy. Journal of Physical Chemistry A, 2005, 109 (39): 8745-8754.

[72] Ding B, Jasensky J, Li Y X, Chen Z. Engineering and characterization of peptides and proteins at surfaces and interfaces: A case study in surface-sensitive vibrational spectroscopy. Accounts of Chemical Research, 2016, 49 (6): 1149-1157.

[73] Zhang C, Jasensky J, Leng C, Del Grosso C, Smith G D, Wilker J J, Chen Z. Sum frequency generation vibrational spectroscopic studies on buried heterogeneous biointerfaces. Optics Letters, 2014, 39 (9): 2715-2718.

[74] Cimatu K, Moore H J, Barriet D, Chinwangso P, Lee T R, Baldelli S. Sum frequency generation imaging microscopy of patterned self-assembled monolayers with terminal -CH₃, -OCH₃, -CF₂CF₃, -C≡C, -phenyl, and-cyclopropyl groups. Journal of Physical Chemistry C, 2008, 112 (37): 14529-14537.

[75] Huth F, Govyadinov A, Amarie S, Nuansing W, Keilmann F, Hilenbrand R. Nano-FTIR absorption spectroscopy of molecular fingerprints at 20 nm spatial resolution. Nano Letters, 2012, 12 (8): 3973-3978.

[76] Krier J M, Michalak W D, Baker L R, An K, Komvopoulos K, Somorjai G A. Sum frequency generation vibrational spectroscopy of colloidal platinum nanoparticle catalysts: Disordering versus removal of organic capping. Journal of Physical Chemistry C, 2012, 116 (33): 17540-17546.

[77] Cheng J X, Xie X S. Vibrational spectroscopic imaging of living systems: An emerging platform for biology and medicine. Science, 2015, 350 (6264): aaa8870.

[78] Petterson I E I, Esmonde-White F W L, de Wilde W, Morris M D, Ariese F. Tissue phantoms to compare spatial and temporal offset modes of deep Raman spectroscopy. Analyst, 2015, 140 (7): 2504-2512.

[79] Wang P, Rajian J R, Cheng J X. Spectroscopic imaging of deep tissue through photoacoustic detection of molecular vibration. Journal of Physical Chemistry Letters, 2013, 4 (13): 2177-2185.

[80] Ghita A, Matousek P, Stone N. High sensitivity non-invasive detection of calcifications deep inside biological tissue using transmission Raman spectroscopy. Journal of Biophotonics, 2018, 11 (1): e201600260.

[81] Wang J F, Lin K, Zheng W, Ho K Y, Teh M, Yeoh K G, Huang Z W. Comparative study of the endoscope-based bevelled and volume fiber-optic Raman probes for optical diagnosis of gastric dysplasia *in vivo* at endoscopy. Analytical and Bioanalytical Chemistry, 2015, 407 (27): 8303-8310.

[82] Matthäus C, Dochow S, Bergner G, Lattermann A, Romeike B F M, Marple E T, Krafft C, Dietzek B, Brehm B R, Popp J. *In vivo* characterization of atherosclerotic plaque depositions by Raman-probe spectroscopy and *in vitro* coherent anti-Stokes Raman scattering microscopic imaging on a rabbit model. Analytical Chemistry, 2012, 84 (18): 7845-7851.

第8章

>>

生物材料表面蛋白质吸附

摘要：作为人体最重要的一类生物大分子，蛋白质分子有着复杂的三维结构，且其结构随环境而变化。蛋白质分子在生物体系对生物材料表面的响应过程中起着重要的作用，包括细胞黏附生长、细菌响应、血液相容性等。由于蛋白质分子种类众多、结构复杂、生物材料结构性质多样、蛋白质吸附研究方法各异，蛋白质分子在生物材料表面吸附过程变得特别复杂，至今仍存在许多不解之谜。本章主要从实验方法的角度从以下三部分介绍蛋白质吸附：①蛋白质分子的基本结构；②蛋白质吸附的常用研究方法简介，包括各种实验技术的原理和优缺点分析；③影响蛋白质吸附的主要可能因素，包括实验技术、实验过程、蛋白质种类、材料性质等。

Abstract: As one of the most important biological macromolecules, proteins have complicated three-dimensional structures that change with the environment. Protein molecules play a crucial role in the biological responses to biomaterial surfaces, including protein adhesion/growth, bacteria responses, blood compatibility, etc. The protein adsorption process is complex with many unresolved mysteries for the following reasons: 1) the diversity of proteins, 2) complicated structure of proteins, 3) the variety of biomaterial structures and properties, 4) varied structures and properties from material to material, 5) numerous techniques for investigation of protein adsorption, etc. This chapter focuses on the following three aspects of protein adsorption: 1) basic structure of protein molecules, 2) general techniques for investigating protein adsorption including technical principles and advantages/disadvantages of each approach, 3) main factors affecting protein adsorption, such as research methods, research procedure, protein types, material properties, etc.

当生物材料与生物体系接触时，首先是生物体系里的离子、水、蛋白质等分子先到达材料表面。作为生物大分子的蛋白质吸附于材料表面，并对后续的白细胞、巨噬细胞或血小板的黏附以及进一步的纤维包裹等生物学响应起着重要作用。如当羟基磷灰石植入体内时，面临的第一个反应是来自血液和组织的蛋白质吸附。蛋白质在生物材料表面的吸附行为及界面反应直接影响到细胞的黏附、贴壁、生长和繁殖，以及生物材料与组织的界面结合和最终植入效果[1, 2]。本章将简单介绍蛋白质分子的结构，并从实验的角度介绍蛋白吸附的常用研究方法及蛋白质吸附的影响因素。

8.1 蛋白质简介

蛋白质是生命的物质基础，是生命活动中起着重要作用的最常见的一类生物大分子。人体的蛋白质超过一千种，每种蛋白质的性质、作用不同[3, 4]。但组成蛋白质的基本单元都是氨基酸，蛋白质是由一系列的氨基酸通过氨基和羧基的脱水缩合形成的多聚体。一般认为，如果氨基酸的个数小于 50，则称该多聚物为多肽，而蛋白质则是由 50 个以上氨基酸缩合成的。每种氨基酸都由连接于同一个碳原子的氨基（—NH_2）和羧基（—COOH）及侧链基团（R）组成。天然的氨基酸种类共有 20 种，不同的氨基酸具有不同的侧链基团，根据侧链的不同可简单分为非极性、极性、碱性、酸性氨基酸，如图 8-1 所示。

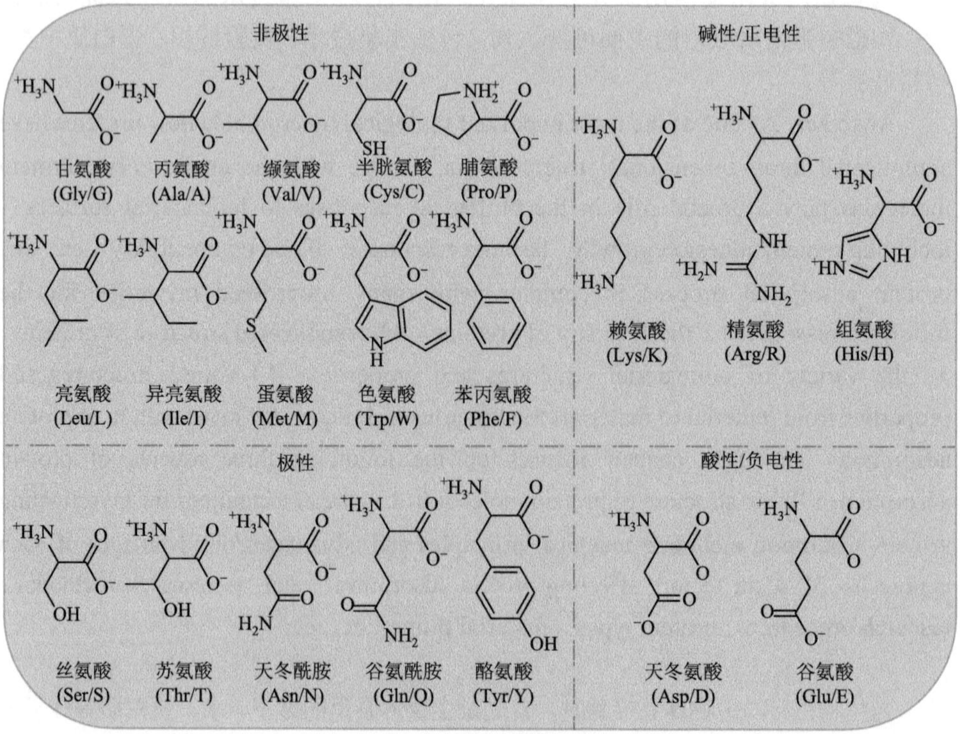

图 8-1　20 种天然氨基酸

蛋白质的分子结构可以分成四个层次，分别是一级结构、二级结构、三级结构和四级结构，见图 8-2。在生物化学中，蛋白质的一级结构是指其包含的一串氨基酸残基的种类及其精确排列顺序，并不涉及三维空间。国际惯例中，每个蛋白质都具有其特殊的氨基酸排序，其序列通常表示为氨基酸字母串，一级结构的描述一般从氨基末端（N）到羧基末端（C），蛋白质是由细胞的核糖体在翻译 DNA 序列过程中产生的，因此蛋白质的一级结构除了可以直接由蛋白质序列测序，也可以由相应的 DNA 序列推断。

蛋白质的二级结构是指蛋白质局部某一段肽链区域的三维结构，即该肽链主链三个重复的骨架原子—N—C_α—C_o—的相对空间排布情况，并不涉及侧链氨基酸残基部分的构象，也不涉及任何特定的原子位置。其中 C_α 是 α 碳原子，C_o 是羧基碳原子。蛋白质的二级结构主要包括 α 螺旋（α-helix）和 β 折叠（β-sheet）两大类，是由局部残基的 C=O 和 N—H 形成的氢键调节的稳定构象。其中 β 折叠包括平行 β 折叠和反平行 β 折叠两种。而没有明显规律的肽链区域，则称为无规卷曲（random coil）。

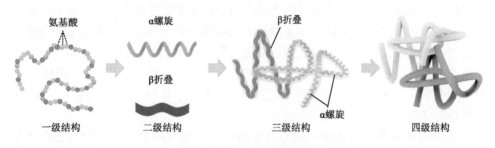

图 8-2　不同层次的蛋白质结构

蛋白质的三级结构是二级结构进一步旋转折叠形成的结构，是整条肽链中所有的氨基酸残基相对的三维空间排布位置，即所有原子的三维空间位置。这个过程中主要是氨基酸侧链之间的疏水键、氢键、离子键、范德瓦耳斯力、二硫键等化学键作用使蛋白质在三维空间维持稳定状态。

蛋白质的四级结构是由两条及以上具有独立完整的三级结构的肽链通过进一步的相互作用形成的，它是描述多肽链（被称为亚基，subunit）间相互作用的空间分布和接触方式。可以看出，蛋白质实际上是多个亚基复合组装形成的，而四级结构描述的是亚基的数目和空间排列。四级结构的命名可以根据亚基的数目称为相应数目的几聚体（multimer），如二聚体（dimer）、三聚体（trimer），由此类推。根据亚基结构的异同，可进一步区分为"同源"和"异源"，如同源二聚体（homodimer）和异源二聚体（heterodimer）。

8.2.1 红外光谱法和拉曼光谱法

红外（IR）光谱的基本原理是当一束具有连续波长的红外光照射物质，若物质中某些基团的振动频率或转动频率和红外光中的某些波长的频率一样时，物体会选择性吸收这些波长的红外线，使相关化学键由振（转）动能级从基态振（转）动能级跃迁到能量较高的激发态，也就是振动和转动能级发生了跃迁。因此，红外光谱法是基于物质结构不同，内部原子间会发生不同的相对振动和分子转动，从而根据其吸收的相应能量的波长来确定和鉴别物质成分的分析方法。一般而言，极性分子的基团在振动时，其非对称振动会使分子的偶极矩发生变化，从而在红外光照射时吸收特定波长而形成红外吸收光谱。而对称的非极性分子在振动过程中没有同时发生偶极矩的变化，是不会形成红外光谱的，即该分子并没有红外活性。

拉曼（Raman）光谱的基本原理是当用一定频率的激发光照射分子时，分子对光子的一种非弹性散射效应，即散射光的频率不同于激发光的频率而形成的拉曼散射。因此不同于红外吸收光谱，拉曼光谱是一种散射光谱。光子与分子之间发生的非弹性散射包含两种，即散射光频率小于入射光频率的斯托克斯散射和散射光频率大于入射光频率的反斯托克斯散射。不同于红外光谱，极性分子振动和非极性分子的振动都能产生拉曼散射。

在蛋白质吸附的研究中，傅里叶变换红外光谱（FTIR）和拉曼光谱作为复杂结构表征的无损技术，都可用于蛋白质的二级结构的表征，在蛋白质吸附研究方法中扮演了重要的角色[5]。蛋白质中的重复单元产生九个特征红外吸收带，包括酰胺 A、B 和 I ～ Ⅷ[6]。其中酰胺 I 带在 1600～1700 cm^{-1} 区间包括了蛋白质的二级结构信息，包括 α 螺旋、β 折叠、β 转角和无规卷曲，是蛋白质最重要和敏感的振动带[7]，见图 8-3（a）。蛋白质的振动频率十分复杂，它的拉曼光谱主要由肽键和骨架 C—C、C—N 引起，一般纯的蛋白质有 30～40 条拉曼谱线出现在 300～1700 cm^{-1} 范围内，由此可以获得蛋白质的二级结构的信息，包括 α 螺旋、β 折叠、回折结构、无规卷曲、侧链残基的构型［图 8-3（b）］以及所处环境等多种信息[8]，还可以提供一些残基内氢键的变化信息，从而揭示蛋白质吸附的机理。

Yang 等详细阐述了 FTIR 法测定蛋白质二级结构的基本原理，并利用红外光谱对水溶液（H_2O 和 D_2O）中的蛋白质进行检测，结合二阶导数、反褶积和曲线拟合等算法对二级结构组分进行了估算[6]。Gondim 等用 FTIR 分析了修饰有 LDH 的 Mg-Al 表面吸附蛋白的 N—H、C—O 和 C—H 的伸缩振动，蛋白质在该材料表面的吸附并没有改变其构象，而是稳定地保持了原有的二级结构[9]。Hasan 等将吸附在材料表面上的蛋白质干燥后用 ATR-FTIR 检测 1600～1700 cm^{-1} 处的红外吸收[10]，结果表明吸附的牛血清白蛋白（BSA）的 α 螺旋结构量在修饰了氨基和羧基的表面有所增加，但在含辛基及混合基团的表面却是降低的，而吸附的纤连蛋白的 β 转角的量随着材料表面疏水性的增强而增多。Brahmi[11]、Aramesh[12]、Roach[7]等通过 FTIR 测试分析 BSA 的吸附，发现氢化的材料（如氢化的无定形硅、材料末端为甲基）表面促使 BSA 的 α 螺旋结构丢失。

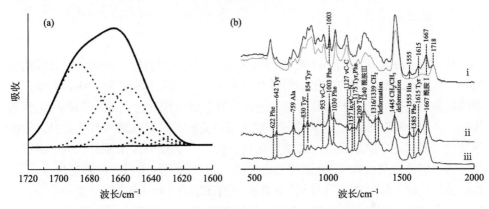

图 8-3　（a）纤维蛋白原吸附的 FTIR 谱图[7]；（b）mAb04 蛋白吸附在纳米颗粒前（灰）后（黑）的 Raman 对比图（ⅰ）及相减图（ⅱ），IgG 蛋白的 Raman 谱图（ⅲ）[8]

（图片引用经 American Chemical Society 授权）

Xiao 等使用共聚焦拉曼光谱分析色谱颗粒的单克隆抗体在 pH = 4 和 5 溶液中的解吸，对酰胺Ⅰ带光谱的详细比较表明，只有 pH = 5 时，负载的蛋白质才能从洗脱液中的色谱颗粒中释放出来[13]。Hédoux 等对有或无海藻糖的溶菌酶水溶液进行了低频的拉曼研究，通过捕获酰胺Ⅰ带的光谱来监测其展开过程，结果表明，海藻糖的加入可以降低蛋白质在熔球（molten globule）状态下的柔韧性，改善蛋白质的结构稳定性，并抑制蛋白质的聚集[14]。

红外光谱和拉曼光谱对样品都无损伤，可提供简单、快速、可重复的定量分析，有很广泛的应用。对于红外光谱而言，水在红外光照射下有吸收，游离的 O—H 在 3580～3670 cm^{-1} 有一个尖峰，氢键缔合的 O—H 易在 3230～3550 cm^{-1} 左右形成一个宽峰，在 2125 cm^{-1} 和 1645 cm^{-1} 左右分别有一个重要的峰，这与其他的羟基峰接近而易形成干扰。因此，红外光谱吸收的测试常需要使样品足够干而不受水的干扰，或者需要使蛋白质样品的浓度大于 3 mg/mL 以提升蛋白质峰的相对强度，且溶液样品的厚度小于 10 μm 以防止水吸收饱和，这样才能通过扣除水的背景峰的方式来获得蛋白质的信息[6]。相反，水分子对其他样品的拉曼光谱的影响很小，因而可以将拉曼光谱用于蛋白质溶液的测量。但很多时候普通拉曼光谱的信号较弱，需要用表面增强技术来实现，这限制了拉曼光谱的应用。从原理上来说，红外光谱和拉曼光谱是互补的，对于分子中相同的一个基团其红外吸收峰位置和拉曼吸收峰的位置是相同的。相同分子中的一个特定基团可以存在几种不同的振动模式，从偶极矩变化大小来看，如果基团振动时偶极矩变化大则其红外吸收强，拉曼峰弱；相反，如果基团振动时偶极矩变化小则红外吸收峰弱，但拉曼峰强，因此可以将红外光谱和拉曼光谱配合用来检测蛋白质吸附。

8.2.2 圆二色谱法

圆二（circular dichroism）色谱利用的是紫外区的圆偏振光和蛋白质二级结构的相互作用，即蛋白质的二级结构对 R 光和 L 光的吸收程度不同，获得的圆二色谱的谱峰也是不同的。蛋白质的圆二色谱一般分成近紫外区（250～320 nm）和远紫外区（178～250 nm）。近紫外区主要是蛋白质的芳香氨基酸残基的信息，包括色氨酸、酪氨酸、胱氨酸（二硫键）等的特征[15]。远紫外区主要是肽链的特征，包括蛋白质的二级结构、三级结构的指纹谱、蛋白质折叠、蛋白质构象变化等[16-18]。其中蛋白质的二级结构信息包括：α 螺旋结构在靠近 192 nm 处有一正的谱带，在222 nm 和 208 nm 处表现出两个双负特征肩峰，β 折叠在 216 nm 有一负谱带、185～200 nm 有一正谱带，β 转角在 206 nm 附近有一正的谱带[19]。

类似于红外和拉曼光谱，圆二色谱对样品也无损伤，且具有制样快速、简单、可重复，所需样品量小等特点。从另一方面来说，从圆二色谱图上获得的信息有限，仅有几种二级结构特征，难以反映蛋白质的多样性[20]。应用圆二色谱进行蛋白质吸附研究的材料大多是纳米材料表面的蛋白质吸附，这是由于纳米颗粒能很好地分散在蛋白质溶液中进行测试，而普通的块状样品无法直接使用圆二色谱进行分析。例如，Konar 等用圆二色谱研究 CuO 纳米结构对人血清白蛋白（HSA）构象的影响，圆二色谱图上 α 螺旋、β 折叠等谱峰的变化表明，在 HSA 原纤化过程中 α 螺旋向 β 折叠转变[21]。Dennison 等用圆二色谱法研究了 α-淀粉酶蛋白与不同的纳米金颗粒作用后二级结构的变化，通过对二级结构 α 螺旋、β 折叠和无规卷曲的分析计算，可获得纳米金颗粒对蛋白质吸附构象的影响，如图 8-4 所示[22]。但需要注意的是，圆二色谱法测试的是溶液中所有的蛋白质，包括吸附蛋白和游离蛋白，因此该方法并不十分灵敏，需要严格的分离技术将吸附蛋白和游离蛋白分开[22, 23]。

8.2.3 椭圆偏振光谱法

椭圆偏振光谱法（spectroscopic ellipsometry，SE）是一种记录椭圆偏振光在样品表面反射时偏振变化的光学方法。如果材料表面经过了光学改性，则检测到的相关偏振变化可以从椭偏角参数（Δ，ψ）、折射率 n 和光学厚度的变化反映出来，从而进一步推导出膜的厚度 d [24, 25]。虽然光学技术受到光的限制，但椭圆偏振光谱却可以通过分析样品反射的偏振光的变化，测得比探测光波长更短的薄膜的信息，从理论上来说，其灵敏度可达到埃（10^{-10} m）的数量级。椭圆偏振光谱法用于蛋白质吸附检测是基于材料表面反射的椭圆偏振光偏振态的变化，从椭圆角度的变化推出薄膜的折射率和厚度。吸附蛋白质膜的折射率总是接近于 $n = 1.5$，可以很好地计算出膜厚[24]。

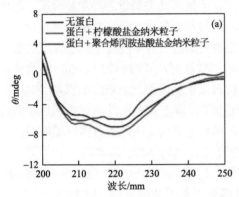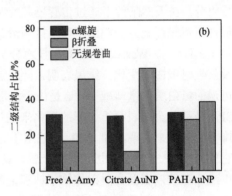

图 8-4　α-淀粉酶蛋白吸附在修饰了柠檬酸盐和聚合烯丙胺盐酸盐（PAH）的金纳米粒子的圆二色谱图（a）及其二级结构计算结果（b）[22]

（图片引用经 American Chemical Society 授权）

椭圆偏振光谱法检测的是样品的反射光，因此具有非破坏性和非接触性的特点，被认为是测试蛋白质吸附层厚度和光学性质（折射率和消光系数）的最合适的方法，且其不会破坏蛋白质的结构[27]。例如，Scarangella 等用椭圆偏振光谱法测试吸附的牛血清白蛋白（BSA）和红色荧光蛋白（DsRed）在二氧化硅表面的吸附情况，并通过调节蛋白质的浓度来获得具有不同光学性质、润湿性和厚度的蛋白层[27]。从检测上来说，SE 对反射面的要求高，需要很光滑平整的表面以精确测量[28]，另外需要非常详细的数据，或在有未知的光学条件下的测量比较困难，且在计算时将涉及非常复杂的理论[24]。例如，Brahmi 等用 SE 测试蛋白质在氢化的无定形硅表面吸附，需要使用透明 Cauchy 模型进行计算以获得蛋白质吸附层的厚度和密度[11]。

8.2.4　表面等离子共振法

表面等离子共振（surface plasmon resonance，SPR）是一种利用 p-偏振光入射到材料表面时，与金属材料表面非常接近的溶液的折射率会发生变化的原理，监测金属表面折射率的变化，通过建立模型来获得与固定在金属表面的受体分子键合的待分析分子的情况[29]。金属的介质面有一个最大的表面等离子体电场，且该电场随着离开金属表面距离呈现指数衰减，衰减长度大约是几百纳米[30]。在这个范围内，SPR 对金属界面上的溶液的折射率的变化是很敏感的。因此，SPR 可实现对蛋白质吸附、脱附过程的实时、无标记观测，可估计吸附蛋白的厚度、表面覆盖率或表面浓度[31]。一般认为，SPR 测试获得的是纯吸附蛋白的质量，不包括与蛋白质相关联的水，即"干蛋白"的质量[32]。

SPR 以实时和无标记的方式测量分子结合的动力学和亲和力，无须纯化各种生物组分，在天然条件下通过传感器芯片实时、原位和动态测量各种生物分子，与放射性或荧光标记方法相比，可直接测量结合常数和亲和力，蛋白质所需量较少（仅需 1 mg）[33]。Wassel 等用 SPR 技术分析温敏的聚乙二醇甲醚分子刷随温度的变化及其吸附蛋白的变化，结果表明，随着温敏材料厚度从 0 增加到 14 nm，吸附的不可逆的蛋白质的量却减少，这是由于温敏材料含水侧链的位阻效应的影响[34]。由于 SPR 是基于金属表面折射率的变化来进行检测的，非金属表面的测试需通过表面修饰金属薄层来实现，即 SPR 无法用于非金属表面蛋白质吸附的直接测试而限制了它的应用[35]。但应用中可将非金属材料修饰在金属的 SPR 传感芯片上[34, 36]。如 Wassel 在玻璃表面先溅射修饰了钛和金薄膜，以获得可用于 SPR 测试的金属表面，并进一步修饰不同厚度的聚乙二醇（二甘醇）甲基丙烯酸甲酯（PDEGMA）[34]。图 8-5（a）展示了 BSA 溶液吸附的 SPR 谱图，通过数据分析可获得聚合物膜厚对蛋白质吸附的影响 [图 8-5（b）][34]。此外，需要注意的是，SPR 实验过程通常将蛋白质溶液流过测试材料表面，然后使用缓冲液将蛋白溶液移除，这个过程会干扰界面而带来不可知的影响，因此所获得的是强吸附的蛋白质的含量[37]。

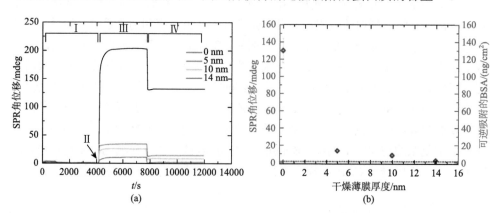

图 8-5　BSA 溶液吸附的 SPR 谱图及其厚度依赖性[34]

（a）BSA 吸附在具有不同厚度的 PDEGMA 表面的实时 SPR 谱图；（b）BSA 吸附随 PDEGMA 厚度的变化

（图片引用经 American Chemical Society 授权）

8.2.5　光波导模式谱法

光波导模式谱（optical waveguide lightmode spectroscopy，OWLS）常作为生物传感器系统，利用光栅激发平面波导的导向模式，通过检测波导上薄层的有效折射率的变化，实时监测表面吸附物质的质量。通过改变入射光的角度，不同的导向横电波和横磁波模式会被激发，通过测试这两个模式，蛋白层的折射率可测，从而可以算出吸附蛋白层的厚度[26]。与其他方法相比，它具有实时检测的功能，不需要标记，不需要对表面进行清洗，灵敏度可高达 0.5 ng/cm^2，时间分辨率为 10～20 s[38]，且能有效抑制背景噪声[39]。OWLS 测试获得的仅仅是吸附蛋白的量，即"干"的吸附蛋白的量，而不是含水的"湿"的蛋白质的质量，因此 OWLS 测试获得的吸附蛋白的量比后面将要介绍的 QCM 低[40]。不同于 SPR 仅能测试金属表面，OWLS 可以测试非金属材料[41]。但要注意的是，由于 OWLS 利用的是材料吸附蛋白质前后折射率的变化，测试材料表面需透明。

8.2.6　紫外-可见光谱法

紫外-可见光谱（UV-Vis spectroscopy）分析的是分子内电子跃迁产生的吸收光谱，它的研究对象主要是具有共轭双键结构的分子。蛋白质分子中的酪氨酸、苯丙氨酸和色氨酸残基上的苯环含有共轭双键，因而蛋白质分子具有紫外吸收的特性，特别是在 280 nm 处的吸收最强。因此，蛋白质的紫外吸收主要是分析其在 280 nm 处的谱峰，在一定的蛋白质浓度范围内，蛋白质溶液在该峰值处的吸光度随着浓度的变化呈线性变化，因而可通过蛋白质在 280 nm 处的吸收值变化求出蛋白质的浓度，一组典型的蛋白质紫外-可见光光谱如图 8-6 所示。紫外-可见光谱法用于测试材料表面蛋白质的吸附情况，可通过测试溶液中未吸附蛋白质的情况来间接获得吸附蛋白，也可以将吸附蛋白洗脱后测试。其灵敏度为 0.1～0.2 mg/mL[42]。

采用紫外-可见光谱法直接测定蛋白质浓度具有方法简便、灵敏、快速的特点，同时检测过程中不使用任何其他试剂，蛋白质不变性，可直接回收使用。但由于不同的蛋白质在 280 nm 处都有吸收，差异在于酪氨酸和色氨酸的含量不同，所处的微环境也不一样，因此用紫外-可见光谱不能分辨两种以上蛋白质分别吸收的情况。除了直接对蛋白质进行紫外-可见光谱测试，还可以通过 BCA、基于考马斯亮蓝的 Bradford 法、Lowry 法等方法间接使用紫外-可见光谱来测试蛋白质浓度。例如，Hasan 等将吸附在材料表面上的蛋白质用 5%的 SDS 在振荡条件下先解吸附，然后用 BCA 试剂盒进行检测，探讨了材料表面润湿性对 BSA 和纤连蛋白（fibronectin，Fn）吸附的影响，结果表明，随着润湿性的降低，BSA 的吸附量增大，Fn 的吸附量却减少[10]。Bradford 法是利用了考马斯亮蓝 G250 与蛋白质结合前后颜色的变化来检测蛋白质。G250 在乙醇和酸性条件下呈现淡红色，但与蛋白质结合后可形成蓝色化合物，该蓝色化合物的颜色深度随蛋白质浓度的变化而变化，因此可通过检测该化合物在 595 nm 处的吸收值来计算蛋白质的浓度。间接使用紫外-可见光谱法中以 Bradford 法和 Lowry 法灵敏度最高，比直接的紫外-可见光谱法灵敏度高 10～20 倍。

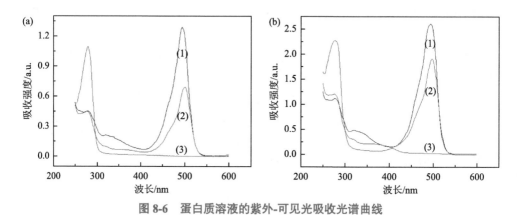

图 8-6　蛋白质溶液的紫外-可见光吸收光谱曲线

（a）FITC 荧光素溶液（1）、FITC 标记的 BSA 溶液（2）、BSA 溶液（3）；（b）FITC 荧光素溶液（1）、FITC 标记的胎牛血清（FBS）溶液（2）、胎牛血清（FBS）溶液（3）

8.2.7　荧光光谱法

荧光光谱法（fluorescence spectroscopy）基于荧光现象，具有荧光性的分子吸收某种波长的入射光（如紫外线或 X 射线）的能量后，分子中的电子从基态跃迁至激发态，然后立即通过发出出射光而回到基态的过程，而发出的出射光即为荧光。蛋白质分子本身并没有荧光，但是可以将荧光探针通过共价结合或物理吸附的方式标记在蛋白质上。可用于蛋白质标记的荧光分子很多，包括异硫氰酸荧光素（FITC）、四甲基异硫氰酸罗丹明（TRITC）、罗丹明等[43]。通过荧光分子的标记，原本不发光的蛋白质具有了荧光分子荧光的特性，在紫外-可见光照射下除了在 280 nm 处有蛋白质的吸收，在荧光分子的特征吸收峰处也有吸收。如图 8-6（b）所示，FBS 和 BSA 通过 FITC 标记后不仅有 280 nm 的特征峰，在 490 nm 处还有 FITC 的特征吸收峰。

通过荧光分子的标记，荧光蛋白在材料表面的吸附可以通过紫外-可见光谱来检测，也可通过荧光显微镜直接观察。如图 8-7 所示，经 FITC 标记后的 BSA 和 FBS 吸附在超亲水-超疏水微图案表面后，由荧光显微镜直接观察蛋白质的选择性强吸附的情况[44]。由此可见，使用荧光分子标记法来观察蛋白质吸附十分直观。此外，类似于紫外光谱，荧光光谱标记的蛋白质可用于定量分析，如 Weinhart 等通过检测吸附在不同材料表面的标记了 FITC 的 BSA 和纤维蛋白原（fibrinogen，Fg）的荧光强度，对比了玻璃表面单分子层修饰前后蛋白吸附的情况[45]。当然，需要注意的是，荧光光谱由于在荧光分子标记过程中，蛋白质分子的构象会发生变化，其物理化学性质及活性也有所改变，因此标记蛋白在材料表面的吸附情况与未标记蛋白有所不同[37,46]。

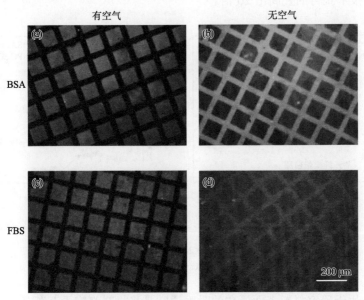

图 8-7　FITC 标记的 BSA（a/b）和 FBS（c/d）在有空气膜（a/c）的微图案和经
超声除去空气膜（b/d）的微图案表面吸附的荧光显微镜图[44]

（图片引用经 Elsevier Ltd 授权）

8.2.8　石英晶体微天平

石英晶体微天平（quartz crystal microbalance，QCM）是一类质量敏感型传感器，当石英晶体表面发生质量变化时，利用石英晶体的压电效应，通过测量石英晶体振荡电路输出的电信号频率的变化，由计算机计算可获得单位面积内质量的变化，进而推测吸附物的种类和结构，进一步论证吸附机理。理论上 QCM 可获得单分子层或原子层几分之一的质量变化，实际检测中其测量精度一般可达到 10^{-9} g。

QCM 用于检测生物材料表面蛋白吸附可获得蛋白质吸附的质量、吸附蛋白厚度、黏弹性变化和吸附蛋白构象变化的信息[47]。由于 QCM 对吸附蛋白层相应的水化层敏感，因此可获得蛋白层相应的力学和结构性质[48]，但要注意的是，QCM测试获得的吸附蛋白为"湿蛋白"，即包括蛋白质相关联的水分子的信息[32]。因此，QCM 测试获得的吸附蛋白的量比 SPR 和 OWLS 测试获得的"干蛋白"的质量多。图 8-8 对比了用 QCM 和 SPR 技术测试 SAM-OEG 膜层表面吸附的纤维蛋白原，从图 8-8（a）中 QCM 的结果分析得到的吸附蛋白为 19.5 ng/cm²，而从图 8-8（b）中 SPR 测试分析得到的吸附蛋白为 0.93 ng/cm²，具体的数据分析详见参考文献[32]。可见，用 QCM 测试的纤维蛋白原在 SAM-OEG 膜层表面的吸附比用 SPR 技术获得的要高出 20 倍。

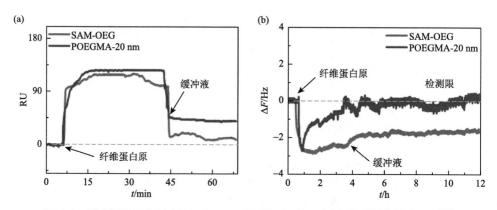

图 8-8 测试纤维蛋白原在 SAM-OEG 膜层和 POEGMA 高分子刷表面的吸附[32]

（a）QCM；（b）SPR

（图片引用经 American Chemical Society 授权）

QCM 用于研究材料表面蛋白的吸附通常是将材料修饰于石英晶振片表面，修饰的方法包括浸渍法、旋涂法、沉积法等。例如，Pang 等用电泳沉积法在修饰有金的石英晶体表面修饰了一层纳米 β-TCP，用 QCM 实时研究了材料表面的性质对 BSA 和溶菌酶 LSZ 吸附的影响[49]。Kusakawa 等通过在金电极表面溅射 Ti 和 ZrO₂ 研究 BSA 和纤维蛋白 FN 的吸附情况，通过对吸附曲线的分析不仅获得了蛋白质吸附量，还对比了不同蛋白质的吸附速率[50]。

8.2.9 原子力显微术

原子力显微镜（AFM）是一种纳米量级高分辨率的扫描力显微镜，通过尖细探针可以观测物体表面的形貌，可观察单分子蛋白质的吸附。其可以研究不同粒径、不同材料、不同形状的纳米粒子对蛋白质分子结构的影响，无须对样品进行特殊处理、近生理环境下实时观测样品、原位液态环境下观测样品，可在分子水平上研究样品的物理化学特性。AFM 不仅可以测量蛋白质的体积、空间结构，还可以了解蛋白质分子与蛋白质分子间以及 DNA 和蛋白质分子间的特定相互作用[48]。

AFM 可观测到纳米表面的形貌，常被用于观察蛋白质在材料表面吸附前后形貌的变化，图 8-9 所示是丝素蛋白在纯钛表面吸附后的 AFM 高度图，可以看到丝素蛋白在纯钛表面组装成整齐的纤维结构。Marchant 等研究纤维蛋白原、凝血酶和 von Willebrand 因子在云母表面的吸附构象，结果表明，纤维蛋白原的尺寸约为 46 nm，一般以三结节的结构平躺于云母表面；而凝血酶呈现球状；von Willebrand 因子以长约为 120 nm 的球状扩展形式吸附[51]。AFM 观测的是蛋白质吸附前后样品表面形貌的变化，因此并不能获得蛋白质吸附质量，即不能作为蛋白质吸附量的定量研究方法，因此需要与其他研究方法联合使用。如通过表面等离子共振（SPR）光谱和原子力显微镜（AFM）联用可以研究生物素化和非生物素化（天然）纤连蛋白的吸附和构象行为。Messina 等通过分析 BSA 和 Lys 在纳米井表面吸附前后的 AFM 谱图，可初步判断蛋白质主要是吸附在纳米井内部[52]。Brahmi 等联合 AFM、FTIR-ATR 和 SE 来研究蛋白质的带电性对其吸附和构象的影响，通过 AFM 表面形貌图可判断蛋白质吸附量的相对值并获得蛋白质铺展的均匀度[11]。

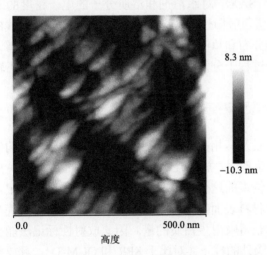

图 8-9　丝素蛋白吸附在纯钛表面的 AFM 高度图

8.2.10　光电子能谱法

X 射线光电子能谱（X-ray photoelectron spectroscopy，XPS）是一种利用光电效应的原理来分析固体表面的电子结构的表面分析技术。样品表面受高能量的 X 射线、离子束、电子束等轰击时，样品中的电子受激产生带有样品表面信息的自由电子（光电子或俄歇电子）。由于只有受激样品表面 2～3 nm 的薄层中的光电子能逃逸出来，因而 XPS 主要研究的是固体表面的信息。

XPS 的优势在于其灵敏度随着覆盖率的增加而增大，可测试范围大，通过分析表面氮原子的峰（400 eV），能够分析蛋白质吸附动力学[53]，与 AFM 有着互补作用。由于 XPS 利用的是光电效应，只能检测固体样品，测试时需要将吸附蛋白的样品清洗后晾干,测试获得的是不可逆的强吸附蛋白[53]。例如,Yang 等通过比较吸附蛋白后样品表面 C_{1s} 和 N_{1s} 的强度,可获得不同样品表面吸附蛋白量的差异[54,55]。此外,XPS 分析测试的是各原子的信息,对测试蛋白质并没有特异性,即不能分辨不同的蛋白质。

8.2.11 小角 X 射线散射法

小角 X 射线散射(small-angle X-ray scattering,SAXS)区别于 X 射线广角(5°~165°),是偏离 X 射线入射光束角度小(2°~5°)的电子的相干散射的现象。由于 SAXS 的 X 射线光束角度小,它测量的是物体内介观尺度 1~100 nm 的电子密度的均方起伏,可用于分析样品内特大晶胞的结构特征,包括粒子的尺寸、大小、形状及分布。基于 SAXS 对水溶剂和溶质分子的电子密度的差异敏感的特点,SAXS 可用于研究蛋白吸附过程,即利用蛋白质与水的 X 射线的强对比性,可获得吸附蛋白的径向分布和总吸附蛋白的量[56]。但由于 SAXS 普适性较低,而且后期数据处理与分析过程十分复杂,其在蛋白吸附领域的应用还较少[56-59]。

8.2.12 放射性标记法

放射性的同位素及其相关的化合物具有和相应物质相同的化学性质、物理性质,但其核物理性质不同。放射性标记法(radiolabeling,RL)用于蛋白质吸附研究利用了放射性同位素的这个性质,对蛋白质进行同位素标记,将有无标记的蛋白质进行混合后在材料表面吸附,吸附了蛋白质的材料经过简单冲洗后用 γ 射线计数器进行计数以获得吸附蛋白质的量。因此放射性标记法能直接获得吸附蛋白质的量,也不需要额外的校正(对比于 SPR 和 QCM-D),且放射性标记法能够使用不同的标记源对多个蛋白质进行标记,是一个很好的检测多蛋白竞争性吸附的方法[60]。同位素标记法在检测时有很高的灵敏度,且不会受到非放射性物质的干扰,对吸附蛋白质的检测灵敏度可达 1 ng[46,61]。但值得注意的是,经放射性同位素标记的蛋白质的性质可能会有所改变,如蛋白质构象、活性的变化及蛋白质聚集,这可能引起未标记蛋白质的吸附和标记蛋白质不同[37,62,63]。此外同位素标记过程中用到的相关试剂毒性较大,常用的 ^{125}I 的半衰期短[46,61]。

8.2.13 等温滴定量热法

等温滴定量热法(isothermal titration calorimetry,ITC)是通过实时、原位监测反应过程能量的变化,即反应释放或者吸收的热量(量热曲线)来提供反应的焓变,以得到热力学和动力学相关信息的测试方法。它具有样品用量小、灵敏度高、精确度高、无损伤、操作简单、可控性强、高自动化的特点，且实验过程并不需要制成透明清澈的溶液，不会干扰蛋白质的功能，即具有非特异性的优势[56]。近年来，ITC 被广泛应用于研究蛋白质与纳米粒子的相互作用[56, 64-66]。图 8-10 为典型的 ITC 曲线，通过曲线分析 HSA 在金纳米材料表面的吸附，能对蛋白质吸附过程中亲和力、化学计量法、焓变、熵变等进行定量分析，并得到吸附过程中 Gibbs 自由能的变化，还能从热力学的角度判断 HAS 在纳米金表面的吸附过程是否是热力学有利的[67]。

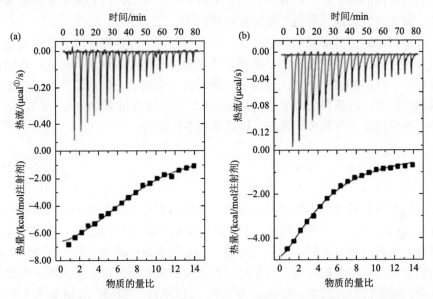

图 8-10　HSA 与纳米粒子 DGAu（a）和 LGAu（b）作用的 ITC 剖面图[67]

上图表示：在 298K 下注入 DGAu（D-谷氨酸稳定的金纳米粒子）和 LGAu（L-谷氨酸稳定的金纳米粒子）时的热流随时间的变化，下图表示：每摩尔添加的 HAS 释放的热量相对于每次注射的相应摩尔比（蛋白质/纳米颗粒）（图片引用经 American Chemical Society 授权）

　　作为唯一能实时监测蛋白质吸附过程热力学信息的技术，ITC 的一大缺陷是对蛋白质无特异性，即无法辨别不同的蛋白质。此外，测试过程中需要较多的材料，数据的拟合分析相对复杂。

8.2.14 飞行时间二次离子质谱法

　　飞行时间二次离子质谱法（time of flight secondary ion mass spectrometry,

---

① 1 cal = 4.184 J。

TOF-SIMS）是在超真空环境中用脉冲产生的一次离子照射样品表面，样品的最表层的 1～3 nm 受激产生二次离子，不同质量的二次离子在高电压下被加速获得不同的速度，可通过离子在飞行时间质谱仪内的飞行时间推算出离子质量。TOF-SIMS 对样品表面（1～1.5 nm）非常敏感，且由于其超高的质量分辨率（生物化合物的分辨率可达 100～1000 ppm）和化学特异性，可鉴别不同的吸附蛋白[68]，分析吸附蛋白的定向和构象[69]。例如，Gajos 等利用不同蛋白质受到离子轰击能检测到的片段不同的性质来鉴别吸附蛋白，$C_2H_5S^+$ 来自卵清蛋白的蛋氨酸，$C_{10}H_{11}N_2^+$ 来自牛血清白蛋白的赖氨酸，$C_9H_8N^+$、$C_{11}H_8NO^+$ 和 $C_{10}H_{11}N_2^+$ 三种离子来自抗体的色氨酸，由此可以区别三种蛋白质的吸附情况[68]。

TOF-SIMS 实验需要超真空环境，因此只适用于固体样品或黏度很大且不挥发的液体样品，即吸附蛋白的样品需要使用缓冲液清洗并烘干后测量，才能有真空兼容性。TOF-SIMS 测试的是最表层受激的二次离子，仅有低质量的片段容易形成二次离子，且获得的离子强度是相对的，是一个半定量的方法[70, 71]。此外，样品在检测过程中受到离子轰击，样品有较小的损伤。

8.2.15 多种研究方法的联用

由以上可以看出，生物材料表面蛋白吸附的研究方法众多，每一种研究方法都有各自的优缺点，不同研究方法的优缺点可见 Wei 等[46]的总结。单一研究方法研究的多为蛋白吸附过程中的某一特性，不能代表蛋白质吸附的所有特点，因此需要结合两种或多种研究技术对生物材料表面的蛋白质吸附进行分析，以便获得更全面的吸附信息。例如，Brahmi 等联用 FTIR-ATR、SE 和 AFM 研究了氢化的无定形硅表面蛋白的电荷对其吸附和构象的影响，FTIR-ATR 可获得蛋白质二级结构、SE 可得到吸附蛋白的厚度和表面密度、AFM 用于分析蛋白质吸附前后表面形貌的变化及 pH 对吸附蛋白质形貌的影响；结果表明，当材料表面带电时，蛋白质和材料表面的相互作用主要是库仑力的作用；而对于表面氢化的无定形硅表面，蛋白质吸附的构象受 pH 及蛋白质在材料表面的吸附印迹的影响[11]。Dąbkowska 等用 AFM 对单个蛋白质的成像技术对原位的泳动电势进行校正，获得了可靠的 HSA 在云母上吸附的线索，证实 HSA 吸附过程主要是由体相的扩散控制的；此外由 XPS 进一步证明了蛋白吸附动力学过程并定量分析了不可逆吸附蛋白的最大覆盖率[53]。

8.3 影响蛋白质吸附的因素

蛋白质吸附是一个复杂的动力学过程，涉及将材料-水、蛋白质-水的界面分开，才能形成蛋白质-材料的界面。蛋白质与水、材料的相互作用过程涉及各种非共价键，如静电力、疏水相互作用、范德瓦耳斯力、氢键等[72]。蛋白质吸附的实验结果与许多因素有关，可分为两个方面，蛋白质吸附体系的差异（如吸附蛋白质种类不同、材料的结构性质不同）和蛋白质吸附实验细节的差异（如使用的蛋白测试方法和实验过程的操作细节）。

8.3.1　蛋白质吸附与蛋白质吸入

蛋白质的吸附（adsorption）与吸入（absorption）是两种非常不同的现象，但却经常被混淆而不易区分。蛋白质吸附和吸入都是蛋白质从水相到另一相材料的分离[72]。但蛋白质吸附仅发生在生物材料的表界面，而蛋白质吸入表示的是蛋白质进入生物材料的内部。例如，应用于隐形眼镜的水凝胶，主要成分为水，在进行蛋白质吸附实验时，蛋白质可扩散进入并被困于膨胀的水凝胶内，而事实上这种材料的表面可能并没有真正吸附蛋白质，但在常规的蛋白吸附检测实验中因无法区分吸入和吸附而被错误地认为水凝胶可吸附大量的蛋白质[37]。本节主要讨论蛋白质吸附。

8.3.2　蛋白质吸附实验的细节

研究蛋白质吸附的实验方法可以根据实验过程是否清洗材料表面分为两大类，即材料表面吸附蛋白后是否经过清洗[72]。若吸附了蛋白的样品在检测前经过清洗，材料表面弱吸附的蛋白极易被除去，被除掉的蛋白量受实验人员具体实验过程的影响，可能仅有少量的蛋白被除掉，也可能使原本弱吸附的蛋白与表面有更强的相互作用，因而误差较大。若吸附了蛋白的样品在测试前不经过清洗，即通过测试未吸附在材料表面而留在本体蛋白溶液中的蛋白量来间接计算在材料表界面吸附的蛋白量[37]，包括强吸附与弱吸附的部分，避免了冲洗过程带来的误差。

此外，进行蛋白质吸附实验时，为了将蛋白质溶液与吸附材料充分接触而进行的混合过程也会带来类似于清洗的效应。如人血清白蛋白在亲水的玻璃微粒（接触角<10°）表面的吸附，若直接将蛋白质溶液加入玻璃微粒上而不进一步混合，蛋白质溶液可以很好地润湿亲水的玻璃微粒，但观察到的吸附蛋白的量却很少。然而若用涡旋混合仪进行几秒的混合，玻璃微粒能吸附更多的蛋白质。这是因为在混合过程中，蛋白质溶液不断冲刷材料表面，蛋白质受力而"吸附"于材料表面。混合前后吸附量的对比如图 8-11 所示，其中，横坐标为溶液的初始蛋白质浓度，纵坐标为通过比较吸附先后溶液中蛋白质浓度的变化所得到的材料表面的吸附量。

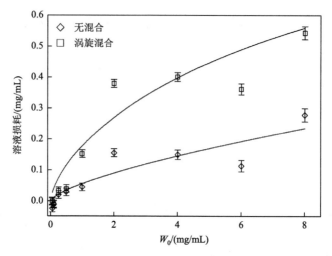

图 8-11　混合过程对人血清白蛋白在亲水的玻璃微粒表面吸附的影响

8.3.3　蛋白质吸附研究方法

　　如前所述，蛋白质吸附实验的研究方法众多，每种实验技术的原理不同，测试获得的信息也有所差异。例如，圆二色谱测试分析得到的是蛋白质的 α 螺旋、β 折叠、β 转角和无规卷曲等二级结构信息，但得不到更多的蛋白质结构的细节，而红外光谱测试还能额外获得蛋白质的 N—H、C—O 和 C—H 的伸缩振动信息。但这两种方法分析过程复杂，都不适用于蛋白质吸附的定量分析。蛋白质吸附质量的定量分析可使用紫外-可见光谱法、石英晶体微天平法等方法进行，但每一种方法获得的数据又有很大的差异。例如，紫外-可见光谱法的灵敏度较低，对低浓度吸附的蛋白质的检测有限，而石英晶体微天平法获取的是具有水化层的蛋白质，并不能获得净吸附蛋白质的质量，但表面等离子共振和波导模式谱获得的就是净吸附蛋白质的质量。因此，由于各种研究技术的原理不同，测试侧重点不同，得到的实验结果也不相同。

8.3.4　蛋白质种类的影响

　　蛋白质的来源、种类、尺度[73, 74]、结构稳定性、形状、浓度等都会影响蛋白质在生物材料表面的吸附动力学[37, 72]。总体来说，哺乳动物的血清蛋白在材料表面的吸附过程比较类似[75, 76]，然而不同物种的蛋白的糖基化程度各异，实际的蛋白质吸附实验有着很大的差异（如人血清白蛋白与胎牛血清白蛋白[77]）。再者，血清蛋白的种类超过 1000 种，不同蛋白的浓度不同，其浓度范围跨越三个数量级[78]，即使来源于同一个动物体的蛋白质因性质不同而可能有完全不同的吸附动力学[72]。例如，有些蛋白质优先吸附在极性成分更多的材料表面，然而某些蛋白质却优先吸附在极性成分低的材料表面，如纤连蛋白[79-81]。

此外，蛋白质的分子量对吸附蛋白的质量也有很大的影响，即表面吸附的大分子量的蛋白质比小分子量的蛋白质更多[42]。小分子的蛋白质如溶菌酶、β-乳球蛋白或 α-胰凝乳蛋白酶在吸附后其结构的改变相对小；中等大小的蛋白质如白蛋白、转铁蛋白、免疫球蛋白在与材料表面接触时更容易发生重构；更大的蛋白质与小蛋白质相比更容易与材料表面有强的相互吸附作用，且大蛋白质容易替换小蛋白质，即 Vroman 效应[35, 82]。因此，对蛋白质吸附过程的理解需要针对具体的吸附蛋白。

8.3.5　水分子的影响

人体主要的成分是水，水占人体重的 60%～70%。一方面，蛋白质分子处于大量的水分子体系中，另一方面，生物材料在与生物体系接触时，水分子是最早与材料接触的成分之一。水分子由于氢键的作用从能量上来说非常容易自聚合。水分子与材料表面直接接触，最表层的水分子将和附近的水分子通过氢键键合，相邻近的水分子又能进一步键合，就这样不断地由材料表面的水分子联系并影响到本体溶液中的水分子。而材料表面的化学成分、形貌、带电量等都会影响并决定水分子在材料表面的吸附键合情况，从而进一步影响本体溶液水分子的排列聚合情况。蛋白质要与材料表面直接接触而吸附需要使蛋白质与水分子分离，同时将与材料表面紧密接触的水分子排除，这样蛋白质才能代替水分子直接与材料接触吸附。因此，水与蛋白质的相互作用和水与材料表面的相互作用直接影响甚至控制了蛋白质吸附过程。例如，Nagasawa 等证明随着水与材料表面的作用力的增强，BSA 的吸附被抑制[83]。

在蛋白质吸附过程中，蛋白质分子想进入材料表面的自聚合的水分子界面将被水分子排除[37, 84]。当材料表面疏水时，即非极性的材料，水分子偶极在靠近材料端将变得有序，当蛋白质分子代替水分子吸附在材料表面时，有序的水分子将释放到本体溶液中从而增加系统的熵，而自由能却降低，因此在疏水表面蛋白质易吸附[85]。

8.3.6　材料的影响

影响蛋白质吸附的生物材料表面性质主要有化学成分、拓扑构形、粗糙度、表面能、亲疏水性、带电性等[72]（图 8-12）。材料的任意一种性质都不是独立存在的，每一种性质都受到其他性质的影响和制约，如材料表面化学成分的改变通常也会改变其润湿性、带电性等。因此，在考虑材料表面性质对蛋白质吸附的影响时需要从不同的角度去讨论。本节仅介绍几种最常讨论的材料的性质，包括润湿性、化学成分、粗糙度、表面形貌和带电性。

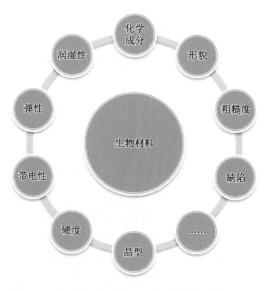

图 8-12　影响蛋白质吸附的生物材料的表面性质

1. 润湿性

众多研究表明，材料表面的亲疏水性对蛋白质吸附有显著影响[75]。材料表面与水的接触角 $\theta<90°$ 表明材料表面亲水，$\theta>90°$ 则表明材料表面疏水，而 $\theta<5°$ 为超亲水材料，$\theta>150°$ 为超疏水材料 [图 8-13（a）]。通常认为，疏水基团（疏水材料）相对于亲水基团（亲水材料），对蛋白质有更强的亲和力，因此疏水材料吸附蛋白质的量比亲水材料多[72, 86]。此外，蛋白质吸附在材料表面时，不仅与材料接触，还同时与溶液接触，蛋白的亲水部分仍最大程度地与水相接触，而疏水基团将远离液相而更多地与材料接触。从热力学能量变化的角度来说是这有利于材料和蛋白溶液系统的，而且还能提高水的熵[87]。因此，在大多数情况下改善材料表面的亲水性能抑制蛋白质的吸附；相反，提高材料的疏水性能促进蛋白质吸附[88]。再者，一般亲水材料的极性比疏水材料强，蛋白质在非极性材料表面的吸附相对于极性材料表面更强[35]，Belfort 等认为非极性材料表面促使蛋白质变性，从而促进蛋白质构象的再定位，并使得蛋白质内部和蛋白质-材料间的相互作用更强[89]。

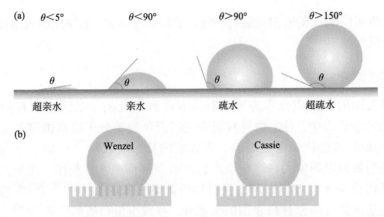

图 8-13　（a）材料的亲疏水性示意图；（b）Wenzel 模型和 Cassie 模型示意图

当材料表面具有超亲水特性时，它与普通的亲水材料类似，也不易吸附大量的蛋白质[86]。然而，超疏水材料却不完全类似于疏水材料，即超疏水材料不一定能吸附更多的蛋白质[72]。例如，由氟基硅氧烷制备的超疏水材料吸附的纤连蛋白和白蛋白的量都非常少，甚至少于普通亲水的或疏水的硅氧烷材料吸附的蛋白量[86]。仔细对比分析超疏水材料与普通的疏水材料会发现，许多超疏水材料在浸没入蛋白溶液时，蛋白溶液并不一定完全润湿材料表面，在固液界面还存在空气，即空气阻碍了蛋白与材料的直接接触，从而减少了蛋白吸附[62]，如图 8-7 所示，BSA 和 FBS 在超疏水材料表面存在空气膜时几乎不吸附，但却大量吸附于除去空气膜的表面。有趣的是，超疏水材料可分低黏性超疏水材料和高黏性超疏水材料，前一种由于溶液与材料接触时呈现 Wenzel 状态 [图 8-13（b）]，蛋白质溶液完全润湿材料而被大量吸附，而后一种由于溶液与材料接触时呈现 Cassie 状态，即超疏水材料表面的空气膜阻碍蛋白质溶液与材料直接接触[90]。

需要指出的是，虽然疏水材料对蛋白的亲和力比亲水材料更大[91]，但仍有许多例外，即亲水材料也可能比疏水材料吸附更多的蛋白质[7, 74, 92, 93]，这与材料表面的其他性质，如粗糙度、带电性等有关。例如，Lu 等的研究表明，钛的微纳米结构化表面比平整表面有更好的润湿性，表面吸附的玻连蛋白和纤连蛋白却更多；这可能是因为表面微纳米结构提高了材料的粗糙度[74]。此外，超亲水材料的制备方法各异，材料表面化学成分/官能团各不相同，其 Lewis 酸/碱强度也有很大的差异[72, 94]。若超亲水材料具有较强的 Lewis 酸或碱性，材料易具有离子交换性质，可以通过离子交换机制吸附蛋白质；相反，Lewis 酸/碱性较弱的超亲水材料则没有离子交换的能力[72]。但许多蛋白溶液由缓冲液配制而成，具有较强的离子浓度，因此，多数情况下，蛋白溶液能很好地屏蔽材料表面的电荷相互作用[72, 84, 94]。此外，不同种类的蛋白质对润湿性的响应也不同，如 Hasan

等的研究表明，BSA 的吸附量随着润湿性的降低而增大，而 FN 的吸附量却随着润湿性降低而减小[10]。

2. 化学成分

材料表面的化学成分作为影响材料表面润湿性的主要因素也直接影响着蛋白质的吸附动力学。对生物材料表面进行简单的单分子层修饰可改变其最外层的化学成分/官能团，进而调节材料表面的蛋白质吸附[72]。例如，为了增强亲水材料的蛋白吸附能力，可在亲水材料表面修饰疏水官能团；相反，在疏水材料表面修饰亲水官能团则可削弱材料吸附蛋白质的能力[88, 95-101]。增加材料表面的羟基含量可增强材料表面的亲水性，并减少蛋白质的吸附[98, 99]。由此可以看出，材料表面化学成分、材料表面润湿性与蛋白质吸附的影响具有相关性，因为改变材料表面化学成分的同时可能也改变了材料的润湿性，所以在讨论材料表面成分对蛋白质吸附的影响时需要同时考虑材料其他性质的影响，如润湿性和化学成分。

3. 粗糙度

材料表面的粗糙度越大，其比表面积越大。材料表面粗糙度对蛋白质吸附过程的影响是显著的，因为材料表面粗糙度的变化直接影响材料的比表面积，即单位面积的有效蛋白质吸附面积。似乎不难理解，一般情况下蛋白质的吸附量随材料表面的粗糙度增大而增多，如在修饰钽的石英晶片表面，纤维蛋白原的吸附量随着材料表面粗糙度的均方根的增大而增加，这是因为在粗糙的表面纤维蛋白原的构象会发生变化[102]。然而有趣的是，在许多情况下蛋白质的吸附并不随材料粗糙度的增加而增大，甚至经常出现相反的结果。例如，球状的 BSA 的吸附随着材料粗糙度的降低而减少，然而纤维蛋白原和纤连蛋白的吸附却并不是这样的，这是因为相对光滑的材料表面修饰的环氧基团可能诱导了蛋白质的吸附[103]。由此可见，在考虑材料表面粗糙度时要同时考虑材料表面的其他性质，材料表面粗糙度的变化意味着材料表面形貌的变化，也影响着材料的润湿性、表面能等性质。因此，增大材料表面的粗糙度有可能反而降低蛋白质的吸附，这在超疏水材料表面特别明显。如 Lourenco 等的研究发现，粗糙的超疏水的聚苯乙烯和聚乳酸材料表面吸附的 BSA 蛋白质不如平整的材料表面多，这其实是因为疏水材料表面增加粗糙度变成超疏水表面以后，空气困于固液界面而使蛋白质不能很好地和材料接触[104]。

4. 材料的表面形貌

材料表面形态影响其润湿性、粗糙度。因此，在材料化学成分不变的情况下，可通过调节材料表面形态来调节材料的其他性质，从而调节材料的蛋白质吸附能力[72, 105]。此外，在不改变材料表面成分的情况下，调节材料的表面形态可些许调节蛋白质的吸附量，而不显著影响吸附蛋白质的种类、比例、构象等[72, 106]，因而许多研究通过构筑不同的表面形貌来控制蛋白质吸附。与材料表面呈微米构型相比，纳米构型能更显著地调控蛋白质吸附，这是因为大部分蛋白质的尺度在几纳米到 100 nm 之间，类似地，纳米尺度构型化材料能更显著地影响、调节蛋白质在材料表面的吸附[7, 72, 107-110]。例如，纤维蛋白原在云母表面吸附时，其长度为 47 nm，而 von Willebrand 因子吸附在云母表面的长度达到 120 nm[51, 72]。另有研究表明，在不同形貌（特征尺寸范围为 40～400 nm）的 PMMA 表面，随着纳米特征尺寸的增大，von Willebrand 因子的吸附提高，相反，纤维蛋白原在最大特征尺寸表面的吸附却显著减少；这表明蛋白质在相同材料表面的吸附与蛋白的种类和尺寸有关[72, 108]。微米或更大尺寸的表面对蛋白质吸附的影响似乎没有那么显著，这是因为相对蛋白质的尺寸而言，微米材料表面更类似于平面，但也有研究表明，微米尺度的表面也能影响蛋白质与材料表面的相互作用[74, 106]。例如，具有类荷叶微结构的聚氨酯材料的表面积相对于平整的聚氨酯材料显著增加，同时聚氨酯材料吸附蛋白（纤维蛋白和白蛋白）的能力也增强了[111]。

5. 带电性

大多数蛋白质表面都带有电荷，如牛血清白蛋白、纤维蛋白原带负电，溶菌酶带正电[12, 112]。如果材料表面也带电，材料与蛋白质间的静电作用将支配蛋白质的吸附动力学和构象变化[12, 113]。这是因为材料与蛋白质溶液接触时，溶液中带相反电荷的离子将中和材料表面的电量而在材料表面形成扩散双电层（包括 Stern 层和扩散层），扩散双电层形成的渗透压影响了蛋白质的吸附，如图 8-14（a）所示。这时候可以使用 DLVO 模型来理解蛋白的吸附，除了要考虑到电荷斥力，还需要考虑范德瓦耳斯力，这两个力的共同作用若是引力则有利于蛋白质吸附，相反，若是斥力则不利于蛋白质吸附[85]。不难理解，如果蛋白质带有和表面相反的电荷，则蛋白质容易吸附，如果蛋白质带有和表面相同的电荷，则蛋白质较难吸附。如带正电的 PLL-PEG 修饰的 Nb_2O_5 和带正电的溶菌酶间有很强的静电排斥力，因而溶菌酶的吸附量很少[114]。另有不少研究表明，羟基与蛋白质表面的氨基有很强的静电相互作用，因而对蛋白质分子有更大的亲和力[115-118]。再如根据 Whitesides 规律，抗蛋白吸附的单分子层有四个特性：有极性官能团（即亲水性）、有氢键接收基团、没有氢键供电子基团、没有静电荷[119, 120]，因而可设计高分子涂层来满足以上四个条件，同时相应的高分子涂层还能提供额外的水化层来阻止蛋白质的吸附[46]。

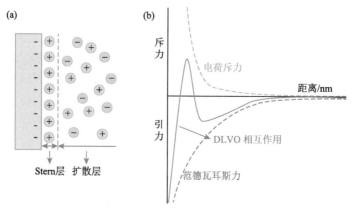

图 8-14　（a）带电材料表面的扩散双电层；（b）带电材料表面与蛋白质的三种相互作用力

8.3.7　其他影响因素

影响蛋白质吸附结果的因素除了以上所述的实验方法、实验技术、蛋白质种类、材料性质等，还有研究过程中使用的溶剂的性质，包括 pH 值、温度、离子强度等[82, 121]。如 Gondim 等研究发现，蛋白质吸附实验中所使用的缓冲液对实验结果有很大的影响，如 IgG 在 Tris-HCl 缓冲液中有最大的吸附效率，而 pH = 6.5 的磷酸盐缓冲液使 IgG 吸附具有高选择性[9]；但不同蛋白质的吸附情况不同，如人血清白蛋白在醋酸盐缓冲液中有最高的吸附。因此，在蛋白质吸附的实际研究过程中要根据具体情况具体分析，对材料表面的化学成分、形貌、润湿性、带电性等进行充分讨论，文献中相关的蛋白质吸附规律仅供参考。

8.4　总结与展望

蛋白质吸附涉及的影响因素很多，蛋白质种类、材料性质、研究方法等的变化对蛋白质吸附过程都有直接影响。因此虽然已有大量的研究对蛋白质吸附过程进行了详细研究，但由于具体的研究仅能从某个方面进行探索，蛋白质与材料的作用过程仍不明确。未来蛋白质吸附领域的发展将朝着更好理解吸附过程和相关应用方向发展：

（1）联用不同的研究方法，以更全面深入地探讨蛋白质吸附过程的不同方面，包括吸附蛋白质量、蛋白质厚度、蛋白质构象等。

（2）通过理论模拟，将计算科学与实验技术结合，以更好理解蛋白质吸附过程是当下的一个研究热点。

（3）目前研究最多的仍是单一蛋白质的吸附，而多蛋白的竞争吸附十分复杂，但相关研究对理解生物体系对生物材料的响应过程至关重要，因此将有更多的研究对此展开探索。

（4）现有的研究方法各有利弊，发展无干扰、无标记、高灵敏、高分辨率的方法将是未来的一大热点与难点。

（5）随着科学技术的快速发展，我们对蛋白质吸附过程的理解将逐步深入，充分利用对该过程的理解来设计抗蛋白吸附或促蛋白吸附的材料，有助于推动生物材料领域的发展，也能更好地理解生物体系对材料的响应过程，包括吸附蛋白在细胞、细菌、血液响应过程中的作用。

（黄巧玲、李艳冉、董元军、余　平、林昌健）

参 考 文 献

[1]　李莎莎. 蛋白质吸附的拉曼光谱研究. 天津：天津大学，2008.

[2]　Feng B，Chen J，Zhang X. Interaction of calcium and phosphate in apatite coating on titanium with serum albumin. Biomaterials，2002，23（12）：2499-2507.

[3]　Anderson N L，Polanski M，Pieper R，Gatlin T，Tirumalai R S，Conrads T P，Veenstra T D，Adkins J N，Pounds J G，Fagan R，Lobley A. The human plasma proteome：A nonredundant list developed by combination of four separate sources. Molecular and Cellular Proteomics，2004，3（4）：311-326.

[4]　Gentleman M M，Gentleman E. The role of surface free energy in osteoblast-biomaterial interactions. International Materials Reviews，2014，59（8）：417-429.

[5]　Jackson M，Mantsch H H. The use and misuse of FTIR spectroscopy in the determination of protein structure. CRC Critical Reviews in Biochemistry，1995，30（2）：95.

[6]　Yang H，Yang S，Kong J，Dong A，Yu S. Obtaining information about protein secondary structures in aqueous solution using Fourier transform IR spectroscopy. Nature Protocols，2015，10（3）：382-396.

[7]　Roach P，Farrar D，Perry C C. Interpretation of protein adsorption：Surface-induced conformational changes. Journal of the American Chemical Society，2005，127（22）：8168-8173.

[8]　Xiao Y，Stone T，Bell D，Gillespie C，Portoles M. Confocal raman microscopy of protein adsorbed in chromatographic particles. Analytical Chemistry，2012，84（17）：7367-7373.

[9]　Gondim D R，Cecilia J A，Santos S O，Rodrigues T N B，Aguiar J E，Vilarrasa-García E，Rodríguez-Castellón E，Azevedo D C S，Silva I J. Influence of buffer solutions in the adsorption of human serum proteins onto layered double hydroxide. International Journal of Biological Macromolecules，2018，106：396-409.

[10]　Hasan A，Saxena V，Pandey L M. Surface functionalization of Ti6Al4V via self-assembled monolayers for improved protein adsorption and fibroblast adhesion. Langmuir，2018，34（11）：3494-3506.

[11]　Brahmi Y，Filali L，Sib J D，Bouhekka A，Benlakehal D，Bouizem Y，Kebab A，Chahed L. Conformational study of protein interactions with hydrogen-passivated amorphous silicon surfaces：Effect of pH. Applied Surface Science，2017，423：394-402.

[12]　Aramesh M，Shimoni O，Ostrikov K，Prawer S，Cervenka J. Surface charge effects in protein adsorption on nanodiamonds. Nanoscale，2015，7（13）：5726-5736.

[13]　Xiao Y，Stone T，Moya W，Killian P，Herget T. Confocal Raman characterization of different protein desorption

behaviors from chromatographic particles. Analytical Chemistry, 2014, 86 (2): 1007-1015.

[14] Hédoux A, Paccou L, Guinet Y. Relationship between β-relaxation and structural stability of lysozyme: Microscopic insight on thermostabilization mechanism by trehalose from Raman spectroscopy experiments. Journal of Chemical Physics, 2014, 140 (22): 225102.

[15] Kelly S M, Jess T J, Price N C. How to study proteins by circular dichroism. Biochimica et Biophysica Acta (BBA)-Proteins and Proteomics, 2005, 1751 (2): 119-139.

[16] Ding F, Han B Y, Liu W, Zhang L, Sun Y. Interaction of imidacloprid with hemoglobin by fluorescence and circular dichroism. Journal of Fluorescence, 2010, 20 (3): 753-762.

[17] Bourassa P, Dubeau S, Maharvi G M, Fauq A H, Thomas T J, Tajmir-Riahi H A. Locating the binding sites of anticancer tamoxifen and its metabolites 4-hydroxytamoxifen and endoxifen on bovine serum albumin. European Journal of Medicinal Chemistry, 2011, 46 (9): 4344-4353.

[18] Atarodi Shahri P, Sharifi Rad A, Beigoli S, Saberi M R, Chamani J. Human serum albumin-amlodipine binding studied by multi-spectroscopic, zeta-potential, and molecular modeling techniques. Journal of the Iranian Chemical Society, 2018, 15 (1): 223-243.

[19] 沈星灿, 梁宏, 何锡文, 王新省. 圆二色光谱分析蛋白质构象的方法及研究进展. 分析化学, 2004, 3: 388-394.

[20] Janes R W. Bioinformatics analyses of circular dichroism protein reference databases. Bioinformatics, 2005, 21 (23): 4230-4238.

[21] Konar S, Sen S, Pathak A. Morphological effects of cuo nanostructures on fibrillation of human serum albumin. Journal of Physical Chemistry B, 2017, 121 (51): 11437-11448.

[22] Dennison J M, Zupancic J M, Lin W, Dwyer J H, Murphy C J. Protein adsorption to charged gold nanospheres as a function of protein deformability. Langmuir, 2017, 33 (31): 7751-7761.

[23] Fleischer C C, Payne C K. Nanoparticle-cell interactions: Molecular structure of the protein corona and cellular outcomes. Accounts of Chemical Research, 2014, 47 (8): 2651-2659.

[24] Hook F, Voros J, Rodahl M, Kurrat R, Boni P, Ramsden J J, Textor M, Spencer N D, Tengvall P, Gold J, Kasemo B. A comparative study of protein adsorption on titanium oxide surfaces using in situ ellipsometry, optical waveguide lightmode spectroscopy, and quartz crystal microbalance/dissipation. Colloids and Surfaces B: Biointerfaces, 2002, 24 (2): 155-170.

[25] Hook F, Kasemo B, Nylander T, Fant C, Sott K, Elwing H. Variations in coupled water, viscoelastic properties, and film thickness of A Mefp-1 protein film during adsorption and cross-linking: A quartz crystal microbalance with dissipation monitoring, ellipsometry, and surface plasmon resonance study. Analytical Chemistry, 2001, 73 (24): 5796-5804.

[26] Brusatori M, Tie Y, Tassel P. Protein adsorption kinetics under an applied electric field: An optical waveguide lightmode spectroscopy study. Langmuir, 2003, 19 (12): 5089-5097.

[27] Scarangella A, Soumbo M, Villeneuve-Faure C, Mlayah A, Bonafos C, Monje M C, Roques C, Makasheva K. Adsorption properties of BSA and DsRed proteins deposited on thin SiO_2 layers: Optically non-absorbing versus absorbing proteins. Nanotechnology, 2018, 29 (11): 115101.

[28] 徐东, 周宁琳, 沈健. 蛋白吸附的光谱分析方法及其对生物材料的合成指导. 光谱学与光谱分析, 2010, 30 (12): 3281-3284.

[29] Patching S G. Surface plasmon resonance spectroscopy for characterisation of membrane protein-ligand interactions and its potential for drug discovery. Biochimica et Biophysica Acta(BBA)-Biomembranes, 2014, 1838 (1, Part A): 43-55.

[30] Liedberg B, Lundström I, Stenberg E. Principles of biosensing with an extended coupling matrix and surface plasmon resonance. Sensors and Actuators B: Chemical, 1993, 11 (1): 63-72.

[31] Jung L S, Campbell C T, Chinowsky T M, Mar M N, Yee S S. Quantitative interpretation of the response of surface plasmon resonance sensors to adsorbed films. Langmuir, 1998, 14 (19): 5636-5648.

[32] Luan Y, Li D, Wei T, Wang M, Tang Z, Brash J L, Chen H. "Hearing loss" in QCM measurement of protein adsorption to protein resistant polymer brush layers. Analytical Chemistry, 2017, 89 (7): 4184-4191.

[33] Singh P. SPR biosensors: Historical perspectives and current challenges. Sensors and Actuators B: Chemical, 2016, 229: 110-130.

[34] Wassel E, Jiang S, Song Q, Vogt S, Nöll G, Druzhinin S I, Schönherr H. Thickness dependence of bovine serum albumin adsorption on thin thermoresponsive poly(diethylene glycol)methyl ether methacrylate brushes by surface plasmon resonance measurements. Langmuir, 2016, 32 (36): 9360-9370.

[35] Rabe M, Verdes D, Seeger S. Understanding protein adsorption phenomena at solid surfaces. Advances in Colloid and Interface Science, 2011, 162 (1-2): 87-106.

[36] Gaspar A, Gomez F A. Application of surface plasmon resonance spectroscopy for adsorption studies of different types of components on poly (dimethylsiloxane). Analytica Chimica Acta, 2013, 777: 72-77.

[37] Vogler E A. Protein adsorption in three dimensions. Biomaterials, 2012, 33 (5): 1201-1237.

[38] Orgovan N, Patko D, Hos C, Kurunczi S, Szabó B, Ramsden J J, Horvath R. Sample handling in surface sensitive chemical and biological sensing: A practical review of basic fluidics and analyte transport. Advances in Colloid and Interface Science, 2014, 211: 1-16.

[39] Calonder C, Tie Y, van Tassel P R. History dependence of protein adsorption kinetics. Proceedings of the National Academy of Sciences, 2001, 98 (19): 10664-10669.

[40] Vörös J. The density and refractive index of adsorbing protein layers. Biophysical Journal, 2004, 87 (1): 553-561.

[41] Leclercq L, Vert M. Comparison between protein repulsions by diblock PLA-PEO and albumin nanocoatings using OWLS. Journal of Biomaterials Science, Polymer Edition, 2017, 28 (2): 177-193.

[42] Parhi P, Golas A, Barnthip N, Noh H, Vogler E A. Volumetric interpretation of protein adsorption: Capacity scaling with adsorbate molecular weight and adsorbent surface energy. Biomaterials, 2009, 30 (36): 6814-6824.

[43] Lakowicz J R. Principles of Fluorescence Spectroscopy. Boston: Springer, 2006: 529-575.

[44] Huang Q, Lin L, Yang Y, Hu R, Vogler E A, Lin C. Role of trapped air in the formation of cell-and-protein micropatterns on superhydrophobic/superhydrophilic microtemplated surfaces. Biomaterials, 2012, 33 (33): 8213-8220.

[45] Weinhart M, Becherer T, Schnurbusch N, Schwibbert K, Kunte H J, Haag R. Linear and hyperbranched polyglycerol derivatives as excellent bioinert glass coating materials. Advanced Engineering Materials, 2011, 13 (12): B501-B510.

[46] Wei Q, Becherer T, Angioletti-Uberti S, Dzubiella J, Wischke C, Neffe A T, Lendlein A, Ballauff M, Haag R. Protein Interactions with polymer coatings and biomaterials. Angewandte Chemie International Edition, 2014, 53 (31): 8004-8031.

[47] 李贵才, 朱生发, 杨苹, 黄楠. 石英晶体微天平在蛋白吸附领域的研究进展. 传感器世界, 2007, (12): 6-10.

[48] Silva-Bermudez P, Rodil S E. An overview of protein adsorption on metal oxide coatings for biomedical implants. Surface & Coatings Technology, 2013, 233: 147-158.

[49] Pang D, He L, Wei L, Zheng H, Deng C. Preparation of a beta-tricalcium phosphate nanocoating and its protein adsorption behaviour by quartz crystal microbalance with dissipation technique. Colloids and Surfaces B: Biointerfaces, 2018, 162: 1-7.

[50] Kusakawa Y, Yoshida E, Hayakawa T. Protein adsorption to titanium and zirconia using a quartz crystal microbalance method. BioMed Research International, 2017, 2017: 8.

[51] Marchant R, Kang I, Sit P, Zhou Y, Todd B, Eppell S, Lee I. Molecular views and measurements of hemostatic processes using atomic force microscopy. Current Protein and Peptide Science, 2002, 3 (3): 249-274.

[52] Messina G M L, Passiu C, Rossi A, Marletta G. Selective protein trapping within hybrid nanowells. Nanoscale, 2016, 8 (36): 16511-16519.

[53] Dąbkowska M, Adamczyk Z, Kujda M. Mechanism of HSA adsorption on mica determined by streaming potential, AFM and XPS measurements. Colloids and Surfaces B: Biointerfaces, 2013, 101: 442-449.

[54] Yang W E, Huang H H. Improving the biocompatibility of titanium surface through formation of a TiO_2 nano-mesh layer. Thin Solid Films, 2010, 518 (24): 7545-7550.

[55] Huang H H, Wu C P, Sun Y S, Yang W E, Lee T H. Surface nanotopography of an anodized Ti-6Al-7Nb alloy enhances cell growth. Journal of Alloys and Compounds, 2014, 615: S648-S654.

[56] Welsch N, Lu Y, Dzubiella J, Ballauff M. Adsorption of proteins to functional polymeric nanoparticles. Polymer, 2013, 54 (12): 2835-2849.

[57] Henzler K, Haupt B, Rosenfeldt S, Harnau L, Narayanan T, Ballauff M. Interaction strength between proteins and polyelectrolyte brushes: A small angle X-ray scattering study. Physical Chemistry Chemical Physics, 2011, 13 (39): 17599-17605.

[58] Henzler K, Wittemann A, Breininger E, Ballauff M, Rosenfeldt S. Adsorption of bovine hemoglobin onto spherical polyelectrolyte brushes monitored by small-angle X-ray scattering and fourier transform infrared spectroscopy. Biomacromolecules, 2007, 8 (11): 3674-3681.

[59] Rosenfeldt S, Wittemann A, Ballauff M, Breininger E, Bolze J, Dingenouts N. Interaction of proteins with spherical polyelectrolyte brushes in solution as studied by small-angle X-ray scattering. Physical Review E, 2004, 70 (6): 061403.

[60] Luan Y, Li D, Wang Y, Liu X, Brash J L, Chen H. 125I-Radiolabeling, surface plasmon resonance, and quartz crystal microbalance with dissipation: Three tools to compare protein adsorption on surfaces of different wettability. Langmuir, 2014, 30 (4): 1029-1035.

[61] McFarlane A S. Efficient trace-labelling of proteins with Iodine. Nature, 1958, 182: 53.

[62] Leibner E S, Barnthip N, Chen W N, Baumrucker C R, Badding J V, Pishko M, Vogler E A. Superhydrophobic effect on the adsorption of human serum albumin. Acta Biomaterialia, 2009, 5 (5): 1389-1398.

[63] Holmberg M, Stibius K B, Ndoni S, Larsen N B, Kingshott P, Hou X L. Protein aggregation and degradation during iodine labeling and its consequences for protein adsorption to biomaterials. Analytical Biochemistry, 2007, 361 (1): 120-125.

[64] Becker A L, Welsch N, Schneider C, Ballauff M. Adsorption of RNase A on cationic polyelectrolyte brushes: A study by isothermal titration calorimetry. Biomacromolecules, 2011, 12 (11): 3936-3944.

[65] Henzler K, Haupt B, Lauterbach K, Wittemann A, Borisov O, Ballauff M. Adsorption of β-lactoglobulin on spherical polyelectrolyte brushes: Direct proof of counterion release by isothermal titration calorimetry. Journal of the American Chemical Society, 2010, 132 (9): 3159-3163.

[66] Lindman S, Lynch I, Thulin E, Nilsson H, Dawson K A, Linse S. Systematic investigation of the thermodynamics of HSA adsorption to *n-iso*-propylacrylamide/*N-tert*-butylacrylamide copolymer nanoparticles. Effects of particle size and hydrophobicity. Nano Letters, 2007, 7 (4): 914-920.

[67] Sen S, Dasgupta S, DasGupta S. Does surface chirality of gold nanoparticles affect fibrillation of HSA?. Journal of

Physical Chemistry C，2017，121（34）：18935-18946.

[68] Gajos K，Budkowski A，Petrou P，Pagkali V，Awsiuk K，Rysz J，Bernasik A，Misiakos K，Raptis I，Kakabakos S. Protein adsorption/desorption and antibody binding stoichiometry on silicon interferometric biosensors examined with TOF-SIMS. Applied Surface Science，2018，444：187-196.

[69] Wagner M S，McArthur S L，Shen M，Horbett T A，Castner D G. Limits of detection for time of flight secondary ion mass spectrometry（ToF-SIMS）and X-ray photoelectron spectroscopy（XPS）：Detection of low amounts of adsorbed protein. Journal of Biomaterials Science，Polymer Edition，2002，13（4）：407-428.

[70] Lu R，Wang C Y，Wang X，Wang Y J，Wang N，Chou J，Li T，Zhang Z T，Ling Y H，Chen S. Effects of hydrogenated TiO$_2$ nanotube arrays on protein adsorption and compatibility with osteoblast-like cells. International Journal of Nanomedicine，2018，13：2037-2049.

[71] Wagener V，Boccaccini A R，Virtanen S. Protein-adsorption and Ca-phosphate formation on chitosan-bioactive glass composite coatings. Applied Surface Science，2017，416：454-460.

[72] 黄巧玲. 超亲-超疏水表面的生物响应性研究. 厦门：厦门大学，2013.

[73] Noh H，Vogler E A. Volumetric interpretation of protein adsorption：Partition coefficients，interphase volumes，and free energies of adsorption to hydrophobic surfaces. Biomaterials，2006，27（34）：5780-5793.

[74] Lu J，Yao C，Yang L，Webster T J. Decreased platelet adhesion and enhanced endothelial cell functions on nano and submicron-rough titanium stents. Tissue Engineering Part A，2012，18（13-14）：1389-1398.

[75] Krishnan A，Cha P，Liu Y H，Allara D，Vogler E A. Interfacial energetics of blood plasma and serum adsorption to a hydrophobic self-assembled monolayer surface. Biomaterials，2006，27（17）：3187-3194.

[76] Krishnan A，Wilson A，Sturgeon J，Siedlecki C A，Vogler E A. Liquid-vapor interfacial tension of blood plasma，serum and purified protein constituents thereof. Biomaterials，2005，26（17）：3445-3453.

[77] Lu J R，Su T J，Penfold J. Adsorption of serum albumins at the air/water interface. Langmuir，1999，15（20）：6975-6983.

[78] Parhi P，Golas A，Vogler E A. Role of proteins and water in the initial attachment of mammalian cells to biomedical surfaces：A review. Journal of Adhesion Science and Technology，2010，24（5）：853-888.

[79] dos Santos E，Farina M，Soares G，Anselme K. Surface energy of hydroxyapatite and β-tricalcium phosphate ceramics driving serum protein adsorption and osteoblast adhesion. Journal of Materials Science：Materials in Medicine，2008，19（6）：2307-2316.

[80] Michiardi A，Aparicio C，Ratner B D，Planell J A，Gil J. The influence of surface energy on competitive protein adsorption on oxidized NiTi surfaces. Biomaterials，2007，28（4）：586-594.

[81] Comelles J，Estévez M，Martínez E，Samitier J. The role of surface energy of technical polymers in serum protein adsorption and MG-63 cells adhesion. Nanomedicine：Nanotechnology，Biology and Medicine，2010，6（1）：44-51.

[82] Othman Z，Cillero Pastor B，van Rijt S，Habibovic P. Understanding interactions between biomaterials and biological systems using proteomics. Biomaterials，2018，167：191-204.

[83] Nagasawa D，Azuma T，Noguchi H，Uosaki K，Takai M. Role of interfacial water in protein adsorption onto polymer brushes as studied by SFG spectroscopy and QCM. Journal of Physical Chemistry C，2015，119（30）：17193-17201.

[84] Vogler E A. Water in biomaterials surface science. Chichester：John Wiley and Sons，2001：269-290.

[85] Tsapikouni T S，Missirlis Y F. Protein-material interactions：From micro-to-nano scale. Materials Science and Engineering：B，2008，152（1-3）：2-7.

[86] Stallard C P，McDonnell K A，Onayemi O D，O'Gara J P，Dowling D P. Evaluation of protein adsorption on

atmospheric plasma deposited coatings exhibiting superhydrophilic to superhydrophobic properties. Biointerphases, 2012, 7 (1-4): 1-12.

[87]　Wilson C J, Clegg R E, Leavesley D I, Pearcy M J. Mediation of biomaterial-cell interactions by adsorbed proteins: A review. Tissue Engineering, 2005, 11 (1-2): 1-18.

[88]　Barrias C C, Martins M C L, Almeida-Porada G, Barbosa M A, Granja P L. The correlation between the adsorption of adhesive proteins and cell behaviour on hydroxyl-methyl mixed self-assembled monolayers. Biomaterials, 2009, 30 (3): 307-316.

[89]　Anand G, Sharma S, Dutta A K, Kumar S K, Belfort G. Conformational transitions of adsorbed proteins on surfaces of varying polarity. Langmuir, 2010, 26 (13): 10803-10811.

[90]　Xu L, Chen S, Lu X, Lu Q. Electrochemically tunable cell adsorption on a transparent and adhesion-switchable superhydrophobic polythiophene film. Macromolecular Rapid Communications, 2015, 36 (12): 1205-1210.

[91]　Xu L C, Siedlecki C A. Effects of surface wettability and contact time on protein adhesion to biomaterial surfaces. Biomaterials, 2007, 28 (22): 3273-3283.

[92]　Tzoneva R, Faucheux N, Groth T. Wettability of substrata controls cell-substrate and cell-cell adhesions. Biochimica et Biophysica Acta(BBA)-General Subjects, 2007, 1770 (11): 1538-1547.

[93]　Sousa S R, Moradas-Ferreira P, Barbosa M A. TiO$_2$ type influences fibronectin adsorption. Journal of Materials Science-Materials in Medicine, 2005, 16 (12): 1173-1178.

[94]　Noh H, Yohe S T, Vogler E A. Volumetric interpretation of protein adsorption: Ion-exchange adsorbent capacity, protein pI, and interaction energetics. Biomaterials, 2008, 29 (13): 2033-2048.

[95]　Yuan L, Yu Q, Li D, Chen H. Surface modification to control protein/surface interactions. Macromolecular Bioscience, 2011, 11 (8): 1031-1040.

[96]　Chen S, Zheng J, Li L, Jiang S. Strong resistance of phosphorylcholine self-assembled monolayers to protein adsorption: Insights into nonfouling properties of zwitterionic materials. Journal of the American Chemical Society, 2005, 127 (41): 14473-14478.

[97]　Chen L, Liu M J, Bai H, Chen P P, Xia F, Han D, Jiang L. Antiplatelet and thermally responsive poly (*N*-isopropylacrylamide) surface with nanoscale topography. Journal of the American Chemical Society, 2009, 131 (30): 10467-10472.

[98]　Rodrigues S N, Gonçalves I C, Martins M C L, Barbosa M A, Ratner B D. Fibrinogen adsorption, platelet adhesion and activation on mixed hydroxyl-/methyl-terminated self-assembled monolayers. Biomaterials, 2006, 27 (31): 5357-5367.

[99]　Toromanov G, Gonzalez-Garcia C, Altankov G, Salmeron-Sanchez M. Vitronectin activity on polymer substrates with controlled—OH density. Polymer, 2010, 51 (11): 2329-2336.

[100]　Chen H, Brook M A, Sheardown H. Silicone elastomers for reduced protein adsorption. Biomaterials, 2004, 25 (12): 2273-2282.

[101]　Chen H, Brook M A, Chen Y, Sheardown H. Surface properties of PEO-silicone composites: Reducing protein adsorption. Journal of Biomaterials Science-Polymer Edition, 2005, 16 (4): 531-548.

[102]　Rechendorff K, Hovgaard M B, Foss M, Zhdanov V P, Besenbacher F. Enhancement of protein adsorption induced by surface roughness. Langmuir, 2006, 22 (26): 10885-10888.

[103]　Martínez-Ibáñez M, Murthy N S, Mao Y, Suay J, Gurruchaga M, Goñi I, Kohn J. Enhancement of plasma protein adsorption and osteogenesis of hMSCs by functionalized siloxane coatings for titanium implants. Journal of Biomedical Materials Research Part B: Applied Biomaterials, 2018, 106 (3): 1138-1147.

[104] Lourenco B N, Marchioli G, Song W L, Reis R L, van Blitterswijk C A, Karperien M, van Apeldoorn A, Mano J F. Wettability influences cell behavior on superhydrophobic surfaces with different topographies. Biointerphases, 2012, 7 (1-4): 1-11.

[105] Riedel M, Müller B, Wintermantel E. Protein adsorption and monocyte activation on germanium nanopyramids. Biomaterials, 2001, 22 (16): 2307-2316.

[106] Luong-Van E, Rodriguez I, Low H Y, Elmouelhi N, Lowenhaupt B, Natarajan S, Lim C T, Prajapati R, Vyakarnam M, Cooper K. Review: Micro- and nanostructured surface engineering for biomedical applications. Journal of Materials Research, 2013, 28 (2): 165-174.

[107] Scopelliti P E, Borgonovo A, Indrieri M, Giorgetti L, Bongiorno G, Carbone R, Podesta A, Milani P. The effect of surface nanometre-scale morphology on protein adsorption. PLoS One, 2010, 5 (7): e11862.

[108] Minelli C, Kikuta A, Tsud N, Ball M, Yamamoto A. A micro-fluidic study of whole blood behaviour on PMMA topographical nanostructures. Journal of Nanobiotechnology, 2008, 6 (1): 1-11.

[109] Oh S, Brammer K S, Li Y S J, Teng D, Engler A J, Chien S, Jin S. Stem cell fate dictated solely by altered nanotube dimension. Proceedings of the National Academy of Sciences of the United States of America, 2009, 106 (7): 2130-2135.

[110] Shi J, Feng B, Lu X, Weng J. Adsorption of bovine serum albumin onto titanium dioxide nanotube arrays. International Journal of Materials Research, 2012, 103 (7): 889-896.

[111] Zheng J, Song W, Huang H, Chen H. Protein adsorption and cell adhesion on polyurethane/Pluronic (R) surface with lotus leaf-like topography. Colloids and Surfaces B: Biointerfaces, 2010, 77 (2): 234-239.

[112] Marucco A, Fenoglio I, Turci F, Fubini B. Interaction of fibrinogen and albumin with titanium dioxide nanoparticles of different crystalline phases. Journal of Physics: Conference Series, 2013, 429: 012014.

[113] Hartvig R A, van de Weert M, Østergaard J, Jorgensen L, Jensen H. Protein adsorption at charged surfaces: The role of electrostatic interactions and interfacial charge regulation. Langmuir, 2011, 27 (6): 2634-2643.

[114] Pasche S, Voros J, Griesser H J, Spencer N D, Textor M. Effects of ionic strength and surface charge on protein adsorption at PEGylated surfaces. Journal of Physical Chemistry B, 2005, 109 (37): 17545-17552.

[115] Kang Y, Li X, Tu Y, Wang Q, Ågren H. On the mechanism of protein adsorption onto hydroxylated and nonhydroxylated TiO$_2$ surfaces. Journal of Physical Chemistry C, 2010, 114 (34): 14496-14502.

[116] Shen J W, Wu T, Wang Q, Pan H H. Molecular simulation of protein adsorption and desorption on hydroxyapatite surfaces. Biomaterials, 2008, 29 (5): 513-532.

[117] Sano K I, Shiba K. A hexapeptide motif that electrostatically binds to the surface of titanium. Journal of the American Chemical Society, 2003, 125 (47): 14234-14235.

[118] Hong Y, Yu M, Lin J, Cheng K, Weng W, Wang H. Surface hydroxyl groups direct cellular response on amorphous and anatase TiO$_2$ nanodots. Colloids and Surfaces B: Biointerfaces, 2014, 123 (1): 68-74.

[119] Ostuni E, Chapman R G, Holmlin R E, Takayama S, Whitesides G M. A survey of structure-property relationships of surfaces that resist the adsorption of protein. Langmuir, 2001, 17 (18): 5605-5620.

[120] Chapman R G, Ostuni E, Takayama S, Holmlin R E, Yan L, Whitesides G M. Surveying for surfaces that resist the adsorption of proteins. Journal of the American Chemical Society, 2000, 122 (34): 8303-8304.

[121] Kastantin M, Langdon B B, Schwartz D K. A bottom-up approach to understanding protein layer formation at solid-liquid interfaces. Advances in Colloid and Interface Science, 2014, 207: 240-252.

蛋白质/细胞与材料表界面相互作用的数值模拟

摘要： 蛋白质/细胞在材料表面相互作用是一个非常复杂的物理化学和生物过程，受到多种因素的共同影响。对其研究一般以实验研究为主，但面临不少困难，计算机模拟成为研究这个界面科学问题的有力辅助手段。本章重点介绍当前最新的一些数值模拟蛋白质/细胞与材料表界面相互作用的方法，从微观、介观、宏观三个层次分别介绍了经典分子动力学（MD）方法、蒙特卡罗（MC）方法、耗散粒子动力学（DPD）方法、格子玻尔兹曼方法（LBM）和计算流体力学（CFD）计算方法，用于数值模拟蛋白质、细胞与材料表面相互作用以及细胞聚集、变形运动及血液流动等生物流体力学问题。

Abstract： The interaction between a protein/cell and a material surface is a complex physicochemical and biological process，and influenced by many factors. Generally，the investigation is based on experimental research，which is however faced with much difficulty. Computer simulations get to be a supplementary yet powerful tool to resolve corresponding problems. This chapter focuses on the latest numerical simulation methods of protein/cell interactions with material surfaces，including molecular dynamics（MD）method，Monte Carlo（MC）method，dissipative particle dynamics（DPD）method，lattice Boltzmann method（LBM）and computational fluid dynamics（CFD）from the microscale，mesoscale and macroscale levels. They are used to simulate biofluid processes such as interactions between protein/cell and material surfaces，cell aggregation and deformation，and blood flow.

　　蛋白质/细胞与材料表界面相互作用的数值模拟从微观角度有经典的分子动力学（MD）方法和蒙特卡罗（MC）方法，它们能对细胞、蛋白质等进行精确到分子层面的模拟，但其计算代价过大，因此通常只能模拟细胞或蛋白质的一部分（如细胞膜蛋白、肽链等）。从宏观尺度模拟则主要被应用于生物流体流变特性机理研究中，侧重血细胞在血管内的流动等。而介观模拟是连接微观分子动力学模拟与宏观经典力学连续介质模拟的重要桥梁，其意义在于保证足够计算精度的前提下尽可能减少计算代价。生物体内绝大多数的细胞都是处于介观尺度下的。这对于往往包含大量细胞的生物工程设计或需要模拟较长时间以解释某些生物现象的机理研究来说都是不足的。因此，在细胞工程设计、蛋白质机理分析等方向上主要运用介观模拟手段。目前，主流的介观模拟方法包括：耗散粒子动力（DPD）方法、格子玻尔兹曼方法（LBM）等。其中 DPD 方法结合了 MD 方法和气体格子方法，通过粗粒化模拟特征时间尺度和空间尺度，因此该部分为本章的重点内容。

9.1　蛋白质与材料表界面吸附的分子动力学和蒙特卡罗方法模拟

9.1.1　分子动力学方法概述

分子动力学（MD）是基于经典牛顿运动定律来计算体系内各个粒子的位置随时间变化的运动轨迹的一种方法。MD 模拟一般以原子为最小粒子单元，使用各种势能函数（即分子力场）来描述粒子间相互作用和系统外加约束。通过求解牛顿运动方程来计算粒子的运动轨迹，并使用统计力学方法得到体系在模拟时间和空间尺度内的各种性质。1957 年 MD 模拟被首次应用于预测物质的宏观性质[1]，经过几十年的发展，相关的模拟技术不断成熟，不断涌现出新的方法。随着计算机软件和硬件技术的不断发展，尤其是近来基于图像处理单元（graphics processing unit，GPU）计算的推出，MD 模拟空间尺度可以达到数百万个原子，模拟时间尺度可以达到毫秒级。MD 模拟已经成为当今科学研究中不可或缺的工具，被广泛用于生物、材料、物理、化工和能源等领域。与实验相比，MD 模拟具有低成本、安全、获得原子尺度的各种微观信息等特点，尤其在研究微观复杂体系中具有非常明显的优势。

MD 模拟结果的准确性和合理性在很大程度上取决于分子力场的适用性。分子力场包括各个原子的质量、尺寸和电荷，溶剂的介电常数，用于描述原子之间的键长、键角和二面角振动的势能函数类型和具体参数（平衡值和力常数），静电作用的函数类型，以及描述各个原子和原子之间的范德瓦耳斯作用的 Lennard-Jones 势能函数类型和具体参数等。分子力场一般通过严格的量子化学计算或通过拟合相关的实验数据来获取。

目前常用的分子力场包括 CHARMM[2]，AMBER[3]，OPLS[4]，CVFF[5]和 UFF[6]等。由于力场的准确性直接决定了模拟结果的可靠性，因此在选择力场时必须谨慎，对于不同的模拟体系，必须先进行一些简单的模拟计算以对力场参数进行验证和修正，才能真正应用于复杂的大体系中。在 MD 模拟中还应注意的就是模拟参数的选择，如模拟系综（NVT，NPT，NVE 等）、周期性边界条件（二维、三维）、静电作用的计算方法（Ewald，PME，PPPM，Shift 等）、范德瓦耳斯作用的计算方法（Cut-off，Shift，Switch 等）、温度控制方法（Berendsen，Nosé-Hoover，V-rescale 等）、压力控制方法（Berendsen，Parrinello-Rahman，MTTK 等）、模拟时间和步长以及原子的初速度等。

MD 模拟已经渗透到各个领域，如晶体结构优化、气体分子的吸附分离、离子水化现象、聚合物构象的优化、蛋白质的折叠等。近年来，有关蛋白质在固体表面上吸附的 MD 模拟报道也越来越多。全原子分子动力学（AAMD）模拟所能处理的体系一般只包含几万至几十万个原子，相应的空间尺度为几至十几纳米，而时间尺度为几十至几百纳秒。但是，要想全面而深入地考察蛋白质在界面上的吸附过程，就需要开展更大空间尺度和更长时间尺度的计算机模拟。一些粗粒化的（coarse-grained）分子动力学（CGMD）模拟方法应运而生，其中最常用的是基于 MARTINI 力场[7]的 CGMD 模拟。该方法具有较好的通用性，可用于模拟脂类、表面活性剂、碳水化合物、聚合物和生物大分子（如蛋白质[7]和 DNA[8]）等。目前已有许多成熟的软件用于 MD 模拟，如 GROMACS，AMBER，NAMD，CHARMM，LAMMPS，Materials Studio 等。

9.1.2 分子动力学的基本原理

对于单个粒子，由牛顿第二定律得：[9]

$$F_i = m_i a_i \tag{9-1}$$

式中，F_i 为作用在粒子 i 上的力；m_i 为粒子的质量；a_i 为粒子的加速度。而加速度是由坐标对时间的二级导数给出，即 $a_i = \dfrac{\mathrm{d}^2 r_i}{\mathrm{d}t^2}$，代入可得

$$\frac{\mathrm{d}^2 r_i}{\mathrm{d}t^2} = \frac{F_i}{m_i} \tag{9-2}$$

式中，r_i 为粒子 i 的坐标。而 F_i 可由势能函数 V 的梯度给出，即

$$F_i = \frac{\partial V}{\partial r_i} \tag{9-3}$$

由上面两个式子可以得出，给定原子的某个时刻位置、速度和相应的势场，可以使用很小时间间隔做数值积分计算，从而得到原子下一时刻的位置和速度。这就是分子动力学方法的理论基础。

9.1.3　分子动力学的积分方法

在分子动力学中，Verlet 算法可能是最广泛的求解牛顿运动方程的积分方法。原始 Verlet 算法由 Verlet[10]于 1967 年提出，运用了粒子坐标 r 的 Taylor 展开式，即

$$r(t+\delta t) = r(t) + \frac{dr}{dt}\delta t + \frac{1}{2!}\frac{d^2r}{dt^2}\delta t^2 + \cdots \tag{9-4}$$

$$r(t-\delta t) = r(t) - \frac{dr}{dt}\delta t + \frac{1}{2!}\frac{d^2r}{dt^2}\delta t^2 + \cdots \tag{9-5}$$

两式相加，得

$$r(t+\delta t) = 2r(t) - r(t-\delta t) + \frac{d^2r}{dt^2}\delta t^2 \tag{9-6}$$

速度由两式相减可得：

$$v(t) = \frac{dr}{dt} = \frac{1}{2\delta t}[r(t+\delta t) - r(t-\delta t)] \tag{9-7}$$

此时的速度由 $t+\delta t$ 和 $t-\delta t$ 时刻的坐标计算得到。

Verlet 算法有易程序化、应用性强的优点，从而在分子动力学计算中得到了广泛应用。但其有速度计算落后于位置计算，开始计算时需要估算 $t=-\delta t$ 时的分子位置等缺点。而 Hockney[11]在 1970 年提出的蛙跳 Verlet 算法改进了这些问题，这一算法利用了半时间间隔处的速度：

$$v\left(t+\frac{1}{2}\delta t\right) = v\left(t-\frac{1}{2}\delta t\right) + a(t)\delta t \tag{9-8}$$

$$r(t+\delta t) = r(t) + v\left(t+\frac{1}{2}\delta t\right) \tag{9-9}$$

速度由下式算出：

$$v(t) = \frac{1}{2}\left[v\left(t+\frac{1}{2}\delta t\right) + v\left(t-\frac{1}{2}\delta t\right)\right] \tag{9-10}$$

开始计算时 $t=-\frac{1}{2}\delta t$，分子的速度由下式估算：

$$v\left(-\frac{1}{2}\delta t\right) = v(0) - a(0)\frac{1}{2}\delta t \tag{9-11}$$

或者由初始位置和初始力场在合理范围内随机设定。

蛙跳 Verlet 算法仅需储存 $v\left(t-\frac{1}{2}\delta t\right)$ 和 $r(t)$ 两种信息，可以节省内存空间，而且算法简便，精度和稳定性高于原始 Verlet 算法，已经得到广泛的使用。

而随后的速度 Verlet 算法、Beeman 算法在速度的计算方面更加精确，但计算

内存、计算速度等都较差，在此不再赘述。除 Verlet 系列算法外，还有基于预测-矫正的 Gear 算法及其改进算法等。

9.1.4 分子动力学的力场与系综

在分子动力学计算中，势能函数 V 是由分子力场决定的。通常分子力场包括两类作用：化学键的相互作用和非键相互作用。化学键相互作用包括：键伸缩能、键角弯折能和二面角扭转能；非键相互作用包括范德瓦耳斯作用和静电力作用[12]。常用的力场有 OPLS 力场、ECEPP/3 力场、AMBER 力场、CHARMM 力场、MM3 力场、CFF 力场、COMPASS 力场和 MARTINI 粗粒力场等[9]。

系综是宏观性质相同的大量体系组成的一个集合，而集合中两个体系的微观状态可以大不相同，系综是一个体系全部微观态的化身，是一个概念工具。常用的系综如表 9-1 所示。

表 9-1 常用系综及其意义

系综	英文名称	意义
微正则系综	microcanonical ensemble	各体系具有相同的能量
正则系综	canonical ensemble	各体系可以和外界环境交换能量，但系综内各体系有相同的温度
巨正则系综	grand canonical ensemble	各体系可以和外界环境交换能量和粒子，但系综内各个体系有相同的温度和化学势
等温等压系综	isothermal-isobaric ensemble	各体系可以和外界环境交换能量和体积，但系综内各个体系有相同的温度和压强

9.1.5 蛋白质结构变化相关指标

1. 蛋白质的结构

通常蛋白质结构可以分为四个层次：一级结构，即组成蛋白质多肽链共价主链的线形氨基酸序列；二级结构，即多肽链借助不同氨基酸 C═O 和 N─H 基团之间的氢键，排列成一维方向具有周期性结构的构象，主要为 α 螺旋和 β 折叠，还有 3_{10} 螺旋、π 螺旋及一些其他环状结构等[14]；三级结构，即多个二级结构元素，借助各种次级键、非共价键等，在三维空间形成特定走向的构象；四级结构，即蛋白质中各亚基之间相互作用，形成蛋白质特有的形状和功能[15]。

一级结构中，组成蛋白质多肽链的氨基酸种类不同，脱水缩合形成的残基也不同，而残基与残基之间、残基与表界面之间存在不同的相互作用。根据侧链基团的极性，可以将氨基酸分为非极性氨基酸和极性氨基酸；极性氨基酸根据其酸性基团和碱性基团的多寡可以分酸性氨基酸、碱性氨基酸和中性氨基酸；含有芳香环的氨基酸属于芳香族氨基酸。能被生物体直接用于蛋白质合成的 20 种氨基酸据此分为五类：①非极性脂肪族氨基酸；②极性中性氨基酸；③芳香族氨基酸；④酸性氨基酸；⑤碱性氨基酸，如表 9-2 所示。

表 9-2　常用 20 种氨基酸分类

氨基酸名称	英文名称	缩写		分类
半胱氨酸	cysteine	Cys	C	极性中性氨基酸
苯丙氨酸	phenylalanine	Phe	F	芳香族氨基酸
丙氨酸	alanine	Ala	A	非极性脂肪族氨基酸
甘氨酸	glycine	Gly	G	非极性脂肪族氨基酸
谷氨酸	glutamic	Glu	E	酸性氨基酸
谷氨酰胺	glutamine	Gln	Q	极性中性氨基酸
甲硫氨酸	methionine	Met	M	极性中性氨基酸
精氨酸	arginine	Arg	R	碱性氨基酸
赖氨酸	lysine	Lys	K	碱性氨基酸
酪氨酸	tyrosine	Tyr	Y	芳香族氨基酸
亮氨酸	leucine	Leu	L	非极性脂肪族氨基酸
脯氨酸	proline	Pro	P	非极性脂肪族氨基酸
色氨酸	tryptophan	Trp	W	芳香族氨基酸
丝氨酸	serine	Ser	S	极性中性氨基酸
苏氨酸	threonine	Thr	T	极性中性氨基酸
天冬氨酸	aspartic	Asp	D	酸性氨基酸
天冬酰胺	asparagine	Asn	N	极性中性氨基酸
缬氨酸	valine	Val	V	非极性脂肪族氨基酸
异亮氨酸	isoleucine	Ile	I	非极性脂肪族氨基酸
组氨酸	histidine	His	H	碱性氨基酸

　　蛋白质的二级结构在分子动力学模拟中得到了广泛的重视，对于蛋白质二级结

构的判定（definition of secondary structure of proteins，DSSP），常用 Kabsch 等[16] 于 1983 总结出的方法。Kabsch 等的 DSSP 方法通过静电学理论来识别蛋白质骨架内的氢键。算法使用的公式为

$$E = q_1 q_2 \left\{ \frac{1}{r_{ON}} + \frac{1}{r_{CH}} - \frac{1}{r_{OH}} - \frac{1}{r_{CN}} \right\} \cdot 332 \text{ kcal/mol} \tag{9-12}$$

式中，r_{AB} 表示 A 原子和 B 原子之间的距离，如在 C=O 键中就是碳（C）原子和氧（O）原子；通常取 $q_1 = 0.42$，$q_2 = 0.20$，分别为羧基氧原子和氨基氢原子间的局部电荷，以及羧基碳原子和氨基氮原子间的互斥电荷。通过计算 E 和主链与侧链的二面角，可以识别八种类型的二级结构构象。

2. 蛋白质吸附过程常用指标

对于三级结构，常用的监测指标有回转半径（radius of gyration，R_g）、均方根偏差（root mean square deviation，RMSD）、相互作用能（interaction energy）、应变能（strain energy）等。

回转半径的大小等于物体自身转动惯量除以物体质量后的平方根，表示物体转动过程中假设的集中点到转动轴间的距离：

$$R_g = \left(\frac{\sum_i \| r_i \|^2 m_i}{\sum_i m_i} \right)^{\frac{1}{2}} \tag{9-13}$$

式中，m_i 为原子 i 的质量；r_i 为原子 i 相对于分子质心的距离。回转半径可以一定程度上表征结构的密实度，当回转半径变化过大时，常会伴有蛋白质的变形行为。

均方根偏差是各个原子在两个不同的时刻下所在位置距离的均方根，定义式为

$$\text{RMSD} = \left(\frac{\sum_i \| r_i(t_1) - r_i(t_2) \|^2 m_i}{\sum_i m_i} \right)^{\frac{1}{2}} \tag{9-14}$$

式中，m_i 为原子 i 的质量；$r_i(t)$ 为 t 时刻原子 i 的位置，通常令 t_1 和 t_2 分别等于当前时刻与初始时刻。RMSD 衡量了分子在模拟中与初始时刻的变化差距，其值越大，表明变化越剧烈。同时 RMSD 长时间在一定范围内的波动，可以当作体系达到了平衡的依据。

相互作用能表示蛋白质与表面相互作用所产生的能量大小，定义式为

$$E_{\text{interaction}} = \frac{E_{\text{surface+protein}} - E_{\text{surface}} - E_{\text{protein}}}{N} \tag{9-15}$$

式中，$E_{\text{surface+protein}}$ 为计算后带有蛋白质的表面的能量；E_{surface} 和 E_{protein} 为计算前表面和蛋白质各自的能量；N 为所模拟的蛋白质原子数目。相互作用能通常为负值，因此一般所说的相互作用能大小为相互作用能绝对值的大小。

应变能表示蛋白质吸附前后能量之差，定义式为

$$E_{\text{strain}} = \frac{E_{\text{frozen}} - E_{\text{free}}}{N} \tag{9-16}$$

式中，E_{frozen} 为吸附后蛋白质的能量；E_{free} 为吸附前蛋白质的能量；N 为蛋白质原子数。一般蛋白质结构变化越大，应变能越大。

9.1.6　蛋白质与表界面相对位置的影响

对于分子动力学模拟蛋白质黏附，受计算区域和时间尺度的影响，一般略去蛋白质经过无规则运动至表界面的过程，初始场中蛋白质与表界面已经存在较强相互作用，即将开始黏附过程。因此蛋白质与表面的相对位置非常重要，常用 2~3 组姿态分别进行吸附过程的模拟，通常使用 Or 1、Or 2 等表示。

Wang 等[17]使用分子动力学研究了人血清白蛋白和溶菌酶蛋白在磷酸八钙（octacalcium phosphate，OCP）晶体表面的吸附过程。仿真使用了 OCP 晶体的四种类型的表面，以及蛋白质的三种起始取向。

对相互作用能统计发现，在 OCP 不同的平面之间，OCP（001）和蛋白质之间的相互作用能更高，其次是 OCP（111），OCP（110）和 OCP（100）相近但 OCP（100）更低一些，OCP（001）的相互作用能比 OCP（100）高了大约 32%；同时发现蛋白质的初始位置对相互作用能几乎没有影响。而对蛋白质和 OCP 平面之间应变能的统计发现，应变能对 OCP 晶面的依赖性很弱，但受蛋白质和 OCP 表面的相对位置的影响很大，其中 OCP（001）表面有最高的应变能，表明吸附过程中蛋白质构型变化最剧烈。

9.1.7　蛋白质残基与表界面基团对蛋白质吸附的影响

当蛋白质与界面足够近时，蛋白质内某些基团可以与邻近表面的水或者直接同表面产生强相互作用，这些相互作用可以将蛋白质锚定在水-固体界面上，以便其他基团大量、逐步、缓慢地吸附[18, 19]。

贺存学[20]使用分子动力学研究了贻贝蛋白在氯化钠溶液中与不同官能团自组装单分子层（self-assembled monolayer，SAM）界面的吸附情况。以 PDMS 为基底接枝不同官能团，形成了 C_7F_{16}-SAM、CH_3-SAM 和 COOH-SAM 三种自组装膜。统计了贻贝蛋白与材料的相互作用能，发现与 PDMS 体系相比 C_7F_{16}-SAM 体系相

互作用能更大，表明贻贝蛋白的吸附更加稳定。对界面处蛋白质构型变化的分析发现，PDMS 体系界面处极性残基比例大，表现为通过亲水作用结合；C_7F_{16}-SAM 体系非极性残基比例大，表现为疏水作用结合。由于水分子可以与蛋白质亲水残基争夺材料表面亲水位点，亲水作用结合与疏水作用结合相比不稳定，从而认为疏水表面对贻贝蛋白的吸附更加稳定。而对两种假设材料 CH_3-SAM 和 COOH-SAM 的仿真，也符合这个观点。

纯净石墨表面本身亲水，但暴露在空气中后，会引起空气中的烃吸附从而变得疏水。Muecksch 等[21]使用乙烷烃模拟烃杂质，探究了不同程度污染对石墨表面上胰岛素的吸附的影响。吸附完成时的快照显示，对于污染程度较高的石墨表面，胰岛素在吸附过程中构型改变较小（图 9-1）。对胰岛素与表面的相互作用能的统计显示，污染程度越高，相互作用能越低，胰岛素越不容易吸附在石墨表面上（图 9-2）。

Gu 等[22]通过使用 MD 模拟研究了牛纤维蛋白原（BFG）吸附到石墨烯表面上的过程。对石墨烯和 BFG 之间重原子接触数进行统计，发现存在一部分连续的阶跃点（图 9-3）。阶跃点的快照显示，存在芳香族残基与碱性残基的吸附。

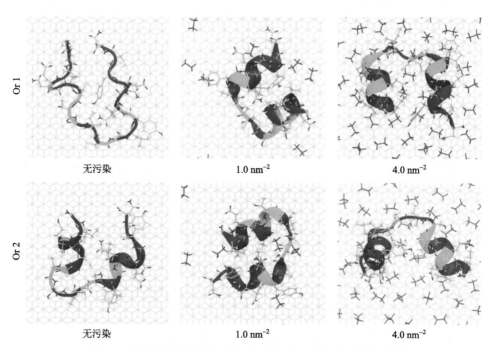

图 9-1　不同污染程度的石墨表面胰岛素吸附完成时的快照[21]

图中数字为模拟污染物的数量密度

（图片引用经 American Chemical Society 授权）

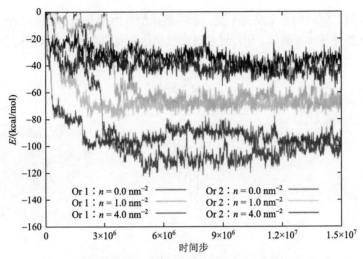

图 9-2　胰岛素与不同污染程度石墨表面的相互作用能[21]

（图片引用经 American Chemical Society 授权）

Wang 等[17]使用分子动力学模拟人血清白蛋白和溶菌酶蛋白在磷酸八钙表面的吸附时发现，碱性残基与 OCP 表面有更高的相互作用能。

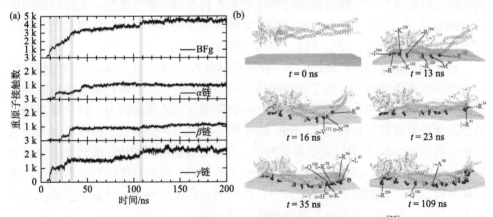

图 9-3　重原子接触数（a）与阶跃点时刻下的快照（b）[22]

（图片引用经 Nature 授权）

9.1.8　吸附过程中蛋白质结构变化

Raffaini 等使用分子动力学研究了白蛋白模块[23]、纤连蛋白模块[24]和溶菌酶[25]在石墨表面的吸附，发现在吸附过程中白蛋白的 α 螺旋有较大的损失，大部分疏水 α 螺旋及靠近表面的亲水 α 螺旋失去了原有 α 螺旋的几何形状（图 9-4），这与 Muecksch 等[26]的研究相符。而 Raffaini 等在随后对纤连蛋白模块的研究中发现，与白蛋白不同，纤连蛋白模块二级结构基本维持不变。在将溶菌酶吸附到石墨表面的过程中，α 螺旋被保留而 β 折叠基本被破坏，但经过长时间吸附达到亚稳态时，二级结构会完全消失。

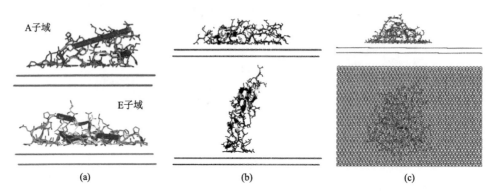

图 9-4 不同蛋白质在石墨表面的吸附[23-25]

（a）白蛋白；（b）纤连蛋白；（c）溶菌酶

（图片引用经 American Chemical Society 授权）

姜冬宇[12]研究了牛胰蛋白酶抑制剂和人体溶菌酶在聚乙烯界面上的吸附，观测发现在吸附过程中牛胰蛋白酶抑制剂中的 β 折叠结构部分丢失；人体溶菌酶中的 α 螺旋结构也发生了部分丢失。对其回转半径监测发现，这两种蛋白质在界面的作用下紧凑性增加，发生了进一步的"折叠"。

分子动力学模拟的时间较短（一般在百纳秒内），因此很难模拟完整的蛋白质自由吸附在表面的过程；为了在有限模拟时间内得到更多的蛋白质吸附与解吸附信息，通常会在模拟中向蛋白质添加指向表面或者远离表面的力，以此模拟蛋白质的强制吸附或强制解吸过程。Muecksch 等[26]研究了牛血清白蛋白在石墨表面的强制吸附，并与 BSA 的自由吸附做对比，发现与自由吸附相比，强制吸附中 α 螺旋的破坏更加严重，蛋白质结构更加扁平（图 9-5）。随后对蛋白质和石墨相互作用能分析发现，强制吸附引起的蛋白质在石墨表面铺展增加，导致更多基团与石墨表面反应，从而引起更强的黏附趋势（图 9-6）。

随后 Mücksch 等[27]研究了牛血清白蛋白和溶菌酶在石墨表面的自由吸附和强制解吸，统计吸附阶段两种蛋白质的回转半径可以发现，BSA 的回转半径发生了一定的升高，而溶菌酶基本没有改变，表明 BSA 在自由吸附时，有更大的变形；同时观察 BSA 和溶菌酶在最大解吸力时刻的快照可以发现，BSA 链长为溶菌酶的 4～5 倍，但解吸长度达到了溶菌酶的 10 倍，因此可以认为 BSA 相对溶菌酶更"软"一些（图 9-7）。对吸附前后二级结构数目进行分析，可以发现 BSA 原有二级结构在吸附时衰减十分剧烈，而解吸后基本被全部破坏；而溶菌酶蛋白原有的二级结构在吸附时衰减不明显，在解吸后仍有一定比例的二级结构存在。

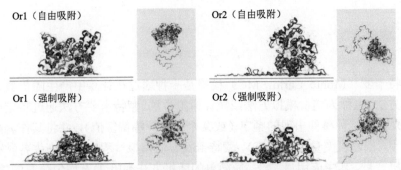

图 9-5　在石墨表面上牛血清白蛋白强制吸附与自由吸附对比[26]

（图片引用经 American Chemical Society 授权）

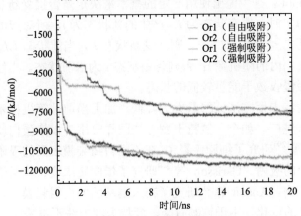

图 9-6　牛血清白蛋白与石墨表面的相互作用能[26]

（图片引用经 American Chemical Society 授权）

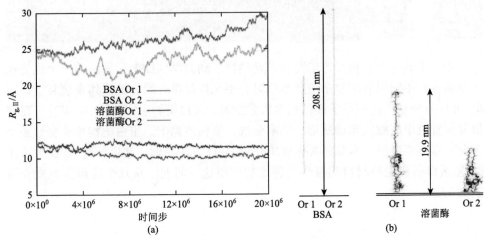

图 9-7　BSA 和溶菌酶的回转半径（a）与拉伸至最大力时的快照（b）[27]

（图片引用经 American Chemical Society 授权）

9.1.9　蒙特卡罗方法

蒙特卡罗（Monte Carlo，MC）模拟是一种通过在计算中产生随机数来推进模拟的方法，也称为随机模拟方法或统计模拟方法。蒙特卡罗方法通过特定的"实验"，来获得某种事件出现的频率（或某个变量一些特征值），并将其作为随机事件的概率（或随机变量的期望值）。蒙特卡罗方法模拟过程中需要产生各种概率分布的随机变量，其中应用最广泛、最简单的随机方法为[0, 1)上均匀分布的随机数。

传统的蒙特卡罗方法需要经过大量的随机"实验"，才能够获得较为精确的结果。因此 Metropolis 等[28]提出使用一定的概率来决定是否接受新状态的重要性采样法。在温度为 T 时，原有状态为 i，产生的新状态为 j，所对应的能量分别为 E_i 和 E_j。如果满足 $E_i < E_j + k_B T \ln P$，则接受新状态 j 为当前状态（ k_B 为玻尔兹曼常数，P 为区间[0, 1)内的随机数）；否则保留状态 i 为当前状态。当经过多次重复过程后，系统将缓慢收敛于能量较低的状态。

改进后的蒙特卡罗方法计算量大大降低，加上当前计算机技术的出现，使它的应用范围越来越广。如今，蒙特卡罗方法同样应用于模拟蛋白质在固体表面上的吸附。Zhou 等[29]研究了细胞色素 C 在不同自组装膜表面的吸附，以及抗体分子在带电表面上的吸附。Carlsson 等[30]研究了蛋白质浓度、粒子溶液的强度等对溶菌酶吸附的影响。Anand 等[31]研究了在末端基团的自组装膜上，核糖核苷酸酶 A 的吸附随浓度的变化。由于篇幅有限，蒙特卡罗方法不再赘述。

9.2　耗散粒子动力学方法在蛋白质、细胞与材料表界面作用的模拟

相对于其他介观模拟方法而言，耗散粒子动力学（DPD）方法的一个优势在于模拟具有不同组分的复杂流体系统时并不比模拟单一组分的流体系统复杂。因此 DPD 方法被广泛应用于模拟包含大量细胞、蛋白质的生物流体中。其中，在模拟复杂管道中红细胞流动变形、细胞分选、蛋白质黏附、蛋白质构象改变这四个方向都有重要进展。本节将首先简单介绍 DPD 方法原理，然后针对 DPD 方法在细胞/蛋白质和生物材料相互作用领域的应用这一问题，从几个应用方向来介绍 DPD 方法。

9.2.1　DPD 方法简单介绍

DPD 方法是一种基于粒子、与网格无关的介观模拟方法。该方法最早由

Hoogerbrugge 和 Koelman[32]提出，先后经过 Espanol 和 Warren[33]、Groot[34]等众多研究者的改良。在该方法中固壁、流体、蛋白质、细胞都由 DPD 粒子组成。DPD 粒子是对原始模型原子、分子的一种粗粒化，在真实物理中并不存在，可以被假想为跟随流体运动的示踪粒子。DPD 粒子有质量、动量、位置等基本属性，当粒子与粒子间距离足够近时就会有动量交换。

DPD 方法的基础公式是牛顿第二定律：

$$\frac{\mathrm{d}\boldsymbol{r}_i}{\mathrm{d}t} = \boldsymbol{v}_i \tag{9-17}$$

$$m_i \frac{\mathrm{d}\boldsymbol{v}_i}{\mathrm{d}t} = \boldsymbol{f}_i = \sum_{i \neq j} \boldsymbol{F}_{ij}^{\mathrm{C}} + \boldsymbol{F}_{ij}^{\mathrm{D}} + \boldsymbol{F}_{ij}^{\mathrm{R}} \tag{9-18}$$

式中，$\boldsymbol{r}_i$，$\boldsymbol{v}_i$ 和 $\boldsymbol{f}_i$ 为第 i 个粒子的位置、速度、所受力。保守力 $\boldsymbol{F}_{ij}^{\mathrm{C}}$，耗散力 $\boldsymbol{F}_{ij}^{\mathrm{D}}$ 和随机力 $\boldsymbol{F}_{ij}^{\mathrm{R}}$ 有如下表达形式：

$$\boldsymbol{F}_{ij}^{\mathrm{C}} = a\omega_{\mathrm{C}}(r_{ij})\boldsymbol{e}_{ij} \tag{9-19}$$

$$\boldsymbol{F}_{ij}^{\mathrm{D}} = -\gamma\omega_{\mathrm{D}}(r_{ij})(\boldsymbol{e}_{ij} \cdot \boldsymbol{v}_{ij})\boldsymbol{e}_{ij} \tag{9-20}$$

$$\boldsymbol{F}_{ij}^{\mathrm{R}} = \varphi\omega_{\mathrm{R}}(r_{ij})\theta_{ij}(\delta t)^{-\frac{1}{2}}\boldsymbol{e}_{ij} \tag{9-21}$$

式中，r_{ij} 为粒子 i 到粒子 j 的距离；$\boldsymbol{e}_{ij}$ 为粒子 i 到 j 的方向；ω_{C}，ω_{D} 和 ω_{R} 分别为保守力、耗散力、随机力的权重；θ_{ij} 为具有零均值单位方差的高斯白噪声项；a，γ 和 φ 分别为保守力、耗散力、随机力的幅值。耗散力、随机力的权重和幅值满足耗散-涨落定理。

$$\omega_{\mathrm{D}}(r) = [\omega_{\mathrm{R}}(r)]^2 \tag{9-22}$$

$$\varphi^2 = 2\gamma k_{\mathrm{B}}T \tag{9-23}$$

式中，k_{B} 为玻尔兹曼常数；T 为系统温度。权重函数通常都具有如下形式：

$$\omega_{\mathrm{C}}(r_{ij}) = \begin{cases} 1 - \dfrac{r_{ij}}{r_{\mathrm{c}}} & (r_{ij} < r_{\mathrm{c}}) \\ 0 & (r_{ij} \geqslant r_{\mathrm{c}}) \end{cases} \tag{9-24}$$

式中，r_{c} 为粒子相互作用的截断半径。

9.2.2　DPD 方法在细胞、蛋白质和材料相互作用领域的应用

1. 红细胞与生物材料相互的模拟

红细胞是血液发挥生物功能最重要的组成成分，当生物材料植入人体后，血

液流动环境发生改变，血液中红细胞也会相应发生变形甚至破坏。例如，在人工心脏泵中红细胞在非生理剪切力作用下发生破坏而引发溶血。因此，红细胞在生物材料影响下发生的流动特征改变是决定材料生物相容性的重要因素。

一般认为，在毫米尺寸以上的通道中红细胞的尺寸效应可以忽略不计。但当流场的特征尺度与红细胞尺寸相近时，细胞尺寸效应带来的影响非常明显。例如，在管道直径 20 μm 以下的血液流动中，红细胞的形态、取向都会随管道尺寸的变化而变化[35]。而在直径 100 μm 左右的管道中，红细胞在管道内的分布并不均匀。在主流方向上红细胞数量相对较多，而在固壁边界区域附近则几乎没有红细胞。这个区域通常被称为细胞空白层。由于这些因素的影响，模拟细胞尺寸生物材料在血液中与红细胞相互作用时，血液通常无法简化为牛顿流体。目前主流的解决方法是利用 DPD 方法将血液中的红细胞模拟出来。

Karniadakis 的研究组进行了大量关于红细胞变形能力的研究[35-39]。目前，研究红细胞流动特征的 DPD 模型已经发展得较为完善了。在平板间库埃特流、管道内泊肃叶流、血液流经狭窄管道等多种流动环境下，红细胞流动特征皆与实验吻合良好。Pan[40]和 Ye[41, 42]等在此基础上也做了很多类似的研究，并开发了低模、适合大数量细胞模拟的红细胞 DPD 模型。

利用 DPD 方法模拟红细胞的最大优势在于模拟复杂结构流体的灵活性和简单性。DPD 方法作为基于粒子的方法，细胞、流体和固体表面都由粒子组成，构建固体表面灵活方便，且无论是模拟高精度模型单个红细胞变形还是低精度模型多个红细胞溶液的流变特性都具有极强的鲁棒性（robustness，控制系统在一定参数摄动下，维持其他某些性能的特性）。但同时 DPD 方法也有一个缺陷。为了更高精度地模拟红细胞表面的力学特征，DPD 方法需要使用大量的粒子去模拟细胞膜。而相对于红细胞而言，细胞膜的质量是远小于细胞质的质量的。因此，必须再使用更大量的粒子去模拟细胞质，而这将会严重影响计算效率。

2. 细胞膜与生物材料相互作用的模拟

细胞膜是细胞与外界进行物质交换的重要通道，主要以磷脂双分子层为基础结构，其上镶嵌各种膜蛋白及糖脂等物质。目前，纳米材料被广泛应用于生物技术中，医学研究者提出用纳米颗粒进行药物输运以增加药物的作用甚至是特异性识别靶点细胞。因此了解纳米生物材料与细胞膜的相互作用对纳米药物的应用至关重要。

Groot 等[44]首次运用 DPD 方法研究了非离子表面活性剂对细胞膜的损伤。Yang 等[45]利用 DPD 方法模拟了纳米颗粒穿透磷脂双分子层的过程，发现了纳米粒子的穿透能力主要与接触面积和接触位置当地曲率半径相关，为纳米颗粒运输提供了几何数据参考。Ding 等[46]也利用 DPD 方法设计了一种被配体分子修饰的特殊纳米颗粒用以自发地把纳米颗粒送入细胞中（图 9-8）。除此之外还有大量研究者利用 DPD 方法研究细胞膜相关问题，本节由于篇幅限制不再一一介绍。

总的来说，DPD 方法在纳米生物材料与细胞膜相互作用领域已取得一定进展。由于 DPD 方法模拟复杂构象颗粒的便利性，该方法在模拟复杂形态或被特殊修饰的纳米颗粒时具有很大的优势。但到目前为止，大量与细胞膜相关的研究还是针对磷脂双分子层，细胞膜的生物特性尚未有具体的研究。

3. 血栓在生物材料上形成过程的模拟

动脉阻塞是引起心血管疾病的主要原因，而引起血管阻塞的原因则是由激活血小板和相关蛋白质所形成的血栓。当生物材料植入血液环境时，由于材料生物相容性或非生理流场环境的影响，血小板被大量激活。在一般人体辅助装置设计时，血小板的大量激活被认为与切应力相关。但使用宏观流体力学方法仅能简单预测血小板激活的严重程度，在预测血栓形成位置等方面具有局限性。因此，研究者迫切需要一种能够模拟血栓形成的数值方法。

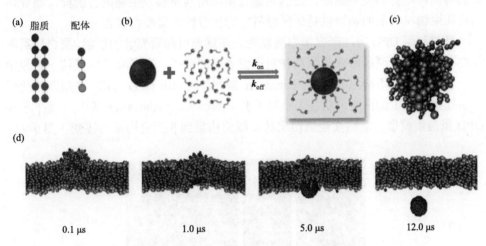

图 9-8　纳米颗粒进入细胞的 DPD 模拟[46]

（a）脂质分子与配体分子示意；（b）纳米颗粒与配体间的平衡状态；（c）自组装完成后的纳米颗粒；
（d）纳米颗粒穿过细胞膜的过程

（图片引用经 American Chemical Society 授权）

Filipovic 等[47]首次利用 DPD 方法研究血栓形成。该研究根据血液流变特性设计了新的相互作用力模型来模拟血小板之间的相互作用，根据血小板密度分布来判断血栓的形成。2010 年，Weller 等[48]提出了一种用水平集方法逼近自由边界问题的策略，可以再现驻点流动实验中观察到的血小板沉积突然下降现象。在此基础上，Tosenberger

等[49]重新用 DPD 方法构建了血小板-流场-损伤区域固壁的相互作用力场，并考虑了血小板在激活之前可能发生聚集效应和血栓凝块内部的纤维聚集物在加固凝块结构的同时会有一定的反聚集效应。因此，该模型对于预测血栓形成更加准确。

目前利用 DPD 方法研究生物材料上血栓形成已经得到了一定研究者的关注，在模拟管道内血栓形成方面与实验结果吻合良好。然而就目前而言，大多数用基于粒子方法研究血小板黏附的方法都只用一个粒子来代替血小板，且血小板的激活主要取决于血小板离受伤表面的距离。血小板的激活是一个复杂的生理过程，激活后血小板在体型和生理特征上都会发生很大的改变。不得不说目前的血小板激活模型太过理想化。当然，血栓形成机理尚未研究透彻也是导致模拟研究进展较慢的原因之一。

9.2.3　蛋白质在生物材料上黏附的 DPD 模拟

当生物材料植入人体时，细胞并不会直接与材料发生吸附，而是蛋白质在更短的时间内与材料发生黏附，细胞再通过蛋白质与材料发生黏附。因此，研究蛋白质在生物材料上的黏附也是研究材料生物相容性的重要内容之一。

目前利用 DPD 方法研究蛋白质黏附正在逐渐引起研究者的注意。蛋白质黏附往往与蛋白质表面的特殊基团和材料表面吸附的分子、离子有关。且这一过程中可能包含着蛋白质构象的改变。Patterson 等[50]首次利用 DPD 方法，使用粗粒化蛋白质模型研究了蛋白质形状、大小对于黏附的影响。Vishnyakov 等[51]开发了一种 DPD 蛋白质模型，能够实现蛋白质从 α 螺旋构象到 β 折叠构象的转变（图 9-9）。

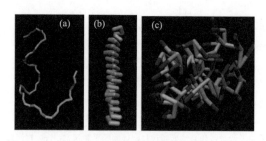

图 9-9　蛋白质构象模型示意图[51]

（a）旋转形态；（b）α 螺旋构象；（c）大量无序 α 螺旋构象蛋白质的聚集，其中红色部分为疏水结构
（图片引用经 American Chemical Society 授权）

就目前而言，DPD 方法在蛋白质黏附领域尚处于起步阶段。Patterson 等在文章中认为蛋白质与材料表面的相互作用力只有排斥力，蛋白质吸附中的很多生理过程被简化，且蛋白质亲疏水性的标准是排斥力的大小，因此导致疏水性、

蛋白质临界黏附力等方面不易量化。不过，随着 DPD 方法在模拟蛋白质构象等更多生化机理方面研究的进步，相信 DPD 方法在蛋白质黏附领域不久就会有很大的进展。

研究蛋白质黏附的主流方法有三种：原子力显微法（atomic force microscopy，AFM）[52]、耗尽型石英晶体微天平法（quartz crystal microbalance with dissipation，QCM-D）[53]、荧光显微法（fluorescence microscopy，FM）[54]。AFM 一般用来测量蛋白质黏附力，而微观黏附力与宏观黏附量的关系目前尚未研究清楚。QCM-D 系统可以实现蛋白质黏附量的实时监测，且误差相对其他方法较小。因此 QCM-D 系统是大多数研究者研究蛋白质黏附的首选方法。然而，由于该系统通过震荡黏附蛋白质基底的方式获取黏附信息，因此，在多蛋白质竞争性黏附的研究中，QCM-D 系统无法获得蛋白质的分布信息。而蛋白质分布对于心室辅助装置这种受力状态分布严重不均匀的生理环境是相当重要的。所以，研究多种蛋白质黏附时，一般会使用 FM 系统辅助获取缺失的信息。而 FM 却无法实时监测，该测量方法需要事先对蛋白质进行荧光染色，实验后将有蛋白质的基底取出来用 PBS 缓冲液漂洗，然后放置阴干，最后再测量。这些操作中人为影响过多，耗费财力且难以保证每次检测的操作过程完全相同，因此 FM 系统误差大，且不同研究团队的测量结果往往差别很大[54, 55]。

针对以上问题，本章作者张锡文等提出了一种数值方法作为 QCM-D 方法的补充，该方法以相关实验条件和 QCM-D 系统的测量结果为参考条件，以耗散粒子动力学的方法为基础，可以模拟出多种蛋白质竞争性黏附过程中的不同蛋白质的分布信息。通过调节相关参数，该方法可以被应用于各种不同的实验环境（如不同疏水性材料、不同流场环境、不同基底纳米结构等）。因此，该数值方法作为实验补充手段，可以实时提供 QCM-D 方法无法获取的蛋白质分布信息，避免了 IFM 方法的重复操作，这对于血液相容性研究乃至心室辅助装置的应用都有较大的意义。

基于 DPD 方法利用溶剂-蛋白质-材料表面的相互作用平衡来模拟不同蛋白质的竞争性黏附过程。其中流场模型建立在一个 50 nm×50 nm×30 nm 的立方体计算域内（图 9-10），蛋白质模型是基于蛋白质晶体结构[56-58]的粗粒化模型。计算域中下表面为材料粒子组成的材料表面模型，上方是流体粒子。流体粒子的最上方被设置为恒定速度流动，以带动整个流场形成一个接近壁面的库埃特流动方式。溶剂-蛋白质相互作用由经典 DPD 方法进行模拟。溶剂-材料相互

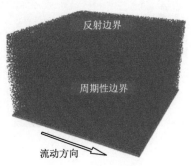

图 9-10　流场计算域

作用借鉴了基于液滴-材料接触角测量材料润湿度的方法。将所有影响溶剂与材料相互作用的因素都整合到材料润湿度中。利用多体耗散粒子动力学（multibody dissipative particle dynamics，MDPD）方法在材料表面产生一个纳米尺度的液滴，通过测量液滴接触角，准备了三种不同润湿度的材料表面（图 9-11）。蛋白质-材料的相互作用借鉴了 AFM 测量蛋白质与材料临界相互作用力的方法，其力场模型基于 MDPD 方法。该方法将所有影响蛋白质黏附的材料特性都整合为了材料与蛋白质之间的临界黏附力。首先对蛋白质的每一个粒子施加无量纲重力，强制蛋白质黏附到材料表面，然后再使用反方向逐渐加大的无量纲重力使蛋白质脱离材料表面，测量临界黏附力。如果蛋白质-材料力场模型合理，则黏附力大小应当与 AFM 测量结果一致（图 9-12）。需要注意的是，在材料特性改变后，蛋白质临界黏附力往往会发生较大改变，且一些文献中 AFM 测量时探针上往往有不止一个蛋白质，因此对于 AFM 的测量结果需要谨慎参考。在实际生理过程中，蛋白质黏附力常受时间和浓度影响。因此在原本 MDPD 方法的基础上加入一个修正因子 ϕ。在下列公式中，式（9-25）为 MDPD 相互作用力场模型，其中吸引力部分被修正。该修正因子 ϕ 受到材料附近蛋白质浓度 C_{protein} 和黏附时间 $T_{\text{adsorption}}$ 影响，当浓度超过临界浓度 C_{critical}（该值一般为同一组实验中最小黏附浓度），黏附时间超过临界黏附时间 T_{critical}（保证该值略大于单个蛋白质黏附所需时间步长，远小于整体计算时间步长）时修正因子开始发挥作用。影响的剧烈程度受同一组实验最大黏附量和最小黏附量的差值 λ 影响。黏附的判断标准是蛋白质到材料表面的距离 $r_{\text{particle-surface}}$ 小于蛋白质最小尺寸 l_{protein}。

$$F_{ij}^C = a\omega_{\text{C}}(r_{ij})\boldsymbol{e}_{ij} + \phi\omega_{\text{D}}(r_{ij})\boldsymbol{e}_{ij} \tag{9-25}$$

$$\phi = [(C_{\text{protein}} - C_{\text{critical}})/\lambda + 1]^{-1}\delta \tag{9-26}$$

$$\delta = \begin{cases} 0 & T_{\text{protein}} > T_{\text{critical}} \\ 1 & T_{\text{protein}} < T_{\text{critical}} \end{cases} \tag{9-27}$$

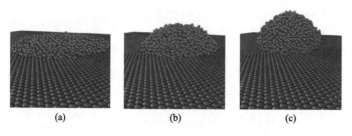

(a)   (b)   (c)

图 9-11   纳米液滴在三种材料上的接触角

(a) 40°；(b) 80°；(c) 110°

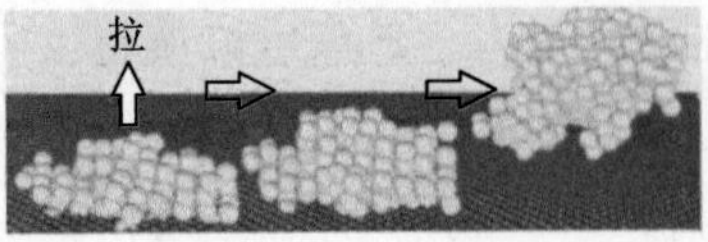

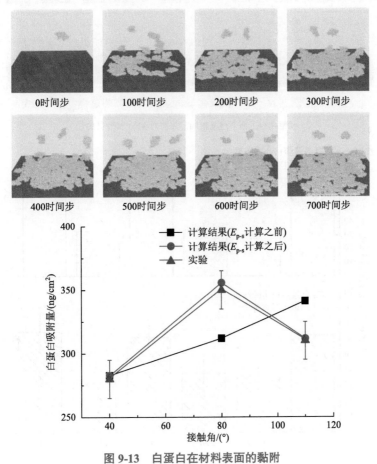

蛋白质	临界力
白蛋白	0.21～0.23 nN
纤维蛋白	1.05～1.23 nN
纤粘连蛋白	0.08～0.09 nN

图 9-12　蛋白质临界黏附力测量过程及结果

　　为了验证此方法，模拟了白蛋白在不同润湿度表面上的黏附[55]（图 9-13、图 9-14）、白蛋白与纤粘连蛋白竞争性黏附（FM 测量结果）[55]（图 9-15）、白蛋白与纤维蛋白原竞争性黏附[53]（图 9-16、图 9-17）这三个实验。模拟结果与实验结果（实验结果来自文献[53]、[55]）吻合良好。

0时间步　　100时间步　　200时间步　　300时间步

400时间步　　500时间步　　600时间步　　700时间步

图 9-13　白蛋白在材料表面的黏附

每一个时间步对应 8 ns，E_{p-s} 表示调整蛋白质临界黏附力

　　模拟初始阶段，由于不知道不同润湿性表面上的蛋白质临界黏附力差异，因此对三种不同表面使用了相同的蛋白质临界黏附力。之后可以调整该力大小使模拟结果与实验结果吻合。

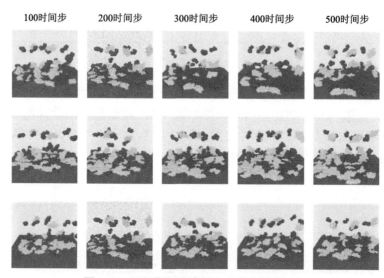

图 9-14　不同润湿度表面上白蛋白黏附过程

接触角自上而下逐渐增加，分别为 40°、80°、110°

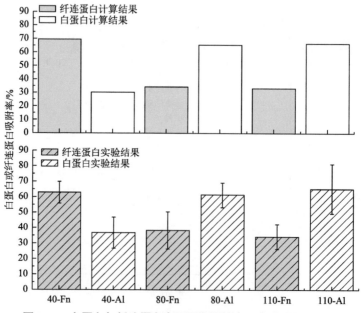

图 9-15　白蛋白与纤连蛋白在不同润湿性表面上的竞争性黏附

Al 表示白蛋白；Fn 表示纤连蛋白

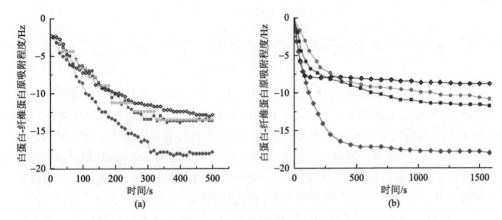

图 9-16　实验结果（a）与模拟结果（b）对比

黑色代表低浓度混合溶液；红色代表高浓度混合溶液；蓝色代表纤维蛋白原溶液；绿色代表白蛋白溶液

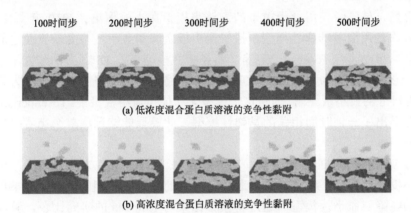

(a) 低浓度混合蛋白质溶液的竞争性黏附

(b) 高浓度混合蛋白质溶液的竞争性黏附

图 9-17　白蛋白与纤维蛋白原的竞争性黏附

　　通过模拟蛋白质-溶剂-材料相互作用的平衡，可以模拟不同蛋白质的竞争性黏附。本模拟方法完全可以被用作 QCM-D 方法的补充手段以提供不同蛋白质的部分信息。除此之外，当材料特性改变后，同样可以被用于通过黏附量评估蛋白质黏附力的变化。在该方法所用的模型中，蛋白质结合位点、构象改变被忽略了，材料对溶剂的作用被简化整合为润湿性，材料对蛋白质的作用被简化整合为临界黏附力。这些简化方法在用于某些特殊情况时可能是不合理的，研究者可以通过特殊蛋白质粒子、粒子间特殊键（键角）等手段来实现蛋白质结合位点的分布和蛋白质构象的改变。同时，研究者也可以通过建立特殊力场模型模拟材料的更多化学、生物特性。由于 DPD 方法的特性，即使考虑了特殊粒子、键、键角、力场等因素，整体计算量和建模也不会因此而过于复杂。

9.2.4　剪切受损血小板在胶原蛋白上黏附的 DPD 模拟

胶原蛋白、vWF 和纤维蛋白是与血小板相互作用以正常止血的关键蛋白。血小板通过特异性受体如胶原受体 GP I$_a$/II$_a$ 和 vWF 受体 GP I$_b$/IX 黏附于内皮下结构。然后，大量的血小板通过纤维蛋白受体 GP II$_b$/III$_a$ 交联而聚集。在以前的研究中[59]，发现血液接触装置内产生的非生理剪应力（non-physiological shear stresses，NPSS）可导致血小板活化，受体脱落，并可能改变止血功能。一方面，血小板被NPSS 活化，这增加了血小板聚集和黏附到表面的可能性。另一方面，NPSS 诱导的血小板受体丢失（特别是 GP VI和 GP I$_{ba}$），可降低血小板黏附到某些蛋白质和聚集体的能力。研究者数值研究 NPSS 诱导的血小板功能障碍（激活和受体脱落）如何可能影响止血功能。

研究人员已经使用基于粒子的方法来模拟血小板聚集。2010 年，Kamada等[60]首次使用简单的弹性模型模拟了血小板之间和血小板与受伤表面之间的相互作用。2012 年，Tosenberger 等[61]将黏弹性模型引入 DPD 方法建立了一个模拟血块形成-塌陷周期。2015 年，Tomita 等[62]将黏弹性模型应用于 N-S 方程来模拟宏观尺寸的血小板黏附。但是这个模型无法模拟血小板聚集。Tosenberger 等[63]总结并提出了一种时间相关的黏弹性模型，此模型能够预测单个患者血栓形成与发展。

与 Tosenberger 的模型类似，在本研究中，使用 DPD 方法开发了一个简化的血小板黏附和聚集模型。然后通过与之前的体外实验相匹配建立了 NPSS 诱导的功能障碍血小板模型。通过将模拟结果与 Kamada 的研究比较，验证了该程序。最后，模拟了 3 种程度的 NPSS（剪切应力：0 Pa，150 Pa，300 Pa；暴露时间：1.5 s）预先剪切后的血小板在胶原蛋白涂覆表面上的黏附和聚集。通过分析血小板黏附数量、血小板聚集能力等，预测了潜在的 NPSS 诱导的止血功能变化。

使用 DPD 方法来模拟血流、血小板黏附和聚集。假定血小板随周围的液体移动。当血小板在蛋白质涂层表面的截止范围内时，血小板可被激活并结合到其上。未被激活的血小板可被近邻的激活的血小板所激活并通过 vWF 结合形成聚集体（聚集的血小板称为血液凝块，blood clot）。后来，当结合时间足够长时，这些聚集的血小板可被纤维蛋白覆盖并形成更强的凝块，称为凝块核心（clot core）。但受液体的影响，一些血小板可能被血液凝块撕开，这种现象被称为凝块崩溃。为每一个血小板粒子定义了一个结合状态 t 来判断结合时间是否够长。数值上，结合状态 t 等于血小板与三种蛋白质结合影响的时间。通常，认为血小板的结合状态有两个：初始可逆态和最终不可逆态。同样地，用两个结合状态 t_1，t_2 来分别代表初始态和最终态。当 $t < t_1$ 时，血小板处于未激活状态；$t \geq t_1$，初始状态，血小板通过 vWF 结合来相互聚集；$t = t_2$，最终态，血小板会被纤维蛋白覆盖。初始态 t_1 和最终态 t_2 被分别定义为 1 个和 30000 个时间步长。以这种方式，凝块核心的血小板总数到全凝块的百分比可以保持在 45%左右（这个百分比是根据 Falati 等[64]的体内实验引用的）。图 9-18 为血小板粒子、结合状态、凝块核心和凝块脱落的示意图。

血小板与蛋白质涂层表面的相互作用、聚集血小板通过 VWF 结合的相互作用以及纤维蛋白覆盖后血小板的相互作用，都是基于以下的黏弹性模型［如式（9-28）～式（9-30）和图 9-19 所示］，但其中一些参数值有所不同。

$$F_{ij} = F_{ij}^{E} + F_{ij}^{V} \quad (r \leq r_c) \tag{9-28}$$

$$F_{ij}^{E} = \begin{cases} -a_0(t)(1 - r_{ij}/r_c)e_{ij} & (r \leq r_a) \\ a_1(1 - r_{ij}/r_c)e_{ij} & (r_a \leq r \leq r_c) \end{cases} \tag{9-29}$$

$$F_{ij}^{V} = -\gamma(t)(1 - r_{ij}/r_c)^2(e_{ij} \cdot v_{ij})e_{ij} \quad (r \leq r_c) \tag{9-30}$$

式中，F_{ij} 为 i 和 j 粒子间的相互作用力。当粒子间距离 r_{ij} 小于截断半径 r_c 时相互作用就会发生；F^E 为弹性力；F^V 为黏性力；e_{ij} 为粒子间的相对方向；v_{ij} 为相对速度；吸引力参数 a_0 和耗散力参数 γ 会受到结合状态 t 的影响。其中参数的具体取值列在表 9-3 中。吸引力截断半径 r_a 被设置为 $\frac{2}{3}r_c$。排斥力参数 a_1 能够影响聚集血小板的数密度。因此，需要设置血小板的排斥力系数与水的排斥力系数相同，以保证凝块中血小板的密度与溶液中水的密度相近。

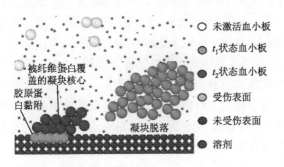

图 9-18　血小板粒子、结合状态、凝块核心、凝块脱落示意图

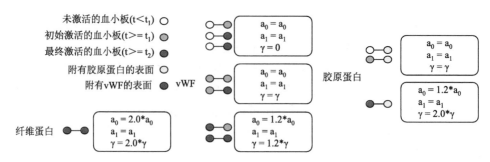

图 9-19　血小板与受伤表面和血小板之间的相互作用

胶原蛋白、vWF 和纤维蛋白的存在会影响血小板与受伤表面和血小板之间的相互作用参数

表 9-3　功能障碍血小板的相关参数

NPSS，相互作用类型	吸引系数（a_0）	排斥和耗散系数|（a_1，γ）
0 Pa，1.5 s-胶原蛋白	10	
150 Pa，1.5 s-胶原蛋白	20	120，80
300 Pa，1.5 s-胶原蛋白	40	
0 Pa，1.5 s-vWF	1	
150 Pa，1.5 s-vWF	4	120，4.5
300 Pa，1.5 s-vWF	10	

　　溶剂颗粒与溶剂/材料/血小板颗粒之间的相互作用、材料颗粒和血小板颗粒的相互作用以及未激活血小板之间相互作用都是基于经典 DPD 方法。材料表面被认为是刚性的。因此，材料颗粒之间、材料颗粒与蛋白质覆盖颗粒之间的相互作用被忽略。其中 DPD 参数的具体取值主要参考了 Tosenberger 等[61, 63]的模型。

　　为了预测止血功能的改变，需要一个模型来模拟 NPSS 引起的血小板功能障碍。在血液接触装置中产生的 NPSS 可导致血小板活化和受体脱落。在模型中，受体脱落被模拟为以血小板与胶原和 vWF 结合的吸引力系数降低。同时相应百分比的血小板被激活到 t_1 状态。然后，类似于之前实验中所用的方法，在一个 2D 流场（具体尺寸见图 9-20）中模拟了功能障碍血小板对胶原、vWF 涂层表面的黏附。在以前的研究中，血小板暴露于具有较高剪切应力后，血小板在胶原和 vWF 表面上的黏附覆盖率降低。如果吸引力参数降低适当，模拟结果中的血小板覆盖率与实验结果将会符合。在模拟中，血小板溶液从左向右流动。在溶液的顶部和底部设置两个蛋白质排斥材料的固体壁。底面材料的顶部用胶原或 vWF 覆盖。在流场的入口和出口处设置针对溶剂的周期边界。为了维持血小板浓度，血小板从入口区域按照特定的时间间隔产生，并在出口区域被蒸发（图 9-20）。为了避免血小板大量聚集，凝块核心的形成被忽略了，最终结合状态下血小板将不能被纤维蛋白覆盖。流动条

件被设置为 $Re = 3$（基于实验条件）。根据实验条件，血小板浓度约为 $100 \times 10^3 \, \text{mm}^{-3}$。血小板黏附面积的模拟和实验结果见图 9-21。相关力学参数的调整列于表 9-3 中。

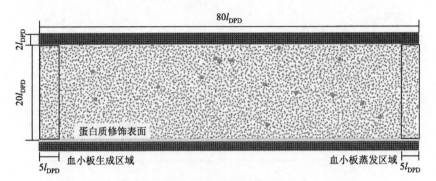

图 9-20　NPSS 导致的功能障碍血小板黏附模拟的流场

l_{DPD} 为模拟中的无量纲长度，$1l_{\text{DPD}} = 5\mu\text{m}$

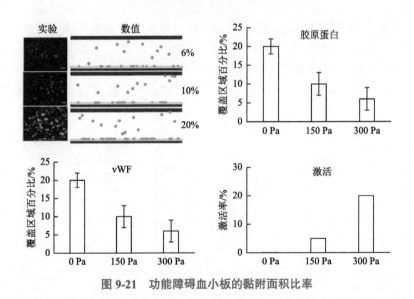

图 9-21　功能障碍血小板的黏附面积比率

在相同的 3D 流场中进行程序验证模拟和 NPSS 诱导的止血功能预测模拟（图 9-22）。为了验证程序，在 3 种不同流动条件下（$Re = 0.01$，0.02 和 0.03）模拟了胶原蛋白涂层表面上的血小板的聚集和黏附，并与 Kamada 等[60]的研究进行比较。验证模拟中的血小板受到了预剪切。模拟在 $40l_{\text{DPD}} \times 10l_{\text{DPD}} \times 10l_{\text{DPD}}$ 矩形的流动域中进行（图 9-22）。血小板溶液从左边进入并从右边流出。周期性边界被设置在溶剂的入口和出口处。为了维持血小板浓度，从左侧区域产生的血小板会在右侧区域蒸发。顶板和底板是血小板排斥性的，除了底板中部的正方形区域（由胶原覆盖）（$1.6l_{DPD} \times 1.6l_{DPD}$）。这个区域被用以代表受伤的血管壁。在程序验证之后，功能障碍的受损血小板的黏附和聚集也同样在该流场中进行模拟。

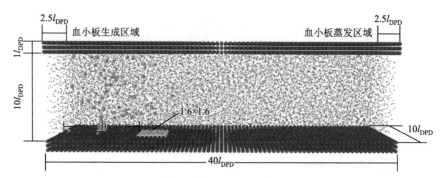

图 9-22　程序验证模拟和止血功能预测模拟的流场

l_{DPD} 为模拟中的无量纲长度，$1l_{DPD} = 5\mu m$

为了验证模拟程序的正确性，模拟了在三个极低雷诺数环境下的血小板聚集（$Re = 0.01$，0.02，0.03；血小板浓度：$1 \times 10^6 /mm^3$）。然后将结果与 Kamada 等[60]的研究进行比较。从结果统计（图 9-23），不同流场环境下血小板数量变化的趋势是一致的。当 Re 很小时，附着在损伤壁上的血小板数量很少，血小板聚集速度很低（图 9-23、图 9-24）。

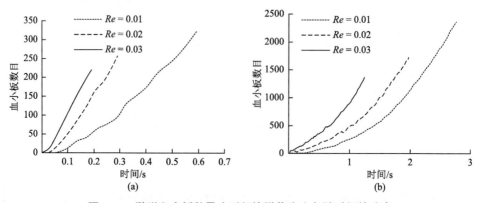

图 9-23　黏附血小板数量（到凝块脱落为止）随时间的改变

（a）Kamada 等[60]的研究结果；（b）本研究的结果

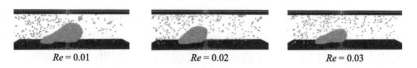

图 9-24　凝块在极低雷诺数下的尺寸

根据上面建立的血小板功能障碍模型，模拟受不同预剪切作用的血小板在胶原蛋白表面上的黏附和聚集（NPSS 水平：0 Pa，150 Pa，300 Pa；1.5 s）。流场条件设定为 $Re = 3$，血小板浓度设定为 $360 \times 10^3/\text{mm}^3$。血凝块形成和崩溃的过程如图 9-25 所示。血小板黏附在胶原表面并形成凝块。部分凝块受流体作用周期性脱落，这种现象被称为凝块脱落。

统计凝块形成和脱落期间聚集的血小板数量随时间的变化。具体数量变化如图 9-26 所示。血小板数量变化趋势基本上与 Falati 等[64]的实验结果相符［图 9-26（d）］。

通过统计以上数据，血小板暴露于 NPSS 环境后，随着 NPSS 预处理程度增大，将会对止血功能产生如下影响：

（1）凝块核心占凝块百分比保持不变。虽然凝块的血小板周期性增大和减少（分别由凝块形成和脱落引起），凝块核心上的血小板数量在一定时间后会达到一个稳定的量（图 9-26）；并且脱落前凝块核心血小板量的占比不随 NPSS 预处理程度变化［图 9-27（a）］。这种现象预示着凝块核心的脱落相对较小。换言之，大多数脱落的血小板处于初始结合状态。

（2）黏附血小板数量减少。凝块（脱落前和脱落后）和凝块核心的血小板数量随 NPSS 程度变化见图 9-27（b，c）。血小板在受到较高切应力的预剪切后黏附量减少。剪切诱导的受体脱落导致血小板聚集和黏附能力降低。因此，大的凝块难以形成或维持，最终导致受伤表面黏附的血小板数量减少。

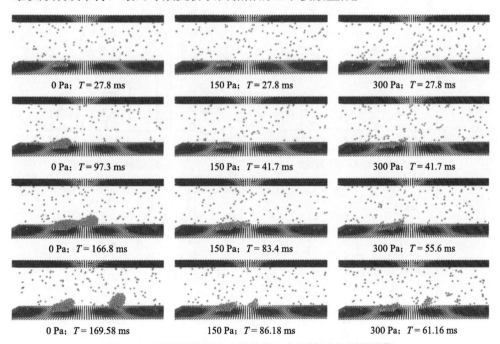

0 Pa；$T = 27.8$ ms　　150 Pa；$T = 27.8$ ms　　300 Pa；$T = 27.8$ ms

0 Pa；$T = 97.3$ ms　　150 Pa；$T = 41.7$ ms　　300 Pa；$T = 41.7$ ms

0 Pa；$T = 166.8$ ms　　150 Pa；$T = 83.4$ ms　　300 Pa；$T = 55.6$ ms

0 Pa；$T = 169.58$ ms　　150 Pa；$T = 86.18$ ms　　300 Pa；$T = 61.16$ ms

图 9-25　不同预剪切血小板的第一次凝块形成-脱落周期

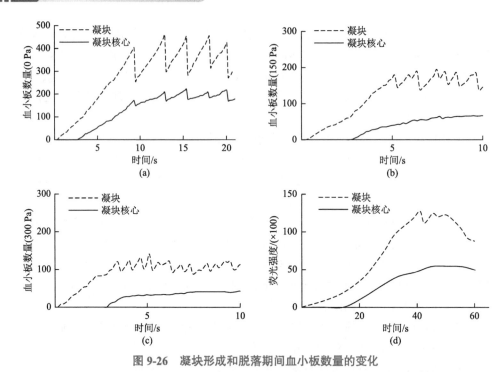

图 9-26 凝块形成和脱落期间血小板数量的变化

（a～c）凝块和凝块核心的血小板数量随时间变化；（d）活鼠体内凝块及其核心的荧光强度随时间变化

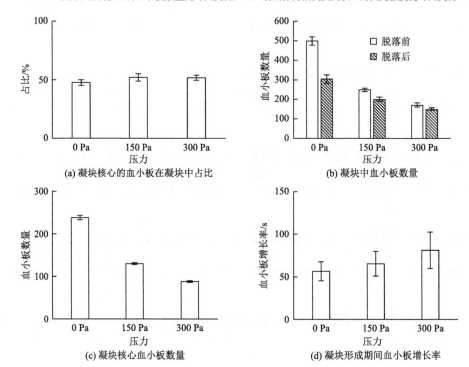

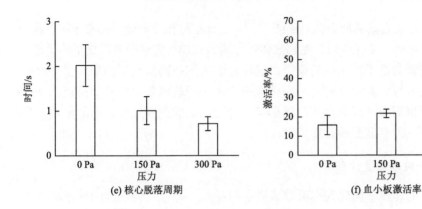

(e) 核心脱落周期　　　　　　　　　(f) 血小板激活率

图 9-27　NPSS 导致的血小板黏附聚集的生理特征变化

（3）凝块形成更快，但脱离更频繁。图 9-27（d，e）中分别统计了凝块形成期间的血小板增长率和凝块核心脱落周期。NPSS 诱导的高血小板活化加速了血小板聚集和黏附。然而，由于受体脱落多和结合时间少，血小板结合是脆弱且易断裂的。此外，在部分凝块被剥离后，新重组凝块上的大量血小板处于不稳定的初始结合状态，这也可能导致血小板之间的结合易断裂。

（4）更多的血小板被激活。在血小板黏附之前，较高切应力的预剪切会导致更多血小板激活。血小板黏附开始后，激活率还会进一步增加［图 9-27（f）］。由于血小板功能障碍，凝块频繁发生脱落。那些脱落的凝块仍然可以在溶液中激活血小板。高剪切环境下，这些脱落的凝块还可能会进一步变大。因此，这些脱落的凝块可能在远离受伤的墙壁处发展为血栓。

从上述结果看，NPSS 引起的血小板功能障碍会导致快速但脆弱的血小板聚集和黏附。一方面，这种脆弱的黏附和聚集会导致受伤表面上血小板黏附量少且易脱落。这可能会导致止血功能障碍。另一方面，这种频繁的凝块脱落会激活血液中其他血小板，进一步提高血小板激活率。在高激活环境下，凝块很可能继续生长。这最终可能导致在远离受伤部位的地方形成血栓。总的来说，血液激活装置造成的 NPSS 环境可能会同时导致止血功能障碍和提高血栓风险。

9.3　格子玻尔兹曼方法用于细胞与材料界面作用的模拟

9.3.1　格子玻尔兹曼方法简介

格子玻尔兹曼方法诞生至今有 20 余年，在理论研究和工程应用方面得到了很大的发展。其方法与传统模拟方法有所不同：格子玻尔兹曼方法基于分子动力学理论。同时该方法宏观离散而微观连续[65, 66]，因此被称作"介观"模拟方法。因此，其在微尺度流动、多孔介质、生物流体等方面具有传统方法所难以比拟的优势。

一个完整的格子玻尔兹曼模型由三部分组成[66]：离散速度模型、平衡态分布函数、演化方程。其中平衡态分布函数是构造格子玻尔兹曼模型的重点。平衡态函数的选择也需要考虑离散速度的影响，构造的离散速度过少，可能导致某些物理量不守恒，过多则影响计算效率。

1. 格子玻尔兹曼方程

将粒子的速度 ξ 简化为有限维速度空间 $\{e_0, e_1, \cdots, e_N\}$，将连续的分布函数 f 离散为有限的分布函数空间 $\{f_0, f_1, \cdots, f_N\}$，得到速度离散格子玻尔兹曼方程：

$$\frac{\partial f_\alpha}{\partial t} + \boldsymbol{e}_\alpha \cdot \nabla f_\alpha = -\frac{1}{\tau_0}(f_\alpha - f_\alpha^{eq}) + F_\alpha \tag{9-31}$$

式中，τ_0 为松弛时间，与运动黏度相关；F_α 为离散速度空间的外力项，是外力项 $\boldsymbol{a}$ 在离散速度空间上的投影，即 $F_\alpha = \boldsymbol{a} \cdot \nabla f_\alpha$。

低速条件下：局部平衡态分布函数经过化简推导，得到：

$$f_a^{eq} = \rho \omega_\alpha \left[1 + \frac{\boldsymbol{e}_\alpha \cdot \boldsymbol{u}}{R_g T} + \frac{(\boldsymbol{e}_\alpha \cdot \boldsymbol{u})^2}{2R_g^2 T^2} - \frac{\boldsymbol{u}^2}{2R_g T} \right] + O(\boldsymbol{u}^3) \tag{9-32}$$

式中，权系数 $\omega_\alpha = (2\pi R_g T)^{-D/2} \exp[-e_\alpha^2 / (2R_g T)]$。

对空间和时间离散以使式（9-31）能够被数值求解，得到：

$$f_\alpha(r + e_\alpha \delta_t, t + \delta_t) - f_\alpha(r, t) = \int_0^{\delta_t} [\Omega_{f_\alpha}(r + e_\alpha t', t + t') + F_\alpha(r + e_\alpha t', t + t')] \mathrm{d}t' \tag{9-33}$$

式中，δ_t 为时间步长；碰撞项 $\Omega_{f_\alpha} = (f_\alpha^{eq} - f_\alpha) / \tau_0$。

对式（9-33）积分项进行一阶精度的矩形法逼近，得到：

$$f_\alpha(r + e_\alpha \delta_t, t + \delta_t) - f_\alpha(r, t) = -\frac{1}{\tau}[f_\alpha(r, t) - f_\alpha^{eq}(r, t)] + \delta_t F_\alpha(r, t) \tag{9-34}$$

此即完整的格子玻尔兹曼方程。

2. D2Q9 模型

下面介绍 Qian 等于 1992 年提出的 QdDm 系列模型中[67]最常用的 D2Q9 模型。速度配置：

$$e = \begin{cases} (0,0) & \alpha = 0 \\ c\left\{\cos\left[(\alpha-1)\frac{\pi}{2}\right], \sin\left[(\alpha-1)\frac{\pi}{2}\right]\right\} & \alpha = 1,2,3,4 \\ \sqrt{2}c\left\{\cos\left[(2\alpha-1)\frac{\pi}{2}\right], \sin\left[(2\alpha-1)\frac{\pi}{2}\right]\right\} & \alpha = 5,6,7,8 \end{cases} \tag{9-35}$$

式中，c 为格子速度。

使用的平衡态分布函数为

$$f_\alpha^{eq} = \rho\omega_\alpha\left[1 + \frac{e_\alpha \cdot u}{c_s} + \frac{(e_\alpha \cdot u)^2}{c_s^2} - \frac{u^2}{2c_s}\right] \tag{9-36}$$

式中，c_s 为格子声速；ω_α 为权系数。

对于 D2Q9 模型：

$$\begin{cases} e_0 = (0,0); \\ e_1 = (0,1); \quad e_2 = (1,0); \quad e_3 = (0,-1); \quad e_4 = (-1,0); \\ e_5 = (1,1); \quad e_6 = (-1,1); \quad e_7 = (-1,-1); \quad e_8 = (1,-1); \end{cases} \tag{9-37}$$

$$\omega_0 = \frac{4}{9}, \quad \omega_1 = \frac{1}{9}, \quad \omega_2 = \frac{1}{36}, \quad c_s^2 = \frac{c^2}{3} \tag{9-38}$$

宏观密度与速度的表达式：

$$\rho = \sum_\alpha f_\alpha$$
$$u = \frac{1}{\rho}\sum_\alpha f_\alpha e_\alpha \tag{9-39}$$

同时宏观压力与宏观密度之间存在关系：$p = \rho c_s^2$。除此之外，尚有 D2Q7、D3Q15 等典型模型，对应的均有各自的速度离散方式。

3. Chapman-Enskog 展开

Chapman-Enskog 展开是一种多尺度技术；一般来说，根据问题的不同，对时间尺度的选择如下[66]：

（1）碰撞时间尺度（为一任意小的正数），用于研究粒子碰撞过程时间很短的情况。

（2）对流时间尺度，用于研究对流过程慢于粒子碰撞过程的情况。

（3）扩散时间尺度，用于研究扩散过程慢于粒子碰撞过程及对流过程的情况。

对于以碰撞过程为主的情况，模拟空间尺度为分子平均自由程，以对流和扩散为主的情况，模拟空间尺度为物理问题本身的宏观特征尺度。分别对时间导数、空间导数和分布函数进行 K 幂级数展开，经过一系列推导可以得到标准 Navier-Stokes 方程组。因此认为格子玻尔兹曼方法对于模拟流动问题是正确的。

9.3.2　格子玻尔兹曼方法的典型算例

Sterpone 等[68]集成了 OPEP 粗粒（CG）化蛋白质模型与格子玻尔兹曼（LB）处理流体溶剂。OPEP 是非常有效的，可以再现准原子级的蛋白质吸附的详细过程，如肽链折叠、结构重排和聚合动力学。图 9-28 展示了蛋白质在流体中的嵌入状态。

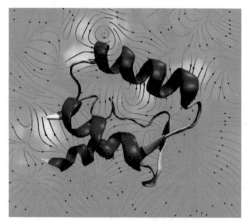

图 9-28　蛋白质 1E0L 嵌入流体的状态[68]

（图片引用经 American Chemical Society 授权）

如图 9-29 所示，在初始状态下，肽被放置在一个规则的晶格上，大约在 10 ns，发现它们会折叠形成致密的聚集体，以上研究体现了微观蛋白质结构和宏观流场的完美结合。

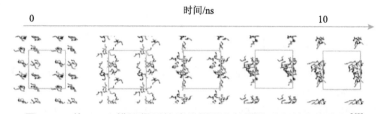

图 9-29　从 LBM 模拟得到的淀粉样蛋白的聚集过程的分子表征[68]

（图片引用经 American Chemical Society 授权）

在血液血细胞宏观流动的模拟中，常常使用浸没边界法（immersed boundary method，IBM）处理 LBM 的边界问题，采用浸入边界法可以将流场与变形单元之间的流体-膜相互作用结合起来。Zhang 等[69]利用 LBM 加 IBM 方法研究了剪切流场中多个红细胞不同作用力下细胞的聚集和分离。Hassanzadeh 等[70]同样利用该方法研究了健康和病态红细胞在穿过狭窄通道时的变形与运动。

9.4 血细胞与血液流动的宏观数值模拟

9.4.1　概论

血液由血浆和血细胞组成，细胞的变形、运动对血液的流动状况起到了至关重要的作用。血细胞主要包括红细胞、白细胞和血小板等，其中红细胞占比最大，红细胞与白细胞比例约为 1000∶1，与血小板比例约为 15∶1，约占全身血液体积的 40%。此外，红细胞形状较为特殊，变形大，故对血液细胞流动的模拟主要集中于对红细胞进行研究。

红细胞对血液流动的影响以及红细胞之间的相互作用在不同尺寸的血管中有着显著的差异。红细胞的直径一般为 6~8 μm，当血管直径大于 200 μm 时，红细胞对血液流动的作用并不明显，此时血液流动可以用均质的非牛顿流体模型进行模拟。当血管直径较小时，则需要对血液与细胞的运动进行更加细致的模拟，研究细胞与血液的相互作用。

红细胞的尺寸小于 10 μm，血浆的黏度通常为 1.2 Pa·s，流动速度通常小于 1 mm/s。因此，流动的雷诺数小于 0.01，细胞运动由黏性主导。此外，相对于白细胞等其他细胞而言，红细胞的结构较为简单。红细胞发育的过程中会将细胞核与细胞器喷射出来，留下黏度大约为血浆 5 倍且近似均质的细胞溶质。因此，正常成熟的红细胞没有细胞核，也没有高尔基体和线粒体等细胞器，由细胞膜、血红蛋白、细胞基质组成。红细胞的膜结构厚度大约为 100 nm，细胞膜为脂质双分子层，外部包裹着多糖-蛋白质复合物，内部被血影蛋白丝网络支撑。

9.4.2　红细胞的变形模型

红细胞的变形的模拟主要采用两种模型——基于壳体的模型和基于弹簧的模型[71]。其中，基于壳体的模型由 Pozrikidis[72]提出，其认为细胞膜是一个没有厚度的二维可变形膜，在细胞的运动与变形的过程中，细胞膜的速度是连续的并且满足无滑移条件，细胞膜内外存在界面张力差，可用下式表示：

$$\Delta \boldsymbol{F} = \Delta F^n \boldsymbol{n} + \Delta F^t \boldsymbol{t} = -\frac{\mathrm{d}\boldsymbol{T}}{\mathrm{d}l} = -\frac{\mathrm{d}}{\mathrm{d}l}(\tau \boldsymbol{t} + q \boldsymbol{n}) \qquad (9\text{-}40)$$

式中，$\boldsymbol{T}$ 为膜的张力，可被分解为面内张力 τ 和横向剪切张力 q。

这种模拟方法采用多种不同的本构关系，Neo-Hookean 方法是目前使用最为广泛的，其计算简单而又能够较好地表现细胞的变形。其中，应变能函数为

$$W = \frac{1}{6}E_S\left[I_1 - \lg(I_2 + 1) + \frac{1}{2}\lg^2(I_2 + 1)\right] \qquad (9\text{-}41)$$

式中，E_S 为细胞膜的剪切弹性模量；I_1, I_2 分别为第一、第二应变不变量，$I_1 = \lambda_1^2 + \lambda_2^2 - 2$，$I_2 = (\lambda_1\lambda_2)^2 - 1$，$\lambda_1, \lambda_2$ 为主应变。主方向上的张力为

$$\tau_1 = \frac{E_S}{\varepsilon_1 \varepsilon_2} \left\{ \varepsilon_1^{\ 2} - \frac{1}{(\varepsilon_1 \varepsilon_2)^2} \right\}$$

$$\tau_2 = \frac{E_S}{\varepsilon_1 \varepsilon_2} \left\{ \varepsilon_2^{\ 2} - \frac{1}{(\varepsilon_1 \varepsilon_2)^2} \right\}$$

（9-42）

在二维模拟中，细胞膜只受到一个方向的拉伸，利用以上公式进行推导可以得出如下关系：

$$\tau = \frac{E_S}{\varepsilon^{3/2}} (\varepsilon^{3/2} - 1)$$

（9-43）

横向张力的表达式由弯曲力矩给出：

$$q = \frac{\mathrm{d}m}{\mathrm{d}l} = \frac{\mathrm{d}}{\mathrm{d}l} [E_B \{\kappa(l) - \kappa_0(l)\}]$$

（9-44）

式中，E_B 为弯曲模量；$\kappa(l)$ 为细胞膜曲率；$\kappa_0(l)$ 为静息状态下的细胞膜曲率。计算时流场为连续流动，通过上述公式计算膜上的应力变化。除了 Noe-Hookean 方法外，也有人曾用 Yeoh 模型与约化多项式（Reduced Polynomial）模型进行计算。实际上，红细胞的力学性质十分复杂，因此很难被某一种本构关系精确表述[73]。

除了本构关系，还有结构出发的更为精细的红细胞模型。由于细胞膜由一系列网状结构所支撑，因此基于弹簧的模型利用弹簧网络模拟细胞膜的变形情况。以蠕虫状链（worm-like chain，WLC）方法为例，将三维的细胞膜离散为三角形的弹簧网络，并用其势能计算细胞膜的变形情况。势能由以下几部分组成：

$$V(\{\boldsymbol{x}_i\}) = V_{\text{in-plane}} + V_{\text{bending}} + V_{\text{area}} + V_{\text{volume}}$$

（9-45）

式中，$V_{\text{in-plane}}$ 为网络的弹性变形能，$V_{\text{in-plane}} = \sum_j \frac{k_B T l_m (3x_j^2 - 2x_j^3)}{4p(1-x_j)} + \sum_\alpha \frac{C}{A_\alpha}$，其中 l_m 为弹簧最大拉伸长度，x_j 为长度比 (l_j / l_m)，l_j 为弹簧长度，p 为持久长度，$k_B T$ 为能量单位，C 为常数，A_α 为三角形单元的面积。第一项的物理意义为弹簧链接中所含势能，第二项代表膜中所含势能。

V_{bending} 表示细胞膜对弯曲变形的抵抗：

$$V_{\text{bending}} = \sum_j k_b [1 - \cos(\theta_j - \theta_0)]$$

（9-46）

式中，k_b 为弯曲常数；θ_j, θ_0 分别为当前与静息状态下相邻三角网格的夹角。$V_{\text{area}}, V_{\text{volume}}$ 分别反映了细胞膜的局部不可压缩性与细胞溶质的不可压缩性：

$$V_{\text{area}} = \frac{k_a (A - A_0^{\text{tot}})^2}{2A_0^{\text{tot}}} + \sum_j \frac{k_d (A_j - A_0)^2}{2A_0}$$

（9-47）

$$V_{\text{volume}} = \frac{k_v(V - V_0^{\text{tot}})^2}{2V_0^{\text{tot}}}$$
(9-48)

式中，k_a, k_d, k_v 为全局面积、局部面积与体积限制系数；A 与 V 为红细胞的总面积与体积；$A_0^{\text{tot}}, V_0^{\text{tot}}$ 分别为初始状态下的总面积与体积。与基于壳体的模型相比，基于弹簧的模型的计算量要大得多。而后，Secomb 等[74]研究了二维的基于弹簧的模型，并将其计算结果与实验进行了对比。Chen 等[75]研究了细胞膜的应变硬化性质，并在基于弹簧的模型中增加了相关的考虑。Ondrusova 等[76]将上述三维基于弹簧的模型与实际细胞运动进行对比，发现在给模型加入黏弹性后，其能够更加准确地模拟细胞在剪切流中的旋转运动。除了较为理想的基于弹簧的模型外，Fai 等[77]利用 X 射线断层摄影术得到细胞骨架的结构，构建了精细的细胞模型，通过浸没边界法模拟细胞的运动，但这种方法的计算成本较大。关于此模型更详细的介绍，请参见 Fedosov 等[78]的论文。

除了基于壳体的模型与基于弹簧的模型之外，还有更为复杂的红细胞模型，Svetina 和 Ziherl[79]采用面积差弹性理论，模拟大尺度下红细胞的变形。MacMeccan 等[80]采用线性的有限元法计算了几百个红细胞的运动，但非线性效应计算比较困难。因此，有限元法的计算不便于模拟大变形下的红细胞运动。另外，在大规模计算时还通常使用刚性的红细胞模型 Melchionna[81]对可变形的颗粒进行模拟。

9.4.3　红细胞的聚集模型

此外，红细胞的聚集也在血液细胞流动的过程中起着重要的作用，红细胞的聚集使血液黏度增大，往往导致心血管疾病的发生。前人的研究表明，红细胞的聚集与剪切速率、红细胞压积以及血浆中所含的大分子物质的含量等因素有关。虽然对红细胞聚集的研究较多，但其发生机理依然不清。对于红细胞的聚集，目前主要有两种说法，交联理论和耗尽理论。交联理论认为红细胞的聚集是分子交联导致的。当红细胞表面吸附大分子物质时，红细胞之间产生作用力，当其大于细胞之间的排斥力时，红细胞就会发生聚集。耗尽理论认为红细胞聚集是细胞间的蛋白质与聚合物浓度的下降导致的，渗透压的变化使细胞发生聚集。对应这两种理论，产生了两种不同的红细胞聚集模型。

交联理论中最具代表性的为 Bagchi 等[82]提出的配体-受体动力学，膜间的相互作用力 f_m 受到分子交联的影响，其反应速率与膜间的距离有关。在计算时获取某一细胞之外其他所有细胞的数据，若细胞膜间距最小值小于阈值，则赋予细胞发生连接的概率。如果两个细胞在形成连接键时提供了同等数量的分子，则键密度 n_b 的反应公式可以写成如下形式：

$$\frac{\partial n_b}{\partial t} = 2\left[k_+\left(n - \frac{n_b}{2} \right)^2 - k_- n_b^2 \right] \tag{9-49}$$

式中，n 为相邻细胞表面所含交联分子密度；k_+, k_- 分别为反应的正方向与反方向速率系数。

$$k_+ = k_+^0 \exp\left[-\frac{k_{ts}(l - l_0)^2}{2K_B T} \right] \quad (l < l_t) \tag{9-50}$$

$$k_- = k_-^0 \exp\left[-\frac{(k_b - k_{ts})(l - l_0)^2}{2K_B T} \right] \tag{9-51}$$

式中，l_t 反映临界距离；l, l_0 分别为受拉伸与不受拉伸的键长；k_b 为弹簧常数；k_{ts} 为转换弹簧常数（transition spring constant）；K_B 为 Boltzmann 常数；T 为热力学温度。每个键上的作用力表示为

$$f_b = k_b(l - l_0) \tag{9-52}$$

因此，作用在细胞上的聚集力为 $\boldsymbol{f}_m = f_b n_b \boldsymbol{e}$，$\boldsymbol{e}$ 为两个细胞的方向。这种方法中，键的长度、键的密度等参数均不是常数，且在实验中难以测量，因此这种模拟方法在复杂问题中难以应用。

与交联理论相对应，还有以贫化理论为前提的红细胞聚集模型。其代表性理论由 Neu 和 Meiselman[83]提出。在靠近细胞膜表面处，聚合物浓度下降，蛋白质的浓度较低，在细胞膜附近形成蛋白质的消耗区，导致渗透压下降，细胞发生聚集。聚集能包括两部分，静电能与消耗能（depletion energy），即：

$$W = W_E + W_D \tag{9-53}$$

当消耗区（depletion layer）厚度 $\varDelta$ 与细胞间距 r 已知时，消耗能由以下公式给出：

$$W_D = \begin{cases} -2\varPi(\varDelta - r/2 + \delta - p), & r/2 \leqslant \varDelta + \delta - p \\ 0, & r/2 > \varDelta + \delta - p \end{cases} \tag{9-54}$$

$$\varPi = \frac{RT}{M}c_b + B_2 c_b^2 \tag{9-55}$$

式中，$\varPi$，δ，p 分别为渗透压、多糖-蛋白质复合物厚度、穿透深度（penetration depth）；R 为摩尔气体常数；T 为热力学温度；M 为聚合物分子量；c_b 为聚合物浓度。

在离子溶液中，细胞膜上有带负电的唾液酸，故在细胞膜附近形成双电层，使相邻的细胞之间产生斥力。通过求解 Poisson-Boltzmann 方程，可以得到 W_E 的表达式：

$$W_{\mathrm{E}} = \begin{cases} \dfrac{\sigma^2}{\delta^2 \varepsilon \varepsilon_0 k^3} \sinh(k\delta)(\mathrm{e}^{k\delta-kd} - \mathrm{e}^{-kd}), d > 2\delta \\[3mm] \dfrac{\sigma^2}{\delta^2 \varepsilon \varepsilon_0 k^3} (2k\delta - kd) - (\mathrm{e}^{-kd} + 1)\sinh(k\delta - kd) - \sinh(k\delta)\mathrm{e}^{-kd}, d < 2\delta \end{cases}$$

$$\text{(9-56)}$$

式中，σ，ε，ε_0，k 分别为表面电荷密度、溶液相对介电常数、真空介电常数和 Debye-Hückel 长度。以上公式表明聚集能是细胞间距离与聚合物浓度的函数，随着聚合物浓度升高，聚集能先升高后下降；细胞表面相互靠近时，聚集能先升高后下降，在间距为多糖-蛋白质复合物厚度时受到较大的排斥力，在细胞膜相接触时聚集能变为零。

文献中还有一些其他的红细胞聚集模型，如 Morse 势方法等，但多以上述两种方法为基础。此外，由于细胞聚集的机理尚不明确，上述两种方法也有各自的局限与适用范围。

9.4.4　宏观数值模拟方法

1. 边界积分法

这种计算方法由 Odqvist[84]提出，由 Rallison 和 Acrivos[85]等发展，并最终由 Pozrikidis[86]总结完善。边界积分法将区域内的积分利用格林公式转化为边界积分，从而使三维问题转化为二维问题，降低计算量。在红细胞模拟中，此方法只需对细胞表面进行离散，因此可以避免当细胞间距较小时细胞间难以处理的情况。这种方法适用于线性的黏流方程，细胞膜上某一点处的速度可由如下表达式表示：

$$u_j(\boldsymbol{x}_0) = \frac{2u_j^\infty(\boldsymbol{x}_0)}{1+\lambda} - \frac{1}{8\pi\mu(1+\lambda)} \int_D \Delta f_i(\boldsymbol{x}) G_{ij}(\boldsymbol{x}, \boldsymbol{x}_0) \mathrm{d}S(\boldsymbol{x})$$
$$+ \frac{1-\lambda}{8\pi(1+\lambda)} \int_D^{\mathrm{PV}} u_i(\boldsymbol{x}) T_{ijk}(\boldsymbol{x}, \boldsymbol{x}_0) n_k(\boldsymbol{x}) \mathrm{d}S(\boldsymbol{x})$$

$$\text{(9-57)}$$

式中，D 为对膜积分；$\boldsymbol{u}^\infty$ 为不含细胞的血液在未受干扰情况下的流速；μ_1，μ_2 分别为细胞外血浆黏度与细胞溶质黏度；λ 为二者黏度比 (μ_2/μ_1)；G_{ij}，T_{ijk} 为速度与应力的格林函数；n_k 为细胞膜法向量；PV 为主值（principal value）。方程右端第一项积分为单层势，第二项积分为双层势。Δf 为界面处的应力跳跃。当膜的惯性可忽略时，该力应与膜中应力相平衡：

$$\Delta \boldsymbol{f} = -\boldsymbol{L}$$

$$\text{(9-58)}$$

边界积分法的优点在于可以直接求解细胞表面的速度，从而避免了通过插值得到细胞表面速度引起的误差。其缺点在于只能适用于线性的黏流方程，不能够计算惯性的作用。

2. 基于网格的计算方法

与上述的边界积分法相比，更为常见的方法就是在整个区域内划分网格进行求解，这种方法的优点在于能够将惯性作用考虑进来，但相对而言细胞外形的复杂性使得动网格在计算过程中需要进行大量的调整，大大提高了计算成本。为了避免网格带来的问题，计算中通常采用固定的网格进行计算，文献中常用的方法是浸没边界法。该方法将细胞膜在流场中的作用力看作流体在流场中的作用力，而后再通过流速还原细胞膜的外形。作用力包括变形导致的膜内作用力与细胞间作用力两部分。浸没边界法中，节点上膜的作用力被分配于周围的流体节点上。

$$F_f(x_f) = \sum_m D(x_f - x_m) F_m(x_m) \qquad (9\text{-}59)$$

式中，x_f, x_m 分别为流体节点与膜节点；D 为单位脉冲函数的离散形式。浸没边界法最初适用于笛卡儿网格，现在也被拓展到了有限元方法中。

9.4.5 一些典型算例

1. 血液细胞流动研究概况

目前对细胞与血液流动研究最多的是细胞的变形问题。红细胞具有双凹面结构，因此具有较大的变形能力，这对血液流动的特性起着重要的作用。例如，在血管内径约为 7 μm 时，由于红细胞的作用，细胞血液的有效黏度会降至最小。除了流动性质的变化，在生物医学领域中，如镰状细胞贫血、糖尿病等也通常伴随着细胞变形能力的改变。

另外，红细胞的聚集的研究也是血液与细胞流动研究中的热点，红细胞的聚集与血液的黏度和流动阻力有着直接的关系。红细胞有三种聚集方式[87]，红细胞叠连（rouleaux）、血凝块（blood clot）、在病理条件下（镰状细胞贫血、疟疾）形成血液聚集。在伤口愈合的情况下，细胞的聚集起到止血的作用，而在正常血管内细胞聚集形成的血栓则会对人体产生危害。

目前对细胞血液流动的数值研究主要集中于机理性的研究，即血液流动与细胞变形问题以及细胞聚集问题的研究。

2. 红细胞聚集的研究

首先，为对细胞聚集影响因素进行研究，2012 年，Reasor 等[88]研究了血细胞的聚集与血液的剪切速率的关系，其计算模型包括两部分：红细胞聚集的贫化模型与计算细胞变形和运动的浸没有限元法（immersed FEM）。在剪切速率较小时，血液流动减慢，会使血细胞发生聚集，而当剪切速率较高时，细胞之间频繁的碰撞同样会使细胞发生聚集。计算结果中，当剪切速率在 $0.5 \sim 3 \ s^{-1}$ 之间时，血液的有效黏度发生了明显下降，因此认为该剪切速率有利于红细胞聚集体的解聚。

此外，2009 年，Wang 等[89]研究了微管道内红细胞的叠连情况。计算中使用了基于弹簧的模型模拟红细胞的变形、采用 Morse 势方法，计算结果显示，细胞的硬度越大，则细胞的聚集体越不易被高剪切速率的流体解聚。2011 年，Li 等[90]采用贫化模型，计算脉动流下的红细胞聚集情况，研究了血流速度对细胞叠连的影响。研究中，将两个红细胞放置在减速脉动流的同一流线上，改变心率与两细胞之间的初始距离，并计算其发生叠连的时间。当心率逐渐变大时，两红细胞发生聚集的时间变短，而初始距离越大，两细胞叠连所需的时间也就越长。研究中还在正弦层流中对 393 个红细胞的聚集情况进行了模拟，其计算结果与两个红细胞的计算结果相吻合，印证了在心率较大时，更容易发生血细胞聚集的结论。

其次，红细胞聚集对血液的流变性也有十分重要的影响，Liu 等[91]首次研究了血细胞聚集对黏度的改变。他们在数值模型中研究了不同血管径内的 Fahraeus-Lindqvist 效应。Fahraeus-Lindqvist 效应即泊肃叶流动中，细胞会发生旋转，进而在运动的过程中向血管中心迁移，在血管壁面附近形成一个无细胞区（cell free layer）。在低剪切速率下血液中无细胞层比较明显，其随着剪切速率的升高而消失。此区域内的黏度低，故无细胞区所占比例越大，血液的有效黏度越小。另外，研究中还模拟了细胞硬度对血液流变性的影响，得出硬度与血液有效黏度的指数关系。2016 年，Murali 等[92]也研究了血液聚集对血液流变性的影响，其模型中红细胞为刚性的椭圆形颗粒。同样观察到了细胞的迁移与有效黏度的降低。计算中对比了幂律模型、牛顿流体模型与考虑聚集的幂律模型，观察了在血管中心血液流速剖面平缓的现象。

最后，也有一些关于红细胞聚集体在血管中的运动的研究。2009 年，Chesnutt 等[93]利用刚性的红细胞模型模拟了血液在通过分岔血管时的碰撞与聚集现象，与之前的研究相比，发现在模型中考虑细胞的碰撞与聚集对血细胞在通过分岔时的血浆撇清（plasma skimming）效应并无太大影响。2011 年，Wang 等[94]研究了红细胞叠连在剪切流、泊肃叶流中红细胞叠连的运动状况。2013 年，Xu 等[95]对可变形的红细胞在不同剪切速率下的运动进行模拟，并与实验结果进行了对比，二者结果相吻合。同时，利用数据统计了细胞的倾角，在高剪切速率下，多数细胞呈 $15 \sim 20°$，而在剪切速率较低时，细胞排布的角度较为均匀。

3. 血液中红细胞的变形研究

细胞在血液中的变形运动影响着血流的快慢以及氧气的输送。通常来说，细胞的变形能力越强，则其通过狭窄血管的时间也就越短。2007 年，Korin 等[96]用椭球形颗粒模拟了细胞的运动，计算中使用了变形系数（$a-b/a+b$，其中 a，b 分别为椭圆主轴），剪切速率越大，颗粒的变形越大，同时倾角越小。并且发现细胞膜剪切模量对细胞的变形起着重要的作用。2010 年，张治国和张锡文[97]对不同表面积-体积比、不同变形能力与黏度比下红细胞穿过血管所需时间进行了数值模拟研究。结果表明，变形能力强、比表面积比大、黏度比大，细胞通过狭窄血管所需时间长。2010 年，Xiong 等[98]模拟了红细胞在微血管中的流动，以检测诱导的壁面剪切应力变化，并研究了红细胞变形能力、微血管大小和流速的影响。结果表明，剪切应力的变化幅度主要取决于细胞与血管壁之间的间隙大小，而剪切应力的空间变化范围则取决于细胞长度和微血管大小。

对于红细胞在血管内的运动，2003 年、2005 年，Pozrikidis[99, 100]分别计算了红细胞在剪切流中的坦克履带式运动与球形、扁椭球形和双凹面形细胞在流场中的运动与变形，在管径中心处的细胞呈现轴对称降落伞形，非中心处的细胞呈现非轴对称的外形。2008 年，Gong 等[101]利用基于壳体的模型计算了初始排布状态不同的 10 个红细胞在血管内的运动，在对称排布的情况下，红细胞所占血管内径比要小于非对称排布所占内径比，但随着流动的发展，细胞发生不同的变形，最终两种初始状态下细胞所占内径比近似相同，即 $d_{sym} \approx d_{asym}$。

在前人的研究中，计算结果普遍反映出细胞在运动的过程中向血管中心移动。对此，2007 年，Secomb 等[102]进行了进一步研究。他们采用了二维的弹簧模型对红细胞在血管内的横向运移进行模拟，并将计算中的细胞特性与实验结果进行了对比。

细胞在距圆管中心不同位置时变形，在更靠近管壁的一侧，细胞会被拉长，出现不对称的状况，使细胞有一个向中心移动的趋势。此外，该研究还探讨了细胞通过实际分岔血管时的运动轨迹，计算结果与实验情况相吻合。

Alizadehrad 等[103]研究了在血管直径为 50 μm 时，细胞的变形率与倾角随管内位置变化关系，认为流动可以分为三个区域：在近壁面处，变形与倾角变化较快，而后趋于平缓，在中心处变化再次加快。在靠近中心处红细胞呈降落伞形，在靠近壁面处，细胞被拉长，且排布方向与血流方向相同。

4. 血液与红细胞流动模拟的应用

除了机理性的研究外，也有部分研究利用数值模拟方法模拟一些实际的医学问题，其中最常见的是对疟疾的研究。

在红细胞感染疟疾后细胞膜的变形能力会减弱，Fedosov 等[104]在 2011 年研究了感染疟疾的血液与正常血液的流变性差异，采用基于弹簧的模型模拟细胞膜，使用 Morse 势方法模拟细胞间相互作用，并建立了血液感染程度与血液黏度的关系。

2008 年，Imai 等[105]利用基于弹簧的模型对带有疟疾感染红细胞与正常红细胞的血液在血管中的流动进行了模拟，发现在血管中疟疾感染红细胞的运动速度要比正常红细胞更慢，在流动过程中正常红细胞会与疟疾感染红细胞接触并发生吸附。他们计算了细小毛细管内与小动脉中的吸附情况，在血管较小时，血液中更容易出现疟疾中常见的玫瑰花样（rosette）结构。

2013 年，Wu 等[106]利用数值模拟方法更细致地研究了导致细胞变形能力降低的三个因素：细胞膜硬度、比表面积下降和细胞内病菌生长。计算结果表明，上述三种因素均使细胞的变形性下降。

除了疟疾研究之外，2014 年，杨金有等[107]用红细胞的刚性模型计算了椎动脉中血液的运动，预测了椎动脉狭窄对动脉粥样硬化的形成与对脑部供血的影响。2016 年，曾宇杰等[108]对动脉瘤进行了数值模拟研究，计算了血管壁面的切应力分布，分析了潜在破口与血栓形成区域。

9.4.6　小结

目前对血液与细胞运动的数值模拟主要面临着两个方面的挑战。首先是对很多细胞的行为表现的机理认识尚不清晰，这在一定程度上为合理地构建细胞模型带来了困难。此外，数值计算中红细胞的变形十分复杂，流固耦合问题计算的复杂性也使得研究中不得不采用各种模型简化，影响了计算结果的准确程度。

但是，相对于传统的实验方法，数值方法还是有着明显的优点的，其能够克服实验中的一系列问题，如血液难以长期储存、价格昂贵等。此外，在进行实验之前通常需要对血液进行处理，防止其发生凝结，这也在一定程度上降低了实验结果的准确性。数值方法能够准确地计算细胞的受力与变形，更便捷地研究细胞的不同力学性质对其运动的影响，因此在近年来得到了广泛的应用。相信在未来数值模拟技术得到发展后，用数值方法研究血液流动问题会得到更广泛的运用。

（张锡文、王力威、吴　啸、陈　曦）

参 考 文 献

[1]　Alder B J, Wainwright T E. Phase transition for a hard sphere system. Journal of Chemical Physics, 1957, 27（5）: 1208-1209.

[2]　MacKerell A D, Bashford D, Bellott M, Dunbrack R L, Evanseck J D, Field M J, Fischer S, Gao J, Guo H,

Ha S, Joseph-McCarthy D, Kuchnir L, Kuczera K, Lau F T K, Mattos C, Michnick S, Ngo T, Nguyen D T, Prodhom B, Reiher W E, Roux B, Schlenkrich M, Smith, J C, Stote R, Straub J, Watanabe M, Wiorkiewicz-Kuczera J, Yin D, Karplus M. All-atom empirical potential for molecular modeling and dynamics studies of proteins. Journal of Physical Chemistry B, 1998, 102 (18): 3586-3616.

[3] Cornell W D, Cieplak P, Bayly C L, Gould I R, Merz K M, Ferguson D M, Spellmeyer D C, Fox T, Caldwell, J W, Kollman P A. A second-generation force field for the simulation of proteins, nucleic acids, and organic molecules. Journal of the American Chemical Society, 1995, 117 (19): 5179-5197.

[4] Jorgensen W L, Maxwell D S, Tirado-Rives J. Development and testing of the OPLS all-atom force field on conformational energetics and properties of organic liquids. Journal of the American Chemical Society, 1996, 118 (45): 11225-11236.

[5] Dauber-Osguthorpe P, Roberts V A, Osguthorpe D J, Wolff J, Genest M, Hagler A T. Structure and energetics of ligand binding to proteins: *Escherichia coli* dihydrofolate reductase-trimethoprim, a drug-receptor system. Proteins-Structure Function and Genetics, 1988, 4 (1): 31-47.

[6] Rappe A K, Casewit C J, Colwell K S, Goddard W A, Skiff W M. UFF, a full periodic table force field for molecular mechanics and molecular dynamics simulations. Journal of the American Chemical Society, 1992, 114 (25): 10024-10035.

[7] Monticelli L, Kandasamy S K, Periole X, Larson R G, Tieleman, D Marrink S J. The MARTINI coarse-grained force field: Extension to proteins. Journal of Chemical Theory and Computation, 2008, 4 (5): 819-834.

[8] Uusitalo J J, Ingólfsson H I, Akhshi P, Tieleman D P, Marrink S J. Martini coarse grained force field: Extension to DNA. Journal of Chemical Theory and Computation, 2015, 11 (8): 3932-3945.

[9] 苑世领. 分子模拟理论与实验. 北京: 化学工业出版社, 2016.

[10] Verlet L. Computer experiments on classical fluids. I. Thermodynamical properties of Lennard-Jones molecules. Physical Review, 1967, 159 (1): 98.

[11] Hockney R W. The potential calculation and some applications. Methods in Computational Physics, 1970, 9: 136-211.

[12] 姜冬宇. 蛋白质在聚乙烯界面吸附的分子动力学模拟. 天津: 天津大学, 2008.

[13] 李如生. 平衡和非平衡统计力学. 北京: 清华大学出版社, 1995.

[14] Chiang Y S, Gelfand T I, Kister A E, Gelfand I M. New classification of supersecondary structures of sandwich-like proteins uncovers strict patterns of strand assemblage. Proteins-structure Function & Bioinformatics, 2007, 68 (4): 915-921.

[15] Chou K C, Cai Y D. Predicting protein quaternary structure by pseudo amino acid composition. Proteins-structure Function & Bioinformatics, 2003, 53 (2): 282-289.

[16] Kabsch W, Sander C. Dictionary of protein secondary structure: Pattern recognition of hydrogen-bonded and geometrical features. Biopolymers, 1983, 22 (12): 2577-2637.

[17] Wang K, Leng Y, Lu X, Ren F Z, Ge X. Study of protein adsorption on octacalcium phosphate surfaces by molecular dynamics simulations. Journal of Materials Science-Materials in Medicine, 2012, 23 (4): 1045-1053.

[18] Penna M J, Mijajlovic M, Biggs M J. Molecular-level understanding of protein adsorption at the interface between water and a strongly interacting uncharged solid surface. Journal of the American Chemical Society, 2014, 136 (14): 5323-5331.

[19] Rabe M, Verdes D, Seeger S. Understanding protein adsorption phenomena at solid surfaces. Advances in Colloid and Interface Science, 2011, 162 (1-2): 87-106.

[20] 贺存学. 分子动力学研究蛋白质的吸附行为. 济南: 山东大学, 2017.

[21] Muecksch C, Roesch C, Mueller-Renno C, Ziegler C, Urbassek H M. Consequences of hydrocarbon contamination for wettability and protein adsorption on graphite surfaces. Journal of Physical Chemistry C, 2015, 119 (22): 12496-12501.

[22] Gu Z, Yang Z, Wang L L, Zhou H, Jimenez-Cruz C A, Zhou R H. The role of basic residues in the adsorption of blood proteins onto the graphene surface. Scientific Reports, 2015, 5: 10873.

[23] Raffaini G, Ganazzoli F. Simulation study of the interaction of some albumin subdomains with a flat graphite surface. Langmuir, 2003, 19 (8): 3403-3412.

[24] Raffaini G, Ganazzoli F. Molecular dynamics simulation of the adsorption of a fibronectin module on a graphite surface. Langmuir, 2004, 20 (8): 3371-3378.

[25] Raffaini G, Ganazzoli F. Protein adsorption on a hydrophobic surface: A molecular dynamics study of lysozyme on graphite. Langmuir, 2010, 26 (8): 5679-5689.

[26] Muecksch C, Urbassek H M. Molecular dynamics simulation of free and forced BSA adsorption on a hydrophobic graphite surface. Langmuir, 2011, 27 (21): 12938-12943.

[27] Mücksch C, Urbassek H M. Forced desorption of bovine serum albumin and lysozyme from graphite: Insights from molecular dynamics simulation. Journal of Physical Chemistry B, 2016, 120 (32): 7889-7895.

[28] Metropolis N, Rosenbluth A W, Rosenbluth M N, Teller A H, Teller E. Equation of state calculations by fast computing machines. Journal of Chemical Physics, 1953, 21 (6): 1087-1092.

[29] Zhou J, Zheng J, Jiang S Y. Molecular simulation studies of the orientation and conformation of cytochrome c adsorbed on self-assembled monolayers. Journal of Physical Chemistry B, 2004, 108 (45): 17418-17424.

[30] Carlsson F, Hyltner E, Arnebrant T, Malmsten M, Linse P. Lysozyme adsorption to charged surfaces. A monte carlo study. Journal of Physical Chemistry B, 2004, 108 (28): 9871-9881.

[31] Anand G, Sharma S, Dutta A K, Kumar S K, Belfort, G. Conformational transitions of adsorbed proteins on surfaces of varying polarity. Langmuir, 2010, 26 (13): 10803-10811.

[32] Hoogerbrugge P J, Koelman J M V A. Simulating microscopic hydrodynamic phenomena with dissipative particle dynamics. Europhysics Letters, 1992, 19 (3): 155.

[33] Espanol P, Warren P. Statistical mechanics of dissipative particle dynamics. Europhysics Letters, 1995, 30 (4): 191.

[34] Groot R D, Warren P B. Dissipative particle dynamics: Bridging the gap between atomistic and mesoscopic simulation. Journal of Chemical Physics, 1997, 107 (11): 4423-4435.

[35] Lei H, Fedosov D A, Caswell B, Karniadakis G E. Blood flow in small tubes: Quantifying the transition to the non-continuum regime. Journal of Fluid Mechanics, 2013, 722: 214-239.

[36] Fedosov D A, Caswell B, Karniadakis G E. A Multiscale red blood cell model with accurate mechanics, rheology, and dynamics. Biophysical Journal, 2010, 98 (10): 2215-2225.

[37] Fedosov D A, Caswell B, Suresh S, Karniadakis G E. Quantifying the biophysical characteristics of Plasmodium-falciparum-parasitized red blood cells in microcirculation. Proceedings of the National Academy of Sciences, 2011, 108 (1): 35-39.

[38] Fedosov D A, Dao M, Karniadakis G E, Suresh S. Computational biorheology of human blood flow in health and disease. Annals of Biomedical Engineering, 2014, 42 (2): 368-387.

[39] Fedosov D A, Gompper G. White blood cell margination in microcirculation. Soft Matter, 2014, 10 (17): 2961-2970.

[40] Pan W, Caswell B, Karniadakis G E. A low-dimensional model for the red blood cell. Soft Matter, 2010, 6 (18): 4366-4376.

[41] Ye T, Nhan P T, Khoo, B C, Lim C T. Stretching and relaxation of malaria-infected red blood cells. Biophysical Journal, 2013, 105 (5): 1103-1109.

[42] Ye T, Nhan P T, Khoo B C, Lim C T. Numerical modelling of a healthy/malaria-infected erythrocyte in shear flow using dissipative particle dynamics method. Journal of Applied Physics, 2014, 115 (22): 224701.

[43] Ye T, Nhan P T, Lim C T. Particle-based simulations of red blood cells—A review. Journal of Biomechanics, 2016, 49 (11): 2255-2266.

[44] Groot R D, Rabone K L. Mesoscopic simulation of cell membrane damage, morphology change and rupture by nonionic surfactants. Biophysical Journal, 2001, 81 (2): 725-736.

[45] Yang K, Ma Y Q. Computer simulation of the translocation of nanoparticles with different shapes across a lipid bilayer. Nature Nanotechnology, 2010, 5 (8): 579.

[46] Ding H M, Tian W D, Ma Y Q. Designing nanoparticle translocation through membranes by computer simulations. ACS Nano, 2012, 6 (2): 1230-1238.

[47] Filipovic N, Kojic M, Tsuda A. Modelling thrombosis using dissipative particle dynamics method. Philosophical Transactions, 2008, 366 (1879): 3265.

[48] Weller F F. A free boundary problem modeling thrombus growth: Model development and numerical simulation using the level set method. Journal of Mathematical Biology, 2010, 61 (6): 805-818.

[49] Tosenberger A, Ataullakhanov F, Bessonov N, Panteleev M, Tokarev A, Volpert V. Modelling of platelet-fibrin clot formation in flow with a DPD-PDE method. Journal of Mathematical Biology, 2016, 72 (3): 649-681.

[50] Patterson K, Lisal M, Colina C M. Adsorption behavior of model proteins on surfaces. Fluid Phase Equilibria, 2011, 302 (1-2): 48-54.

[51] Vishnyakov A, Talaga D S, Neimark A V. DPD Simulation of protein conformations: From α-helices to β-structures. Journal of Physical Chemistry Letters, 2012, 3 (21): 3081.

[52] Xu L C, Siedlecki C A. Effects of surface wettability and contact time on protein adhesion to biomaterial surfaces. Biomaterials, 2007, 28 (22): 3273-3283.

[53] Pandey L M, Pattanayek S K. Properties of competitively adsorbed BSA and fibrinogen from their mixture on mixed and hybrid surfaces. Applied Surface Science, 2013, 264: 832-837.

[54] Liu Y, Zhang X, Hao P. The effect of topography and wettability of biomaterials on platelet adhesion. Journal of Adhesion Science and Technology, 2016, 30 (8): 878-893.

[55] Wei J, Igarashi T, Okumori N, Igarashi T, Maetani T, Liu B L, Yoshinari M. Influence of surface wettability on competitive protein adsorption and initial attachment of osteoblasts. Biomedical Materials, 2009, 4 (4): 045002.

[56] Majorek K A, Porebski P J, Dayal A, Zimmerman M D, Jablonska K, Stewart A J, Chruszcz M, Minor W. Structural and immunologic characterization of bovine, horse, and rabbit serum albumins. Molecular Immunology, 2012, 52 (3-4): 174-182.

[57] Brown J H, Volkmann N, Jun G, Henschen-Edman, A H, Cohen C. The crystal structure of modified bovine fibrinogen. Proceedings of the National Academy of Sciences, 2000, 97 (1): 85-90.

[58] Wah D A, Fernández-Tornero C, Sanz L, Romero A, Calvete J J. Sperm coating mechanism from the 1.8 Å crystal structure of PDC-109-phosphorylcholine complex. Structure, 2002, 10 (4): 505-514.

[59] Chen Z, Mondal N K, Zheng S, Koenig S C, Slaughter M S, Griffith B P, Wu Z J. High shear induces platelet dysfunction leading to enhanced thrombotic propensity and diminished hemostatic capacity. Platelets, 2017, 11: 1-8.

[60] Kamada H, Tsubota K, Nakamura M, Wada S, Ishikawa T, Yamaguchi T. A three-dimensional particle simulation of the formation and collapse of a primary thrombus. International Journal for Numerical Methods in Biomedical Engineering, 2010, 26（3-4）: 488-500.

[61] Tosenberger A, Ataullakhanov F, Bessonov N, Panteleev M, Tokarev A, Volpert V. Modelling of thrombus growth and growth stop in flow by the method of dissipative particle dynamics. Russian Journal of Numerical Analysis and Mathematical Modelling, 2012, 27（5）: 507-522.

[62] Tomita A, Tamura N, Nanazawa Y, Shiozaki S, Goto S. Development of virtual platelets implementing the functions of three platelet membrane proteins with different adhesive characteristics. Journal of Atherosclerosis and Thrombosis, 2015, 22（2）: 201-210.

[63] Bouchnita A, Miossec P, Tosenberger A, Volpert V. Modeling of the effects of IL-17 and TNF-α on endothelial cells and thrombus growth. Comptes Rendus Biologies, 2017, 340（11-12）: 456-473.

[64] Falati S, Gross P, Merrill G, Furie B. Real-time *in vivo* imaging of platelets, tissue factor and fibrin during arterial thrombus formation in the mouse. Nature Medicine, 2002, 8（10）: 1175.

[65] 何雅玲, 王勇, 李庆. 格子 Boltzmann 方法的理论及应用. 北京: 科学出版社, 2009.

[66] Wolf G, Dieter A. Lattice-gas Cellular Automata and Lattice Boltzmann Models: An Introduction. New York: Springer, 2000.

[67] Qian Y H, D'Humières D, Lallemand P. Lattice BGK models for Navier-Stokes equation. Europhysics Letters, 1992, 17（6）: 479-484.

[68] Sterpone F, Derreumaux P, Melchionna S. Protein simulations in fluids: Coupling the OPEP coarse-grained force field with hydrodynamics. Journal of Chemical Theory & Computation, 2015, 11（4）: 1843-1853.

[69] Zhang J F, Johnson P C, Popel A S. Red blood cell aggregation and dissociation in shear flows simulated by lattice Boltzmann method. Journal of Biomechanics, 2008, 41（1）: 47-55.

[70] Hassanzadeh A, Pourmahmoud N, Dadvand A. Numerical simulation of motion and deformation of healthy and sick red blood cell through a constricted vessel using hybrid lattice Boltzmann-immersed boundary method. Computer Methods in Biomechanics & Biomedical Engineering, 2017, 20（7）: 737-749.

[71] Ju M, Ye S S, Namgung B, Cho S, Low H T, Leo H L, Kim S. A review of numerical methods for red blood cell flow simulation. Computer Methods in Biomechanics & Biomedical Engineering, 2015, 18（2）: 130-140.

[72] Pozrikidis C. Effect of membrane bending stiffness on the deformation of capsules in simple shear flow. Journal of Fluid Mechanics, 2001, 440（440）: 269-291.

[73] Freund J B. Numerical simulation of flowing blood cells. Annual Review of Fluid Mechanics, 2014, 46（1）: 67-95.

[74] Secomb T W, Hsu R, Pries A R. Blood flow and red blood cell deformation in nonuniform capillaries: Effects of the endothelial surface layer. Microcirculation, 2002, 9（3）: 189-196.

[75] Chen M, Boyle F J. Investigation of membrane mechanics using spring networks: Application to red-blood-cell modelling. Materials Science & Engineering C Materials for Biological Applications, 2014, 43: 506.

[76] Ondrusova M, Cimrak I. Dynamical properties of red blood cell model in shear flow. International Conference on Information and Digital Technologies, 2017: 288-292.

[77] Fai T G, Leomacias A, Stokes D L, Peskin C S. Image-based model of the spectrin cytoskeleton for red blood cell simulation. PLoS Computational Biology, 2017, 13（10）: e1005790.

[78] Fedosov D A, Caswell B, Karniadakis G E. Systematic coarse-graining of spectrin-level red blood cell models. Computer Methods in Applied Mechanics & Engineering, 2010, 199（29-32）: 1937-1948.

[79] Svetina S, Ziherl P. Morphology of small aggregates of red blood cells. Bioelectrochemistry, 2008, 73（2）: 84-91.

[80] MacMeccan R M，Clausen J R，Neitzel G P，Aidun C K. Simulating deformable particle suspensions using a coupled lattice-Boltzmann and finite-element method. Journal of Fluid Mechanics，2009，618（618）：13-39.

[81] Melchionna S. A model for red blood cells in simulations of large-scale blood flows. Macromol. Theory Simulation，2011，20（7）：548-561.

[82] Bagchi P，Johnson P C，Popel A S. Computational fluid dynamic simulation of aggregation of deformable cells in a shear flow. Journal of Biomechanical Engineering，2005，127（7）：1070-1080.

[83] Neu B，Meiselman H J. Depletion-mediated red blood cell aggregation in polymer solutions. Biophysical Journal，2002，83（5）：2482.

[84] Odqvist F K G. Über die Randwertaufgaben der hydrodynamik zäher flüssigkeiten. Mathematische Zeitschrift，1930，32（1）：329-375.

[85] Rallison J M，Acrivos A. A numerical study of the deformation and burst of a viscous drop in an extensional flow. Journal of Fluid Mechanics，1978，89（1）：191-200.

[86] Pozrikidis C. Boundary integral and singularity methods for linearized viscous flow. Mathematical Gazette，1992，93：159-189.

[87] Wagner C，Steffen P，Svetina S. Aggregation of red blood cells: From rouleaux to clot formation. Comptes Rendus Physique，2013，14（6）：459-469.

[88] Reasor D A，Clausen J R，Aidun C K. Coupling the lattice-Boltzmann and spectrin-link methods for the direct numerical simulation of cellular blood flow. International Journal for Numerical Methods in Fluids，2012，68（6）：767-781.

[89] Wang T，Pan T W，Xing Z W，Glowinski R. Numerical simulation of rheology of red blood cell rouleaux in microchannels. Physical Review E，2009，79（1）：041916.

[90] Li Y，Bok T H，Paeng D G. Numerical simulation of red blood cell aggregation under pulsatile flow with depletion model. Orlando：Ultrasonics Symposium（IUS），2011 IEEE International：442-445.

[91] Liu Y，Liu W K. Rheology of red blood cell aggregation by computer simulation. Academic Press Professional，2006.

[92] Murali C，Nithiarasu P. Red blood cell（RBC）aggregation and its influence on non-Newtonian nature of blood in microvasculature. Journal of Modeling in Mechanics & Materials，2017，1（1）：20160157.

[93] Chesnutt J K，Marshall J S. Effect of particle collisions and aggregation on red blood cell passage through a bifurcation. Microvascular Research，2009，78（3）：301.

[94] Wang T，Xing Z. On the numerical simulation of the dissociation of red blood cell aggregates. International Congress on Image and Signal Processing，2011：220-224.

[95] Xu D，Kaliviotis E，Munjiza A，Avital E，Ji C N，Williams J. Large scale simulation of red blood cell aggregation in shear flows. Journal of Biomechanics，2013，46（11）：1810.

[96] Korin N，Bransky A，Dinnar U. Theoretical model and experimental study of red blood cell（RBC）deformation in microchannels. Journal of Biomechanics，2007，40（9）：2088-2095.

[97] 张治国，张锡文. 红细胞在微血管狭窄处的力学行为. 中国科学：生命科学，2010，40（5）：441-450.

[98] Xiong W，Zhang J. Shear stress variation induced by red blood cell motion in microvessel. Annals of Biomedical Engineering，2010，38（8）：2649-2659.

[99] Pozrikidis C. Numerical simulation of the flow-induced deformation of red blood cells. Annals of Biomedical Engineering，2003，31（10）：1194-1205.

[100] Pozrikidis C. Numerical simulation of cell motion in tube flow. Annals of Biomedical Engineering，2005，33（2）：

165-178.

[101] Gong X，Shu T，Matsumoto Y. A numerical simulation on the deformed behavior of liposome and red blood cells with the immersed boundary method. ASME 2008 Summer Bioengineering Conference，2008.

[102] Secomb T W，Styprekowska B，Pries A R. Two-dimensional simulation of red blood cell deformation and lateral migration in microvessels. Annals of Biomedical Engineering，2007，35（5）：755-765.

[103] Alizadehrad D，Imai Y，Nakaaki K，Ishikawa T，Yamaguchi T. Quantification of red blood cell deformation at high-hematocrit blood flow in microvessels. Journal of Biomechanics，2012，45（15）：2684.

[104] Fedosov D A，Lei H，Caswell B，Suresh S，Karniadakis G E. Multiscale modeling of red blood cell mechanics and blood flow in malaria. PLoS Computational Biology，2011，7（12）：e1002270.

[105] Imai Y，Kondo H，Ishikawa T，Tsubota K I，Yamaguchi T. A numerical model of blood flow with malaria-infected red blood cells. Journal of Biomechanics，2008，41（8）：S480.

[106] Wu T，Hosseini S M，Feng J. Occlusion of micro-capillaries by malaria infected red blood cells. Biophysical Journal，2013，104（2）：150a.

[107] 杨金有，俞航，刘静，洪洋. 流固耦合分析分层的腹主动脉瘤模型. 生物医学工程与临床，2014，18（4）：310-314.

[108] 曾宇杰，罗坤，樊建人，竺挺. 主动脉夹层血液两相流动数值模拟分析. 工程热物理学报，2016，37（4）：780-784.

生物材料表面改性提高血液相容性的研究

摘要：当生物材料与血液接触、发生作用时，可能会诱发多种病理生理防御机制，进而导致材料表面血栓形成，影响生物材料的临床使用性能。近年来，研究人员提出了很多生物材料表面改性策略以提高材料和植入式医疗器械的血液相容性。这些改性策略包括：利用聚乙二醇、聚乙二醇丙烯酸酯、两性离子聚合物等亲水性聚合物表面接枝改性，能够提高生物材料表面的亲水性，进而提高材料表面的抗蛋白和抗血小板黏附能力；利用以肝素为代表的多糖接枝改性，能够提高材料表面的血液相容性和抗凝血能力；利用生物活性大分子接枝改性，能够改善材料表面和生物体之间相互作用，从而提高材料的血液相容性；利用抗凝剂接枝改性，能够抑制材料表面凝血发生和血栓形成，从而提高材料表面的抗凝血能力；利用内皮细胞靶向配体接枝，促进材料表面快速内皮化，从而提高材料表面的血液相容性和抗凝血能力。本章将针对生物材料表面改性中常用的亲水性聚合物、多糖、生物活性大分子、抗凝剂和内皮细胞靶向配体等进行重点介绍。

Abstract: The interaction between biomaterials and blood may induce a variety of pathophysiological defense mechanisms，which can lead to thrombus formation on biomaterial surfaces and ultimately affect the clinical performance of biomaterials. Recently，many surface modification strategies have been proposed to improve the blood compatibility of biomaterial surfaces and implantable medical devices. These modification strategies include: using hydrophilic polymers such as poly（ethylene glycol）（PEG），poly（ethylene glycol）methacrylate（PEGMA），and zwitterionic polymers to improve the surface hydrophilicity of biomaterials，thereby increasing the ability of anti-platelet adhesion and resisting protein adsorption；using heparin as the representative of the polysaccharide to improve the blood compatibility and anticoagulant ability of biomaterials；using the bioactive macromolecules to improve the interaction between biomaterials and blood，thus improving the blood compatibility of biomaterials；using the anticoagulants to inhibit the blood coagulation and thrombosis formation on material surfaces to increase the anticoagulant capacity of biomaterials; using targeting ligands for endothelial cells to promote the rapid endothelialization on the material surface, thereby improving the blood compatibility and anticoagulant ability of the material surface. This chapter introduces hydrophilic polymers, polysaccharides, bioactive macromolecules, anticoagulants, and targeting ligands for endothelial cells commonly used in the surface modification of biomaterials.

10.1　聚乙二醇和聚乙二醇丙烯酸酯的接枝改性

聚乙二醇（PEG）是一种无毒和非免疫原性的亲水性高分子，常常用于生物材料和表面改性研究领域。亲水性 PEG 可以结合水分子，在材料表面形成水合层，该水合层能够抑制血浆蛋白、纤维蛋白原和溶菌酶等血液成分在材料表面的黏附。PEG 高分子链柔性高，有较大的排斥体积，能够抑制蛋白质、血小板和红细胞的黏附。PEG 通常不会影响蛋白质构象，有利于蛋白质维持其天然构象和活性。PEG 作为一种生物惰性高分子，已经被美国食品药品监督管理局（FDA）认证为许多生物材料的添加剂，因此，PEG 常被用来修饰生物材料，提高表面血液相容性[1]。

PEG 是溶解于水的高分子材料，共混改性材料中的 PEG 在人体内血流剪切力和溶解作用下被溶出，因此，需要采用共价接枝方法将 PEG 牢固地固定在生物材料表面。Lendlein 等利用亲核加成反应将带有不同端基和链长的单氨基聚乙二醇连接到聚醚酰亚胺膜表面，用于考察 PEG 的链长和端基的化学结构对材料表面抗蛋白质吸附和血小板黏附的影响。PEG 修饰表面功能化减少了聚醚酰亚胺膜表面的牛血清白蛋白的吸附，但是并没有减少纤维蛋白原的吸附[2]。PEG 可以经过亲核加成反应修饰聚醚酰亚胺材料，而在聚氨酯膜表面接枝 PEG 过程比较复杂。一般情况下，采用二异氰酸酯作为偶联剂，在二月桂酸二丁基锡或辛酸亚锡的催化作用下，对聚氨酯表面进行处理，在聚氨酯表面引入异氰酸酯功能基团；随后，PEG 的端羟基与异氰酸酯反应，将 PEG 接枝到聚氨酯表面[3, 4]。此外，还有一些其他接枝方法，例如，利用异佛尔酮二异氰酸酯或 4, 4′-二环己基甲烷二异氰酸酯对 PEG 端羟基进行封端反应，然后，再将 PEG 接枝到材料表面[5, 6]。Gotz 等利用异佛尔酮二异氰酸酯与星形 PEG 反应产生异氰酸酯封端的 PEG，通过优化反应条件，可以避免星形 PEG 链扩展和交联反应的发生。随后，异氰酸酯端基化的 PEG 通过脲基甲酸酯反应接枝到生物材料表面，在材料表面还可以引入进一步反应的功能基团。星形 PEG 改性表面不仅能够抗非特异性蛋白质吸附，而且还能有效地抑制细胞黏附。此外，这种功能化的表面可以继续引入生物靶向性配体，从而赋予材料特定的生物学相互作用能力[7-10]。

上面接枝反应使用了有机金属催化剂和高毒性二异氰酸酯，如果有残留或者反应不完全，会导致细胞毒性。为了避免使用这些物质，Gu 等利用臭氧活化方法在聚氨酯材料表面接枝了不同分子量 PEG[11]。改性表面亲水性高，血小板黏附少，即使少量血小板被黏附，它们也基本没有发生变形，也没有被激活。材料表面接枝高分子量 PEG，则抗血小板黏附效果更加明显。

线形 PEG 可以直接通过化学反应共价接枝到生物材料表面，但是，接枝密度通常比较低，这是因为 PEG 有较大空间位阻。然而，生物材料表面需要接枝高密度的 PEG，才能充分发挥 PEG 抗非特异性蛋白吸附功能。为此，有很多接枝策略用于提高接枝密度。例如，将 PEG 以刷型结构形式引入到生物材料表面，可以有效增加 PEG 的表面接枝密度[12]。冯亚凯等通过紫外光引发表面接枝技术将聚乙二醇单甲醚甲基丙烯酸酯（PEGMA）接枝到聚氨酯表面，首先通过在聚氨酯表面涂覆光引发剂，将光引发剂负载于材料表面，然后浸泡在含有 PEGMA 的溶液中，进行光聚合反应。通过改变反应温度、PEGMA 浓度、紫外光照射时间和光引发剂浓度可以调控 PEGMA 在聚氨酯表面的接枝密度[13]。聚氨酯表面接枝刷型PEGMA，每个接枝链含有许多个 PEG 侧链，而且侧链末端带有羟基端基，它们可以用作功能基团对材料表面做进一步的改性，如抗凝剂、生物活性分子和药物等可以通过这些羟基基团连接到材料表面。为了考察不同分子量的 PEGMA 对材料表面亲水性和血液相容性的影响，采用 PEGMA 分子量为 400、600、800 和 1000接枝修饰聚氨酯材料，调节材料表面亲水 PEG 链段和疏水性聚丙烯酸酯的比例[14]。研究结果表明，当 PEGMA 的分子量从 400 增加到 1000 时，PEGMA 接枝量也相应地从 4.38 $\mu mol/cm^2$ 减少到 2.33 $\mu mol/cm^2$，这说明高分子量 PEGMA 具有较大空间位阻，从而导致活性自由基的亲和力降低，材料表面接枝密度也降低。PEGMA改性的聚氨酯表现出优异的亲水性能和抗血小板黏附能力，其中，分子量800 PEGMA 改性表面表现出最低血小板黏附性和最佳血液相容性，这可能是其接枝密度和链长综合作用的结果。

紫外光接枝不能控制接枝链长度，对生物材料表面性质调控不利。原子转移自由基聚合是活性聚合，能够精确控制所合成的聚合物分子链，为此，研究者开发出表面引发原子转移自由基聚合（SI-ATRP）技术用于材料表面改性。SI-ATRP 技术作为一种活性方法，可以较为便捷地依据实际需要精确控制接枝链长度。为了进行 SI-ATRP，通常利用溴代异丁酰溴和生物材料表面的氨基或者羟基反应，在表面引入叔丁基溴作为 SI-ATRP 引发剂。

冯亚凯等采用 SI-ATRP 技术将亲水性 PEGMA 接枝到聚碳酸酯聚氨酯（PCU）电纺纳米纤维支架表面[15]。接枝反应对纳米纤维支架形态没有影响，而且其力学性能基本不变。纤维支架的亲水性和血液相容性均得到大幅提高，而且血管内皮细胞在材料表面黏附，并沿着纤维方向伸出伪足、生长、铺展并形成连续的内皮细胞层。

此外，还有一些研究，如利用光接枝方法在环烯烃共聚物表面接枝 PEGMA[16]

和利用 PEGMA 制备超支化表面[17]。在使用 PEG 进行表面修饰研究中，PEG 的链长和接枝密度影响材料表面抗蛋白吸附[18-20]。尽管 PEG 改性能够提高生物材料表面的亲水性和抗蛋白吸附，但是 PEG 本身可以自动氧化，尤其是在氧和过渡金属离子环境中，而它们通常存在于生物介质中，因此，PEG 改性表面在临床使用中，通常会面临体内长期抗蛋白吸附效果差的问题。为了提高氧化石墨烯（GO）在聚乳酸支架中的分散性和界面黏附作用，Zhang 等将 PEG 接枝到 GO 上，所得到的复合支架具有良好的表面润湿性和细胞相容性[21]。Díez-Pascual 等利用类似的方法将改性 GO 与聚富马酸丙二醇酯（PPF）制备成纳米复合材料，该复合材料具有较高亲水性和抗蛋白吸附能力，可应用于骨组织工程领域[22]。Cai 等在硅表面接枝梯度密度的 PEG，并研究 PEG 梯度密度对内皮细胞迁移行为的影响，结果表明，具有不同 PEG 接枝梯度密度的硅表面更有利于内皮细胞的迁移，而且是从 PEG 高密度区域向低密度区域迁移[23]。Fang 等利用多巴胺的生物黏附能力，在不同基材表面涂覆多巴胺，再利用双氨基化的 PEG 接枝到材料表面，然后固定牛血清白蛋白，得到高效抗蛋白吸附表面（纤维蛋白原最低吸附量为 75 ng/cm^2），该防污表面的构建是基于牛血清白蛋白的固定化，以消除多巴胺对蛋白和细胞的黏附[24]。

10.2　两性离子聚合物接枝改性

　　两性离子聚合物是一类亲水性高分子。它们能够防止生物黏附，正是基于它们优异的抗蛋白黏附性能，被广泛地应用在生物材料表面改性方面。两性离子聚合物带正电和带负电的部分在同一侧链上，并维持其电中性。两性离子化合物通常是根据甜菜碱的种类划分，主要包括磷酸甜菜碱类、磺酸甜菜碱类和羧酸甜菜碱类（图 10-1）。在这类化合物中，含有甲基丙烯酸酯功能基团的两性离子化合物经常用于表面改性单体，通过各种改性技术对生物材料表面进行修饰。两性离子甜菜碱通过静电作用和氢键作用在两性离子基团上产生紧密结合的结构化水合层，这种水合层可以有效抑制蛋白质吸附和血小板黏附，从而避免凝血级联反应和免疫性炎症的发生，因此，利用两性离子聚合物改性生物材料表面可以显著地提高生物材料表面的血液相容性。

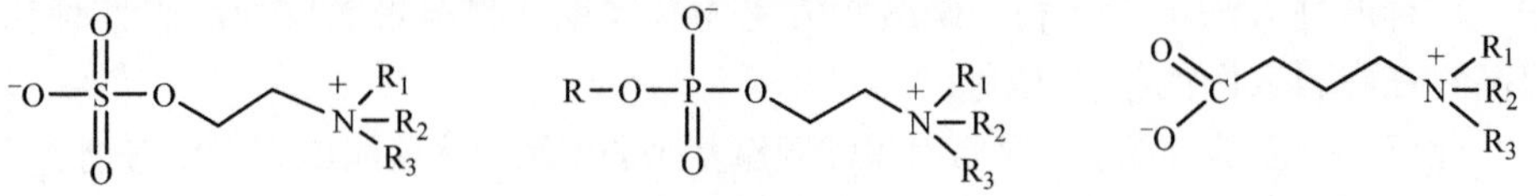

磺酸甜菜碱　　　　　　　磷酸甜菜碱　　　　　　　羧酸甜菜碱

图 10-1　常见两性离子的化学结构

R，R$_1$，R$_2$，R$_3$ 可以为—CH$_3$，—CH$_2$CH$_3$，—CH$_2$CH$_2$OH，—(CH$_2$)$_n$OCOCCH$_3$＝CH$_2$ 或—(CH$_2$)$_n$NHCOCCH$_3$＝CH$_2$，
其中 n 可以为 1, 2, 3, 4, 5 和 6

10.2.1 磷酸甜菜碱

基于细胞膜天然生物惰性理论，研究人员开始探索开发两性离子类防污材料。Zwaal 等在 1997 年报道了红细胞的内膜会诱导产生血栓，而其外膜在同样条件下不会诱导血栓形成，这主要是由于组成红细胞内膜和外膜的脂质成分不同，其中内膜主要是由磷脂酰丝氨酸组成，而外膜则主要是由两性离子磷酰胆碱组成[25]。两性离子磷酰胆碱基团对于细胞膜表面的抗凝血具有非常重要的作用，如果将磷酰胆碱基团引入到血液接触材料表面，可以使材料表面具有仿生物膜结构，进而使其具有良好的血液相容性。生物材料表面的磷酰胆碱基团可以有效地降低血浆蛋白吸附，从而抑制血小板的黏附和激活，改善血液相容性。

在利用磷酰胆碱基团修饰生物材料表面的研究中，现已探索了许多改性方法，大部分是利用含有磷酰胆碱的单体在材料表面接枝，从而将磷酰胆碱基团接枝在生物材料表面。2-甲基丙烯酰氧乙基磷酰胆碱（MPC）是一种应用广泛的磷酰胆碱单体，而且它是一种甲基丙烯酸酯类单体，可以方便地应用于生物材料表面接枝改性。通过 MPC 聚合反应，能够得到均聚物、无规共聚物、嵌段共聚物和接枝共聚物，它们都可以通过表面涂层[26]、物理共混[27, 28]、接枝聚合[29-31]和半互穿聚合物网络等技术修饰生物材料[32-34]。冯亚凯等利用迈克尔加成反应、紫外光引发聚合反应和表面原子转移自由基聚合反应三种方法，将 MPC 接枝到 PCU 表面，用于改性材料表面的血液相容性[35, 36]，接枝反应示意图如图 10-2 所示。

为了利用迈克尔加成反应修饰生物材料表面，需要在材料表面引入氨基，而且氨基含量决定了 MPC 接枝量。在 PCU 表面接枝 MPC 需要三步反应：引入异氰酸酯基团、氨基和迈克尔加成反应，如图 10-2（a）所示。首先，利用 1, 6-己二异氰酸酯共价连接到 PCU 表面，使 PCU 表面带有可反应的异氰酸酯基团；然后，利用三（2-氨基乙基）胺与带有异氰酸酯基团的 PCU 反应，形成带有伯氨基的 PCU 表面；最后，通过 MPC 与氨基之间的迈克尔加成反应，将 MPC 接枝到 PCU 表面[35]。迈克尔加成反应是一种在生物材料表面引入官能团的简单有效的方法，这种改性方法不仅有利于磷酰胆碱更为有序地在材料表面排列，而且有利于提高它在材料表面的接枝密度。

此外，Feng 等合成了一种带有磷酰胆碱基团的甲基丙烯酸酯单体（PC 单体）[37]，如图 10-3 所示。他们利用紫外光引发聚合方法将这种单体接枝到 PCU 表面，改性 PCU 具有较小水接触角和较高吸水率，血小板黏附明显降低，有效抑制了凝血级联反应和免疫响应的发生[38]。

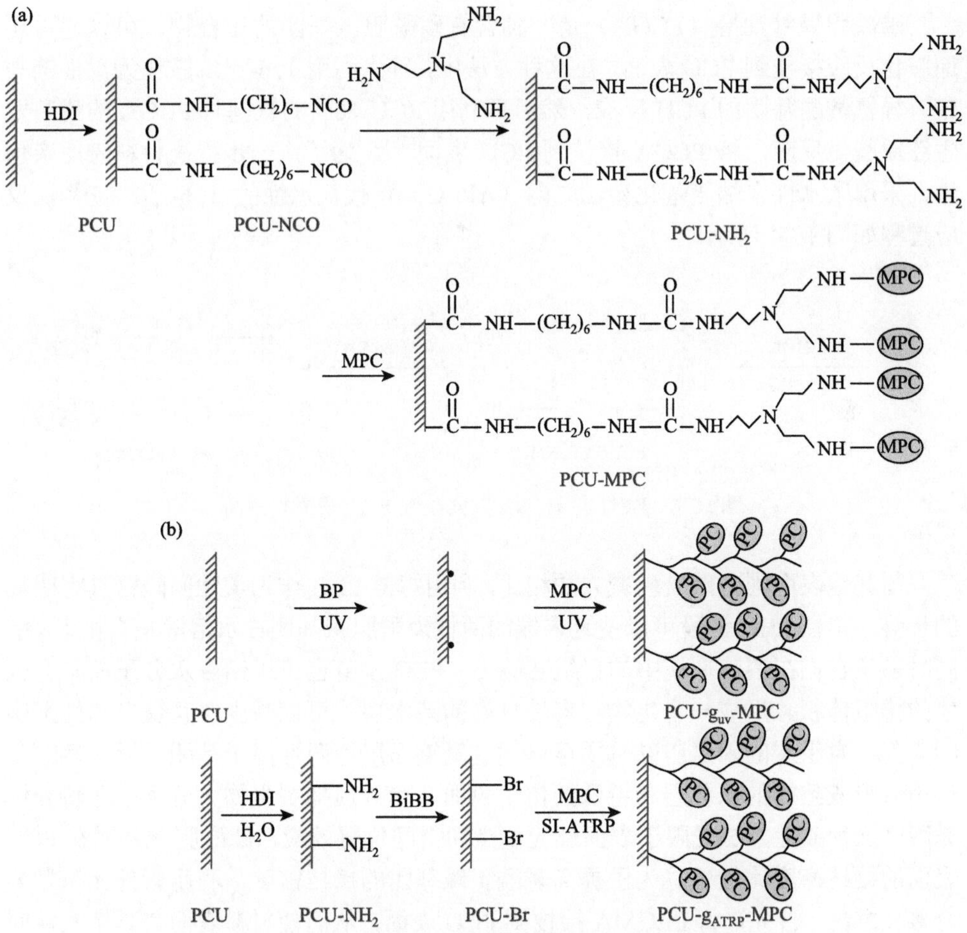

图 10-2 在 PCU 表面接枝 MPC 的典型途径的示意图

（a）迈克尔加成反应；（b）紫外光引发聚合和表面原子转移自由基聚合反应

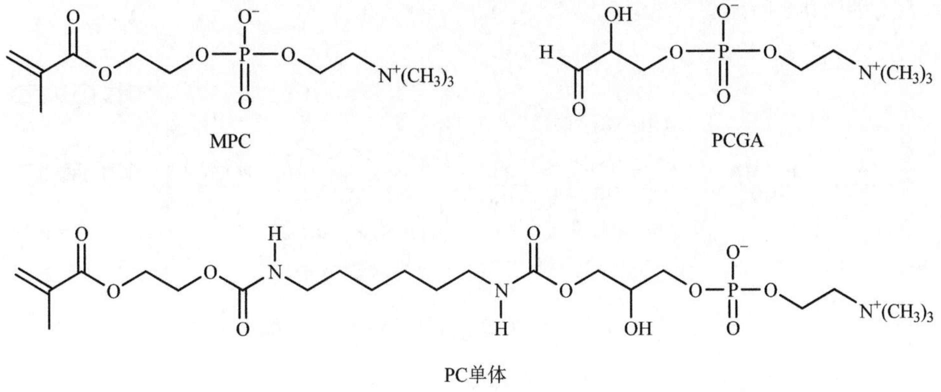

图 10-3 MPC、PCGA 和 PC 单体的化学结构

　　磷酰胆碱甘油醛（PCGA）是一种含有磷酰胆碱基团的化合物，可以通过还原胺化反应接枝到 PCU 表面，在这种方法中，首先利用 1, 6-己二胺作为柔性链与带有异氰酸酯基团的 PCU 反应，然后再利用 PCU 表面的氨基与 PCGA 的醛基发生还原胺化反应，将 PCGA 接枝到 PCU 表面[39]。为了进一步提高材料表面亲水性，采用亲水性末端氨基化聚乙二醇（APEG）替代疏水性的 1, 6-己二胺[40]，反应过程如图 10-4 所示。

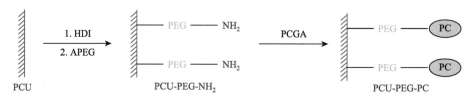

图 10-4　PEG 和 PCGA 共同改性 PCU 表面示意图

　　与其他表面固定磷酰胆碱方法相比，利用短链 PEG 作为柔性间隔臂具有明显的优势：柔性 PEG 链段可以使链末端的两性磷酰胆碱基团在水溶液中自由运动，同时赋予它们在溶液环境中的自组装能力；PEG 本身也可以结合水分子而具有较大的排阻体积，形成一个生物相容性良好的亲水层，可以减少血浆蛋白和红细胞的黏附；自组装的磷酰胆碱基团可以通过氢键作用和两性离子基团附近的溶剂化作用，形成致密的水化层和特殊的仿生表面，有效地抑制生物大分子的非特异性黏附。这种改性方法受限于表面反应位点和空间位置效应，磷酰胆碱基团在 PCU 表面的接枝密度比较低。为了提高磷酰胆碱基团的接枝密度，利用紫外光引发聚合接枝方法，首先，将 PEGMA 接枝到 PCU 表面，从而使材料表面兼具亲水性间隔臂和充足反应位点；然后，利用过量的二异氰酸酯和羟基反应，再经水解，从而引入氨基；最后，经还原胺化反应，将 PCGA 成功接枝到 PCU 表面[41]，反应过程如图 10-5 所示。

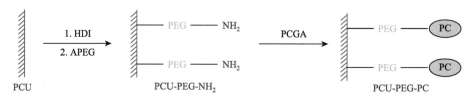

图 10-5　PEGMA 和 PCGA 共同改性 PCU 表面示意图

　　PEG 和磷酰胆碱的协同作用能够明显提高 PCU 表面的亲水性和抗血小板黏

附效果，但是，受限于材料表面接枝密度，无法使磷酰胆碱基团完全覆盖整个生物材料表面，仍然会导致血小板局部黏附，也有可能引起凝血过程的发生。局部区域磷酰胆碱基团接枝密度低可能是由于材料表面较低的氨基官能团密度和未完全功能化，因此，增加材料表面功能基团密度，避免局部区域发生凝血现象仍然是一个巨大挑战。

Ishihara 等研究了 MPC 和甲基丙烯酸丁酯共聚物的血液相容性与两性离子 MPC 含量的依赖关系，研究表明，当共聚物中 MPC 含量增加时，聚合物表面的血液细胞黏附和聚集明显减少，他们发现共聚物中 MPC 有利于血浆中磷脂分子的吸附，形成磷脂分子层，该磷脂分子层能够有效地抑制蛋白质吸附，从而使材料具有良好的抗凝血性质[42]。为了探究 MPC 抗蛋白吸附的原因，Ishihara 等对比了 MPC 共聚物和含有亲水性组分共聚物的水合作用，并且研究了它们表面所吸附蛋白的构象变化，结果表明，MPC 摩尔分数为 0.3 的共聚物自由水含量超过 0.7，而其他共聚物则低于 0.42；在 MPC 表面所黏附的蛋白构象基本未发生变化，MPC 共聚物较高自由水含量对抗蛋白吸附能力具有重要作用[43]。他们还将 MPC 共聚物和聚砜共混得到改性聚砜薄膜，当 MPC 共聚物含量增大时，膜表面的蛋白质和血小板吸附明显减少，而且被吸附的血小板并未发生明显的形态变化，MPC 共聚物发挥了抗蛋白吸附添加剂的作用，提高了血液相容性[44]。此外，他们利用紫外光接枝技术在聚醚醚酮（PEEK）表面接枝 MPC，接枝表面的蛋白吸附量降低了 90%左右[45]。Takai 等研究了 MPC 和 PEG 分别以聚合物刷、单体单分子层和聚合物涂层改性材料表面对抗蛋白吸附和抗细胞黏附的影响，研究发现 MPC 的抗蛋白吸附效果与其单体密度有关系，而 PEG 则没有明显关联；MPC 和 PEG 都能够抑制细胞黏附，而且聚合物刷由于具有空间排斥能力表现出最佳的抗黏附效果[46]。

Chen 等利用 PEG、两性离子聚合物和其他亲水性聚合物制备出了多种抗蛋白吸附表面[47-52]。Zhu 等将 MPC 在硅片表面接枝，并研究了接枝链密度和链长对抗蛋白吸附的影响，他们发现材料表面的抗蛋白吸附能力主要依赖于 MPC 接枝链密度，而不依赖于接枝链的长度[53, 54]。此外，还有许多研究利用 SI-ATRP 在不同的材料表面接枝 MPC，用于提高材料表面的血液相容性和抗蛋白吸附能力[55, 57]。

总之，材料表面的磷酸胆碱接枝改性在医用材料、生物传感器等诸多方面具有研究价值和应用前景[58-61]。

10.2.2　磺酸甜菜碱

磺酸甜菜碱具有两性离子结构，有利于蛋白质维持其天然构象，磺酸甜菜碱改性生物材料表面表现出良好的抗蛋白吸附和抗凝血性能。磺酸甜菜碱两性离子聚合物的侧基两性离子有强偶极结构，使其具有高链刚度和独特的抗电解行为。磺酸甜菜碱通常是利用叔胺基团和1,3-丙磺酸内酯或1,4-丁磺酸内酯开环反应制备[62,63]。利用磺酸甜菜碱表面改性方法能够提高聚醚聚氨酯（PEU）的血液相容性[64]，首先，1,6-己二异氰酸酯和聚环氧丙烷（PPO）反应，使PPO末端带有两个异氰酸酯功能基团；然后，异氰酸酯端基化PPO中的一个功能基团与 N, N-二甲基乙醇胺反应，PPO的一个末端带有叔胺基团，而另外一个末端仍为异氰酸酯基团；再利用该叔胺基团和1,3-丙磺酸内酯反应，得到含有磺酸甜菜碱基团和异氰酸酯基团的PPO；最终，通过PEU与异氰酸酯基团反应，将磺酸甜菜碱接枝到PEU表面。磺酸甜菜碱改性PEU膜表现出较高的亲水性和较少的血小板黏附，具有良好的血液相容性。在这种改性方法中，首先合成出含有磺酸甜菜碱基团的聚合物链，再将其接枝到材料表面，这种方法被称为"接枝到"（"graft to"）材料表面方法。此外，还可以先在聚氨酯（PU）表面引入叔胺基团，再和1,3-丙磺酸内酯反应，得到磺酸甜菜碱改性PU表面[65]。例如，首先利用1,6-己二异氰酸酯在甲苯中处理PU膜，使其表面带有异氰酸酯官能团，再利用 N, N-二乙基乙二胺（DEA）或 N, N-二甲基乙二胺（DMA）与该异氰酸酯基团反应，在材料表面引入叔胺基团，最后，利用叔胺基团和1,3-丙磺酸内酯反应，将磺酸甜菜碱成功接枝到PU表面。这两种不同改性方法均能得到高亲水性的材料表面，并能够有效地抵抗血小板黏附。

"接枝到"（"graft to"）材料表面方法虽然可以在一定程度上提高材料的血液相容性，但是受限于被接枝高分子链自身空间位阻作用，材料表面接枝密度较低，磺酸甜菜碱基团在材料表面含量较低。为了提高材料表面磺酸甜菜碱的接枝密度，有很多研究采用"从表面接枝"（"graft from"）的方法，尤其是采用 SI-ATRP 和 ARGET-ATRP 技术，能够精确控制接枝链长度，可以达到高接枝密度和接枝量的目的。Shen 等利用 SI-ATRP 技术从纤维素膜表面接枝 p-乙烯苄基磺酸甜菜碱，接枝两性离子层的含量随着聚合时间的增加而增加，两性离子聚合物刷能够有效地抑制蛋白质的吸附和抗血小板黏附，从而提高了材料表面的血液相容性[55]。Zhao 等利用类似方法在聚砜膜表面接枝甲基丙烯酰乙基磺基甜菜碱（SBMA），改性聚砜膜具有良好的血液相容性和细胞相容性[66]。在生物材料表面接枝两性磺酸甜菜碱不仅具有较低的血浆蛋白和血小板吸附，而且不会引起溶血，血液相容性良好。

甲基丙烯酰氧乙基-N, N-二甲基丙磺酸铵（DMAPS）单体不仅含有磺酸甜菜碱功能基团，有两性离子作用，而且含有可聚合的碳碳双键，可以发生自由基聚合、SI-ATRP 和 ARGET-ATRP 等聚合反应。DMAPS 经常用于从表面接枝修饰医用高分子材料表面，例如，Lin 等利用 DMAPS 对 PU 表面进行接枝改性[67,68]。同上述方法类似，Lin 等利用1,6-己二异氰酸酯处理 PU 表面，引入异氰酸酯功能基团；然后，与丙烯酸（AA）或甲基丙烯酸羟乙酯（HEMA）反应，将带有双键的

单体连接到 PU 表面；最后，在引发剂偶氮二异丁腈（AIBN）作用下，引发 DMAPS
和 PU 表面发生接枝共聚反应，从而将磺酸甜菜碱接枝到 PU 表面。这种接枝方法
能够大幅度地提高磺酸甜菜碱在材料表面的接枝密度，明显地降低表面蛋白质吸
附和血小板黏附，表现出良好的血液相容性。

相对于材料表面自由基聚合而言，活性聚合反应如表面可逆加成断裂链转移
聚合（SI-RAFT）和表面引发原子转移自由基聚合（SI-ATRP）更容易控制磺酸甜
菜碱接枝密度和接枝链长。Yuan 等以 4-氰基戊酸二硫代苯甲酸（CPADB）作为
RAFT 试剂，利用 CPADB 的羧基与纤维素膜表面的羟基反应，将 RAFT 试剂连
接到纤维素膜表面；在 AIBN 作用下，DMAPS 经 SI-RAFT 反应从纤维素膜表面
接枝，得到磺酸甜菜碱修饰的表面[69]。改性纤维膜能够抑制血小板黏附和蛋白质
吸附，降低溶血率，表现出优异的血液相容性，而且还能抑制细菌和细胞黏附。Yuan
等为了发挥两性离子聚合物的抗吸附作用，将磺酸甜菜碱接枝到聚对苯二甲酸乙二
醇酯（PET）表面[70, 71]。利用多巴胺在弱碱性溶液中能够自聚合的性质，在 PET 表
面涂覆多巴胺，然后将 ATRP 引发剂 2-溴异丁酰溴（BIBB）固定到 PET 表面，引
发甲基丙烯酸二甲氨基乙酯（DMAEMA）在 PET 表面发生 ATRP 反应，再利用接
枝链的侧链叔胺基团与 1, 3-丙磺酸内酯反应，生成相应的磺酸甜菜碱。经磺酸甜菜
碱修饰的 PET 能够抑制蛋白质和血小板黏附，延长凝血时间。此外，为了节约成
本，简化操作，得到更为均匀的磺酸甜菜碱接枝表面，同时不受所改性表面形状的
限制，Yuan 等还开展了通过表面臭氧氧化和多巴胺溶液浸渍法对材料表面接枝磺
酸甜菜碱两性离子的研究[72, 73]。冯亚凯等在 PCU 表面接枝 PEGMA 和 DMAPS，构
建嵌段和梳型聚合物改性表面，其中接枝 PEG 和磺酸甜菜碱两性离子链段能够发
挥它们的协同作用，提高材料表面的血液相容性[74]。他们制备出了 PCU-P
（PEGMA-g-DMAPS）和 PCU-P（PEGMA-b-DMAPS）两种不同表面，其中 PCU-P
表现出较高的亲水性和较低的血小板黏附，这与其更为均匀的表面形貌有关，这种
梳型结构改性 PCU 更适于用作血液接触材料[74]。

近年来，研究人员利用不同方法在各种材料表面接枝磺酸甜菜碱及其聚合
物[75-80]，改性材料表面都表现出良好的抗蛋白吸附效果，磺酸甜菜碱及其两性离
子聚合物在生物材料领域具有广阔的应用前景。

10.2.3　羧酸甜菜碱

两性离子羧酸甜菜碱及其聚合物能够抑制材料表面蛋白质黏附、细菌群体生
物膜形成和细胞黏附，它们已被广泛应用在材料表面改性中。与磷酸甜菜碱和磺
酸甜菜碱相比，羧酸甜菜碱的带负电基团为羧基，其结构与甘氨酰甜菜碱结构类
似。甘氨酰甜菜碱细胞相容性良好，对于调节生物体的渗透压具有重要作用。羧

酸甜菜碱具有良好的生物相容性[81]，而且其羧基可以根据应用需求更容易地转变为其他功能基团，因此，它们便于进行材料表面改性。此外，经化学结构变化，衍生出了大量羧酸甜菜碱衍生物，这为表面改性提供更多选择可能性[82]。大量研究表明，两性离子羧酸甜菜碱聚合物能够抑制材料表面蛋白质吸附和血小板黏附，能够保持基底材料的自清洁，从而增强分子识别位点的亲和力，提高材料的血液相容性和生物相容性[83-85]。

Yuan 等将羧酸甜菜碱及其两性离子聚合物接枝在 PU、纤维素膜和硅橡胶表面，用于改善表面血液相容性[86-88]。为了将羧酸甜菜碱接枝到 PU 表面，首先，利用 1, 6-己二异氰酸酯使 PU 表面带有异氰酸酯基团；然后，利用 N, N-二甲基乙醇胺（DMEA）或 4-二甲氨基-1-丁醇（DMBA）与异氰酸酯基团反应，在 PU 表面引入叔胺基团；最后，利用该叔胺基团和 β-丙内酯反应，生成羧酸甜菜碱基团，得到羧酸甜菜碱改性 PU 表面[86]。水接触角测试和血小板黏附实验表明改性 PU 表面具有非常强的亲水性且抑制血小板黏附。为了提高羧酸甜菜碱在材料表面的接枝密度，Yuan 等利用 SI-ATRP 方法引发 DMAEMA 聚合，再与 β-丙内酯开环反应，得到高接枝密度的羧酸甜菜碱修饰材料表面，从而显著地降低了材料表面对血小板和血浆蛋白的黏附，并能明显地降低溶血率，说明改性材料表面的血液相容性得到了明显提高[87]。此外，臭氧诱导接枝方法被报道用于惰性材料（如硅橡胶等）表面接枝羧酸甜菜碱，改性硅橡胶表面也展现出低血小板黏附和低蛋白质吸附[88]。

Jiang 等在抗生物黏附材料领域开展了大量研究工作[89-94]，并研究出一种简单、有效的通用方法，用于亲水和疏水材料表面羧酸甜菜碱聚合物涂层改性[95]。海洋生物贻贝分泌物能够牢固地黏附到不同性质的物体表面，受海洋生物的启示，他们制备出端基带有儿茶酚的聚甲基丙烯酰氧乙基羧酸甜菜碱（DOPA-PCB）。在溶液环境中，多巴胺辅助 DOPA-PCB 快速方便地在亲水性材料和疏水性材料表面形成聚羧酸甜菜碱改性涂层。这种方法具有普适性，可以用于聚丙烯、聚二甲基硅氧烷（PDMS）、聚四氟乙烯、聚苯乙烯、聚甲基丙烯酸甲酯、聚氯乙烯、金属氧化物和二氧化硅等表面。此外，为了避免传统 SI-ATRP 需要除水和除氧的严苛反应条件，方便在材料表面接枝聚羧酸甜菜碱功能基团，Jiang 等通过电子转移活化再生催化剂表面引发原子转移自由基聚合（ARGET-ATRP）方法在 PDMS 表面接枝聚羧酸甜菜碱聚合物，提高材料的防污和抗蛋白吸附能力[96]。这种方法反应条件简单，便于实现对大型基底的聚羧酸甜菜碱接枝改性，具有在抗污工业大规模应用的优势。

羧酸甜菜碱聚合物不仅具有防污和抗蛋白吸附的能力，而且含有大量的羧基功能基团，可以较为方便地转变为其他功能基团或者用于固定生物分子和药物等，便于材料表面多功能化。例如，为了实现心血管移植物表面快速原位内皮化的目的，Ji 等将甲基丙烯酰氧乙基羧酸甜菜碱和甲基丙烯酸丁酯共聚物涂覆在基底材料表面，然后利用涂层中丰富的羧基经过 NHS/EDC 活化连接 REDV 肽，得到多功能化表面[97]。改性表面不仅具有防污能力和良好的血液相容性，而且能够抑制血管平滑肌细胞的黏附，促进内皮细胞的选择性黏附，这有利于促进材料表面的快速内皮化。Wei 等利用类似方法，在甲基丙烯酰氧乙基羧酸甜菜碱和甲基丙烯酸缩水甘油酯共聚物涂层上修饰 REDV 肽，实验结果也证明了羧酸甜菜碱和 REDV 肽的协同作用，实现了提高血液相容性和对内皮细胞的选择性黏附[98]。Kong 等将羧酸甜菜碱聚合物和内皮祖细胞选择性多肽（TPSLEQRTVYAK）共同接枝到 PCL 材料表面，从而实现了材料表面既具有良好血液相容性又能够选择性捕获内皮祖细胞的目的[99]。由于羧酸甜菜碱单体结构设计的灵活性和后续功能化的多样性，利用羧酸甜菜碱化合物及其聚合物对生物材料表面改性，能够显著地提高其血液相容性，而且能够赋予其对内皮细胞和内皮祖细胞的选择性黏附等特殊功能，该修饰方法在心血管材料和心血管支架表面改性方面有潜在应用。

10.2.4 类似两性离子聚合物改性

聚两性离子电解质（简称聚两性电解质，也称两性电荷混合型聚合物）是一种类似于两性离子聚合物的一种聚合物。在同一个单体上，含有等量的带正电基团和带负电基团，这种单体本身表现出电中性，它们的均聚物和共聚物被称为两性离子聚合物，也表现出电中性；而聚两性电解质的带正电和带负电基团通常是在不同的单体上，通过改变不同带电基团单体的投料比，最终得到整体表现出电中性的聚两性电解质[100, 101]。

Whitesides 等利用带有相反电荷的长链烷基硫醇在金表面形成自组装层，他们发现当自组装层表现出电中性的时候，自组装层能够明显抑制纤维蛋白原的吸附[102]。Jiang 等将多种正电单体和负电单体按照一定比例，制备出电荷均衡的聚两性电解质材料，它们能够有效地抵抗非特异性蛋白质吸附[103]。Jiang 等通过 SI-ATRP 反应利用 2-甲基丙烯酰氧乙基三甲基铵和 3-磺丙基甲基丙烯酸酯制备聚两性电解质接枝涂层，实验结果表明，聚两性电解质改性层对纤维蛋白原、溶菌酶和牛血清白蛋白的吸附均有明显抑制作用，而且当两种单体物质的量比为 1:1 时，抗蛋白吸附效果最佳[104]。Jiang 等利用甲基丙烯酰氧乙基氯化三甲基铵和 2-甲基丙烯酰氧磺酸作为离子对单体来制备电中性聚两性电解质表面，改性表面表现出优异的抗蛋白吸附能力，这种方法不用严格调控带电单体的比例，而是预先制备出两种单体的复合物[105]。Jiang 等以 β-丙烯酰氧基丙酸和丙烯酰氧乙基三甲基氯化铵分别为阴、阳离子单体从材料表面接枝聚合，得到两性电荷混合型聚合物修饰表面。在中性及较高 pH 环境中，该材料表面表现为电中性，并且具有防污能力，能够防止细菌黏附；而在酸性环境中，材料表面表现为正电性，有细菌黏附现象发生[106]。

10.3 多糖接枝

10.3.1 肝素

肝素是一种天然生物活性多糖类化合物[107]。肝素分子主要是由硫酸-D-葡萄糖胺和硫酸-L-艾杜糖醛酸的双糖以及硫酸-D-葡萄糖胺和 D-葡萄糖醛酸的双糖这两种双糖单元不规则重复而成，其功能结构包括磺酸基团、羧酸基团和磺胺基团等，化学结构如图 10-6 所示。肝素带有大量负电荷，经常用作抗凝血药剂，它本身不能降解已经形成的血栓，但是它能够和抗凝血酶III、肝素结合蛋白和血小板因子等活性物质结合来发挥其生理功能，激活抗凝血酶而阻止血栓的形成，起到抗凝血作用。肝素可以通过表面涂层[108]、共价固定[109-111]和层层组装[112, 113]等方法修饰生物材料表面，并能明显提高材料的血液相容性。

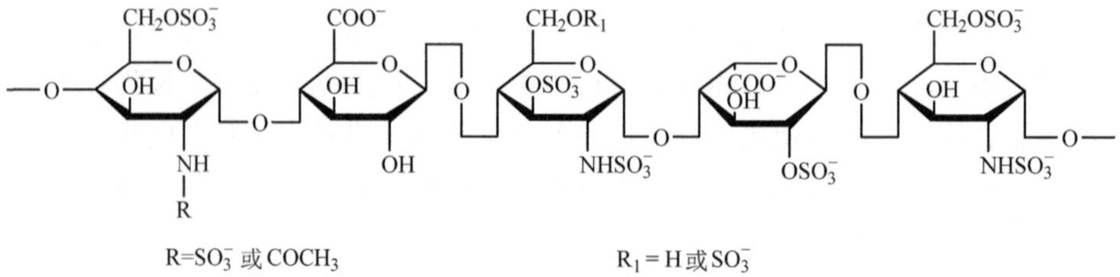

$R=SO_3^-$ 或 $COCH_3$ $R_1 = H$ 或 SO_3^-

图 10-6 肝素的化学结构

Feng 等利用静电纺丝技术制备了双层纤维支架，肝素和明胶混纺纳米纤维作为内层，力学性能良好的 PU 纳米纤维作为外层[114]。肝素在混纺纳米纤维中保持了自身的生物活性，并且能够从纤维中持续释放 14 天，明显地降低了血小板在支架表面的黏附，该双层纤维支架在血管移植物和肝素递送方面有潜在应用价值。

虽然肝素涂层和物理包埋能够提高生物材料血液相容性，但是随着肝素释放，其抗凝血功能逐渐降低。为了实现长期抗凝血的目的，研究人员探索了很多共价固定肝素的策略，取得了很好的研究结果[3, 115]。为了将肝素分子固定到材料表面，通常需要先在材料表面引入氨基或者羧酸等功能基团，再利用 DEC/NHS 活化方法，将肝素通过共价键方式键接在表面。例如，利用 PU 表面氨基与肝素的羧基和 PCGA 的醛基反应，从而将肝素和磷酸胆碱共同固定在 PU 表面，提高其生物相容性和抗凝血性能[109]。为了提高肝素固定量，在 PU 表面预先接枝聚乙烯亚胺，引入大量表面氨基，为接枝肝素提供充足连接位点。此外，还可以直接在材料表面引入游离的氨基，例如，利用 1,6-己二胺氨解 PDLLA 膜[116]、利用聚多巴胺涂覆 PLA 和聚乙烯复合膜表面[117,118]以及在材料表面引发烯丙胺聚合[119]。Gao 等利用等离子体技术处理材料表面，经紫外光引发表面接枝聚丙烯酸，然后，在 DCC/DMAP 催化作用下，通过酯化反应将肝素连接到材料表面[120]。除了利用氨基和羧基固定肝素之外，还可以通过羟基化表面来固定肝素，例如聚甲基丙烯酸羟乙酯水凝胶表面羟基预先被 1,1'-羰基二咪唑（CDI）活化，然后与肝素反应[121]。此外，"炔-叠氮"点击化学反应也被用来表面接枝肝素[122]。上述提到的材料表面修饰肝素方法都是基于肝素和基底材料之间发生化学反应，形成共价键，把肝素接枝在材料表面。这些方法通常需要复杂化学反应，不能对肝素的接枝量进行精确控制。为了解决这种问题，Lee 等报道了一种简便易行的肝素接枝到材料表面的方法[123]。他们首先利用羧基已被活化的肝素与多巴胺反应，制备出偶联有多巴胺的肝素分子，然后将 PU 薄膜浸渍在多巴胺-肝素溶液中，将肝素接枝到材料表面。这种方法通过一步反应就可以简单、快捷地完成肝素接枝，适用于多种材料表面，不需要等离子技术或者化学预处理等步骤。

一个肝素分子含有多个羧基，这些基团都可以与氨基和羟基反应，生成多个共价键，从而使肝素牢固地固定在生物材料表面。当材料表面与血液接触时，例如人工血管或者冠脉支架植入人体后，多个共价键能够防止材料表面的肝素被血流冲走。但是，这种直接或者非特定性的肝素固定方法，会阻碍和限制肝素分子的构象，在材料表面的肝素分子受到化学键的影响，其天然构象可能无法保持，在一定程度上，影响到肝素分子的生物活性及其抗凝血功能。为此，有些研究报道在肝素与材料表面之间引入一定长度的亲水性间隔臂，该柔性亲水性间隔臂有利于肝素保持其天然构象和抗凝血功能[124]。另外，将肝素和其他生物活性分子共同固定在生物材料表面，用来提高材料的血液相容性和抗凝血能力，也是一种常见的表面修饰方法[125,126]。

10.3.2　透明质酸

1934 年，Meyer 等从牛眼玻璃体的体液中分离出一种糖胺聚糖，并且把它命名为透明质酸[127]。透明质酸由 D-葡萄糖醛酸和 N-乙酰葡糖胺组成，其中，D-葡萄糖醛酸和 N-乙酰葡糖胺之间由 β-1,3-糖苷键相连，双糖单位之间由 β-1,4-糖苷键相连。透明质酸作为一种糖胺聚糖，在生理环境下，它的每个葡萄糖醛酸单元都带有负电荷，通常需要流动性阳离子来实现电荷平衡。透明质酸广泛地存在于脊椎动物体中，它是细胞外基质的重要组成成分，也是结缔组织的主要细胞内成分，在润滑、细胞分化和细胞生长中发挥重要作用。透明质酸具有良好的生物可降解性、生物相容性和生物可吸收性。透明质酸包含羧基和羟基等功能基团，可以利用这些基团引入生物活性分子或者功能化。此外，透明质酸无论是自身还是其降解产物都具有生物活性，并且能够抑制蛋白质吸附，促进细胞生长，有利于组织生长和修复[128]。

透明质酸具有抗蛋白吸附的性质，通常被用来修饰生物材料表面，提高心血管移植物的血液相容性。Ruiz 等利用 EDC/NHS 活化透明质酸，并将其接枝在含有氨基的 PU 表面。在静态体系中，改性 PU 表面能够抵抗蛋白质吸附、血小板黏附和细菌黏附，并且能够促进内皮细胞的黏附生长[129]；而在剪切力（12 dyn/cm^2，1 dyn = 10^{-5} N）作用下，这些性能有所降低。Li 等利用高分子量透明质酸涂覆微图案化基底表面，然后共培养内皮细胞和平滑肌细胞评价改性表面对细胞增殖的影响，实验结果表明，透明质酸可以有效地调节平滑肌细胞的形态和行为，提升内皮细胞的一氧化氮释放水平[130]。Chang 等利用亲水性的明胶和透明质酸在 EDC 作用下交联改性 PLGA，研究发现，改性 PLGA 能够明显提高细胞相容性，而且促进细胞增殖，提高细胞外基质分泌水平[131]。

涂层和层层自组装技术也经常用于透明质酸对生物材料表面改性。Washburn 等将具有较低临界共溶温度的聚合物接枝到透明质酸上，得到温度响应型接枝聚合物，利用其温敏特性，可以很容易地在疏水生物材料表面形成透明质酸涂层，能够抑制牛血清白蛋白、纤维蛋白原和人免疫球蛋白的吸附[132]。Li 等首先在 PLLA 表面接枝聚乙烯亚胺（PEI），使材料表面带有正电，然后利用带有负电的透明质酸和带有正电的 I 型胶原经过层层自组装（LbL），得到多层修饰 PLLA 材料，提高材料与细胞之间的相互作用，促进细胞生长[133]。Yang 等在钛表面涂覆透明质酸和IV型胶原混合溶液，使其生物相容性和血液相容性得到大幅度提高[134]。

近几年来，多巴胺具有优异的生物黏附性，常被用于生物材料的表面改性。透明质酸经过 EDC/NHS 活化，与多巴胺酰胺化反应，得到多巴胺酰胺化透明质酸，利用它修饰 PMDS 材料表面，增强了透明质酸在材料表面的抗剪切能力，在 150 dyn/cm^2 剪切作用下，材料表面还能有效黏附内皮细胞[135]。Neto 等将壳聚糖和多巴胺酰胺化透明质酸经 LbL 方法制备出多层纳米结构化涂层，提高了细胞黏附、增殖和仿生膜的生物活性[136]。Huang[137]和 Xue[138]等利用多巴胺预处理生物材料表面，再浸泡在不同浓度的透明质酸溶液中，得到接枝透明质酸的表面，透明质酸修饰表面明显提高抗蛋白吸附能力和抗血小板黏附能力，具有良好的血液相容性和生物相容性。

10.3.3　壳聚糖

壳聚糖（CS）是甲壳素的脱乙酰化产物，其化学结构由 N-乙酰氨基葡萄糖结构和 N-氨基葡萄糖结构组成。壳聚糖能够溶解在稀乙酸或稀盐酸溶液中，并且在酸性条件下，其氨基会发生质子化而带正电。壳聚糖具有优异的生物相容性、可控生物降解性和抗菌性能。壳聚糖带有大量的氨基和羟基，易于化学修饰和用于生物材料表面改性。此外，壳聚糖易于加工成形，例如，膜材、管材和海绵等多孔结构材料适用于血液透析、氧合机、组织工程支架和人工皮肤等应用领域[139]。

壳聚糖磺化衍生物和肝素具有类似的结构，具有优异的抗凝血活性。据报道，随着壳聚糖磺化衍生物中硫含量的增加，其抗凝血能力增强。低分子量羟甲基壳聚糖磺酸盐具有和肝素类似的抗凝血作用，不会对血液中的细胞结构产生影响，有利于其在血液存储中的应用。Du 等制备了 N-丙酰基壳聚糖硫酸盐、N-己酰基壳聚糖硫酸盐和 N, O-季铵化壳聚糖硫酸盐，并研究不同功能基团对壳聚糖硫酸盐抗凝血性能的影响[140]。研究结果表明，丙酰基和己酰基修饰的壳聚糖硫酸盐都延长了活化部分凝血活酶时间（APTT），丙酰基还能略微延长凝血酶时间（TT），然而，N, O-季铵化壳聚糖硫酸盐的凝血时间并没有发生明显改变[140]。此外，在壳聚糖硫酸盐的氨基上引入羧基修饰，可以增加其抗凝血能力，例如，利用丁二酸酐对羟乙基壳聚糖硫酸盐进行酰胺化，得到羧丁二酰胺化羟乙基壳聚糖硫酸盐，它表现出较高的抗凝血活性，当取代度为 40% 时，APTT 延长至 5 倍，TT 延长至1.5 倍；当 N, O-位都取代时，效果更佳[141]。

壳聚糖经常和其他生物高分子材料共混用于制备组织工程支架，例如，利用静电纺丝技术将壳聚糖和 PCL、PGA 或 PVA 混合纺丝得到组织工程支架，这种共混支架不仅具有较高的孔隙率、良好的生物相容性和生物可降解性，而且还能够促进细胞生长增殖，并有利于细胞外基质的形成[142-145]。Jiraratananon 等利用壳聚糖溶液对聚偏二氟乙烯（PVDF）进行改性，改性膜表面亲水性明显提高，并具有良好的抗蛋白吸附能力[146]。虽然壳聚糖具有很多优点，但是它容易引起血浆蛋白吸附、血小板黏附和激活以及血栓形成，为了得到优异的抗凝血表面，通常将壳聚糖和其他抗凝血生物活性分子混合修饰材料表面。Yang 等将壳聚糖固定在聚丙烯腈（PAN）表面，再经戊二醛交联固定肝素，通过共价键改性 PAN 表面能够抗蛋白吸附、抑制血小板黏附和血栓形成，APTT、TT 和 PT 测试结果表明其抗凝血活性得到了明显增强[147]。Ji 等利用层层自组装技术将壳聚糖和肝素固定在PET 表面，为了实现自组装，他们首先将 PET 经过 1, 6-己二胺氨解得到胺化的PET 表面，然后交替进行壳聚糖和肝素组装，得到壳聚糖和肝素修饰的 PET 表面，该表面表现出优异的抑制细菌黏附效果，以及良好的抗凝血性能[148]。Jandt 等利用层层自组装技术将壳聚糖和明胶固定在基底表面，其血液相容性得到了明显提高[149]。Gao 等为了在 PET 表面进行层层自组装，采用碱性溶液水解 PET，获得富有羧基的表面，然后将壳聚糖和硫酸软骨素交替自组装，研究结果表明，改性PET 表面能够促进内皮细胞的增殖，而且能够维持其正常功能[150]。糖胺聚糖可以为血管再生提供刺激性环境，壳聚糖和糖胺聚糖具有相似结构，而且其生物相容性良好，能够促进内皮细胞生长，在抗凝血材料和血管组织工程领域具有广泛应用前景。

10.3.4 葡聚糖

葡聚糖是以葡萄糖为单糖组成的多聚糖，葡萄糖单元之间以糖苷键相连接。葡聚糖具有高度水溶性，而且带有大量的羟基，为进一步功能化提供了便利。葡聚糖的支化结构、平均分子量和分子量分布受细菌菌株类型和生长条件影响[151]。在早期研究中，葡聚糖用作为血浆替代物[152]，它具有良好生物相容性和生物可降解性，可以在脾、肝、肺、肾、脑、肌肉组织及结肠中发生生物降解，无生物毒性[153, 154]，而且葡聚糖没有细胞结合位点，它还可以阻止蛋白质吸附，因此，它在生物材料领域已被广泛使用[155, 156]。

高亲水性的葡聚糖常被用作 PEG 替代物，用于修饰生物材料表面，构建抗蛋白吸附表面。尽管葡聚糖和 PEG 的抗蛋白吸附机制相似，但是葡聚糖含有大量羟基，能够实现高密度接枝和固定生物活性分子，因此在表面修饰应用中，葡聚糖具有明显优势，而且更容易提高生物材料表面血液相容性[157]。Österberg 等将葡聚糖和 PEG 分别接枝到聚苯乙烯表面，比较两者的抗蛋白吸附能力，研究结果表明，通过物理吸附葡聚糖涂层抗蛋白吸附能力明显弱于 PEG 改性表面，而共价固定葡聚糖表面明显优于 PEG 改性表面，说明抗蛋白吸附效果和葡聚糖固定方法密切相关[158]。Chen 等利用高碘酸钠氧化葡聚糖，将羟基部分氧化为醛基，通过材料表面氨基还原胺化反应，将葡聚糖固定在材料表面。当 25%羟基氧化为醛基时，葡聚糖修饰材料表面基本不吸附蛋白质，表现出优异抗蛋白吸附能力[159]。Holland 等在聚乙烯胺上接枝己酰基团和葡聚糖侧链，然后将其涂覆在材料表面得到仿生涂层，能够有效地抑制人血浆蛋白质的吸附[160]。

最近，Crescenzo 等在乙烯砜表面共价键固定葡聚糖，利用葡聚糖所携带的乙烯基官能团固定细胞黏附肽（CGGRGD、CGGYIGSR、CGGREDV 和 CGGCAG）和 CGG(KVSALKE)$_5$，并将血管内皮生长因子（E5-VEGF）通过和 CGG(KVSALKE)$_5$作用接枝在材料表面，多肽和 VEGF 协同作用，能够促进内皮细胞的选择性黏附和增殖，这种修饰方法在组织工程和再生医学领域有潜在应用价值[161]。

10.3.5　海藻酸

海藻酸是一种天然多糖，具有优异的生物相容性和生物可降解性，在生物医学领域有许多应用。海藻酸经常用作水凝胶、微球、微胶囊、海绵、泡沫和纤维材料，它容易加工成具有三维结构的组织工程支架材料。海藻酸可以方便地通过化学反应进行改性，从而得到具有不同结构、性质和功能的衍生物。将海藻酸与其他生物材料相结合，或者在海藻酸分子上修饰多肽和糖分子等特异性配体，或者对海藻酸进行物理或化学交联，能够调控其生物降解性、机械强度、凝胶性以及细胞亲和力等性质，以满足各种生物医学应用的要求[162, 163]。

海藻酸生物材料经常直接用作血液接触材料。为了了解海藻酸分子量对其血液相容性的影响，Chen 等利用非均相酸降解方法，通过控制降解时间，得到不同分子量的海藻酸，并评价了它们的血液相容性[164]。随着海藻酸分子量的增加，凝血时间缩短，而溶血率有小幅度的降低。此外，不同分子量的海藻酸均引起血细胞的聚集，高分子量的海藻酸导致血细胞严重聚集[164]。Kwon 和 Leong 等用海藻酸改性材料表面，发现改性材料表面的亲水性增加，蛋白质吸附降低，血液相容性明显提高[165-167]。为了提高材料表面的血液相容性，将海藻酸和肝素等经过层层组装修饰材料表面，能够显著地提高其抗蛋白吸附和抗血小板黏附能力，使其具有优异的血液相容性[111, 168, 169]。

10.4　生物活性大分子接枝

凝血作用首先发生在与血液接触的表面，所以生物材料的血液相容性实际上取决于材料表面与血液的相互作用[170, 171]。在材料表面修饰生物活性大分子被认为是改善材料血液相容性的有效方法之一。常见的生物活性大分子物质包括明胶、胶原、白蛋白、生长因子、抗体以及适配体等，把这些具有生物活性的分子涂覆在材料表面，作为细胞、基质、可溶性因子的受体，在表面形成过渡层，进而与生物体相适应，可为细胞提供理想的黏附和生长微环境，并能有效改善生物材料的血液相容性。例如，在编织纤维管表面接枝生物活性大分子，其既具有聚酯纤维优良的机械性能，又可以通过表面的活性分子有效促进血管内皮的再生和重建，形成完整的功能化内皮层，从而防止血栓和内膜增生。这种修饰策略将有利于小口径人工血管和冠脉支架表面快速内皮化。

将生物活性分子固定到材料表面的方法可分为物理吸附和化学固定两大类。其中，物理吸附方法是将生物活性分子通过非化学键合方式修饰于材料表面，通常是借助于静电相互作用力，该方法简单便捷；化学固定，即通过形成共价键将含有特定基团的生物活性分子键合到材料表面，该方法较前者工艺复杂，但能获得长期的生物相容性，是物理吸附方法所无法达到的。化学固定方法通常要求材料表面具有羟基、羧基和氨基等反应性基团。

10.4.1 明胶

动物皮肤、骨骼和白色结缔组织的主要蛋白质组分为胶原。而明胶（gelatin）是由胶原蛋白部分水解得到的一类蛋白质，即通过破坏胶原蛋白的三级结构而形成的单链分子。明胶的主要成分为氨基酸组成相同而分子量分布很宽的多肽分子混合物，较为常见的氨基酸有甘氨酸（Gly）、脯氨酸（Pro）、羟脯氨酸（Hyp）、谷氨酸（Glu）和丙氨酸（Ala）。明胶具有很多 Arg-Gly-Asp（RGD）整合素识别序列，对细胞的招募、迁移、增殖和分化等均有促进作用。明胶来源广泛，具有良好的生物降解性和生物相容性，在组织工程方面具有广泛应用。例如，明胶可用作止血海绵，具有显著的止血作用；许多明胶复合材料支架包括：明胶/壳聚糖、明胶/透明质酸、明胶/聚异丙基丙烯酰胺、明胶/聚硅氧烷和明胶/羟基磷灰石等，经常用于颅骨和软骨组织修复，以及人造皮肤和医用无纺布敷料等。

明胶在材料改性方面获得越来越多的关注，其中最为简单便捷的改性方法是通过物理涂覆的方法进行材料表面修饰。例如，在聚烯烃橡胶表面涂覆一层明胶可得到血液相容性较为理想的生物材料，该材料制成的人工心脏瓣膜，经生物灭菌后，可应用于临床。然而，简单的物理吸附不能保证活性分子在聚合物基体表面的长久稳定性，存在活性分子流失的问题。将明胶和聚合物进行溶液共混，通过静电纺丝技术制备得到明胶纳米纤维支架，可以将活性分子限制在材料基体中，从而明显改善材料的血液相容性[172, 173]。随后，人们又发现，简单的混纺纤维会在一定程度上限制明胶的释放，并降低明胶的生物活性。最近，Feng 等通过同轴静电纺丝技术制备了一种以弹性 PU 纤维为支架外层、明胶-肝素纤维为支架内层的双层血管支架。该双层结构的血管支架综合了 PU 的柔软及明胶层的生物功能，得到了优良机械性能，同时，材料表面几乎不黏附血小板，如图 10-7 所示[114]。

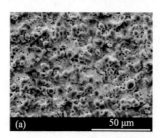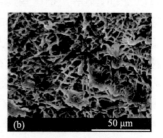

图 10-7　纤维支架表面血小板黏附的扫描电镜图片[114]

（a）PU 支架；（b）明胶-肝素支架（肝素，5%质量分数）

（图片引用经 Springer Nature 授权）

Merkle 等构建了以明胶为外壳层、PVA 为纤维芯的具有壳-芯结构的纳米纤维支架[174]，该纳米纤维支架可改善细胞的存活和生长情况，减少血小板黏附和激活，具有很好的血液相容性。

　　此外，利用层层自组装（LbL）技术将明胶及其衍生物固定在组织工程材料表面是另一种高效的表面改性方法。明胶具有负电性，能够和正电性的 PEI 交替堆叠在氨基化的聚碳酸丙烯酯表面，在组装膜的最外层交联形成明胶层。改性聚合物表面具有高亲水性和生物相容性，而且能够明显提高细胞黏附和增殖。Chen等先将明胶正电化，再与负电性的透明质酸通过 LbL 技术组装到 PET 材质的人工韧带支架表面[175]。与未修饰 PET 材料相比，修饰材料表面能够有效地促进细胞黏附和生长，并能抑制相关炎症因子的表达。在进一步的体内实验中，观察到材料表面对炎症细胞渗透行为产生抑制效果，修饰 PET 材料周围有较厚的滑膜覆盖，实验结果表明，修饰支架纤维对组织再生产生一定的促进作用，如图 10-8 所示。

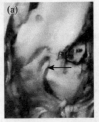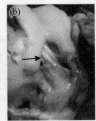

图 10-8　材料植入猪体内 3 个月后样品表面观察[175]

（a）对照组；（b）LbL 组
（图片引用经 Elsevier Ltd 授权）

　　近年来，为了提高明胶在材料表面的接枝率和稳定性并最大限度地发挥其生物活性，研究者通过化学反应将明胶接枝到材料表面，如高长有课题组曾通过 PU 材料表面与 1,6-己二胺的氨基化反应，在其表面引入氨基官能团，并以戊二醛为耦合剂，将生物活性分子（明胶、壳聚糖和胶原）固定在材料表面[176]。生物活性分子修饰PU 支架表面有利于内皮细胞增殖，尤其是明胶固定化 PU 表面在内皮细胞培养6 天有明显的内膜层生成。因此，表面氨基化以及进一步的生物活性分子固定化的方法能够有效提高细胞和材料表面的相互作用，加快内皮层再生，这对于血管组织工程支架的构建具有重大意义。再如 Lim 等通过 EDC/NHS 化学反应将明胶固定在丙烯酰胺接枝的聚（L-丙交酯-己内酯）（PLCL）仿生双层支架，双层支架由微米纤维层和纳米纤维层构成[177]。明胶修饰的微米纤维层表现出促进平滑肌细胞增殖和渗透，这主要得益于微米纤维的大孔径结构以及明胶的功能；而纳米纤维层则能够促进内皮细胞增殖。这种特殊设计的 PLCL 双层支架有望成为天然血管的替代品。Choong 等首先利用 ATRP 将甲基丙烯酸缩水甘油酯接枝在 PCL 表面，随后，通过所引入的环氧基团进行明胶的固定化[178]。如图 10-9 所示，明胶修饰 PCL 表面能够明显地促进内皮细胞的黏附和生长，同时抑制血栓形成标识物的相关表达。Dubruel 等报道了一种简单而有效的明胶涂层技术[179]，其方法是将明胶通过多巴胺涂层共价固定在惰性 PET 血管支架表面。经多巴胺固定明胶修饰PET 表面能够很好地抑制血小板黏附和激活，同时减少蛋白质的黏附。明胶接枝改性材料具有良好的血液相容性，为血液接触医疗器械的表面修饰提供了一种有应用价值的改性途径。

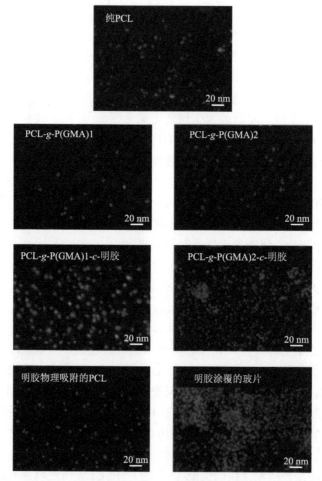

图 10-9　血管内皮细胞在不同材料表面的黏附和生长（DAPI 染色）[178]

PCL-g-P（GMA）1 和 PCL-g-P（GMA）2 是通过 SI-ATRP 反应在 PCL 表面接枝 P（GMA）链制备得到，反应时间分别为 1 h 和 3 h；分别进一步固定明胶，得到 PCL-g-P（GMA）1-c-明胶和 PCL-g-P（GMA）2-c-明胶；此外，明胶物理吸附的 PCL 和明胶涂覆的玻片为对照组

（图片引用经 Royal Society of Chemistry 授权）

研究者发现，直接将明胶固定在材料表面会影响其抗凝血活性的充分发挥，这可能是由于材料表面束缚了明胶分子的自由运动，改变了其具有活性功能的正常构象。为此，在活性分子与材料表面之间引入一个适宜长度的柔性间隔臂，有利于克服这一不利影响，提高抗凝血活性。PEG 分子链柔软，亲水性好，而且具

有抗非特异性蛋白吸附等特性，是生物活性分子与材料表面连接最常采用的柔性间隔臂。Feng 等将亲水性聚合物 PEGMA 接枝到 PCU 纳米纤维支架表面，随后进行明胶固定得到 PCU-*g*-PEGMA-*g*-明胶支架[180]。研究表明，PEGMA 赋予了支架良好的亲水特性，改性支架表面呈现很少的血小板黏附，并能促进内皮细胞生长和增殖，具有良好的血液相容性。

10.4.2　胶原蛋白

胶原蛋白（collagen）简称胶原，广泛存在于人体和脊椎动物的骨、肌腱、软骨和皮肤及其他结缔组织中，还是细胞外基质的主要组成成分，约占机体总蛋白的 25%。胶原是一种理想的生物材料，不同类型的胶原有不同的形态和功能。在各类胶原中，Ⅰ型胶原最为丰富，且性能优良，被广泛用作组织工程支架材料、可降解手术缝合线、人工皮肤、人工血管和肌腱等。

胶原蛋白所特有的三重螺旋氨基酸链结构赋予了它众多良好的生物学特性，包括生物降解性、低抗原性、低刺激性和低细胞毒性等性能。胶原富含羟脯氨酸，可与水形成较强的氢键，从而具有很好的亲水性；胶原分子具有许多可供内皮细胞、成纤维细胞、角膜细胞和软骨细胞等细胞黏附、分化、增殖和代谢的结合位点，并为其提供适宜生长环境，从而有利于细胞长入、基质沉积和新血管生成。研究表明，胶原水凝胶能够促进细胞黏附和生长，并抑制血栓形成[181]。此外，胶原与对伤口愈合起关键作用的生长因子之间也存在较强的亲和力，其止血作用尤为突出，已成为一种天然高效的止血剂。胶原海绵具有独特的网状结构，可显著增强止血效果。在利用胶原进行人工血管表面接枝改性时，需要加快内皮化，还需要避免内膜增生和血栓形成。

为了探究胶原对材料表面细胞黏附和生长的影响，许多研究者以人工血管 PTFE 材料为模型支架。PTFE 具有较低的表面能和疏水特性，其表面不利于细胞黏附、迁移和增殖。Mahmoodi 等将 PTFE 表面经氨等离子体活化及氨基表面固定后，将胶原固定在氨化 PTFE 表面[182]。由接触角测试结果可知，胶原固定的 PTFE 表面具有较小的水接触角，即表面亲水性和润湿性得到明显改善。细胞增殖实验证明，内皮细胞在胶原固定化的 PTFE 表面增殖效果明显优于氨化 PTFE 表面。这说明明胶固定的 PTFE 支架在人工血管支架内皮化方面有很好的应用前景。此外，Lim 等又以 PLLA 电纺纳米纤维为人工血管支架模型，探究了Ⅳ型胶原（CoⅣ）对 PLLA 支架表面黏附内皮细胞的调节作用[183]。PLLA 电纺纳米纤维经 γ 射线辐照接枝丙烯酸（AAc），再经 EDC/NHS 对Ⅳ型胶原蛋白有效固定。结果表明，相比原始的 PLLA 纤维，CoⅣ改性纳米纤维表面黏附的内皮细胞显著增多，而且细胞铺展面积明显增大（图 10-10）。此外，内皮化标志物的表达量也显著上调。因此，Ⅳ型胶原蛋白修饰 PLLA 电纺纤维有望成为性能优良的血管支架材料。

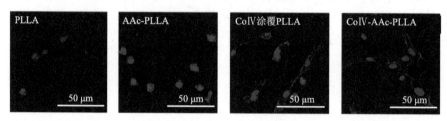

图 10-10 F-actin 染色的内皮细胞在纳米纤维上黏附后的荧光显微照片[183]

（图片引用经 Elsevier Ltd 授权）

由上可知，胶原对于改善材料表面亲水性、促进内皮细胞黏附和生长等方面有显著作用，此外，也有研究学者探究了胶原对细胞分化的影响。例如，Jia 等利用静电纺丝技术将 PLLA 和胶原进行共纺制备出直径 210～430 nm 的纳米纤维[184]。种植于纤维表面的骨髓间充质干细胞（BMSC）在培养 20 天后，增殖情况高出未改性 PLLA 支架的 256%。BMSC 由纤维形态转变为鹅卵石形态，明显向血管细胞分化。因此，PLLA 和胶原的混纺纤维能够更好模拟血管细胞外基质的生长环境，在血管系统的修复和再生方面极具应用前景。

对于植入性血管支架的构建，在改善内皮化程度的同时，提高其抗血栓性能也尤为重要。因此，抗凝剂肝素和胶原蛋白对人工血管材料表面的共修饰受到研究工作者的广泛关注。例如，Chandy 等将Ⅳ型胶原蛋白和层粘连蛋白修饰在 PTFE 支架表面，随后通过 EDC 活化，固定生物活性分子（前列腺素 E1、肝素以及卵磷脂），得到生物相容性良好的支架材料[185]。体外研究结果表明，修饰支架表面能够明显地降低纤维蛋白原的黏附以及血小板的沉积和铺展，表现出更好的生物相容性。Ⅳ型胶原蛋白和层粘连蛋白以及进一步的生物活性分子固定有效地改善了血管支架的表面环境，提高了材料表面的生物相容性。此外，Ji 等利用肝素和胶原制备得到多层自组装薄膜[186]。体外血液凝固和血小板黏附实验结果表明，多层修饰的支架表现出良好的血液相容性，而且明显地促进了内皮细胞的黏附和增殖，具体见图 10-11 中扫描电镜照片。这表明肝素和胶原共修饰的支架不仅可以有效改善血液接触性材料的生物相容性，而且能够促进其原位内皮化。

除了通过共价接枝的方法固定胶原外，最近，Wertheim 等利用生物结合的方法特异性固定胶原分子[187]。他们首先将能与胶原特异性结合的多肽（CBP，其氨基酸序列为 CQDSETRTFY）共价连接在肝素分子上，得到肝素衍生物（CBP-肝素），然后利用 CBP 的选择性进一步结合细胞外基质（ECM）的胶原分子。这种利用 CBP-肝素进行 ECM 支架的改性，一方面利用材料表面的肝素减少表面血小板的黏附，并缩短全血凝固时间。另一方面，CBP-肝素的引入有利于内皮细胞在ECM 管腔内的长期稳定黏附，肝素与特定的生长因子结合可能会提高内皮化进程。这种利用 CBP-肝素进行 ECM 修饰的方法有效地提高了功能性肝素在 ECM血管支架表面的沉积，降低材料凝血活性，从而提高血管支架的血液相容性。

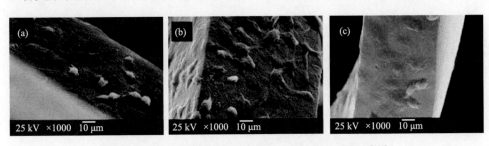

图 10-11　支架表面的内皮细胞形态的扫描电镜照片[186]

（a）裸支架；（b）肝素为最外层；（c）胶原为最外层

（图片引用经 John Wiley and Sons 授权）

　　黄楠课题组通过静电自组装修饰技术，将肝素与Ⅳ型胶原蛋白（CoⅣ）共同修饰到金属钛表面[134]。通过凝血实验和血小板黏附实验，他们发现双功能化的钛材料表面表现出更好的血液相容性。进一步的细胞黏附、增殖和迁移实验证明肝素和胶原蛋白的共同修饰明显提高了材料表面的内皮化程度。此外，他们还将透明质酸（HA）与 CoⅣ共同修饰到钛表面[188]，反应流程见图 10-12。通过血小板

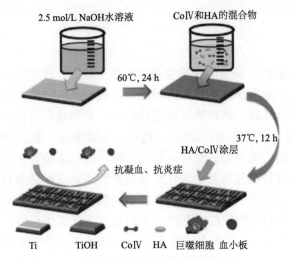

图 10-12　Ti 表面涂覆 HA/CoⅣ涂层的流程示意图及其对抗凝血和抗炎症的影响[188]

（图片引用经 Spring Nature 授权）

黏附/激活测试和炎症全血实验可知，相比裸钛组和仅胶原蛋白组，HA/CoIV涂层具有更好的血液相容性和抗炎症功能（图 10-13）。因此，在材料表面接枝生物活性大分子既改善了材料的血液相容性，又能提高表面内皮化水平，得到了具有抗凝血和促内皮化的双功能材料表面。这些研究工作也为多功能化的微环境表面构建提供了重要参考。

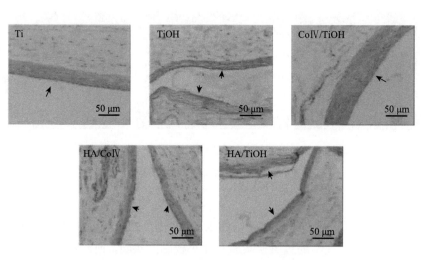

图 10-13　大鼠皮下组织切片的光学显微镜照片[188]

分别植入 Ti，TiOH，CoIV/TiOH，HA/CoIV 和 HA/TiOH 3 周，H&E 染色

（图片引用经 Springer Nature 授权）

10.4.3　白蛋白

白蛋白（albumin）是血浆中含量最多、分子最小、溶解度大且功能较多的一种蛋白质，无毒，具有非抗原性和降解性，可维持血液中的胶体渗透压、提高生物材料的血液相容性等。当材料与血液接触时，首先是在材料表面吸附血浆蛋白（白蛋白、γ-球蛋白、纤维蛋白原等），随后血小板黏附、聚集和变形，凝血系统和纤溶系统被激活，最终形成血栓。因此，材料的血液相容性很大程度上取决于表面所吸附的蛋白种类与构象。当纤维蛋白原和球蛋白被黏附到材料表面时，如果发生构象变化，将会引起凝血因子和血小板激活从而引发凝血级联反应，最终导致血栓形成。而材料吸附层表面的白蛋白远高于纤维蛋白原时，就能够大幅度地抑制血小板的黏附，阻止凝血的发生[189]。白蛋白不仅能减少血小板的黏附和聚集，还可降低纤维蛋白原和血浆蛋白质的竞争吸附，从而显著提高材料表面的抗凝血性能。进一步研究发现，相比物理吸附法，共价接枝方法获得的白蛋白涂层

结合能力强，当与血液接触时，不易与其他蛋白质发生置换，能够较好地维持其抗凝血性能，并且减少血小板黏附和激活。

将白蛋白固定在材料表面能够有效地屏蔽材料表面的非特异性结合点，进而减少血栓的形成，降低生物材料的溶血风险[190]。Zhu 等利用聚多巴胺（PDA）作为"空间臂"，将牛血清白蛋白（BSA）共价结合在多孔结构的聚乙烯（PE）材料表面[191]。结果表明，PDA 和 BSA 修饰的 PE 表面具有更好的亲水性，且其血液相容性和细胞相容性得到明显提高。Yin 等通过氧气等离子体处理和紫外光引发的方法将聚丙烯酰胺接枝到聚丙烯无纺布膜上，随后 EDC/NHS 激活反应，接枝固定 BSA[192]。他们的实验证明了白蛋白优良的生物学功能，修饰材料表面表现出优异的血液相容性。

最近，Yin 等又利用 SI-ATRP 技术构建富含 PEG 和环氧基团的聚丙烯（PP）表面，随后通过环氧基团的开环反应进行 BSA 的固定[193]，过程见图 10-14。调节 PEGMA 和甲基丙烯酸缩水甘油酯（GMA）的物质的量比，实现对材料亲水性能和白蛋白结合位点的控制。这种修饰表面有较低的溶血率，而且能够显著地抑制血小板黏附和激活，进而抑制血栓生成。这得益于梳型 PEG 链的亲水性和 BSA 生物功能，高度亲水性及强抗蛋白黏附特性为血液接触性材料表面的构建提供了一个重要平台。

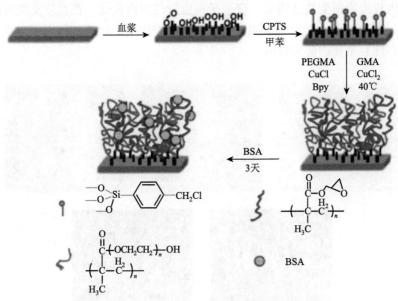

图 10-14　BSA 固定于 PP 表面的流程示意图[193]

（图片引用经 Royal Society of Chemistry 授权）

最近，Chang 等报道了一种以蛋白质为基底、生物可降解类聚酯为接枝涂层的材料设计。他们利用 *N*-(2-羟乙基)马来酰亚胺为引发剂，辛酸亚锡催化己内酯开环聚合反应，将顺丁烯二酰亚胺功能团引入 PCL 材料，再利用双键和巯基的偶合反应，将 BSA 连接到材料表面[194]。这种生物可降解、两亲性 BSA-PCL 材料具有低细胞毒性和优异的血液相容性，并能够自组装成为表面带负电的纳米囊泡。该纳米囊泡通过西妥昔单抗修饰，提高了细胞摄取，有利于药物的靶向递送。

Wei 等通过 PDA 将肝素（Hep）和 BSA 共价固定在聚砜（PSF）膜上，用来改善材料的血液相容性[195]。改性 PSF 膜的亲水性得到明显提高，表面血小板的黏附数量大大减少，并且 APTT 和 PT 明显延长。同时，肝素和白蛋白在膜表面的引入使得其抗蛋白吸附能力也得到提高，如图 10-15 所示[195]。研究表明，双官能化的 PSF 膜具有优良的血液相容性和生物相容性，有望应用在生物医学和血液接触性材料领域。综上所述，材料表面接枝白蛋白涂层是提高材料的血液相容性的有效手段。

10.4.4 抗体

血管内表面的完整细胞层能够减少血小板激活和血栓形成，有效地改善血液相容性。研究表明，内皮祖细胞（endothelial progenitor cell，EPC）对体内构建内皮层发挥着关键性作用。在血管受损后，EPC 聚集在受损血管部位，使体内局部损伤的内皮细胞得到快速修复，促进受损血管的再内皮化。在血管支架内表面原位招募或者种植 EPC，有利于构建抗血栓内皮细胞层，对于改善人工血管支架的血液相容性有重要的研究价值。

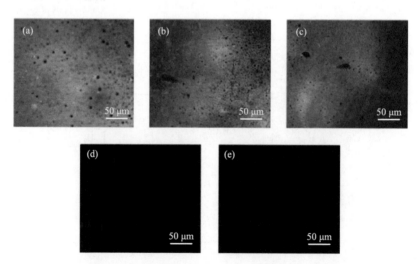

图 10-15 不同材料表面吸附 BSA 后的荧光染色照片[195]

（a）纯 PSF；（b）PSF/pDA；（c）PSF/pDA-Hep；（d）PSF/pDA/BSA；（e）PSF/pDA-Hep/BSA

（图片引用经 Taylor & Francis 授权）

　　为了提高 EPC 在人工血管支架表面的附着性能，一般可在材料表面接枝能够特异性识别 EPC 的整合素，如抗体 CD34、CD133 以及 VEGFR-2 等。将这类抗体共价固定在血管支架表面，利用抗原抗体间特异性结合作用，这些抗体可与 EPC 表面相应抗原发生反应，将 EPC 捕获在支架表面，并随之分化，快速形成内皮细胞层。完整内皮层的形成可以有效地阻止血栓并发症、保证血管支架的长期通畅率[196-198]。

　　在上述三种抗体中，研究较多的是 CD34 抗体。如 Kutryk 等将 CD34 抗体共价接枝在不锈钢血管支架表面[199]，通过抗原抗体特异性结合的原理，将循环血中的 EPC 特异地捕获在不锈钢支架表面，在支架表面黏附和分化，形成光滑内皮层。将支架植入动物 1 h 后，CD34 抗体修饰支架 70%的表面被 EPC 覆盖；48 h 后，形成了完整的内皮细胞层；28 d 后，新生内膜增生明显少于裸不锈钢支架。又如 Yin 等将 CD34 抗体和贻贝黏附多肽共同固定在 PCL 基底[200]。多肽的引入提高了涂层化 PCL 支架的亲水性；如图 10-16 所示，多肽/CD34 抗体涂层有效地提高 EC 和 EPC 的黏附和增长，尤其对于 EPC 的捕获更为有效。与此同时，该涂层也能够明显地减少血小板的黏附，获得更好的血液相容性。

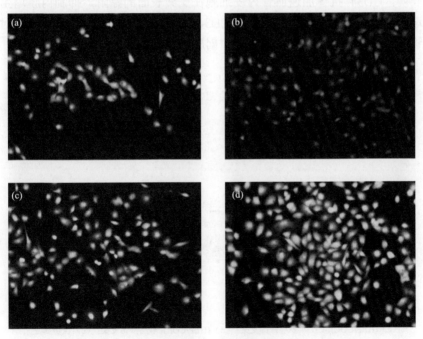

图 10-16　不同材料表面的细胞形态培养时间为 1.5 h[200]

（a）未修饰的 PCL；（b）多肽修饰的 PCL；（c）抗体 CD34 修饰的 PCL；（d）多肽/抗体 CD34 共修饰的 PCL
（图片引用经 Spring Nature 授权）

Joung 等通过静电纺丝技术制备了 PU 人工血管,然后利用两端功能化的 PEG 将 CD34 抗体固定在 PU 纤维膜表面[201]。结果表明,CD34 抗体的引入明显地提高了 EPC 在 PU 人工血管壁上的黏附、分化和内皮化,有效地抑制了人工血管的内膜增生。在此基础上,可通过 PEG 的端氨基,同时将 CD34 抗体和肝素共价结合到 PU 人工血管的表面,肝素的引入不仅可以提高 CD34 抗体在 PU 表面的密度,而且有效抑制了人工血管腔内血栓的形成。这一结果表明,CD34 抗体和肝素共同修饰的 PU 人工血管兼有 EPC 细胞分化特异性和优异的抗血栓性,有望成为一类理想的人工血管材料或血液接触性材料。

近几年,肝素/胶原(HEP/COL)涂层以其优良的抗凝血性能而受到研究工作者的青睐,有研究者将 CD34 抗体和 HEP/COL 涂层结合起来,共同修饰在血管材料表面。例如 Lin 等通过 LbL 技术制备得到 CD34 抗体修饰的肝素/胶原多层涂层[202]。该肝素/胶原涂层不论是在静态血还是循环血中均能保持相对稳定,而且赋予支架材料良好的血液相容性。重要的是,无 CD34 抗体修饰的肝素/胶原涂层支架,虽可明显促进内皮细胞的黏附和生长,但同时也能促进平滑肌细胞的生长行为,而将涂层支架进行 CD34 抗体修饰后却能选择性促进内皮细胞生长行为。体内实验结果表明,CD34 抗体加速血管内皮细胞在支架表面的黏附,抑制内膜增生,实现快速内皮化(图 10-17)。因此,抗 CD34 抗体功能化的肝素/胶原多涂层对于解决血管材料的原位内皮化和支架再狭窄问题有重大意义。

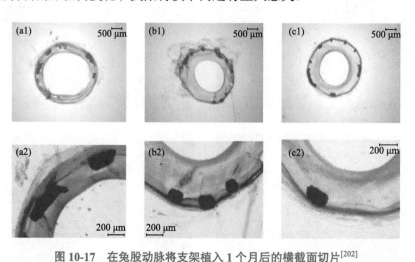

图 10-17　在兔股动脉将支架植入 1 个月后的横截面切片[202]

(a)(HEP/COL)₅-CD34 多层修饰支架;(b)(HEP/COL)₅ 多层修饰支架;(c)裸金属支架

(图片引用经 Elsevier Ltd 授权)

类似地,Wang 等在膨体聚四氟乙烯(expanded PTFE,ePTFE)材料表面交替涂覆 HEP 和 COL 分子,并在 HEP/COL 构成的多层膜结构上固定 CD133

抗体，从而得到多层功能化支架[203]。相比裸 ePTFE 支架，所有的肝素/胶原修饰支架能够明显延长血液凝固时间，减少血小板激活和聚集。含抗 CD133 抗体的肝素/胶原支架的细胞毒性小，能够明显促进血管内皮细胞在 ePTFE 支架表面的黏附（图 10-18），进而实现体内快速内皮化。因此，CD133 抗体功能化的肝素/胶原多层修饰的材料表面为人工血管支架的表面改性以及临床应用方面提供了一个思路。

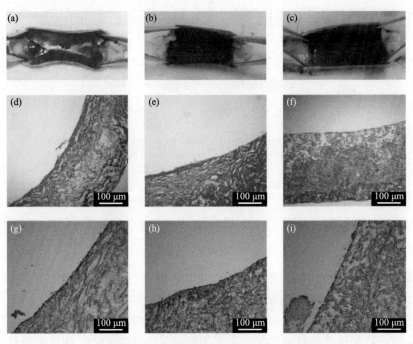

图 10-18　人工血管的大体和切片观察[203]

（a～c）肉眼观察；（d～f）H&E 染色；（g～i）vWF 免疫组化；其中（a，d，g）CD133 抗体修饰的(HEP/COL)₅
多层，（b，e，h）(HEP/COL)₅多层，（c，f，i）裸 ePTFE 支架
（图片引用经 American Chemical Society 授权）

10.4.5　适配体

适配体（aptamer）一般是由 70～80 个核苷酸组成的单链 DNA 或 RNA 序列，且经体外筛选得到。和抗体类似，单链寡核苷酸因其独特的三维结构，能够特异、高效地与相应配体结合，已经被广泛应用在化学生物学和生物医学等领域。

和 CD34 抗体类似，研究者发现也有特定的核酸适配体对 EPC 具有高度的亲和性。将该核酸适配体接枝到血液接触性材料的表面，能够赋予材料表面在血液循环流动中特异性捕获 EPC 的能力，进而促进内皮层的形成，如图 10-19 所示[204]。在培养 10 天内，黏附的 EPC 可分化为成熟内皮细胞。因此，核酸适配体的涂覆实现了对 EPC 的快速特异性黏附，促进了内皮层的损伤修复，也在一定程度上减少新生内膜的组织再生，避免支架再狭窄的发生。

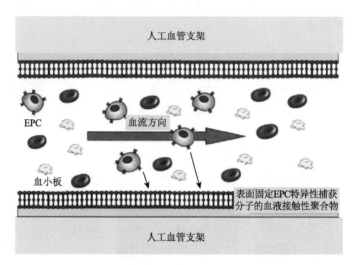

图 10-19　EPC 的捕获过程：表面涂覆血液接触性聚合物和 EPC 特异性捕获分子的人工血管支架[204]

（图片引用经 Elsevier Ltd 授权）

Wendel 等将 CD31 活性细胞的适配体共价固定在 PTFE 表面，用来捕获血流中的 EPC[205]。星型 PEG 预聚物旋转涂覆和化学交联固定在 PTFE 表面，再修饰核酸适配体。亲水性 PEG 和适配体共同修饰材料表面能够抑制非特异性蛋白黏附，并能够特异性选择黏附 EPC。当表面黏附足够多的 EPC，便可实现材料的原位内皮化。因此，将活性适配体接枝在生物材料表面，能够明显地提高血液接触性材料在动态循环血中捕获 EPC 的能力。这种具有高亲和力的适配体，有利于材料表面内皮细胞层的形成，从而有望提高小口径人工血管的长期通畅率。此外，还可将适配体固定在毛细管柱内表面，用来捕获肿瘤细胞[206]。

随着生物技术的不断发展，更多的生物活性大分子被用来进行血液接触性材料的表面改性，从而提高表面血液相容性。理想的血管支架表面应具有优异的血液相容性，而且能够调节血液和支架间的相互作用，提高内皮化程度，促进内皮层的快速形成。不同的活性大分子具有不同的生物功能，因此，将两种或两种以上的活性分子共同修饰高分子材料，制得一种同时具有多重活性的新型血液相容性材料，它们的协同作用将更有益于人工血管支架的表面构建。当然，构建一个十分理想的抗凝血生物材料表面还有待进一步的研究和探索。

10.5　抗凝剂接枝

正常生理情况下，机体内的凝血、抗凝血和纤维蛋白溶解系统处于动态平衡。但在某些特定情况下，如疾病、创伤或生物材料植入等，可能就会打破这种平衡，如果凝血系统亢进或抗凝血及纤维蛋白溶解系统处于劣势，则可能会出现血栓性疾病。血栓形成是由血液中的凝血因子、血小板和血细胞等成分共同发挥作用而完成的。凝血因子在内源性或外源性因素的诱导下通过级联激活水解，形成纤维蛋白网，再通过黏附活化的血小板等成分最终形成血块。同时，血液中还存在一些特殊的水解酶，称为纤溶酶，它们可以将血液凝固过程中生成的难溶性纤维蛋白降解成可溶性的纤维蛋白，使血块重新液化，溶解血栓。血液中也存在抑制血液凝固的物质，如抗凝血酶Ⅲ和肝素。此外，血液中还存在十多种抗凝蛋白质，包括蛋白 C、蛋白 S、肝素辅助因子、组织因子通路抑制剂、富含组氨酸的糖蛋白等[207]。将某种抗凝、抗血小板或其他的血栓调节物质接枝到生物材料表面，可以提高其血液相容性，减少材料植入后血栓形成的发生。本节将重点介绍凝血酶抑制剂（thrombin inhibitor）、凝血调节蛋白（thrombomodulin）及抗血小板药物在血液接触性材料表面接枝中的应用。

10.5.1　凝血酶抑制剂接枝

内源性或外源性凝血系统激活后，形成的凝血酶原激活物作用于凝血酶原，可生成凝血酶。根据作用于凝血酶方式的不同，凝血酶抑制剂可分为凝血酶间接抑制剂和凝血酶直接抑制剂。肝素作为凝血酶间接抑制剂的典型代表，在体内和体外均有强大的抗凝作用。肝素是一种含有磺酸、羧基和磺胺等基团的线性多糖，其抗凝机制主要包括：一是增强抗凝血酶Ⅲ（antithrombin Ⅲ，AT Ⅲ）与凝血因子Ⅱa、Ⅸa、Ⅹa、Ⅺa、Ⅻa 丝氨酸活性中心的结合，封闭凝血因子活性中心，并且可使 AT Ⅲ-Ⅱa 反应速率加快 1000 倍，加速凝血酶灭活；二是激活肝素辅因子Ⅱ（heparin cofactor Ⅱ，HC Ⅱ），而后者可提高对凝血酶的抑制速率 100 倍以上；三是促进纤溶系统的激活。利用物理涂覆、共价接枝和层层自组装等技术可进行材料表面肝素化。肝素固定化表面能够有效抑制血小板黏附和蛋白吸附，从而提高生物医用材料的血液相容性。与此同时，低接枝密度的肝素可选择性促进内皮细胞生长，从而抑制平滑肌细胞的增殖。

有很多关于肝素的材料接枝的研究，详见 10.3.1 节。这里值得一提的是，陈红教授课题组基于将肝素拆分成"糖单元"和"磺酸单元"这一概念，制备了一系列类肝素改性的抗凝血表面，见图 10-20[208]。在 PU 表面通过自由基聚合反应，将对苯乙烯磺酸钠（SS）和甲基丙烯酰胺葡萄糖（MAG）接枝到材料表面。该接枝方法简单，而且材料表面糖单元（MAG）和磺酸单元（SS）比例可通过改变投料比来进行调节。SS 均聚物改性的材料表面含有磺酸基团，而 MAG 均聚物改性表面含有糖单元，因此，它们对血小板和细胞黏附以及抗凝血效果存在差异。利用 SS 和 MAG 共聚改性时，控制表面糖与磺酸单元比例，从而达到最佳抗凝血效果。在细胞黏附实验中，该表面黏附血小板和人脐静脉平滑肌细胞密度最低，脐静脉内皮细胞密度最高，且具有最长的血浆复钙化时间。因此，这种材料以其优异的血液相容性和细胞相容性，有望广泛应用在人工血管及组织工程支架等领域。

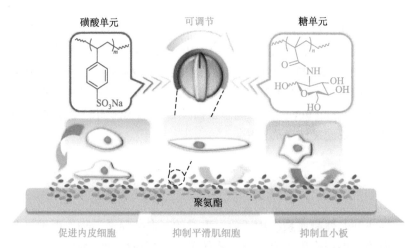

图 10-20　类肝素接枝的 PU 表面及其对细胞和血小板的黏附影响[208]

（图片引用经 American Chemical Society 授权）

　　凝血酶直接抑制剂的典型代表是水蛭素（hirudin），一种来源于医用水蛭的小分子蛋白（仅含 65 个氨基酸）。水蛭素对凝血酶具有高度的亲和力，通过形成稳定二价复合物，抑制对凝血因子的激活及抑制对血小板聚集的诱导，发挥其强大而持久的抗血栓作用，是目前所知的最强的凝血酶特异性抑制剂。利用水蛭素进行丝素蛋白的表面修饰，水蛭素修饰纤维膜表现了良好的细胞相容性，促进了一些细胞的黏附和增殖，包括成纤维细胞、人脐静脉内皮细胞和人动脉平滑肌细胞。相比未修饰的丝素蛋白纤维支架，水蛭素修饰的丝素蛋白支架的凝血时间均有明显增加[209]，这充分说明了水蛭素的固定可有效改善丝素蛋白纤维支架的抗血栓性能。

　　另外，许多研究学者将具有生物活性的重组水蛭素和亲水性分子 PEG 共同接枝到生物植入材料表面。如 Li 等以 PEG 为空间连接臂，将重组水蛭素的 C 端结合到 PLLA 微米级纤维血管支架表面[210]。PEG 和水蛭素共修饰支架表面的血小板黏附数目及其激活数目明显减少。为了进一步评价血管支架的体内抗血栓效果，他们采用了鼠颈动脉植入模型。将支架植入 1 个月后，可在管壁周围明显观察到部分血管新生，表明该支架已与机体脉管系统结合在一起；在支架植入鼠颈动脉 6 个月后，新生血管则有轻微减少，这说明该血管支架在短期内有较好的修复愈合效果，如图 10-21 所示[210]。也有人将亲水性分子和水蛭素共同固定到 PE、PET 和 PDMS 等聚合物表面，结果表明，亲水性修饰聚合物表面可降低所吸附蛋白的变性程度，水蛭素和卵类黏蛋白引入到亲水层则明显地减少了血小板在材料表面的黏附，同时延长了凝血时间[211]。所以，将 PEG 和水蛭素共固定到血液接触性材料表面可有效地抵抗血小板和蛋白黏附，并防止蛋白质构象的转变，有利于构建出具有抗凝特性生物材料表面。

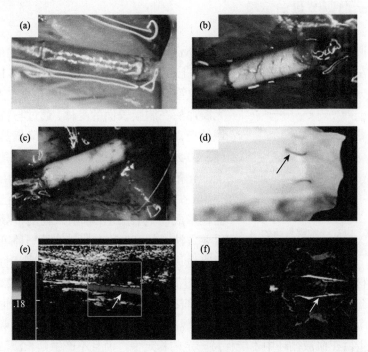

图 10-21　水蛭素-PEG-PLLA 支架的体内移植（内径 1 mm）后的观察[210]

（a）刚植入、（b）1 个月、（c）6 个月的照片；（d）植入 1 个月的支架内表面的立体显微图，箭头指示缝合线；（e）植入 6 个月的多普勒图像，箭头指示支架；（f）鼠颈动脉（上面）和血管支架（下面）的核磁图像
（图片引用经 Wolters Kluwer Health，Inc. 授权）

Brash 等也将 PEG 和水蛭素共固定到 Au 材料表面来抵抗蛋白黏附和抑制凝

血酶活性,并进一步评价了不同接枝方法进行水蛭素修饰材料表面对其生物活性的影响[212]。他们以金为模型基底,采用两种不同的方法来制备抗凝血表面:①"一步直接法":PEG-NHS 和水蛭素(含—NH$_2$)进行化学结合,继而将复合物固定在金表面;②"两步先后法":PEG-NHS 先被固定到金表面,然后再利用 NHS 和水蛭素中的—NH$_2$ 反应,将水蛭素固定在 PEG 分子上。随后,进行了纤维蛋白原和凝血酶的吸附以及凝血酶活性测定实验,实验结果表明,"一步直接法"表面水蛭素接枝率较高,"两步先后法"得到的表面接枝密度很低,但是,后者却具有更高的生物活性。因此,有次序地接枝修饰材料表面能够更加有效地进行纤维蛋白原和凝血酶的黏附和封闭,抑制凝血酶活性,进而实现材料的抗凝血效果。因此,生物材料表面的结构化设计对于实现其表面生物功能化具有重要的意义和潜在应用前景。

10.5.2 凝血调节蛋白接枝

凝血调节蛋白(thrombomodulin,TM)又名内皮表面辅助因子凝血酶调节素,是广泛存在于血管、淋巴管内皮细胞膜上的一类跨膜糖蛋白(M_w = 74 kDa),可维持血管稳态,防止血管内血栓形成[213]。它可作为凝血酶在胞膜表面的受体,通过与特定的结构域结合,改变凝血酶构象,从而降低其凝血能力(图 10-22)。此外,还能激活具有抗凝活性的同源活化蛋白 C,使得凝血酶由促凝作用转为抗凝作用。在材料表面固定凝血调节蛋白已成为阻止血栓形成、改善组织工程植入物的抗凝血特性的重要方法。如 ART-123[213, 214]是一种可溶性的重组凝血调节蛋白,具有显著的抗凝活性,可被用

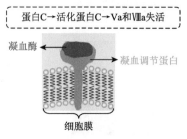

图 10-22　内皮细胞膜表面的
凝血调节蛋白示意图

来固定在材料表面改善抗凝血性能。通过简单的物理吸附方法将 ART-123 涂覆在由 PSF 和聚乙烯吡咯烷酮制备得到的透析膜表面。ART-123 吸附的透析膜表面具有较高的蛋白 C 活性和较少的血小板黏附,表现出良好的血液相容性。该物理吸附的重组凝血调节蛋白在血液循环中也能保持一定的稳定性,而且不产生延长激活凝血时间的副作用。因此,凝血调节蛋白的物理涂覆是一种提高血液接触材料的抗凝血性能的简便、安全和有效的方法。

当然,简单的物理吸附远不如化学接枝法更加稳定且高效,为了进一步提高凝血调节蛋白在材料表面的稳定性,Chaikof 等在早期就通过施陶丁格反应将叠氮功能化的凝血调节蛋白接枝到双官能化 PEG 修饰的胰岛表面[215]。凝血调节蛋白

的引入促进了凝血酶活化蛋白 C 的生成，减轻了植入胰岛的促凝血现象。这说明凝血调节蛋白在材料表面的良好固定有效地减少供体细胞促凝和促炎症反应。然而，叠氮化方法较为烦琐，而且不适用于类似肝素等其他一些生物活性物质。为此，Iwata 等提出利用马来酰亚胺功能化的磷脂 PEG（Mal-PEG-lipid）来固定纤溶酶（尿激酶）和凝血调节蛋白到细胞膜表面，从而改善其血液相容性。首先，他们将 Mal-PEG-lipid（PEG M_w = 5000 kDa）固定到胰

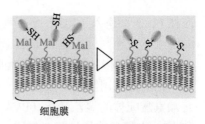

图 10-23　以 Mal-PEG-lipid 为连接剂，将蛋白共价接枝到细胞膜表面的设计路线图[216]

（图片引用经 Elsevier Ltd 授权）

岛细胞膜表面，使膜表面富含马来酰亚胺功能团。继而，利用硫醇和马来酰胺的化学反应使膜表面与硫醇化的尿激酶和凝血调节蛋白进行结合，如图 10-23 所示[216]。经表面改性后的胰岛细胞在植入体内后，其体积没有明显增加，同时，也没有影响胰岛素的释放。该化学改性方法不仅有效地维持了固定化的尿激酶和凝血调节蛋白的生物活性，而且很好地抑制了膜表面的血栓形成。

此外，Han 等也提出了一种化学反应方法，成功地将人凝血调节蛋白共价结合到盖玻片表面，形成抗凝血表面[217]。此方法是以三聚氯氰和氨基硅烷为偶联剂，PEG 为连接臂（M_w = 1500 kDa）来进行反应。蛋白 C 活化测试表明，固定化的凝血调节蛋白存在辅酶活性，但相对活性较低，这可能是由于偶联剂导致凝血调节蛋白发生了构象变化。体外血小板黏附实验结果证明，凝血调节蛋白修饰表面导致血小板激活数目大大减少。因此，该修饰途径可实现功能蛋白（如人凝血调节蛋白）的接枝固定化，制备得到具有抗凝血活性的基底（如植入传感器或生物芯片）。除了研究如何通过高效的化学方法得到生物高活性表面，Subramanian 等又深入地研究了多种蛋白的接枝次序对材料表面活性的影响[218]。他们将凝血调节蛋白和内皮活化蛋白 C 受体这两种活性蛋白依次接枝到 PU 表面，并且评价植入材料的血液相容性和细胞相容性。有趣的是，相比无序接枝的 PU 表面，有序接枝更能促进材料表面蛋白 C 向活化蛋白 C 的催化转化。因此，如何构建具有结构化的生物材料表面对于实现其表面生物功能化将具有重要的应用前景。

材料表面固定凝血调节蛋白已成为阻止血栓形成、改善组织工程支架的抗凝血特性的重要方法。此外，血液中存在的纤溶酶能够将血液凝固过程中生成的难溶性纤维蛋白降解成可溶性的纤维蛋白，使血块重新液化，同样能达到阻止血栓形成的目的。因此，通过在材料表面修饰上溶栓活性分子实现对初生血栓的溶解是解决血液相容性问题的有效途径之一。陈红教授课题组在利用组织型纤维蛋白溶酶原激活剂（t-PA）来激活机体的纤溶功能方面做了很多的研究工作。她们曾发展了一种在温和条件下将 t-PA 负载到 PU 表面的方法[219]。首先通过季铵化反

应在 PU 表面引入正电荷,然后利用静电相互作用结合 t-PA(碱性条件下,带负电)。t-PA 实验证明,固定化的 t-PA 不仅能够保持正常的生物活性,且在离子交换作用下,随时间逐步从材料释放到血浆中,促使周围血块组织的溶解。

她们还利用静电纺丝技术,一步法制备了一种具有良好生物相容性且表面含有赖氨酸配体的聚乙烯醇(PVA)纳米纤维膜,并通过纤维膜表面的赖氨酸配体和 t-PA 之间的特异性相互作用来负载 t-PA 分子[220]。另外,可通过电纺时简单的共混法来调控材料表面赖氨酸配体的数量,进而可有效地调控 t-PA 在材料表面的负载量,见图 10-24[220]。该电纺纤维能够有效抵抗纤维蛋白原的非特异性黏附,同时具有优良的生物相容性。此外,在血浆接触后,t-PA 被释放出来,在体外血浆测试中,能够有效裂解已形成的血块。总的来说,该方法以其简易性、可控性以及生物相容性,为血液接触组织工程支架的界面构建提供了一个重要的研究策略。t-PA 修饰的 PU 材料以其优异的纤溶性能有望成为一种新型血液接触性材料。

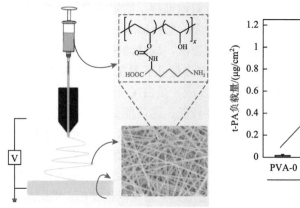
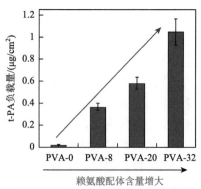

图 10-24　PVA 纳米纤维膜的制备及 t-PA 负载量的调控[220]

(图片引用经 Royal Society of Chemistry 授权)

为了避免活性分子过度作用于血液环境,从而带来副作用,陈红课题组发展了一种响应性溶栓功能材料[221]。如图 10-25 所示,该材料利用能够被凝血酶酶切的多肽作为交联剂,制备出一种水凝胶材料,并包载组织型纤溶酶原激活剂 t-PA。当血栓生成时,环境中产生的凝血酶会将作为交联剂的多肽切断,导致凝胶发生降解,从而释放出所包裹的 t-PA,所释放出的 t-PA 可以很好地溶解环境中的初生血栓,实现响应性的溶栓过程。该材料不仅能够解决外源性材料诱导血栓生成的问题,而且有效地防止了活性分子浓度过高所导致的并发症。这种响应性溶栓功能材料及其设计思路在血液接触性生物材料研究领域有其独到之处。

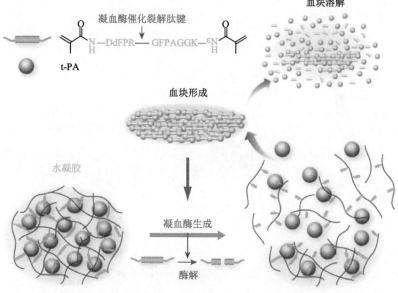

图 10-25　具备凝血酶响应性溶栓活性的水凝胶材料[221]

（图片引用经 Royal Society of Chemistry 授权）

类似地，她们还构建了一种可通过简单方法负载于多种材料表面的血栓响应性纤溶纳米胶囊[222]。将纤溶活性分子（t-PA）包载在可被凝血酶降解的水凝胶壳层中，形成包载 t-PA 的纳米胶囊，利用胶囊表面裸露的化学基团将其负载于 PDA 层涂覆的不同基材表面，并利用谷胱甘肽（GSH）和没有被覆盖的 PDA 反应，防止其和血液成分的相互作用，这样赋予表面更加良好的血液相容性。该表面可以在凝血酶作用下降解纳米胶囊，并使其中的 t-PA 释放，发挥溶栓活性，从而达到溶解初生血栓的目的，同时避免在正常血液环境中引起不良反应，如图 10-26 所示[222]。这种基于响应性纳米胶囊的改性方法为血液接触性材料的表面改性提供了新的思路。

10.5.3　抗血小板药物接枝

血小板在血栓特别是动脉血栓的形成中具有重要的作用，因此，抑制血小板的功能对于抑制血栓产生具有极其重要的意义。根据作用方式的不同，抗血小板药物可分为三类：血小板代谢酶抑制药、血小板活化抑制药和血小板 GPⅡb/Ⅲa 受体阻断药。

血小板代谢酶抑制药主要通过抑制血小板聚集，阻止血栓形成，包括环氧酶抑制药、血栓素 A_2 合成酶抑制药、前列腺素类和磷酸二酯酶抑制药[223]。阿司匹

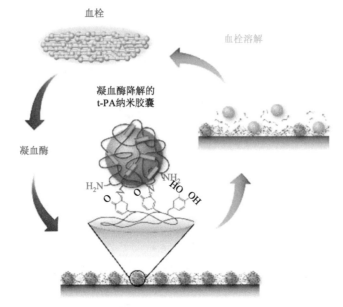

图 10-26 凝血酶响应性溶栓活性的 t-PA 纳米胶囊[222]

（图片引用经 John Wiley and Sons 授权）

林（aspirin）是一种有效的环氧酶抑制药，可通过抑制血栓素 A_2 的合成，进而抑制血小板聚集引起的血液凝固。例如，Ouyang 等利用抗血小板药物阿司匹林来提高丝素蛋白/聚氨酯（SF-PU）复合膜的组织相容性和血液相容性[224]。他们将不同剂量的阿司匹林加入到 SF-PU 的混合物中，并进行了血液测试以及组织测试。结果表明，SF-PU（1∶1，质量比）共混膜相比膨体聚四氟乙烯膜（ePTFE）具有更好的组织相容性，同时在一定剂量的阿司匹林加入后，材料的抗炎性/抗血小板效果也得到明显增强。除了阿司匹林能够有效阻止血栓形成，利多格雷（ridogrel）为血栓素 A_2 合成酶抑制药的代表。血栓素 A_2 作为强大的血小板释放及聚集的诱导物，可直接诱发血小板释放腺苷二磷酸（ADP），加速血小板聚集。因此，利多格雷抑制血栓素 A_2 的合成，阻止血小板血栓及冠状动脉血栓的形成，其效果比水蛭素及阿司匹林更佳。前列腺素类物质如依前列醇（epoprostanol，PGI_2）可使血小板处于静止状态，失去对各种刺激物的反应，进而抑制血小板在血管内皮细胞上的黏附和聚集，PGI_2 也是目前发现的活性最强的血小板聚集内源性抑制剂，但性质不稳定，作用时间短暂。

血小板 GP II_b/III_a 受体是血小板表面的黏附性糖蛋白，在 ADP、凝血酶等血小板激活剂的作用下，其构象发生改变，增加对纤维蛋白原的亲和力，促进血小板聚集，因而抑制血小板 GP II_b/III_a 受体的药物可抑制血小板血栓形成。目前，应用最为广泛且效果良好的药物为精氨酸-甘氨酸-天冬氨酸（RGD）肽，它是一种来源于各类纤维粘连蛋白的三肽，经过 RGD 修饰的血管支架可通过识别 $\alpha_{IIb}\beta_3$ 整合素而抑制血小板的聚集和黏附。因此，RGD 肽序列是一种重要的血小板聚集抑制剂。近几年，有学者提出了工程化蛋白的构建理论，如 Losche 等将含 RGD 的 7 个氨基酸序列接枝到胰蛋白酶抑制剂 EETI-II 上。相比接枝型多肽，工程化蛋白能够更加显著地抑制纤维蛋白原黏附、$\alpha_{IIb}\beta_3$ 激活以及血小板聚集[225]。这说明支架的结构化和邻近的氨基酸序列对于充分发挥功能性多肽的生物活性具有重要意义。

除了血小板代谢酶抑制药和血小板 GPIIb/IIIa 受体外，血小板活化抑制药可通过选择性阻碍 ADP 与血小板受体的结合，抑制 ADP 介导的糖蛋白 GPIIb/IIIa 复合物的活化，从而抑制血小板聚集。常用的血小板活化抑制药有氯吡格雷（clopidogrel）等。

凝血是影响材料血液相容性的一项重要内容。目前，血栓性疾病已经严重危及人的生命。在现代医学迅猛发展的今天，生物材料的临床应用无疑是一项历史性的、有着无限研发和应用前景的伟大工程。生物材料在研发和应用中仍然需要解决导致血栓形成的问题，而解决这一问题的关键策略就是如何提高材料表面抗凝活性。随着科学技术的不断发展，利用抗凝剂来进行血管材料或血液接触性材料的表面改性也将日趋完善，相信随着进一步的研究和探索，人们有望成功地构建一类具有优异的血液相容性的组织工程材料。

10.6　靶向配体接枝以促进生物材料表面内皮化

材料表面内皮化是改善材料血液相容性、提高其抗增生性能的重要途径之一。血管内皮细胞（endothelial cell，EC）是血管内膜表面与血液接触的分界细胞。正常血管内表面的内皮细胞，可以通过释放或保留特定的血管活性因子来维持血管表面不产生凝血，同时抑制血小板激活。如果血管内平滑肌细胞过度增生，则会导致内膜肥厚，引起血管支架再狭窄。因此，对于血液接触性生物材料来说，促进材料表面形成完全覆盖的单层结构的生物功能的内皮层，并防止平滑肌细胞的增殖，可以减少血小板激活和血栓的形成，从而有效地改善材料的血液相容性。

早在 40 多年前，人们就开始了在涤纶人工血管上进行内皮细胞化的相关研究。实验结果证明，种植 EC 的人工材料表面抗血栓效果明显优于纯人工材料[226]。Whitehouse 发现，涤纶血管材料植入体内 8 周后，内皮细胞化的材料表面无明显血小板黏附，而纯人工表面上血小板黏附面积达到 49%。Liu 等在 PU 材质的小口径血管表面种植 EC，大大提高了血管材料的血液相容性和通畅率[227]。然而，内皮化技术的应用还存在不少难题亟待解决。主要是 EC 在材料表面黏附力较弱，不稳定，以及细胞活性低，因此，如何提高人工血管材料表面的 EC 的黏附和覆盖率显得尤为重要。对材料与生物体相互作用机制的大量研究表明，材料表面性质与细胞的黏附和生长有着紧密的联系，而表面固定具有促进细胞黏附和增殖的生物信号分子，能够有效地提高材料表面的内皮化水平。细胞靶向功能多肽具有显著的选择黏附特定细胞的能力，靶向多肽安全可靠，不存在蛋白制剂的免疫反应和潜在的感染未知病毒的风险，已经得到了国内外科研人员的普遍认可。

靶向多肽接枝材料表面的设计原理主要依赖于多肽和整合素的相互作用，旨在在分子水平上调节和控制细胞与材料的相互作用。整合素又被称为整联蛋白，由 α 和 β 两个亚基组成，是一种介导细胞和细胞外基质之间连接的跨膜受体。例如 $\alpha_{IIb}\beta_3$ 在血小板中的表达水平最强，是调节血小板黏附、激活和聚集等行为极为重要的整合素；而 $\alpha_v\beta_1$ 和 $\alpha_5\beta_1$ 在血管内皮细胞的表达水平最强，是调节内皮细胞黏附和生长行为最重要的整合素。整合素的配体一般为细胞外基质成分，如纤维粘连蛋白、纤维蛋白原、胶原蛋白等。大量研究表明，多肽与细胞表面整合素受体之间的生物结合主要与细胞外基质上 3～20 个氨基酸的多肽序列有关，利用人工合成的短多肽序列可提高特异性黏附效果，且具有优良的稳定结合性，因此在生物材料表面固定靶向性多肽是提高或赋予表面选择性黏附 EC，实现生物材料表面快速内皮化的一种有力手段。

10.6.1 RGD 多肽

目前，主要使用的靶向性多肽是以 RGD（Arg-Gly-Asp）序列为基础的各种多肽。RGD 是广泛来源于各类纤维粘连蛋白的一种三肽，其与多种黏附蛋白受体（如 $\alpha_v\beta_1$、$\alpha_v\beta_3$ 和 $\alpha_5\beta_1$ 整合素）具有高度的选择性和亲和力，而此类整合素在血管内皮细胞膜上有高水平表达，可实现促细胞特异性黏附的功效。利用单纯 RGD 肽或在 RGD 的前端或后端加上不同的氨基酸而形成的新的多肽，均可促进细胞在生物材料表面的黏附，进而实现材料表面内皮细胞化。例如，将 RGD 多肽及其衍生物固定在不同高分子材料表面，可有效地增强材料对内皮细胞的黏附能力[228-230]。

Park 等通过酪氨酸酶的催化作用，以 GGGGG 序列作为空间连接臂，将活性 RGD 肽固定在 PU 微纤维表面，反应流程如图 10-27 所示[231]。结果表明，RGD 共价固定的 PU 材料表面可明显观察到更多的 EC 黏附和覆盖，故该方法是一种可提高基质材料的生物相容性、促进材料表面内皮细胞化的有效方法，尤其对于血管组织工程支架材料的构建很有指导意义。同时，不论线形 RGD 还是环状 RGD 肽均能够提高 EC 的黏附、增殖和迁移[232, 233]。

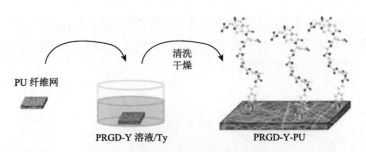

图 10-27　PRGD-Y-PU 的制备流程图[231]

（图片引用经 Springer Nature 授权）

　　黄楠教授课题组采用亲水性的 PEG 作为"空间连接臂"，将 RGD 修饰到聚
（3-羟基丁酸酯-*co*-3-羟基戊酸酯）（PHBV）材料表面来减少材料对非特异性蛋白
及纤维蛋白原的黏附，避免血栓形成，改善植入材料的血液相容性[234]。结果表明，
RGD 修饰的 PHBV 材料有着良好的细胞相容性，同时来自血清或血浆的非特异性
蛋白黏附也有明显减少，进而使得材料的血液相容性得到了提高。如图 10-28 所
示，由细胞相容性实验结果可明显观察到在 PHBV-RGD 膜表面细胞数量多于未修
饰的 PHBV 表面，而且相比其他修饰组（PHBV-NH$_2$ 和 PHBV-PEGMAL），该肽
修饰膜表面的细胞能够保持最为正常的细胞形态。

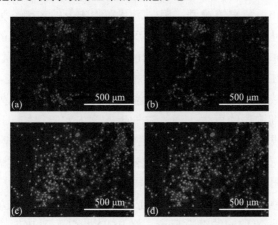

图 10-28　NIH 3T3 细胞培养 5 天后的荧光显微照片[234]

（a）PHBV 膜；（b）PHBV-NH$_2$ 膜；（c）PHBV-PEGMAL 膜；（d）PHBV-RGD 膜
（图片引用经 American Chemical Society 授权）

　　丁建东教授课题组在抗细胞黏附的 PEG 水凝胶表面制备了 RGD 肽的多种微
图案，并评价了 RGD 纳米间隔对干细胞分化的影响，如图 10-29 所示[235, 236]。其
中，随着 RGD 肽的空间距离的缩短，细胞黏附密度和铺展面积都有所增加。结

果证明 RGD 修饰的 PEG 水凝胶图案具有强烈而持久的细胞黏附反差，可以实现细胞在黏附岛上的良好定位，并可通过设计合适的黏附表面，从而控制细胞的数量、形状、大小以及分化情况。

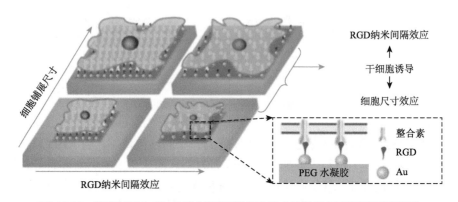

图 10-29　具有不同 RGD 纳米间隔和微区域尺寸的微米/纳米图案示意图及细胞-材料间的相互作用[235]

（图片引用经 American Chemical Society 授权）

近年来，人工血管的表面缺乏活性内皮层，特别是小口径人工血管经常面临着长期通畅率低和再狭窄等难题，限制了其在临床上的应用。为了提高小口径人工血管的抗凝血性、实现快速内皮化以及促进平滑肌再生等目的，孔德领课题组做了大量研究工作。他们将含 RGD 序列的多肽修饰 PCL 人工血管（直径 2.2 mm）的表面，得到 PCL-RGD 血管支架[237]。相比裸 PCL 支架，PCL-RGD 支架表面黏附的血小板明显减少，而且内皮细胞覆盖率提高了近 3 倍。此外，该修饰后表面也有利于平滑肌细胞层的再生。通过进一步的体内实验得知，所有的 PCL-RGD 支架在植入 2 周或 4 周后仍保持通畅，而部分 PCL 支架由于血栓形成而发生堵塞。因此，PCL-RGD 支架不仅具有良好的血液相容性，而且能够实现快速内皮化，促进平滑肌的正常再生。最近，他们又发展了一种简单有效且反应条件温和的化学方法，来进行活性 RGD 肽在疏水性 PCL 表面的共价结合。该方法是通过 2-氰基苯并噻唑和 D-半胱氨酸间的缩合反应，将 RGD 肽引入到 PCL 电纺纤维表面[238]。结果表明，RGD 肽的引入不仅显著提高了 PCL 的亲水性能，而且有效地促进了 NIH 3T3 成纤维细胞在材料表面的黏附、伸展及增殖。

孔德领课题组还研究了 RGD 和 YIGSR 肽对神经突生长以及施万细胞的迁移、增殖和髓鞘形成等方面的协同作用[239]。他们使用由 Nap（萘基）和 RGD 或 YIGSR 肽构成的 Nap-FFRGD 和 Nap-FFYIGSR 分子共同对 PCL 材料表面进行修饰，通过 Nap-FFRGD 和 Nap-FFYIGSR 在疏水 PCL 表面进行自组装，形成

RGD/YIGSR 修饰层。实验证明，RGD 和 YIGSR 肽能够协同促进施万细胞的黏附和增殖，并能够促进背部神经节移植物的轴突生长（图 10-30）。通过坐骨神经缺损模型实验进一步证明了 RGD 和 YIGSR 肽在轴突再生和功能修复方面有明显疗效。此外，RGD/YIGSR-PCL 支架表面的血管化程度也有所提高。因此，RGD/YIGSR-PCL 导管能够有效促进轴突再生及神经功能修复，有望应用在神经缺陷的临床治疗方面。

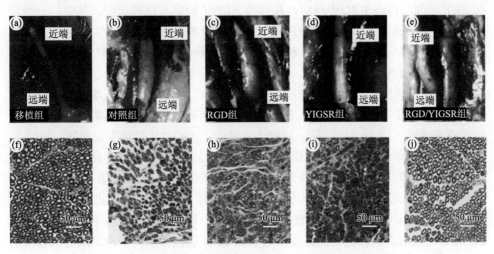

图 10-30　材料表面的多肽修饰促进神经再生的动物实验结果[239]

术后 12 周的神经再生情况：（a）自体移植组、（b）对照组、（c）RGD 组、（d）YIGSR 组、（e）RGD/YIGSR 组；
术后 12 周植入导管中部的再生轴突情况（甲苯胺蓝染色）：（f）自体移植组，（g）对照组，（h）RGD 组，
（i）YIGSR 组，（j）RGD/YIGSR 组
（图片引用经 John Wiley and Sons 授权）

值得注意的是，RGD 肽对平滑肌细胞也具有黏附作用[240]，不仅如此，RGD 功能化的血管支架可通过识别 $\alpha_{IIb}\beta_3$ 整合素而促进血小板的聚集和黏附，这就局限了 RGD 肽在促进细胞内皮化方面的应用。

10.6.2　REDV 多肽

REDV（Arg-Glu-Asp-Val）是一种具有特异靶向功能的四肽，由纤维粘连蛋白衍生而来，能够高效特异性地结合 $\alpha_4\beta_1$ 整合素。该整合素在 EC 细胞膜表达量丰富，而在平滑肌细胞表面含量很少，使得 REDV 肽对 EC 能够特异性黏附，有利于血液接触性材料表面对 EC 的选择性黏附[241, 242]，可应用于人工心血管和冠脉支架表面的内皮化。例如，Butruk 等曾报道了含 REDV 序列的多肽接枝改性 PU 表面，PU 表面经硅烷化、氨基化以及羧酸化，进而与多肽进行接枝反应[241]。研

究结果表明，含 REDV 序列的多肽接枝的生物材料表面能够黏附更多 EC，该表面还能够有效地促进 EC 生长。

计剑教授课题组针对心血管术后的血栓形成和支架内再狭窄难题，尝试了多种利用靶向性多肽修饰支架表面的策略，为冠脉支架的快速内皮化提供了有价值的研究思路。他们通过 ATRP 制备得到含对硝基苯氧羰基聚乙二醇甲基丙烯酸酯（MEONP，PEG 短链重复结构单元数 n 为 1，6 和 10）的丙烯酸共聚物，涂覆在 PET 表面，再与 REDV 反应，从而将 REDV 固定在材料表面。其中，一种修饰是利用连接链结构直接固定 REDV（REDV 经 PEG 短链连接在共聚物上，PEG 短链重复结构单元数 n 为 1，6 和 10）；另外一种修饰包含 REDV 和 PEG "自由链"结构（REDV 固定方法同上述方法，此外，共聚物还含有 PEG 刷型结构，其 n 为 6 和 23）。他们研究这两种表面修饰方法对 EC 的选择性黏附、增殖及迁移[243]，结果表明，由于 PEG "自由链"的抗非特异性黏附功能，涂层结构都表现出良好的血液相容性（图 10-31）。第一种修饰方法中，PEG "连接链"是短链，PEG 短链的重复结构单元数 n 为 1，6 和 10，略微对 EC 有些选择性，而且不同 n 值对该选择性影响非常小。然而，PEG "自由链"和 REDV 同时修饰（第二种修饰方法）能够明显抑制平滑肌细胞黏附，促进 EC 的黏附、增殖和生长。此外，"自由链"为短链 PEG（$n = 6$）时，与长链 PEG（$n = 23$）相比，修饰表面更能有效地形成 EC 选择性黏附表面，这可能是由于过长的 PEG 链段在阻碍平滑肌细胞的黏附的同时，也影响了 EC 的黏附，从而削弱了 REDV 对 EC 的选择性。所以，短链 PEG 和 REDV 修饰策略使得材料表面在保持良好细胞形态的同时，更加有效地提高 EC 在表面的竞争性生长，在抑制血栓形成和支架再狭窄方面起到了一定的协同作用。类似地，他们还探究了磷酸胆碱（PC）和特异性识别多肽 REDV 间的协同作用[244]。实验证明，在 PC 和 REDV 共修饰的材料表面上，EC 的生长行为明显优于平滑肌细胞。这种对 EC 选择性黏附的界面有望实现材料在复杂生理环境中对 EC 的原位诱导，促进人工血管支架内皮层的快速形成，进而更好地解决人工血管再狭窄的难题。

鉴于两性离子的抗非特异性蛋白吸附特性，计剑等将甲基丙烯酸羧酸甜菜碱酯（CBMA）和甲基丙烯酸丁酯（BMA）进行共聚，得到聚（甲基丙烯酸羧酸甜菜碱酯-甲基丙烯酸丁酯），随后旋涂于基底表面。接下来利用 CBMA 的羧基进行 NHS/EDC 活化反应，实现 REDV 在涂层材料表面的接枝固定[97]。该 CBMA 和 REDV 共同改性的涂层材料（C3B7-REDV），一方面有效地屏蔽了血小板以及平滑肌细胞的黏附，因此具备良好的抗黏附能力和良好的血液相容性；另一方面，在促进 EC 生长的同时，也限制了平滑肌细胞的黏附、增殖和迁移，从而实现 EC 的选择性黏附（图 10-32）。类似地，基于肝素和壳聚糖良好的生物学特性以及层层自组装技术，他们又制备得到具有抗血栓特性的肝素/壳聚糖的多层膜结构，并将 REDV 固定在该多层膜表面，以期实现 EC 的特异性黏附[245]。EC 和平滑肌细胞的共培养实验结果表明，EC 能够选择性地黏附于 REDV 功能化的多层膜表面。因此，该 REDV 功能化、肝素/壳聚糖的多层膜表面有望实现心血管支架的快速内皮化。

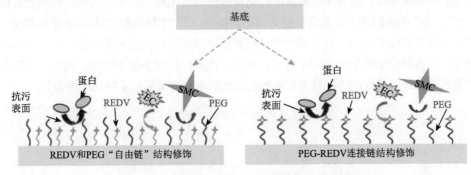

图 10-31　REDV 修饰的不同涂层结构示意图[243]

左侧为 REDV 和 PEG "自由链"结构修饰材料表面，右侧为利用连接链结构直接固定 REDV

（图片引用经 Elsevier Ltd 授权）

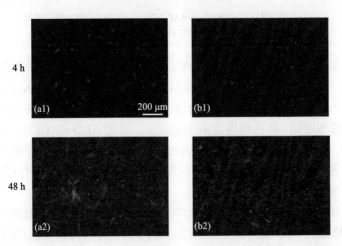

图 10-32　在未涂覆基底（a1 和 a2）和 C3B7-REDV 涂层（b1 和 b2）表面进行 HUVEC 和 HUASMC 共培养后的荧光显微照片[97]

（a1 和 b1）HUVEC 被染色为橘色荧光，人脐动脉平滑肌细胞（human umbilical artery smooth muscle cell，HUASMC）被染色为蓝色荧光；（a2 和 b2）HUVEC 被染色为红色荧光，HUASMC 被染色为绿色荧光

（图片引用经 John Wiley and Sons 授权）

此外，在药物洗脱冠脉支架方面，如何保持对平滑肌细胞增殖的抑制而促进 EC 在表面的覆盖是当今面临的一大挑战。计剑课题组将对血管内皮化的研究延伸到药物洗脱支架方面，利用雷帕霉素负载的聚合物基底和 REDV 肽涂层来实现对 EC 的特异性选择[246]。首先，在 2-甲基丙烯酰氧乙基磷酰胆碱(MPC)-co-甲基丙烯酸

十八烷基酯（SMA）共聚物（PMS）薄膜上负载雷帕霉素，并用 MPC-*co*-SMA-*co*-MEONP 共聚物（PMSN）为表面层，在其上接枝 REDV 肽。一方面，表面层可充当药物释放屏障，使得聚合物膜的药物释放延长至 120 天；另一方面，在药物释放 8 天后，EC 的黏附能力在复合涂层得到明显提高，而平滑肌细胞的黏附仍然被抑制。通过兔髂损伤模型证明，复合聚合物涂层能够明显地促进内皮再生而不引起新生内膜增生，体内评价结果如图 10-33 所示。因此，选择性黏附多肽 REDV、两性离子和雷帕霉素共修饰的聚合物涂层修饰策略为药物洗脱血管支架提供更好的应用前景。

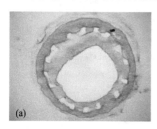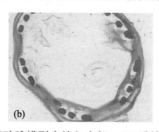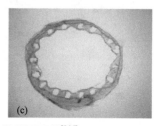

图 10-33　兔髂动脉模型中植入支架 28 天后的横截面照片[246]

（a）裸金属支架；（b）PMS-RAP 支架；（c）PMS-RAP-REDV 支架

（图片引用经 Elsevier Ltd 授权）

此外，袁直课题组分别将 GREDV、GRGDS 和 YIGSR 三种黏附多肽共价接枝到海藻酸（ALG）上，得到 ALG-GREDV、ALG-GRGDS 和 ALG-YIGSR 三种血管支架[247]。体外实验表明，相比未修饰的 ALG 表面，ALG-GREDV 更适合 EC 的黏附、迁移和增殖。体内血管形成实验证实，相比 ALG-GRGDS 和 ALG-YIGSR 以及未修饰 ALG 血管支架，ALG-GREDV 支架表面新生层血管密度达到最高，可更好地促进新血管生成。因此，靶向性 REDV 肽的修饰对于促进组织工程中的血管新生有着重要的应用价值。

冯亚凯课题组通过 ATRP 和点击化学反应将 REDV 肽接枝在 HPMA 和 EgMA 的无规共聚物修饰的 PCU 表面，反应流程见图 10-34[248]。功能化 PCU 表面表现出显著的 EC 选择性黏附和抗血小板黏附的特性，从而有效改善材料的血液相容性。

图 10-34　通过 ATRP 反应得到 HPMA 和 EgMA 共聚物、CREDV 的半胱氨酸末端和烯丙基间的点击化学进行 REDV 多肽的固定[248]

（图片引用经 Royal Society of Chemistry 授权）

10.6.3　CAG 多肽

EC 特异性黏附配体还包括 CAG（Cys-Ala-Gly）肽。CAG 肽在 IV 型胶原蛋白中含量丰富，而该胶原蛋白是心血管的细胞外基质的重要成分。为了探究这种多肽是否对 EC 具有较强的亲和力，Kanie 等进行大量细胞黏附实验，结果证实，在 12 种 IV 型特异性多肽中，CAG 肽对 EC 的特异性黏附效果尤为突出，如表 10-1 所示[249]。他们还通过静电纺丝技术将 CAG 肽和 PCL 混合制备纳米纤维支架，CAG 改性支架的表面 EC 黏附率大大提高，而 SMC 的黏附率则明显减少。该研究结果证明，CAG 多肽能够较好地实现对 EC 的特异性黏附。

表 10-1　具有细胞选择性的三肽[249]

编号	序列	相对黏附率		细胞选择率
		EC	SMC	（EC 相对黏附率−SMC 相对黏附率）
1	CAG	2.85	1.18	1.67
2	CNG	2.68	1.05	1.63
3	CSG	2.43	0.88	1.55
4	CYL	2.57	1.24	1.33
5	CNY	2.25	0.94	1.31
6	PCG	2.56	1.37	1.19
7	CDG	2.31	1.16	1.15
8	AVA	2.19	1.05	1.14
9	PLM	2.03	0.90	1.13
10	GPY	2.38	1.28	1.10
11	DCP	3.07	2.01	1.06
12	QAL	1.97	0.94	1.03

注：相对黏附率是和阴性对照组比较得到；EC 相对黏附率和 SMC 相对黏附率的差值代表细胞选择率[249]
表格引用经 John Wiley and Sons 授权。

Kuwabara 等将 CAG 肽和 PCL 共纺制备得到小口径血管支架（直径 0.7 mm，长度 7 mm），并对其内皮化效果进行了评价[250]。结果表明，体内植入 6 周后，虽然血管通畅率没有明显变化，但 CAG 修饰的支架内表面的内皮化效果明显高于未修饰的支架，其内皮覆盖率达到 97.4%，明显高于对照组的 76.7%。以上结果均证明了 CAG 肽确实能够有效调节 EC 在人工血管表面的生长行为。

基于 CAG 肽对 EC 优异的选择性黏附，冯亚凯课题组利用 CAG 肽作为内皮细胞特异性靶向多肽修饰在 PCU 材料表面[251]。首先，利用 SI-ATRP 技术在 PCU 表面接枝 PEGMA，并通过 ATRP 再接枝全氟苯基甲基丙烯酸酯（PFMA），随后，通过硫醇-双键的光引发点击化学进行 CAG 肽的表面固定。研究表明，CAG 肽修饰表面能够明显地加强对 EC 的特异性黏附，而且抑制对 SMC 的黏附，并且 CAG 肽接枝密度越高，对 EC 的黏附效果越显著（图 10-35）。此外，CAG 肽修饰亲水性表面还能有效地抑制血小板的黏附。因此，CAG 肽修饰生物材料表面策略有利于提高生物相容性，增强对 EC 的黏附和增殖，为加速内皮化提供一个选择。

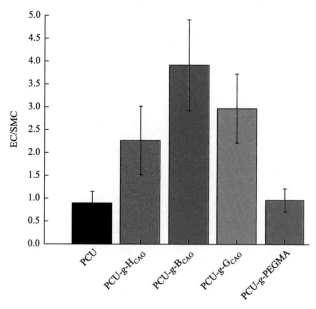

图 10-35   不同 CAG 修饰的 PCU 表面 EC 和 SMC 的黏附数量比率（EC/SMC）[251]

混合细胞悬液中培养 1 h，PFMA 通过两种方法接枝到 PCU-*g*-PEGMA 表面得到嵌段和接枝共聚物修饰表面，分别简写为 PCU-*g*-B 和 PCU-*g*-G，PPFMA 的均聚物通过类似反应得到 PCU-*g*-H
（图片引用经 Elsevier Ltd 授权）

10.6.4   YIGSR 多肽

YIGSR（Tyr-Ile-Gly-Ser-Arg）是一种含有 5 个氨基酸序列的短肽，来源于层粘连蛋白 β1 链，通过特异性结合细胞表面的层粘连蛋白受体（如 $\alpha_4\beta_1$ 整合素）而调节 EC、成纤维细胞以及平滑肌细胞等的黏附和迁移，尤其对于调节内皮细胞行为有更为突出的效果。YIGSR 多肽接枝的 PET 和 PTFE 材料表面很好地支持细胞的黏附和铺展，而未接枝表面并不利于细胞黏附。将多肽链段 GGGYIGSRGGGK 混入聚氨酯脲支架能够明显提高血管支架的内皮化水平[252, 253]。

　　Gao 等利用一个动态控制反应过程成功将 YIGSR 多肽接枝在梳型 PHEMA 聚合物表面，构建出梯度密度材料表面，见图 10-36[254]。EC 更倾向于向低 PHEMA、高 YIGSR 密度区域的迁移，即表现出 YIGSR 多肽诱导的定向迁移行为。然而，平滑肌细胞并没有明显的择优取向迁移行为。这个结果说明了 EC 和材料表面的特异性相互作用对其的选择性诱导迁移行为有着决定性的作用。因此，对于靶向多肽修饰的材料表面，如血管支架的内表面等，YIGSR 能够选择性提高和诱导 EC 在材料表面的迁移，进而促使 EC 形成一个完整的内皮层。

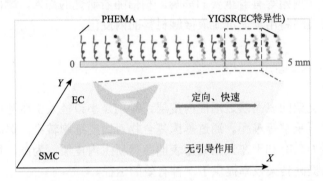

图 10-36　PHEMA 和 YIGSR 修饰的材料表面结构及其对 EC 和 SMC 迁移影响的示意图[254]

"+X" 代表 YIGSR 密度增加而 PHEMA 密度降低，"+Y" 代表两种不同细胞，分别是 EC 和 SMC

（图片引用经 American Chemical Society 授权）

　　Yu 等分别将 YIGSR 和 RGD 肽共价接枝到聚赖氨酸后，将其和 PLGA 溶液进行混纺得到具有生物活性的静电纤维材料[255]。实验证明，相比未修饰的 PLGA 材料，用 YIGSR 或 RGD 多肽修饰的纤维材料能够更好地促进小鼠心肌细胞的黏附和生长，而且在培养 7 天后，仍能维持细胞良好的黏附状态。他们通过免疫荧光染色实验分析得知，YIGSR 修饰的材料表面的细胞黏附效果以及血管收缩的速度和持续时间等均比 RGD 修饰效果更好。YIGSR 共价结合的 PLGA 纤维有望用于修复破损的心血管，这将为组织工程提供一种支架修饰策略。

　　Young 等利用 GYIGSR 肽末端的氨基和材料表面被 CDI 活化的羟基反应，将 GYIGSR 肽共价结合在聚（乙烯-乙烯醇）（EVAL）支架表面，得到具有生物活性的医用支架[256]。EVAL-GYIGSR 支架显著促进了神经干细胞或祖细胞（NSPC）的迁移，而且支架表面黏附的 NSPC 可向神经细胞分化，生成具有功能性的突触结构。不仅如此，培养 20 天后，已分化的神经细胞仍能在 EVAL-GYIGSR 表面很好地黏附，所以生物功能化的 EVAL-GYIGSR 能提高 NSPC 在材料表面的迁移并保证较好的存活率，将来能够应用在神经细胞组织工程方面。

　　随着生物技术的不断开展和深入，将不同多肽共价结合到生物材料表面，促进人工血管和冠脉支架的内皮细胞化方面的研究越来越多[257]。大量研究表明，上述提及的 RGD、REDV、CAG 以及 YIGSR 等多肽对 EC 的黏附和增殖等细胞行为都有着重要的影响，它们受到广大研究工作者的日益关注。然而，不同的多肽序列对细胞的黏附作用有所不同，例如 RGD 肽能够促进多种细胞的黏附和增殖，而 REDV 和 CAG 等能特异性促进 EC 的生长行为；YIGSR 肽能够提高细胞的伸展和迁移，而 RGD 和 REDV 肽却对其有一定的抑制作用。除了多肽的氨基酸序列对细胞行为有着至关重要的影响，多肽的接枝密度以及表面微图案结构对细胞的黏附、迁移和增殖等有着重要的影响。相信随着研究的深入，靶向配体接枝改性材料表面的策略将用于促进血液接触材料的内皮化。

10.6.5　多肽修饰基因载体以促进 EC 转染和内皮化

人工血管支架的表面缺乏活性内皮层，特别是小口径人工血管经常面临着长期通畅率低和再狭窄等难题。通过基因复合物对内皮细胞转染，提高内皮细胞的增殖和迁移能力，有利于在人工血管表面获得新生内皮层。为此，靶向多肽修饰的基因载体为提高转染效率提供了一种有效的途径。

Kim 等合成了 PEI-*g*-PEG 接枝共聚物，并将 RGD 肽连接在 PEI-*g*-PEG 共聚物上，得到了具有靶向功能的 PEI-*g*-PEG-RGD 基因载体；利用该靶向载体对内皮细胞转染，其转染效率远远高于 PEI 组[258]。以 RAE（Arg-Ala-Glu）肽接枝 PEI-*g*-PEG 得到的 PEI-*g*-PEG-RAE 载体为非靶向对照组，PEI-*g*-PEG-RGD 对血管内皮细胞具有更高的结合能力。这种 RGD 修饰的基因载体有望提高血管内皮细胞的转染效率。Harashima 等制备了细胞穿膜肽和 RGD 肽共修饰的 PEG-脂质体载体，其能够有效穿透细胞膜进入细胞，呈现出高的细胞摄取和转染能力[259]。这种双配体（RGD 和 STR-R8）修饰基因载体在提高内皮细胞转染效率方面具有良好的应用前景。

相对于 RGD 肽来说，REDV 和 CAG 肽对 EC 具有更高的选择性。近年来，冯亚凯课题组等将它们通过点击化学反应或异端 PEG 连接到基因载体上，使其能够以配体-受体结合的方式选择性黏附 EC。他们报道了一种 REDV 修饰的靶向性聚阳离子基因载体用于 pEGFP-ZNF580（pZNF580）在内皮细胞中的递送。首先，将 REDV 和两亲性共聚物 mPEG-P(LA-*co*-CL)-PEI 进行共价接枝，得到 REDV 修饰的共聚物。该共聚物经过自组装，得到 REDV-NP，再与 pZNF580 复合得到 REDV-NP-pZNF580 复合物，如图 10-37 所示[260]。结果表明，相比无靶向性的基因复合物，该复合物有更好的细胞相容性，且基因表达水平明显提高。最近，他们又制备了 REDV 肽修饰其他聚阳离子基因载体[261]，研究表明，REDV 修饰基因载体具有良好的生物相容性。细胞竞争性黏附实验表明，REDV 修饰的复合物对内皮细胞具有明显的选择性（图 10-38）。因此，REDV 修饰基因载体在内皮细胞转染方面有潜在应用价值。

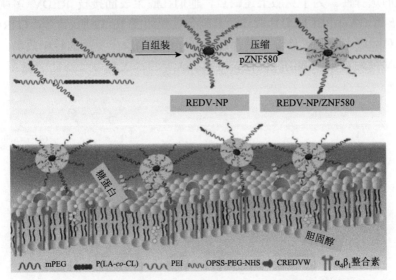

图 10-37 REDV-NP-pZNF580 复合物的制备及该复合物与 EC 表面整合素的识别作用示意图[260]

（图片引用经 Royal Society of Chemistry 授权）

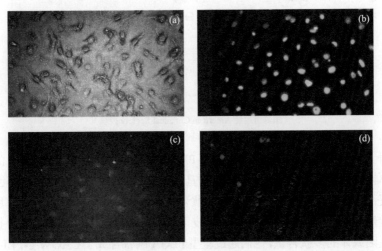

图 10-38 内皮细胞和平滑肌细胞共培养体系中 NP/pZNF580 对内皮细胞和平滑肌
细胞转染的免疫荧光显微照片[261]

（a）内皮细胞和平滑肌细胞共培养 24 h 效果图；（b）由 DAPI 染核的内皮细胞和平滑肌细胞共培养效果图；（c）内皮细胞的免疫荧光图（由 CD31-FITC 抗体标记）；（d）平滑肌细胞的免疫荧光图（由 α-SMA-RBITC 抗体标记）

（图片引用经 American Chemical Society 授权）

然而，将靶向多肽直接连接到嵌段共聚物上，可能会在胶束自组装过程中被聚合物分子链缠绕和包裹，导致胶束表面连接的靶向多肽量偏少，降低对内皮细胞的选择性。为了克服上述缺点，他们在胶束表面接枝 REDV 多肽，得到 mPEG-*b*-PLGA-*g*-PEI-REDV 载体，其制备过程如图 10-39 所示[262]。以 REVD 为非靶向对照组，REDV 修饰的复合物对内皮细胞表现出更高的转染效率，这得益于 REDV 肽对内皮细胞的靶向性。

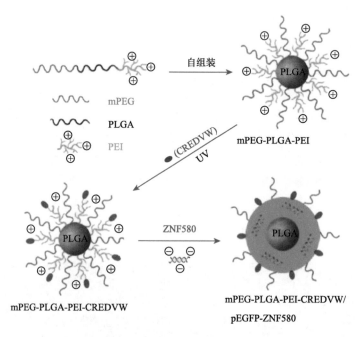

图 10-39　REDV-NP/pEGFP-ZNF580 复合物的制备过程[262]

（图片引用经 American Chemical Society 授权）

此外，他们还制备了 CAGW-PEG-*g*-PEI-*g*-PLGA 载体用于 pZNF580 的基因递送[263]。体外实验表明，CAGW 修饰的基因载体复合物的细胞摄取和基因表达水平显著提高，且在一定范围内，随着多肽含量的提高，基因表达水平也有所上升。体内实验表明，该基因复合物使得大鼠皮下组织的血管再生能力得到明显提高。为了提高基因载体的多肽含量，他们通过星型 PLGA 制备合成了 CAGW-*g*-PEI-*g*-PLGA 靶向性阳离子共聚物，基因递送效果得到显著提高[264]，这为生物材料内皮化提供了一种思路。

对于基因递送过程来说，跨越细胞核的核膜是极为关键的步骤之一，因此，如何实现基因的高效进核成为基因递送和基因治疗的一大挑战。近年来，研究者们发现了一种核定位信号（NLS），其主要氨基酸序列为 Pro-Lys-Lys-Lys-Arg-Lys-Val，它具有引导其所在序列趋向定位于核区的能力，而且能够促进外源基因的有效导入。为了赋予基因载体对内皮细胞的靶向性、膜穿透性以及核定位性，冯亚凯课题组采用典型膜穿透肽（TAT）、NLS 和靶向多肽（REDV）制备得到一种具有多重靶向功能的基因复合物[265]。他们将 REDV-NP 和 TAT-NLS 以及基因共组装形成多重靶向复合物 TAT-NLS/DNA/REDV-NP。实验结果表明，TAT-NLS/DNA/REDV-NP 复合物能够显著地提高基因在细胞核的积累（图 10-40），这得益于 NLS 的核定位功能，多重靶向载体有望实现基因的高效递送和转染。

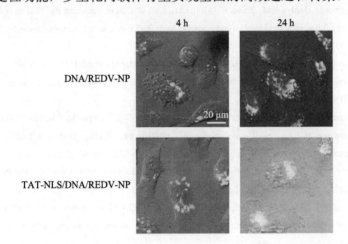

图 10-40　两种复合物在 4 h（左）和 24 h（右）后的胞内共聚焦图像[265]

绿色荧光由 Cy5-DNA 表达，蓝色荧光由 Hoechst 33342 染色

（图片引用经 John Wiley and Sons 授权）

目前，心血管疾病治疗仍然面临着巨大挑战，临床应用需要良好的血液相容性生物材料，如何提高人工血管和冠脉支架表面的血液相容性及其快速内皮化和血管化成为治疗心血管疾病的关键。随着各种表面修饰技术的发展，以及对血液相容性认识的深入，预计将来一定能够研究开发出具有良好血液相容性且可以转化的生物材料表面，这对血液接触材料的临床应用具有重大意义。

（冯亚凯、赵　静、白凌闯）

参 考 文 献

[1]　Ren X, Feng Y, Guo J, Wang H, Li Q, Yang J, Hao X, Lv J, Ma N, Li W. Surface modification and endothelialization of biomaterials as potential scaffolds for vascular tissue engineering applications. Chemical Society Reviews，2015，44（15）：5680-5742.

[2] Neffe A T, von Ruesten Lange M, Braune S, Luetzow K, Roch T, Richau K, Jung F, Lendlein A. Poly (ethylene glycol) grafting to poly (ether imide) membranes: Influence on protein adsorption and thrombocyte adhesion. Macromolecular Bioscience, 2013, 13 (12): 1720-1729.

[3] Feng Y, Tian H, Tan M, Zhang P, Chen Q, Liu J. Surface modification of polycarbonate urethane by covalent linkage of heparin with a PEG spacer. Transactions of Tianjin University, 2013, 19 (1): 58-65.

[4] Huang J, Xu W. Zwitterionic monomer graft copolymerization onto polyurethane surface through a PEG spacer. Applied Surface Science, 2010, 256 (12): 3921-3927.

[5] Gotz H, Beginn U, Bartelink C F, Grunbauer H J M, Moller M. Preparation of isophorone diisocyanate terminated star polyethers. Macromolecular Materials and Engineering, 2002, 287 (4): 223-230.

[6] Heuts J, Salber J, Goldyn A M, Janser R, Moller M, Klee D. Biofunctionalized star PEG coated PVDF surfaces for cytocompatibility improved implant components. Journal of Biomedical Materials Research, Part A, 2010, 92 (4): 1538-1551.

[7] Hoffmann J, Groll J, Heuts J, Rong H, Klee D, Ziemer G, Moller M, Wendel H P. Blood cell and plasma protein repellent properties of star-PEG-modified surfaces. Journal of Biomaterials Science, Polymer Edition, 2006, 17 (9): 985-996.

[8] Groll J, Amirgoulova E V, Ameringer T, Heyes C D, Rocker C, Nienhaus G U, Moller M. Biofunctionalized, ultrathin coatings of cross-linked star-shaped poly (ethylene oxide) allow reversible folding of immobilized proteins. Journal of the American Chemical Society, 2004, 126 (13): 4234-4239.

[9] Groll J, Ameringer T, Spatz J P, Moller M. Ultrathin coatings from isocyanate-terminated star PEG prepolymers: Layer formation and characterization. Langmuir, 2005, 21 (5): 1991-1999.

[10] Groll J, Fiedler J, Engelhard E, Ameringer T, Tugulu S, Klok H A, Brenner R E, Moller M. A novel star PEG-derived surface coating for specific cell adhesion. Journal of Biomedical Materials Research, Part A, 2005, 74 (4): 607-617.

[11] Zhou X, Zhang T, Guo D, Gu N. A facile preparation of poly(ethylene oxide)-modified medical polyurethane to improve hemocompatibility. Colloids and Surfaces A, 2014, 441: 34-42.

[12] Khan M, Feng Y, Yang D, Zhou W, Tan H, Han Y, Zhang L, Yuan W J, Zhang J, Guo J T, Zhang W C. Biomimetic design of amphiphilic polycations and surface grafting onto polycarbonate urethane film as effective antibacterial agents with controlled hemocompatibility. Journal of Polymer Science, Part A: Polymer Chemistry, 2013, 51 (15): 3166-3176.

[13] Zhao H, Feng Y, Guo J. Grafting of poly (ethylene glycol) monoacrylate onto polycarbonateurethane surfaces by ultraviolet radiation grafting polymerization to control hydrophilicity. Journal of Applied Polymer Science, 2011, 119 (6): 3717-3727.

[14] Feng Y, Zhao H, Behl M, Lendlein A, Guo J T, Yang D Z. Grafting of poly (ethylene glycol) monoacrylates on polycarbonateurethane by UV initiated polymerization for improving hemocompatibility. Journal of Materials Science: Materials in Medicine, 2013, 24 (1): 61-70.

[15] Yuan W, Feng Y, Wang H, Yang D Z, An B, Zhang W C, Khan M, Guo J T. Hemocompatible surface of electrospun nanofibrous scaffolds by ATRP modification. Materials Science and Engineering C, 2013, 33 (7): 3644-3651.

[16] Stachowiak T B, Mair D A, Holden T G, Lee L J, Svec F, Frechet J M J. Hydrophilic surface modification of cyclic olefin copolymer microfluidic chips using sequential photografting. Journal of Separation Science, 2007, 30 (7): 1088-1093.

[17] Joung Y K, Choi J H, Bae J W, Park K D. Hyper-branched poly (poly (ethylene glycol) methacrylate) -grafted surfaces by photo-polymerization with iniferter for bioactive interfaces. Acta Biomaterialia, 2008, 4 (4): 960-966.

[18] Sun M, Deng J, Tang Z, Wu J, Li D, Chen H. A correlation study of protein adsorption and cell behaviors on substrates with different densities of PEG chains. Colloids and Surfaces B: Biointerfaces, 2014, 122: 134-142.

[19] Xu Z K, Nie F Q, Qu C, Wan L S, Wu J, Yao K. Tethering poly (ethylene glycol) s to improve the surface biocompatibility of poly (acrylonitrile-co-maleic acid) asymmetric membranes. Biomaterials, 2005, 26 (6): 589-598.

[20] Li D, Chen H, McClung W G, Brash J L. Lysine-PEG-modified polyurethane as a fibrinolytic surface: Effect of PEG chain length on protein interactions, platelet interactions and clot lysis. Acta Biomaterialia, 2009, 5 (6): 1864-1871.

[21] Zhang C, Wang L, Zhai T, Wang X C, Dan Y, Turng L S. The surface grafting of graphene oxide with poly (ethylene glycol) as a reinforcement for poly (lactic acid) nanocomposite scaffolds for potential tissue engineering applications. Journal of the Mechanical Behavior of Biomedical Materials, 2016, 53: 403-413.

[22] Díez-Pascual A M, Díez-Vicente A L. Poly (propylene fumarate) /polyethylene glycol-modified graphene oxide nanocomposites for tissue engineering. ACS Applied Materials & Interfaces, 2016, 8 (28): 17902-17914.

[23] Li T, Xu K, Fu Y, Cai K Y. Inducing the migration behavior of endothelial cells by tuning the ligand density on a density-gradient poly (ethylene glycol) surface. Colloids and Surfaces B: Biointerfaces, 2016, 143: 557-564.

[24] Goh S C, Luan Y, Wang X, Du H, Chau C, Schellhorn H E, Brash J L, Chen H, Fang Q. Polydopamine-polyethylene glycol-albumin antifouling coatings on multiple substrates. Journal of Materials Chemistry B, 2018, 6: 940-949.

[25] Zwaal R F A, Schroit A J. Pathophysiologic implications of membrane phospholipid asymmetry in blood cells. Blood, 1997, 89 (4): 1121-1132.

[26] Takahashi N, Iwasa F, Inoue Y, Morisaki H, Ishihara K, Baba K. Evaluation of the durability and antiadhesive action of 2-methacryloyloxyethyl phosphorylcholine grafting on an acrylic resin denture base material. Journal of Prosthetic Dentistry, 2014, 112 (2): 194-203.

[27] Su Y, Li C, Zhao W, Shi Q, Wang H, Jiang Z, Zhu S. Modification of polyethersulfone ultrafiltration membranes with phosphorylcholine copolymer can remarkably improve the antifouling and permeation properties. Journal of Membrane Science, 2008, 322 (1): 171-177.

[28] Hu X, Liu G, Ji J. Lipid-like diblock copolymer as an additive for improving the blood compatibility of poly (lactide-co-glycolide) . Journal of Bioactive and Compatible Polymers, 2010, 25 (6): 654-668.

[29] Kyomoto M, Moro T, Yamane S, Hashimoto M, Takatori Y, Ishihara K. Effect of UV-irradiation intensity on graft polymerization of 2-methacryloyloxyethyl phosphorylcholine on orthopedic bearing substrate. Journal of Biomedical Materials Research, Part A, 2014, 102 (9): 3012-3023.

[30] Wang Z, Wang H, Liu J, Zhang Y. Preparation and antifouling property of polyethersulfone ultrafiltration hybrid membrane containing halloysite nanotubes grafted with MPC via RATRP method. Desalination, 2014, 344: 313-320.

[31] Kyomoto M, Moro T, Yamane S, Hashimoto M, Takatori Y, Ishihara K. Poly (ether-ether-ketone) orthopedic bearing surface modified by self-initiated surface grafting of poly (2-methacryloyloxyethyl phosphorylcholine) . Biomaterials, 2013, 34 (32): 7829-7839.

[32] Iwasaki Y, Shimakata K, Morimoto N, Kurita K. Hydrogel-like elastic membrane consisting of semi-interpenetrating polymer networks based on a phosphorylcholine polymer and a segmented polyurethane. Journal of Polymer Science Part A: Polymer Chemistry, 2003, 41 (1): 68-75.

[33] Kobayashi K, Ohuchi K, Hoshi H, Morimoto N, Iwasaki Y, Takatani S. Segmented polyurethane modified by photopolymerization and cross-linking with 2-methacryloyloxyethyl phosphorylcholine polymer for blood-contacting surfaces of ventricular assist devices. Journal of Artificial Organs, 2005, 8 (4): 237-244.

[34] Asanuma Y, Inoue Y, Yusa S, Ishihara K. Hybridization of poly (2-methacryloyloxyethyl phosphorylcholine-block-2-ethylhexyl methacrylate) with segmented polyurethane for reducing thrombogenicity. Colloids and Surfaces B: Biointerfaces, 2013, 108: 239-245.

[35] Gao B, Feng Y, Lu J, Zhang L, Zhao M, Shi C, Khan M, Guo J. Grafting of phosphorylcholine functional groups on polycarbonate urethane surface for resisting platelet adhesion. Materials Science and Engineering C, 2013, 33 (5): 2871-2878.

[36] Feng Y, Yang D, Behl M, Lendlein A, Zhao H. The influence of zwitterionic phospholipid brushes grafted via UV-initiated or SI-ATR polymerization on the hemocompatibility of polycarbonateurethane. Macromolecular Symposia, 2011, 309 (1): 6-15.

[37] Lu J, Feng Y, Gao B, Guo J. Grafting of a novel phosphorylcholine-containing vinyl monomer onto polycarbonateurethane surfaces by ultraviolet radiation grafting polymerization. Macromolecular Research, 2012, 20 (7): 693-702.

[38] Lu J, Feng Y, Gao B, Guo J. Preparation and characterization of phosphorylcholine glyceraldehyde grafted polycarbonateurethane films. Journal of Polymer Research, 2012, 19 (9): 9959.

[39] Gao W, Feng Y, Lu J, Khan M, Guo J. Biomimetic surface modification of polycarbonateurethane film via phosphorylcholine-graft for resisting platelet adhesion. Macromolecular Research, 2012, 20 (10): 1063-1069.

[40] Gao W, Feng Y, Lu J, Guo J. Surface Modification of polycarbonateurethane by grafting phosphorylcholine glyceraldehydes for improving hemocompatibility. Materials Research Society Symposium Proceeding, 2012, 1403.

[41] Yang J, Lv J, Gao B, Zhang L, Yang D, Shi C, Guo J, Li W, Feng Y. Modification of polycarbonateurethane surface with poly (ethylene glycol) monoacrylate and phosphorylcholine glyceraldehyde for anti-platelet adhesion. Frontiers of Chemical Science and Engineering, 2014, 8 (2): 188-196.

[42] Ishihara K, Oshida H, Endo Y, Ueda T, Watanabe A, Nakabayashi N. Hemocompatibility of human whole blood on polymers with a phospholipid polar group and its mechanism. Journal of Biomedical Materials Research, Part A, 1992, 26 (12): 1543-1552.

[43] Ishihara K, Nomura H, Mihara T, Kurita K, Iwasaki Y, Nakabayashi N. Why do phospholipid polymers reduce protein adsorption?. Journal of Biomedical Materials Research, Part A, 1998, 39 (2): 323-330.

[44] Ishihara K, Fukumoto K, Iwasaki Y, Nakabayashi N. Modification of polysulfone with phospholipid polymer for improvement of the blood compatibility. Part 2. Protein adsorption and platelet adhesion. Biomaterials, 1999, 20 (17): 1553-1559.

[45] Kyomoto M, Moro T, Takatori Y, Kawaguchi H, Nakamura K, Ishihara K. Self-initiated surface grafting with poly (2-methacryloyloxyethyl phosphorylcholine) on poly (ether-ether-ketone). Biomaterials, 2010, 31 (6): 1017-1024.

[46] Azuma T, Ohmori R, Teramura Y, Ishizaki T, Takai M. Nano-structural comparison of 2-methacryloxyethyl phosphorylcholine-and ethylene glycol-based surface modification for preventing protein and cell adhesion. Colloids and Surfaces B: Biointerfaces, 2017, 159: 655-661.

[47] Chen H, Yuan L, Song W, Wu Z, Li D. Biocompatible polymer materials: Role of protein-surface interactions. Progress in Polymer Science, 2008, 33 (11): 1059-1087.

[48] Yu Q, Zhang Y, Wang H, Brash J, Chen H. Anti-fouling bioactive surfaces. Acta Biomaterialia, 2011, 7 (4):

1550-1557.

[49]　Yuan L，Yu Q，Li D，Chen H. Surface modification to control protein/surface interactions. Macromolecular Bioscience，2011，11（8）：1031-1040.

[50]　Zhang Z，Zhang M，Chen S，Horbett T，Ratner B，Jiang S. Blood compatibility of surfaces with superlow protein adsorption. Biomaterials，2008，29（32）：4285-4291.

[51]　Wu Z，Chen H，Huang H，Zhao T，Liu X，Li D，Yu Q. A facile approach to modify polyurethane surfaces for biomaterial applications. Macromolecular Bioscience，2009，9（12）：1165-1168.

[52]　Chen H，Hu X，Zhang Y，Li D，Wu Z，Zhang T. Effect of chain density and conformation on protein adsorption at PEG-grafted polyurethane surfaces. Colloids and Surfaces B：Biointerfaces，2008，61（2）：237-243.

[53]　Feng W，Brash J，Zhu S. Atom-transfer radical grafting polymerization of 2-methacryloyloxyethyl phosphorylcholine from silicon wafer surfaces. Journal of Polymer Science Part A：Polymer Chemistry，2004，42（12）：2931-2942.

[54]　Feng W，Brash J L，Zhu S. Non-biofouling materials prepared by atom transfer radical polymerization grafting of 2-methacryloxyethyl phosphorylcholine：Separate effects of graft density and chain length on protein repulsion. Biomaterials，2006，27（6）：847-855.

[55]　Liu P S，Chen Q，Liu X，Yuan B，Wu S，Shen J，Lin S. Grafting of zwitterion from cellulose membranes via ATRP for improving blood compatibility. Biomacromolecules，2009，10（10）：2809-2816.

[56]　Chi C，Sun B，Zhou N，Zhang M，Chu X，Yuan P，Shen J. Anticoagulant polyurethane substrates modified with poly（2-methacryloyloxyethyl phosphorylcholine）via SI-RATRP. Colloids and Surfaces B：Biointerfaces，2018，163：301-308.

[57]　He L，Huang L，Zhang S，Chen Y，Luo X. Poly（ε-caprolactone）modification via surface initiated atom transfer radical polymerization with bio-inspired phosphorylcholine. Materials Science and Engineering C，2017，77：45-51.

[58]　Hagen M W，Girdhar G，Wainwright J，Hinds M. Thrombogenicity of flow diverters in an *ex vivo* shunt model：Effect of phosphorylcholine surface modification. Journal of Neurointerventional Surgery，2017，9（10）：1006-1011.

[59]　Mao L，Liu M，Huang L，Xu D，Wan Q，Zeng G，Dai Y，Wen Y，Zhang X，Wei Y. Photo-induced surface grafting of phosphorylcholine containing copolymers onto mesoporous silica nanoparticles for controlled drug delivery. Materials Science and Engineering：C，2017，79：596-604.

[60]　Xing C M，Meng F N，Quan M，Ding K，Dang Y，Gong Y. Quantitative fabrication，performance optimization and comparison of PEG and zwitterionic polymer antifouling coatings. Acta Biomaterialia，2017，59：129-138.

[61]　Wu C，Chang W，Qi H，Long L，Zhao J，Yuan X，Li Z，Yang X. A facile technique for fabricating poly（2-methacryloyloxyethyl phosphorylcholine）coatings on titanium alloys. Journal of Coatings Technology and Research，2017，14（5）：1127-1135.

[62]　Liaw D J，Huang C C，Sang H C，Wu P L. Macromolecular microstructure，reactivity ratio and viscometric studies of water-soluble cationic and/or zwitterionic copolymers. Polymer，2000，41（16）：6123-6131.

[63]　McCormick C L，Salazar L C. Water soluble copolymers：Hydrophilic sulphobetaine copolymers of acrylamide and 3-(2-acrylamido-2-methylpropanedimethylammonio)-1-propanesulphonate. Polymer，1992，33（21）：4617-4624.

[64]　Yuan J，Mao C，Zhou J，Shen J，Lin S C，Zhu W，Fang J L. Chemical grafting of sulfobetaine onto poly（ether urethane）surface for improving blood compatibility. Polymer International，2003，52（12）：1869-1875.

[65]　Yuan J，Hou Q F，Liu B L，Shen J，Lin S C. Platelet adhesive resistance of polyurethane surface grafted with zwitterions of sulfobetaine. Colloids and Surfaces B：Biointerfaces，2004，36（1）：19-26.

[66] Yue W W，Li H J，Xiang T，Qin H，Sun S，Zhao C. Grafting of zwitterion from polysulfone membrane via surface-initiated ATRP with enhanced antifouling property and biocompatibility. Journal of Membrane Science，2013，446：79-91.

[67] Jiang Y，Rongbing B，Ling T，Shen J，Lin S C. Blood compatibility of polyurethane surface grafted copolymerization with sulfobetaine monomer. Colloids and Surfaces B：Biointerfaces，2004，36（1）：27-33.

[68] Yuan J，Chen L，Jiang X，Shen J，Lin S C. Chemical graft polymerization of sulfobetaine monomer on polyurethane surface for reduction in platelet adhesion. Colloids and Surfaces B：Biointerfaces，2004，39（1）：87-94.

[69] Yuan J，Huang X，Li P，Li L，Shen J. Surface-initiated RAFT polymerization of sulfobetaine from cellulose membranes to improve hemocompatibility and antibiofouling property. Polymer Chemistry，2013，4（19）：5074-5085.

[70] Jin X，Yuan J，Shen J. Zwitterionic polymer brushes via dopamine-initiated ATRP from PET sheets for improving hemocompatible and antifouling properties. Colloids and Surfaces B：Biointerfaces，2016，145：275-284.

[71] Wang Y，Shen J，Yuan J. Design of hemocompatible and antifouling PET sheets with synergistic zwitterionic surfaces. Journal of Colloid and Interface Science，2016，480：205-217.

[72] Yuan J，Lin S，Shen J. Enhanced blood compatibility of polyurethane functionalized with sulfobetaine. Colloids and Surfaces B：Biointerfaces，2008，66（1）：90-95.

[73] Cai X，Yuan J，Chen S，Li P F，Li L，Shen J. Hemocompatibility improvement of poly（ethylene terephthalate）via self-polymerization of dopamine and covalent graft of zwitterions. Materials Science and Engineering：C，2014，36：42-48.

[74] Yang J，Lv J，Behl M，Lendlein A，Yang D，Zhang L，Shi C，Guo J，Feng Y. Functionalization of polycarbonate surfaces by grafting PEG and zwitterionic polymers with a multicomb structure. Macromolecular Bioscience，2013，13（12）：1681-1688.

[75] Sundaram H S，Han X，Nowinski A K，Nowinski A K，Ella-Menye J R，Wimbish C，Marek P，Senecal K，Jiang S Y. One-step dip coating of zwitterionic sulfobetaine polymers on hydrophobic and hydrophilic surfaces. ACS Applied Materials & Interfaces，2014，6（9）：6664-6671.

[76] Kwon H J，Lee Y，Seon G M，Kim E，Park J C，Yoon H，Park K D. Zwitterionic sulfobetaine polymer-immobilized surface by simple tyrosinase-mediated grafting for enhanced antifouling property. Acta Biomaterialia，2017，61：169-179.

[77] Zhang Y，Wang Z，Lin W，Sun H T，Wu L G，Chen S F. A facile method for polyamide membrane modification by poly（sulfobetaine methacrylate）to improve fouling resistance. Journal of Membrane Science，2013，446：164-170.

[78] Chien H W，Tsai C C，Tsai W B，Wang M J，Kuo W H，Wei T C，Huang S T. Surface conjugation of zwitterionic polymers to inhibit cell adhesion and protein adsorption. Colloids and Surfaces B：Biointerfaces，2013，107：152-159.

[79] Li Q，Bi Q Y，Zhou B，Wang X L. Zwitterionic sulfobetaine-grafted poly（vinylidene fluoride）membrane surface with stably anti-protein-fouling performance via a two-step surface polymerization. Applied Surface Science，2012，258（10）：4707-4717.

[80] Huang W，Huang J，Xu C，Gu S，Xu W. Surface functionalization of cellulose membrane via heterogeneous "click" grafting of zwitterionic sulfobetaine. Polymer Bulletin，2014，71（10）：2559-2569.

[81] Sin M C，Chen S H，Chang Y. Hemocompatibility of zwitterionic interfaces and membranes. Polymer Journal，

2014，46（8）：436-443.

[82]　Cao B，Tang Q，Cheng G. Recent advances of zwitterionic carboxybetaine materials and their derivatives. Journal of Biomaterials Science，Polymer Edition，2014，25（14-15）：1502-1513.

[83]　Krishnan S，Weinman C J，Ober C K. Advances in polymers for anti-biofouling surfaces. Journal of Materials Chemistry，2008，18（29）：3405-3413.

[84]　Shao Q，He Y，White A D，Jiang S. Difference in hydration between carboxybetaine and sulfobetaine. Journal of Physical Chemistry B，2010，114（49）：16625-16631.

[85]　Jiang S，Cao Z. Ultralow-fouling，functionalizable，and hydrolyzable zwitterionic materials and their derivatives for biological applications. Advanced Materials，2010，22（9）：920-932.

[86]　Yuan J，Zhang J，Zhou J，Yuan Y L，Shen J，Lin S C. Platelet adhesion onto segmented polyurethane surfaces modified by carboxybetaine. Journal of Biomaterials Science，Polymer Edition，2003，14（12）：1339-1349.

[87]　Wang M，Yuan J，Huang X，Cai X M，Li L，Shen J. Grafting of carboxybetaine brush onto cellulose membranes via surface-initiated ARGET-ATRP for improving blood compatibility. Colloids and Surfaces B：Biointerfaces，2013，103：52-58.

[88]　Zhou J，Yuan J，Zang X，Shen J，Lin S C. Platelet adhesion and protein adsorption on silicone rubber surface by ozone-induced grafted polymerization with carboxybetaine monomer. Colloids and Surfaces B：Biointerfaces，2005，41（1）：55-62.

[89]　Zhang Z，Chen S，Jiang S. Dual-functional biomimetic materials：Nonfouling poly（carboxybetaine）with active functional groups for protein immobilization. Biomacromolecules，2006，7（12）：3311-3315.

[90]　Vaisocherova H，Yang W，Zhang Z，Cao Z Q，Cheng G，Piliarik M，Homola J，Jiang S Y. Ultralow fouling and functionalizable surface chemistry based on a zwitterionic polymer enabling sensitive and specific protein detection in undiluted blood plasma. Analytical Chemistry，2008，80（20）：7894-7901.

[91]　Li X H，Tang C J，Liu D，Yuan Z F，Hung H C，Luozhong S，Gu W C，Wu K，Jiang S Y. High-strength and nonfouling zwitterionic triple-network hydrogel in saline environments. Advanced Materials，2021，33（39）：2102479.

[92]　Cheng G，Li G，Xue H，Chen S F，Bryers J D，Jiang S Y. Zwitterionic carboxybetaine polymer surfaces and their resistance to long-term biofilm formation. Biomaterials，2009，30（28）：5234-5240.

[93]　Li G，Xue H，Cheng G，Chen S F，Zhang F B，Jiang S Y. Ultralow fouling zwitterionic polymers grafted from surfaces covered with an initiator via an adhesive mussel mimetic linkage. Journal of Physical Chemistry B，2008，112（48）：15269-15274.

[94]　Gao C，Li G，Xue H，Yang W，Zhang F B，Jiang S Y. Functionalizable and ultra-low fouling zwitterionic surfaces via adhesive mussel mimetic linkages. Biomaterials，2010，31（7）：1486-1492.

[95]　Sundaram H S，Han X，Nowinski A K，Brault N D，Li Y T，Ella-Menye J R，Amoaka K A，Cook K E，Marek P，Senecal K，Jiang S Y. Achieving one-step surface coating of highly hydrophilic poly（carboxybetaine methacrylate）polymers on hydrophobic and hydrophilic surfaces. Advanced Materials Interfaces，2014，1（6）：1400071.

[96]　Hong D，Hung H C，Wu K，Lin X J，Sun F，Zhang P，Liu S J，Cook K E，Jiang S Y. Achieving ultralow fouling under ambient conditions via surface-initiated ARGET ATRP of carboxybetaine. ACS Applied Materials & Interfaces，2017，9（11）：9255-9259.

[97]　Ji Y，Wei Y，Liu X，Wang J L，Ren K F，Ji J. Zwitterionic polycarboxybetaine coating functionalized with REDV peptide to improve selectivity for endothelial cells. Journal of Biomedical Materials Research，Part A，2012，

100 (6): 1387-1397.

[98] Wei Y, Zhang J, Feng X, Liu D Y. Bioactive zwitterionic polymer brushes grafted from silicon wafers via SI-ATRP for enhancement of antifouling properties and endothelial cell selectivity. Journal of Biomaterials Science, Polymer Edition, 2017, 28 (18): 2101-2116.

[99] Li Q, Wang Z, Zhang S, Zheng W T, Zhao Q, Zhang J, Wang L Y, Wang S F, Kong D L. Functionalization of the surface of electrospun poly (epsilon-caprolactone) mats using zwitterionic poly (carboxybetaine methacrylate)and cell-specific peptide for endothelial progenitor cells capture. Materials Science and Engineering: C, 2013, 33 (3): 1646-1653.

[100] Choudhury R R, Gohil J M, Mohanty S, Nayak S K. Antifouling, fouling release and antimicrobial materials for surface modification of reverse osmosis and nanofiltration membranes. Journal of Materials Chemistry A, 2018, 6 (2): 313-333.

[101] Schlenoff J B. Zwitteration: Coating surfaces with zwitterionic functionality to reduce nonspecific adsorption. Langmuir, 2014, 30 (32): 9625-9636.

[102] Holmlin R E, Chen X, Chapman R G, Takayama S, Whitesides G M. Zwitterionic SAMs that resist nonspecific adsorption of protein from aqueous buffer. Langmuir, 2001, 17 (9): 2841-2850.

[103] Chen S, Jiang S. A new avenue to nonfouling materials. Advanced Materials, 2008, 20 (2): 335-338.

[104] Bernards M T, Cheng G, Zhang Z, Chen S F, Jiang S Y. Nonfouling polymer brushes via surface-initiated, two-component atom transfer radical polymerization. Macromolecules, 2008, 41 (12): 4216-4219.

[105] Li G, Xue H, Gao C, Zhang F B, Jiang S Y. Nonfouling polyampholytes from an ion-pair comonomer with biomimetic adhesive groups. Macromolecules, 2009, 43 (1): 14-16.

[106] Mi L, Bernards M T, Cheng G, Yu Q, Jiang S. pH responsive properties of non-fouling mixed-charge polymer brushes based on quaternary amine and carboxylic acid monomers. Biomaterials, 2010, 31 (10): 2919-2925.

[107] Rabenstein D L. Heparin and heparan sulfate: Structure and function. Natural Product Reports, 2002, 19 (3): 312-331.

[108] Liu T, Zeng Z, Liu Y, Wang J, Maitz M F, Wang Y, Liu S H, Chen J Y, Huang N. Surface modification with dopamine and heparin/poly-L-lysine nanoparticles provides a favorable release behavior for the healing of vascular stent lesions. ACS Applied Materials & Interfaces, 2014, 6 (11): 8729-8743.

[109] Tan M, Feng Y, Wang H, Zhang L, Khan M, Guo J T, Chen Q L, Liu J S. Immobilized bioactive agents onto polyurethane surface with heparin and phosphorylcholine group. Macromolecular Research, 2013, 21(5): 541-549.

[110] Cheng Q, Komvopoulos K, Li S. Plasma-assisted heparin conjugation on electrospun poly (L-lactide) fibrous scaffolds. Journal of Biomedical Materials Research, Part A, 2014, 102 (5): 1408-1414.

[111] Gao W, Lin T, Li T, Yu M L, Hu X M, Duan D W. Sodium alginate/heparin composites on PVC surfaces inhibit the thrombosis and platelet adhesion: Applications in cardiac surgery. International Journal of Clinical and Experimental Medicine, 2013, 6 (4): 259.

[112] Easton C D, Bullock A J, Gigliobianco G, McArthur S L. Application of layer-by-layer coatings to tissue scaffolds-development of an angiogenic biomaterial. Journal of Materials Chemistry B, 2014, 2 (34): 5558-5568.

[113] Elahi M F, Guan G, Wang L, King M. Improved hemocompatibility of silk fibroin fabric using layer-by-layer polyelectrolyte deposition and heparin immobilization. Journal of Applied Polymer Science, 2014, 131 (18).

[114] Wang H, Feng Y, Zhao H, Xiao R F, Lu J, Zhang L, Guo J T. Electrospun hemocompatible PU/gelatin-heparin nanofibrous bilayer scaffolds as potential artificial blood vessels. Macromolecular research, 2012, 20(4): 347-350.

[115] Cestari M, Muller V, Rodrigues J H S, Nakamura C V, Rubira A F, Muniz E C. Preparing silk fibroin

nanofibers through electrospinning: Further heparin immobilization toward hemocompatibility improvement. Biomacromolecules, 2014, 15 (5): 1762-1767.

[116] Sharkawi T, Darcos V, Vert M. Poly (D, L-lactic acid) film surface modification with heparin for improving hemocompatibility of blood-contacting bioresorbable devices. Journal of Biomedical Materials Research, Part A, 2011, 98 (1): 80-87.

[117] Jiang J H, Zhu L P, Li X L, Xu Y Y, Zhu B K. Surface modification of PE porous membranes based on the strong adhesion of polydopamine and covalent immobilization of heparin. Journal of Membrane Science, 2010, 364 (1-2): 194-202.

[118] Gao A, Liu F, Xue L. Preparation and evaluation of heparin-immobilized poly (lactic acid) (PLA) membrane for hemodialysis. Journal of Membrane Science, 2014, 452: 390-399.

[119] Yang Z, Wang J, Luo R, Maitz M F, Jing F J, Sun H, Huang N. The covalent immobilization of heparin to pulsed-plasma polymeric allylamine films on 316L stainless steel and the resulting effects on hemocompatibility. Biomaterials, 2010, 31 (8): 2072-2083.

[120] Gao Q, Chen Y, Wei Y, Wang X D, Luo Y L. Heparin-grafted poly (tetrafluoroethylene-co-hexafluoropropylene) film with highly effective blood compatibility via an esterification reaction. Surface and Coatings Technology, 2013, 228: S126-S130.

[121] Bayramoğlu G, Yılmaz M, Batislam E, Arıca M Y. Heparin-coated poly (hydroxyethyl methacrylate/albumin) hydrogel networks: In vitro hemocompatibility evaluation for vascular biomaterials. Journal of Applied Polymer Science, 2008, 109 (2): 749-757.

[122] Dimitrievska S, Cai C, Weyers A, Balestrini J L, Lin T, Sundaram S, Hatachi G, Spiegel D A, Kyriakides T R, Miao J J, Li G Y, Niklason L E, Linhardt R J. Click-coated, heparinized, decellularized vascular grafts. Acta Biomaterialia, 2015, 13: 177-187.

[123] You I, Kang S M, Byun Y, Lee H. Enhancement of blood compatibility of poly (urethane) substrates by mussel-inspired adhesive heparin coating. Bioconjugate Chemistry, 2011, 22 (7): 1264-1269.

[124] Pan C J, Hou Y H, Zhang B B, Dong Y X, Ding H Y. Blood compatibility and interaction with endothelial cells of titanium modified by sequential immobilization of poly (ethylene glycol) and heparin. Journal of Materials Chemistry B, 2014, 2 (7): 892-902.

[125] Wei H, Han L, Ren J, Jia L Y. Anticoagulant surface coating using composite polysaccharides with embedded heparin-releasing mesoporous silica. ACS Applied Materials & Interfaces, 2013, 5 (23): 12571-12578.

[126] Li G, Zhang F, Liao Y, Yang P, Huang N. Coimmobilization of heparin/fibronectin mixture on titanium surfaces and their blood compatibility. Colloids and Surfaces B: Biointerfaces, 2010, 81 (1): 255-262.

[127] Meyer K, Palmer J W. The polysaccharide of the vitreous humor. Journal of Biological Chemistry, 1934, 107 (3): 629-634.

[128] Collins M N, Birkinshaw C. Hyaluronic acid based scaffolds for tissue engineering—a review. Carbohydrate Polymers, 2013, 92 (2): 1262-1279.

[129] Ruiz A, Rathnam K R, Masters K S. Effect of hyaluronic acid incorporation method on the stability and biological properties of polyurethane-hyaluronic acid biomaterials. Journal of Materials Science: Materials in Medicine, 2014, 25 (2): 487-498.

[130] Li J, Li G, Zhang K, Liao Y Z, Yang P, Maitz M F, Huang N. Co-culture of vascular endothelial cells and smooth muscle cells by hyaluronic acid micro-pattern on titanium surface. Applied Surface Science, 2013, 273: 24-31.

[131] Chang N J, Jhung Y R, Yao C K, Yeh M L. Hydrophilic gelatin and hyaluronic acid-treated PLGA scaffolds for

cartilage tissue engineering. Journal of Applied Biomaterials & Functional Materials，2013，11（1）：e45-e52.

[132] Ramadan M H，Prata J E，Karácsony O，Duné G，Washburn N R. Reducing protein adsorption with polymer-grafted hyaluronic acid coatings. Langmuir，2014，30（25）：7485-7495.

[133] Zhao M Y，Li L H，Li B，Zhou C R. LBL coating of type I collagen and hyaluronic acid on aminolyzed PLLA to enhance the cell-material interaction. Express Polymer Letters，2014，8（5）：322-335.

[134] Li J，Zhang K，Ma W，Wu F，Yang P，He Z K，Huang N. Investigation of enhanced hemocompatibility and tissue compatibility associated with multi-functional coating based on hyaluronic acid and Type IV collagen. Regenerative Biomaterials，2016，3（3）：149-157.

[135] Joo H，Byun E，Lee M，Hong Y，Lee H，Kim P. Biofunctionalization via flow shear stress resistant adhesive polysaccharide，hyaluronic acid-catechol，for enhanced *in vitro* endothelialization. Journal of Industrial and Engineering Chemistry，2016，34：14-20.

[136] Neto A I，Cibrão A C，Correia C R，Carvalho R R，Luz G M，Ferrer G G，Botelho G，Picart C，Alves N M，Mano J F. Nanostructured polymeric coatings based on chitosan and dopamine-modified hyaluronic acid for biomedical applications. Small，2014，10（12）：2459-2469.

[137] Wu F，Li J，Zhang K，He Z K，Yang P，Zou D，Huang N. Multifunctional coating based on hyaluronic acid and dopamine conjugate for potential application on surface modification of cardiovascular implanted devices. ACS Applied Materials & Interfaces，2015，8（1）：109-121.

[138] Xue P，Li Q，Li Y，Sun L H，Zhang L，Xu Z G，Kang Y J. Surface modification of poly（dimethylsiloxane）with polydopamine and hyaluronic acid to enhance hemocompatibility for potential applications in medical implants or devices. ACS Applied Materials & Interfaces，2017，9（39）：33632-33644.

[139] Jiang T，Kumbar S G，Nair L S，Laurencin C T. Biologically active chitosan systems for tissue engineering and regenerative medicine. Current Topics in Medicinal Chemistry，2008，8（4）：354-364.

[140] Huang R，Du Y，Yang J，Fan L H. Influence of functional groups on the *in vitro* anticoagulant activity of chitosan sulfate. Carbohydrate Research，2003，338（6）：483-489.

[141] Huang R H，Du Y M，Yang J H. Preparation and anticoagulant activity of carboxybutyrylated hydroxyethyl chitosan sulfates. Carbohydrate Polymers，2003，51（4）：431-438.

[142] Zhu Y，Gao C，Liu X，Shen J. Surface modification of polycaprolactone membrane via aminolysis and biomacromolecule immobilization for promoting cytocompatibility of human endothelial cells. Biomacromolecules，2002，3（6）：1312-1319.

[143] Neves S C，Teixeira L S M，Moroni L，Moroni L，Reis R L，Blitterswijk C，Alves N，Karperien M，Mano J F. Chitosan/poly（ε-caprolactone）blend scaffolds for cartilage repair. Biomaterials，2011，32（4）：1068-1079.

[144] Wang Y C，Lin M C，Wang D M，Hsieh H J. Fabrication of a novel porous PGA-chitosan hybrid matrix for tissue engineering. Biomaterials，2003，24（6）：1047-1057.

[145] Jia Y T，Gong J，Gu X H，Kim H Y，Dong J，Shen X Y. Fabrication and characterization of poly（vinyl alcohol）/chitosan blend nanofibers produced by electrospinning method. Carbohydrate Polymers，2007，67（3）：403-409.

[146] Boributh S，Chanachai A，Jiraratananon R. Modification of PVDF membrane by chitosan solution for reducing protein fouling. Journal of Membrane Science，2009，342（1-2）：97-104.

[147] Lin W C，Liu T Y，Yang M C. Hemocompatibility of polyacrylonitrile dialysis membrane immobilized with chitosan and heparin conjugate. Biomaterials，2004，25（10）：1947-1957.

[148] Fu J，Ji J，Yuan W，Shen J. Construction of anti-adhesive and antibacterial multilayer films via layer-by-layer assembly of heparin and chitosan. Biomaterials，2005，26（33）：6684-6692.

[149] Cai K，Rechtenbach A，Hao J，Bossert J，Jandt K D. Polysaccharide-protein surface modification of titanium via a layer-by-layer technique：Characterization and cell behaviour aspects. Biomaterials，2005，26（30）：5960-5971.

[150] Liu Y，He T，Gao C. Surface modification of poly（ethylene terephthalate）via hydrolysis and layer-by-layer assembly of chitosan and chondroitin sulfate to construct cytocompatible layer for human endothelial cells. Colloids and surfaces B：Biointerfaces，2005，46（2）：117-126.

[151] Naessens M，Cerdobbel A N，Soetaert W，Vandamme E J. Leuconostoc dextransucrase and dextran：Production，properties and applications. Journal of Chemical Technology and Biotechnology，2005，80（8）：845-860.

[152] Harrison J H. Dextran as a plasma substitute with plasma volume and excretion studies on control patients. Annals of Surgery，1954，139（2）：137.

[153] Rosenfeld E L，Lukomskaya I S. The splitting of dextran and isomaltose by animal tissues. Clinica Chimica Acta，1957，2（2）：105-114.

[154] Sery T W，Hehre E J. Degradation of dextrans by enzymes of intestinal bacteria. Journal of Bacteriology，1956，71（3）：373.

[155] Massia S P，Stark J，Letbetter D S. Surface-immobilized dextran limits cell adhesion and spreading. Biomaterials，2000，21（22）：2253-2261.

[156] Gharibi R，Kazemi S，Yeganeh H，Tafakori V. Utilizing dextran to improve hemocompatibility of antimicrobial wound dressings with embedded quaternary ammonium salts. International Journal of Biological Macromolecules，2019，131：1044-1056.

[157] Park J Y，Kim J S，Nam Y S. Mussel-inspired modification of dextran for protein-resistant coatings of titanium oxide. Carbohydrate Polymers，2013，97（2）：753-757.

[158] Österberg E，Bergström K，Holmberg K，Riggs J A，Alstineb J M V，Schumanb T P，Burns N L，Harrisb J M. Comparison of polysaccharide and poly（ethylene glycol）coatings for reduction of protein adsorption on polystyrene surfaces. Colloids and Surfaces A：Physicochemical and Engineering Aspects，1993，77（2）：159-169.

[159] Martwiset S，Koh A E，Chen W. Nonfouling characteristics of dextran-containing surfaces. Langmuir，2006，22（19）：8192-8196.

[160] Holland N B，Qiu Y，Ruegsegger M，Marchant R E. Biomimetic engineering of non-adhesive glycocalyx-like surfaces using oligosaccharide surfactant polymers. Nature，1998，392（6678）：799.

[161] Noel S，Fortier C，Murschel F，Belzil A，Gaudet G，Jolicoeur M，Crescenzo G D. Co-immobilization of adhesive peptides and VEGF within a dextran-based coating for vascular applications. Acta Biomaterialia，2016，37：69-82.

[162] Lee K Y，Mooney D J. Alginate：Properties and biomedical applications. Progress in Polymer Science，2012，37（1）：106-126.

[163] Sun J，Tan H. Alginate-based biomaterials for regenerative medicine applications. Materials，2013，6（4）：1285-1309.

[164] Xu M，Feng C，Wang J，Lang S Q，Xia G X，Yu X P，Ji Q X，Cheng X G，Kong M，Liu Y，Chen X G. In vitro heterogeneous degradation of alginate and its validation of different molecular weight on blood bio-compatibility. Journal of Biomaterials Science，Polymer Edition，2017，28（4）：380-393.

[165] Amri C，Mudasir M，Siswanta D，Roto R，Kwon I K. In vitro hemocompatibility of PVA-alginate ester as a candidate for hemodialysis membrane. International Journal of Biological Macromolecules，2016，82：48-53.

[166] Kim J H，Ko N R，Jung B Y，Kwon I. Development of a novel dual PLGA and alginate coated drug-eluting stent for enhanced blood compatibility. Macromolecular Research，2016，24（10）：931-939.

[167] Yim E K F，Liao I，Leong K W. Tissue compatibility of interfacial polyelectrolyte complexation fibrous scaffold：

Evaluation of blood compatibility and biocompatibility. Tissue Engineering，2007，13（2）：423-433.

[168] Mahlicli F Y，Altinkaya S A. Surface modification of polysulfone based hemodialysis membranes with layer by layer self-assembly of polyethyleneimine/alginate-heparin：A simple polyelectrolyte blend approach for heparin immobilization. Journal of Materials Science：Materials in Medicine，2013，24（2）：533-546.

[169] Liang S，Zhou N，Yu S，Polotakos N，Deng J，Moya S E，Gao C Y. Buildup of hyperbranched polymer/alginate multilayers and their influence on protein adsorption and platelet adhesion. Journal of Applied Polymer Science，2017，134（18）：44769.

[170] 国家药品监督管理局. 医疗器械生物学评价. GB/T 16886. 4-2003. 北京：中国标准出版社，2003.

[171] ISO. International standard：Biological evaluation of medical devices. ISO 10993-4：2002，2002.

[172] Wang H Y，Feng Y K，Fang Z C，Xiao R F，Yuan W J，Khan M. Fabrication and characterization of electrospun gelatin-heparin nanofibers as vascular tissue engineering. Macromolecular Research，2013，21（8）：860-869.

[173] Merkle V M，Zeng L，Slepian M J，Wu X. Core-shell nanofibers：Integrating the bioactivity of gelatin and the mechanical property of polyvinyl alcohol. Biopolymers，2013，101（4）：336-346.

[174] Merkle V M，Martin D，Hutchinson M，Tran P L，Behrens A，Hossainy S，Sheriff J，Bluestein D，Wu X，Slepian M J. Hemocompatibility of poly(vinyl alcohol)-gelatin core-shell electrospun nanofibers：A scaffold for modulating platelet deposition and activation. ACS Applied Materials & Interfaces，2015，7（15）：8302-8312.

[175] Li H，Chen C，Zhang S，Jiang J，Tao H，Xu J，Sun J，Zhong W，Chen S. The use of layer-by-layer self-assembled coatings of hyaluronic acid and cationized gelatin to improve the biocompatibility of poly（ethylene terephthalate）artificial ligaments for the reconstruction of anterior cruciate ligament. Acta Biomaterialia，2012，8（11）：4007-4019.

[176] Zhu Y，Gao C，He T，Shen J. Endothelium regeneration on luminal surface of polyurethane vascular scaffold modified with diamine and covalently grafted with gelatin. Biomaterials，2004，25（3）：423-430.

[177] Shin Y M，Lim J Y，Park J S，Gwon H J，Jeong S I，Lim Y M. Radiation-induced biomimetic modification of dual-layered nano/microfibrous scaffolds for vascular tissue engineering. Biotechnology and Bioprocess Engineering，2014，19（1）：118-125.

[178] Xiong G M，Yuan S J，Tan C K，Wang J K，Liu Y，Tan T T Y，Tan N S，Choong C. Endothelial cell thrombogenicity is reduced by ATRP-mediated grafting of gelatin onto PCL surfaces. Journal of Materials Chemistry B，2014，2（5）：485-493.

[179] Giol E D，Schaubroeck D，Kersemans K，de Vos F，van Vlierberghe S，Dubruel P. Bio-inspired surface modification of PET for cardiovascular applications：Case study of gelatin. Colloids and Surfaces，B，2015，134：113-121.

[180] Shi C，Yuan W，Khan M，Li Q，Feng Y，Yao F，Zhang W. Hydrophilic PCU scaffolds prepared by grafting PEGMA and immobilizing gelatin to enhance cell adhesion and proliferation. Materials Science & Engineering，C，2015，50：201-209.

[181] Munoz-Pinto D J，Jimenez-Vergara A C，Gharat T P，Hahn M S. Characterization of sequential collagen-poly（ethylene glycol）diacrylate interpenetrating networks and initial assessment of their potential for vascular tissue engineering. Biomaterials，2015，40：32-42.

[182] Mahmoodi M，Zamanifard M，Safarzadeh M，Bonakdar S. *In vitro* evaluation of collagen immobilization on polytetrafluoroethylene through NH_3 plasma treatment to enhance endothelial cell adhesion and growth. Bio-Medical Materials and Engineering，2017，28（5）：489-501.

[183] Heo Y，Shin Y M，Lee Y B，Lim Y M，Shin H. Effect of immobilized collagen type IV on biological properties of endothelial cells for the enhanced endothelialization of synthetic vascular graft materials. Colloids and

Surfaces，B，2015，134：196-203.

[184] Jia L，Prabhakaran M P，Qin X，Ramakrishna S. Biocompatibility evaluation of protein-incorporated electrospun polyurethane-based scaffolds with smooth muscle cells for vascular tissue engineering. Journal of Biomaterials Applications，2014，29（15）：364-377.

[185] Chandy T，Das G S，Wilson R F，Rao G H R. Use of plasma glow for surface-engineering biomolecules to enhance blood compatibility of Dacron and PTFE vascular prosthesis. Biomaterials，2000，21（7）：699-712.

[186] Lin Q，Yan J，Qiu F，Song X，Fu G，Ji J. Heparin/collagen multilayer as a thromboresistant and endothelial favorable coating for intravascular stent. Journal of Biomedical Materials Research，Part A，2011，96（1）：132-141.

[187] Jiang B，Suen R，Wertheim J A，Ameer G A. Targeting heparin to collagen within extracellular matrix significantly reduces thrombogenicity and improves endothelialization of decellularized tissues. Biomacromolecules，2016，17（12）：3940-3948.

[188] Zhang K，Chen J Y，Qin W，Li J A，Guan F X，Huang N. Constructing bio-layer of heparin and type IV collagen on titanium surface for improving its endothelialization and blood compatibility. Journal of Materials Science：Materials in Medicine，2016，27（4）：1-11.

[189] 何淑漫，周健. 抗凝血生物材料. 化学进展，2010，22（4）：760-772.

[190] Fang B H，Ling Q Y，Zhao W F，Ma Y L，Bai P L，Wei Q，Li H F，Zhao C S. Modification of polyethersulfone membrane by grafting bovine serum albumin on the surface of polyethersulfone/poly（acrylonitrile-co-acrylic acid）blended membrane. Journal of Membrane Science，2009，329（1-2）：46-55.

[191] Zhu L P，Jiang J H，Zhu B K，Xu Y Y. Immobilization of bovine serum albumin onto porous polyethylene membranes using strongly attached polydopamine as a spacer. Colloids and Surfaces，B，2011，86（1）：111-118.

[192] Zhang C，Jin J，Zhao J，Jiang W，Yin J. Functionalized polypropylene non-woven fabric membrane with bovine serum albumin and its hemocompatibility enhancement. Colloids and Surfaces，B，2013，102（1）：45-52.

[193] Li C M，Jin J，Liu J C，Xu X D，Yin J H. Improving hemocompatibility of polypropylene via surface-initiated atom transfer radical polymerization for covalently coupling BSA. RSC Advances，2014，4（47）：24842-24851.

[194] Liu Z，Dong C，Wang X，Wang H，Li W，Tan J，Chang J. Self-assembled biodegradable protein-polymer vesicle as a tumor-targeted nanocarrier. ACS Applied Materials & Interfaces，2014，6（4）：2393-2400.

[195] Xie B，Zhang R，Zhang H，Xu A，Deng Y，Lv Y，Deng F，Wei S. Decoration of heparin and bovine serum albumin on polysulfone membrane assisted via polydopamine strategy for hemodialysis. Journal of Biomaterials Science，Polymer Edition，2016，27（9）：1-39.

[196] Avci-Adali M，Nolte A，Simon P，Ziemer G，Wendel H P. Porcine EPCs downregulate stem cell markers and upregulate endothelial maturation markers during in vitro cultivation. Journal of Tissue Engineering and Regenerative Medicine，2009，3（7）：512-520.

[197] Markway B D，McCarty O J，Marzec U M，Courtman D W，Hanson S R，Hinds M T. Capture of flowing endothelial cells using surface-immobilized anti-kinase insert domain receptor antibody. Tissue Engineering，Part C，2008，14（2）：97-105.

[198] Anderson S M，Chen T T，Iruela-Arispe M L，Segura T. The phosphorylation of vascular endothelial growth factor receptor-2（VEGFR-2）by engineered surfaces with electrostatically or covalently immobilized VEGF. Biomaterials 2009，3（27）：4618-4628.

[199] Aoki J，Serruys P W，van Beusekom H，Ong A T，Mcfadden E P，Sianos G，van der Giessen W J，Regar E，de Feyter P J，Davis H R，Rowland S，Kutryk M J. Endothelial progenitor cell capture by stents coated with antibody against CD34：The HEALING-FIM（healthy endothelial accelerated lining inhibits neointimal

growth-first in man) registry. Journal of the American College of Cardiology, 2005, 45 (10): 1574-1579.

[200] Yin M, Yuan Y, Liu C, Wang J. Combinatorial coating of adhesive polypeptide and anti-CD34 antibody for improved endothelial cell adhesion and proliferation. Journal of Materials Science: Materials in Medicine, 2009, 20 (7): 1513-1523.

[201] Joung Y K, Hwang I K, Park K D, Chan W L. CD34 monoclonal antibody-immobilized electrospun polyurethane for the endothelialization of vascular grafts. Macromolecular Research, 2010, 18 (9): 904-912.

[202] Lin Q, Ding X, Qiu F, Song X, Fu G, Ji J. *In situ* endothelialization of intravascular stents coated with an anti-CD34 antibody functionalized heparin-collagen multilayer. Biomaterials, 2010, 31 (14): 4017-4025.

[203] Lu S, Zhang P, Sun X, Gong F, Yang S, Shen L, Huang Z, Wang C. Synthetic ePTFE grafts coated with an anti-CD133 antibody-functionalized heparin/collagen multilayer with rapid *in vivo* endothelialization properties. ACS Applied Materials & Interfaces, 2013, 5 (15): 7360-7369.

[204] Avci-Adali M, Ziemer G, Wendel H P. Induction of EPC homing on biofunctionalized vascular grafts for rapid *in vivo* self-endothelialization—a review of current strategies. Biotechnology Advances, 2010, 28 (1): 119-129.

[205] Hoffmann J, Paul A, Harwardt M, Groll J, Reeswinkel T, Klee D, Moeller M, Fischer H, Walker T, Greiner T, Ziemer G, Wendel H P. Immobilized DNA aptamers used as potent attractors for porcine endothelial precursor cells. Journal of Biomedical Materials Research, Part A, 2008, 84 (3): 614-621.

[206] Liu L, Yang K, Zhu X, Liang Y, Chen Y, Fang F, Zhao Q, Zhang L, Zhang Y. Aptamer-immobilized open tubular capillary column to capture circulating tumor cells for proteome analysis. Talanta, 2017, 175: 189-193.

[207] 杨宝峰, 陈建国. 药理学. 3 版. 北京: 人民卫生出版社, 2015: 288-294.

[208] Chen X, Gu H, Lyu Z, Liu X, Wang L, Chen H, Brash J L. Sulfonate groups and saccharides as essential structural elements in heparin-mimicking polymers used as surface modifiers: Optimization of relative contents for anti-thrombogenic properties. ACS Applied Materials & Interfaces, 2018, 10 (1): 1440-1449.

[209] Wang Q, Tu F, Liu Y, Zhang Y, Li H, Kang Z, Yin Y, Wang J. The effect of hirudin modification of silk fibroin on cell growth and antithrombogenicity. Materials Science & Engineering, C, 2017, 75: 237-246.

[210] Hashi C K, Derugin N, Janairo R R R, Lee R, Schultz D, Lotz J, Li S. Antithrombogenic modification of small-diameter microfibrous vascular grafts. Arteriosclerosis, Thrombosis, and Vascular Biology, 2010, 30 (8): 1621-1627.

[211] Valuev I L, Vanchugova L V, Obydennova I V, Valuev L I. Modified blood-contacting polymers. Journal of Polymer Science, 2014, 56 (2): 178-181.

[212] Alibeik S, Zhu S, Brash J L. Surface modification with PEG and hirudin for protein resistance and thrombin neutralization in blood contact. Colloids and Surfaces, B, 2010, 81 (2): 389-396.

[213] Omichi M, Matsusaki M, Maruyama I, Akashi M. Improvement of blood compatibility on polysulfone-polyvinylpyrrolidone blend films as a model membrane of dialyzer by physical adsorption of recombinant soluble human thrombomodulin (ART-123). Journal of Biomaterials Science, Polymer Edition, 2012, 23 (5): 593-608.

[214] Omichi M, Matsusaki M, Kato S, Maruyama I, Akashi M. Enhancement of the blood compatibility of dialyzer membranes by the physical adsorption of human thrombomodulin (ART-123). Journal of Biomaterials Materials Research, Part B, 2010, 95 (2): 291-297.

[215] Stabler C L, Sun X L, Cui W, Wilson J T, Haller C A, Chaikof E L. Surface re-engineering of pancreatic islets with recombinant azido-thrombomodulin. Bioconjugate Chemistry, 2007, 18 (6): 1713-1715.

[216] Chen H, Teramura Y, Iwata H. Co-immobilization of urokinase and thrombomodulin on islet surfaces by poly (ethylene glycol)-conjugated phospholipid. Journal of Controlled Release, 2011, 150 (2): 229-234.

[217] Han H S, Yang S L, Yeh H Y. Studies of a novel human thrombomodulin immobilized substrate: Surface characterization and anticoagulation activity evaluation. Journal of Biomaterials Science, Polymer Edition, 2001, 12 (10): 1075-1089.

[218] Kador K E, Subramanian A. Surface modification of biomedical grade polyurethane to enable the ordered co-immobilization of two proteins. Journal of Biomaterials Science, Polymer Edition, 2011, 22 (15): 1983-1999.

[219] Wu Z, Chen H, Li D, Brash J L. Tissue plasminogen activator-containing polyurethane surfaces for fibrinolytic activity. Acta Biomaterialia, 2011, 7 (5): 1993-1998.

[220] Liu W, Wu Z, Wang Y, Tang Z, Du J, Yuan L, Li D, Chen H. Controlling the biointerface of electrospun mats for clot lysis: An engineered tissue plasminogen activator link to a lysine-functionalized surface. Journal of Materials Chemistry B, 2014, 2 (27): 4272-4279.

[221] Du H, Li C, Luan Y, Liu Q, Yang W, Yu Q, Li D, Brashab J L, Chen H. An antithrombotic hydrogel with thrombin-responsive fibrinolytic activity: Breaking down the clot as it forms. Materials Horizons, 2016, 3 (6): 556-562.

[222] Li C, Du H, Yang A, Jiang S, Li Z, Li D, John Brash L, Chen H. Thrombosis-responsive thrombolytic coating based on thrombin-degradable tissue plasminogen activator (t-PA) nanocapsules. Advanced Functional Materials, 2017, 27 (45): 1703934.

[223] Sourgounis A, Lipiecki J, Lo T S, Hamon M. Coronary stents and chronic anticoagulation. Circulation, 2009, 119 (12): 1682-1688.

[224] Wang W, Wang J, Yang H, Li Y, Jin B, Ouyang C. Improvement of histocompatibility of silk fibroin/polyurethane membrane with controlled release of aspirin. Journal of Applied Polymer Science, 2014, 131 (15): 4401-4404.

[225] Reiss S, Sieber M, Oberle V, Wentzel A, Spangenberg P, Claus R, Kolmar H, Lösche W. Inhibition of platelet aggregation by grafting RGD and KGD sequences on the structural scaffold of small disulfide-rich proteins. Platelets, 2006, 17 (3): 153-157.

[226] Rutherford R B, Jones D N, Martin M S, Kemoczinski R F, Gordon R D. Serial hemodynamic assessment of aortobifemoral bypass. Journal of Cardiovascular Surgery, 1986, 4 (5): 428-435.

[227] Xia C Y, Liu C J. Surface modification of small-diamater vascular prosthesis. Journal of Clinical Rehabilitative Tissue Engineering Research, 2009, 13 (16): 3197-3200.

[228] Liu Y, Wang W, Wang J, Wang Y, Yuan Z, Tang S, Liu M, Tang H. Blood compatibility evaluation of poly (D, L-lactide-co-beta-malic acid) modified with the GRGDS sequence. Colloids and Surfaces, B, 2010, 75 (1): 370-376.

[229] Wu H, Wang H, Cheng F, Xu F, Cheng G. Synthesis and characterization of an enzyme-degradable zwitterionic dextran hydrogel. RSC Advances, 2016, 6 (37): 30862-30866.

[230] Mackova H, Plichta Z, Proks V, Kotelnikov I, Kucka J, Hlidkova H, Horák D, Kubinová Š, Jiráková K. RGDS- and SIKVAVS-modified superporous poly (2-hydroxyethyl methacrylate) scaffolds for tissue engineering applications. Macromolecular Bioscience, 2016, 16 (11): 1621-1631.

[231] Oh J H, Lee J S, Park K M, Moon H T, Park K D. Tyrosinase-mediated surface grafting of cell adhesion peptide onto micro-fibrous polyurethane for improved endothelialization. Macromolecular Research, 2012, 20: 1150-1155.

[232] Tao C, Huang J, Lu Y, Zou H, He X, Chen Y, Zhong Y. Development and characterization of GRGDSPC-modified poly (lactide-co-glycolide acid) porous microspheres incorporated with protein-loaded chitosan microspheres for bone tissue engineering. Colloids and Surfaces, B, 2014, 122 (122): 439-446.

[233] Lee J S, Lee K, Moon S H, Chung H M, Lee J H, Um S H, Kim D I, Cho S W. Mussel-inspired cell-adhesion

peptide modification for enhanced endothelialization of decellularized blood vessels. Macromolecular Bioscience, 2014, 14 (8): 1181-1189.

[234] Wang Y Y, Lu L X, Shi J C, Wang H F, Xiao Z D, Huang N. Introducing RGD peptides on PHBV films through PEG-containing cross-linkers to improve the biocompatibility. Biomacromolecules, 2011, 12 (3): 551-559.

[235] Wang X, Li S Y, Yan C, Liu P, Ding J D. Fabrication of RGD micro/nanopattern and corresponding study of stem cell differentiation. Nano Letters, 2015, 15 (3): 1457-1467.

[236] Ye K, Wang X, Cao L P, Li S Y, Li Z H, Yu L, Ding J D. Matrix stiffness and nanoscale spatial organization of cell-adhesive ligands direct stem cell fate. Nano Letters, 2015, 15 (7): 4720-4729.

[237] Zheng W, Wang Z, Song L, Zhao Q, Zhang J, Li D, Wang S, Han J, Zheng X, Yang Z, Kong D. Endothelialization and patency of RGD-functionalized vascular grafts in a rabbit carotid artery model. Biomaterials, 2012, 33 (10): 2880-2891.

[238] Zheng W, Guan D, Teng Y, Wang Z, Zhang S, Wang L, Kong D, Zhang J. Functionalization of PCL fibrous membrane with RGD peptide by a naturally occurring condensation reaction. Chinese Science Bulletin, 2014, 59 (22): 2776-2784.

[239] Zhu L, Wang K, Ma T, Huang L, Xia B, Zhu S, Yang Y, Liu Z, Quan X, Luo K, Kong D, Huang J, Luo Z. Noncovalent bonding of RGD and YIGSR to an electrospun poly (ε-caprolactone) conduit through peptide self-assembly to synergistically promote sciatic nerve regeneration in rats. Advanced Healthcare Materials, 2017, 6 (8): 1600860.

[240] Xiong J P, Stehle T, Zhang R G, Joachimiak A, Frech M, Goodman S L, Amin Arnaout M. Crystal structure of the extracellular segment of integrin alpha V beta 3 in complex with an Arg-Gly-Asp ligand. Science, 2002, 296 (5565): 151-155.

[241] Butruk B, Bąbik P, Marczak B, Ciach T. Surface Endothelialization of Polyurethanes. Procedia Engineering, 2013, 59: 126-132.

[242] Zhou F, Jia X, Yang Y, Yang Q, Gao C, Zhao Y, Fan Y, Yuan X. Peptide-modified PELCL electrospun membranes for regulation of vascular endothelial cells. Materials Science & Engineering, C, 2016, 68: 623-631.

[243] Wei Y, Ji Y, Xiao L, Lin Q, Ji J. Different complex surfaces of polyethyleneglycol (PEG) and REDV ligand to enhance the endothelial cells selectivity over smooth muscle cells. Colloids and Surfaces, B, 2011, 84 (2): 369-378.

[244] Wei Y, Ji Y, Xiao L, Lin Q, Xu J, Ren K, Ji J. Surface engineering of cardiovascular stent with endothelial cell selectivity for *in vivo* re-endothelialisation. Biomaterials, 2013, 34 (11): 2588-2599.

[245] Lin Q K, Hou Y, Ren K F, Ji J. Selective endothelial cells adhesion to Arg-Glu-Asp-Val peptide functionalized polysaccharide multilayer. Thin Solid Films, 2012, 520 (15): 4971-4978.

[246] Wei Y, Zhang J, Ji Y, Ji J. REDV/Rapamycin-loaded polymer combinations as a coordinated strategy to enhance endothelial cells selectivity for a stent system. Colloids and Surfaces, B, 2015, 136 (8): 1166-1173.

[247] Wang W, Guo L, Yu Y, Chen Z, Zhou R, Yuan Z. Peptide REDV-modified polysaccharide hydrogel with endothelial cell selectivity for the promotion of angiogenesis. Journal of Biomedical Materials Research, Part A, 2015, 103 (5): 1703-1712.

[248] Yang J, Khan M, Zhang L, Ren X, Guo J, Feng Y, Wei S, Zhang W. Antimicrobial surfaces grafted random copolymers with REDV peptide beneficial for endothelialization. Journal of Materials Chemistry B, 2015, 3 (39): 7682-7697.

[249] Kanie K, Narita Y, Zhao Y, Kuwabara F, Satake M. Collagen type IV-specific tripeptides for selective adhesion

of endothelial and smooth muscle cells. Biotechnology and Bioengineering, 2012, 109 (7): 1808-1816.

[250] Kuwabara F, Narita Y, Yamawaki-Ogata A, Kanie K, Kato R, Satake M, Kaneko H, Oshima H, Usui A, Ueda Y. Novel small-caliber vascular grafts with trimeric peptide for acceleration of endothelialization. The Annals of Thoracic Surgery, 2012, 93 (1): 156-163.

[251] Khan M, Yang J, Shi C, Lv J, Feng Y, Zhang W. Surface tailoring for selective endothelialization and platelet inhibition via a combination of SI-ATRP and click chemistry using Cys-Ala-Gly-peptide. Acta Biomaterialia, 2015, 20: 69-81.

[252] Massia S P, Hubbell J A. Human endothelial cell interactions with surface-coupled adhesion peptides on a nonadhesive glass substrate and two polymeric biomaterials. Journal of Biomedical Materials Research, 1991, 25 (2): 223-242.

[253] Jun H W, West J. Development of a YIGSR-peptide-modified polyurethaneurea to enhance endothelialization. Journal of Biomaterials Science, Polymer Edition, 2004, 15 (1): 73-94.

[254] Ren T, Yu S, Mao Z, Moya S E, Han L, Gao C. Complementary density gradient of poly (hydroxyethyl methacrylate) and YIGSR selectively guides migration of endotheliocytes. Biomacromolecules, 2014, 15 (6): 2256-2264.

[255] Yu J, Lee A R, Lin W H, Lin C W, Wu Y K, Tsai W B. Electrospun PLGA fibers incorporated with functionalized biomolecules for cardiac tissue engineering. Tissue Engineering, Part A, 2014, 20 (13-14): 1896-1907.

[256] Li Y C, Liao Y T, Chang H H, Young T H. Covalent bonding of GYIGSR to EVAL membrane surface to improve migration and adhesion of cultured neural stem/precursor cells. Colloids and Surfaces B, 2013, 102 (1): 53-62.

[257] 周长忍. 先进生物材料学. 广州: 暨南大学出版社, 2014: 133-162.

[258] Suh W, Han S O, Yu L, Kim S W. An angiogenic, endothelial-cell-targeted polymeric gene carrier. Molecular Therapy, 2002, 6 (5): 664-672.

[259] Kibria G, Hatakeyama H, Ohga N, Hida K, Harashima H. Dual-ligand modification of PEGylated liposomes shows better cell selectivity and efficient gene delivery. Journal of Controlled Release, 2011, 153 (2): 141-148.

[260] Wang H, Feng Y, Yang J, Guo J, Zhang W. Targeting REDV peptide functionalized polycationic gene carrier for enhancing the transfection and migration capability of human endothelial cells. Journal of Materials Chemistry B, 2015, 3 (16): 3379-3391.

[261] Shi C, Li Q, Zhang W, Feng Y, Ren X. REDV peptide conjugated nanoparticles/pZNF580 complexes for actively targeting human vascular endothelial cells. ACS Applied Materials & Interfaces, 2015, 7 (36): 20389-20399.

[262] Hao X, Li Q, Lv J, Yu L, Ren X, Zhang L, Feng Y, Zhang W. CREDVW-linked polymeric micelles as a targeting gene transfer vector for selective transfection and proliferation of endothelial cells. ACS Applied Materials & Interfaces, 2015, 7 (22): 12128-12140.

[263] Yang J, Hao X, Li Q, Akpanyung M, Nejjari A, Neve A L, Ren X, Guo J, Feng Y, Shi C, Zhang W. CAGW peptide- and PEG-modified gene carrier for selective gene delivery and promotion of angiogenesis in HUVECs in vivo. ACS Applied Materials & Interfaces, 2017, 9 (5): 4485-4497.

[264] Duo X, Wang J, Li Q, Neve A, Akpanyung M, Nejjari A, Ali Z S S, Feng Y, Zhang W, Shi C. CAGW peptide modified biodegradable cationic copolymer for effective gene delivery. Polymers, 2017, 9 (2): 158.

[265] Yang J, Li Q, Yang X, Feng Y, Ren X, Shi C, Zhang W. Multitargeting gene delivery systems for enhancing the transfection of endothelial cells. Macromolecular Rapid Communications, 2016, 37 (23): 1926-1931.

第11章

>>

生物材料表面抗菌功能化

摘要： 生物材料相关感染是其临床使用中面临的一个重要问题。材料表面是细菌与生物材料发生交互作用的主要场所，因此赋予生物材料表面抗菌性能是解决生物材料相关感染的有效途径之一。这方面已经取得了一定进展：①利用特定的微纳结构或接枝功能性聚合物分子（如聚乙二醇、两性离子聚合物、多肽和多糖等）构建抑菌表面，调控细菌和材料表面的相互作用，阻止细菌在材料表面的黏附；②负载杀菌剂（如抗生素、阳离子型杀菌剂和金属纳米颗粒及离子等）构建杀菌表面，通过破坏细菌细胞壁、阻断 ATP 合成酶或产生高浓度的活性氧自由基导致细菌死亡。生物材料表面使用何种抗菌功能化策略，主要取决于所需的生物学功能、植入部位以及所在环境的细菌类型。对于生物材料来说，防止细菌感染是其临床应用的关键考量因素之一，其最终目的是实现对损伤组织的精准治疗、主动修复和再生。因此，抗菌功能化表面的生物相容性以及组织修复与再生能力也是需要研究的关键内容，进一步的体内实验和临床研究则是推动其应用的必要环节。

Abstract： Infection is one of the most severe complications related to the use of biomaterials. Bacterial adhesion commonly occurs on the surface of biomaterials. Therefore，designing antibacterial surfaces is a way to treat infection. To date，significant progress has been made in the development of antibacterial surfaces：（1）Constructing bacteriostatic surfaces by designing specific micro-nanostructures or immobilized surfaces with functional polymer molecules such as poly（ethylene glycol），zwitterionic polymers，polypeptide and polysaccharide to reduce bacterial adhesion and interaction；（2）Constructing bactericidal surfaces by loading or doping with bactericidal reagents such as antibiotics，cationic polymers and metal ions to destroy bacterial cell membranes，inhibit ATP synthesis and produce high level of reactive oxygen species. Other critical factors determining antibacterial strategies include the biological functions of biomaterials，implantation sites and types of bacteria in the tissue environment. Although prevention of bacterial adhesion and biofilm formation is a key part，the ultimate purpose is to realize more-targeted treatment，repair and regeneration of damaged tissue. Therefore，*in vitro* and *in vivo* biological effects of antibacterial biomaterials should be further explored to promote their application.

11.1 生物材料抗菌的需求

近年来，随着人口老龄化进程加快、创伤增加以及人们自我保健意识日益增强，生物医用材料需求量巨大。我国人口众多，为生物材料产业发展提供了广阔的市场增长空间。随着材料科学与技术、生物学与定量生物学技术（如基因组测序、蛋白质组学等）等领域突飞猛进的发展，生物材料科学与产业正在发生革命性的变革。围绕生物材料的主要研究方向（如组织工程植/介入医疗器械、人工器官和药物靶向输送体系等）加强前瞻性思考，推动新型生物材料创新研究，有利于加快开发具有自主知识产权的核心技术和关键产品。

细菌感染是植/介入生物材料与相关医疗器械（如种植牙、骨板、血管支架等）亟须解决的一个关键问题，现阶段主要依靠预防性抗生素治疗来降低术后感染发生的概率。但是长期临床跟踪研究发现，抗生素的种类、给药剂量和给药时间均会对术后感染发生率产生明显的影响，且即使经过抗生素治疗，术后感染的发生率仍高达 4%~6%[1, 2]。也有研究表明，预防性抗生素治疗对术后感染发生率没有显著影响[3, 4]。例如，Backes 等研究发现，在为 470 名膝下骨折患者移除植入物的手术中，使用头孢唑林的患者术后感染发生率约为 12.9%，而使用安慰剂组（生理盐水）的患者术后感染发生率为 14.9%，两组没有显著性差异[4]。一旦发生术后感染，不但会导致植入物与周围组织无法形成良好结合，还会在植入物表面形成难以清除的细菌生物膜，最终只能通过二次手术移除植入物，给患者带来沉重的经济和精神负担。

赋予生物材料抗菌性为解决植入体相关感染提供了一种新思路，且具有以下几方面优势：①原位抑菌/杀菌，有利于阻止细菌在植入体表面黏附、增殖和生物膜形成[5, 6]；②利用生物材料负载抗生素在感染部位形成局部高浓度的抗生素环境，通过可控释放实现靶向杀菌，还可避免全身抗生素治疗带来的副作用[7, 8]。材料表面是细菌与生物材料发生交互作用的主要场所，调控材料表面的理化性能，如表面拓扑结构、化学成分、亲疏水性和光热/光动力性能可对细菌黏附、增殖和生物膜形成等行为产生重要影响[9-14]。表面改性作为提高材料表面性能、赋予其特定功能的重要手段，为传统生物医用材料的抗菌功能化提供了切实可行的方法，有利于推动实验室研究成果向临床产品转化的过程[14-16]。

11.2　　抗菌材料

11.2.1　　生物材料表面的细菌黏附

细菌黏附是感染致病的必要条件，其在生物材料表面的黏附一般可分为两个阶段[17-19]。首先，细菌在范德瓦耳斯力、静电力和氢键等作用下在材料表面黏附，但同时也会在流体剪切力等作用下从材料表面脱落，这是一个瞬时、可逆的过程；然后细菌利用自身分泌的胞外聚合物（extracellular polymeric substance，EPS）或者表面的特殊结构（如鞭毛、菌毛等）在材料表面牢固黏附，进入不可逆附着阶段。随着细菌的不断黏附和胞外聚合物（主要是多糖基质、纤维蛋白和脂质蛋白等多糖复合物）的大量分泌，形成了具有一定结构的聚集体——细菌生物膜（bacterial biofilm，BF）。生物膜内细菌与浮游态细菌在生理学特性、耐药性和基因表达水平等方面存在很大差异，一旦形成生物膜，其耐药性可以增加到浮游态的 $100 \sim 1000$ 倍，根除细菌将会变得非常困难[20, 21]。

细菌或其生物膜对抗生素产生耐药性的路径有多种[22-25]：①利用细菌细胞膜上用于输送信号分子或营养物质的外排泵将抗生素排出，降低胞内或者生物膜内抗生素的浓度[26]；②生物膜内菌株基因表达发生变化，导致细菌细胞膜的渗透性或电荷发生改变，阻止抗生素进入[27-29]；③细菌通过产生一些酶，如 beta-内酰胺酶、头孢菌素酶和碳青霉烯酶等水解抗生素，使其失活[30]。

目前主要是通过抗生素治疗和手术清创的方法来预防生物膜的形成。但是一旦形成生物膜，没有有效的治疗手段可快速、彻底消除生物膜并预防感染的发生。因此，如何阻止生物材料表面细菌黏附和生物膜形成，逐渐成为植入器械相关感染预防策略的热点。近年来，研究人员致力于通过表面改性调控生物材料表面特征，以实现稳定、高效和持久的抑菌、杀菌效果。同时通过系统研究揭示微生物成膜过程中材料表面与微生物细胞之间的相互作用机制，指明运用材料表面改性手段进行生物膜调控的主要方法，为相关研究者提供较为全面的科学参考。

11.2.2　　抗菌材料的分类

一般来说，能够抑制或杀死微生物的材料统称为抗菌材料[31, 32]。目前临床上广泛使用的植入材料，如钛及其合金、不锈钢、高分子和生物陶瓷等大部分材料本身并不具有抗菌性，需要通过添加物理或化学抗菌剂来达到抑菌或杀菌效果。表面改性是解决这一问题的有效方法，可在保持基体材料原有良好性能的同时，通过改变材料表面性质（如亲疏水性、微纳结构、化学组成和表面电荷等），赋予材料良好的抗菌性能[15,33]。根据对细菌的不同作用，可以将抗菌材料分为抑菌材料（bacteriostatic material）和杀菌材料（bactericidal material）。抑菌材料主要是通过调控材料表面形貌或化学成分调控材料与细菌之间的相互作用，阻止细菌黏附[34]；杀菌材料则是通过破坏细菌细胞壁、阻断 ATP 合成酶或产生高浓度的活性氧自由基等导致细菌死亡。也有些材料同时具有抑菌和杀菌功能[35,36]。

1. 抑菌材料

生物材料表面是材料与细菌发生相互作用的主要场所，在细菌黏附过程中，细菌与材料表面之间的相互作用起主导作用[37]。在细菌靠近材料的过程中，范德瓦耳斯力和静电力[38]以及疏水作用[39]都是非特异性相互作用。而当细菌被吸附到材料表面，细菌表面的受体（如羟基、羧基和肽键等活性基团及鞭毛、菌毛等结构）和材料表面配体会发生特异性相互作用，特异性相互作用具有更强的结合强度。

生物材料植入体内后，首先发生的是蛋白质吸附。非特异性的蛋白质吸附会导致发生不利的免疫反应，并且促进细菌黏附和生物膜形成。因此，在一定程度上，阻止蛋白质吸附也是抵抗细菌黏附的有效策略之一。大量研究表明，聚乙二醇（PEG）、两性离子聚合物（zwitterionic polymers）、多肽（polypeptide）和多糖（polysaccharide）等聚合物分子以及表面微纳结构等可用来改变材料表面的带电性、化学组成和粗糙度，以减小细菌和材料表面的相互作用[34,40,41]。在生物材料表面接枝这些聚合物分子或者构建特定的微纳结构可有效抵抗细菌黏附。

1）聚乙二醇及其衍生物

聚乙二醇及其衍生物具有亲水性高、柔顺性好、排斥体积大等特性，可有效阻止材料表面的蛋白质吸附并赋予其良好的抗细菌黏附性能，是使用最广泛的防污聚合物分子[34,40,42,43]。此外，它常常被用来与其他高分子共聚以提高抗菌性能、生物相容性以及赋予特定的生物学效应。尽管对 PEG 的表面功能化进行了大量研究，但仍未完全揭示其作用机制。PEG 的防污性能可能源于当蛋白质试图吸附到表面时，被压缩的 PEG 链会产生空间排斥作用从而阻止蛋白质吸附[40]。聚乙二醇在材料表面的聚合链长度、接枝方法和覆盖密度等对其抗黏附性能有明显的影响。Park 等在聚氨酯（PU）表面接枝不同链长的聚乙二醇，发现接枝长链（分子量 3350）比短链（分子量 1000）能更有效降低表皮葡萄球菌在材料表面的黏附[44]。Kingshott 等利用物理吸附和共价键合分别在不锈钢和羧基化聚（对苯二甲酸乙二醇酯）（PET-COOH）表面覆盖枝状聚乙烯亚胺（PEI），并进一步接枝聚乙二醇，优化工艺使表面覆盖最大化，结果发现 PET-PEG 表面可将假单胞菌的黏附水平降低 2~4 个数量级，表明 PEG 层共价键合到基底上的重要性[45]。Zeng 等在钛表面接枝了聚(L-赖氨酸)-聚乙二醇链（PLL-g-PEG），发现该表面能有效降低金黄色葡萄球菌和绿脓杆菌的黏附，但是对表皮葡萄球菌无效[46]。其原因主要在于表皮葡萄球菌富含多糖和胞外 DNA，这些生物分子渗透到聚合物链中导致聚合物分子从钛表面脱附。他们进一步利用温度诱导聚电解质接枝方法（temperature induced polyelectrolyte grafting method）提高聚合物分子在材料表面的分布密度，使得该表面对表皮葡萄球菌也具有良好的抗黏附性能。此外，自组装也是提高聚乙二醇表面覆盖密度的有效方法之一[47]。

虽然 PEG 在生物医学领域的应用越来越广泛，包括药物输送、组织工程支架、表面功能化等，然而 PEG 也不是十全十美，如 PEG 在生理环境中可遭受氧化损伤和分解，会在某些情况下引发免疫反应等[48-50]。因此，需要更深入地研究明确 PEG 的体内效应，保证其发挥特定的生物学功能。

2）两性离子型表面

两性离子聚合物由于具有超亲水性且同时含有阴、阳离子基团，是电中性材料，能够高度水化从而抵抗非特异性蛋白质的吸附和细菌黏附，在生物材料领域的应用也受到了越来越多的关注[34, 51-55]。目前研究较多的两性离子聚合物包括磷酰胆碱（phosphorylcholine，PC）、磺酸甜菜碱（SB）、羧酸甜菜碱（carboxybetaine，CB）和两性聚电解质材料等[56,57]。Sanchez-Salcedo 等通过在羟基磷灰石（hydroxyapatite，HA）上接枝 3-氨基丙基三乙氧基硅烷（3-aminopropyltriethoxysilane，APTES）和羧基乙基硅烷三醇钠盐（carboxyethylsilanetriol sodium salt），使 HA 具有两性离子性质，并利用快速成型技术制备了 HA 三维支架，该支架能够有效抵抗大肠杆菌的黏附，具有良好的生物相容性[58]。该两性离子化方法也可用于快速成型技术制备的 Ti6Al4V 三维支架[59]。孙一明等分别利用多巴胺和硅烷将聚磺基甜菜碱甲基丙烯酸酯［poly（sulfobetaine methacrylate）polySBMA］锚定至钛表面，结果显示两种改性钛表面均能有效抵抗血浆蛋白、大肠杆菌和表皮葡萄球菌的黏附[60]。张雍等报道了一种适用于陶瓷、玻璃和金属等生物材料表面的新型两性离子共聚物环氧化磺基甜菜碱共聚物［poly（glycidyl methacrylate-co-sulfobetaine methacrylate）］，该聚合物可通过环氧基和羟基间由碱引发的开环反应接枝在经过紫外辐照预处理后的材料表面。在多种材料表面（如硅片、玻璃、钛、不锈钢和聚苯乙烯）上接枝该两性分子，均有效降低了纤维蛋白的吸附和大肠杆菌的黏附[61]。

3）超疏水表面

利用超疏水性能在材料表面构建抗黏附涂层，是设计抗菌材料的一种新策略[62-64]。超疏水表面水接触角大于 150°，能够形成稳定的气-液层，显著降低水滴与表面之间的黏附力，从而阻止液体在表面渗透。在这种情况下，沉积在水滴表面的蛋白质和细菌也可以通过滚落的水滴被带走。现阶段研究表明，材料表面的亲疏水性能主要受到表面化学成分和粗糙度的影响，因此为了提高材料表面的疏水性能，往往采取降低材料表面自由能和构建多级微纳结构（尤其是仿生微纳结构）使表面粗糙化的方法[65]。利用含氟聚合物、烷基硅烷等低表面能化合物对材料表面进行化学修饰，是获得超疏水表面的有效方法之一[66]。唐佩福等在钛表面制备了亲水氧化钛纳米管，并利用 1H, 1H, 2H, 2H-全氟辛基三乙氧基硅烷（1H, 1H, 2H, 2H-perfluorooctyl-triethoxysilane，PTES）进行化学修饰制备得到超疏水表面，该表面能有效减少金黄色葡萄球菌的黏附[67]。但是由于这些氟化物的降解产物具有持久的生物累积性和毒性，更多无氟的环保技术被开发用来制备超疏水表面[68, 69]。周峰等报道了一种简单的无氟超疏水表面制备工艺，即将金属烷基羧酸盐喷涂到材料表面并固化，获得的微纳结构表面具有良好的超疏水性能[70]。Fadeeva 等利用激光飞秒烧蚀技术在钛表面制备了仿荷叶的多级微纳结构超疏水表面（接触角约为 166°），该表面由 10～20 μm 的凸起颗粒组成，且凸起上覆盖有 200 nm 甚至更小尺度的纳米波纹（图 11-1）[71]。该表面显著抑制了绿脓杆菌黏附，而对金黄色葡萄球菌无效；其原因主要在于球形细菌比棒状细菌需要的黏附表面和黏附力更小[71]。可见，自清洁表面不一定可以防止细菌黏附。

尽管超疏水表面在生物医学领域有着广泛的应用前景，如防止蛋白质吸附、阻止细菌/细胞黏附、医学诊断和药物输送等，但目前并没有 FDA 批准的超疏水化改性医疗器械。这主要是因为在复杂的生理环境中，材料表面可能会因为吸附蛋白质和细胞或表面的微纳结构被覆盖，从而丧失超疏水性能。材料表面保持长期稳定的超疏水性能是一个重大的挑战[63, 72]。

2. 杀菌材料

尽管聚乙二醇、两性离子聚合物或超疏水材料对抗细菌黏附是绿色环保的，但是并不能完全阻止细菌黏附。如超疏水表面的多级微纳结构可能在使用中被破坏从而导致丧失超疏水性能，而一旦有少量细菌发生黏附，就会进一步生长形成生物膜。因此，利用具有杀菌功能的材料表面使细菌彻底失活，对防止生物膜形成更为关键。

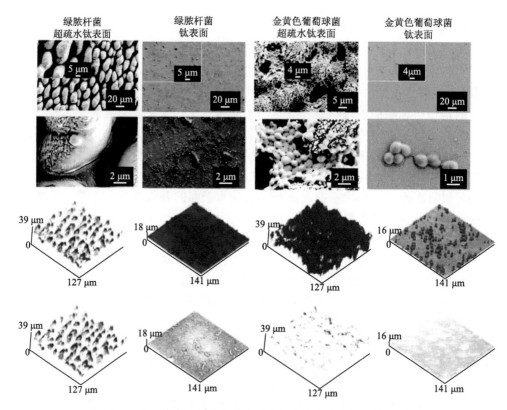

图 11-1 绿脓杆菌和金黄色葡萄球菌在仿荷叶状钛表面的黏附[71]

（图片引用经 American Chemical Society 授权）

1）负载抗生素的杀菌表面

近年来，抗生素的耐药性问题对公共卫生安全带来严重的威胁，引起了人们的极大关注，但抗生素仍是目前应用最广泛的一类抗菌剂。不同的抗生素抗菌作用机理并不完全相同，主要是通过抑制、破坏或干扰细菌细胞壁、细胞膜、核酸或蛋白质生物大分子合成等机制，导致细菌死亡[73]。对于植入材料（如钛基种植牙、不锈钢骨板等），在材料表面构建药物输送涂层有利于在受损部位形成局部高浓度的抗生素环境，提高杀菌效率，而且与全身抗生素预防和治疗相比，具有毒副作用少、过敏反应低等优点[74]。

吴德成等利用聚乙二醇作为万古霉素（vancomycin）的载体，将其共价接枝到钛表面，并在此表面覆盖 PEG-PLC［PEG-poly（lactic-co-caprolactone）PLC，聚乳酸己内酯共聚物］膜。结果显示，该涂层的药物缓释在体外持续近 3 周，在体内可持续超过 4 周，且在金黄色葡萄球菌感染模型中，4 mg 万古霉素负载的植入物可显著减少炎症反应并显示出良好的抗菌能力[75]。Neut 等在喷砂和多孔钛合金涂层中负载庆大霉素（gentamicin），结果显示载药涂层与负载庆大霉素的骨水泥相比，持续时间更短，释放量更高，这一方面可以使抗生素耐药菌株的感染风险最小化；另一方面，相对高的浓度甚至可以杀死庆大霉素抗性细菌[76]。Bakhshandeh 等利用 3D 打印制备了具有极高比表面积的多孔钛材料，通过电泳沉积将万古霉素和壳聚糖/明胶混合物沉积在多孔钛表面。研究发现，万古霉素的有效释放长达 21 天，而且对浮游态金黄色葡萄球菌和生物膜均具有良好的杀伤和清除作用[77]。

2）阳离子型杀菌表面

研究表明，大多数细菌表面带负电荷[78]，因此带正电的小分子或聚合物分子在静电引力作用下能够吸附到细菌细胞膜上，同时，聚合物链插入细菌细胞膜的磷脂层，使细胞膜裂解、细胞质泄漏最终导致细菌死亡。壳聚糖（chitosan）是甲壳素的脱乙酰化产物，是由 2-氨基-2-脱氧-D-葡萄糖和 N-乙酰-2-氨基-2-脱氧-D-葡萄糖通过 β-1,4 糖苷键连接成的线形天然生物高分子，易溶解于稀酸，是目前研究最广泛的天然阳离子聚合物之一，具有良好的广谱抗菌性能，且对革兰氏阳性菌的抗菌性能要优于革兰氏阴性菌[79-81]。一些研究表明，壳聚糖的抗菌性能与其分子量和乙酰化程度密切相关，因此在对生物材料的表面功能化中，这两个因素也需要重点考虑[82-84]。汤亭亭等在钛表面共价键合季铵基团修饰的壳聚糖（hydroxypropyltrimethyl ammonium chloride chitosan，HACC），并研究了季铵的不同取代度对抗菌性能的影响。结果表明，与未修饰的壳聚糖相比，18%取代的 HACC 对金黄色葡萄球菌、耐甲氧西林金黄色葡萄球菌和表皮葡萄球菌表现出优异的抗菌和抵抗生物膜形成能力[85, 86]。他们通过进一步的体内实验发现，该表面可以有效防止细菌黏附和植入物相关感染[87]。此外，壳聚糖还可与不同的阴离子聚合物（如透明质酸、肝素和藻酸盐等）通过静电作用形成离子交联聚合物多层膜，该多层膜可模仿细胞微环境调控材料-细胞间相互作用，还可作为载体装载生物活性大分子，具有良好的生物相容性[88]。Chua 等在钛材料上制备了透明质酸（hyaluronic acid）和壳聚糖组成的聚电解质多层膜，该功能化表面对大肠杆菌的抑制率达 80%以上[89]。张旭等利用层层自组装技术在钛表面构建了装载米诺环素的藻酸/壳聚糖多层膜，结果显示该表面能有效抑制细菌生物膜的形成[90]。

3）基于金属纳米颗粒及离子的杀菌表面

金属及其化合物作为抗菌剂的使用可以追溯到数千年前，直到 20 世纪其才被抗生素所取代。而现在随着抗生素的耐药性问题日益突出，金属纳米颗粒及离子抗菌剂因不易产生耐药性的优势再次获得关注。相比而言，抗生素作用于特定细菌或细菌特定的细胞结构（细胞膜、细胞壁）和生理活动（DNA 复制、转录和目标酶的生化反应），而金属及其化合物则靶向细菌的多种生理活动，因此抗菌能力具有广谱性[91, 92]。

金属纳米颗粒及离子抗菌剂中杀菌能力最强的是银，随着人们对医疗器械抗菌性需求的关注，载银抗菌生物材料也成为研究热点[93, 94]。银的杀菌机制与银在材料和溶液中的存在形式密切相关，如银离子可通过破坏细菌细胞膜的完整性，与细菌酶的巯基基团结合，阻断细菌的电子传输和呼吸链，或引起细菌细胞氧化应激的增加等杀死细菌[95]。孙俊奇等通过离子交换将银掺入磷酸钛薄膜中，该薄膜可通过释放 Ag^+ 有效抑制大肠杆菌的生长[96]。Necula 等利用含 Ag 纳米颗粒的电解液通过等离子体电解氧化技术制备了含银的多孔氧化钛涂层，结果显示该涂层对耐甲氧西林金黄色葡萄球菌（methicillin-resistant *Staphylococcus aureus*，MASA）具有良好的杀菌性能[97]。Andrea 等利用物理气相沉积技术在钛上制备了银含量为 0.7%～9%的涂层，结果显示含银 3%的涂层即可有效抑制肺炎克雷伯氏菌和表皮葡萄球菌，对上皮细胞和成骨细胞也具有良好的生物相容性[98]。基于纳米材料特殊的物理化学性质，纳米银作为一种新的抗菌材料，既保留了银的广谱抗菌性，又增加了比表面积而获得更高的反应活性。尽管纳米银的抗菌机制已经被广泛讨论，但是目前仍尚未被完全了解。普遍认为纳米银释放 Ag^+ 是其抗菌性的一个重要因素，但是纳米银的颗粒大小和比表面积等理化性能会直接影响其与细胞/细菌的相互作用以及 Ag^+ 的释放浓度和速率，从而对抗菌性能和生物相容性产生影响[99, 100]。Vericat 等在钛表面吸附用柠檬酸包裹的银纳米颗粒，结果显示该表面能有效抑制绿脓杆菌的黏附和增殖[101]。他们还发现，该表面对绿脓杆菌的抗菌效果优于金黄色葡萄球菌，且能有效抑制细菌生物膜的形成，这说明纳米银与细胞壁结构的相互作用是其发挥抗菌性的关键因素[102]。而且最低浓度的纳米银对成骨细胞具有良好的生物相容性[103]。

纳米银独特的量子效应和极大的比表面积，使其能够穿透生物膜进入细胞或细胞器内部，并和蛋白质等生物大分子结合而影响细胞功能[104]。虽然关于纳米银毒性的作用机制尚无定论，但是许多研究表明，Ag^+ 的释放浓度、纳米银的颗粒性质（如形状、粒径大小、比表面积等）和所处环境（如包裹分子、吸附蛋白质等）都会对其毒性产生影响[104]。例如 Gliga 等研究发现，纳米银的颗粒大小对其毒性有重要影响，10 nm 的颗粒相对于更大尺度的颗粒会导致人肺细胞的活力显著下降[105]。Necula 等在 Ti-6Al-7Nb 合金上制备了含不同浓度纳米银的多孔 TiO_2 涂层，结果显示低浓度的 Ag 负载涂层能同时表现出优异的抗菌性能和细胞相容性，而高浓度的 Ag 负载涂层对人胎儿成骨细胞表现出很高的毒性[106]。尽管通过调控纳米银的颗粒性质和 Ag^+ 的浓度可获得同时具有良好抗菌性和生物相容性的载银材料，但人们对载银材料在人体内使用的生物安全性依然存在很大顾虑。为了解决这一问题，刘宣勇等利用等离子体浸没离子注入方法将银注入钛材料表面形成"镶嵌"式纳米银颗粒，由于银和钛的标准电极电位不同（$E_{Ag}^{\ominus} = 0.7996\,\text{V}$ 和 $E_{Ti}^{\ominus} = -1.630\,\text{V}$），在生理溶液中形成电偶腐蚀对，银纳米颗粒因具有较高标准电极电位而发生析氢反应，消耗氢离子，破坏细菌膜外质子浓度梯度，导致细菌死亡[107]（图 11-2）。而进一步的研究表明，钛表面的 Ag 纳米颗粒（4～19 nm）能够激活 MAPK/ERK 通路，促进大鼠骨髓间充质干细胞分化，具有良好的生物活性[108]。他们又通过银注入的原子级加热效应，在氧化钛涂层制备了尺寸可调的银纳米颗粒，研究表明该复合涂层具有电子储存能力，即电子从细菌膜转移到氧化钛表面，储存在银纳米颗粒上，并在氧化钛表面诱导电子空穴的产生，导致细菌内容物泄漏、细菌死亡，且大颗粒（5～25 nm）比小颗粒（4 nm）诱导作用更强[109]。可见，相比游离态纳米银，"镶嵌"式纳米银具有良好抗菌作用的同时，具有更好的生物安全性。

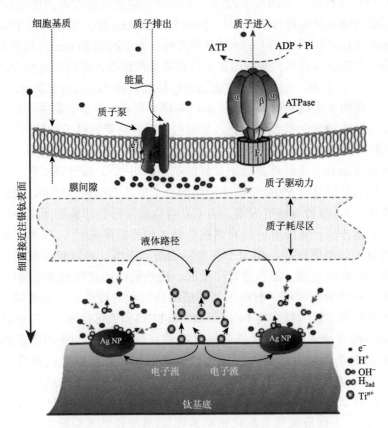

图 11-2　钛表面"镶嵌"式纳米银可能的抗菌机制图[107]

（图片引用经 Elsevier Ltd 授权）

除了银之外，锌、铜和铁等金属也常被用来赋予材料抗菌性能。与银不同，锌、铜和铁等不仅是人体必需的营养元素，而且对细菌的生长和繁殖也起到了重要作用，因此它们的抗菌性主要来源于高浓度的金属离子对细菌生长的抑制作用，研究人员认为主要有以下几种抗菌机制：①高浓度的金属离子与细菌细胞膜接触会增加膜的渗透性，导致内容物泄漏；②高浓度的金属离子会竞争结合其他金属的蛋白结合位点（如巯基、氨基等），使蛋白质失活；③金属离子或其氧化物可产生羟基自由基，对 DNA、蛋白质和脂类造成损伤[110-115]。刘宣勇等分别利用微弧氧化技术和等离子体浸没离子注入技术制备了掺锌的多孔氧化钛涂层（Zn-PEO）和钛（Zn-PIII），结果显示，Zn-PEO 对金黄色葡萄球菌和大肠杆菌都有良好的抗菌性（抗菌率达 90%以上），而 Zn-PIII 虽然也具有一定的抗菌性，但是抗菌性较低（抗菌率＜50%）[116, 117]。这主要是由于技术不同导致的元素掺杂深度和含量不同，表明锌抗菌性能具有浓度依赖性。类似地，铜也可通过高浓度的铜离子和/或不同形式的铜氧化物进行杀菌[118]。例如 Rosenbaum 等在 TiO$_2$ 纳米管表面利用脉冲电泳沉积技术沉积 CuO-Cu$_2$O 纳米立方体（大小约为 20 nm），结果显示，该表面对金黄色葡萄球菌和大肠杆菌显示出高效杀菌性能，推测可能与 Cu^{2+} 和 Cu$^+$ 的释放有关[119]。此外，铜还会通过表面进行接触杀菌（contact killing）[120, 121]。尽管接触杀菌的作用机制尚未明确，但许多研究表明，接触杀菌主要是通过细菌与金属的接触使细胞膜和/或壁透化，导致细菌更容易受铜离子的损伤[122, 123]。张二林等通过粉末冶金技术制备得到 Ti-Cu 合金，结果表明，该合金只对接触到的金黄色葡萄球菌和大肠杆菌显示出良好的抗菌作用[124]。通过调节铜在合金中的含量比，他们发现含有 5%或更高比例铜的合金中才会形成富铜相，表现出更强的抗菌性能[125]。任玲等研究发现，Ti-Cu 合金对变形链球菌和牙龈卟啉单胞菌有很强的杀菌作用，还能有效抑制这些细菌生物膜的形成[126]。虽然氧化铁纳米颗粒具有良好的抗菌性能，但由于其独特的超顺磁性，装载氧化铁的生物材料主要被用于磁共振成像、细胞分离和检测、磁热治疗和药物输送等领域[127]，通过装载氧化铁纳米颗粒赋予材料抗菌性能的研究相对较少。刘宣勇等分别利用等离子体浸没离子注入技术将 Fe 注入钛（Fe-PIII）和氧化钛表面（Fe-PIII-TOC），在两种表面均形成了铁和氧化铁的纳米颗粒。研究发现，Fe-PIII 表面对绿脓杆菌有明显的杀菌效果，对大肠杆菌和金黄色葡萄球菌则无抗菌性，推测这可能是因为绿脓杆菌以改性表面作为电子受体，促进表面释放亚铁离子，导致溶液中活性氧（reactive oxygen species，ROS）自由基浓度升高来杀菌[128]；而 Fe-PIII-TOC 表面形成具有氧化铁纳米颗粒/单质铁纳米颗粒和单质铁纳米颗粒/氧化钛涂层构成的双极肖特基结构，具有较强的电子储存能力，在黑暗环境下，能有效抑制单层膜的金黄色葡萄球菌的生长[129]（图 11-3）。

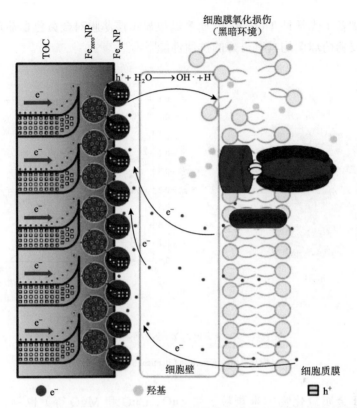

图 11-3　Fe 注入氧化钛表面形成的双极肖特基结构及胞外电子传输促进杀菌性能[129]

（图片引用经 Elsevier Ltd 授权）

还有很多其他金属也经常被用来制备抗菌涂层，如镁（Mg）、钙（Ca）和锰（Mn）等金属元素也被引入材料表面，通过刺激细菌活性氧自由基的产生等赋予或增强材料表面的抗菌性[130, 131]。

4）光活性杀菌表面

日本的 Matsunaga 等首次发现 TiO_2 涂层在紫外光照射下具有杀菌作用，基于此，研究人员针对 TiO_2 的光催化活性与抗菌性能之间的关系展开了广泛的研究[132]。研究表明，光活性涂层在紫外或可见光辐射下能产生活性氧自由基，会破坏细胞生物大分子、蛋白质和 DNA，导致细菌死亡[133, 134]，部分结果如图 11-4所示。Evans 等在不锈钢表面利用火焰辅助化学气相沉积法沉积二氧化硅和热丝辅助常压化学气相沉积法沉积氧化钛，制备得到了高光活性和杀菌性能优异的 TiO_2 薄膜[135]。Yu 等通过在非离子乳液中浸涂制备得到氧化钛薄膜，由于在高温煅烧过程中，不锈钢中的 Fe^{3+} 和 Fe^{2+} 扩散到 TiO_2 薄膜，反而促进了膜的光催化反应，增强了对短小芽孢杆菌的抗菌性能[136]。Villatte 等利用溶胶凝胶法在外科外固定器上制备了光活性 TiO_2 薄膜，研究结果显示该薄膜对金黄色葡萄球菌和多重耐药的表皮葡萄球菌均具有良好的抗菌性能[137]。

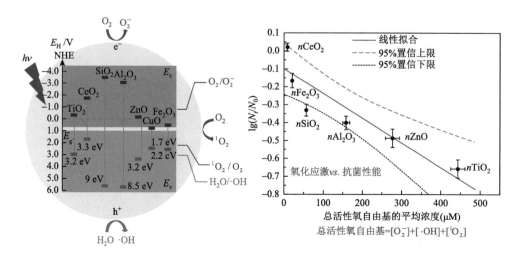

图 11-4　金属氧化物光催化产生活性氧[133]

（图片引用经 American Chemical Society 授权）

此外，金属氧化物纳米颗粒（如 ZnO、CuO 和 MgO 等）也具有较强的光催化作用，通过调控光照条件及纳米颗粒的粒径大小和比表面积可影响其抗菌性能[111, 115, 138]，部分结果如图 11-5 所示。Roguska 等制备了装载 ZnO 纳米颗粒的氧化钛纳米管，结果表明，装载适量 ZnO 纳米颗粒的氧化钛纳米管与纯氧化钛纳米管相比能显著降低表皮葡萄球菌的黏附和活力[139]。Rhim 等在水凝胶中掺杂 ZnO 和 CuO 纳米颗粒，赋予该表面对大肠杆菌和单核细胞增生李斯特菌的良好抗菌性能[140]。

近年来，氧化石墨烯因其良好的溶解性、高比表面积和带负电的活性位点等独特优势在生物材料领域备受关注[134]。曹宝成等通过直接氧化还原反应制备得到超细 TiO_2 纳米颗粒与石墨烯片的复合光催化剂，被可见光激发后，对大肠杆菌具有高效杀菌能力（最高可到 90% 以上）[141]。Akhavan 等将氧化石墨烯薄片沉积在锐钛矿 TiO_2 薄膜上，通过光催化还原的氧化石墨烯/TiO_2 薄膜可被用作纳米复合光催化剂，其对大肠杆菌的抗菌效率相比 TiO_2 薄膜提高了 7.5 倍（图 11-6）[142]。尽管光活性表面抗菌取得了一定的进展，但要在临床上应用仍要面临若干问题，例如，紫外或可见光的组织穿透能力差，如何使用此类材料表面处理内部细菌；ROS 如何实现对细胞/细菌的选择性杀伤作用等。

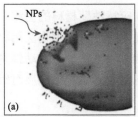
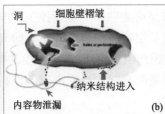
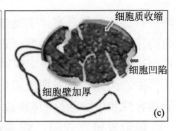

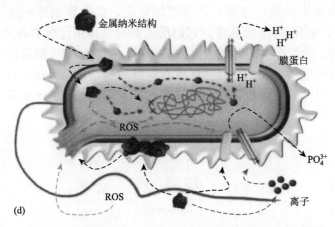

图 11-5 金属氧化物纳米颗粒与细菌的相互作用示意图[111]

（a）金属通过与细菌细胞壁/膜作用进入细菌；（b）造成细菌细胞壁/膜的破坏，导致内容物泄漏；（c）导致细菌内外细胞结构变化；（d）可能的抗菌机制，如细菌对金属氧化物纳米颗粒的摄取、ROS 的产生和离子释放等

（图片引用经 Springer 授权）

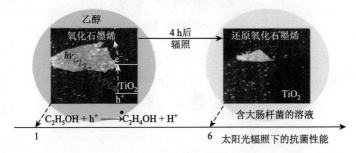

图 11-6 还原氧化石墨烯/TiO₂ 薄膜的光催化机制[142]

（图片引用经 American Chemical Society 授权）

11.3 生物材料抗菌与组织整合

生物医用材料的发展经历了由第一代生物惰性材料、第二代生物活性和可降

解材料、第三代具有"主动修复功能"和"可调控生物响应特性"材料的历程，而构建生物功能化表界面一直是生物医用材料的核心研究内容。对于生物医用材料来说，其最终目的是实现对损伤组织/器官的特异性调控、精准治疗、主动修复和再生。因此，在发挥抗菌功能的同时，也要考虑改性材料表界面理化性质对组织相容性和生物活性的影响。

现阶段研究表明，许多金属元素（包括生命元素如钙、镁、锌、铜、铁、锰等和非生命元素如银、锶等）在骨组织分化、矿化和血管化过程中起着重要作用[143-147]，如图 11-7 所总结。它们通过参与骨再生过程的各种生化功能，影响成骨细胞、破骨细胞和骨细胞之间的平衡，从而影响骨组织的重建和再生功能。而前面也提到，这些元素同样具有良好的抗菌性，因此，可通过在材料表界面引入金属元素并通过调控其存在形式和含量等实现"促成骨"和"抗菌"的双重功能。

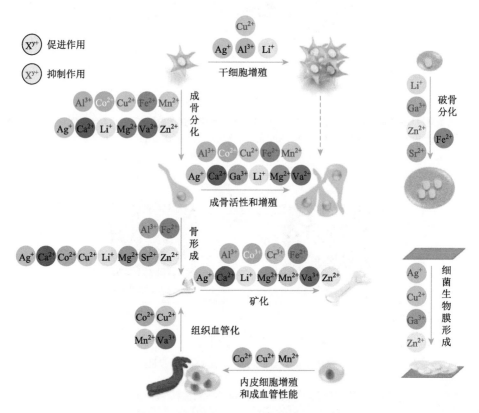

图 11-7 金属离子对骨再生过程的影响[143]

（图片引用经 MDPI 授权）

钙是人体骨组织中含量最多的元素。细胞外钙离子浓度增加可激活钙敏感受体（CaSR）及相关的信号通路调控成骨细胞的增殖、分化和矿化，以及破骨细胞的分化和凋亡[148,149]。曹辉亮等利用等离子体浸没离子注入技术将金属钙注入钛中，在空气中形成氧化钙层；氧化钙层能释放出约 750 nmol/L 的钙离子和氢氧根离子，提高细菌内 ROS 水平，同时发挥杀菌作用（图 11-8）[131]。研究表明，Ca^{2+} 和 Mg^{2+} 能特异性破坏金黄色葡萄球菌的细胞膜并杀死处于稳定期的细菌[150,151]。而对周围组织来讲，一方面，氧化钙层释放的钙离子可以调节骨量，形成的弱碱性环境有利于细胞分化；另一方面，钙离子可保证中性粒细胞的抗菌活性，表现出良好的"促成骨"和"抗细菌感染"的性能[131]。磷酸钙（CaP）由于具有良好的骨传导性能而被广泛用于骨修复材料，其纳米颗粒也常被用来负载 DNA、抗生素、蛋白质和生长因子等来治疗相关疾病以及细菌感染[152,153]。最近 Uskokovic 等报道了磷酸钙纳米颗粒对金黄色葡萄球菌、表皮葡萄球菌、大肠杆菌和绿脓杆菌等的内在抗菌作用[154]。Chernozem 等在钛表面分别制备了负载 CaP 和 Ag 纳米颗粒的 TiO_2 纳米管，负载 CaP 纳米颗粒的表面甚至比负载 Ag 纳米粒子的表面表现出了更为优异的抗菌性能[155]。

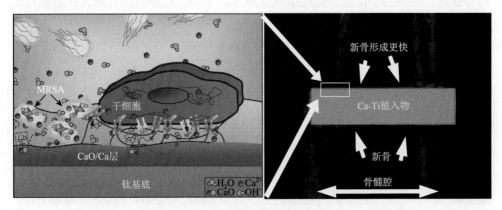

图 11-8 纳米氧化钙钛表面增强骨细胞对抗 MRSA 的示意图[131]

（图片引用经 Springer Nature 授权）

铜参与人体多种生理功能，尤其是在血管生成中的作用而备受关注。研究表明，Cu^{2+} 能稳定缺氧诱导因子-1α（HIF-1α），上调血管内皮生长因子（vascular endothelial growth factor，VEGF）的表达，促进内皮细胞的增殖；而且可以增强成骨细胞的细胞活性和增殖，具有良好的成骨活性。刘宣勇等分别利用等离子体浸没离子注入和沉积技术，获得两种不同的含铜钛表面，结果显示，含金属铜的钛表面显示出很强的抗菌性能、成骨和血管生成能力[156]。蒋欣泉等利用微弧氧化和水热处理制备了含铜的多孔氧化钛涂层。结果显示，该涂层不但对大肠杆菌具有很强的抗菌性能，还能上调大鼠骨髓间充质干细胞的血管生成相关因子 HIF-1α 和 VEGF 的表达以及成骨相关因子（OPN、Col-Ⅰ和 BMP-2）的表达[157]。

很多元素并不能像钙、铜一样，在同一个存在形式和浓度下既表现出良好的抗菌性能又表现出良好的生物相容性和生物活性，这时就需要利用两种或多种元素共同掺杂的方式来实现多种生物效应。刘宣勇等利用等离子体浸没离子注入技术将 Zn 和 Ag 同时注入钛表面形成 Zn/Ag 电偶腐蚀对，通过电偶腐蚀效应可有效提高大鼠骨髓间充质干细胞在材料表面的增殖、成骨分化和矿化，同时还可有效杀死样品表面的大肠杆菌和金黄色葡萄球菌（图 11-9）[158]。利用兔胫骨感染模型发现，该表面能有效抵抗细菌感染，促进其体内骨整合性[159]。张先龙等利用等离子体浸没离子注入技术将 Mg 和 Ag 同时注入钛表面，Mg 和 Ag 纳米粒子之间的电偶腐蚀对能促进 Mg^{2+} 的释放，同时减缓 Ag^+ 的释放，在成骨性能和抗菌性能之间取得了一个平衡，使其兼具良好的成骨和抗菌性能[160]。杨柯等制备了一系列的 Mg-Cu 合金，由于该合金含有 Mg_2Cu 中间金属相，增强了机械性能；且该合金在生理溶液中形成的碱性微环境和 Cu^{2+} 的释放能够有效促进人脐静脉内皮细胞（human umbilical vein endothelial cell，HUVEC）的增殖、迁移和小管生成，以及小鼠颅骨成骨细胞（murine calvarial preosteoblast，MC3T3-E1）的成骨分化和矿化性能[161]。

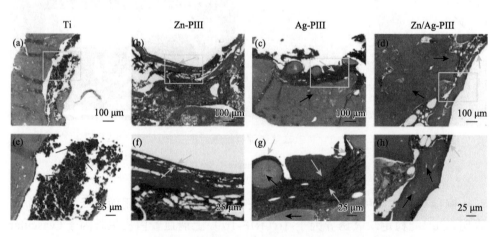

图 11-9　术后 6 周股骨远端皮质骨横切面的 HE 染色[158]

（a，e）纯钛，（b，f）Zn 注入钛表面，（c，g）Ag 注入钛表面，（d，h）Zn/Ag 注入钛表面；由于纯钛组的细菌感染，植入物周围和髓腔内的骨被破坏，可以观察到大量的中性粒细胞；Zn 和 Ag 单独注入钛表面周围出现纤维组织层，而 Zn/Ag 共注钛周围完全看不到中性粒细胞，且有新骨生成

（图片引用经 Elsevier Ltd 授权）

11.4　安全抗菌表面展望

　　随着医学和材料科学技术的迅速发展，研究人员致力于将生物医用材料功能化或将传统材料进行表面改性以赋予其特定生物功能，发展并逐步形成全新的先进生物医用材料。抗菌功能化对于降低植入体相关的感染有重要的临床意义。在过去几十年，已经设计并采用很多不同的抗菌剂和表面改性工艺来制备抗菌薄膜/涂层，并研究了这些抗菌表面与细菌的相互作用、对细菌结构和功能的影响规律与作用机制，预期通过这些研究获得临床上所需的特定生物效应和生物安全性。随着抗生素耐药性的增加，我们认为基于金属元素的抗菌策略不但具有广谱的杀菌效果，而且通过调控负载金属元素的技术工艺和材料理化性能，能同时赋予材料特定的生物功能，具有良好的临床应用前景。

（乔玉琴、刘宣勇）

参考文献

[1]　Weber W P, Mujagic E, Zwahlen M, Bundi M, Hoffmann H, Soysal S D, Kraljević M, Delko T, von Strauss M, Iselin L, Da Silva R X S, Zeindler J, Rosenthal R, Misteli H, Kindler C, Müller P, Saccilotto R, Lugli A K, Kaufmann M, Gürke L, von Holzen U, Oertli D, Bucheli-Laffer E, Landin J, Widmer A F, Fux C A, Marti W R. Timing of surgical antimicrobial prophylaxis: A phase 3 randomised controlled trial. The Lancet Infectious Diseases, 2017, 17 (6): 605-614.

[2]　Humphreys H. Precise timing might not be crucial: When to administer surgical antimicrobial prophylaxis. The Lancet Infectious Diseases, 2017, 17 (6): 565-566.

[3]　Park J, Tennant M, Walsh L J, Kruger E. Is there a consensus on antibiotic usage for dental implant placement in healthy patients?. Australian Dental Journal, 2018, 63 (1): 25-33.

[4]　Backes M, Dingemans S A, Dijkgraaf M G W, van den Berg H R, van Dijkman B, Hoogendoorn J M, Joosse P, Ritchie E D, Roerdink W H, Schots J P M, Sosef N L, Spijkerman I J B, Twigt B A, van der Veen A H, van Veen R N, Vermeulen J, Vos D I, Winkelhagen J, Goslings J C, Schepers T. Effect of antibiotic prophylaxis on surgical site infections following removal of orthopedic implants used for treatment of foot, ankle, and lower leg fractures: A randomized clinical trial. Journal of the American Medical Association, 2017, 318 (24): 2438-2445.

[5]　Ahmed W, Zhai Z, Gao C. Adaptive antibacterial biomaterial surfaces and their applications. Materials Today Bio, 2019, 2: 100017.

[6]　Jahanmard F, Dijkmans F M, Majed A, Vogely H C, van der Wal B C H, Stapels D A C, Ahmadi S M, Vermonden T, Amin Yavari S. Toward antibacterial coatings for personalized implants. ACS Biomaterials Science & Engineering, 2020, 6 (10): 5486-5492.

[7]　ter Boo G J A, Grijpma D W, Moriarty T F, Richards R G, Eglin D. Antimicrobial delivery systems for local infection prophylaxis in orthopedic-and trauma surgery. Biomaterials, 2015, 52: 113-125.

[8] Inzana J A, Schwarz E M, Kates S L, Awad H A. Biomaterials approaches to treating implant-associated osteomyelitis. Biomaterials, 2016, 81: 58-71.

[9] Ploux L, Ponche A, Anselme K. Bacteria/material interfaces: Role of the material and cell wall properties. Journal of Adhesion Science and Technology, 2010, 24 (13-14): 2165-2201.

[10] Cheng Y, Feng G, Moraru C I. Micro-and nanotopography sensitive bacterial attachment mechanisms: A review. Frontiers in Microbiology, 2019, 10: 191.

[11] Marković Z M, Jovanović S P, Mašković P Z, Danko M, Mičušík M, Pavlović V B, Milivojević D D, Kleinová A, Špitalský Z, Todorović Marković B M. Photo-induced antibacterial activity of four graphene based nanomaterials on a wide range of bacteria. RSC Advances, 2018, 8 (55): 31337-31347.

[12] Li M, Schlaich C, Willem Kulka M, Donskyi I S, Schwerdtle T, Unger W E S, Haag R. Mussel-inspired coatings with tunable wettability, for enhanced antibacterial efficiency and reduced bacterial adhesion. Journal of Materials Chemistry B, 2019, 7 (21): 3438-3445.

[13] Rzhepishevska O, Hakobyan S, Ruhal R, Gautrot J, Barbero D, Ramstedt M. The surface charge of anti-bacterial coatings alters motility and biofilm architecture. Biomaterials Science, 2013, 1 (6): 589-602.

[14] Li W, Thian E S, Wang M, Wang Z, Ren L. Surface design for antibacterial materials: From fundamentals to advanced strategies. Advanced Science, 2021, 8 (19): 2100368.

[15] Adlhart C, Verran J, Azevedo N F, Olmez H, Keinänen-Toivola M M, Gouveia I, Melo L F, Crijns F. Surface modifications for antimicrobial effects in the healthcare setting: A critical overview. Journal of Hospital Infection, 2018, 99 (3): 239-249.

[16] Chouirfa H, Bouloussa H, Migonney V, Falentin-Daudré C. Review of titanium surface modification techniques and coatings for antibacterial applications. Acta Biomaterialia, 2019, 83: 37-54.

[17] Katsikogianni M, Missirlis Y F. Concise review of mechanisms of bacterial adhesion to biomaterials and of techniques used in estimating bacteria-material interactions. European Cells & Materials, 2004, 8: 21.

[18] Pizarro-Cerda J, Cossart P. Bacterial adhesion and entry into host cells. Cell, 2006, 124 (4): 715-727.

[19] Arciola C R, Campoccia D, Speziale P, Montanaro L, Costerton J W. Biofilm formation in Staphylococcus implant infections. A review of molecular mechanisms and implications for biofilm-resistant materials. Biomaterials, 2012, 33 (26): 5967-5982.

[20] Anwar H, Costerton J W. Enhanced activity of combination of tobramycin and piperacillin for eradication of sessile biofilm cells of pseudomonas-aeruginosa. Antimicrobial Agents and Chemotherapy, 1990, 34 (9): 1666-1671.

[21] Davies D. Understanding biofilm resistance to antibacterial agents. Nature Reviews Drug Discovery, 2003, 2: 114-122.

[22] Singh S, Singh S K, Chowdhury I, Singh R. Understanding the mechanism of bacterial biofilms resistance to antimicrobial agents. The Open Microbiology Journal, 2017, 11: 53-62.

[23] Hall C W, Mah T F. Molecular mechanisms of biofilm-based antibiotic resistance and tolerance in pathogenic bacteria. FEMS Microbiology Reviews, 2017, 41 (3): 276-301.

[24] Hoiby N, Bjarnsholt T, Givskov M, Molin S, Ciofu O. Antibiotic resistance of bacterial biofilms. International Journal of Antimicrobial Agents, 2010, 35 (4): 322-332.

[25] Stewart P S. Mechanisms of antibiotic resistance in bacterial biofilms. International Journal of Medical Microbiology, 2002, 292 (2): 107-113.

[26] Alcalde-Rico M, Hernando-Amado S, Blanco P, Martínez J L. Multidrug efflux pumps at the crossroad between

antibiotic resistance and bacterial virulence. Frontiers in Microbiology, 2016, 7: 1483.

[27] Roy H, Ibba M. RNA-dependent lipid remodeling by bacterial multiple peptide resistance factors. Proceedings of the National Academy of Sciences, 2008, 105 (12): 4667.

[28] Christaki E, Marcou M, Tofarides A. Antimicrobial resistance in bacteria: Mechanisms, evolution, and persistence. Journal of Molecular Evolution, 2020, 88 (1): 26-40.

[29] Delcour A H. Outer membrane permeability and antibiotic resistance. Biochimica et Biophysica Acta(BBA)-Proteins and Proteomics, 2009, 1794 (5): 808-816.

[30] de Pascale G, Wright G D. Antibiotic resistance by enzyme inactivation: From mechanisms to solutions. ChemBioChem, 2010, 11 (10): 1325-1334.

[31] Hasan J, Crawford R J, Lvanova E P. Antibacterial surfaces: The quest for a new generation of biomaterials. Trends in Biotechnology, 2013, 31 (5): 31-40.

[32] Singh A, Dubey A K. Various biomaterials and techniques for improving antibacterial response. ACS Applied Bio Materials, 2018, 1 (1): 3-20.

[33] Bazaka K, Jacob M V, Crawford R J, Ivanova E P. Efficient surface modification of biomaterial to prevent biofilm formation and the attachment of microorganisms. Applied Microbiology and Biotechnology, 2012, 95 (2): 299-311.

[34] Francolini I, Vuotto C, Piozzi A, Donelli G. Antifouling and antimicrobial biomaterials: An overview. Apmis, 2017, 125 (4): 392-417.

[35] Campoccia D, Montanaro L, Arciola C R. A review of the biomaterials technologies for infection-resistant surfaces. Biomaterials, 2013, 34 (34): 8533-8554.

[36] Simchi A, Tamjid E, Pishbin F, Boccaccini A R. Recent progress in inorganic and composite coatings with bactericidal capability for orthopaedic applications. Nanomedicine-Nanotechnology Biology and Medicine, 2011, 7 (1): 22-39.

[37] An Y H, Friedman R J. Concise review of mechanisms of bacterial adhesion to biomaterial surfaces. Journal of Biomedical Materials Research, 1998, 43 (3): 338-348.

[38] Daeschel M A, McGuire J. Interrelationships between protein surface adsorption and bacterial adhesion. Biotechnology and Genetic Engineering Reviews, 1998, 15: 413-438.

[39] Rosenberg M, Kjelleberg S. Hydrophobic interactions-role in bacterial adhesion. Advances in Microbial Ecology, 1986, 9: 353-393.

[40] Lowe S, O'Brien-Simpson N M, Connal L A. Antibiofouling polymer interfaces: Poly (ethylene glycol) and other promising candidates. Polymer Chemistry, 2015, 6 (2): 198-212.

[41] Rigo S, Cai C, Gunkel-Grabole G, Maurizi L, Zhang X Y, Xu J, Palivan C G. Nanoscience-based strategies to engineer antimicrobial surfaces. Advanced Science, 2018, 5 (5): 1700892.

[42] Yu Q, Zhang Y, Wang H, Brash J, Chen H. Anti-fouling bioactive surfaces. Acta Biomaterialia, 2011, 7 (4): 1550-1557.

[43] Ito Y, Hasuda H, Sakuragi M, Tsuzuki S. Surface modification of plastic, glass and titanium by photoimmobilization of polyethylene glycol for antibiofouling. Acta Biomaterialia, 2007, 3 (6): 1024-1032.

[44] Park K D, Kim Y S, Han D K, Kim Y H, Lee E H, Suh H, Choi K S. Bacterial adhesion on PEG modified polyurethane surfaces. Biomaterials, 1998, 19 (7-9): 851-859.

[45] Kingshott P, Wei J, Bagge-Ravn D, Gadegaard N, Gram L. Covalent attachment of poly (ethylene glycol) to surfaces, critical for reducing bacterial adhesion. Langmuir, 2003, 19 (17): 6912-6921.

[46] Zeng G, Ogaki R, Meyer R L. Non-proteinaceous bacterial adhesins challenge the antifouling properties of polymer brush coatings. Acta Biomaterialia, 2015, 24: 64-73.

[47] Bearinger J P, Terrettaz S, Michel R, Tirelli N, Vogel H, Textor M, Hubbell J A. Chemisorbed poly(propylene sulphide)-based copolymers resist biomolecular interactions. Nature Materials, 2003, 2 (4): 259-264.

[48] Knop K, Hoogenboom R, Fischer D, Schubert U S. Poly (ethylene glycol) in drug delivery: Pros and cons as well as potential alternatives. Angewandte Chemie-International Edition, 2010, 49 (36): 6288-6308.

[49] Barz M, Luxenhofer R, Zentel R, Vicent M J. Overcoming the PEG-addiction: Well-defined alternatives to PEG, from structure-property relationships to better defined therapeutics. Polymer Chemistry, 2011, 2 (9): 1900-1918.

[50] Zhang F, Liu M R, Wan H T. Discussion about several potential drawbacks of PEGylated therapeutic proteins. Biological & Pharmaceutical Bulletin, 2014, 37 (3): 335-339.

[51] Schlenoff J B. Zwitteration: Coating surfaces with zwitterionic functionality to reduce nonspecific adsorption. Langmuir, 2014, 30 (32): 9625-9636.

[52] Jiang S Y, Cao Z Q. Ultralow-fouling, functionalizable, and hydrolyzable zwitterionic materials and their derivatives for biological applications. Advanced Materials, 2010, 22 (9): 920-932.

[53] Colilla M, Izquierdo-Barba I, Vallet-Regi M. The role of zwitterionic materials in the fight against proteins and bacteria. Medicines (Basel), 2018, 5 (4): 125.

[54] Izquierdo-Barba I, Colilla M, Vallet-Regi M. Zwitterionic ceramics for biomedical applications. Acta Biomaterialia, 2016, 40: 201-211.

[55] Higaki Y, Kobayashi M, Murakami D, Takahara A. Anti-fouling behavior of polymer brush immobilized surfaces. Polymer Journal, 2016, 48 (4): 325-331.

[56] Blackman L D, Gunatillake P A, Cass P, Locock K E S. An introduction to zwitterionic polymer behavior and applications in solution and at surfaces. Chemical Society Reviews, 2019, 48 (3): 757-770.

[57] Zheng L C, Sundaram H S, Wei Z Y, Li C C, Yuan Z F. Applications of zwitterionic polymers. Reactive & Functional Polymers, 2017, 118: 51-61.

[58] Sanchez-Salcedo S, Colilla M, Izquierdo-Barba I, Vallet-Regi M. Design and preparation of biocompatible zwitterionic hydroxyapatite. Journal of Materials Chemistry B, 2013, 1 (11): 1595-1606.

[59] Rodriguez-Palomo A, Monopoli D, Afonso H, Izquierdo-Barba I, Vallet-Regi M. Surface zwitterionization of customized 3D Ti6Al4V scaffolds: A promising alternative to eradicate bone infection. Journal of Materials Chemistry B, 2016, 4 (24): 4356-4365.

[60] Yu B Y, Zhen J, Chang Y, Sin M C, Chang C H, Higuchi A, Sun Y M. Surface zwitterionization of titanium for a general bio-inert control of plasma proteins, blood cells, tissue cells, and bacteria. Langmuir, 2014, 30 (25): 7502-7512.

[61] Chou Y N, Wen T C, Chang Y. Zwitterionic surface grafting of epoxylated sulfobetaine copolymers for the development of stealth biomaterial interfaces. Acta Biomaterialia, 2016, 40: 78-91.

[62] Zhang X X, Wang L, Levanen E. Superhydrophobic surfaces for the reduction of bacterial adhesion. RSC Advances, 2013, 3 (30): 12003-12020.

[63] Falde E J, Yohe S T, Colson Y L, Grinstaff M W. Superhydrophobic materials for biomedical applications. Biomaterials, 2016, 104: 87-103.

[64] Damodaran V B, Murthy N S. Bio-inspired strategies for designing antifouling biomaterials. Biomaterials Research, 2016, 20: 18.

[65] Pradeep K S, Matthew R P, Greenberg E P, Michael J W. A component of innate immunity prevents bacterial

biofilm development. Nature, 2002, 417: 552-555.

[66] Chen F F, Yang Z Y, Zhu Y J, Xiong Z C, Dong L Y, Lu B Q, Wu J, Yang R L. Low-cost and scaled-up production of fluorine-free, substrate-Independent, large-area superhydrophobic coatings based on hydroxyapatite nanowire bundles. Chemistry, 2018, 24 (2): 416-424.

[67] Tang P F, Zhang W, Wang Y, Zhang B X, Wang H, Lin C J, Zhang L H. Effect of superhydrophobic surface of titanium on staphylococcus aureus adhesion. Journal of Nanomaterials, 2011: 178921.

[68] Johansson N, Fredriksson A, Eriksson P. Neonatal exposure to perfluorooctane sulfonate (PFOS) and perfluorooctanoic acid (PFOA) causes neurobehavioural defects in adult mice. Neurotoxicology, 2008, 29 (1): 160-169.

[69] Joensen U N, Bossi R, Leffers H, Jensen A A, Skakkebaek N E, Jorgensen N. Do perfluoroalkyl compounds impair human semen quality? Environmental Health Perspectives, 2009, 117 (6): 923-927.

[70] Wu W C, Wang X L, Liu X J, Zhou F. Spray-coated fluorine-free superhydrophobic coatings with easy repairability and applicability. ACS Applied Materials & Interfaces, 2009, 1 (8): 1656-1661.

[71] Fadeeva E, Truong V K, Stiesch M, Chichkov B N, Crawford R J, Wang J, Ivanova E P. Bacterial retention on superhydrophobic titanium surfaces fabricated by femtosecond laser ablation. Langmuir, 2011, 27(6): 3012-3019.

[72] Li X M, Reinhoudt D, Crego-Calama M. What do we need for a superhydrophobic surface? A review on the recent progress in the preparation of superhydrophobic surfaces. Chemical Society Reviews, 2007, 36 (9): 1529.

[73] Guilhelmelli F, Vilela N, Albuquerque P, Derengowski L D, Silva-Pereira I, Kyaw C M. Antibiotic development challenges: The various mechanisms of action of antimicrobial peptides and of bacterial resistance. Frontiers in microbiology, 2013, 4: 353.

[74] Campoccia D, Montanaro L, Speziale P, Arciola C R. Antibiotic-loaded biomaterials and the risks for the spread of antibiotic resistance following their prophylactic and therapeutic clinical use. Biomaterials, 2010, 31 (25): 6363-6377.

[75] Li D, Lv P F, Fan L F, Huang Y Y, Yang F, Mei X F, Wu D C. The immobilization of antibiotic-loaded polymeric coatings on osteoarticular Ti implants for the prevention of bone infections. Biomaterials Science, 2017, 5 (11): 2337-2346.

[76] Neut D, Dijkstra R J B, Thompson J I, van der Mei H C, Busscher H J. Antibacterial efficacy of a new gentamicin-coating for cementless prostheses compared to gentamicin-loaded bone cement. Journal of Orthopaedic Research, 2011, 29 (11): 1654-1661.

[77] Bakhshandeh S, Karaji Z G, Lietaert K, Fluit A C, Boel C H E, Vogely H C, Vermonden T, Hennink W E, Weinans H, Zadpoor A A, Yavari S A. Simultaneous delivery of multiple antibacterial agents from additively manufactured porous biomaterials to fully eradicate planktonic and adherent staphylococcus aureus. ACS Applied Materials & Interfaces, 2017, 9 (31): 25691-25699.

[78] Dickson J S, Koohmaraie M. Cell-surface charge characteristics and their relationship to bacterial attachment to meat surfaces. Applied and Environmental Microbiology, 1989, 55 (4): 832-836.

[79] Anitha A, Sowmya S, Kumar P T S, Deepthi S, Chennazhi K P, Ehrlich H, Tsurkan M, Jayakumar R. Chitin and chitosan in selected biomedical applications. Progress in Polymer Science, 2014, 39 (9): 1644-1667.

[80] Goy R C, de Britto D, Assis O B G. A review of the antimicrobial activity of chitosan. Polimeros, 2009, 19 (3): 241-247.

[81] Vaz J M, Pezzoli D, Chevallier P, Campelo C S, Candiani G, Mantovani D. Antibacterial coatings based on chitosan for pharmaceutical and biomedical applications. Current Pharmaceutical Design, 2018, 24 (8): 866-885.

[82] Younes I, Sellimi S, Rinaudo M, Jellouli K, Nasri M. Influence of acetylation degree and molecular weight of homogeneous chitosans on antibacterial and antifungal activities. International Journal of Food Microbiology, 2014, 185: 57-63.

[83] Jung E J, Youn D K, Lee S H, No H K, Ha J G, Prinyawiwatkul W. Antibacterial activity of chitosans with different degrees of deacetylation and viscosities. International Journal of Food Science & Technology, 2010, 45 (4): 676-682.

[84] Raafat D, Sahl H G. Chitosan and its antimicrobial potential - a critical literature survey. Microbial Biotechnology, 2009, 2 (2): 186-201.

[85] Peng Z X, Wang L, Du L, Guo S R, Wang X Q, Tang T T. Adjustment of the antibacterial activity and biocompatibility of hydroxypropyltrimethyl ammonium chloride chitosan by varying the degree of substitution of quaternary ammonium. Carbohydrate Polymers, 2010, 81 (2): 275-283.

[86] Peng Z X, Tu B, Shen Y, Du L, Wang L, Guo S R, Tang T T. Quaternized chitosan inhibits icaa transcription and biofilm formation by staphylococcus on a titanium surface. Antimicrobial Agents and Chemotherapy, 2011, 55 (2): 860-866.

[87] Peng Z X, Ao H Y, Wang L, Guo S R, Tang T T. Quaternised chitosan coating on titanium provides a self-protective surface that prevents bacterial colonisation and implant-associated infections. RSC Advances, 2015, 5 (67): 54304-54311.

[88] Carmona-Ribeiro A M, Carrasco L D D. Cationic antimicrobial polymers and their assemblies. International Journal of Molecular Sciences, 2013, 14 (5): 9906-9946.

[89] Chua P H, Neoh K G, Kang E T, Wang W. Surface functionalization of titanium with hyaluronic acid/chitosan polyelectrolyte multilayers and RGD for promoting osteoblast functions and inhibiting bacterial adhesion. Biomaterials, 2008, 29 (10): 1412-1421.

[90] Lv H B, Chen Z, Yang X P, Cen L, Zhang X, Gao P. Layer-by-layer self-assembly of minocycline-loaded chitosan/alginate multilayer on titanium substrates to inhibit biofilm formation. Journal of Dentistry, 2014, 42 (11): 1464-1472.

[91] Paladini F, Pollini M, Sannino A, Ambrosio L. Metal-based antibacterial substrates for biomedical applications. Biomacromolecules, 2015, 16 (7): 1873-1885.

[92] Turner R J. Metal-based antimicrobial strategies. Microbial Biotechnology, 2017, 10 (5): 1062-1065.

[93] Alexander J W. History of the medical use of silver. Surg Infect, 2009, 10 (3): 289-292.

[94] Atiyeh B S, Costagliola M, Hayek S N, Dibo S A. Effect of silver on burn wound infection control and healing: Review of the literature. Burns, 2007, 33 (2): 139-148.

[95] Jung W K, Koo H C, Kim K W, Shin S, Kim S H, Park Y H. Antibacterial activity and mechanism of action of the silver ion in Staphylococcus aureus and Escherichia coli. Applied and Environmental Microbiology, 2008, 74 (7): 2171-2178.

[96] Wang Q F, Yu H J, Zhong L, Liu J Q, Sun J Q, Shen J C. Incorporation of silver ions into ultrathin titanium phosphate films: In situ reduction to prepare silver nanoparticles and their antibacterial activity. Chemistry of Materials, 2006, 18 (7): 1988-1994.

[97] Necula B S, Fratila-Apachitei L E, Zaat S A J, Apachitei I, Duszczyk J. In vitro antibacterial activity of porous TiO$_2$-Ag composite layers against methicillin-resistant Staphylococcus aureus. Acta Biomaterialia, 2009, 5 (9): 3573-3580.

[98] Ewald A, GluckermannS K, Thull R, Gbureck U. Antimicrobial titanium/silver PVD coatings on titanium.

Biomedical Engineering Online, 2006, 5: 22.

[99] Duran N, Duran M, de Jesus M B, Seabra A B, FavaroW J, Nakazato G. Silver nanoparticles: A new view on mechanistic aspects on antimicrobial activity. Nanomedicine-Nanotechnology Biology and Medicine, 2016, 12 (3): 789-799.

[100] Xiu Z M, Zhang Q B, Puppala H L, Colvin V L, Alvarez P J J. Negligible particle-specific antibacterial activity of silver nanoparticles. Nano Letters, 2012, 12 (8): 4271-4275.

[101] Flores C Y, Diaz C, Rubert A, Benitez G A, Moreno M S, de Mele M A F L, Salvarezza R C, Schilardi P L, Vericat C. Spontaneous adsorption of silver nanoparticles on Ti/TiO$_2$ surfaces. Antibacterial effect on Pseudomonas aeruginosa. Journal of Colloid and Interface Science, 2010, 350 (2): 402-408.

[102] Flores C Y, Minan A G, Grillo C A, Salvarezza R C, Vericat C, Schilardi P L. Citrate-capped silver nanoparticles showing good bactericidal effect against both planktonic and sessile bacteria and a low cytotoxicity to osteoblastic cells. Acs Applied Materials & Interfaces, 2013, 5 (8): 3149-3159.

[103] Gherasim O, Puiu R A, Bîrcă A C, Burdușel A C, Grumezescu A M. An updated review on silver nanoparticles in biomedicine. Nanomaterials, 2020, 10 (11): 2318.

[104] Akter M, Sikder M T, Rahman M M, Ullah A K M A, Hossain K F B, Banik S, Hosokawa T, Saito T, Kurasaki M. A systematic review on silver nanoparticles-induced cytotoxicity: Physicochemical properties and perspectives. Journal of Advanced Research, 2018, 9: 1-16.

[105] Gliga A R, Skoglund S, Wallinder I O, Fadeel B, Karlsson H L. Size-dependent cytotoxicity of silver nanoparticles in human lung cells: The role of cellular uptake, agglomeration and Ag release. Particle and Fibre Toxicology, 2014, 11: 11.

[106] Necula B S, van Leeuwen J P T M, Fratila-Apachitei L E, Zaat S A J, Apachitei I, Duszczyk J. In vitro cytotoxicity evaluation of porous TiO$_2$-Ag antibacterial coatings for human fetal osteoblasts. Acta Biomaterialia, 2012, 8 (11): 4191-4197.

[107] Cao H L, Liu X Y, Meng F H, Chu P K. Biological actions of silver nanoparticles embedded in titanium controlled by micro-galvanic effects. Biomaterials, 2011, 32 (3): 693-705.

[108] Cao H L, Zhang W J, Meng F H, Guo J S, Wang D H, Qian S, Jiang X Q, Liu X Y, Chu P K. Osteogenesis catalyzed by titanium-supported silver nanoparticles. Acs Applied Materials & Interfaces, 2017, 9 (6): 5149-5157.

[109] Cao H L, Qiao Y Q, Liu X Y, Lu T, Cui T, Meng F H, Chu P K. Electron storage mediated dark antibacterial action of bound silver nanoparticles: Smaller is not always better. Acta Biomaterialia, 2013, 9 (2): 5100-5110.

[110] Lemire J A, Harrison J J, Turner R J. Antimicrobial activity of metals: Mechanisms, molecular targets and applications. Nature Reviews Microbiology, 2013, 11 (6): 371-384.

[111] Sirelkhatim A, Mahmud S, Seeni A, Kaus N H M, Ann L C, Bakhori S K M, Hasan H, Mohamad D. Review on zinc oxide nanoparticles: Antibacterial activity and toxicity mechanism. Nano-Micro Letters, 2015, 7 (3): 219-242.

[112] Chatterjee A K, Chakraborty R, Basu T. Mechanism of antibacterial activity of copper nanoparticles. Nanotechnology, 2014, 25 (13): 135101.

[113] Schaible M E, Kaufmann S H E. Iron and microbial infection. Nature Reviews Microbiology, 2004, 2 (12): 946-953.

[114] Pasquet J, Chevalier Y, Pelletier J, Couval E, Bouvier D, Bolzinger M A. The contribution of zinc ions to the antimicrobial activity of zinc oxide. Colloids and Surfaces a-Physicochemical and Engineering Aspects, 2014, 457: 263-274.

[115] Gold K, Slay B, Knackstedt M, Gaharwar A K. Antimicrobial activity of metal and metal-oxide based nanoparticles. Advanced Therapeutics, 2018, 1 (3): 1700033.

[116] Hu H, Zhang W, Qiao Y, Jiang X, Liu X, Ding C. Antibacterial activity and increased bone marrow stem cell functions of Zn-incorporated TiO_2 coatings on titanium. Acta Biomaterialia, 2012, 8 (2): 904-915.

[117] Jin G D, Cao H L, Qiao Y Q, Meng F H, Zhu H Q, Liu X Y. Osteogenic activity and antibacterial effect of zinc ion implanted titanium. Colloids and Surfaces B: Biointerfaces, 2014, 117: 158-165.

[118] Hang R Q, Gao A, Huang X B, Wang X G, Zhang X Y, Qin L, Tang B. Antibacterial activity and cytocompatibility of Cu-Ti-O nanotubes. Journal of Biomedical Materials Research Part A, 2014, 102 (6): 1850-1858.

[119] Rosenbaum J, Versace D L, Abbad-Andallousi S, Pires R, Azevedo C, Cenedese P, Dubot P. Antibacterial properties of nanostructured Cu-TiO_2 surfaces for dental implants. Biomaterials Science, 2017, 5 (3): 455-462.

[120] Vincent M, Duval R E, Hartemann P, Engels-Deutsch M. Contact killing and antimicrobial properties of copper. Journal of Applied Microbiology, 2018, 124 (5): 1032-1046.

[121] Hans M, Erbe A, Mathews S, Chen Y, Solioz M, Mucklich F. Role of copper oxides in contact killing of bacteria. Langmuir, 2013, 29 (52): 16160-16166.

[122] Mathews S, Hans M, Mucklich F, Solioz M. Contact killing of bacteria on copper is suppressed if bacterial-metal contact is prevented and is induced on iron by copper ions. Applied and Environmental Microbiology, 2013, 79 (8): 2605-2611.

[123] Santo C E, Quaranta D, Grass G. Antimicrobial metallic copper surfaces kill Staphylococcus haemolyticus via membrane damage. Microbiology Open, 2012, 1 (1): 46-52.

[124] Zhang E, Li F, Wang H, Liu J, Wang C, Li M, Yang K. A new antibacterial titanium-copper sintered alloy: Preparation and antibacterial property. Mateterials Science and Egineering: C Materials for Biological Applications, 2013, 33 (7): 4280-4287.

[125] Liu J, Li F B, Liu C, Wang H Y, Ren B R, Yang K, Zhang E L. Effect of Cu content on the antibacterial activity of titanium-copper sintered alloys. Mateterials Science and Egineering: C Materials for Biological Applications, 2014, 35: 392-400.

[126] Liu R, Memarzadeh K, Chang B, Zhang Y M, Ma Z, Allaker R P, Ren L, Yang K. Antibacterial effect of copper-bearing titanium alloy (Ti-Cu) against Streptococcus mutans and Porphyromonas gingivalis. Scientific Reports, 2016, 6: 29985.

[127] Arias L S, Pessan J P, Vieira A P M, de Lima T M T, Delbem A C B, Monteiro D R. Iron oxide nanoparticles for biomedical applications: A perspective on synthesis, drugs, antimicrobial activity, and Toxicity. Antibiotics-Basel, 2018, 7 (2): 46.

[128] Tian Y, Cao H, Qiao Y, Liu X. Antimicrobial and osteogenic properties of iron-doped titanium. RSC Advances, 2016, 6 (52): 46495-46507.

[129] Tian Y X, Cao H L, Qiao Y Q, Meng F H, Liu X Y. Antibacterial activity and cytocompatibility of titanium oxide coating modified by iron ion implantation. Acta Biomaterialia, 2014, 10 (10): 4505-4517.

[130] Yu L, Qian S, Qiao Y Q, Liu X Y. Multifunctional mn-containing titania coatings with enhanced corrosion resistance, osteogenesis and antibacterial activity. Journal of Materials Chemistry B, 2014, 2 (33): 5397-5408.

[131] Cao H L, Qin H, Zhao Y C, Jin G D, Lu T, Meng F H, Zhang X L, Liu X Y. Nano-thick calcium oxide armed titanium: Boosts bone cells against methicillin-resistant Staphylococcus aureus. Scientific Reports, 2016, 6: 21761.

[132] Matsunaga T, Tomoda R, Nakajima T, Wake H. Photoelectrochemical sterilization of microbial-cells by semiconductor powders. FEMS Microbiology Letters, 1985, 29 (1-2): 211-214.

[133] Li Y, Zhang W, Niu J F, Chen Y S. Mechanism of photogenerated reactive oxygen species and correlation with the antibacterial properties of engineered metal-oxide nanoparticles. ACS Nano, 2012, 6 (6): 5164-5173.

[134] Feng Y H, Liu L, Zhang J, Aslan H, Dong M D. Photoactive antimicrobial nanomaterials. Journal of Materials Chemistry B, 2017, 5 (44): 8631-8652.

[135] Evans P, Sheel D W. Photoactive and antibacterial TiO₂ thin films on stainless steel. Surface & Coatings Technology, 2007, 201 (22-23): 9319-9324.

[136] Yu J C, Ho W K, Lin J, Yip K Y, Wong P K. Photocatalytic activity, antibacterial effect, and photoinduced hydrophilicity of TiO₂ films coated on a stainless steel substrate. Environmental Science & Technology, 2003, 37 (10): 2296-2301.

[137] Villatte G, Massard C, Descamps S, Sibaud Y, Forestier C, Awitor K O. Photoactive TiO₂ antibacterial coating on surgical external fixation pins for clinical application. International Journal of Nanomedicine, 2015, 10: 3367-3375.

[138] Wang L L, Hu C, Shao L Q. The antimicrobial activity of nanoparticles: Present situation and prospects for the future. International Journal of Nanomedicine, 2017, 12: 1227-1249.

[139] Roguska A, Belcarz A, Pisarek M, Ginalska G, Lewandowska M. TiO₂ nanotube composite layers as delivery system for ZnO and Ag nanoparticles-An unexpected overdose effect decreasing their antibacterial efficacy. Mateterials Science and Egineering: C Materials for Biological Applications, 2015, 51: 158-166.

[140] Oun A A, Rhim J W. Carrageenan-based hydrogels and films: Effect of ZnO and CuO nanoparticles on the physical, mechanical, and antimicrobial properties. Food Hydrocolloids, 2017, 67: 45-53.

[141] Cao B C, Cao S, Dong P Y, Gao J, Wang J. High antibacterial activity of ultrafine TiO₂/graphene sheets nanocomposites under visible light irradiation. Materials Letters, 2013, 93: 349-352.

[142] Akhavan O, Ghaderi E. Photocatalytic reduction of graphene oxide nanosheets on TiO₂ thin film for photoinactivation of bacteria in solar light irradiation. Journal of Physical Chemistry C, 2009, 113 (47): 20214-20220.

[143] Glenske K, Donkiewicz P, Kowitsch A, Milosevic-Oljaca N, Rider P, Rofall S, Franke J, Jung O, Smeets R, Schnettler R, Wenisch S, Barbeck M. Applications of metals for bone regeneration. International Journal of Molecular Sciences, 2018, 19 (3): 826.

[144] Sansone V, Pagani D, Melato M. The effects on bone cells of metal ions released from orthopaedic implants. A review. Clinical Cases in Mineral and Bone Metabolism, 2013, 10 (1): 34-40.

[145] Goriainov V, Cook R, Latham J M, Dunlop D G, Oreffo R O. Bone and metal: An orthopaedic perspective on osseointegration of metals. Acta Biomaterialia, 2014, 10 (10): 4043-4057.

[146] Bose S, Fielding G, Tarafder S, Bandyopadhyay A. Understanding of dopant-induced osteogenesis and angiogenesis in calcium phosphate ceramics. Trends in Biotechnology, 2013, 31 (10): 594-605.

[147] Palacios C. The role of nutrients in bone health, from A to Z. Critical Reviews in Food Science and Nutrition, 2006, 46 (8): 621-628.

[148] Sharan K, Siddiqui J A, Swarnkar G, Chattopadhyay N. Role of calcium-sensing receptor in bone biology. Indian Journal of Medical Research, 2008, 127 (3): 274-286.

[149] Viti F, Landini M, Mezzelani A, Petecchia L, Milanesi L, Scaglione S. Osteogenic differentiation of MSC through calcium signaling activation: Transcriptomics and functional analysis. PLoS One, 2016, 11 (2): e0148173.

[150] Siqueira J F, Lopes H P. Mechanisms of antimicrobial activity of calcium hydroxide: A critical review. International Endodontic Journal, 1999, 32 (5): 361-369.

[151] Xie Y T, Yang L H. Calcium and magnesium ions are membrane-active against stationary-phase staphylococcus

aureus with high specificity. Scientific Reports，2016，6：20628.

[152] Surmenev R A，Surmeneva M A，Ivanova A A. Significance of calcium phosphate coatings for the enhancement of new bone osteogenesis--a review. Acta Biomaterialia，2014，10（2）：557-579.

[153] Cheng X，Kuhn L. Chemotherapy drug delivery from calcium phosphate nanoparticles. International Journal of Nanomedicine，2007，2（4）：667-674.

[154] Wu V M，Tang S，Uskokovic V. Calcium phosphate nanoparticles as intrinsic inorganic antimicrobials：The antibacterial effect. ACS Applied Materials & Interfaces，2018，10（40）：34013-34028.

[155] Chernozem R V，Surmeneva M A，Krause B，Baumbach T，Ignatov V P，Prymak O，Loza K，Epple M，Ennen-Roth F，Wittmar A，Ulbricht M，Chudinova E A，Rijavec T，Lapanje A，Surmenev R A. Functionalization of titania nanotubes with electrophoretically deposited silver and calcium phosphate nanoparticles：Structure，composition and antibacterial assay. Matterials Science and Egineering：C Materials for Biological Applications，2019，97：420-430.

[156] Yu L，Jin G D，Ouyang L P，Wang D H，Qiao Y Q，Liu X Y. Antibacterial activity，osteogenic and angiogenic behaviors of copper-bearing titanium synthesized by PIII&D. Journal of Materials Chemistry B，2016，4（7）：1296-1309.

[157] Wu Q J，Li J H，Zhang W J，Qian H X，She W J，Pan H Y，Wen J，Zhang X L，Liu X Y，Jiang X Q. Antibacterial property，angiogenic and osteogenic activity of Cu-incorporated TiO_2 coating. Journal of Materials Chemistry B，2014，2（39）：6738-6748.

[158] Jin G D，Qin H，Cao H L，Qian S，Zhao Y C，Peng X C，Zhang X L，Liu X Y，Chu P K. Synergistic effects of dual Zn/Ag ion implantation in osteogenic activity and antibacterial ability of titanium. Biomaterials，2014，35（27）：7699-7713.

[159] Jin G D，Qin H，Cao H L，Qiao Y Q，Zhao Y C，Peng X C，Zhang X L，Liu X Y，Chu P K. Zn/Ag micro-galvanic couples formed on titanium and osseointegration effects in the presence of S-aureus. Biomaterials，2015，65：22-31.

[160] Zhao Y C，Cao H L，Qin H，Cheng T，Qian S，Cheng M Q，Peng X C，Wang J X，Zhang Y，Jin G D，Zhang X L，Liu X Y，Chu P K. Balancing the osteogenic and antibacterial properties of titanium by codoping of mg and ag：An *in vitro* and *in vivo* study. ACS Applied Materials & Interfaces，2015，7（32）：17826-17836.

[161] Liu C，Fu X K，Pan H B，Wan P，Wang L，Tan L L，Wang K H，Zhao Y，Yang K，Chu P K. Biodegradable Mg-Cu alloys with enhanced osteogenesis，angiogenesis，and long-lasting antibacterial effects. Scientific Reports，2016，6：27374.

第12章

生物适应性和自适应性表界面设计

摘要: 植入材料用于不同部位、不同病症,都存在着生物适应性问题。生物适应性不良,会严重影响医疗器械的治疗效果和服役寿命。植入材料的生物适应性首先表现为表面的生物适应性,部分材料还具备含反馈机制的生物自适应性。本章主要从具有组织诱导功能的生物适应性界面、具有抗菌功能的生物自适应性界面和具有抗肿瘤功能的生物自适应性界面三个方面对生物自适应性表界面设计进行介绍。①具有组织诱导功能的生物适应性界面,侧重介绍可诱导性细胞生物学行为和功能界面制备途径。②具有抗菌功能的生物适应性和自适应性界面,分为抑制细菌黏附的生物适应性界面、接触杀菌的生物适应性界面及释放杀菌的生物自适应性界面进行阐述。③具有抗肿瘤功能的生物自适应性界面,重点介绍了常见肿瘤微环境刺激响应性药物控释系统,如低氧刺激响应性药物控释系统、pH刺激响应性药物控释系统、腺苷三磷酸(ATP)刺激响应性药物控释系统、还原刺激响应性药物控释系统、酶刺激响应性药物控释系统及活性氧自由基(ROS)刺激响应性药物控释系统。基于生物自适应性的理念,对植入材料进行表面修饰及功能化设计,对于现有生物材料的提档升级具有重要的临床意义。

Abstract: Implanted biomaterials for different sites and diseases exhibit their own bioadaptability issues. Poor biological adaptability severely affects the therapeutic effects and service lifespan of medical devices. The bio-adaptability of an implanted material refers first to the surface bio-adaptability, and some advanced materials exhibited self-adaptation owing to some feedback mechanisms. This chapter introduces the bio-adaptive interface design from three aspects: bio-adaptive interfaces with tissue induction function, bio-adaptive interfaces with antibacterial function, and bio-adaptive interfaces with antitumor function. (1) The bio-adaptive interface with tissue inducing function focuses on introducing biological behavior of inducible cells and the preparation method of functional interfaces. (2) The bio-adaptive and self-adaptive interfaces with antibacterial function includes a bio-adaptive interface with bacterial adhesion inhibition property, bio-adaptive interface with bacteria contact resistance property，and self-adaptive interface with drug release property.（3）The self-adaptive interface with antitumor functions focuses on the drug release systems which could be responsive to the common tumor micro-environmental stimulus，such as hypoxia stimulus responsive drug controlled-release system，pH stimulus-responsive drug release system，ATP stimulus-responsive drug release system，reductive responsive drug controlled-release system，enzyme stimulus-responsive drug controlled release system，and reactive oxygen species stimulus-responsive drug controlled release system. Based on the self-adaptive concept of organisms，the surface modification and functional design of implant materials are clinically meaningful for upgrading of the existing biomaterials.

12.1 生物适应性和自适应性表界面概述

生物材料植入物作为"异物"进入人体后，会与人体生理环境发生相互作用。材料的形态结构及理化性能会导致生理响应。理想的植入材料对人体也具有适应性，即生物材料植入体内后，要与细胞、细菌、组织、器官等多种层次的结构和功能匹配。尤其临床上，大多数生物材料都是在病理环境下使用。这与正常生理环境存在很大区别，对植入生物材料的生物适应性提出了更高的要求，即生物材料植入体内后，应该能够适应人体不同的生理/病理环境的使用要求。

部分材料还具有生物自适应性表面。自适应性是指材料可以根据生物环境的变化而自我调节其结构，并针对性地实现所需的生物医学功能的特性。这种自适应性通常建立在各种反馈机制的基础之上。通过理性的材料设计，可以制备生物自适应性表界面，使其能够主动适应人体的生理或病理微环境，更好地调控细胞生理功能，实现微环境的重塑，达到组织修复等目的。

本章将介绍正常生理微环境条件下骨修复、细菌感染病理微环境条件下的硬骨修复植入体，并侧重其生物适应性或自适应性表界面。此外，也将介绍肿瘤微环境条件下纳米药物输送载体的生物自适应性表界面设计。12.2 节的具有组织诱导功能的界面主要呈现生物适应性，12.4 节的具有抗肿瘤功能的表面主要呈现生物自适应性，12.3 节的抗菌界面则是适应性和自适应性兼而有之。这些设计理念可以为相关生物材料的表面改性提供科学依据。

12.2 具有组织诱导功能的生物适应性界面

近年来，新型损伤修复性医用生物材料的研发已成为研究热点。与常见的"惰性"生物材料（如钛材）相比，新型生物材料通常具有特定的组织诱导功能，该特性可有效地加速损伤组织修复。研究表明，生物材料应用于人体后，周围游离细胞将在其表面依次黏附、迁移、增殖、分化，最终实现新生组织形成，所以材料的表面性质至关重要。另外，细胞或组织正常生理功能发挥与其生存的微环境密不可分，深入理解细胞或组织微环境，也可有效地指导组织修复材料设计和研发。因此，一个重要的基础问题就是针对组织损伤修复，通过调控生物材料的表/界面特性构筑仿生微环境（细胞外基质组分、结构、生长因子等因素），进而调控细胞（骨髓间充质干细胞、成骨细胞、巨噬细胞等）的黏附、迁移、增殖、分化等"命运"。

12.2.1　可诱导性细胞生物学行为

细胞黏附属于细胞和材料间相互作用的第一阶段，在这一阶段，材料表面的理化性质将起决定性作用，并调节细胞随后的细胞增殖、活性及分化过程。其也与多种自然现象密切相关，如胚胎发生、组织结构维持、伤口愈合、免疫反应等。所以材料表面的早期细胞黏附将较大程度上影响生物材料的生物相容性。研究显示，细胞膜表面的不同种类整合素介导了细胞与不同生物材料表面的相互作用，高表达的整合素可进一步通过级联性激活局部黏着斑激酶（FAK）、蛋白激酶 B（Akt）、细胞外调节蛋白激酶（ERK1/2）等的磷酸化水平，实现对细胞增殖、存活及分化的调控[1]。另外，研究表明材料的表面理化特性均可对细胞早期黏附产生影响，其中包括了表面形貌、粗糙度、电荷、亲疏水性、表面能及化学组分等。因此，通过调节生物材料的表面性质可赋予其良好的早期细胞黏附性能。

细胞迁移是源于细胞与细胞之间以及细胞与胞外基质间逐步的机械和化学交互作用。单细胞和细胞群落间的交互作用由细胞极化、黏附、变形性、收缩性和蛋白酶水解能力决定，尤其是一些抗黏附性细胞外基质蛋白在细胞迁移过程中发挥作用，如腱蛋白、血小板反应蛋白、层粘连蛋白、肌球蛋白、蛋白聚糖等。一些生长因子和细胞因子也会显著影响细胞迁移。细胞水平和组织水平的协同调控共同影响了细胞的最终表现，从而使得细胞在复杂的环境中表现出迁移行为。细胞迁移过程中，首先会在细胞前端形成突出物，然后细胞利用黏附相互作用产生细胞运动所需的牵引力和能量，最后释放细胞后部的黏着斑，并脱离整合素。一般来说，运动能力低的细胞形成的黏着斑强而多，运动能力高的细胞形成的黏着斑少而弱，中等程度的附着力最适合诱导细胞迁移。

细胞增殖是生命体的重要特征，可为损伤组织修复过程形成提供充足的细胞来源。人类细胞通常以有丝分裂的方式进行增殖，分裂过程通常可分为分裂间期和分裂期，又可细分为 DNA 合成前期、DNA 合成期、DNA 合成后期、分裂前期、分裂中期、分裂后期和分裂末期。生物材料评估过程中，表面细胞的增殖/活性通常可用来评估材料的细胞相容性。研究表明，调控细胞增殖的分子途径主要为 MAPK 信号通路，其又可细分为 ERK、JNK 和 p38 三条经典途径：ERK 系列信号蛋白主要功能为调节细胞增殖水平，而 JNK 及 p38 途径除调控细胞增殖外还可调节细胞自身炎症反应等[2]。因此，新型生物材料设计/制备过程中，可通过对其表面功能化修饰实现对细胞增殖相关通路的激活，进而促进细胞增殖、加速损伤组织愈合。

细胞分化通常是指干细胞经生物材料表面或周围微环境特性诱导，逐渐形成形态结构和功能特征均不相同的细胞类群的过程。干细胞研究的最新进展已经引起了人们对其潜在治疗应用的极大兴趣。干细胞（包括胚胎干细胞、成体干细胞和诱导性多功能干细胞）的关键特征是能够分化为特化细胞（也称异性细胞）类型并自我更新以产生更多干细胞。可以将干细胞引入器官或组织中，用最小的排斥和副作用风险代替患病或受损的细胞，因此其可用于治疗许多疾病，包括阿尔茨海默病、脊髓损伤、卒中、心脏病、糖尿病和癌症。干细胞治疗成功的关键因素是控制干细胞命运的能力。因此，操作干细胞增殖和分化的安全，有效和实用手段的发展是该领域的关键点。目前有关干细胞分化的信号通路和因素已被陆续报道，如外在刺激、细胞内信号分子、核受体、转录因子和染色质重构等。为了诱导不同细胞系形成，干细胞可能需要适当的细胞外信号来触发或促进该过程。生长因子已经被广泛证明可以诱导干细胞的分化。例如，骨形态发生蛋白（BMP），如 BMP-2 和 BMP-7，被认为是指导间充质干细胞（MSC）等干细胞成骨和促进骨形成的最有效的生长因子；也可利用转化生长因子（TGF）β1 和 β3 来增强 MSC 向软骨细胞的分化[3, 4]。此外，许多化学品同样可用于体外干细胞的特定诱导分化。例如，地塞米松、抗坏血酸和 β-甘油磷酸酯是 MSC 的典型成骨诱导剂。

12.2.2 功能界面制备途径

1. 表面拓扑化修饰

生物材料的表面拓扑化修饰是指在生物材料表面构建微米或纳米拓扑结构，通过这种修饰对生物材料进行表面改性，进而调控相关生物学行为。而这种改性方法有时也是受自然结构的启发所进行的基于仿生学的改造，如利用冷冻铸造和热氧化法制备的一种仿骨结构的纳米针状表面改性多孔钛植入体被证明有良好的细胞黏附和促分化能力。因此生物材料表面的拓扑结构被认为具有极大的应用价值。表面拓扑结构经过诸多学者的探索已经赋予了材料表面很多的生物功能，包括促进细胞的黏附、增殖、分化等，使生物材料能宽领域深层次地应用到医疗领域，实现骨移植、血管支架等的高移植成功率。

对生物材料表面进行拓扑结构构建的方法通常包括喷砂、酸腐蚀、电抛光、阳极氧化、机械/微机械加工。而近年来也出现了其他的表面拓扑结构构建的新的方法，如研究者利用阳极氧化法在抛光的钛材表面构建直径为 100～300 nm 的规整纳米管，然后吸附性装载壳聚糖-三聚磷酸-透明质酸盐复合物包载的 siRNA 纳米粒子，用于目标肿瘤坏死因子 TNF 的基因沉默治疗[5]。纳米管的特殊结构使它具有更大的比表面积和更强的吸附能力，表现出优良的药物装载能力，并且可促进材料对细胞的黏附，使植入体能更快地与机体结合。微弧氧化（又称微等离子体氧化）也是一种表面拓扑结构的构造方法。微弧氧化处理过后的材料表面具有良好的抗腐蚀性能和力学性能。有研究者将米诺环素同微弧氧化钛结构相结合赋予材料表面药物的缓释性能并能有效地促进牙周细胞的生长。

除了上述的几种方法之外，基于新兴仿生学的材料表面功能性改造越来越受到学者们的关注。而这种设计方法往往是通过观察自然界的各种特殊结构及其机理应用到材料设计方面。如在自然界中有很多昆虫会进化出一个超疏水表层用于自我清洁，而研究发现蝉翼不仅有超疏水表层，还可以在蝉虫本身死去很久之后不腐烂，这说明蝉翼有一定的防菌作用。这是迄今为止世界上发现的第一个物理结构抗菌的自然界实例。因此有学者受此启发在材料表面构建了系列微小的纳米柱状结构，当细菌附着于纳米柱状结构表面时，在黏附牵引力的作用下，随着作用时间的延长，细菌细胞膜将被纳米柱刺破而死亡。而这种生物材料的设计是一种非常绿色且环保的方式，在没有添加抗生素或抗菌肽的条件下实现纯物理结构抗菌且有很强的功效[6]。目前在各种合成药物高副作用的背景下纯物理结构的功能性材料设计就显得极为重要。

2. 微量元素添加

微量元素是在人体中的含量极少的矿物质，一般低于人体体重的 0.01%，虽然其含量极少，但对人体健康的维持有着不可忽视的作用。例如，铬是人体必需微量元素之一，在糖代谢和脂质代谢中有着特殊的作用；铜与血管、毛发、骨的健康息息相关；锌能促进脑细胞的生长发育、增强人体免疫力、促进伤口愈合。近年来，研究者们发现，生物材料制备过程中添加适量的微量元素可赋予材料优越的生物学性能，且该修饰方法简便、安全，具有良好的应用前景。研究以微量元素作为材料表面的修饰层对组织细胞的迁移、黏附、增殖、分化的影响，对新型生物相容性材料的开发起着潜在的推动作用。

相关研究已证明锌离子可显著提升成骨活性而刺激骨的形成[7]。等离子体浸没离子注入（PIII）是通过高压脉冲电流将等离子体中的离子加速注入到合适的基材的一种表面改性技术。利用该技术可将锌/银纳米颗粒注入到材料表面，进而对材料进行修饰，所获得的修饰涂层中的锌离子能够促进成骨细胞的迁移和分化，再结合银离子的杀菌能力，从而起到良好的综合效果。

镧系元素通常可被用于上转换发光材料制备（如 $NaLnF_4$）。该类材料可以吸收低能量光子，发射较高能量的光子，通常被认为是生物组织的"光学窗口"，具有较深的组织穿透能力，在体内组织成像中有着重要的作用。相关研究已经证明锰离子的加入可以有效调节红光与绿光的比例，从而增强组织穿透性[8]。对比传统的上转换发光成像，该发光材料具有更高的信噪比、更深的组织穿透。此外，该材料同样可以作为 X 射线成像的多功能造影剂，为组织血管疾病的准确预测提供依据。

镁合金具有和天然骨组织相似的弹性模量、生物相容性和体内降解能力，所以镁合金具有替代骨组织的潜力。研究者分析了 Mg^{2+} 对人骨髓基质细胞内信号传导机制的影响，表明 Mg^{2+} 可能影响细胞外基质（ECM）蛋白的转录因子[9]。此外，镁离子是钙离子的天然拮抗剂，能够调节血管舒张强度、降低动脉压力及改善外周血液循环。镁主要是以与蛋白质螯合形式存在或者以离子形式存在，其中离子形式是具有生物活性的形式，具有生物活性的镁离子有利于血管内膜及血管正常功能的维持。

3. 功能化陶瓷涂层构建

生物陶瓷涂层具有良好的耐腐蚀性和生物相容性，是良好的生物仿生材料。功能化陶瓷涂层分为生物惰性涂层和生物活性涂层两类：生物惰性涂层中常见有氧化铝陶瓷涂层、氧化锆陶瓷涂层等；生物活性陶瓷涂层包括羟基磷灰石涂层、生物活性玻璃涂层、磷酸钙涂层等。陶瓷涂层的制备方法主要有等离子喷涂法、离子束溅射法、溶胶-凝胶法、电化学沉积法、仿生溶液生长法等[10]。近年来，生物陶瓷涂层已经取得了长足的发展，两类涂层都在临床上取得应用。然而生物陶瓷涂层和金属材料的结合性能与力学特性仍亟待提高，尚需进一步探究。

羟基磷灰石是最常用的生物活性涂层，是组成人体骨骼的主要无机成分，最早由 de Jong 于 1926 年确定。羟基磷灰石还表现出良好的骨传导能力，可诱导新生骨组织在表面快速形成，这对于需要快速愈合的种植体尤其重要。金属植入体表面羟基磷灰石涂层已被证明可提高植入体与原生骨间早期整合。尽管羟基磷灰石具有优异的生物学性能，但其力学性能较差（脆性强、低抗拉强度和抗冲击性），这较大程度上限制了材料在负重部位的应用。有研究者通过在涂层中掺入微量元素（如锶元素）来提高涂层结合力。研究表明，涂层中添加生物活性大分子也可适度改善涂层结合强度。有人通过 3D 打印在钛合金表面制备了多孔结构，再以聚多巴胺为过渡层用于沉积羟基磷灰石，细胞实验结果表明制备的功能涂层明显促进了成骨细胞的生长，动物实验表明表面改性的钛合金植入体可以显著促进骨组织再生与整合[11]。

另外，在已知的生物活性物质中，磷酸钙和可吸收的生物胶体已经广泛应用于骨科和牙科植体。磷酸钙与骨的矿物组成相近，可促进羟基磷灰石的沉积，从而促进骨融合。硅酸钙涂层结合强度较高，但降解速率远高于羟基磷灰石。硅酸钙的易降解属性一方面提升了类骨磷灰石的矿化形成能力，且能提供钙和硅等生物学有益离子，另一方面却导致涂层结合强度随服役时间延长而显著降低及涂层过早降解消失，同时导致其周围环境的 pH 升高和潜在的骨细胞损伤，这些都限制了其在临床中的应用[12]。

4. 层层自组装多层膜修饰

层层自组装（LBL）技术是指利用静电吸附原理通过聚阳离子和聚阴离子高聚物分子交替沉积的途径在生物材料表面构建多层膜结构。将层层自组装技术引入组织修复材料表界面工程，建立和发展具有诱导功能的化学组分或仿生高分子涂层体系，发现高分子涂层可原位介导细胞基因转染，促进细胞早期黏附、增殖及分化，实现材料与细胞的"双向交流"，为生物材料表界面设计提供新思路。

在赋予植入体表界面诱导功能的设计原则下，研究者将 LBL 技术引入生物材料表界面工程，建立和发展了不同生物高分子涂层体系。①界面涂层：从细胞外基质组分仿生出发，构筑了壳聚糖/明胶、壳聚糖/丝素蛋白、胶原/透明质酸、聚乙烯胺/明胶等不同细胞外基质/类似物的高分子涂层体系，探究了高分子溶液浓度/pH 值/离子浓度、层数等多种因素对多层结构形貌、稳定性、降解及免疫响应、生物相容性的影响规律。②插层涂层：从细胞外基质组分及生物活性分子复合因素出发，在基材涂覆聚多巴胺（海洋贻贝分泌的强力黏附性物质），进而在多层结构间包埋骨形态发生蛋白（BMP2）和纤连蛋白的双生物活性分子、加载 β-雌二醇的纳米颗粒及降钙素/BMP2 双组分，构筑壳聚糖/明胶等高分子插层涂层，调控 MSC 迁移、成骨分化及骨修复。③封盖涂层：针对水溶性生长因子的生物活性保持，利用钛基材表面原位生成的 TiO_2 纳米管阵列加载 BMP2，以壳聚糖/明胶作为封盖涂层，维持其生物活性＞60%（30 天），解决了生长因子活性保持的关键问题。

天然骨广泛存在层状结构，富含胶原及纳米羟基磷灰石组分。从结构及组分仿生思路出发，可在基材表面构筑含羟基磷灰石纳米纤维的壳聚糖/明胶的插层涂层结构，促进 MSC 的迁移及成骨分化[13]。为进一步赋予基材主动刺激细胞的性能，研究者通过 LBL 技术在基材表面构筑壳聚糖/重组 BMP2 基因质粒（聚阴离子）的高分子界面涂层。在生理酶作用下，伴随高分子多层结构降解，原位形成含功能基因的复合物颗粒，被黏附在高分子界面涂层的 MSC 原位吞噬，实现涂层介导原位基因转染。转染细胞分泌 BMP2 蛋白，以水溶性生长因子形式扩散至细胞外微环境，反过来促进细胞 MSC 的成骨分化，实现材料表界面与细胞的"双向交流"。黏附在高分子涂层表面的细胞原位内吞涂层裂解片段或加载的生物活性因子/质粒复合物颗粒，上调细胞与涂层黏附相关的整合素（如 $\alpha_2\beta_1$ 及 $\alpha_5\beta_1$）、细胞间黏附相关的钙黏蛋白（Cadherin）、成骨相关的转录因子（如 Osterix 及 Runx2）、干细胞驱动因子（SDF-1）、信号转导蛋白分子（如 Smad1）及 BMP2 等表达，下调细胞凋亡相关蛋白（如 Bax 及 Caspase3）表达，促进骨钙素（OCN）、骨桥蛋白（OPN）及 Ⅰ 型胶原（COL Ⅰ）等骨形成相关蛋白生成[14]（图 12-1）。

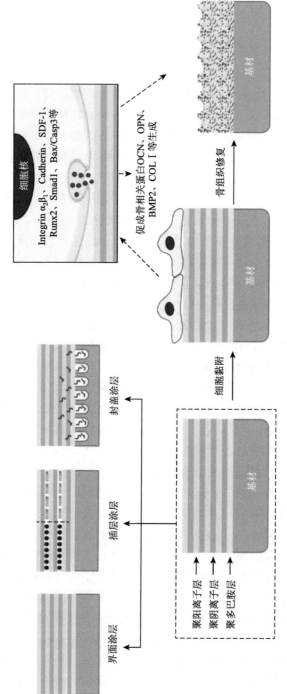

图 12-1 高分子涂层促进骨修复示意图

12.3　具有抗菌功能的生物适应性和自适应性界面

随着医疗水平的不断提高，各种医疗器械及生物材料产品的使用率日益上升。但是，相伴而生的细菌感染也已成为临床医生所面临的最常见和极富挑战性的难题之一。细菌感染会使植入体种植失败，患者病情恶化甚至死亡，对人民健康造成不利影响。临床上，各种植入材料（髓内钉、钢板、螺钉和人工关节等）往往需要通过创伤性手术植入人体，该过程可能带入空气中、术者或患者体表的葡萄球菌等病原体，患者术后也可能因常见的皮肤软组织、口咽部或泌尿生殖道感染等引入病原菌。植入体术后细菌感染是导致植入失败的重要原因和临床应用面临的重要挑战。据统计：导尿管感染率可高达 33%，牙种植体/骨内固定螺钉感染率可达 10%，心脏起搏器感染率可达 7%，乳房假体感染率可达 7%，人工关节感染率可达 4%（二次翻修术感染率＞10%）等[15]。感染导致的植入失败，将给病患带来二次创伤、严重的精神压力和经济负担，甚至死亡。因此，开展相关研究以赋予植入体抗菌性能，对于经济、社会发展具有重要意义。材料植入人体后，在其表界面会发生一系列级联生物反应，如细菌黏附/生长、生物膜形成、细胞黏附/分化、组织形成等。因此，表界面设计对于生物材料和植入式器械的研发具有重要意义。

按照抑菌机制，抗菌表界面大致可以分为以下四类。①抗细菌黏附表面：通过材料表界面设计，减少细菌黏附，从而达到降低植入物感染概率的目的；②细菌释放表面：这类表界面的设计思想，主要是基于外力或者材料自身的变化，将黏附于材料表面的细菌剥离/释放；③杀菌表面：材料表面经过修饰后能够杀灭细菌，依其杀菌机制，又可分为接触杀菌表面和释放杀菌表面；④上述三种机制相互组合的策略。

然而，已有的抗菌表界面研究工作仅有少数能够满足体内植入材料兼顾抗菌和维持/促进组织生长的要求。这在很大程度上是由于相关技术和方法在抑制细菌的同时，往往也会抑制正常细胞的生长和功能表达。例如，细菌无法黏附的表面，往往也会抑制细胞黏附；细菌释放界面，同时也会剥离细胞；还有杀菌同时引起的细胞毒性问题、抗生素耐药性问题等。因此植入体具有抗菌功能的生物适应性表界面设计，正逐步受到国内外研究人员的关注，成为生物材料领域的研究热点。

12.3.1　抑制细菌黏附的生物适应性界面

植入物表面的细菌和细胞是一种竞争关系，这意味着细菌和细胞竞争"利用"植入物表面的空间[16]。细菌在植入物表面黏附的初始时间为 4～6 h，初始黏附时间对器械的成功植入非常重要[17]。细菌黏附后，由其分泌生物大分子（主要为聚多糖）所构成的生物膜将在 12～18 h 内形成，不仅引发植入物感染[17]，而且生物膜包被的细菌也会免受免疫系统和抗菌药物的攻击。现今，临床上用于治疗植入物感染的主要方式是使用抗生素，但其很容易产生耐药性。相关实验结果表明：抗生素杀死生物膜内细菌的所需剂量是杀死悬浮细菌和初始黏附细菌所需剂量的 1000 倍以上[18]。因此，抗菌植入物表面结构组成设计的核心理念是抑制细菌的初始黏附。基于此进行植入体界面优化，赋予植入体优异的抗菌性能，良好的细胞相容性，同时最好能有利于细胞黏附及生长，促进植入体与周边组织整合，即构建抑制细菌黏附的生物适应性界面，具有重大临床应用价值。通过优化材料表面拓扑结构、官能团、亲/疏水性等，有望制备抑制细菌黏附的生物适应性界面。

仿生表面拓扑结构已经成为一种有效的预防细菌感染策略，通过调控材料表面的粗糙度及表面能，在很大程度上能够抑制细菌在材料表面的黏附、生长。西班牙的 Viela 等通过聚合物纳米压印技术制备了一种蛾眼（moth-eye）仿生纳米拓扑结构，这种仿生拓扑结构对革兰氏阳性细菌和阴性细菌都具有显著杀菌能力，其抗菌机理可以解析为：材料表面的独特的物理纳米拓扑结构能对细菌产生机械损伤，从而抑制细菌在表面的生长，同时材料表面这种拓扑结构对角化细胞表现出较好的相容性[19]。

在材料表面引入两性离子，可有效地阻止细菌在其表面的黏附。西班牙的 Sanchez-Salcedo 等设计和制备了两性离子的纳米晶羟基磷灰石（HA），并通过快速成型技术构筑了 3D 支架。研究表明，通过后接枝的方法使 HA 表面同时具有—NH_3^+/—COO^-的两性离子对，可以有效抑制大肠杆菌黏附，人成骨细胞相容性良好[20]。

材料表面的化学基团、润湿性、电荷及软硬也被证实对抗细菌黏附有重要影响。新加城国立大学 Neoh 课题组将具有良好生物相容性的交联后的琼脂糖共价固定于硅橡胶表面，这种涂层可抑制细菌黏附，能够有效降低金黄色葡萄球菌、大肠杆菌和铜绿假单胞菌生物膜的形成，进一步通过肝素共固定，实现了良好的细胞相容性[21]。随着相关领域的发展，多功能化是总体发展趋势。荷兰格罗宁根大学 Herrmann 课题组利用抗菌肽和 RGD 多肽对嵌段共聚物（PF172）进行功能化设计，合成了一种多功能的聚合物刷。通过金黄色葡萄球菌、表皮葡萄球菌和绿脓杆菌验证了聚合物刷涂层的抗菌性能。用人成纤维细胞考察了涂层对哺乳动物细胞生长的影响。这种聚合物刷中的 PF172 抗黏附，抗菌肽能够杀死细菌，RGD 多肽可以促进细胞黏附和生长，使用功能化的聚合物刷对材料表面进行修饰，可以阻止细菌黏附，促进组织细胞的黏附和迁移，有望用于植入器械和设备的抗感染涂层的制备[22]。新加坡国立大学 Neoh 课题组利用聚电解质多层膜，探索了表面的物理参数，如表面电荷、润湿性和刚度与细菌/细胞黏附的相关性。金黄色葡萄球菌和大肠杆菌在多层膜表面的黏附主要受表面电荷及润湿性控制，即带负电荷及亲水性表面可以有效抑制细菌黏附。硬度（杨氏模量）更高的表面有助于细胞黏附及生长，因此带负电荷和亲水性的高硬度的表面涂层可以阻止细菌黏附，促进组织细胞的黏附宿主细胞生长[23]。

材料表面微图案化不仅是一种研究细胞与材料相互作用基础科学问题的有效工具，也可利用其研究细菌、细胞选择性黏附及相互作用。美国斯蒂文斯理工学院 Libera 课题组利用微加工方法在基材上制备了具有黏附反差的微米图案化 PEG 水凝胶表面，通过调整图案的尺寸，发现该表面可显著抑制细菌黏附及增殖，促进成骨细胞黏附与铺展[24]。

12.3.2　接触杀菌的生物适应性界面

在材料表面固定细胞相容性良好的抗菌剂，可以赋予其接触杀菌的功能。众所周知，细菌表面带负电荷。因此，可以利用一些表面带有正电荷的聚合物（壳聚糖、阳离子抗菌肽等）与细菌相互作用，达到抗菌目的。壳聚糖本身是一种高效、广谱的杀菌剂，具有抗菌、抗病毒作用。此外，壳聚糖作为天然高分子材料，具有生物可降解性，且具有良好的生物相容性，能够促进细胞的黏附及生长。四川大学吴方教授课题组利用液相等离子喷涂工艺在钛合金表面制备了含有不同浓度壳聚糖的多孔羟基磷灰石涂层，研究结果显示涂层的抗菌活性与壳聚糖浓度呈正相关性，在较低浓度的壳聚糖（10 g/L，20 g/L）条件下形成的多孔羟基磷灰石能够促进成骨生长，这种兼具抗菌及促进成骨细胞生长功能的材料在骨移植和再生应用中具有很大的潜力[25]。重庆大学蔡开勇课题组制备了一个抑制细菌生长，同时兼具改善成骨细胞生物功能和抑制骨癌细胞生长的多层壳聚糖修饰的硒加载二氧化钛纳米管钛表面系统。通过阳极氧化在钛材表面制备了二氧化钛纳米管阵列，电沉积技术将硒（Se）装载于纳米管中，进而通过旋涂的方式沉积壳聚糖进行封盖。体外抗菌试验结果表明改性基材具有良好的抗菌性能，纳米管中提供的硒长期释放特性，可以促进成骨细胞的生物功能，同时抑制骨癌细胞生长[26]。抗菌肽一般是由多个氨基酸残基组成的小分子多肽，很多是纯天然的多肽。多数抗菌肽具有强碱性，一般热稳定性及水溶性好。抗菌肽活性高，抗菌谱系广，不易产生耐药性，在临床应用中具有广阔的前景。华南理工大学王迎军教授课题组利用点击化学反应将一种短链的抗菌多肽（Tet213）键合到硅表面，改性后的基材对金黄色葡萄球菌和大肠杆菌表现出明显的抗菌活性，同时对鼠骨髓基质干细胞毒性较低[27]。进一步通过点击化学将具有抗菌功能的多肽或蛋白固定到钛材表面，从而有效改善了材料的生物相容性和抗菌性能[28]。天蚕肽作为抗菌肽的一种，具有较高的抗菌活性和良好的生物相容性，对正常的哺乳动物细胞无细胞毒性，而且具有抗癌、促进伤口愈合等作用。重庆大学蔡开勇课题组以聚多巴胺为中间层，将一种抗菌肽——天蚕肽（cecropin）B 固定于钛材表面，cecropin B 修饰的钛材能够有效抑制革兰氏阳性菌（金黄色葡萄球菌、枯草芽孢杆菌）和革兰氏阴性菌（大肠杆菌、铜绿假单胞菌）的黏附及生物膜的形成，基材表面成骨细胞活性则显著提高，此外改性界面还能减少植入体的炎症反应[29]。月桂酸作为一种自由脂肪酸，存在于人体母乳和脂质体中，具有抗菌和抗病毒特性，对于革兰氏阳性菌，可以通过破坏细菌细胞膜，增加其通透性从而达到抗菌效果，但是其在水中的不溶性却极大地限制了其作为抗菌剂的使用。重庆大学蔡开勇等通过酯化反应合成了一种壳聚糖-月桂酸的偶联物，进而钛材表面以聚多巴胺作为中间层，固定月桂酸-壳聚糖偶联物，以金黄色葡萄球菌（革兰氏阳性菌）和铜绿假单胞菌（革兰氏阴性菌）测试了表面改性钛材的抗菌性能，对体外成骨细胞黏附、增殖、分化、矿化等生物学行为进行了检测，证实月桂酸-壳聚糖偶联物修饰能够明显抑制钛材表面的细菌黏附、增殖和生物膜的形成，同时促进了成骨细胞的生长[30]。通过材料表面改性引入特定的化学组分，能够对细菌的呼吸作用、酶活性等产生影响，从而达到抗菌目的。荷兰格罗宁根大学 van der Mei 课题组将一种脱氧核糖核酸酶（DNase I）接枝到聚甲基丙烯酸甲酯表面，有效地抑制金黄色葡萄球菌和绿脓杆菌的黏附，并且能够抑制生物膜的形成（14 h），而对组织细胞的黏附与增殖无副作用[31]。基于相变溶菌酶所形成的类淀粉样组装膜的高度黏附性，杨鹏等成功将其转移至医用导管、手术刀片和钛钉等材料表面。由于类淀粉样组装膜具有表面富集的正电性精氨酸和疏水色氨酸等基团以及类淀粉样聚集体自身的蛋白质多聚效应，成功实现对革兰氏阳性菌（金黄色葡萄球菌）、革兰氏阴性菌（大肠杆菌）和真菌（白色念珠菌）高度抑制和杀灭[32]。

12.3.3 释放杀菌的生物自适应性界面

近年来，通过药物和植入器械相结合（药械结合）构建释放杀菌表面，逐步成为植入器械抗菌改性的研究热点。研究人员将抗生素载入植入器械，这种药械结合策略构建的植入器械，能够在细菌感染的局部位点，连续不断释放一定剂量抗菌药物，从而消除植入物感染。这种带有药物释放系统的多功能性修复植入体，标志着生物材料与组织修复技术的重大进步。考虑到抗生素存在产生耐药菌株的风险，银离子可能是构筑杀菌表面的更好的选择。银离子具有广谱的抗菌能力，极低的浓度下就能够有效杀灭各种革兰氏阳性/阴性细菌以及一些耐药菌，而且细菌对其不产生耐药性。但是银在高效杀灭细菌的同时，对细胞组织也有一定的毒性。因此，如何实现植入材料释放杀菌界面的生物自适应性，成为当前相关研究领域一个最关键的问题和技术挑战。细菌感染过程中，多种因素的共同作用使得感染区域往往呈弱酸性环境，如某些细菌在感染的局部低氧条件下会发生厌氧发酵，产生短链脂肪酸；人体自身免疫系统的炎症反应，促使大量中性粒细胞在感染位置聚集，在激活中性粒细胞的呼吸爆发过程中会出现质子释放等；另外，在致病细菌进入寄主体内造成感染后，会分泌一系列酶。充分利用细菌感染微环境自身的生理信号（如 pH、酶），在植入材料表面设计刺激响应性的定点药物释放系统，实现了抗菌剂的可控释放，能够有效阻止细菌的黏附和生物膜的形成，提高抗菌界面的生物安全性与有效性。

庆大霉素是临床上预防术后感染主要使用的抗生素类药物，然而，大剂量使用庆大霉素易导致感染菌抗药性或对正常组织器官造成伤害。为了减轻或避免上述不良后果，荷兰格罗宁根大学 van der Mei 课题组首先通过阳极氧化技术在钛材的表面制备了规则的纳米结构，随后在该结构表面，通过层层组装的方法制备了多层膜涂层，并进行了单宁酸/庆大霉素的负载。细菌实验结果表明：细菌感染的酸性微环境，能够触发多层膜中抗菌药物的释放，从而提高钛基植入材料的抗菌性能，同时降低抗生素用量和负面效应[33]。美国 Pavlukhina 等同样利用 LbL 技术在基材表面构建含蒙脱土（MMT）黏土纳米片和聚丙烯酸（PAA）的多层结构。该膜结构在水中会剧烈溶胀，吸附大量庆大霉素。当接种细菌后，PAA 结合的庆大霉素会由于细菌产生的酸性环境而释放出来，而 MMT 吸附的庆大霉素则继续保留在膜结构中，由此发挥持久的抗菌保护作用[34]。在感染过程中，一些革兰氏阳性细菌和革兰氏阴性细菌都可以分泌透明质酸酶，透明质酸酶可以逐步侵袭正常组织或器官，导致系列级联感染。在已知的分泌透明质酸酶的细菌中，金黄色葡萄球菌为临床植入手术中最常见的感染菌。重庆大学蔡开勇课题组针对细菌分泌的透明质酸酶，利用药物控释和聚合物涂层覆盖的途径设计了一种透明质酸酶敏感的钛植入体抗菌界面。首先在钛材表面制备了规则的二氧化钛纳米管，进而将抗菌肽负载于纳米管内，然后利用壳聚糖-透明质酸多层膜进行封盖，细菌分泌的透明质酸酶触发多层膜降解，实现抗菌肽的可控释放，同时维持基材良好的细胞相容性[35]。除了有效利用生物体细菌感染微环境自身信号（pH、透明质酸酶等）等指导植入体表界面设计，借由生物体自身信号调控植入体表面与细胞（细菌）相互作用，诱发植入体适宜生理功能，还可以考虑借助光、热、磁等远程手段控制抗菌剂释放构建生物适应性抑菌界面。荷兰格罗宁根大学 Busscher 研究组利用苯乙烯和甲基丙烯酸正丁酯，并加载氯化物或者银化合物等抗菌药物，之后涂于静脉导管表面，通过红外辐射等方法控制温度，达到抗菌药物的控制释放及抑菌目的[36]。

自然界中，除抗生素、抗菌肽外，还有诸如乙酰胆碱等生化物质也有较强的抗菌性能。乙酰胆碱被证实具有较强抑菌性能，并无明显细胞毒性。美国华盛顿大学 Jiang 课题组利用接枝可逆断裂链的 ABA 共聚物聚合形成水凝胶。其中 B 段为携带抗菌剂的带正电荷可水解的乙酰胆碱，两边的 A 区域富含热响应性的 PNIPAM。水凝胶在伤口部位可以通过乙酰胆碱水解释放抗菌剂，另外抗菌剂的释放也可以通过伤口处温度调控[37]。

除了金属银抗菌材料以外，其他一些元素及其离子也显示出优越的抗菌性能和良好的细胞相容性，可望用于生物适应性抗菌界面的构建。锌是人体必需的微量元素之一，适量的锌离子（Zn^{2+}）对细胞的生长有积极作用，在细胞凋亡的多种信号通路中发挥了重要作用。Zn^{2+}带正电荷，可以与细菌表面的负电荷发生静电作用，引发细胞膜通透性发生改变，从而抑制细菌新陈代谢，甚至导致细菌生物学功能的丧失。实验菌种选用革兰氏阳性菌中的金黄色葡萄球菌（*S. aureus*）和革兰氏阴性菌中的大肠杆菌（*E. coli*），研究了含锌多层膜涂层的抗菌性能，证实改性界面有效地抑制了细菌黏附，促进了成骨细胞的生长[38]。意大利皮埃蒙特东方大学 Rimondini 课题组利用阳极火花沉积（ASD）处理技术，在钛材表面沉积镓纳米颗粒。镓能够竞争性地结合到细菌膜外的铁离子受体，破坏了细菌铁依赖的代谢途径，因而能够有效地对抗多药耐受的超级细菌（鲍曼不动杆菌），赋予钛材优良的抗菌性能及诱导成骨分化性能[39]。

在未来的研究中，从细菌感染/细胞生长的微环境出发，有效利用生物体自身信号，同时结合光、热、磁、电等外界信号，指导植入体表界面设计，借由生物体自身信号与外界刺激调控植入体表面与细胞（细菌）相互作用，诱发植入体适宜生理功能，不断完善生物自适应性抗菌表界面设计原理，对于实现兼具抗菌及促进组织整合的目标，提升植入材料组织修复效果具有重要指导意义和推动作用，可为新型植入医疗器械的研发提供理论支撑及关键技术。

12.4 具有抗肿瘤功能的生物自适应性界面

目前各种各样的癌症发病率越来越高，已成为仅次于心血管疾病的全球性健康问题。然而传统的抗癌药物在杀死癌细胞的同时造成了严重的全身毒性，极大地限制了它们的使用，因此迫切需要开发靶向性递送药物控释载体。由于肿瘤独特的病理和生理特性，可以据此区分出正常组织与肿瘤组织。除了肿瘤细胞的形态、弹性和渗透性与正常细胞不同外，肿瘤微环境为适应肿瘤发展的需要还具有许多异常的特点，如过表达的谷胱甘肽（GSH）、异常表达的酶、弱酸性、缺氧等[40]（图 12-2）。针对肿瘤治疗，设计肿瘤微环境生理信号响应性药物载体，使该体系在正常生理环境中稳定存在，而在肿瘤病灶刺激信号作用下自适应释放负载分子，实现肿瘤处高效药物释放及良好抗肿瘤功效。因此，肿瘤微环境刺激响应性药物控释系统具有潜在的临床应用前景。

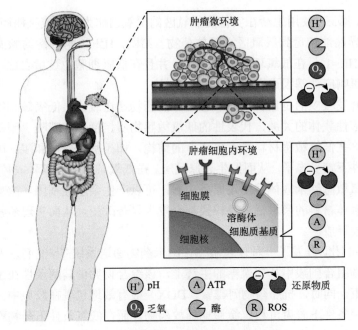

图 12-2　肿瘤微环境相关刺激信号[40]

（图片引用经 Springer Nature 授权）

12.4.1　常见肿瘤微环境刺激响应性药物控释系统

1. 低氧刺激响应性药物控释系统

低氧是实体瘤组织的一个显著特征，它主要是由不完善的肿瘤血管供氧不足导致的。肿瘤组织的低氧不仅与肿瘤的侵袭性和转移密切相关，更糟的是，它还能诱发抵抗多种化疗和放疗的肿瘤抗性[41]。这极大地影响了肿瘤的治疗效果。其潜在的机制主要有以下几个方面：第一，低氧区远离血管，抗癌药物很难充分到达这些细胞。第二，低氧的适应机制导致低氧诱导因子（HIF）等转录因子表达上调，从而增加肿瘤细胞的耐药性[42]。第三，低氧会导致癌细胞发生基因改变，使其能够在恶劣的环境中生存、生长。第四，低氧还会上调与耐药性相关的各种基因、蛋白质，如 P 糖蛋白等。因此，使用低氧作为控制药物释放的刺激信号对恶性实体瘤的治疗意义重大。

随着纳米技术的进步，低氧响应性的新型纳米系统相继被开发，根据其响应低氧的机制可分为以下几类：第一，低氧响应性的 O_2 运输载体，它可以在低氧条件下释放其负载的 O_2。第二，低氧响应性聚合物药物载体，这类载体结构中至少具有一个低氧可触发功能组分，可以被低氧活化并改变载体的结构，最后释放负载的药物。第三，使用生活在实体瘤低氧区的厌氧菌作为基因或抗癌药物的载体，它们可特异性地转运到低氧区域释放药物。第四，HIF-1 响应性的腺病毒基因载体，因为 HIF-1 只在低氧环境下被激活，并且在低氧细胞中过量表达，所以它可被用作低氧响应性基因递送体系的触发信号。

目前开发较多的是包含低氧敏感组分的药物递送载体。低氧敏感性物质是设计低氧响应性载体的关键，代表性的低氧敏感物质包括硝基咪唑、硝基苄醇和偶氮。通常这些低氧敏感材料具有可还原的结构，如硝基、偶氮和醌。因此，其可在低氧条件下接受电子，从而发生还原反应。在低氧条件下可以释放药物的机制，还在于低氧敏感纳米载体发生还原反应后，可以产生亲水性基团，改变其物化性质，例如载体材料的亲水性以及粒径都会发生显著改变，从而实现药物在低氧条件下的可控释放。

Thambi 团队开发了一种低氧敏感性纳米药物递送系统[43]，他们首先将 2-硝基咪唑衍生物缀合到羧甲基葡聚糖的主链上，该缀合物凭借其两亲性在水溶液中自组装成胶束，同时，抗癌药物阿霉素（DOX）被有效地包裹在胶束中。在含氧量正常的生理条件下胶束可稳定缓慢地释放药物。而在低氧条件下药物释放显著增强，实现低氧刺激介导药物释放。类似地，该团队还将低氧敏感的疏水性硝基苄基衍生物偶联到聚乙二醇(PEG)-聚赖氨酸的嵌段共聚物上[44]。两亲性的嵌段共聚物在水相中形成胶束并有效包封 DOX。在低氧条件下载药胶束表现出快速的 DOX 胞内释放，而在含氧量正常的条件下药物释放明显受到抑制，证实了低氧敏感性胶束用作肿瘤治疗药物载体的潜力。在另外一项研究中，Torchilin 团队通过在 PEG 和聚乙烯亚胺(PEI)-磷脂聚合物之间引入偶氮苯基团制备了低氧响应性的纳米载体用于低氧靶向的 siRNA 递送[45]。纳米载体在水溶液中通过电荷作用与 siRNA 形成了有效的复合物。在肿瘤低氧微环境条件下，偶氮苯键断裂且表面的 PEG 涂层脱落。暴露出的带正电荷 PEI/siRNA 复合物颗粒进一步促进肿瘤细胞的摄取，诱导增强的基因沉默。

2. pH 刺激响应性药物控释系统

肿瘤微环境的一个显著特征就是其 pH 值低于正常组织的 pH 值。其主要原因如下，肿瘤细胞的快速增殖导致氧气和营养物供应不足，细胞利用糖酵解途径供能产生了大量的酸性乳糖酸；细胞内质子（H^+）的外流增加；肿瘤组织的低血液灌注[46]。这些因素导致肿瘤组织去除代谢产生的酸性废物的能力下降。此外，在亚细胞水平的晚期内涵体和溶酶体中，由于 V 型质子泵-ATP 酶的作用[47]，pH 值会进一步下降，pH 值范围为 4.5～5.5。在不同的生理位点 pH 的差异为设计 pH 响应型药物递送系统提供了可能。除此之外，pH 敏感性纳米药物载体引起巨大关注的原因还包括两个方面。一个是纳米药物载体通过胞吞作用后一般都会进入内涵体，这是由吞噬机制决定的。因此在低 pH 下触发药物从纳米载体中释放提供了药物从内涵体逃逸到细胞质的优势。另一个是肿瘤组织的弱酸性为区分正常组织与肿瘤组织，进而选择性靶向肿瘤提供了潜在的优势。

近年来，pH 响应性智能药物控释系统的开发已经取得了丰富的进展。利用肿瘤中的酸性微环境和细胞内涵体/溶酶体酸性构建的 pH 响应性纳米递送系统主要基于以下三种不同的机制：一是引入可质子化的化学基团；二是在纳米载体中引入酸不稳定的化学键；三是在纳米体系的表面引入 pH 敏感的高分子，它可以在胞外或胞内低 pH 刺激下脱离载体表面，进而促进细胞摄取和胞内药物递送。目前设计的 pH 敏感纳米载体主要通过物理包封或与化学缀合的方式负载药物。

Meng 团队首先在介孔硅纳米粒子的表面固定 N-甲基苯并咪唑，生成茎秆结构，然后在茎秆上套上 β-环糊精，二者结合后在介孔硅表面形成聚轮烷的复合结构，从而构建超分子纳米阀。在 pH 7.4 的条件下，纳米阀实现稳定的闭合状态，然而在 pH 低于 5.0 时，苯并咪唑质子化，纳米阀打开，实现 pH 响应性药物释放[48]。重庆大学蔡开勇课题组利用两种 pH 敏感的化学键构建了级联 pH 响应性的中空硅药物控释系统[49]。研究者使用中空的介孔硅作为药物载体，将 β-环糊精以及 PEG 分子，通过酸敏感的硼酸酯键及苯亚胺键引入介孔硅纳米载体表面。该体系凭借其表面的 PEG 亲水层可以有效抑制血浆蛋白吸附，赋予纳米颗粒隐身特性，使其在血液中能稳定存在。由于肿瘤组织呈现弱酸性，可以介导发生第一阶段的 pH 响应，引发 PEG 分子的脱离，同时暴露纳米颗粒表面的正电荷，加速肿瘤细胞对其的内吞作用。内吞的纳米颗粒被溶酶体捕获，其内部较强的酸性，可以诱导第二阶段的 pH 响应，纳米载体表面 β-环糊精分子脱落，触发药物释放，进而诱导细胞凋亡。

3. ATP 刺激响应性药物控释系统

ATP 是细胞中最重要的生物分子之一，被认为是细胞内能量转移过程中使用的通用货币。与细胞外环境相比，它作为重要细胞代谢物在胞内具有较高的浓度。通常胞外的 ATP 浓度低于 0.4 mmol/L，而胞内的浓度则高达 $1\sim10$ mmol/L[50]。这种细胞内外环境之间的 ATP 浓度差异为开发 ATP 敏感的药物控释系统提供了理论依据。

为了使所构建纳米载体对 ATP 有足够的敏感性，需要在载体表面结合能够区分 ATP 与其他胞质组分的功能模块。目前，基于生物大分子对 ATP 的特异性识别构建 ATP 敏感的纳米载体主要通过两种类型的机制：一是在载体表面偶联能特异性结合 ATP 的单链 DNA（ssDNA）适体；二是结合以 ATP 为能量来源的酶。其中第一种策略最为常见，在体外从大量随机 ssDNA 序列中选择与

ATP 具有高亲和力的 ssDNA 适体[51]。其有相对较短的序列（约 30 个碱基），很容易偶联到载体表面，已成为目前最常用的构建 ATP 响应性纳米制剂的应答模块。

He 等开发了 ATP 响应性介孔硅药物控释系统[52]。在介孔硅颗粒的表面通过 ATP 适体和两条不同的单链 DNA（ssDNA1 和 ssDNA2）杂交封堵介孔。不添加 ATP 时载体负载的药物基本不释放，而向体系中加入 ATP 后药物分子呈现爆发式释放行为。这种行为表明载体表面的 DNA 涂层结构通过 ATP 分子和 ATP 适体之间的竞争性结合而解离，导致介孔开放。氧化石墨烯也是构建 ATP 敏感性药物控释的合适载体，其中药物可以通过 π-π 堆积负载到载体上[53]。ATP 适体作为"桥梁"连接两个 DNA 修饰的氧化石墨烯片并将药物锁定在两者之间。在无 ATP 存在的情况下，纳米体系稳定存在，但 ATP 的加入会使这种组装体解离并释放药物。

除了常用的基于 ATP 适体的纳米递送系统之外，以 ATP 作为底物的蛋白质，即表现出 ATP 酶活性的蛋白质也可以用来构建 ATP 响应性药物递送系统。Biswas 团队设计了一种高 ATP 浓度诱导纳米载体构象改变进而释放药物的递送系统[54]。分子伴侣 GroEL 的突变体是一种具有巨大空腔且足以捕获变性蛋白的特大分子量蛋白（约 800 kDa），它可以通过部花青修饰和 Mg^{2+} 的配位组装成管状结构。在客体蛋白缀合到管状体的空腔后负载药物。所构建的体系在正常条件下稳定存在，而在 ATP 存在的情况下，ATP 可被水解成 ADP，同时引起分子伴侣的构象变化，产生内部机械力破坏，基于 Mg^{2+} 的配位，进而导致管状结构的瓦解和药物分子的释放。

4. 还原刺激响应性药物控释系统

肿瘤组织由于异常代谢及无限生长导致胞内存在高水平还原环境，它们主要由谷胱甘肽（GSH）、硫氧还原蛋白、半胱氨酸以及二价铁离子（Fe^{2+}）等还原物质构成。其中，GSH 是最主要且最具代表性的还原物质，据报道，肿瘤细胞质中 GSH 浓度是细胞外基质和机体体液的上千倍（2～10 mmol/L *vs.* 2～20 μmol/L），且高于正常细胞内 4 倍以上[55, 56]。因此，肿瘤细胞与正常细胞之间以及肿瘤细胞内外巨大的还原电势差为构建还原刺激响应性药物控释系统提供了一种新的思路，即该控释体系能在正常组织环境中保持稳定，而在肿瘤病灶快速且敏感地响应还原刺激，自适应性原位释放治疗分子对肿瘤进行高效且特异性杀伤，具有潜在临床应用前景。

还原刺激响应性药物控释系统中常用的还原敏感键一般有琥珀酰亚胺-硫醚键[57]、二硒键[58]、二硫键[59]等，其中研究且应用最为广泛的是二硫键。该控释系统的设计思路大多是将二硫键接枝在药物与载体之间、无机纳米颗粒表面及封堵分子之间、聚合物胶束亲水链段和疏水链段之间以及二硫键作为交联剂构建成纳米药物载体，另辅以功能化修饰构建而成[60]。Kim 等以还原敏感性二硫键为释放开关，通过化学接枝手段在介孔硅颗粒表面偶联环糊精分子，对装载药物的介孔硅载体进行封装。该控释体系在生理条件下保持稳定，不会提前释放阿霉素（DOX），而在肿瘤细胞内 GSH 作用下响应性脱落环糊精门禁，暴露介孔孔道并释放 DOX，实现肿瘤响应性杀伤[59]。Zhang 等以二硫键偶联亲水性透明质酸和疏水性去氧胆酸形成双亲性胶束。借助于被动的 EPR 效应和透明质酸受体介导的主动胞吞机制，肿瘤细胞高效特异性摄取装载有紫杉醇的胶束载体，该控释系统在胞内 GSH 刺激作用下，响应性解体并释放紫杉醇，有效杀伤肿瘤细胞且有良好的体内抗肿瘤治疗效果[61]。

5. 酶刺激响应性药物控释系统

在肿瘤的发生及发展过程中，肿瘤细胞不同于正常细胞的异常代谢会诱使其在肿瘤微环境特异性/过量表达某些酶，如基质金属蛋白酶 MMP-2/MMP-9、组织蛋白酶 B、磷脂酶等在多数肿瘤细胞外基质/胞内过量表达[60, 62]。因此，利用这一特性，酶响应性药物递送系统能有效递送治疗药物到肿瘤病灶并实现自适应药物释放，有良好的抗肿瘤治疗作用。

酶响应性药物递送系统的设计策略一般是以酶作用底物肽段作为桥连剂，对药物载体进行功能化修饰（如引入封装剂、偶联药物分子等）。Cheng 等利用组织蛋白酶底物作为桥连分子，在 MSN 表面通过化学修饰手段引入环糊精门禁对该体系进行包封，同时将细胞穿透肽和肿瘤靶向分子 RGD 功能化修饰在材料表面，构建了酶响应性介孔硅药物递送系统。该体系能特异性靶向肿瘤细胞并被其高效摄取，在胞内组织蛋白酶作用下响应性断裂控释系统表面的底物肽段，导致环糊精门禁脱落及 DOX 释放，有良好的抗肿瘤效果[63]；利用肿瘤过表达 MMP-2 的特性，Chen 等以聚乙二醇-嵌段-聚赖氨酸（PEG-*b*-PLL）为药物载体，通过化学接枝手段对其进行功能化修饰，引入肿瘤靶向分子生物素以及 MMP2 底物肽段桥联的 DOX，构建了酶响应性胶束药物递送系统。该系统被肿瘤细胞靶向摄取后，能快速响应肿瘤微环境 MMP2 刺激，释放 DOX 并解体胶束，对肿瘤进行高效地杀伤[64]。

6. ROS 刺激响应性药物控释系统

活性氧自由基（ROS）是机体氧化应激过程中产生的一大类高活性分子，主要包括超氧阴离子（O_2^-）、过氧化氢（H_2O_2）、羟基自由基（OH^-）和单线态氧等。正常细胞内氧化与抗氧化效应处于平衡状态，即 ROS 保持较低的水平，而肿瘤细胞/癌变细胞由于其异常代谢导致细胞处于氧化应激状态，胞内存在相对高水平的 ROS[65]。这为 ROS 响应性药物控释系统的构建提供了可能，使负载药物的控释体系在正常生理条件下稳定存在并循环，而在肿瘤病灶 ROS 刺激作用下响应性释放药物，达到特异性杀伤肿瘤的目的。

ROS 响应性药物控释系统一般是以 ROS 敏感键（如硫醚酯、缩硫酮键、硼酸酯键等）桥连药物分子、偶联疏水链段和亲水链段或作为交联键合成聚合物胶束等策略构建而成。Xia 的团队以 ROS 敏感的缩硫酮键作为桥连分子，通过迈克尔（Michael）加成反应合成 ROS 敏感的嵌段聚合物胶束药物递送系统，该系统能安全稳定地递送基因到肿瘤病灶，并在肿瘤微环境 ROS 刺激下自适应释放负载基因且有高效的基因转染效率[66]。Xu 课题组以 ROS 敏感的硼酸酯键功能化修饰核糖核酸酶 A（RNase A）构建了一类简单且高效的蛋白复合体，随后将复合体和脂质体组装构建 ROS 响应性聚合物胶束药物递送系统，该系统被肿瘤细胞摄取后，能快速响应胞内 ROS 刺激并释放 RNase A，高效清除胞内 RNA 并有效杀伤肿瘤，有良好的抗肿瘤作用[67]。

12.4.2 小结

肿瘤微环境刺激响应性药物递送系统巧妙利用了肿瘤微环境及肿瘤细胞的特殊性（低 pH、APT、酶、ROS 及还原刺激信号等），有效解决了纳米载体的稳定循环、靶向递送、肿瘤原位药物释放等难题，显著增强化疗药物的生物利用度，减少对正常组织的侵害，取得了良好的抗肿瘤治疗效果，从而受到科研工作者的广泛关注并具有潜在临床应用前景。当然，目前设计的环境响应纳米给药系统还不够完美。存在的主要问题是不同种类以及不同发展阶段的肿瘤细胞其肿瘤微环境处 pH、ROS、还原等刺激信号存在一定差异，对药物递送系统的体内控释难以达到准确的调控。因此，要设计出性能更为优越且适用性广的肿瘤自适应药物递送系统，还需进一步优化控释系统的刺激敏感性，实现更快的药物释放和更有效的抗肿瘤功效。

12.5 总结与展望

临床上，生物医用材料用于不同的部位、不同的病症，都会存在生物适应性问题，生物适应性不佳，会严重影响医疗器械的治疗效果和服役周期。从生理/病理环境出发，指导材料的制备与合成，尤其是生物材料表面设计，是生物医用材料临床实践中迫切需要解决的问题，对于生物材料制品及器械的换挡升级和高端医疗器械研发具有重要意义。随着现代科技的飞跃发展，要充分发掘多学科交叉优势，设计先进的生物自适应性表界面，促进高质量生物材料和医疗器械的发展。比如，基于大数据的 AI 算法、机器学习设计最优的生物自适应性表界面，调控组织微环境；基于合成生物学原理，通过设计动态生物自适应性表界面，时序性地调控不同细胞的生理功能。

依据生物适应性和生物自适应性表界面设计原理，对现有生物医用材料进行功能和性能优化与提升，研发具有自主知识产权的适应性良好的医疗器械，将有助于提升生物材料的国际竞争力。

（蔡开勇、刘　鹏、戴亮亮、丁建东）

参 考 文 献

[1] Yu Y L, Shen X K, Luo Z, Hu Y, Li M H, Ma P P, Ran Q C, Dai L L, He Y, Cai K Y. Osteogenesis potential of different titania nanotubes in oxidative stress microenvironment. Biomaterials，2018，167：44-57.

[2] Sun Y, Liu W Z, Liu T, Feng Y, Yang N, Zhou H F. Signaling pathway of mapk/erk in cell proliferationdifferentiation，migration，senescence and apoptosis. Journal of Receptors and Signal Transduction，2015，35（6）：600-604.

[3] Kim M，Choe S. BMPs and their clinical potentials. Bmb Reports，2011，44（10）：619-634.

[4] Angbohang A，Wu N, Charalambous T，Charalambous T，Eastlake K，Lei Y，Kim Y S，Sun X H，Limb G. Downregulation of the canonical wnt signaling pathway by TGFβ1 inhibits photoreceptor differentiation of adult human müller glia with stem cell characteristics. Stem Cells and Development，2016，25（1）：1-12.

[5] Song W，Song X，Yang C X，Gao S，Klausen L H，Zhang Y M，Dong M D，Kjems J. Chitosan/siRNA functionalized titanium surface via a layer-by-layer approach for in vitro sustained gene silencing and osteogenic promotion. International Journal of Nanomedicine，2015，10：2335-2346.

[6] Ivanova E P，Hasan J，Webb H K，Truong V K，Watson G S，Watson G A，Baulin V A，Pogodin S，Wang J Y，Tobin M J，Löbbe K，Crawford R G. Natural bactericidal surfaces: Mechanical rupture of pseudomonas aeruginosa cells by cicada wings. Small，2012，8（16）：2489-2494.

[7] Jin G D，Qin H，Cao H L，Qiao Y Q，Zhao Y C，Peng X C，Zhang X L，Liu X Y，Chuc P K. Zn/Ag micro-galvanic couples formed on titanium and osseointegration effects in the presence of *S. aureus*. Biomaterials，2015，65：22-31.

[8] Zeng S J，Yi Z G，Lu W，Qian C，Wang H B，Rao L，Zeng T M，Liu H R，Liu H J，Fei B，Hao G H. Simultaneous realization of phase/size manipulation，upconversion luminescence enhancement，and blood vessel imaging in multifunctional nanoprobes through transition metal Mn^{2+} doping. Advanced Functional Materials，2014，24（26）：4051-4059.

[9] Yoshizawa S，Brown A，Barchowsky A，Sfeir C. Magnesium ion stimulation of bone marrow stromal cells enhances osteogenic activity，simulating the effect of magnesium alloy degradation. Acta Biomaterialia，2014，10（6）：2834-2842.

[10] Bsat S，Speirs A，Huang X. Recent trends in newly developed plasma-sprayed and sintered coatings for implant applications. Journal of Thermal Spray Technology，2016，25（6）：1088-1110.

[11] Li Y，Yang W，Li X K，Zhang X，Wang C R，Meng X F，Pei Y F，Fan X L，Lan P H，Wang C H，Li X J，Guo Z. Improving osteointegration and osteogenesis of three-dimensional porous Ti6Al4V scaffolds by polydopamine-assisted biomimetic hydroxyapatite coating. ACS Applied Materials & Interfaces，2015，7（10）：5715-5724.

[12] Liu S，Jin F C，Lin K L，Lu J X，Sun J，Chang J，Dai K R，Fan C Y. The effect of calcium silicate on in vitro

physiochemical properties and in vivo osteogenesis, degradability and bioactivity of porous beta-tricalcium phosphate bioceramics. Biomedical Materials, 2013, 8 (2): 025008.

[13] Yang W H, Xi X F, Si Y, Huang S, Wang J F, Cai K Y. Surface engineering of titanium alloy substrates with multilayered biomimetic hierarchical films to regulate the growth behaviors of osteoblasts. Acta Biomaterialia, 2014, 10 (10): 4525-4536.

[14] Chen W Z, Shen X K, Hu Y, Xu K, Ran Q C, Yu Y L, Dai L L, Yuan Z, Huang L, Shen T T, Cai K Y. Surface functionalization of titanium implants with chitosan-catechol conjugate for suppression of ROS-induced cells damage and improvement of osteogenesis. Biomaterials, 2017, 114: 82-96.

[15] Busscher H J, van der Mei H C, Subbiahdoss G, Jutte P C, van den Dungen J J A M, Zaat S A J, Schultz M G, Grainger D W. Biomaterial-associated infection: Locating the finish line in the race for the surface. Science Translational Medicine, 2012, 4: 153rv10.

[16] Gristina A G. Biomaterial-centered infection: Microbial adhesion versus tissue integration. Science, 1987, 237: 1588-1595.

[17] Hetrick E M, Schoenfisch M H. Reducing implant-related infections: Active release strategies. Chemical Society Reviews, 2006, 35 (9): 780-789.

[18] Foster T J, Geoghegan J A, Ganesh V K, Höök M. Adhesion, invasion and evasion: The many functions of the surface proteins of *Staphylococcus aureus*. Nature Reviews Microbiology, 2014, 12: 49-62.

[19] Viela F, Navarro-Baena I, Hernández J J, Osorio M R, Rodríguez I. Moth-eye mimetic cytocompatible bactericidal nanotopography: A convergent design. Bioinspiration and Biomimetics, 2018, 13: 026011.

[20] Sanchez-Salcedo S, Colilla M, Izquierdo-Barba I, Vallet-Regí M. Design and preparation of biocompatible zwitterionic hydroxyapatite. Journal of Materials Chemistry B, 2013, 1: 1595-1606.

[21] Li M, Neoh K G, Kang E T, Lau T, Chiong E. Surface modification of silicone with covalently immobilized and crosslinked agarose for potential application in the inhibition of infection and omental wrapping. Advanced Functional Materials, 2014, 24: 1631-1643.

[22] Muszanska A K, Rochford E T, Gruszka A, Bastian A A, Busscher H J, Norde W, van der Mei H C, Herrmann A. Antiadhesive polymer brush coating functionalized with antimicrobial and RGD peptides to reduce biofilm formation and enhance tissue integration. Biomacromolecules, 2014, 15: 2019-2026.

[23] Guo S S, Kwek M Y, Toh Z Q, Pranantyo D, Kang E T, Loh X J, Zhu X Y, Janczewski D, Neoh K G. Tailoring polyelectrolyte architecture to promote cell growth and inhibit bacterial adhesion. ACS Applied Materials & Interfaces, 2018, 10 (9): 7882-7891.

[24] Wang Y, da Silva Domingues J F, Subbiahdoss G, van der Mei H C, Busscher H J, Libera M. Conditions of lateral surface confinement that promote tissue-cell integration and inhibit biofilm growth. Biomaterials, 2014, 35 (21): 5446-5452.

[25] Song L, Gan L, Xiao Y F, Wu Y, Wu F, Cu Z W. Antibacterial hydroxyapatite/chitosan complex coatings with superior osteoblastic cell response. Materials Letters, 2011, 65 (6): 974-977.

[26] Chen X Y, Cai K Y, Fang J J, Lai M, Hou Y H, Li J H, Luo Z, Hu Y, Tang L L. Fabrication of selenium-deposited and chitosan-coated titania nanotubes with anticancer and antibacterial properties. Colloids and Surfaces B: Biointerfaces, 2013, 103: 149-157.

[27] Wang L, Chen J J, Shi L, Shi Z F, Ren L, Wang Y J. The promotion of antimicrobial activity on silicon substrates using a "click" immobilized short peptide. Chemical Communications, 2014, 50 (80): 975-977.

[28] Wang L, Chen J J, Cai C Z, Shi L, Liu S, Ren L, Wang Y J. Multi-biofunctionalization of a titanium surface

with a mixture of peptides to achieve excellent antimicrobial activity and biocompatibility. Journal of Materials Chemistry B，2015，3（1）：30-33.

[29] Xu D W，Yang W H，Hu Y，Luo Z，Li J H，Hou Y H，Liu Y，Cai K Y. Surface functionalization of titanium substrates with cecropin B to improve their cytocompatibility and reduce inflammation responses. Colloids and Surfaces B：Biointerfaces，2013，110：225-235.

[30] Zhao L，Hu Y，Xu D W，Cai K Y. Surface functionalization of titanium substrates with chitosan-lauric acid conjugate to enhance osteoblasts functions and inhibits bacteria adhesion. Colloids and Surfaces B：Biointerfaces，2014，119：115-125.

[31] Swartjes J J T M，Das T，Sharifi S，Subbiahdoss G，Sharma P K，Krom B P，Busscher H J，van der Mei H C．A functional DNase I coating to prevent adhesion of bacteria and the formation of biofilm. Advanced Functional Materials，2013，23：2843-2849.

[32] Gu J，Su Y J，Liu P，Li P，Yang P. An environmentally benign antimicrobial coating based on a protein supramolecular assembly. ACS Applied Materials & Interfaces，2017，9（1）：198-210.

[33] Hizal F，Zhuk I，Sukhishvili S，Busscher H J，van der Mei H C，Choi C H. Impact of 3D hierarchical nanostructures on the antibacterial efficacy of a bacteria-triggered self-defensive antibiotic coating. ACS Appl Mater Inter，2015，7（36）：20304-23313.

[34] Pavlukhina S，Zhuk I，Mentbayeva A，Rautenberg E，Chang W，Yu X J，van de Belt-Gritter B，Busscher H J，van der Mei H C，Sukhishvili S A. Small-molecule-hosting nanocomposite films with multiple bacteria-triggered responses. NPG Asia Materials，2014，6：e121.

[35] Shen X K，Zhang F，Li K，Qin C H，Ma P P，Dai L L，Cai K Y. Cecropin B loaded TiO_2 nanotubes coated with hyaluronidase sensitive multilayers for reducing bacterial adhesion. Materials & Design，2016，92：1007-1017.

[36] Sjollema J，Dijkstra R J，Abeln C，van der Mei H C，van Asseldonk D，Busscher H J. On-demand antimicrobial release from a temperature-sensitive polymer-Comparison with ad libitum release from central venous catheters. Journal of Controlled Release，2014，188：61-66.

[37] Mi L，Xue H，Li Y，Jiang S Y．A thermoresponsive antimicrobial wound dressing hydrogel based on a cationic betaine ester. Advanced Functional Materials，2011，21：4028-4034.

[38] Liu P，Zhao Y C，Yuan Z，Ding H Y，Hu Y，Yang W H，Cai K Y. Construction of Zn-incorporated multilayer films to promote osteoblasts growth and reduce bacterial adhesion. Materials Science and Engineering：C，2017，75：998-1005.

[39] Cochis A，Azzimonti B，Della Valle C，de Giglio E，Bloise N，Visai L，Cometa S，Rimondini L，Chiesa R. The effect of silver or gallium doped titanium against the multidrug resistant *Acinetobacter baumannii*. Biomaterials，2016，80：80-95.

[40] Lu Y，Aimetti A A，Langer R，Gu Z．Bioresponsive materials. Nature Reviews Materials，2016，2（1）：16075.

[41] Thambi T，Park J H，Lee D S. Hypoxia-responsive nanocarriers for cancer imaging and therapy：Recent approaches and future perspectives. Chemical Communications，2016，52（55）：8492-8500.

[42] Alimoradi H，Matikonda S S，Gamble A B，Greish K，Giles G L. Hypoxia responsive drug delivery systems in tumor therapy. Current Pharmaceutical Design，2016，22（19）：2808-2820.

[43] Thambi T，Deepagan V，Yoon H Y，Han H S，Kim S H，Son S，Jo D G，Ahn C H，Suh Y D，Kim K，Kwon I C，Lee D S，Park J H. Hypoxia-responsive polymeric nanoparticles for tumor-targeted drug delivery. Biomaterials，2014，35（5）：1735-1743.

[44] Thambi T，Son S，Lee D S，Park J H. Poly (ethylene glycol)-*b*-poly (lysine) copolymer bearing nitroaromatics

for hypoxia-sensitive drug delivery. Acta Biomaterialia, 2016, 29: 261-270.

[45] Perche F, Biswas S, Wang T, Zhu L, Torchilin V P. Hypoxia-targeted siRNA delivery. Angewandte Chemie International Edition, 2014, 126 (13): 3430-3434.

[46] Lee E S, Gao Z, Bae Y H. Recent progress in tumor pH targeting nanotechnology. Journal of Controlled Release, 2008, 132 (3): 164-170.

[47] Forgac M. Vacuolar ATPases: Rotary proton pumps in physiology and pathophysiology. Nature Reviews Molecular Cell Biology, 2007, 8 (11): 917-929.

[48] Meng H, Xue M, Xia T, Zhao Y L, Tamanoi F, Stoddart J F, Zink J I, Nel A E. Autonomous *in vitro* anticancer drug release from mesoporous silica nanoparticles by pH-sensitive nanovalves. Journal of the American Chemical Society, 2010, 132 (36): 12690-12697.

[49] Liu J J, Luo Z, Zhang J X, Luo T T, Zhou J, Zhao X J, Cai K Y. Hollow mesoporous silica nanoparticles facilitated drug delivery via cascade pH stimuli in tumor microenvironment for tumor therapy. Biomaterials, 2016, 83: 51-65.

[50] Mo R, Jiang T, DiSanto R, Tai W Y, Gu Z. ATP-triggered anticancer drug delivery. Nature Communications, 2014, 5: 3364.

[51] Sun W J, Gu Z. ATP-responsive drug delivery systems. Expert Opinion on Drug Delivery, 2016, 13 (3): 311-314.

[52] He X X, Zhao Y X, He D G, Wang K M, Xu F Z, Tang J L. ATP-responsive controlled release system using aptamer-functionalized mesoporous silica nanoparticles. Langmuir, 2012, 28 (35): 12909-12915.

[53] Mo R, Jiang T, Sun W, Gu Z. ATP-responsive DNA-graphene hybrid nanoaggregates for anticancer drug delivery. Biomaterials, 2015, 50: 67-74.

[54] Biswas S, Kinbara K, Niwa T, Taguchi H, Ishii N, Watanabe S, Miyata K, Kataoka K, Aida T. Biomolecular robotics for chemomechanically driven guest delivery fuelled by intracellular ATP. Nature Chemistry, 2013, 5 (7): 613-620.

[55] Meng F H, Hennink W E, Zhong Z Y. Reduction-sensitive polymers and bioconjugates for biomedical applications. Biomaterials, 2009, 30 (12): 2180-2198.

[56] Cheng R, Feng F, Meng F H, Deng C, Feijen J, Zhong Z Y. Glutathione-responsive nano-vehicles as a promising platform for targeted intracellular drug and gene delivery. Journal of Controlled Release, 2011, 152 (1): 2-12.

[57] Baldwin A D, Kiick K L. Reversible maleimide-thiol adducts yield glutathione-sensitive poly (ethylene glycol)-heparin hydrogels. Polymer Chemistry, 2013, 4 (1): 133-143.

[58] Ma N, Li Y, Xu H P, Wang Z Q, Zhang X. Dual redox responsive assemblies formed from diselenide block copolymers. Journal of the American Chemical Society, 2010, 132 (2): 442-443.

[59] Kim H, Kim S, Park C, Lee H, Park H J, Kim C. Glutathione-induced intracellular release of guests from mesoporous silica nanocontainers with cyclodextrin gatekeepers. Advanced Materials, 2010, 22 (38): 4280-4283.

[60] Mura S, Nicolas J, Couvreur P. Stimuli-responsive nanocarriers for drug delivery. Nature Materials, 2013, 12 (11): 991-1003.

[61] Li J, Huo M R, Wang J, Zhou J P, Mohammad J M, Zhang Y L, Zhu Q N, Waddad A Y, Zhang Q. Redox-sensitive micelles self-assembled from amphiphilic hyaluronic acid-deoxycholic acid conjugates for targeted intracellular delivery of paclitaxel. Biomaterials, 2012, 33 (7): 2310-2320.

[62] Mock J N, Costyn L J, Wilding S L, Arnold R D, Cummings B S. Evidence for distinct mechanisms of uptake and antitumor activity of secretory phospholipase A_2 responsive liposome in prostate cancer. Integrative Biology, 2013, 5 (1): 172-182.

[63] Cheng Y J, Luo G F, Zhu J Y, Xu X D, Zeng X, Cheng D B, Li Y M, Wu Y, Zhang X Z, Zhuo R X, He

F. Enzyme-induced and tumor-targeted drug delivery system based on multifunctional mesoporous silica nanoparticles. ACS Applied Materials & Interfaces，2015，7（17）：9078-9087.

[64] Chen W H，Luo G F，Lei Q，Jia H Z，Hong S，Wang Q R，Zhuo R X，Zhang X Z. MMP-2 responsive polymeric micelles for cancer-targeted intracellular drug delivery. Chemical Communications，2015，51（3）：465-468.

[65] Lee S H，Gupta M K，Bang J B，Bae H，Sung H J. Current progress in reactive oxygen species (ROS)-responsive materials for biomedical applications. Advanced Healthcare Materials，2013，2（6）：908-915.

[66] Shim M S，Xia Y N. A reactive oxygen species (ROS)-responsive polymer for safe，efficient，and targeted gene delivery in cancer cells. Angewandte Chemie International Edition，2013，52（27）：6926-6929.

[67] Wang M，Sun S，Neufeld C I，Perez-Ramirez B，Xu Q B. Reactive oxygen species-responsive protein modification and its intracellular delivery for targeted cancer therapy. Angewandte Chemie International Edition，2014，53（49）：13444-13448.

第 *13* 章

材料表面图案化技术与细胞研究

摘要: 在传统的细胞培养体系中，影响细胞-材料相互作用的多种因素，如细胞因素、细胞外基质因素和可溶性因子等往往混杂在一起而难以分开。得益于先进材料及技术的发展，材料表面图案化技术可用于构建具有细胞黏附反差特性的图案，进而达到对细胞黏附的精确控制。该技术有望用于单独研究各种因素对细胞黏附、迁移、增殖和分化等行为的影响，从而为深入准确地理解细胞-材料相互作用提供独到的手段。本章对现有的表面图案化技术加以总结，并概述近年来利用材料表面图案化技术揭示细胞-材料相互作用相关的前沿研究。此类表面图案化技术与细胞研究尤其拓展了对细胞行为调控因素的认识，这为深入理解细胞-材料相互作用这个经典难题提供了新的思路与方法，也为有效的生物材料表界面改性或新型生物医用材料的设计和研发奠定了部分理论基础。最后，还对相关领域后续重要的研究方向进行展望。

Abstract: In the traditional cell culture system，various cues（cell cues，extracellular matrix cues and soluble factors）to influence cell-material interactions are usually coupled with each other. With the development of advanced material technology，surface patterning technique has afforded a powerful tool to control cell adhesion and is thus much helpful for revealing the effects of each cues on different cell behaviors. In this chapter，the authors summarize the surface pattering techniques and the latest research progress about cell-material interactions revealed via material techniques of surface patterning. These fundamental studies have shed insight into effects of extracellular matrix cues on cell behaviors，and paved ways to further studies of cell-material interactions. The new insight is also helpful for guiding the development of novel biomaterials. At last，some research topics are discussed as perspectives.

13.1 ▶ 细胞与材料表面相互作用的研究意义

机体内的各类细胞均处在一种包含生物、化学和物理信号的细胞微环境

（cell microenvironment）中。细胞感受到其所处微环境中各种信号刺激后，通过做出正确而有序的响应即可帮助其所属组织器官实现功能化，因此，多样化细胞功能的实现离不开正常稳定的微环境状态。1911 年，美国耶鲁大学的 Harrison[1]便通过实验证实了细胞"接触引导"（contact guidance）效应的存在，即细胞在蜘蛛丝表面可沿纤维的伸展方向高度取向生长。科学家们由此得到启发：通过适当设计加工的材料表面可对细胞的黏附、增殖、迁移和分化等行为加以调控。

如果将邻近细胞和细胞外基质（ECM）都看作特殊"材料"，可以认为机体内的细胞本身就生存于"材料"的世界里[2-4]，它们无时无刻不与上述"材料"发生接触和相互作用，尤其是各类"材料"的表界面。细胞特定功能的实现在很大程度上依赖其所处的细胞微环境，其中主要包含了邻近的其他细胞[5-9]、ECM[10-14]、细胞因子[15-18]或生长因子[19-22]等其他可溶性因子。除通过特异性受体或通道响应不同种类的可溶性因子外，细胞也能够通过整合素（integrin）介导的黏着斑（focal adhesion plaque）[23,24]感应 ECM 及基底材料的各种化学和物理特性，如基底表面的化学组成[25-31]、拓扑形貌[32-36]、软硬度[37-40]和纳米结构因素[41-44]等特征。此外，细胞还能够通过由连接蛋白（connexin）[45]形成的缝隙连接（gap junction）[46-48]和钙黏素（cadherin）介导的细胞间黏附[24,49-51]等与周围邻近细胞进行通信交流，从而感知邻近细胞的状态并调整其功能的发挥。干细胞龛（stem cell niche）便是一种较为典型的细胞微环境[52-55]。视机体的实际需求而定，该微环境不仅能够帮助干细胞在扩增的同时维持其干性特征，而且能够在特定条件下促使干细胞发生定向分化。

生物材料学作为一门新兴的交叉学科，它的核心任务之一便是实现对细胞微环境的仿生，即通过材料的设计、加工及表界面改性等措施来模拟体内细胞微环境的结构与功能，从而促进受损组织器官的修复与再生。细胞-材料表面相互作用规律的揭示对于新一代生物材料的设计与制备具有极其重要的指导价值[3,56,57]。概括而言，从各个方向和角度研究细胞-材料表面相互作用不仅能够避免在研发和改进新型生物材料的过程中步入误区而提高研发效率，还可以开阔思路、降低研发成本，进而让更多、更新、更方便的材料为再生医学所用。此外，该类研究还可以推动细胞生物学的发展，通过阐明部分细胞生物学现象的机制和原理来了解某些特殊的生理行为或者疾病的原因，进而为防治疾病提供理论依据。因此，研究并揭示细胞-材料表面相互作用中各种因素的作用效应和机理成为了生物材料学、细胞生物学、组织工程和再生医学等学科领域中一个关键的共性基础研究方向。这也是新一代生物活性材料必须面对的重大基础科学问题。

13.2 ▶ 材料表面图案化的研究意义

可将调节细胞行为的因素（即影响细胞-材料表面相互作用的"材料"因素）大体分为如下三类：细胞因素、ECM 因素和可溶性因子，如图 13-1 所示。可溶

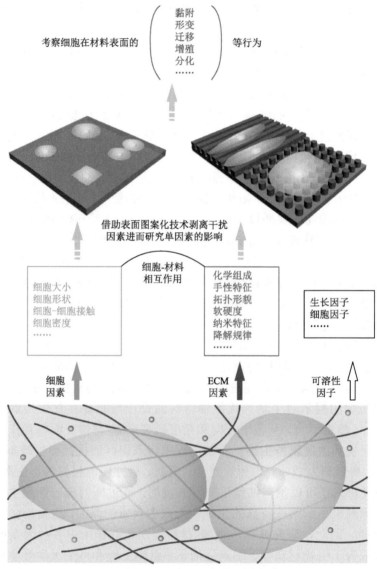

图 13-1 细胞微环境中调节细胞行为的三大类因素及材料表面图案化在细胞-材料表面相互作用研究领域中的运用示意图[4]

（图片引用经 John Wiley and Sons 授权）

性因子在数十年间已经获得了科学界广泛而深入的研究。然而，关于细胞形状、细胞间接触程度等细胞因素以及材料表面的化学官能团、分子手性特征等仿 ECM 因素对细胞行为影响的研究则相对明显不足，尤其是关于这些因素独立作用效果和机理的报道明显不足。

影响细胞-材料表面相互作用的各种因素，如细胞因素、ECM 因素和可溶性因子等在传统的细胞培养体系中往往混杂在一起而难以分开。这也正是前述缺乏独立因素的确切作用效果和机理等研究现状的主要原因。因此，如何将这些传统培养体系中混杂交错的整体因素合理地解耦，以便首先弄清楚单因素的作用效应及机理，就成为一个有挑战性的基础科学问题。

得益于先进材料技术的发展，材料表面图案化技术可用于制备具有强烈细胞黏附反差等特性的基材表面，从而可以帮助实现对细胞"黏附"及"空间分布"的精确调控[58]，进而为剥离细胞-材料表面相互作用中混杂的干扰因素提供了可能。近年来的部分前沿基础研究结果[29, 42, 59-61]已经表明：材料表面图案化技术（包含多种物理反差和化学反差图案化技术）为在剥离其他干扰因素的条件下准确研究"细胞因素"和"ECM 因素"中各单因素对细胞行为的影响提供了有效的解决方案，如图 13-1 所示。因此，材料表面图案化技术为进一步深入而准确地理解细胞-材料表面相互作用提供了独到而有效的手段。

目前最为常用的表面图案化技术仍然基于光刻技术而开展。光刻技术起源于20 世纪 60 年代[62-64]，已随着微电子学的快速发展获得了长足进步。直到 20 世纪末期，哈佛大学的 Whitesides 教授课题组和 Ingber 教授课题组才通过组间合作率先将材料表面图案化（尤其是规则的细胞黏附反差图案）应用于细胞生物学研究[58, 59]。21 世纪初，美国的 Chen 等[60]率先将材料表面图案化技术应用于干细胞研究领域。最近十多年来，利用材料表面图案化技术开展的可控条件下的细胞研究在生物材料学、细胞生物学和再生医学等研究领域中取得了长足进步。

复旦大学丁建东课题组发展了图案转移技术，在持久抗细胞黏附的聚乙二醇（PEG）水凝胶表面成功构建了各类独特的微米和纳米尺度的图案，并基于此技术做了大量关于细胞-材料表面相互作用方面的前沿基础研究工作。下面将结合国内外同行及本课题组的研究工作就适用于细胞研究的材料表面图案化技术及借助这些技术手段取得的细胞-材料表面相互作用领域的重要基础研究进展做一小结。最后，还将结合该领域的研究进展和认识提出研究展望。

13.3　适用于细胞研究的材料表面图案化技术

适用于细胞研究的材料表面图案化技术从实施手段上可划分为化学图案化技术和物理图案化技术。前者指具有化学反差的图案，如细胞可黏附（cell adhesive,

物质 A）的微区分布在抗细胞黏附的基底（non-fouling，物质 B）上；后者指制备具有物理特性反差的图案，如材料表面的凸凹反差、软硬度反差等[3]。从图案的尺度角度出发则可以将材料表面图案化技术分为微米图案化技术或纳米图案化技术。

下面将以图案的尺度特征为分类标准来对各类图案的制备技术做一小结。

13.3.1 典型的微米图案制备技术

光刻技术发展较早，目前仍是重要的微图案制备技术，它同时还是很多其他"自上而下"（top-down）微图案制备技术的基础。近年来，适用于细胞-材料相互作用研究的软刻蚀（soft lithography）技术获得了快速发展，如微接触压印（microcontact printing）[3, 65]、相移光刻（phase-shift photolithography）[66]、复制模塑（replica molding）[67]、铸塑成型（cast molding）[68]、注射成型（injection molding）[69]、溶剂辅助微模塑（solvent-assisted micromolding）[70]等。另一类在细胞行为研究中比较实用的微米图案技术方案则是利用微通道实现的层流图案化（laminar flow patterning）技术[71]和微流控图案化（microfluidic patterning）技术[72]。此外，部分其他技术也能应用于适合细胞研究的微米图案的制备，如计算机辅助的激光刻蚀[73, 74]和喷墨印刷[75, 76]等。

下面将较为详细地介绍在细胞-材料表面相互作用研究中应用较为普遍的三种微米图案制备技术。它们分别是光刻技术、微接触压印及近年发展起来的一种独特的转移光刻技术（transfer lithography technique）。

1. 光刻技术

光刻技术是微电子领域的经典加工方法，已有较长历史，但将此技术应用于细胞行为研究仅有十余年。光刻技术能够将设计者预想的各类图案制备到材料表面，如图 13-2（a）所示。

考虑到图案的尺寸特征与分辨率等问题，微图案制备的光源首选紫外线（ultraviolet，UV）。在光刻中，利用计算机辅助设计软件设计所需图案，随后将图案制备到掩模板上，通常是一块玻璃基板，其特定区域覆盖有镉这种不透光物质。同时，利用旋涂方法在洁净的待光刻基底材料如硅片、玻片或者特殊的聚合物表面旋涂上一层光刻胶。将制备好的掩模板和旋涂有光刻胶的基底材料置于光刻机上，两者紧密贴合后进行曝光[3]。以正性光刻胶为例，未反应的正胶本身难以溶解于显影液，而掩模板透光区域对应的光刻胶接收到紫外线辐照后将发生反应，变为溶解于显影液的物质（未反应的正胶本身则是难以溶解于显影液中的），如图 13-2（a）所示；通过负性光刻胶则可以制得反相的图案，示意图中未展示。曝

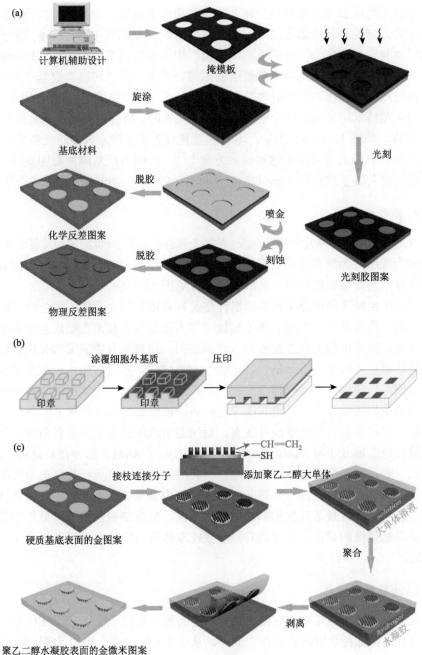

图 13-2　典型的微米图案制备技术示意图

（a）利用光刻技术制备化学反差或物理反差图案；（b）利用微接触压印技术制备化学反差图案；（c）利用转移
　光刻技术制备聚乙二醇（PEG）水凝胶表面的金微米图案[4]（图片引用经 John Wiley and Sons 授权）

光完毕后将掩模板和基底材料分离并将基底浸没于显影液中显影，掩模板透光区域对应的光刻胶易被显影液溶解，显影后便可获得光刻胶图案。制备好的光刻胶图案层本身又可以作为"保护性的掩模板"用于后续图案的制备，例如借助离子溅射或化学腐蚀的方法可将光刻胶层的图案特性进一步"转移"到基底材料上从而获得可用于细胞行为研究的物理图案或化学图案[3]，如图 13-2（a）所示。

当光刻技术用来制备适于细胞研究的微图案时，特别值得关注的是脱胶（lift-off）方案，如图 13-2（a）所示。本章作者复旦大学丁建东课题组在细胞-材料相互作用研究中即大力运用了这种技术方案[4, 77]。在制备羟基磷灰石图案时，本课题组还同时发展了前脱胶（pre-lift-off）和后脱胶（post-lift-off）技术方案[78]。

2. 微接触压印

软刻蚀技术由哈佛大学 Whitesides 教授及其合作者于 20 世纪末期发展而来[79-81]，该技术为细胞行为单变量响应研究提供了一种微图案制备方案。目前应用最广的软刻蚀技术当数微接触压印，其制备流程详见图 13-2（b）。

实施微接触压印时必不可少的器件便是具有拓扑图案结构的聚合物"印章"。该"印章"通常是利用光刻和离子刻蚀等微米图案制备技术在硬质基底表面预制拓扑图案，随后再借助聚合物模塑方法而获得。所选聚合物通常为弹性较好的聚二甲基硅氧烷 [poly（dimethyl siloxane），PDMS]。随后，适宜于细胞研究的微米图案便可以通过简单的"印章"压印获得：在"印章"上"蘸取"具有细胞黏附作用的生物活性分子，并将其压印转移到经过修饰的基底材料上[80, 82, 83]。

利用该技术制备的化学反差图案，后续通常选用具有抗细胞黏附功能的寡聚乙二醇自组装单分子层（self-assembled monolayer，SAM）作为背景材料。然而，寡聚乙二醇单分子层在液体环境中难以持久稳定[84, 85]，几天后往往失去抗细胞黏附功效[86]。因此，在细胞分化等长时行为研究中就需要发展新的图案制备技术，其核心在于提高背景基底抗细胞黏附的持久性。将抗细胞黏附的单分子层更换为具有良好稳定性的聚乙二醇（PEG）水凝胶本体则为解决此类问题提供了一种重要思路。

3. 转移光刻技术

在湿态环境下很难将具有细胞黏附作用的物质直接"压印"到 PEG 水凝胶基底表面且还能保持良好的稳定性。此外，从化学结构来看，PEG 水凝胶本体是一种化学惰性物质，同样很难通过直接的化学键合将图案牢固连接到 PEG 水凝胶表面。

基于精巧的设计探索，这一技术瓶颈最终由一种独特的转移光刻技术解决，该技术由复旦大学丁建东课题组与德国海德堡大学和马克斯·普朗克学会智能系统研究所 Spatz 课题组合作开发[3, 87, 88]。在此图案转移方案中，首先利用光刻技术在玻片表面制备好金微米图案，随后通过引入带有双官能团的连接分子（linker）将金图案通过共价键连接的形式转移到具有持久抗细胞黏附特性的 PEG 水凝胶基底表面。连接分子的一端带有碳碳双键，能够与聚乙二醇大单体（聚乙二醇二丙烯酸酯［poly（ethylene glycol）diacrylate，PEG-DA］）端部的碳碳双键发生共价结合，另一端带有巯基，能够与 Au 共价结合形成 S—Au[3]。

实施该技术的详细流程如图 13-2（c）所示：先用光刻技术在玻片表面预制光刻胶图案，随即对图案面进行喷金处理，脱胶后便可得到玻片表面的金微米图案。接下来进行图案转移：将烯丙基硫醇等带有双官能团的连接分子通过 S—Au 键接枝到玻片表面的金微米图案区域上，然后将混有光引发剂 2-羟基-4'-(2-羟基乙氧基)-2-甲基丙苯酮（2-hydroxy-4'-(2-hydroxyethoxy)-2-methylpropiophenone，D2959）的 PEG-DA 大单体滴加到接枝好连接分子的图案表面。对 PEG-DA 而言，它能在紫外光照下交联聚合形成水凝胶网络，同时也能与连接分子端部的碳碳双键发生共价连接，进而实现水凝胶与金微米图案的共价连接[3]。反应完成后借助物理剥离便可获得 PEG 水凝胶基底表面的金微米图案。利用该技术制备的图案基底（PEG 水凝胶）具有持久抗细胞黏附的特性并已广泛应用于干细胞分化领域的相关基础性研究中[29, 61, 89, 90]。

13.3.2　典型的纳米图案制备技术

纳米图案的尺度通常介于一到几百纳米，其制备方法与微米图案相比有较大差异。应用最为普遍的纳米加工方法包括电子束刻蚀[91]、离子束刻蚀[92]、高分辨率光刻（用极紫外线或 X 射线作为光源）[93]、显微镜（如扫描隧道显微镜[94]、原子力显微镜[95]和磁力显微镜[96]）辅助高分辨率纳米刻蚀、纳米压印刻蚀[97-99]和嵌段共聚物自组装辅助纳米刻蚀（block copolymer self-assembly-assisted nanolithography）[100-102]。在细胞行为研究中的纳米尺度图案构建中，一些化学腐蚀、等离子体刻蚀和静电纺丝等纳米图案构建技术也有所应用[103-105]。

现有文献表明，在细胞行为研究领域应用最为广泛的纳米图案（尤其是规整纳米图案）的制备方法主要有三类：电子束刻蚀、蘸水笔纳米刻蚀（dip-pen nanolithography，DPN）和嵌段共聚物胶束纳米刻蚀（block copolymer micelle nanolithography），其中，DPN 为显微镜辅助高分辨率纳米刻蚀的一种，嵌段共聚物胶束纳米刻蚀为两亲性共聚物自组装辅助纳米刻蚀的一种。在各类纳米图案的制备过程中，一般会依据不同的尺度特征选择不同的制备方案。通常来讲，高分辨率的光刻技术可制备特征尺度大于 300 nm 的图案（更小的分辨率则需要特别昂贵的设备和一些特殊高端的"卡脖子"技术的组合），电子束刻蚀和 DPN 可用于制备特征尺度在 30～

300 nm 范围内的图案，而嵌段共聚物胶束纳米刻蚀技术则用于制备特征尺度小于 30 nm 的图案[100]。

1. 电子束刻蚀

电子束刻蚀由微电子学领域中集成电路的制备发展而来[106]，如今在细胞生物学和再生医学研究中也获得了关注与应用[41,107,108]。运用该技术时，电子束是在计算机的控制下进行扫描移动的。首先通过发射特定的电子束到涂覆有一层"光刻胶"的基底材料上进行曝光，然后有选择性地移除曝光或未曝光区域，将纳米图案制备到光刻胶图案上。进一步借助后续的刻蚀等方法将这些纳米特征"转移"制备到基底材料上。此方法可用于精确制备纳米图案特征的原因在于电子束克服了传统光刻中光线衍射带来的分辨率局限。

该纳米图案技术的优点在于可以制备的图案尺寸范围广，小到 10 nm，大到 1 mm 均可，且图案的形状和排列方式可以灵活改变；其缺点是成本高、效率低，对制备环境的清洁度要求较高[109,110]。

2. 蘸水笔纳米刻蚀

基于点对点的原子力显微镜（AFM）辅助的蘸水笔纳米刻蚀（DPN）是另一种普遍采用的纳米图案制备方法。该技术从笔尖写字的原理中获得灵感，并由此而得名。20 世纪末期，美国西北大学的 Mirkin 等最先开始探索该技术的使用[95]，其最初的设计是先将硫醇分子吸附到 AFM 探针上，然后利用 AFM 将其定位"书写"到金膜表面的特定区域，如图 13-3（a）所示。

利用该技术可以实现小到 15 nm 尺度图案的制备[111,112]。在 DPN 的实施流程中，可以形象地将 AFM 探针比作"笔"，而将其吸附的化学物质看作"墨水"。利用"笔"在特殊的基底材料上"书写"后即可获得想要的纳米图案阵列，如将硫醇分子书写到金膜表面 [图 13-3（a）]。书写过程中，在金膜与 AFM 探针之间

(a)

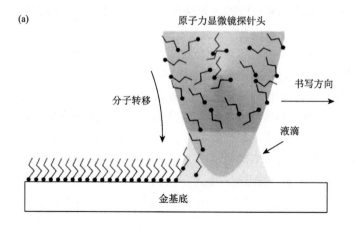

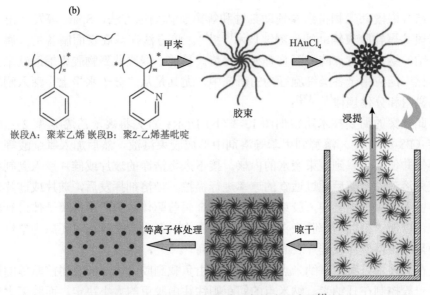

图 13-3　典型的纳米图案制备技术示意图[4]

（a）蘸水笔纳米刻蚀中利用原子力显微镜探针书写十八烷基硫醇（1-octadecanethiol）纳米图案；

（b）利用嵌段共聚物胶束纳米刻蚀技术在基底上制备金属纳米点阵

（图片引用经 John Wiley and Sons 授权）

会形成一个"液滴"，此"液滴"的大小会受到环境湿度和材料特性等综合因素的影响，进而显著影响"墨水"的书写效率和 DPN 技术的分辨率。

DPN 技术的显著优势在于能够直接、无损地将具有生物活性的物质"书写"成为预先设计好的纳米图案，且极易改变图案的尺寸和排布阵列，进而方便地开展后续各类细胞实验。该方案同样也存在设备费用高、制备效率低等缺点。

3. 嵌段共聚物胶束纳米刻蚀

当需要在大面积范围内制备较小纳米图案尺度（如小于 30 nm）特征的图案阵列时，基于价格和时间成本的显著增加，电子束刻蚀或 DPN 方法制备将变得异常困难[113]。我们知道，在特定的溶剂中，一些嵌段共聚物的不互溶嵌段将自组装形成有序的纳米团簇相（胶束），胶束的尺寸主要受聚合物嵌段长度的影响。利用这些胶束自组装形成的薄膜作为模板，便可在刻蚀技术的辅助下实现几纳米到 200 nm 左右特征图案的制备[3, 100]，这一嵌段共聚物的自组装技术为大面积范围制备小尺度纳米图案提供了强有力的手段。

由胶束自组装的特性可知，与电子束刻蚀和 DPN 相比，嵌段共聚物的自组装通常只能制备规整的六方点阵图案或无规的纳米点阵图案[42, 114, 115]。然而，该技术在快速制备大面积纳米阵列图案的能力方面则是其他方案所难以比拟的。

结合嵌段共聚物自组装辅助刻蚀和等离子体刻蚀方法，Spatz 等发展出了一种嵌段共聚物胶束辅助纳米刻蚀技术[113-116]。该方法在基底表面制备贵金属（如金、铂）纳米六方点阵方面具有独特优势。目前，嵌段共聚物胶束辅助纳米刻蚀技术已广泛应用于各类细胞行为的研究中，尤其是从"分子水平上"深入阐释细胞的黏附和分化规律[117-122]。

此方案的简要技术路线如图 13-3（b）所示：首先将聚苯乙烯-b-聚 2-乙烯基吡啶（PS-b-P2VP）溶解到甲苯等溶剂中形成胶束溶液，然后加入氯金酸等金属前驱体并使其负载到胶束亲水的内核。接下来将洁净的玻片或硅片浸入到制备好的胶束溶液中，随后通过适宜的速率进行提拉。当溶剂挥发后，玻片或硅片表面便会留下胶束自组装层，胶束内部负载有金属前驱体。最后用等离子体进行刻蚀处理，以便"刻蚀"掉胶束自组装层的聚合物。氯金酸此时也可还原为单质金，从而最终获得玻片或硅片表面的金纳米阵列[3]。

在此技术方案中，纳米点的大小通常由负载到胶束内部的金属前驱体的量决定，一般控制在几纳米。纳米点的间距则往往由胶束的大小决定，而胶束大小在很大程度上受到嵌段共聚物分子量大小等因素的影响[101, 123]，典型胶束的大小通常控制为 10～200 nm。

13.3.3　微米-纳米杂合图案化技术

借助于发展的微米图案化和纳米图案化技术，研究者们逐渐解答和揭示了细胞-材料表面相互作用方面的部分基本科学问题与规律。该领域部分更为深入的关键科学问题需要同时结合微米与纳米图案两者的优势才能明确解答，如需要排除纯纳米图案上细胞黏附面积与形状等干扰因素的影响进而单独考察纳米因素对细胞分化或表型维持的影响。正是这些重要的研究问题催生了微米-纳米杂合图案化技术的发展。

简单来讲，微米-纳米杂合图案化技术一般需要同时结合微米图案化技术与纳米图案化技术，且要让两者达到有机结合的效果。从已发表的应用于细胞-材料表面相互作用的研究工作来看，成功进行细胞行为研究的微米-纳米杂合图案制备方法主要有如下两大类：电子束刻蚀结合纳米压印技术、光刻技术结合嵌段共聚物胶束纳米刻蚀技术。

1. 电子束刻蚀结合纳米压印技术

电子束刻蚀技术是一种无"物理"掩模板的刻蚀技术。前面已经提到，传统的电子束刻蚀技术是通过发射特定的电子束到涂覆有一层"光刻胶"的基底材料上进行刻蚀曝光，随后选择性地移除曝光或未曝光区域（类似于光刻中的显影步骤）。其目的在于将纳米级别的图案阵列制备到"光刻胶"层上，随后利用后续的刻蚀等方法将这些纳米特征"转移"到基底材料上[3, 41, 108]。

在该技术方案中，由于电子束是在计算机的控制下进行扫描移动的（电子束按照预先设定的路径移动或采用打点方式运行），因而可以通过更改程序来达到控制电子束开关及扫描路径的目的，这既可以方便地更改图案的形状特征，也可以灵活地改变图案的空间排列方式。因而电子束刻蚀可以像制备纯纳米图案那样制备出"光刻胶"的微米-纳米杂合图案模板。后续再结合纳米压印技术即可将模板上的微米-纳米杂合图案进一步"转移"制备到预先设计好的基底材料表面。

纳米压印技术的核心便是将模板上的图案阵列通过压印的手段转移到衬底材料表面，结合纳米压印技术一方面可以将微米-纳米杂合图案转移到理想的基材表面，另一方面也提高了有大量同种图案需求时的制备效率。

2. 光刻技术结合嵌段共聚物胶束纳米刻蚀技术

依据微米图案和纳米图案制备的先后顺序，可将该类微米-纳米杂合图案制备策略分为如下三种。

（1）先微米后纳米策略：先利用光刻技术在基底表面制备得到光刻胶的微米图案，然后利用嵌段共聚物胶束的自组装在基底表面引入纳米阵列。最后通过脱胶（光刻胶的清洗）步骤可以脱除光刻胶区域及其上方的纳米阵列，进而制备获得基底表面的微米-纳米杂合图案[124]。在该策略中，前期微米图案的制备不可避免地会带来一定的拓扑形貌差异（光刻胶有一定的厚度），这可能会导致胶束自组装过程中出现微米的边缘区域与中心区域纳米阵列参数不一致的情况。因而该方案在稳定纳米阵列参数方面存在一定的局限性。

（2）纳米与微米同时进行策略：在嵌段共聚物胶束进行自组装的同时利用"微米图案"对其进行干预[125, 126]。如利用具有微米拓扑形貌的压模与基底紧密贴合，然后将嵌段共聚物胶束溶液灌注进连通的微米通道进行选择性区域性的胶束自组装，自组装完毕后移除压模即可制备获得基底表面的微米-纳米杂合图案。然而，该策略的实施路线决定了它难以采用浸提（dip-coating）和旋涂（spin-coating）的自组装方式，因而纳米阵列参数的可调范围较窄。

（3）先纳米后微米策略：先利用嵌段共聚物胶束纳米刻蚀技术在基底表面制备获得纯纳米阵列，如图 13-4（a）所示。然后借助光刻技术在基材表面制备获得光刻胶的微米图案，从而帮助后续对具有纳米阵列的表面进行微米区域的选择性去除（如通过选择性刻蚀的方案将无光刻胶覆盖区域的纳米阵列刻蚀掉，仅保留含光刻胶区域的纳米阵列），后续脱胶后即可获得基底表面的微米-纳米杂合图案[43, 44, 127, 128]。为了制备最终具有细胞黏附反差的微米-纳米杂合图案，后续可考虑利用图案转移技术将微米-纳米杂合图案转移到 PEG 水凝胶基底表面并在金纳米点上接枝促进细胞黏附的 RGD 多肽，参考制备流程如图 13-4（b）所示。该制备策略能够利用嵌段共聚物胶束自组装技术与光刻技术的优势，实现微米-纳米杂合图案的参数调控与制备。

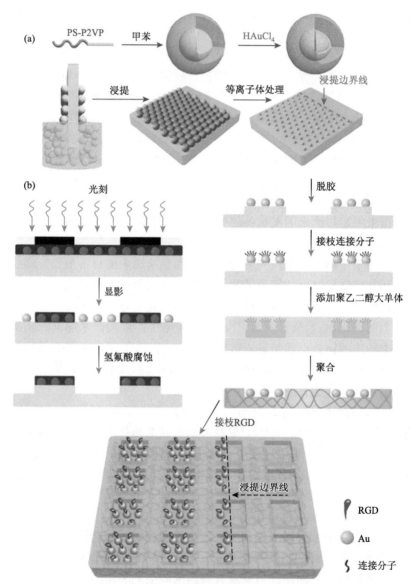

图 13-4   先纳米后微米策略中结合嵌段共聚物胶束纳米刻蚀和转移光刻技术制备 PEG 水凝胶表面的微米-纳米杂合图案[43]

（a）利用嵌段共聚物胶束纳米刻蚀技术制备玻片表面的金纳米点阵；（b）利用转移光刻技术（并借助氢氟酸的腐蚀）制备 PEG 水凝胶表面的微米-纳米杂合图案

（图片引用经 American Chemical Society 授权）

13.4　运用独到的表面图案化技术揭示细胞黏附的基本规律

细胞黏附可对后续的细胞迁移、增殖和分化等行为产生深远影响。深入研究细胞在材料表面的黏附规律进而达到对细胞黏附的有效控制无疑非常重要，而材料表面图案化则很有利于调控细胞黏附。

13.4.1　利用微米图案化表面揭示细胞的特征黏附面积

Ingber 和 Whitesides 课题组利用微接触压印技术制备了仿细胞外基质蛋白的微米岛阵列图案，基底背景区域为自组装形成的抗细胞黏附的寡聚乙二醇单分子层[59]。利用此种具有细胞黏附反差特性的微米图案，Chen 等[59]在国际上首次实现了单细胞铺展面积的有效控制并揭示了细胞黏附的配体尺寸依赖效应。人和牛血管内皮细胞在该图案化表面的黏附结果表明，细胞能够较好地黏附到仿细胞外基质蛋白构成的微米岛区域，而在微米岛外的背景区域则无明显黏附，且细胞的黏附铺展面积与微米岛大小相关，即利用具有黏附反差的微图案技术成功实现了对细胞铺展面积的控制。研究结果进一步证实，细胞铺展面积的大小决定细胞的凋亡与生长状态，且这一趋势和规律与微米岛上附着的仿细胞外基质蛋白的种类无关：在面积为 $100\ \mu m^2$ 或更小的微米岛上，较多的细胞呈现凋亡状态，而较大面积岛上的细胞活力良好。更为重要的是，后续通过特殊微米岛的设计与制备，他们进一步发现在铺展面积决定细胞的凋亡与生长状态中，是"细胞总的铺展面积"而非"细胞与胞外基质蛋白区域的接触面积"发挥了决定性的作用[59]。上述奠基性的基础研究展示了材料表面图案化技术在细胞行为研究中的独特优势，也拉开了细胞图案化研究的序幕。

为了给有效控制单细胞或确切数量的多细胞黏附提供更为明确和细致的理论指导，复旦大学丁建东课题组[129]对细胞在微米图案上的黏附行为做了更为细致和深入的研究，提出了临界黏附面积（critical adhesion area，A^*）这个物理量，并提出了确定该临界参数的实验方法和数据处理方法。作者所在课题组进一步设想除了细胞凋亡-生长的临界面积（A^* 或者 A_{c1}）这一重要参数外，是否还存在着其他更多特征黏附面积，如黏附单个细胞到黏附多个细胞的特征面积（A_{c2}）以及由 N 个细胞到 $N+1$ 个细胞黏附所需增加的特征面积（A_Δ），如图 13-5（a）所示。

为了解答这些问题，丁建东课题组[129]利用独特的图案转移技术制备了一系列不同面积的圆形微米岛，这些微米岛的直径范围为 4～100 μm。该研究利用的基底材料为持久抗细胞黏附的 PEG 水凝胶而非自组装的寡聚乙二醇单分子层，这为

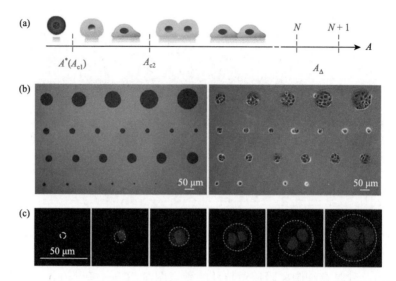

图 13-5　通过细胞在化学反差图案上的黏附规律揭示细胞的特征黏附面积[129]

（a）细胞在背景为抗细胞黏附微米岛上黏附的各类特征面积示意；（b）光学显微镜下拍摄的微米岛图案基底（左侧，明场成像）及成骨细胞 MC3T3-E1 在微米岛上的选择性黏附（右侧，相差成像）；（c）细胞在微米岛上黏附的荧光照片，虚线圆框标示区域为下方 RGD 微米岛的边界，细胞核标记为蓝色，纤丝状肌动蛋白（F-actin）标记为红色（图片引用经 Elsevier Ltd 授权）

在更大尺度范围（尤其是小尺寸）和更长时间范围内对细胞铺展面积的有效控制提供了有力保障。细胞黏附结果表明，利用此独特转移技术制备的大尺度范围的微米图案均能够实现对细胞铺展面积有效而持久的控制，实验结果如图 13-5（b、c）所示。

　　大量细胞黏附照片的统计分析结果证实了前述猜想特征面积的存在，且这些特征面积与细胞在自由铺展状态下的平均面积（A_{spread}）还存在着密切的关联，如 $A_{c1} \approx A_{spread} \times 5\%$、$A_{c2} \approx A_{spread} \times 15\%$、$A_{\Delta} \approx A_{spread} \times 30\%$。后续大量实验结果进一步证实上述结论和半定量关系对不同细胞种类而言具有普适性，实验选择的三种模型细胞分别为间充质干细胞（MSC）、成骨细胞（MC3T3-E1）和成纤维细胞（NIH3T3）。

　　此外，该研究还给出了最大概率发生单细胞黏附的面积 $A_{peak\,(1)}$ 和最大概率发生双细胞黏附的面积 $A_{peak\,(2)}$ 等多个重要的细胞特征黏附面积，各类详细的特征面积及其与 A_{spread} 的半定量关系如图 13-6 所示。

　　上述具有代表性的基础研究工作为实现微米岛上细胞黏附数量和铺展面积的准确控制和基于细胞芯片的生物传感器研发提供了有益的理论与方法指导，也为实现细胞形状、细胞间接触、细胞密度等参数控制的图案设计奠定了坚实基础。

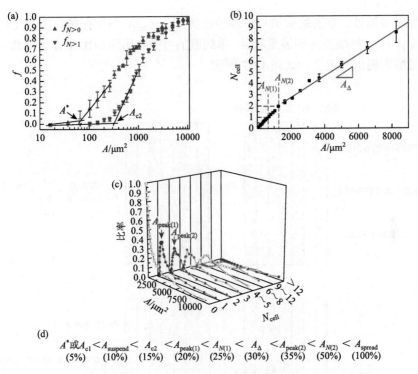

图 13-6　细胞在微米图案化表面特征黏附面积的确定及这些特征面积的相对大小关系[129]

(a) 不同面积微米岛中有细胞黏附微米岛的比例（$f_{N>0}$）和有多细胞（大于 1 个）黏附微米岛的比例（$f_{N>1}$），细胞种类为 MC3T3-E1，特征黏附面积 A^*（A_{c1}）和 A_{c2} 则是由图中对应拟合线的交点推导计算出；(b) 不同面积微米岛上黏附细胞的平均数量，其中平均黏附数量为 1 和 2 的岛面积分别被定义为 $A_{N(1)}$ 和 $A_{N(2)}$，图中红色拟合线斜率的倒数定义为 A_Δ（多一个细胞黏附所增加的面积）；(c) 特定数量细胞在不同面积微米岛上的分布，细胞种类为 MC3T3-E1，其中 1 个细胞和 2 个细胞分布峰值处对应的岛面积分别被定义为 $A_{peak(1)}$ 和 $A_{peak(2)}$；(d) 各类特征黏附面积与细胞在非图案表面（如组织培养板上）自由铺展状态下的平均面积 A_{spread} 之间的相对大小关系，其中 $A_{suspend}$ 为细胞在悬浮状态下的平均投影面积

（图片引用经 Elsevier Ltd 授权）

13.4.2　细胞在微米图案化表面的黏附取向及多种序参量表征

若基底表面的微米图案存在各向异性特征，细胞将会发生不同程度的伸长取向，因而微米条纹图案成为一种研究细胞取向的有力工具。复旦大学丁建东课题组[130]较为全面地定义了包括序参量（order parameter）在内的五种统计参量来表征细胞在微米条纹图案上的黏附取向行为。"序参量"一词最初来源于统计物理学中的朗道理论（Landau theory），后续被用于多种场合的描述中，如描述液晶沿着某一特定方向排列的有序程度。而在复旦大学的文献中[130]，他们利用序参量的二维模型来描述细胞的取向程度，即取向有序度或取向度，如图 13-7 所示。

除序参量外，单细胞长轴与短轴的比例 L_{max}/L_{min}、细胞在条纹图案上的面积占有率 A'_1/A_1、单细胞的铺展面积 A、单细胞的有效黏附面积比 A'/A 等参数也被作者课题组所提出和定义，如图 13-7 所示。

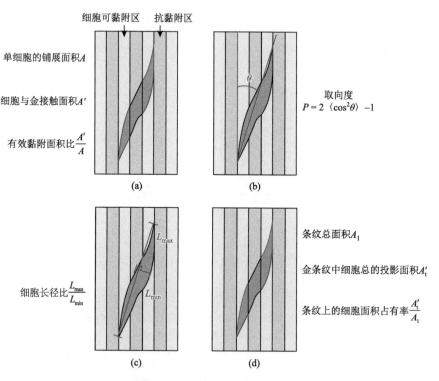

图 13-7　描述条纹图案上细胞取向的各类统计参量示意图[130]

（a）单细胞的铺展面积 A、细胞与金接触面积 A'、单细胞的有效黏附面积比 A'/A；（b）细胞取向方向与条纹延伸方向的夹角 θ 和细胞取向度 P；（c）细胞长径比 L_{max}/L_{min}，其中长轴定义为连接细胞最远两端的线段，短轴为垂直于长轴且与细胞边缘相交的最宽线段；（d）金条纹的总面积 A_1、细胞在金条纹上总的投影面积 A'_1、条纹上的细胞面积占有率 A'_1/A_1

（图片引用经 Science in China Press 和 Springer-Verlag GmbH 授权）

其实验结果表明，随着细胞可黏附条纹图案间缝隙宽度的增加，细胞黏附的取向度、长短轴比例及细胞在条纹图案上的黏附面积占比会增大，而细胞的平均黏附面积则减小。此外，作者所在课题组的研究结果还表明，成纤维细胞 NIH3T3 的有效黏附面积占比随着缝隙宽度的增大呈现出非单调变化的特征。上述研究工作提供了一种利用微米条纹图案研究细胞取向的有效平台，同时也提出了较为全面的描述细胞在微米图案表面形貌的统计参数以供参考。

此外，Thery 等基于各向异性特征图案的设计与制备，仔细考察了细胞应力纤维丝在不同几何形态图案上的分布[131]，并利用相关规律实现了对细胞极性取向的调控[106]。Jiang 和 Whitesides 等[111]通过"泪滴状"图案的设计成功控制了细胞初始状态的极性取向，进而调控了细胞后续的迁移方向，即背景区域通电后（抗黏附的寡聚乙二醇单分子层脱落，背景区域变得可细胞黏附），细胞更倾向于从较钝的一端迁移出去。有趣的是，Kushiro 等[132]通过设计独特的循环图案组合及多种间距参数的优化还成功实现了内皮细胞 MCF-10A 在组合图案上的定向循环迁移。

13.4.3　利用纳米图案化表面揭示细胞黏附的临界纳米间距

前述代表性研究报道利用微图案化材料表面从细胞水平上揭示了细胞黏附的若干基本规律，借助于表面纳米图案化技术还有望从分子水平上对细胞黏附的特征和规律进行深入的阐释。细胞焦点黏附（focal adhesion）的特征表明，基底材料中的配体（ligand）在细胞黏附中发挥着重要的作用，典型配体包括含有 RGD（精氨酸-甘氨酸-天冬氨酸）和 REDV（精氨酸-谷氨酸-天冬氨酸-缬氨酸）等序列的多肽[24, 133]。借助纳米图案化表面的细胞行为研究进展还表明，这些配体在纳米尺度范围内的排布特征同样能决定是否可形成有效的焦点黏附[121]。

复旦大学丁建东课题组与德国 Spatz 课题组合作[42]，利用嵌段共聚物胶束自组装辅助的方法首次在玻片表面同时制备了平均纳米间距相当的一系列规则与无规的金纳米点阵，纳米点阵的平均间距为 55～100 nm，金纳米点直径在 10 nm 左右，如图 13-8 所示。随后利用—SH 与金的共价结合在金纳米点表面接枝上促进细胞特异性黏附的 RGD 配体，从而制得生物活性分子 RGD 的纳米点阵。RGD 配体的受体是一种膜蛋白——整合素，其头部直径在 8～12 nm 之间[134]，而金纳米点的直径也约为 10 nm，可以保证一个金纳米点最终最多对应一个整合素。

在金纳米点上接枝促进细胞黏附的 RGD 和在玻片背景区域自组装形成抗细胞黏附的寡聚乙二醇单分子层后，复旦大学丁建东课题组系统考察了成骨细胞 MC3T3-E1 在 RGD 纳米点阵表面的黏附规律，研究结果表明：要形成生物学意义上的细胞黏附，首先必须具备并形成有效的整合素团簇，细胞由较好黏附到较差黏附的突变纳米间距在 70 nm 左右，如图 13-8 所示。

作者课题组推测：只有当团簇内部整合素的平均间距小于 70 nm 时才能形成有效的细胞特异性黏附，当平均间距大于 70 nm 时则不能形成生物学意义上的有效黏附，如图 13-8（b）所示。

上述研究报道[42]已经证实具备适宜的整合素纳米团簇才能形成有效的焦点黏附，其中团簇内部整合素的平均间距便是一个关键参数。那么，形成有效焦点

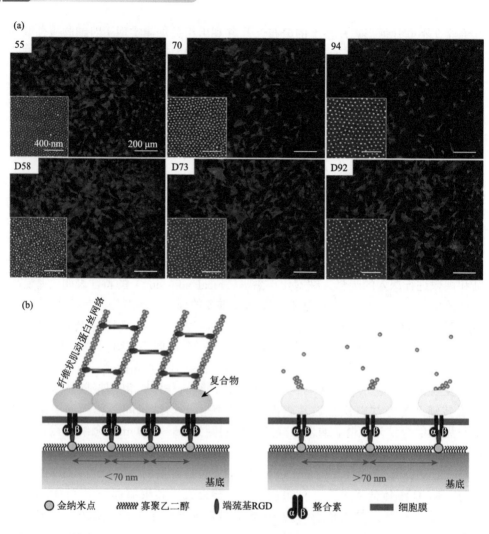

图 13-8　活性物质 RGD 的空间排布对细胞特异性黏附行为的影响及临界纳米间距的揭示[42]

（a）成骨细胞 MC3T3-E1 在 RGD 纳米阵列上（背景为抗细胞黏附的 PEG 单分子层）黏附后的荧光染色照片，其中的细胞核被染为蓝色、细胞骨架纤维状肌动蛋白（F-actin）被染为红色，左下角的插图为对应基底上金纳米点阵的原子力显微镜图像，左上角对应数字为纳米点的平均间距（单位为纳米），字母"D"代表相对不规整（disordered）的纳米点阵；（b）有效整合素团簇对焦点黏附复合物及细胞特异性黏附形成的重要性示意图，当团簇内部整合素的平均间距小于 70 nm 时能够形成焦点黏附复合物并发生细胞骨架的横向的超分子组装，进而形成有效的细胞特异性黏附，当平均间距大于 70 nm 时则不能形成有效黏附

（图片引用经 American Chemical Society 授权）

黏附是否还对每个纳米团簇中配体及整合素的数量存在临界需求呢？为解答这一疑惑，Schvartzman 等[108]采用电子束刻蚀和纳米压印技术，精巧地制备了具有不同微区排布特征的 Au-Pd 纳米点阵，其中包含依次由 2、3、4、5、6、7 个纳米

点构成的 6 种纳米团簇。其中，纳米点的直径均约为 8 nm，每种团簇内纳米点的间距范围为 50～100 nm。与此同时，他们也在纳米点上接枝了 RGD 配体并对背景材料区域进行了抗细胞黏附修饰。其研究结果[108]证实细胞黏附对每个纳米团簇中的配体及整合素的数量同样有着严格的临界需求：每个团簇至少需要 4 个整合素结合点，且这一临界数量并不随着基材表面配体全局密度的变化而改变。

13.5　运用独到的表面图案化技术揭示细胞几何因素对干细胞分化的调控规律

材料表面干细胞分化的规律十分重要。细胞的大小、形状、接触程度等几何因素如何调控干细胞分化，这是一个十分重要的科学问题。这些因素往往相互交织在一起，而材料表面图案化技术为将上述因素各自的作用机理阐述清楚提供了一种强有力的手段。

13.5.1　细胞铺展面积对细胞分化的影响

2004 年，Chen 课题组[60]在国际上首次将表面微米图案化技术引入到干细胞研究领域，并率先证实细胞铺展面积（其文章中描述为"cell shape"）是影响人骨髓基质干细胞成骨和成脂分化的一种重要因素，并揭示铺展面积效应很可能通过 Rho-ROCK 信号通路加以调控。

借助微接触压印的方式，McBeath 等[60]制备了具有三种不同面积（1024 μm^2、2025 μm^2 和 10000 μm^2）的正方形图案化基底材料（抗细胞黏附的背景为 Pluronic F108，促细胞黏附的微米岛为纤连蛋白），并以此来控制并获得了三种不同铺展面积的细胞。微米岛上的干细胞经过一周的成骨成脂共诱导后，三组不同面积单细胞的分化统计数据显示：铺展面积越小越利于成脂分化，铺展面积越大越利于成骨分化。

复旦大学丁建东课题组[135]全面考察了细胞铺展面积在成骨、成脂单独诱导液和共诱导液条件下对大鼠骨髓基质干细胞分化行为的影响。利用独特的微米图案转移技术，作者课题组在持久抗细胞黏附的 PEG 水凝胶本体表面制备获得了 6 种面积倍增的 RGD 圆形微米岛（面积由小到大依次为 177 μm^2、353 μm^2、707 μm^2、1413 μm^2、2826 μm^2 和 5652 μm^2），并成功实现了 6 种细胞铺展面积的控制，如图 13-9（a）所示。微米岛上干细胞的成骨成脂共诱导或分开诱导分化结果均表明：成骨分化能力随着铺展面积的增加单调递增，成脂分化能力则随铺展面积的增加单调递减，如图 13-9（b）所示。

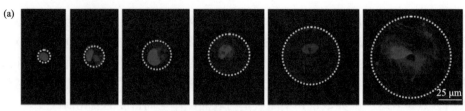

具有不同铺展面积的单细胞

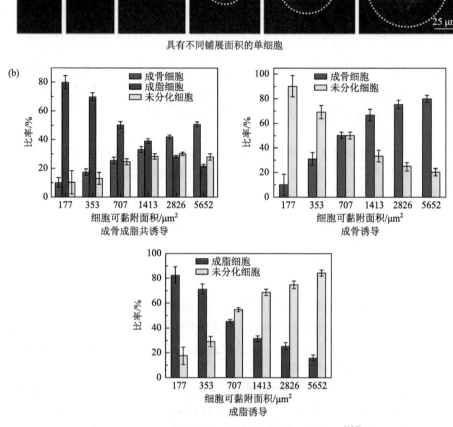

图 13-9 干细胞的铺展面积对其分化行为的影响[135]

（a）不同面积微米岛上大鼠骨髓基质干细胞单细胞黏附的荧光显微照片，其中的细胞核染为蓝色，F-actin 染为红色，各图中的白色虚线框描绘的是其下基底上对应微米岛的边缘；（b）左上图为不同铺展面积的大鼠骨髓基质干细胞在共诱导液中诱导一周后的成骨、成脂分化统计结果，右上图为在单独成骨诱导液中诱导一周后的成骨分化统计结果，下图为在单独成脂诱导液中诱导一周后的成脂分化统计结果

（图片引用经 Elsevier Ltd 授权）

  Song 等[136]的研究结果进一步证实了这一铺展面积对细胞成骨和成脂分化影响效应的存在。除成骨和成脂分化外，铺展面积对细胞成软骨分化和成肌分化也有显著影响[137]：小的铺展面积利于成软骨分化，而大的铺展面积则利于成肌分化。进一步的机理研究结果揭示铺展面积对细胞成软骨和成肌分化的影响很可能通过 Rac1 (Ras 相关 C3 肉毒素底物 1)-N-cad（N-钙黏蛋白）通路加以调控，这与前面提到的铺展面积影响成骨和成脂分化相关的 Rho-ROCK 通路明显不同。

在铺展面积对细胞行为影响的基础研究领域，除干细胞的分化行为外，复旦大学丁建东课题组[112]还利用 PEG 水凝胶图案化技术仔细考察了软骨细胞的铺展面积对其自身表型维持的影响。他们设计的微米岛均为圆形，直径由小到大依次为 10 μm、15 μm、20 μm、30 μm。微米岛上软骨细胞的培养结果表明：小的铺展面积更利于软骨细胞的表型维持。随着软骨细胞铺展面积的增加，其表型维持能力（软骨细胞Ⅱ型胶原的平均表达量）逐渐减弱。

上述研究结果相互印证和补充，综合表明铺展面积能够对细胞的分化甚至干细胞自身的表型维持等行为产生显著影响。相关现象及机理的阐释对设计有效调控细胞分化以及干细胞扩增的生物材料或设备具有重要的参考价值。

13.5.2　细胞铺展形状对细胞分化的影响

依据前述细胞在微米图案化表面的黏附规律，科学家们便可以通过适宜面积和形状图案的设计来实现大概率的单细胞黏附并有效控制单细胞的铺展形状。实际上，借助表面微米图案化技术来控制细胞形状在先前已有少量报道[58, 131]，然而，关于细微的细胞铺展形状差异对干细胞分化行为的影响则是近年来才有研究，原因在于干细胞分化需要较长的时间，而在细胞培养环境中较长时间维持细胞黏附反差是一件不容易的事情，这依赖于材料表面图案化技术的发展。本节将就细胞形状因素对其分化行为影响的研究报道加以详细介绍。

1. 同一长径比条件下不同细胞铺展形状对其分化行为的影响

当把细胞接种到传统的组织培养板（tissue culture plate）上时，自由铺展状态下的细胞将会呈现出各式各样的形状类型，且细胞的铺展形状还会随着培养时间的延长发生动态变化。由此可以推断，若要考察细胞形状对其分化行为的影响，则需要在较长时间维度的分化诱导培养期内维持住细胞的铺展形状不发生改变，即需要利用特殊手段来达到长时间"固定"细胞铺展形状的目的。此外，为了排除铺展面积带来的干扰，还需要保持不同细胞铺展形状的面积一致。

复旦大学丁建东课题组[89]考察干细胞形状对其分化行为影响的研究策略如图 13-10 所示。在考察细胞形状对其分化行为的影响之前，本课题组 Peng 等[89]首先设计制备了一系列不同面积（400～2500 μm²）的正方形微米岛来筛选适宜单细胞黏附的岛面积，统计结果显示在微米岛面积为 900 μm² 时单细胞黏附的概率最高。因为在考察细胞的形状效应时，单细胞的黏附是至关重要的，如果单个微米岛上黏附有多个细胞，则细胞铺展形状难以被"固定"。利用所发展的独特的微米图案转移技术，本课题组在持久抗细胞黏附的 PEG 水凝胶表面制备获得了面积为 900 μm² 的多种形状的 RGD 微米岛，并成功实现了对单细胞（大鼠骨髓基质干细胞）形状的持久控制。该研究中的细胞铺展形状案例包括圆形、正方形、正三角形和五角星形（均为全局各向同性的形状），如图 13-11 所示。

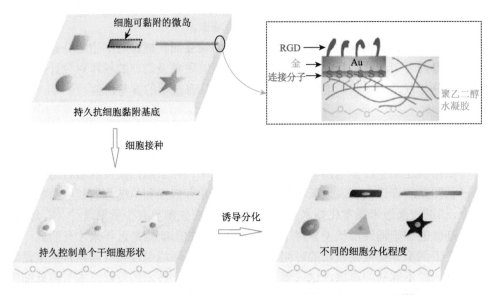

图 13-10　考察干细胞形状对其分化行为影响的研究策略示意图[89]

（图片引用经 Elsevier Ltd 授权）

随后长达 1 周的成骨诱导或成脂诱导结果表明：最利于成骨分化的形状为五角星形，最利于成脂分化的形状为圆形。进一步的统计分析还表明，在这四种形状实例中，干细胞的成骨分化和成脂分化能力与细胞的周长线性相关，如图 13-12 所示。上述研究明确证实了细胞铺展形状能够对其分化行为产生显著影响并给出了形状效应对细胞分化影响的半定量关系。

美国的 Kilian 等[86]借助于微米压印技术也实现了人骨髓基质干细胞形状的控制并研究了形状效应对细胞分化的影响。该研究选择的形状为多组对称的五角形形状，面积均为 2500 μm²，不同组间形状的差异主要体现在五角顶端具有不同的尖端曲率。细胞分化结果提示，具有较"尖锐"顶端的形状利于干细胞的成骨分化；而具有较"钝"顶端的形状则利于干细胞的成脂分化。日本的 Song 等[138]的研究结果也表明，人骨髓基质干细胞成脂分化的平均水平在圆形图案上最高。综上所述，分别来自中国、美国和日本的上述三个课题组[86, 89, 138]的独立研究结果均表明：细胞的铺展形状对其分化行为具有显著影响，且得出的结论趋势较为一致。

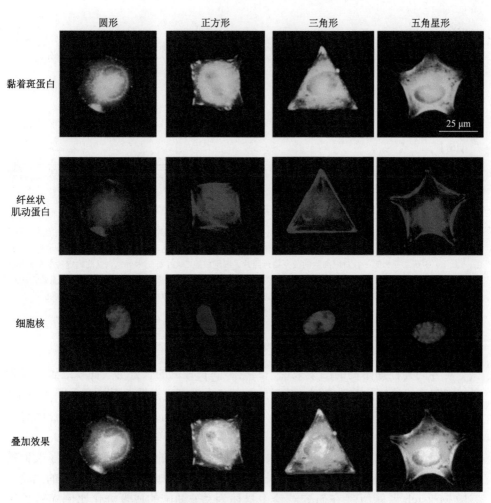

图 13-11　利用微米图案化技术控制细胞的形状[89]

图片展示的是 PEG 水凝胶表面的 RGD 微米岛上细胞黏附的荧光显微照片，细胞形状与其下的微米岛形状保持高度一致，其中的黏着斑蛋白（vinculin）染为绿色、细胞核染为蓝色、纤丝状肌动蛋白（F-actin）染为红色

（图片引用经 Elsevier Ltd 授权）

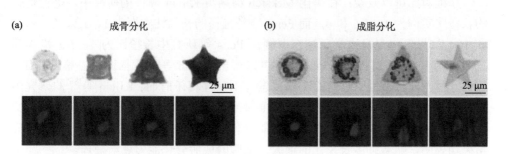

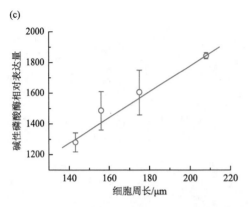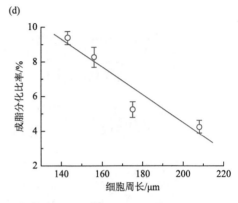

图 13-12 细胞形状对其分化行为的影响[89]

（a，b）在不同形状黏附岛上的骨髓基质干细胞经 1 周诱导后的光学显微照片，（a，b）中第一行分别为成骨分化和成脂分化后的染色照片，其中成骨细胞表达的碱性磷酸酶被固蓝染为蓝色，成脂细胞中的脂肪滴被油红染为红色，（a，b）中第二行为第一行对应细胞的荧光染色照片，细胞核被 DAPI 标记为蓝色，以此确定每个微米岛上仅黏附 1 个细胞；（c）成骨分化程度与不同形状黏附岛上细胞周长的相对关系，拟合直线的线性相关系数为 0.99；

（d）成脂分化比率与不同形状黏附岛上细胞周长的相对关系，拟合直线的线性相关系数为 0.96

（图片引用经 Elsevier Ltd 授权）

2. 不同长径比对细胞分化行为的影响

对各向异性黏附岛的图案来说，具有不同长径比的长方形（面积一致）成为研究细胞形状效应的首选案例。基于此，复旦大学丁建东课题组[89]和美国 Mrksich 课题组[86]在研究细胞形状对干细胞分化行为的影响时均考察了细胞长径比对干细胞成骨和成脂分化行为的影响。

虽然两个课题组的独立研究结果在全局各向同性的形状案例中得出了类似的实验结论，然而在全局各向异性的长径比形状案例中却得出了差异较大的结论。美国 Mrksich 课题组[86]在研究结论中描述为"干细胞的成骨分化比例随着长径比的增加而增大"。复旦大学丁建东课题组[89]的研究结果却表明随着细胞长径比的增加，干细胞的成骨分化能力在长径比为 2（AR = 2）附近存在一个峰值，如图 13-13 所示。

仔细对比可以发现：在美国 Mrksich 课题组 Kilian 等[86]的研究中，他们选择的长径比实例为 1、1.5 和 4，而 Peng 等[89]选择的长径比实例为 1、1.5、2、4、8 和 16。如果仅将复旦大学丁建东课题组 Peng 等研究中长径比为 1、1.5 和 4 的三组（图 13-13）拿出来分析，同样可以得出 Kilian 等[86]所描述的"单调变化"趋势。因此，上述两个研究的实验数据并不是互相矛盾的。Kilian 等[86]的研究中缺少大长径比的实例可能是由于其表面微米图案技术难以达到持久控制高长径比的细胞形状。关于长径比对干细胞成脂分化行为的影响方面，上述两个独立研究结果均表明，随着细胞长径比的增大，细胞的成脂分化能力逐渐减弱。

(a) 诱导分化前

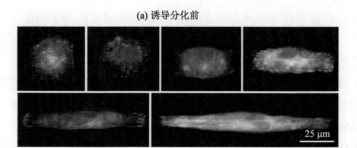

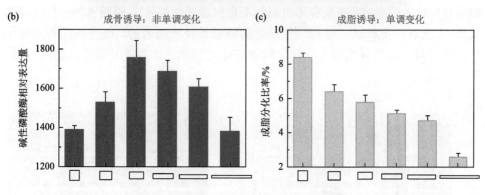

图 13-13　细胞长径比对其分化行为的影响[89]

（a）不同长径比微米岛上单个骨髓基质干细胞的复合荧光染色照片，其中细胞核被标记为蓝色、F-actin被标记为红色、vinculin被标记为绿色；（b）不同长径比微米岛上单细胞的成骨分化统计结果；（c）不同长径比微米岛上单细胞的成脂分化统计结果

（图片引用经Elsevier Ltd授权）

为了进一步理解长径比为 2 时，干细胞成骨分化能力最强的原因，Peng 等[89]还分别测量并统计了在传统组织培养板上自由铺展的干细胞、诱导分化后的成骨细胞和成脂细胞的长径比。统计结果表明，干细胞的长径比分布呈较宽的分散布局状态，成脂细胞的长径比峰值接近于 1 且分布较窄，成骨细胞的长径比均值在 2.1 左右。干细胞在长径比为 1 时最利于成脂分化，而在长径比为 2 时最利于成骨分化。成骨细胞和成脂细胞自由铺展状态下的长径比偏好很可能是导致这一影响的主要原因。通过在图案表面和非图案表面上细胞分化行为的考察，上述研究结果表明细胞铺展形状的各向异性特征能够调控干细胞的分化行为。

3. 在不含可溶性诱导因子的基础培养液中细胞铺展形状对其分化行为的影响

前面总结的对干细胞分化行为影响的形状效应均是在含可溶性诱导因子的条件下得出的。在不含诱导因子的基础培养条件下，细胞形状对其分化行为的影响是否还能够得以体现呢？这关系到细胞形状效应是否为影响干细胞分化的一个内在调控因素。然而，要回答这一疑问很可能需要更长的观察时间，即需要基底图案材料具备更为持久的细胞形状控制能力。

借助于微米图案转移技术，复旦大学丁建东课题组 Yao 等[90]首次成功实现了对细胞形状长达 19 天的持久控制并考察了在不含可溶性诱导因子的条件下细胞形状对其分化行为的影响。该报道选择的形状实例为长径比为 1、2 和 8 的长方形形状，面积均为 900 μm²。经过 7 天左右的培养后并未观察到明显的形状效应对细胞分化行为的影响（各长径比组别间不存在显著性差异），然而当将培养时间延长到 13 天甚至更长时，他们[90]便观察到随着长径比的增加，细胞的成脂分化比率逐渐下降；成骨分化能力出现非单调变化且在长径比为 2 时最强，如图 13-14 所示。

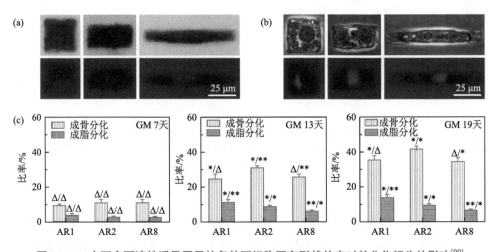

图 13-14　在不含可溶性诱导因子的条件下细胞固有形状效应对其分化行为的影响[90]

（a，b）不同长径比微米岛上干细胞在基础培养液中培养 19 天后的光学显微镜照片，（a）中第一行为 ALP 染色的明场照片，（b）中第一行则为脂肪滴染色的相差照片，（a，b）中第二行则为第一行所对应细胞的荧光染色照片，细胞核被 DAPI 标记为蓝色，以此确定每个微米岛上仅黏附一个细胞；（c）不同长径比微米岛上干细胞在基础培养液中培养 7 天（GM 7 天）、13 天（GM 13 天）和 19 天（GM 19 天）后的成骨分化和成脂分化统计结果，图中柱子上的标识显示该组与其他两组对比是否具有显著性差异，Δ：t 检验所得到的 $p > 0.05$，表明无统计学意义上的显著性差异；*：$p < 0.05$；**：$p < 0.01$

（图片引用经 Elsevier Ltd 授权）

使用基础培养液并延长培养时间的细胞分化趋势与分化诱导试剂诱导 1 周后的细胞分化结果一致。上述研究成果首次证实，即使是在不含可溶性诱导因子的条件下，干细胞形状依然能够对其分化行为产生显著影响，即细胞形状是一种内在的、独立的影响细胞分化行为的因素。

　　McBeath 等[60]在研究铺展面积对其分化行为的影响中揭示了细胞应力对其成骨分化行为影响的重要性，其研究结果表明，高的细胞应力有利于细胞的成骨分化，低的细胞应力有利于细胞的成脂分化。由于丁建东课题组[89, 90]的研究结果表明长径比为 2 最利于干细胞的成骨分化，因而他们推断干细胞在长径比为 2 时的细胞应力很可能也是最高的。Rape 等[139]的研究结果恰巧表明不同长径比条件下的细胞应力并不是随着长径比的增加而单调变化的。借助于利用统计基底"标记珠"位移[140]来对单细胞应力加以测量表征的方法，他们[139]发现 NIH3T3 细胞在长径比为 1、1.9、2.8 和 11 的实例中，细胞应力在 2.8 左右达到峰值。本书著者分析很可能是由于细胞种类的不同带来了最大细胞应力长径比存在细微差异。

　　综上所述，上述三个课题组（中国的 Ding 等[90]、美国的 Wang 等[139]和美国的 Chen 等[60]）的研究结果相互补充和印证了细胞形状对干细胞成骨分化行为的影响极可能是由于不同形状细胞具有不同的细胞应力。

　　复旦大学丁建东课题组 Yao 等[90]还大体绘制了长径比对细胞分化行为影响的信号通路调节示意图（图 13-15）。在该研究中，他们通过向培养体系中添加适宜浓度的细胞松弛素 D 和 Y27632（均为骨架微丝抑制剂）来达到不改变细胞形状的条件下扰乱细胞的骨架即细胞应力的目的。添加骨架微丝抑制剂的实验结果进一步证实细胞骨架完整性是形状效应发挥作用的关键，且 ROCK-细胞应力相关信号通路是细胞形状效应影响其成骨分化的关键。

　　另外，成脂分化的统计结果似乎并不是随着细胞应力的增加而下降，否则长径比为 2 的细胞（应力最高）成脂分化比率应该最低。因此，Yao 等[90]推测形状效应对干细胞成脂分化行为的影响很可能还存在一个独立于 ROCK-细胞应力之外的未知信号通路加以调控，如图 13-15 中的虚线标记所示。

　　除上述关于干细胞形状对其分化行为影响的研究报道外，复旦大学丁建东课题组[112]还研究了软骨细胞形状对其表型维持的影响。利用 PEG 水凝胶图案化技术，他们考察了软骨细胞的长径比（长径比分别为 1、1.2、1.5、2、4、6 的椭圆形形状）对其表型维持的影响。该研究结果表明，长径比为 1 时软骨细胞的表型维持能力最强（软骨细胞 II 型胶原的平均表达量最高），且随着长径比的增大，软骨细胞的表型维持能力逐渐减弱。

　　上述大量基础研究结果相互印证和补充，综合表明细胞形状的细微差异也能够对细胞的分化甚至干细胞自身的表型维持等行为产生显著影响。相关现象及机理的阐释同样为设计有效调控细胞分化以及干细胞扩增的生物材料或设备提供了重要的理论基础。

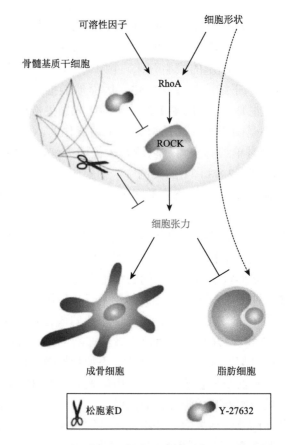

图 13-15 依据基础培养液中的实验结果推测的固有形状对干细胞成骨、成脂分化影响的
信号通路调节示意图[90]

RhoA：Ras 同源基因家族成员 A（Ras homolog gene family member A）；ROCK：Rho 相关蛋白激酶
（Rho-associated protein kinase）；松胞素 D 能够与微丝结合并阻断肌动蛋白聚合组装为微丝；
Y-27632 能够与 ROCK 结合并使其丧失功能
（图片引用经 Elsevier Ltd 授权）

13.5.3 细胞间接触对细胞分化的影响

当多个细胞聚集在一起时，细胞间接触的程度也被认为能显著影响细胞的分化行为[61]。在传统的细胞培养体系中，细胞间的接触程度通常是通过改变细胞接种密度调节的。此种情况下，细胞培养体系中的营养物质供应水平、细胞分泌因子浓度和细胞代谢产物含量等在不同的接种密度条件下将出现显著差异。因此，通过怎样的方案来剥离上述干扰因素进而准确考察细胞间接触程度这一单一因素对细胞行为的影响成为了一个亟待解决的科学难题。

　　借助于发展的图案转移技术和精巧的微图案设计，复旦大学丁建东课题组[61]
实现了细胞间接触程度在微图案上的半定量调控，如图 13-16 所示。在微米岛面
积合适时，每个小岛上仅能黏附一个细胞，因而可以用同一微区中小圆岛的配位
数来半定量地表征该微区内细胞间的接触程度。另外，由于不同接触程度的细胞
微区均是在同一块基底材料上，且相距非常近，因而不同接触程度细胞所处微环
境中各种可溶性因子的浓度基本一致，从而具备了在排除各类干扰因素的条件下
准确考察细胞间接触这一单因素对细胞行为影响的条件。

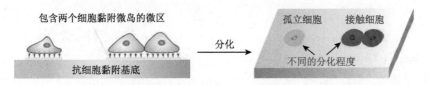

图 13-16　通过设计独特的微米图案来独立考察细胞间接触对其分化行为影响的研究示意图[61]

每个微区包含有特定数量的 RGD 微米岛，背景为抗细胞黏附的 PEG 水凝胶

（图片引用经 Elsevier Ltd 授权）

　　微米岛上固定接触程度的细胞经成骨和成脂诱导后，丁建东课题组发现细胞
的成骨分化能力与细胞间的接触程度（配位数）在所考察的范围内线性正相关，
成脂分化能力的趋势也如此，如图 13-17 所示。这是国际上第一个关于细胞接触
程度与干细胞分化程度之间的半定量关系，也是材料表面图案化技术对于细胞研
究的重要贡献之一。

　　然而需要注意的是，线性相关的结论均仅适用于细胞间存在接触的情况，而
"孤立"细胞的分化程度 [接触程度定义为 0，图 13-17（b，c）中箭头标识] 则
与细胞团簇有着较大差别，这说明了细胞接触的重要性。

　　丁建东课题组 Tang 等后续还向体系中加入了细胞缝隙连接（gap junction）的
阻断剂，分化结果表明上述线性关系依然存在，但发生了一定程度的偏移 [图 13-17
（b，c）]。此结果表明除 gap junction 外，还有其他未知因素在细胞间接触效应对
干细胞分化行为的影响中发挥了重要作用。丁建东课题组 Peng 等的研究[135]也证
实了这一细胞接触效应的存在。

　　复旦大学丁建东课题组[141]利用类似实验方案还考察了在低氧（5%的氧气浓
度）和常氧（21%的氧气浓度）状态下，细胞间接触对干细胞成软骨分化行为的
影响。研究结果表明，不管是在低氧还是常氧培养条件下，II 型胶原的平均表达
量及细胞的成软骨分化能力也与细胞间的接触程度（配位数）在所考察的范围内
线性正相关。上述研究进一步确证了细胞间接触效应对干细胞分化行为影响的普
适性。

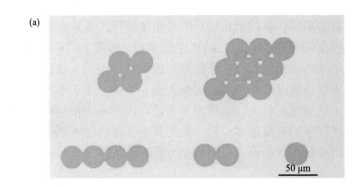

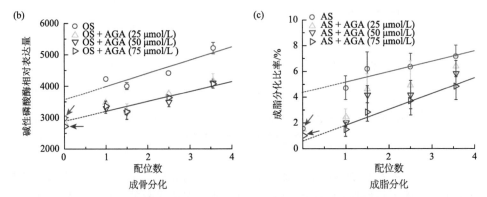

图 13-17 用于研究细胞间接触效应对其分化行为影响的微米图案及干细胞的成骨、成脂分化
结果与细胞间接触程度的半定量统计结果[61]

（a）微米图案的光学显微镜照片，其中不同微区含有特定数量的 RGD 圆形微米岛（以此来控制不同微区的细胞间接触程度），背景区域为抗细胞黏附的 PEG 水凝胶，每个圆形微米岛的直径均为 30 μm；（b）成骨诱导分化 6 天后细胞表达 ALP 的平均量（反映成骨分化程度）与细胞平均配位数（反映细胞间接触程度）间的半定量统计结果，其中包含不加 AGA 和加不同浓度 AGA 共四个组别，拟合直线均不包括箭头所指的配位数为 0 的组别（单细胞），为了更为清楚地显示结果，加 AGA 的组别仅画出了 75 μmol/L 组的拟合直线；（c）成脂诱导分化 6 天后细胞的成脂分化比率与细胞平均配位数（反映细胞间接触程度）间的半定量统计结果

（图片引用经 Elsevier Ltd 授权）

13.5.4 细胞密度对细胞分化的影响：细胞大小和细胞间接触的综合效应

细胞密度是细胞培养的一个重要指标，该参数也被科学家证实能显著影响干细胞的分化行为[60, 135]。作者所在课题组经过分析后认为，细胞密度效应中至少包含了细胞铺展面积、细胞间接触和可溶性因子等因素，如图 13-18（a）所示。因而细胞密度是一个复杂的影响干细胞分化行为的综合因素，而合适的表面微米图案化技术可能是目前唯一有效剥离由于旁分泌等导致可溶性因子不同等干扰因素、进而揭示其中各独立因素影响的手段。

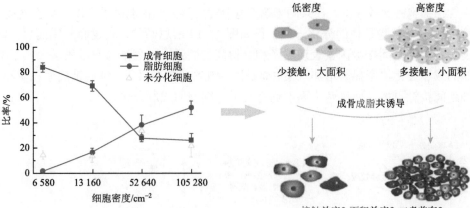

(a) 培养板上不同的细胞全局密度

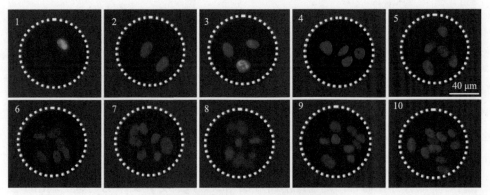

(b) 细胞可黏附微岛上不同的细胞局部密度

图 13-18　细胞培养板和微米图案上的不同细胞密度及其效应[135]

（a）左图：细胞培养板上四种不同初始密度的骨髓基质干细胞经成骨成脂共诱导一周后的分化统计结果，右图：细胞密度中各种隐含且相互交错的影响细胞分化的因素；（b）微米岛上细胞核的荧光照片，细胞核被 DAPI 标记为蓝色，图中依次展示了面积为 5600 μm² 的微米岛上黏附 1～10 个细胞的情况

（图片引用经 Elsevier Ltd 授权）

1. **细胞密度在独立诱导液中对干细胞分化行为的影响：铺展面积与细胞间接触因素间的竞争**

复旦大学丁建东课题组[135]通过合适的微米图案设计和制备实现了同一样本基底不同微区出现一系列不同细胞密度的效果，进而有效排除了可溶性因子浓度差异带来的干扰，如图 13-18（b）所示。此外，细胞密度因素中铺展面积与细胞间接触因素也被抽离出来进行了独立研究。

单独诱导液中的实验统计结果[135]表明，铺展面积因素和细胞间接触因素（均隐含在细胞密度效应中）在共同影响细胞分化行为方面体现出了合作或竞争关系，这依赖于干细胞具体的分化方向。正如图 13-19 所总结的，对成脂分化而言，铺展面积和细胞间接触因素表现出了相互协同的关系。随着细胞密度的增大，干细胞的成脂分化比率显著增加。这主要是因为在高密度条件下，细胞铺展面积更小、细胞间接触更多，而这两个因素均有利于干细胞的成脂分化。

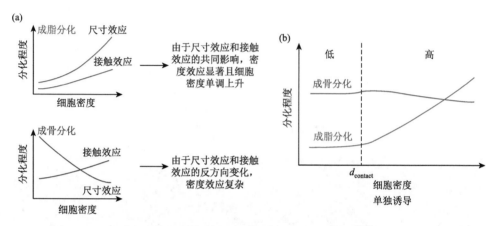

图 13-19　细胞密度对干细胞分化行为的影响[135]

（a）细胞密度中隐含的铺展面积因素与细胞间接触因素对干细胞成脂分化（上）和成骨分化（下）的影响示意图；（b）在单独诱导液中细胞密度对干细胞成骨和成脂分化行为的影响示意图，其中存在一个临界密度参数 $d_{contact}$ 将其分为两个具有明显差异的区域（图片引用经 Elsevier Ltd 授权）

对于成骨分化而言，随着细胞密度的增大，成骨分化比率的趋势呈现出了复杂的变化趋势。而这很可能是由于铺展面积因素和细胞间接触因素对成骨分化影响相互竞争作用。因为在高密度条件下，小的铺展面积不利于细胞的成骨分化，而高的细胞接触程度则有利于细胞的成骨分化。

2. 细胞密度在共诱导液中对干细胞分化行为的影响：成骨分化和成脂分化间的竞争

在体外研究中，科学家们还可以利用共诱导液诱导干细胞同时朝着两个及以上方向进行分化，这更能模拟机体内的复杂微环境。可以想象，在共诱导环境中很可能会出现不同分化方向间的竞争。

除研究细胞密度在单独诱导液中对干细胞分化行为的影响外，复旦大学丁建东课题组[135]还考察了细胞密度在成骨-成脂共诱导液中对细胞分化行为的影响。共诱导液中的研究结果表明，细胞铺展面积因素体现出了与单独诱导中类似的明显影响效果，因为高密度中对应的小铺展面积利于成脂分化而不利于成骨分化；

而细胞间接触因素的影响则较为复杂，高密度对应的较高接触程度是既利于成脂分化也利于成骨分化的，这就会导致两种分化方向间出现相互竞争。

丁建东课题组 Peng 等[135]的统计结果表明，即使在成骨-成脂共诱导液中，成脂分化比率仍然随着细胞密度的增加而提升；而成骨分化比率很可能是由于强势成脂分化竞争（高密度下的小铺展面积和高细胞间接触均有利于成脂分化）的参与而出现了随细胞密度增加单调下降的趋势。

成骨分化比率的明显下降始于细胞密度为临界接触密度 $d_{contact}$ 时。这一临界密度的大小应该是与细胞在自由状态下的铺展面积成反比。由此对比可见，成骨分化的趋势在单独诱导液和共诱导液中体现出了明显不同的趋势［图 13-19（b）对比图 13-20］。

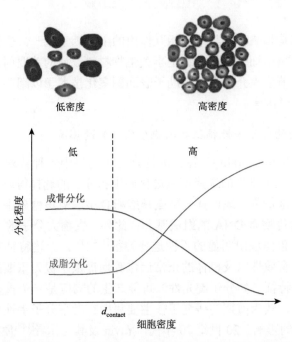

图 13-20　在共诱导液中细胞密度对干细胞成骨和成脂分化行为的影响示意图[135]

临界密度参数 $d_{contact}$ 将细胞密度变化分为两个具有明显差异的区域，在共诱导液中存在成脂分化与成骨分化间的竞争（图片引用经 Elsevier Ltd 授权）

在机体内，不同分化方向间的合作与竞争也是极可能发生并是十分有趣的现象。复旦大学丁建东课题组[135]借助于独特的微米图案化技术详细而准确地研究了细胞密度整体及密度因素中隐含的铺展面积和细胞间接触等独立因素对干细胞分化行为的影响。有理由相信，其中揭示的规律对生物材料学、医学和细胞生物学等领域的诸多基础和应用研究均能提供有益的帮助，且无关研究者是否使用表面图案化技术。

13.6 表面图案化技术揭示材料的理化因素对干细胞分化的调控规律

新型生物材料的设计离不开对于材料自身的物理化学因素对干细胞分化调控基本规律的深刻认识。而材料表面图案化技术的发展为揭示这些基本科学规律提供了独到的基础研究手段。

13.6.1 材料表面化学因素对细胞分化的影响

物质的组成是影响材料与细胞相互作用的主要因素之一。生物材料的一系列化学因素如何影响干细胞分化，这是事关生物材料设计的首要问题。这方面已经有不少研究。本节重点介绍需要借助于表面图案化技术予以阐明的影响干细胞分化的部分材料化学因素。

1. 材料表面的分子手性特征对细胞分化行为的影响

"同手性"（homochirality）特征的选择是生物界中一种普遍存在并令人着迷的现象[142, 143]。"同手性"的选择可通过核心生物分子的选择得以明确体现，如地球上的生命系统总是单一地选择 L 型氨基酸和 D 型脱氧核糖分别作为其核心功能分子蛋白质和遗传物质 DNA 的组成基元；此外，生物大分子的三维结构以及生物体的发育过程也体现出明显的手性选择特征[144-147]。上述特征对维持生物化学反应的特异性与有效性以及机体的正常运作等均提供了极为重要的帮助。因此，细胞对基底手性特征（如分子旋光性）可能产生的响应是一个重要的基础问题。

在该领域中，较为前期的研究工作主要集中在考察分子手性界面或镜像晶面对细胞黏附行为的影响。20 世纪 70 年代，Yavin 及其合作者[148]便首次观察到胚胎神经细胞在聚 L 型赖氨酸表面的黏附明显优于聚 D 型赖氨酸表面。Hanein 等[149]于 1994 年报道了非洲爪蟾（Xenopus laevis）肾内皮细胞在镜像晶体表面的黏附选择特性，当将内皮细胞接种到（R, R）和（S, S）晶体的{011}晶面上 10 min 后，他们观察到（R, R）表面黏附了较多的细胞，而（S, S）表面则仅有少量细胞黏附，该研究工作首次揭示了细胞能够响应镜像晶体表面的细微差异。十多年后，Sun 等[150]也报道了人免疫细胞在 L 型和 D 型 NIBC（氮异丁酰基半胱氨酸）表面的黏附差异，实验结果表明，细胞更喜欢黏附到 L 型 NIBC 修饰的表面。如图 13-21（a）所示，L-NIBC 修饰表面上细胞的黏附数量和铺展状况均优于 D-NIBC 修饰表面。

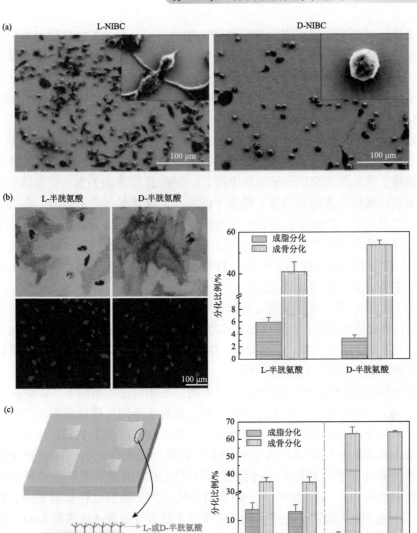

图 13-21 材料表面的分子旋光性对免疫细胞和干细胞黏附等行为的影响

（a）巨噬细胞在 L-NIBC 和 D-NIBC 表面黏附 24 h 后的扫描电镜照片，右上角的插图为相应组别特征区域的局部放大图，以便于清晰显示细胞的黏附铺展状态[150]；（b）骨髓基质干细胞在 L-Cys（半胱氨酸）和 D-Cys 表面经过一周共诱导后的成骨和成脂分化结果，左图为分化后的染色显微照片，其中上行图片为成骨标志物碱性磷酸酶（标记为蓝色）和成脂标志物油滴（标记为红色）的染色结果，下行图片为对应区域细胞核（标记为蓝色）的荧光显微照片，右图为 L-Cys 和 D-Cys 表面成骨、成脂分化的统计结果；（c）骨髓基质干细胞在 L-Cys 和 D-Cys 微米岛上的分化结果，左图为 L-Cys 和 D-Cys 微米岛的结构示意图，其中的金层通过连接分子与 PEG 水凝胶基底共价连接，金微米岛表面上分别接枝有 L-Cys 或 D-Cys 从而形成大、小共两对分子手性微米图案，右图为 L-Cys 和 D-Cys 微米岛表面干细胞经一周共诱导后的成骨和成脂分化统计结果[29]

（图片引用经 American Chemical Society 和 Elsevier Ltd 授权）

上述先驱研究报道表明，多种非干细胞（non-stem cell）的黏附行为受到基底表面分子手性特征的调控。随着细胞生物学、生物材料学和组织再生医学的飞速发展，干细胞由于具有自我复制更新的能力与定向诱导分化的潜能而被公认为是一种十分重要的种子细胞[151-156]。因而研究材料表面分子手性特征对干细胞黏附和分化等行为的影响已变得十分迫切。

近年来，复旦大学丁建东课题组 Yao 等[29]选择以 L 型和 D 型半胱氨酸（Cys）作为一对典型的手性分子，借助于巯基试剂的自组装技术和独特的图案转移技术成功构建了有无图案化的分子手性表面。L 型和 D 型表面的蛋白吸附结果显示 L 型表面能够吸附更多的蛋白质。模型干细胞（大鼠骨髓基质干细胞）在上述表面的响应结果表明，细胞在 L 型表面的黏附数量明显高于 D 型表面，这也导致 L 型表面上细胞的平均面积小于 D 型表面上的面积。干细胞经诱导分化后的统计结果揭示：L 型表面成脂分化的比率高于 D 型表面，而 D 型表面的成骨分化比率却高于 L 型表面，实验结果如图 13-21（b）所示。

为了弄清分子手性效应到底是如何对细胞分化行为产生影响的，该研究还在持久抗细胞黏附的 PEG 水凝胶表面成功制备了大小两种面积的分子手性微米图案对（L-大面积、D-大面积；L-小面积、D-小面积），以此来达到对细胞黏附铺展面积的有效控制，如图 13-21（c）所示。

固定黏附面积后的单细胞分化结果表明：在相同铺展面积下，L 型和 D 型微米岛表面上细胞分化状况并无显著性差异，而对于不同的铺展面积而言，大的铺展利于成骨分化，小的铺展利于成脂分化，统计结果详见图 13-21（c）。

上述综合研究结果首次揭示分子手性表面上细胞分化状况的差异很可能是由于表面的分子手性特征首先导致了蛋白吸附和细胞黏附面积的差异（对应于不同的细胞应力），进而影响了干细胞的分化行为，影响过程如图 13-22 所示。随后，Deng 等[157]借助在金纳米颗粒上接枝手性聚合物聚（丙烯酰-L(D)-缬氨酸）[poly（acryloyl-L(D)-valine）]的手段也证实了材料表面的分子手性特征能够显著影响干细胞的分化行为。

2. 材料表面的小分子官能团对细胞分化行为的影响

除上述有趣的分子手性特征外，科学家们也重点关注了材料表面的小分子官能团对细胞分化行为的影响。随着材料自组装技术的发展，Curran 等[26]在 2005 年利用不同硅烷试剂（端部带有不同的官能团，而中间的碳链长度相当）的自组装技术在洁净的玻片表面成功构建了一系列不同化学官能团的单分子层表面，官能团种类包括—CH_3、—NH_2、—SH、—OH 和—COOH。当他们将人的骨髓基质干细胞接种到上述表面并经过 1 周左右的培养后（基础培养液中），对比发现—NH_2 上的细胞数量最多且该表面上细胞 mRNA 的表达状况［Ⅱ型胶原蛋白（collagenⅡ）

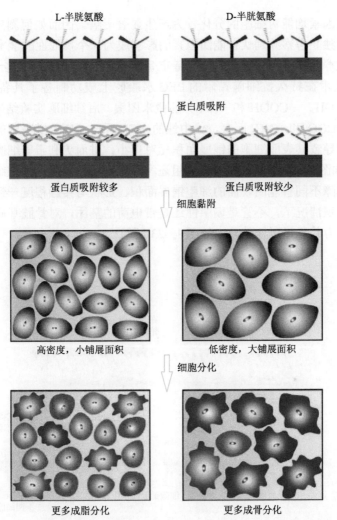

图 13-22 材料表面分子旋光性对干细胞黏附和分化行为影响的过程示意图[29]

（图片引用经 Elsevier Ltd 授权）

降低、CBFA1 升高] 提示其可能利于成骨分化；—COOH 上的细胞呈现出与—NH₂上不同的形态且 II 型胶原蛋白的表达量提升，提示—COOH 表面可能更利于干细胞的成软骨分化[26]。随后的系列研究[27, 28, 30, 158]进一步证实了材料表面的官能团能够对细胞的分化行为产生显著影响，这些研究报道涵盖了二维平面上和三维水凝胶内部的实验结果。

上述先驱研究报道确证材料表面的小分子官能团能够对细胞的分化产生显著影响。然而，在上述研究实例中，表面官能团效应往往也带来了细胞黏附铺展面积、细胞形状与细胞间接触程度的差异。且经典研究报道[60, 61, 89]已经确切证实上述三种独立因素均能对细胞的分化行为产生显著影响。因而如何剥离上述多种隐含因素进而独立考察并确认官能团因素的影响成为一个挑战性的学术难题。

复旦大学丁建东课题组[31]利用特定巯基试剂的自组装并结合独到的微米图案转移技术在持久抗细胞黏附的 PEG 水凝胶上成功制备了具备不同官能团（—CH$_3$、—OH、—COOH 和—NH$_2$）的微米图案。后续细胞实验结果表明：对于带电荷的—COO$^-$和—NH$_3^+$而言，偏中性的—CH$_3$ 和—OH 能够吸附的蛋白量相对较少，从而导致其表面细胞的铺展面积相对更小，进而更利于干细胞的成软骨分化[31, 112]，如图 13-23 所示。作者课题组还利用黏附反差微米岛限制细胞的黏附铺展，进而保障不同官能团表面的细胞铺展面积、形状与接触程度一致，发现在相同的铺展面积情况下，不管是偏中性还是带电荷的基团，对骨髓基质干细胞的成软骨分化能力并无显著性差异，如图 13-23 所示。

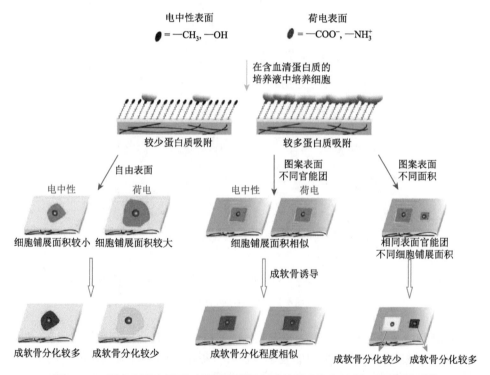

图 13-23　基底表面官能团对干细胞黏附和成软骨分化行为的影响示意图[31]

与偏中性的表面（—CH$_3$、—OH）相比，带电荷的表面（—COO$^-$、—NH$_3^+$）能够从培养液中吸附更多的蛋白质，如图上方虚线框中内容所示意；与带电荷表面相比，偏中性表面上细胞铺展面积更小，进而利于成软骨分化，如图左下方所示；而当用微米岛固定细胞的铺展面积后（不同官能团、统一铺展面积），带电荷表面与偏中性表面相比成软骨分化不再具有显著性差异，如图中下方所示；当用微米岛固定细胞的铺展面积后（不同铺展面积），对任何一种表面来说，始终是小的铺展面积利于成软骨分化，如图右下方所示

（图片引用经 American Chemical Society 授权）

　　该研究结果首次证实材料表面的官能团和荷电情况首先是影响了非特异性的蛋白吸附（不同的蛋白质吸附能力），从而影响骨髓基质干细胞的黏附状态（不同的细胞黏附铺展面积），进而最终影响干细胞的分化行为。

　　上述代表性的研究成果证实，基底表面的分子手性特征和官能团等化学特征能够对细胞的分化行为产生显著影响。借助表面微图案的实验结果进一步表明上述两种化学因素（分子手性特征和小分子官能团）对细胞分化行为的影响并非直接起作用，而是先通过对蛋白质的吸附影响产生了细胞黏附的差异，进而最终间接影响了干细胞的分化。

13.6.2　材料表面物理因素（软硬度等）对细胞分化的影响

　　材料的物理性能通常包含材料的密度、熔点、导热性、导电性、软硬度、柔韧性、拓扑形貌等性能。在组织再生医学和生物材料研究领域，除上面提到的材料化学因素外，科学家们同样也考察并揭示了材料的诸多物理性能如材料的软硬度、材料表面的拓扑形貌等因素对细胞行为和功能的影响。

1. 材料表面拓扑形貌对细胞分化行为的影响

　　基于材料表面拓扑形貌构建的可行性较高，实施方案也很多样，因而有关拓扑形貌对细胞行为和功能的影响获得了科学界广泛而深入的研究。该研究领域涉及拓扑形貌对细胞黏附取向[159-163]、迁移[163, 164]、增殖[165-168]和分化[34, 169-171]等方面影响的研究，甚至还涉及其对亚细胞结构如细胞核形貌与功能的影响[32, 35, 36, 172]。有关材料表面拓扑形貌对细胞行为的影响已有详细综述报道[173-178]，在此不再赘述。

　　接下来将重点介绍基于材料表面图案化技术开展的有关基材软硬对细胞分化行为影响的研究报道。

2. 材料软硬度影响干细胞分化的决定性实验

　　随着大范围可调软硬水凝胶材料制备技术的发展，Discher 和 Engler 等[38, 179]于 2005 年和 2006 年报道了材料的软硬度能够显著影响人骨髓基质干细胞的分化行为：软的材料表面有利于成神经分化；硬的材料表面利于成骨分化；中等硬度的材料表面则有利于成肌分化，且这种影响甚至不需要可溶性诱导因子的协助参与。随后，Saha 等[180]也报道了类似的实验现象与结论。

　　源于利用微柱阵列测量细胞应力的研究基础[181, 182]，Fu 等[183]随后设计通过改变微米柱阵列高度的方式来调控材料表面软硬度的策略，进而达到了利用简便的图案化技术来研究材料软硬对细胞行为影响的目的。在此研究中，他们利用聚二甲基硅氧烷（PDMS）制备了不同高度的弹性微米柱阵列（柱的直径均为 2 μm，柱的中心间距均为 4 μm，柱的高度在 1～13 μm 范围内变化），然后对人骨髓基质干细胞在这些拓扑图案表面的黏附和分化行为进行了详细考察。实验结果表明，干细胞在硬质材料表面（相对矮的微柱）铺展面积较大而在软质材料表面（相对高的柱子）铺展面积明显缩小。诱导分化后统计结果表明，微米柱的软硬度能够显著影响干细胞的分化行为：软微柱表面更利于成脂分化；而硬微柱表面则更利于成骨分化。

材料软硬度影响干细胞分化这一发现无论在生物材料还是再生医学领域都堪称里程碑式的工作。正当人们为美国 Discher 等[179]的发现而欢欣鼓舞时，几个来自欧洲的研究小组联合撰文[184]对此提出了质疑。他们认为，Discher 等在改变了水凝胶软硬度后，促进细胞黏附的胶原等蛋白质在材料表面的吸附也同时发生了改变，进而间接改变了其表面化学性质；这几个欧洲科学家小组还通过实验提出了不同的观点，认为水凝胶表面的化学性质所导致的差异才是影响干细胞分化的真正原因[184]。这一观点随后遭到了 Engler 所领导课题组[185]的反驳。

解决对这一重要科学问题的学术争鸣的最好方法是通过决定性实验给出确切的答案。而实验的关键在于要严格做到将软硬度与表面化学这两个因素予以独立调控。复旦大学丁建东课题组经过多年努力所提出和发展的一套表面图案化技术为此提供了一个独到的技术平台。利用浸提（dip-coating）技术并结合独到的纳米图案转移技术，本课题组的 Ye 等[40, 186]在持久抗细胞黏附的 PEG 水凝胶表面制备得到了促细胞黏附的 RGD 纳米点阵。结合不同分子量 PEG 大单体（PEG-DA）的合成等手段进而制备得到了不同软硬度的 PEG 基底材料，但其表面含有相同的 RGD 纳米阵列来促进细胞的黏附，这就做到了在相同表面化学因素下独立考察水凝胶软硬度对细胞行为的影响。

大鼠骨髓基质干细胞在上述材料表面的黏附和诱导分化结果表明：在相对较硬的基底表面，细胞体现出更大的铺展面积和细胞应力，进而更利于成骨分化；而细胞在较软的基底表面则体现出较小的铺展面积和细胞应力，进而更利于成脂分化。这一趋势在间距为 49 nm 和 135 nm 的 RGD 点阵基底上均得到了验证，如图 13-24 所示。此研究报道采用特殊的材料技术严格将软硬度和表面化学予以独立调控，这是迄今为止确证材料软硬度影响干细胞分化的最具决定性的实验证据。

综合文献报道以及本章作者所在课题组的上述决定性实验，不同的材料手段或细胞种类从不同角度和侧面证实：除了化学因素以外，基底软硬度对干细胞的分化行为也具有显著影响。当基底材料较软时，细胞更利于朝向机体内软组织相关的细胞方向进行分化，如神经细胞或脂肪细胞；而当基底材料较硬时，则细胞更利于朝向机体内较硬组织相关的细胞（如骨细胞）方向进行分化。

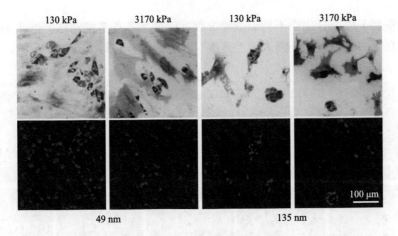

图 13-24　骨髓基质干细胞在不同软硬度表面的成骨、成脂分化行为[40]

第一行展示了成骨-成脂共诱导后的明场染色照片，细胞中的脂肪滴（成脂标志物）被油红标记为红色，碱性磷酸酶（成骨标志物）被固蓝标记为蓝色；第二行展示了对应区域的荧光显微照片，细胞核被 DAPI 标记为蓝色（图片引用经 American Chemical Society 授权）

13.7　材料表面纳米因素对干细胞分化和干性维持等方面的影响

现代科学在纳米层次有了飞速的发展。影响生物材料细胞响应的若干纳米因素也不断被揭示。本节不讨论游离纳米粒子的生物学效应，而是针对固体材料表面的化学和物理性纳米因素对干细胞分化和干性维持的影响予以介绍。

13.7.1　纳米因素对细胞分化的影响

随着纳米图案化表面构建技术的发展，近年来的研究成果不仅从分子层面上揭示了一些新的细胞黏附特征，还进一步发现材料表面的纳米特征能够调控干细胞的分化行为。

借助精细的嵌段共聚物自组装技术并结合独到的纳米图案转移技术，复旦大学丁建东课题组 Wang 等[122, 187]在持久抗细胞黏附的 PEG 水凝胶基底表面成功制备了一系列不同纳米间距的整合素（RGD）六方纳米点阵，间距分别为 37 nm、53 nm、77 nm、87 nm 和 124 nm。在这些纳米图案表面的骨髓基质干细胞诱导分化结果表明：相较于小间距而言，较大纳米间距的生物活性配体（RGD）促进干细胞成骨和成脂分化的比率均更高，如图 13-25 所示。此外，丁建东课题组[122]还观察到大间距表面细胞的黏附铺展较差，而文献报道[60, 135]已经证实小的细胞铺展面积利于成脂分化而不利于成骨分化，因而本章作者推测这一纳米因素很可能是独立于细胞铺展面积因素而"直接"对细胞的分化行为产生影响的。

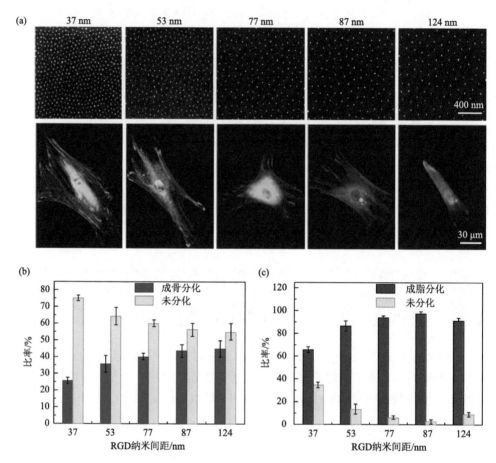

图 13-25 活性分子 RGD 的空间分布对人骨髓基质干细胞黏附和分化行为的影响[122]

（a）各类不同间距金纳米点阵的电镜照片与相应表面的细胞黏附荧光照片，第一行图片为 PEG 水凝胶表面不同间距金纳米点阵的场发射扫描电镜照片，平均纳米间距见图上方标识，第二行展示了不同纳米间距 RGD 表面上典型的细胞培养 24 h 后的荧光照片，细胞骨架 F-actin、vinculin 和细胞核分别被标记为红色、绿色和蓝色；（b）经 7 天成骨诱导分化后，干细胞在不同 RGD 间距基底表面成骨分化的统计结果；（c）经 7 天成脂诱导分化后，干细胞在不同 RGD 间距基底表面成脂分化的统计结果

（图片引用经 Elsevier Ltd 授权）

复旦大学丁建东课题组后续的研究报道还证实此纳米因素也能显著调控骨髓基质干细胞的成软骨分化行为[188]。此外，Muth 等[189]的研究成果还表明，配体的纳米间距对造血干细胞（hematopoietic stem cell，HSC）的分化行为也能产生显著影响。

为了证实纳米因素对细胞分化行为的影响是否独立于细胞铺展面积而"直接发挥诱导"作用，即为了排除上述分化差异中掺杂的细胞铺展面积因素的干扰，复旦大学丁建东课题组[43]再次发挥了图案化表面的独特优势，通过不懈努力，最终在 PEG 水凝胶表面成功制备得到了微米-纳米杂合图案，进而达到剥离细胞铺展面积因素干扰的目的。其所采用的图案制备方法为光刻技术结合嵌段共聚物胶束纳米刻蚀技术中的先纳米后微米策略。在该研究中[43]，通过微米图案来固定细胞的铺展面积等因素，而通过微米岛中的纳米图案来单一调控微米区域的纳米间距因素。

材料表面的多肽配体 RGD 的纳米阵列调控了其受体整合素（细胞膜上的一种跨膜蛋白）的空间分布。借助精巧的材料手段，丁建东课题组的研究率先揭示不管是在较小还是较大的铺展面积状态下，大的纳米间距与小的纳米间距相比均更利于干细胞的成骨和成脂分化，进而成功剥离铺展面积因素影响的干扰并证实整合素的纳米间距是一个独立的调控干细胞分化的因素。

除上述生物活性分子纳米级空间分布特征对干细胞分化行为影响的研究报道外，Dalby 等[41]还报道了纳米级凹痕结构（nanopit）阵列的空间排布对干细胞分化行为的影响。借助于电子束刻蚀手段，Dalby 等[41]成功制备得到了尺寸和规整度均可调节的纳米级凹痕结构阵列，进而系统而深入地研究了纳米级凹痕的空间分布特征对细胞分化行为的影响。相关研究结果揭示，即使在不含诱导因子的基础培养液中培养 3～4 周后，纳米凹痕（高度和直径均在纳米级别）的规整或无规排布特征也能够对细胞的分化行为产生明显影响：与平整膜或规整纳米凹坑图案相比，在无规排列的纳米凹坑表面更利于细胞发生成骨分化。这可从其表面细胞表达了更多的骨桥蛋白（osteopontin，OPN）和骨钙蛋白（osteocalcin，OCN）得以明确体现[41]。上述研究结果还表明，无规的 nanopit 排列还促使其表面上的干细胞分泌产生了骨矿物质（bone mineral）。后续对比发现，这一单独纳米因素对干细胞成骨作用的诱导几乎达到了与成骨诱导液（含可溶性诱导因子）类似的作用。

除上述借助纳米图案化表面取得的研究成果外，还有研究报道揭示纳米管的直径大小[190]与排列方式[191]、纳米纤维的尺寸与排布特征[192-194]等纳米因素也能显著影响干细胞的分化行为。上述研究均证实，材料表面的纳米因素能够对细胞的分化行为产生显著影响，且这一因素极有可能是一个独立的直接影响因素。

13.7.2　纳米因素对细胞表型维持的影响

组织再生医学领域中存在体外培养获取大量种子细胞（如干细胞、软骨细胞等）的巨大需求。这就需要开发新的材料与设备来满足在种子细胞大量扩增的同时维持住其特有的细胞表型特征。

除了深入考察纳米级凹痕的空间排布特征对细胞分化行为的影响外，Dalby
等[107]基于上述需求还开展了大量关于纳米级凹痕的空间分布特征对干细胞表型
维持影响的研究。相关报道[107]筛选出了一种能够长时间维持干细胞表型的特殊纳
米表面。研究结果显示，经过长达 8 周的培养后，骨髓基质来源的间充质干细胞
（MSC）在具有规整纳米凹坑或凹痕（直径 120 nm，高度 100 nm，中心间距 300 nm）
的聚己内酯表面依然表达出了明显的干性标记物基质细胞抗原-1（stromal cell
antigen-1，STRO-1）和活化白细胞黏附分子（activated leukocyte cell adhesion
molecule），但在平整膜和无规纳米凹坑［直径 120 nm，高度 100 nm，中心间距
范围为（300 nm±50）nm］表面的组别则未见干性标记物明显表达。进一步的研
究还证实，更换干细胞的种类或基底材料的材质后得到的结论均与此类似。所考
察的其他细胞种类包括骨骼肌来源间充质干细胞（skeletal MSC）和脂肪来源间
充质干细胞（adipose-derived MSC），材料材质包括聚碳酸酯和聚苯乙烯。进一
步的对比考察还揭示了能提供最优干性维持能力的表面特征：凹痕（pit）直径为
500 nm，覆盖率为 20%[107]。

近期，复旦大学丁建东课题组[44]借助于精细的嵌段共聚物自组装技术并
结合独到的纳米图案转移技术在持久抗细胞黏附的 PEG 水凝胶基底表面成功
制备了不同间距的 RGD 纳米点阵（系列间距分别为 36 nm、50 nm、71 nm、
98 nm、136 nm 和 143 nm）并研究了活性物质的空间分布对软骨细胞表型维
持的影响。软骨细胞在这些纳米图案表面的培养结果表明：生物活性配体
（RGD）间大的纳米间距更利于软骨细胞的表型维持（Ⅱ型胶原表达量最高），
当纳米间距大于 70 nm 后尤为明显。软骨细胞在体外培养扩增过程中的表型
维持在临床应用上对于利用自体软骨细胞移植技术（ACI）修复关节软骨等
意义重大。

然而，不同纳米间距表面软骨细胞体系展现出不同的铺展面积、细胞形状与
细胞间的接触程度。而借助微米图案的研究报道已经确认细胞的铺展面积与形状
等因素均能对软骨细胞的表型维持产生明显影响[112]。为了剥离纳米因素中夹杂的
铺展面积、细胞形状和细胞间接触等因素，丁建东课题组[44]再次动用了有效的微
米-纳米杂合图案化技术，即利用微米-纳米杂合图案来固定细胞的铺展面积与形
状进而独立而准确地考察纳米因素对软骨细胞表型维持的影响。微米-纳米杂合图
案表面的研究结果表明，对于固定面积与形状的单细胞而言，大的纳米间距与小
的相比同样有利于软骨细胞的表型维持，进而确证整合素的纳米间距也是一个独
立的调控软骨细胞表型维持的因素。

上述研究表明材料表面的纳米因素对多种种子细胞的表型维持产生显著影
响，相关研究成果对开发用于体外培养扩增关键种子细胞的培养基材或设备有重
要的参考价值。

13.8　总结与展望

本章作者所在课题组将影响细胞行为的因素概括为细胞因素、细胞外基质因素与可溶性因子三方面。如果将细胞本身也看作广义"材料"，细胞与周围微环境的相互作用则可以统一归结为细胞-材料相互作用。新一代生物材料的设计在很大程度上依赖于人类对细胞-材料表面相互作用规律的认识。准确揭示细胞-材料表面相互作用中每个独立因素的作用效应和机理在生物材料学、细胞生物学和再生医学等交叉学科中均起着举足轻重的作用。

在传统的细胞培养体系中，影响细胞-材料表面相互作用的各种因素通常是耦合在一起而难以剥离的，这些因素包括但不限于细胞因素、ECM 因素和可溶性因子。材料表面图案化技术能够达到有效剥离干扰因素的目的，从而为准确考察细胞-材料表面相互作用提供了十分有效的解决方案。基于此，本章首先总结了目前应用于细胞行为研究领域中较为常用的各类微米图案化技术、纳米图案化技术以及微米-纳米杂合图案化技术。然后着重总结了包括作者在内的国内外研究人员借助材料表面图案化技术在细胞黏附和细胞分化领域中取得的重要研究进展。这些科研成果借助各自独到的材料表面图案化技术探讨了原本相互交织、难以阐明的细胞-材料表面相互作用中的若干基本科学问题。

相关研究进展不仅揭示了细胞黏附的诸多特征参数，而且阐释并确证了多种独立因素对细胞分化和表型维持等行为的影响。这些研究成果拓展了人们对细胞行为调控因素的认识，进而为再生医学领域中新型生物医用材料的设计和研发奠定了部分理论基础。

在材料表面图案化技术及细胞-材料表面相互作用相关研究领域中，还存在着诸多基础科学问题与应用科学问题亟待解决。这些问题包括但不限于以下内容：

探索并发展新型的二维材料表面图案化技术。伴随着一系列材料表面图案化技术的发展，诸多细胞-材料表面相互作用领域中全新的现象和影响因素逐渐被揭示和确认。一方面，有理由相信新颖材料表面图案化技术的发展必将带来新的研究成果和发现，另一方面，细胞-材料表面相互作用领域中部分新科学问题的发现和解决也需要新型材料表面图案化技术的发展。相关研究方向包括发展新颖的图案化制备手段、开发或利用独特的抗细胞黏附基底材料和促进细胞黏附的物质、探索各种图案化技术的有机结合（如物理图案技术和化学图案技术的结合）。此外，除上述各类"静态"的细胞黏附反差基底图案技术外，一些简单易行且便于调控的"动态"变化图案化技术也将带来更多的发展空间。本章作者所在课题组最近在此方面也有所突破[195]；此外，在微加工材料与细胞相互作用及其机制的基础研究方面又有新的进展[196-207]。

探索并发展三维材料图案化技术。目前细胞-材料表面相互作用研究领域中的绝大部分研究均是基于二维材料表面图案进行的，这主要受制于可用的材料技术手段。目前火热的 3D 打印技术就是一种三维的图案化技术，但是，从单细胞水平上探讨细胞与材料相互作用的角度考虑，精度还不够高。探索并开发有效的三维材料图案化技术很有必要。这关系到如何将二维或准二维表面所获得的大量研究成果应用到三维材料体系中，进而验证其在实际使用的三维材料中是否同样有效或差异所在；此外，探索并发展三维材料图案化技术也必将丰富材料的制备与加工技术。上述两方面研究进展均有利于加速推进新型生物材料的开发与应用进度。

细胞-材料表面相互作用中各类影响因素是否存在协同效应有待进一步验证。前述大量研究已借助独特的材料表面图案化技术考察并确证了多种单一因素对细胞行为的影响，这在基础研究中是不可或缺的环节。然而，当将多种有利因素结合到一种或一类"基底材料"上时，两种甚至多种因素间是否具备协同效应还需要进一步的实验验证。此类研究能够帮助确定调控细胞特定功能的主要因素与次要因素，以及获得这些因素间的相互作用信息，进而为高效指导生物材料的设计提供直接帮助。

细胞-材料表面相互作用中各类因素在动物体内的效果验证有待加强。本章总结的大量研究结论均是基于体外细胞培养实验得出，当然这些体外实验有助于排除干扰因素的影响进而确证单因素的确切效应。然而，此类基础研究的最终目的仍然在于指导体内实验并推进其最终的临床应用。因而各类借助特殊材料手段实现的影响细胞行为的因素对体内细胞行为和组织再生过程是否具备同样的作用效果，还需要大量动物实验结果加以验证考察，包括但不限于植入一些二维图案或三维图案化材料到动物体内考察作用效果和机理等。

探索并发展材料图案化技术在新领域中的应用，如高通量筛选或诊断、器官芯片构建等。高通量筛选在药物研发、细胞生物学和各类医疗诊断中均具有重要的应用价值。材料表面图案化技术能够实现细胞或部分微生物黏附和定位的精确调控，且便于后续观察研究。另外，材料图案化技术先天就带有高通量的属性，因此探索并发展特定的材料图案化技术能够为高通量筛选或诊断的发展提供一种有效的手段。

各类微米、纳米图案制备技术有机结合发展的三维材料制备技术有望带来革命性的研究进展。例如，借助这些精巧的材料制备技术及相关细胞行为研究成果在体外构建并模拟机体内组织或器官的重要结构和功能，甚至相关的疾病模型等，即器官芯片技术。器官芯片技术有望加快疾病发生的机制研究并有效提高相关药物的筛选效率。这些全新的研究思路和相关研究探索有可能大幅缩减目前在疾病模型和药物开发研究中所使用的动物数量和耗费的时间，进而大幅节省研发投入（但是不可能替代动物实验）。

　　结合基础科学研究进行成果转化。利用所研究和获得的体内外规律和知识指导新型生物材料的设计，进而开展临床前的动物实验甚至后续临床试验考察。或结合这些基础研究知识指导现有产品的升级换代，如进行特殊的表面或本体改性，进而提升现有生物材料或医疗器械产品的生物疗效和生物安全性能等。

　　材料表面图案化技术与细胞研究是一个方兴未艾的学科交叉型的基础研究领域，值得人们去关注。科研工作者可以利用该技术深入探明细胞与材料相互作用的基本科学规律。即便对于不熟悉、也不打算直接从事表面图案化研究的科学工作者，也可以通过对这些基本科学规律的了解，更好地理解和解释自身的研究和开发过程中涉及的细胞与材料相互作用的复杂实验结果，并为新型生物材料的设计与改性或者体内外相关实验方案的改进提供借鉴和思路。

（姚　响、丁建东）

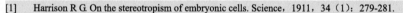

参 考 文 献

[1]　Harrison R G. On the stereotropism of embryonic cells. Science，1911，34（1）：279-281.

[2]　Kasza K E，Rowat A C，Liu J Y，Angelini T E，Brangwynne C P，Koenderink G H，Weitz D A. The cell as a material. Current Opinion in Cell Biology，2007，19（1）：101-107.

[3]　姚响. 基于材料表面图案化技术研究细胞形状和表面手性特征对干细胞黏附与分化的影响. 上海：复旦大学，2014.

[4]　Yao X，Peng R，Ding J D. Cell-material interactions revealed via material techniques of surface patterning. Advanced Materials，2013，25（37）：5257-5286.

[5]　Banerjee U，Zipursky S L. The role of cell-cell interaction in the development of the drosophila visual-system. Neuron，1990，4（2）：177-187.

[6]　Greenwald I，Rubin G M. Making a difference：The role of cell-cell interactions in establishing separate identities for equivalent cells. Cell，1992，68（2）：271-281.

[7]　Crocker P R，Feizi T. Carbohydrate recognition systems：Functional triads in cell-cell interactions. Current Opinion in Structural Biology，1996，6（5）：679-691.

[8]　Rutishauser U，Landmesser L. Polysialic acid in the vertebrate nervous system：A promoter of plasticity in cell-cell interactions. Trends in Neurosciences，1996，19（10）：422-427.

[9]　Bhatia S N，Balis U J，Yarmush M L，Toner M. Effect of cell-cell interactions in preservation of cellular phenotype：Cocultivation of hepatocytes and nonparenchymal cells. Faseb Journal，1999，13（14）：1883-1900.

[10]　Zamir E，Katz M，Posen Y，Erez N，Yamada K M，Katz B Z，Lin S，Lin D C，Bershadsky A，Kam Z，Geiger B. Dynamics and segregation of cell-matrix adhesions in cultured fibroblasts. Nature Cell Biology，2000，2（4）：191-196.

[11]　Cukierman E，Pankov R，Stevens D R，Yamada K M. Taking cell-matrix adhesions to the third dimension. Science，2001，294（5547）：1708-1712.

[12]　Rosso F，Giordano A，Barbarisi M，Barbarisi A. From cell-ECM interactions to tissue engineering. Journal of Cellular Physiology，2004，199（2）：174-180.

[13] Lutolf M P, Gilbert P M, Blau H M. Designing materials to direct stem-cell fate. Nature, 2009, 462 (7272): 433-441.

[14] Borza C M, Pozzi A. The role of cell-extracellular matrix interactions in glomerular injury. Experimental Cell Research, 2012, 318 (9): 1001-1010.

[15] Pober J S, Cotran R S. Cytokines and endothelial-cell biology. Physiological Reviews, 1990, 70 (2): 427-451.

[16] Nathan C, Sporn M. Cytokines in context. Journal of Cell Biology, 1991, 113 (5): 981-986.

[17] Paul W E, Seder R A. Lymphocyte-responses and cytokines. Cell, 1994, 76 (2): 241-251.

[18] Luster A D. Chemokines—Chemotactic cytokines that mediate inflammation. New England Journal of Medcine, 1998, 338 (7): 436-445.

[19] Levimont R, Angelett P. Nerve growth factor. Physiological Reviews, 1968, 48 (3): 534-569.

[20] Carpenter G, Cohen S. Epidermal growth-factor. Annual Review of Biochemistry, 1979, 48: 193-216.

[21] Ferrara N, DavisSmyth T. The biology of vascular endothelial growth factor. Endocrine Reviews, 1997, 18 (1): 4-25.

[22] Werner S, Grose R. Regulation of wound healing by growth factors and cytokines. Physiological Reviews, 2003, 83 (3): 835-870.

[23] Geiger B, Spatz J P, Bershadsky A D. Environmental sensing through focal adhesions. Nature Reviews Molecular Cell Biology, 2009, 10 (1): 21-33.

[24] Costa P, Parsons M. New insights into the dynamics of cell adhesions. International Review of Cell and Molecular Biology, 2010, 283: 57-91.

[25] Flaim C J, Chien S, Bhatia S N. An extracellular matrix microarray for probing cellular differentiation. Nature Methods, 2005, 2 (2): 119-125.

[26] Curran J M, Chen R, Hunt J A. Controlling the phenotype and function of mesenchymal stem cells in vitro by adhesion to silane-modified clean glass surfaces. Biomaterials, 2005, 26 (34): 7057-7067.

[27] Benoit D S W, Schwartz M P, Durney A R, Anseth K S. Small functional groups for controlled differentiation of hydrogel-encapsulated human mesenchymal stem cells. Nature Materials, 2008, 7 (10): 816-823.

[28] Ren Y J, Zhang H, Huang H, Wang X M, Zhou Z Y, Cui F Z, An Y H. *In vitro* behavior of neural stem cells in response to different chemical functional groups. Biomaterials, 2009, 30 (6): 1036-1044.

[29] Yao X, Hu Y, Cao B, Peng R, Ding J D. Effects of surface molecular chirality on adhesion and differentiation of stem cells. Biomaterials, 2013, 34 (36): 9001-9009.

[30] Chen M, Zhang Y, Zhou Y, Lang M D, Ye Z Y, Tan W S. Pendant small functional groups on poly (ε-caprolactone) substrate modulate adhesion, proliferation and differentiation of human mesenchymal stem cells. Colloids and Surfaces B: Biointerfaces, 2015, 134: 322-331.

[31] Sawhney A S, Pathak C P, Vanrensburg J J, Dunn R C, Hubbell J A. Optimization of photopolymerized bioerodible hydrogel properties for adhesion prevention. Journal of Biomedical Materials Research Part A, 1994, 28 (7): 831-838.

[32] Davidson P M, Ozcelik H, Hasirci V, Reiter G, Anselme K. Microstructured surfaces cause severe but non-detrimental deformation of the cell nucleus. Advanced Materials, 2009, 21 (35): 3586-3590.

[33] Unadkat H V, Hulsman M, Cornelissen K, Papenburg B J, Truckenmuller R K, Post G F, Uetz M, Reinders M J T, Stamatialis D, van Blitterswijk C A, de Boer J. An algorithm-based topographical biomaterials library to instruct cell fate. Proceedings of the National Academy of Sciences of the United States of America, 2011, 108 (40): 16565-16570.

[34] Kulangara K, Yang Y, Yang J, Leong K W. Nanotopography as modulator of human mesenchymal stem cell function. Biomaterials, 2012, 33 (20): 4998-5003.

[35] Pan Z, Yan C, Peng R, Zhao Y C, He Y, Ding J D. Control of cell nucleus shapes via micropillar patterns. Biomaterials, 2012, 33 (6): 1730-1735.

[36] Liu X N, Liu R L, Cao B, Ye K, Li S Y, Gu Y X, Pan Z, Ding J D. Subcellular cell geometry on micropillars regulates stem cell differentiation. Biomaterials, 2016, 111: 27-39.

[37] Pelham R J, Wang Y L. Cell locomotion and focal adhesions are regulated by substrate flexibility. Proceedings of the National Academy of Sciences of the United States of America, 1997, 94 (25): 13661-13665.

[38] Discher D E, Janmey P, Wang Y L. Tissue cells feel and respond to the stiffness of their substrate. Science, 2005, 310 (5751): 1139-1143.

[39] Fouchard J, Mitrossilis D, Asnacios A. Acto-myosin based response to stiffness and rigidity sensing. Cell Adhesion & Migration, 2011, 5 (1): 16-19.

[40] Ye K, Wang X, Cao L P, Li S Y, Li Z H, Yu L, Ding J D. Matrix stiffness and nanoscale spatial organization of cell-adhesive ligands direct stem cell fate. Nano Letters, 2015, 15 (7): 4720-4729.

[41] Dalby M J, Gadegaard N, Tare R, Andar A, Riehle M O, Herzyk P, Wilkinson C D W, Oreffo R O C. The control of human mesenchymal cell differentiation using nanoscale symmetry and disorder. Nature Materials, 2007, 6 (12): 997-1003.

[42] Huang J H, Grater S V, Corbellinl F, Rinck S, Bock E, Kemkemer R, Kessler H, Ding J D, Spatz J P. Impact of order and disorder in RGD nanopatterns on cell adhesion. Nano Letters, 2009, 9 (3): 1111-1116.

[43] Wang X, Li S Y, Yan C, Liu P, Ding J D. Fabrication of RGD micro/nanopattern and corresponding study of stem cell differentiation. Nano Letters, 2015, 15 (3): 1457-1467.

[44] Li S Y, Wang X, Cao B, Ye K, Li Z H, Ding J D. Effects of nanoscale spatial arrangement of arginine-glycine-aspartate peptides on dedifferentiation of chondrocytes. Nano Letters, 2015, 15 (11): 7755-7765.

[45] Olk S, Zoidl G, Dermietzel R. Connexins, cell motility, and the cytoskeleton. Cell Motility and the Cytoskeleton, 2009, 66 (11): 1000-1016.

[46] Beyer E C, Paul D L, Goodenough D A. Connexin43: A protein from rat-heart homologous to a gap junction protein from liver. Journal of Cell Biology, 1987, 105 (6): 2621-2629.

[47] Bennett M V L, Barrio L C, Bargiello T A, Spray D C, Hertzberg E, Saez J C. Gap-junctions-new tools, new answers, new questions. Neuron, 1991, 6 (3): 305-320.

[48] Kumar N M, Gilula N B. The gap junction communication channel. Cell, 1996, 84 (3): 381-388.

[49] Frixen U H, Behrens J, Sachs M, Eberle G, Voss B, Warda A, Lochner D, Birchmeier W. E-cadherin-mediated cell cell-adhesion prevents invasiveness of human carcinoma-cells. Journal of Cell Biology, 1991, 113 (1): 173-185.

[50] Cepek K L, Shaw S K, Parker C M, Russell G J, Morrow J S, Rimm D L, Brenner M B. Adhesion between epithelial-cells and T lymphocytes mediated by E-cadherin and the $\alpha^E\beta_7$ integrin. Nature, 1994, 372 (6502): 190-193.

[51] Gumbiner B M. Regulation of cadherin-mediated adhesion in morphogenesis. Nature Reviews Molecular Cell Biology, 2005, 6 (8): 622-634.

[52] Watt F M, Hogan B L M. Out of Eden: Stem cells and their niches. Science, 2000, 287 (5457): 1427-1430.

[53] Blanpain C, Lowry W E, Geoghegan A, Polak L, Fuchs E. Self-renewal, multipotency, and the existence of two cell populations within an epithelial stem cell niche. Cell, 2004, 118 (5): 635-648.

[54] Moore K A, Lemischka I R. Stem cells and their niches. Science, 2006, 311 (5769): 1880-1885.

[55] Morrison S J, Spradling A C. Stem cells and niches: Mechanisms that promote stem cell maintenance throughout life. Cell, 2008, 132 (4): 598-611.

[56] Ratner B D, Bryant S J. Biomaterials: Where we have been and where we are going. Annual Review of Biomedical Engineering, 2004, 6: 41-75.

[57] Williams D F. On the nature of biomaterials. Biomaterials, 2009, 30 (30): 5897-5909.

[58] Singhvi R, Kumar A, Lopez G P, Stephanopoulos G N, Wang D I C, Whitesides G M, Ingber D E. Engineering cell shape and function. Science, 1994, 264 (5159): 696-698.

[59] Chen C S, Mrksich M, Huang S, Whitesides G M, Ingber D E. Geometric control of cell life and death. Science, 1997, 276 (5317): 1425-1428.

[60] McBeath R, Pirone D M, Nelson C M, Bhadriraju K, Chen C S. Cell shape, cytoskeletal tension, and RhoA regulate stem cell lineage commitment. Developmental Cell, 2004, 6 (4): 483-495.

[61] Tang J, Peng R, Ding J D. The regulation of stem cell differentiation by cell-cell contact on micropatterned material surfaces. Biomaterials, 2010, 31 (9): 2470-2476.

[62] Glendinning W B, Brooks T F, Mark A, Marshall S. Projection photolithography for use in fabrication of microcircuits. Ieee Transactions on Component Parts, 1964, CP11 (3): 19-26.

[63] Voldman J, Gray M L, Schmidt M A. Microfabrication in biology and medicine. Annual Review of Biomedical Engineering, 1999, 1: 401-425.

[64] Park T H, Shuler M L. Integration of cell culture and microfabrication technology. Biotechnology Progress, 2003, 19 (2): 243-253.

[65] Kumar A, Whitesides G M. Features of gold having micrometer to centimeter dimensions can be formed through a combination of stamping with an elastomeric stamp and an alkanethiol ink followed by chemical etching. Applied Physics Letters, 1993, 63 (14): 2002-2004.

[66] Rogers J A, Paul K E, Jackman R J, Whitesides G M. Using an elastomeric phase mask for sub-100 nm photolithography in the optical near field. Applied Physics Letters, 1997, 70 (20): 2658-2660.

[67] Xia Y N, Kim E, Zhao X M, Rogers J A, Prentiss M, Whitesides G M. Complex optical surfaces formed by replica molding against elastomeric masters. Science, 1996, 273 (5273): 347-349.

[68] Terris B D, Mamin H J, Best M E, Logan J A, Rugar D, Rishton S A. Nanoscale replication for scanning probe data storage. Applied Physics Letters, 1996, 69 (27): 4262-4264.

[69] Masuda H, Fukuda K. Ordered metal nanohole arrays made by a 2-step replication of honeycomb structures of anodic alumina. Science, 1995, 268 (5216): 1466-1468.

[70] Kim E, Xia Y N, Zhao X M, Whitesides G M. Solvent-assisted microcontact molding: A convenient method for fabricating three-dimensional structures on surfaces of polymers. Advanced Materials, 1997, 9 (8): 651-654.

[71] Takayama S, Ostuni E, Qian X P, McDonald J C, Jiang X Y, LeDuc P, Wu M H, Ingber D E, Whitesides G M. Topographical micropatterning of poly (dimethylsiloxane) using laminar flows of liquids in capillaries. Advanced Materials, 2001, 13 (8): 570-574.

[72] Li Y, Yuan B, Ji H, Han D, Chen S Q, Tian F, Jiang X Y. A method for patterning multiple types of cells by using electrochemical desorption of self-assembled monolayers within microfluidic channels. Angewandte Chemie-International Edition, 2007, 46 (7): 1094-1096.

[73] Dyer P E, Farley R J. Periodic surface-structures in the excimer laser ablative etching of polymers. Applied Physics Letters, 1990, 57 (8): 765-767.

[74] Li B J，Zhou M，Zhang W，Amoako G，Gao C Y. Comparison of structures and hydrophobicity of femtosecond and nanosecond laser-etched surfaces on silicon. Applied Surface Science，2012，263：45-49.

[75] Harris T M，Massimi A，Childs G. Injecting new ideas into microarray printing. Nature Biotechnology，2000，18（4）：384-385.

[76] Merrin J，Leibler S，Chuang J S. Printing multistrain bacterial patterns with a piezoelectric inkjet printer. Plos One，2007，2（7）.

[77] Hu Y W，Yao X，Liu Q，Wang Y，Liu R L，Cui S Q，Ding J D. left-right symmetry or asymmetry of cells on stripe-like micropatterned material surfaces. Chinese Journal of Chemistry，2018，36（7）：605-611.

[78] He Y，Wang X，Chen L，Ding J D. Preparation of hydroxyapatite micropatterns for the study of cell-biomaterial interactions. Journal of Materials Chemistry B，2014，2（16）：2220-2227.

[79] Kumar A，Biebuyck H A，Whitesides G M. Patterning self-assembled monolayers：Applications in materials science. Langmuir，1994，10（5）：1498-1511.

[80] Xia Y N，Whitesides G M. Soft lithography. Annual Review of Materials Science，1998，28：153-184.

[81] Xia Y N，Whitesides G M. Soft lithography. Angewandte Chemie-International Edition，1998，37（5）：551-575.

[82] Bernard A，Renault J P，Michel B，Bosshard H R，Delamarche E. Microcontact printing of proteins. Advanced Materials，2000，12（14）：1067-1070.

[83] Perl A，Reinhoudt D N，Huskens J. Microcontact printing：Limitations and achievements. Advanced Materials，2009，21（22）：2257-2268.

[84] Schoenfisch M H，Pemberton J E. Air stability of alkanethiol self-assembled monolayers on silver and gold surfaces. Journal of American Chemical Society，1998，120（18）：4502-4513.

[85] Vericat C，Vela M E，Benitez G，Carro P，Salvarezza R C. Self-assembled monolayers of thiols and dithiols on gold：New challenges for a well-known system. Chemical Society Reviews，2010，39（5）：1805-1834.

[86] Kilian K A，Bugarija B，Lahn B T，Mrksich M. Geometric cues for directing the differentiation of mesenchymal stem cells. Proceedings of the National Academy of Sciences of the United States of America，2010，107（11）：4872-4877.

[87] Sun J G，Graeter S V，Yu L，Duan S F，Spatz J P，Ding J D. Technique of surface modification of a cell-adhesion-resistant hydrogel by a cell-adhesion-available inorganic microarray. Biomacromolecules，2008，9（10）：2569-2572.

[88] Sun J，Graeter S V，Tang J，Huang J，Liu P，Lai Y，Yu L，Majer G，Spatz J P，Ding J. Preparation of stable micropatterns of gold on cell-adhesion-resistant hydrogels assisted by a hetero-bifunctional macromonomer linker. Science China-Chemistry，2014，57（4）：645-653.

[89] Peng R，Yao X，Ding J D. Effect of cell anisotropy on differentiation of stem cells on micropatterned surfaces through the controlled single cell adhesion. Biomaterials，2011，32（32）：8048-8057.

[90] Yao X，Peng R，Ding J D. Effects of aspect ratios of stem cells on lineage commitments with and without induction media. Biomaterials，2013，34（4）：930-939.

[91] Chang T H P. Proximity effect in electron-beam lithography. Journal of Vacuum Science & Technology，1975，12（6）：1271-1275.

[92] Springham S V，Osipowicz T，Sanchez J L，Gan L H，Watt F. Micromachining using deep ion beam lithography. Nuclear Instruments & Methods in Physics Research Section B-Beam Interactions with Materials and Atoms，1997，130（1-4）：155-159.

[93] Biswas A，Brueck S R J. Simulation of the 45-nm half-pitch node with 193-nm immersion lithography-imaging

interferometric lithography and dipole illumination. Journal of Microlithography Microfabrication and Microsystems, 2004, 3 (1): 35-43.

[94] Demuth J E, Hamers R J, Tromp R M, Welland M E. A simplified scanning tunneling microscope for surface science studies. Journal of Vacuum Science & Technology A, 1986, 4 (3): 1320-1323.

[95] Piner R D, Zhu J, Xu F, Hong S H, Mirkin C A. "Dip-pen" nanolithography. Science, 1999, 283 (5402): 661-663.

[96] Gibson G ASchultz S. Magnetic force microscope study of the micromagnetics of submicrometer magnetic particles. Journal of Applied Physics, 1993, 73 (9): 4516-4521.

[97] Chou S Y, Krauss P R, Renstrom P J. Imprint of sub-25 nm vias and trenches in polymers. Applied Physics Letters, 1995, 67 (21): 3113-3116.

[98] Hoff J D, Cheng L J, Meyhofer E, Guo L J, Hunt A J. Nanoscale protein patterning by imprint lithography. Nano Letters, 2004, 4 (5): 853-857.

[99] Thebault P, Niedermayer S, Landis S, Chaix N, Guenoun P, Daillant J, Man X K, Andelman D, Orland H. Tailoring nanostructures using copolymer nanoimprint lithography. Advanced Materials, 2012, 24(15): 1952-1955.

[100] Park M, Harrison C, Chaikin P M, Register R A, Adamson D H. Block copolymer lithography: Periodic arrays of similar to 10 (11) holes in 1 square centimeter. Science, 1997, 276 (5317): 1401-1404.

[101] Forster S, Antonietti M. Amphiphilic block copolymers in structure-controlled nanomaterial hybrids. Advanced Materials, 1998, 10 (3): 195-217.

[102] Singh G, Pillai S, Arpanaei A, Kingshott P. Highly ordered mixed protein patterns over large areas from self-assembly of binary colloids. Advanced Materials, 2011, 23 (13): 1519-1523.

[103] Wiedensohler A, Hansson H C, Maximov I, Samuelson L. Nanometer patterning of InP using aerosol and plasma-etching techniques. Applied Physics Letters, 1992, 61 (7): 837-839.

[104] Jang S Y, Seshadri V, Khil M S, Kumar A, Marquez M, Mather P T, Sotzing G A. Welded electrochromic conductive polymer nanofibers by electrostatic spinning. Advanced Materials, 2005, 17 (18): 2177-2180.

[105] Zhang M L, Peng K Q, Fan X, Jie J S, Zhang R Q, Lee S T, Wong N B. Preparation of large-area uniform silicon nanowires arrays through metal-assisted chemical etching. Journal of Physical Chemistry C, 2008, 112 (12): 4444-4450.

[106] Vieu C, Carcenac F, Pepin A, Chen Y, Mejias M, Lebib A, Manin-Ferlazzo L, Couraud L, Launois H. Electron beam lithography: Resolution limits and applications. Applied Surface Science, 2000, 164: 111-117.

[107] McMurray R J, Gadegaard N, Tsimbouri P M, Burgess K V, McNamara L E, Tare R, Murawski K, Kingham E, Oreffo R O C, Dalby M J. Nanoscale surfaces for the long-term maintenance of mesenchymal stem cell phenotype and multipotency. Nature Materials, 2011, 10 (8): 637-644.

[108] Schvartzman M, Palma M, Sable J, Abramson J, Hu X A, Sheetz M P, Wind S J. Nanolithographic control of the spatial organization of cellular adhesion receptors at the single-molecule level. Nano Letters, 2011, 11 (3): 1306-1312.

[109] Chou S Y, Krauss P R, Zhang W, Guo L J, Zhuang L. Sub-10 nm imprint lithography and applications. Journal of Vacuum Science & Technology B, 1997, 15 (6): 2897-2904.

[110] Kolodziej C M, Maynard H D. Electron-Beam lithography for patterning biomolecules at the micron and nanometer scale. Chemistry of Materials, 2012, 24 (5): 774-780.

[111] Jiang X Y, Bruzewicz D A, Wong A P, Piel M, Whitesides G M. Directing cell migration with asymmetric micropatterns. Proceedings of the National Academy of Sciences of the United States of America, 2005, 102 (4):

975-978.

[112] Salaita K, Wang Y H, Mirkin C A. Applications of dip-pen nanolithography. Nature Nanotechnology, 2007, 2 (3): 145-155.

[113] Spatz J P, Sheiko S, Moller M. Ion-stabilized block copolymer micelles: Film formation and intermicellar interaction. Macromolecules, 1996, 29 (9): 3220-3226.

[114] Spatz J P, Herzog T, Mossmer S, Ziemann P, Moller M. Micellar inorganic-polymer hybrid systems—A tool for nanolithography. Advanced Materials, 1999, 11 (2): 149-153.

[115] Spatz J P, Mossmer S, Hartmann C, Moller M, Herzog T, Krieger M, Boyen H G, Ziemann P, Kabius B. Ordered deposition of inorganic clusters from micellar block copolymer films. Langmuir, 2000, 16 (2): 407-415.

[116] Glass R, Arnold M, Blummel J, Kuller A, Moller M, Spatz J P. Micro-nanostructured interfaces fabricated by the use of inorganic block copolymer micellar monolayers as negative resist for electron-beam lithography. Advanced Functional Materials, 2003, 13 (7): 569-575.

[117] Arnold M, Cavalcanti-Adam E A, Glass R, Blummel J, Eck W, Kantlehner M, Kessler H, Spatz J P. Activation of integrin function by nanopatterned adhesive interfaces. Chemphyschem, 2004, 5 (3): 383-388.

[118] Graeter S V, Huang J H, Perschmann N, Lopez-Garcia M, Kessler H, Ding J D, Spatz J P. Mimicking cellular environments by nanostructured soft interfaces. Nano Letters, 2007, 7 (5): 1413-1418.

[119] Salber J, Grater S, Harwardt M, Hofmann M, Klee D, Dujic J, Huang J H, Ding J D, Kippenberger S, Bernd A, Groll J, Spatz J P, Moller M. Influence of different ECM mimetic peptide sequences embedded in a nonfouling environment on the specific adhesion of human-skin keratinocytes and fibroblasts on deformable substrates. Small, 2007, 3 (6): 1023-1031.

[120] Arnold M, Hirschfeld-Warneken V C, Lohmuller T, Heil P, Blummel J, Cavalcanti-Adam E A, Lopez-Garcia M, Walther P, Kessler H, Geiger B, Spatz J P. Induction of cell polarization and migration by a gradient of nanoscale variations in adhesive ligand spacing. Nano Letters, 2008, 8 (7): 2063-2069.

[121] Huang J H, Ding J D. Nanostructured interfaces with RGD arrays to control cell-matrix interaction. Soft Matter, 2010, 6 (15): 3395-3401.

[122] Wang X, Yan C, Ye K, He Y, Li Z, Ding J D. Effect of RGD nanospacing on differentiation of stem cells. Biomaterials, 2013, 34 (12): 2865-2874.

[123] Spatz J P, Roescher A, Moller M. Gold nanoparticles in micellar poly (styrene)-b-poly (ethylene oxide) films-size and interparticle distance control in monoparticulate films. Advanced Materials, 1996, 8 (4): 337-340.

[124] Liu P, Sun J G, Huang J H, Peng R, Tang J, Ding J D. Fabrication of micropatterns of nanoarrays on a polymeric gel surface. Nanoscale, 2010, 2 (1): 122-127.

[125] Hung A M Stupp S I. Simultaneous self-assembly, orientation, and patterning of peptide-amphiphile nanofibers by soft lithography. Nano Letters, 2007, 7 (5): 1165-1171.

[126] Martin L, Arias F J, Alonso M, Garcia-Arevalo C, Rodriguez-Cabello J C. Rapid micropatterning by temperature-triggered reversible gelation of a recombinant smart elastin-like tetrablock-copolymer. Soft Matter, 2010, 6 (6): 1121-1124.

[127] Gorzolnik B, Mela P, Moeller M. Nano-structured micropatterns by combination of block copolymer self-assembly and UV photolithography. Nanotechnology, 2006, 17 (19): 5027-5032.

[128] Aydin D, Schwieder M, Louban I, Knoppe S, Ulmer J, Haas T L, Walczak H, Spatz J P. Micro-nanostructured protein arrays: A tool for geometrically controlled ligand presentation. Small, 2009, 5 (9): 1013-1018.

[129] Yan C, Sun J, Ding J D. Critical areas of cell adhesion on micropatterned surfaces. Biomaterials, 2011, 32 (16):

3931-3938.

[130] Sun J G, Tang J, Ding J D. Cell orientation on a stripe-micropatterned surface. Chinese Science Bulletin, 2009, 54 (18): 3154-3159.

[131] Thery M, Pepin A, Dressaire E, Chen Y, Bornens M. Cell distribution of stress fibres in response to the geometry of the adhesive environment. Cell Motility and the Cytoskeleton, 2006, 63 (6): 341-355.

[132] Kushiro K, Chang S, Asthagiri A R. Reprogramming directional cell motility by tuning micropattern features and cellular signals. Advanced Materials, 2010, 22 (40): 4516-4519.

[133] Cox D, Brennan M, Moran N. Integrins as therapeutic targets: Lessons and opportunities. Nature Reviews Drug Discovery, 2010, 9 (10): 804-820.

[134] Xiong J P, Stehle T, Zhang R G, Joachimiak A, Frech M, Goodman S L, Arnaout M A. Crystal structure of the extracellular segment of integrin αVβ3 in complex with an Arg-Gly-Asp ligand. Science, 2002, 296 (5565): 151-155.

[135] Peng R, Yao X, Cao B, Tang J, Ding J D. The effect of culture conditions on the adipogenic and osteogenic inductions of mesenchymal stem cells on micropatterned surfaces. Biomaterials, 2012, 33 (26): 6008-6019.

[136] Song W, Kawazoe N, Chen G P. Dependence of spreading and differentiation of mesenchymal stem cells on micropatterned surface area. Journal of Nanomaterials, 2011, 2011: 265251.

[137] Gao L, McBeath R, Chen C S. Stem cell shape regulates a chondrogenic versus myogenic fate through Rac1 and N-cadherin. Stem Cells, 2010, 28 (3): 564-572.

[138] Song W, Lu H X, Kawazoe N, Chen G P. Adipogenic differentiation of individual mesenchymal stem cell on different geometric micropatterns. Langmuir, 2011, 27 (10): 6155-6162.

[139] Rape A D, Guo W H, Wang Y L. The regulation of traction force in relation to cell shape and focal adhesions. Biomaterials, 2011, 32 (8): 2043-2051.

[140] Dembo M, Wang Y L. Stresses at the cell-to-substrate interface during locomotion of fibroblasts. Biophysical Journal, 1999, 76 (4): 2307-2316.

[141] Ruiz R, Kang H M, Detcheverry F A, Dobisz E, Kercher D S, Albrecht T R, de Pablo J J, Nealey P F. Density multiplication and improved lithography by directed block copolymer assembly. Science, 2008, 321 (5891): 936-939.

[142] Mason S. Biomolecular homochirality. Chemical Society Reviews, 1988, 17 (4): 347-359.

[143] Feringa B L, van Delden R A. Absolute asymmetric synthesis: The origin, control, and amplification of chirality. Angewandte Chemie-International Edition, 1999, 38 (23): 3419-3438.

[144] Brown N A, Wolpert L. The development of handedness in left/right asymmetry. Development, 1990, 109 (1): 1-9.

[145] Shibazaki Y, Shimizu M, Kuroda R. Body handedness is directed by genetically determined cytoskeletal dynamics in the early embryo. Current Biology, 2004, 14 (16): 1462-1467.

[146] Tabin C J. The key to left-right asymmetry. Cell, 2006, 127 (1): 27-32.

[147] Li R, Bowerman B. Symmetry breaking in biology. Cold Spring Harbor Perspectives in Biology, 2010, 2 (3): DOI: 10.1101/cshperspect.a003475.

[148] Yavin E, Yavin Z. Attachment and culture of dissociated cells from rat embryo cerebral hemispheres on polylysine-coated surface. Journal of Cell Biology, 1974, 62 (2): 540-546.

[149] Hanein D, Geiger B, Addadi L. Differential adhesion of cells to enantiomorphous crystal surfaces. Science, 1994, 263 (5152): 1413-1416.

[150] Sun T, Han D, Rhemann K, Chi L, Fuchs H. Stereospecific interaction between immune cells and chiral surfaces. Journal of American Chemical Society, 2007, 129（6）: 1496-1497.

[151] Pittenger M F, Mackay A M, Beck S C, Jaiswal R K, Douglas R, Mosca J D, Moorman M A, Simonetti D W, Craig S, Marshak D R. Multilineage potential of adult human mesenchymal stem cells. Science, 1999, 284（5411）: 143-147.

[152] Takahashi K, Yamanaka S. Induction of pluripotent stem cells from mouse embryonic and adult fibroblast cultures by defined factors. Cell, 2006, 126（4）: 663-676.

[153] Caplan A I. Adult mesenchymal stem cells for tissue engineering versus regenerative medicine. Journal of Cellular Physiology, 2007, 213（2）: 341-347.

[154] Gimble J M, Katz A J, Bunnell B A. Adipose-derived stem cells for regenerative medicine. Circulation Research, 2007, 100（9）: 1249-1260.

[155] Takahashi K, Tanabe K, Ohnuki M, Narita M, Ichisaka T, Tomoda K, Yamanaka S. Induction of pluripotent stem cells from adult human fibroblasts by defined factors. Cell, 2007, 131（5）: 861-872.

[156] Chen Y, Shao J Z, Xiang L X, Dong X J, Zhang G R. Mesenchymal stem cells: A promising candidate in regenerative medicine. The International Journal of Biochemistry & Cell Biology, 2008, 40（5）: 815-820.

[157] Deng J, Zheng H H, Zheng X W, Yao M Y, Li Z, Gao C Y. Gold nanoparticles with surface-anchored chiral poly （acryloyl-L(D)-valine) induce differential response on mesenchymal stem cell osteogenesis. Nano Research, 2016, 9（12）: 3683-3694.

[158] Curran J M, Chen R, Hunt J A. The guidance of human mesenchymal stem cell differentiation *in vitro* by controlled modifications to the cell substrate. Biomaterials, 2006, 27（27）: 4783-4793.

[159] Wood A. Contact guidance on microfabricated substrata: The response of teleost fin mesenchyme cells to repeating topographical patterns. Journal of Cell Science, 1988, 90: 667-681.

[160] Webb A, Clark P, Skepper J, Compston A, Wood A. Guidance of oligodendrocytes and their progenitors by substratum topography. Journal of Cell Science, 1995, 108: 2747-2760.

[161] Flemming R G, Murphy C J, Abrams G A, Goodman S L, Nealey P F. Effects of synthetic micro-and nano-structured surfaces on cell behavior. Biomaterials, 1999, 20（6）: 573-588.

[162] Yim E K F, Reano R M, Pang S W, Yee A F, Chen C S, Leong K W. Nanopattern-induced changes in morphology and motility of smooth muscle cells. Biomaterials, 2005, 26（26）: 5405-5413.

[163] Kim D H, Han K, Gupta K, Kwon K W, Suh K Y, Levchenko A. Mechanosensitivity of fibroblast cell shape and movement to anisotropic substratum topography gradients. Biomaterials, 2009, 30（29）: 5433-5444.

[164] Kim D H, Seo C H, Han K, Kwon K W, Levchenko A, Suh K Y. Guided cell migration on microtextured substrates with variable local density and anisotropy. Advanced Functional Materials, 2009, 19（10）: 1579-1586.

[165] Green A M, Jansen J A, Vanderwaerden J, Vonrecum A F. Fibroblast response to microtextured silicone surfaces: Texture orientation into or out of the surface. Journal of Biomedical Materials Research Part A, 1994, 28（5）: 647-653.

[166] Wan Y Q, Wang Y, Liu Z M, Qu X, Han B X, Bei J Z, Wang S G. Adhesion and proliferation of OCT-1 osteoblast-like cells on micro-and nano-scale topography structured pply(L-lactide). Biomaterials, 2005, 26(21): 4453-4459.

[167] Washburn N R, Yamada K M, Simon C G, Kennedy S B, Amis E J. High-throughput investigation of osteoblast response to polymer crystallinity: Influence of nanometer-scale roughness on proliferation. Biomaterials, 2004, 25（7-8）: 1215-1224.

[168] Bettinger C J, Zhang Z T, Gerecht S, Borenstein J T, Langer R. Enhancement of *in vitro* capillary tube formation by substrate nanotopography. Advanced Materials, 2008, 20（1）: 99-103.

[169] Steinberg T, Schulz S, Spatz J P, Grabe N, Mussig E, Kohl A, Komposch G, Tomakidi P. Early keratinocyte differentiation on micropillar interfaces. Nano Letters, 2007, 7（2）: 287-294.

[170] Yim E K F, Pang S W, Leong K W. Synthetic nanostructures inducing differentiation of human mesenchymal stem cells into neuronal lineage. Experimental Cell Research, 2007, 313（9）: 1820-1829.

[171] Lee M R, Kwon K W, Jung H, Kim H N, Suh K Y, Kim K, Kim K S. Direct differentiation of human embryonic stem cells into selective neurons on nanoscale ridge/groove pattern arrays. Biomaterials, 2010, 31（15）: 4360-4366.

[172] Liu X N, Liu R L, Gu Y X, Ding J D. Nonmonotonic self-deformation of cell nuclei on topological surfaces with micropillar array. ACS Applied Materials & Interfaces, 2017, 9（22）: 18521-18530.

[173] Bettinger C J, Langer R, Borenstein J T. Engineering substrate topography at the micro-and nanoscale to control cell function. Angewandte Chemie-International Edition, 2009, 48（30）: 5406-5415.

[174] Lord M S, Foss M, Besenbacher F. Influence of nanoscale surface topography on protein adsorption and cellular response. Nano Today, 2010, 5（1）: 66-78.

[175] Nikkhah M, Edalat F, Manoucheri S, Khademhosseini A. Engineering microscale topographies to control the cell-substrate interface. Biomaterials, 2012, 33（21）: 5230-5246.

[176] Harvey A G, Hill E W, Bayat A. Designing implant surface topography for improved biocompatibility. Expert Review of Medical Devices, 2013, 10（2）: 257-267.

[177] Faghihi F, Eslaminejad M B. The effect of nano-scale topography on osteogenic differentiation of mesenchymal stem cells. Biomedical Papers-Olomouc, 2014, 158（1）: 5-16.

[178] Kim M H, Park M, Kang K, Choi I S. Neurons on nanometric topographies: Insights into neuronal behaviors in vitro. Biomaterials Sciences, 2014, 2（2）: 148-155.

[179] Engler A J, Sen S, Sweeney H L, Discher D E. Matrix elasticity directs stem cell lineage specification. Cell, 2006, 126（4）: 677-689.

[180] Saha K, Keung A J, Irwin E F, Li Y, Little L, Schaffer D V, Healy K E. Substrate modulus directs neural stem cell behavior. Biophysical Journal, 2008, 95（9）: 4426-4438.

[181] Balaban N Q, Schwarz U S, Riveline D, Goichberg P, Tzur G, Sabanay I, Mahalu D, Safran S, Bershadsky A, Addadi L, Geiger B. Force and focal adhesion assembly: A close relationship studied using elastic micropatterned substrates. Nature Cell Biology, 2001, 3（5）: 466-472.

[182] Tan J L, Tien J, Pirone D M, Gray D S, Bhadriraju K, Chen C S. Cells lying on a bed of microneedles: An approach to isolate mechanical force. Proceedings of the National Academy of Sciences of the United States of America, 2003, 100（4）: 1484-1489.

[183] Fu J P, Wang Y K, Yang M T, Desai R A, Yu X A, Liu Z J, Chen C S. Mechanical regulation of cell function with geometrically modulated elastomeric substrates. Nature Methods, 2010, 7（9）: 733-736.

[184] Trappmann B, Gautrot J E, Connelly J T, Strange D G T, Li Y, Oyen M L, Stuart M A C, Boehm H, Li B J, Vogel V, Spatz J P, Watt F M, Huck W T S. Extracellular-matrix tethering regulates stem-cell fate. Nature Materials, 2012, 11（7）: 642-649.

[185] Wen J H, Vincent L G, Fuhrmann A, Choi Y S, Hribar K C, Taylor-Weiner H, Chen S, Engler A J. Interplay of matrix stiffness and protein tethering in stem cell differentiation. Nature Materials, 2014, 13（10）: 979-987.

[186] Ye K, Cao L P, Li S Y, Yu L, Ding J D. Interplay of matrix stiffness and cell-cell contact in regulating differentiation of stem cells. ACS Applied Materials & Interfaces, 2016, 8（34）: 21903-21913.

[187] Wang X, Ye K, Li Z H, Yan C, Ding J D. Adhesion, proliferation, and differentiation of mesenchymal stem cells on RGD nanopatterns of varied nanospacings. Organogenesis, 2013, 9 (4): 280-286.

[188] Li Z H, Cao B, Wang X, Ye K, Li S Y, Ding J D. Effects of RGD nanospacing on chondrogenic differentiation of mesenchymal stem cells. Journal of Materials Chemistry B, 2015, 3 (26): 5197-5209.

[189] Muth C A, Steinl C, Klein G, Lee-Thedieck C. Regulation of hematopoietic stem cell behavior by the nanostructured presentation of extracellular matrix components. Plos One, 2013, 8 (2): DOI: 10.1371/journal. pone. 0054778.

[190] Oh S, Brammer K S, Li Y S J, Teng D, Engler A J, Chien S, Jin S. Stem cell fate dictated solely by altered nanotube dimension. Proceedings of the National Academy of Sciences of America, 2009, 106 (7): 2130-2135.

[191] Namgung S, Baik K Y, Park J, Hong S. Controlling the growth and differentiation of human mesenchymal stem cells by the arrangement of individual carbon nanotubes. ACS Nano, 2011, 5 (9): 7383-7390.

[192] Silva G A, Czeisler C, Niece K L, Beniash E, Harrington D A, Kessler J A, Stupp S I. Selective differentiation of neural progenitor cells by high-epitope density nanofibers. Science, 2004, 303 (5662): 1352-1355.

[193] Xin X J, Hussain M, Mao J J. Continuing differentiation of human mesenchymal stem cells and induced chondrogenic and osteogenic lineages in electrospun PLGA nanofiber scaffold. Biomaterials, 2007, 28 (2): 316-325.

[194] Xie J W, Willerth S M, Li X R, Macewan M R, Rader A, Sakiyama-Elbert S E, Xia Y N. The differentiation of embryonic stem cells seeded on electrospun nanofibers into neural lineages. Biomaterials, 2009, 30 (3): 354-362.

[195] Peng Y M, Liu Q J, He T L, Ye K, Yao X, Ding J D. Degradation rate affords a dynamic cue to regulate stem cells beyond varied matrix stiffness. Biomaterials, 2018, 178: 467-480.

[196] Yao X, Liu R L, Liang X Y, Ding J D. Critical areas of proliferation of single cells on micropatterned surfaces and corresponding cell type dependence. ACS Applied Materials & Interfaces, 2019, 11 (17): 15366-15380.

[197] Yao X, Ding J D. Effects of microstripe geometry on guided cell migration. ACS Applied Materials & Interfaces, 2020, 12 (25): 27971-27983.

[198] Liu R L, Ding J D. Chromosomal repositioning and gene regulation of cells on a micropillar array. ACS Applied Materials & Interfaces, 2020, 12: 35799-35812.

[199] Liu Q, Zheng S, Ye K, He J H, Shen Y, Cui S Q, Huang J L, Gu Y X, Ding J D. Cell migration regulated by RGD nanospacing and enhanced under moderate cell adhesion on biomaterials. Biomaterials, 2020, 263: 120327.

[200] He Y N, Mao T J, Gu Y X, Yang Y Q, Ding J D. A Simplified yet enhanced and versatile microfluidic platform for cyclic cell stretching on an elastic polymer. Biofabrication, 2020, 12: 045032.

[201] Wang X L, Lei X, Yu Y, Miao S, Tang J Y, Fu Y, Ye K, Shen Y, Shi J Y, Wu H, Zhu Y, Yu L, Pei G X, Bi L, Ding J D. Biological sealing and integration of fibrinogen-modified titanium alloy with soft and hard tissues in a rat model. Biomaterial Science, 2021, 9: 5192-5208.

[202] Yao X, Wang X L, Ding J D. Exploration of possible cell chirality using material techniques of surface patterning. Acta Biomaterialia, 2021, 126: 92-108.

[203] Li B N, Xie Z F, Wang Q S, Chen X M, Liu Q S, Wang W, Shen Y, Liu X D, Li A N, Li Y F, Zhang G, Liu J X, Zhang D Y, Liu C, Wang S S, Xie Y M, Zhang Z W, Ding J D. Biodegradable polymeric occluder for closure of atrial septal defect with interventional treatment of cardiovascular disease. Biomaterials, 2021, 274: 120851.

[204] Gao J M, Ding X Q, Yu X Y, Chen X B, Zhang X Y, Cui S Q, Shi J Y, Chen J, Yu L, Chen S Y, Ding J D. Cell-free Bilayered porous scaffolds for osteochondral regeneration fabricated by continuous 3D-printing using

nascent physical hydrogel as ink. Advanced Healthcare Materials，2021，10：2001404.

[205] Zheng S，Liu Q，He J H，Wang X L，Ye K，Wang X，Yan C，Liu P，Ding J D. Critical adhesion areas of cells on micro-nanopatterns. Nano Research，2022，15（2）：1623-1635.

[206] Mao T J，He Y N，Gu Y X，Yang Y Q，Yu Y，Wang X L，Ding J D. Critical frequency and critical stretching rate for reorientation of cells on a cyclically stretched polymer in a microfluidic chip. ACS Applied Materials & Interfaces，2021，13：13934-13948.

[207] He J H，Liu Q，Zheng S，Shen R J，Wang X L，Gao J M，Wang Q S，Huang J L，Ding J D. Enlargement, reduction and even reversal of relative migration speeds of endothelial and smooth muscle cells on biomaterials simply by adjusting RGD nanospacing. ACS Applied Materials & Interfaces，2021，13（36）：42344-42356.

第14章

表面改性技术在牙种植体、椎间融合器、先心病封堵器以及人工晶状体材料中的应用

摘要：生物医学、材料学、物理及化学等学科的发展，将人体组织、器官的修复与替代推进到一个崭新阶段。医用金属和高分子等材料具有优异的力学性能及耐用性，被广泛应用于牙种植体、椎间融合器、先心病封堵器及人工晶状体等人工植入体的构建。长期临床实践结果表明，金属或高分子体内植入物植入人体后，其表面存在一些问题，如：植入体在人体环境中的腐蚀和磨损导致离子释放和磨损碎片形成；骨传导性和骨诱导性缺乏导致植入物固定不良；细菌在植入部位的黏附和定植导致感染。为了克服这些由表面引起的问题，各种表面改性技术已用于金属和高分子体内植入物，包括喷砂、酸蚀、等离子喷涂、物理气相沉积、阳极氧化、离子注入、等离子、辐照等物理、化学方法。本章就牙种植体、椎间融合器、先心病封堵器及人工晶状体材料的表面改性研究情况进行介绍。

Abstract：With the development of biomedicine，materials science，physics and chemistry，the repair and replacement of human tissues and organs has entered a new eve. Biomaterials like metals and polymers are widely used as dental implant，intervertebral fusion cage，congenital heart disease occluder and intraocular lens owing to their excellent mechanical properties and endurance. Nevertheless，the implant surfaces *in vivo* are often faced with some problems，for instance，corrosion and wear in biological environments resulting in ion release and formation of wear debris，poor implant fixation resulting from lack of osteoconductivity and osteoinductivity；implant-associated infections due to the bacterial adhesion and colonization at the implantation site. Various physical and chemical treatments，such as sand blasting，acid etching，plasma spraying，physical vapor deposition，anodic oxidation，ion implantation，plasma and irradiation，have been studied over the years in order to overcome these surface-originated problems. This chapter reviews the recent progress in the surface modification of dental implants， intervertebral fusion cages，congenital heart disease occluders and intraocular lens related materials. The corresponding surface modifications are demonstrated to enhance biocompatibility such as anti-corrosion，anti-wear，and even antibacterial activities.

14.1 金属及高分子表面改性新技术概述

生物材料植入体内后可大体表现为生物惰性（仅形成薄纤维组织界面）或明显的生物活性，选择何种生物材料应用于体内组织与器官的修复和替代时还需要考虑使用部位。

理想的植入材料须具有以下性能：①高耐久性；②在人体环境中无免疫排斥反应，对周围组织、细胞有良好的反应性；③材料的力学性能应与周围组织的密度、硬度、抗拉强度、抗疲劳性能、伸长率、耐磨性、耐腐蚀性等性能同时匹配。生物医学材料是制作各种体内植入物的物质基础，在生物材料使用和选择时还未发现任何一种材料具有上述"完美"的性能。生物材料植入体内后，材料的表面首先与生物组织接触并产生相互作用，因此其表面性能决定生物体对植入物的反应及材料对生理环境的反应，体内植入物的"完美"表面是其生物相容的可靠保证：运用不同的方法使生物材料的表面性质得到提升，目的是改善材料表面与生物体之间的生物相容性、减少不良反应的发生。因此经常需要对材料的表面进行改性。

14.1.1 金属材料的表面改性技术

金属植入物的腐蚀会破坏植入物材料本身并引起周围组织不良反应，因此耐腐蚀、高强度的生物医用材料是体内植入金属材料在多数场合下的首选。临床上的长期随访表明：适用于生物医学植入物的合适材料，如不锈钢 316 L、钴基合金、CoCrMo 合金、钛合金和镍钛形状记忆合金等，某些情况下已经取代了人体的一些部位，成功应用于人体组织的修复与替代，如肩膀（人工肩关节）、膝盖（人工膝关节）、肘部（人工肘关节）和口腔结构（人工种植牙）等[1]。

上述金属材料的弹性模量均高于骨。长期临床使用表明：相比其他金属材料而言，钛的弹性模量低、生物相容性好、力学强度良好，是作为体内植入物更为合适的金属材料。钛在骨科、口腔等相关植入物中得到广泛的临床应用，但仍可能发生早期的材料与周围骨组织整合质量差、感染等问题，导致植入手术失败[2]。用钛材料制备的体内植入物植入情况高度依赖于其表面的化学、物理、机械和表面形貌等特征。商用钛合金的表面一般有一层自发形成的稳定的惰性氧化物层，具有良好的生物相容性。但是由于人体环境对钛合金的腐蚀和钛合金的生物惰性，其对周围的组织和骨骼细胞的促进愈合和骨整合能力不足。因此，需在钛表面进行表面改性使其能够有效地与相邻骨进行骨整合。

表面改性技术在改变表面形态学、提高骨整合、缩短植入到修复的愈合时间等方面起着重要的作用[1]。因此，许多研究者试图运用各种表面改性技术对牙科和骨科植入物表面进行化学与形貌的改性，包括喷砂、酸蚀、电化学加工、阳极氧化等[3]，改善了植入物的外观，提高了种植体的生物相容性和耐腐蚀性，表面改性还可以用来帮助骨整合，缩短愈合时间，改善骨植入接触和延长钛体内植入物的预期寿命。

为了满足临床对不同材料表面的需求，人们运用不同的表面改性技术对金属材料进行表面改性，以钛材为例，若干方法见表 14-1。

表 14-1 钛表面改性技术的简单介绍

表面改性技术	表层特点	表面改性目的
机械方法：机械加工、研磨、抛光、喷砂	通过减法形成粗糙或光滑的表面	产生特性的表面形貌；粗糙或光滑表面；提高细胞黏附能力
化学方法：酸蚀	形成<10 nm 的表面氧化层	去除原有氧化层和杂质
激光表面重熔	形成纳米至微米级孔径	产生特性的表面形貌、提高抗腐蚀性、提高细胞黏附能力
碱热处理	形成<1 μm 钛酸钠凝胶	提高表面生物相容性、生物活性或骨传导性
等离子喷涂	形成>100 μm 的涂层，如钙磷盐、钛、生物玻璃等	提高表面生物相容性、生物活性或骨传导性
溶胶-凝胶法	形成<10 nm 薄层，如钙磷盐、二氧化钛、二氧化硅	提高表面生物相容性、生物活性或骨传导性
表面氧化：阳极氧化/微弧氧化	形成几纳米至 40 μm 吸附和结合电解离子的二氧化钛层	产生特定的表面形貌；提高耐蚀性；提高生物相容性、生物活性或骨传导性
离子注入技术	形成约 100 nm 含有功能元素的表层，如 Ag、Zn、Mg、N 等	提高抗腐蚀性、生物活性或抗菌性
物理气相沉积：离子束辅助沉积、多弧离子镀、磁控溅射等	形成几纳米至几微米的单层或多层涂层，如 TiN、DLC①等	提高抗腐蚀性、提高耐磨性、减少有害离子析出、提高生物相容性

①DLC 为类金刚石镀膜（diamond-like carbon）

下面就对金属表面改性常用的技术予以简要介绍：

1. 喷砂酸蚀（sandblast and acid-etching，SLA）

喷砂是金属材料机械表面改性的一种方法，该方法采用净化的压缩空气为动力，通过喷砂机将硬质颗粒高速喷射到处理材料表面，使材料的外表或形状发生变化。该机械改性的目的是获得具有一定粗糙度的表面形貌、去除表面污染杂质和提高其表面细胞附着能力。一般材料的表面喷砂处理使用硬质陶瓷颗粒，如金刚砂（SiC）、刚玉砂（Al_2O_3）和氧化钛砂（TiO_2）等，表面粗糙度的大小取决于颗粒的密度、大小、形状、冲击速度。单纯喷砂处理可较好地增加材料表面的粗糙度，但是也有很多缺点：①容易对植入物表面造成污染；②其形成的粗糙表面形态往往不规则，有大量锐利边缘，应力分布不均；③表面化学元素稳定性差，降低了表面的抗腐蚀性；④难以形成三维孔洞，因此喷砂技术常常与酸蚀技术相结合[4, 5]。

　　需要说明的是，酸蚀的直接目的虽然是去除原有氧化层和杂质，但是最终得到的表面往往形成<10 nm 的表面氧化层。酸蚀工艺包括以下几步：首先在一定温度下与酸反应一定时间，去除表面氧化层及杂质，并改变金属表面微观结构；其次运用去离子水清洗若干次；最后再烘干。金属表面的氧化层与酸反应后被去除掉，但其在清洗、烘干过程中与空气中的氧接触后在其表面会形成比单质金属更为稳定的氧化层，一般为几纳米。

　　酸蚀还是一种导致材料表面产生拓扑形貌的方式，并经常与喷砂联合使用。作为一种用于金属植入物表面改性的化学方法，酸蚀与喷砂一样，也可以提高材料表面成骨细胞活性等。用于酸腐蚀的强酸包括硫酸（H_2SO_4）、硝酸（HNO_3）、盐酸（HCl）和氢氟酸（HF），这些酸在金属材料表面产生微坑，酸的种类、浓度、温度及腐蚀时间都会影响材料表面微观结构[6]。酸蚀是金属等材料表面粗糙处理的常用方法，酸蚀处理后的材料表面纯净，表面微坑分布均匀，但是此方法形成的表面微观结构的尺寸有限，需要结合其他粗糙化（如喷砂）处理的方法，得到多级孔径结构的金属材料表面。金属材料表面喷砂后再进行酸蚀，能够减少甚至消除喷砂处理过程中喷砂颗粒与金属表面的棱角结构，可以去除材料表面残留的喷砂颗粒及改善微观上的不均匀性等。因此，酸蚀结合喷砂技术在临床应用广泛，如临床上 SLA 处理牙种植体。

2. 表面氧化技术

　　阳极氧化是一种电解化学氧化过程，在电场的作用下材料（阳极）表面会发生氧化反应，此方法得到的材料表面呈现多孔结构，这种方法形成的被动氧化层通常比第一次接触空气时形成的自然氧化层更稳定、更致密，能够有效抑制金属离子的释放[8]。阳极氧化用于体内植入物的表面改性操作简单、造价低，能够在整个表面产生均匀氧化层，氧化层中含有大量的微孔，增加了材料表面的粗糙度，可以促进细胞的黏附，具有一定的生物活性[9]。

　　微弧氧化（micro-arc oxidation，MAO）的技术原理与阳极氧化相同，但微弧氧化施加的电压比阳极氧化更高，可以在镁、钛等金属表面原位生成氧化物陶瓷膜。微弧氧化技术需要在金属表面施加足以击穿表面氧化膜的电压，与阳极氧化相比可以显著提高成膜速度，膜与基体结合更牢固。微弧氧化后的金属表面，形成致密、均匀的氧化层，此表面具有良好的理化性能（耐腐蚀、耐磨及耐高温性），另外粗糙度增加有时会增强成骨细胞的黏附[10]。

3. 碱热处理

碱热处理利用 NaOH 溶液对钛表面进行处理，在钛表面形成锐钛矿晶体结构、亚微米多孔结构及富含羟基的氧化层，使表面带负电，通过静电吸附作用，在钛表面形成羟基磷灰石的成核位点[11]，有效地诱导钙、磷离子的吸附，促进羟基磷灰石在植入物表面的形成，进而利于细胞的迁移、分化以及成骨细胞在植入物-骨界面的生长[12]。

4. 表面涂层技术

涂层技术是获得材料表面改性的简单和直观的方法。各种传统的物理和化学涂层方法（如溶剂蒸发、等离子喷涂和物理气相沉积）已经工业化，近年来涂层相关的新技术和新方法不断出现。下面将介绍在不同生物材料表面上构建功能涂层的技术。

等离子喷涂是一种将熔化或部分熔化的涂层材料喷涂到基体表面的涂层工艺，这种技术已经应用于骨科植入物产品的表面改性。等离子喷涂的等离子体环境的能量和温度较高，常用来制作各种金属生物材料涂层，如磷灰石及其衍生物涂层[13]、硅酸钙涂层[14]、生物玻璃涂层[15, 16]、氧化锆涂层[17]和钛涂层[18]。此外，利用等离子喷涂技术在聚合物基体上成功制备了生物陶瓷涂层，如聚醚醚酮（PEEK）上的羟基磷灰石涂层和碳纤维增强的钛涂层 PEEK[19, 20]。等离子喷涂涂层的厚度通常在 100 μm 以上，基体与涂层之间的界面可以清晰地观察到，涂层结合强度较低，在复杂表面上形成均匀的涂层比较困难。

物理气相沉积是通过蒸发、电离或溅射等过程，产生金属粒子并与反应气体反应形成化合物沉积在基体表面，以提升植入物表面性能。物理气相沉积技术是一种单纯的物理处理过程，利用此方法在金属材料表面形成质地均匀、密度高且性能优良的薄膜，多种物质均可以此方法在金属材料表面进行沉积。物理气相沉积技术常用的有离子束辅助沉积、多弧离子镀、磁控溅射等。物理气相沉积对钛等金属材料表面进行改性，与化学、生物改性相比，工艺流程简单、化学残留少，且表面沉积层与基底材料之间有很强的附着力。运用此类技术在体内植入物表面进行表面改性，改性涂层厚度从几纳米到几微米，包括氮化钛、类金刚石及银等，提高材料表面的耐腐蚀性、耐磨性、生物相容性及抗菌性等性能。物理气相沉积技术还可以在金属材料表面构建厚度为几纳米到几微米的多层膜，来提高材料表面的理化和生物学性能。

5. 离子注入

涂层技术可以有效地改善体内植入物的表面性能，但是涂层技术在材料和周围生物组织之间建立了隔离层，从而切断了材料与组织之间的相互作用，因此基体的许多有利性质在被涂布后对周围的生物组织都是无用的。此外，这些涂层中的大多数是物理结合到基体表面，结合强度是有限的。因此，还有许多其他的技术可以部分地改变表面的物理和/或化学性质，如离子注入技术，离子注入技术基本不改变基体材料表面微观或纳米尺度的形貌。

离子注入技术可以将任何元素注入到任何基体的近表面区域，如钛表面的羟基磷灰石层，该技术利用高能离子束在真空条件下注入至金属表面，由于入射离子与基体离子的碰撞，入射离子会失去能量而停留在金属的近表面区域，从而改变其物理化学和生物特性。在生物材料表面进行离子注入可以提高耐蚀性[21]、减少磨损碎片量、调节硬度并提高生物相容性、抗菌性[22]和生物活性[23]。离子注入技术具有许多优点：由于高能离子被强行注入到基体表面，基体材料不受限制，植入离子分散在基体表面一定深度内，未形成新层，避免了传统涂层的缺陷（如开裂和剥离）；低工作温度（有时在室温下）并不影响基体材料，因此离子注入也被用于不耐高温的高分子材料的表面改性，用于生物医学。

6. 激光表面重熔（laser surface remelting，LSR）

激光是对体内植入物进行微纳米复合表面改性的新兴技术。近些年，随着激光表面工程发展，其逐渐应用于金属植入物的表面改性，这项技术的优点是无接触、无介质和无污染。激光表面修饰技术非常适合于几何复杂的生物医学植入物表面的选择性修饰，通过改变材料表面微纳米结构来改变表面粗糙度，在骨的形成和生长过程中起到积极的作用[24]。LSR是近年来人们开始使用的一种金属表面改性技术，该技术中的金属需要在惰性气体保护下，表面连续被激光扫描，利用基体的吸热效应熔融金属，熔融后的金属极快地冷却和凝固，然后在金属材料表面精准地制备出所需尺寸的微米、纳米图案，该结构有利于成骨细胞的黏附和增殖。

7. 其他技术

除了上述改性方法外，材料表面的改性方法还有：溶胶-凝胶法、生物化学改性法、层层自组装法等，表面改性方法均对提高材料表面理化、生物学性能有十分明确的促进作用。

生物材料的许多表面改性技术已被广泛研究和发展，以修改植入物表面，提高骨整合、骨愈合及抗菌性等。各种植入物表面改性技术材料的体内和体外研究表明：其可提高材料的表面性能、增加与周围组织的生物相容性并提高抗菌性。

14.1.2　高分子材料的表面改性技术

　　基于一系列优异的综合性能，高分子材料已经成为现代工业、生物医学及尖端科学不可缺少的重要材料。但高分子材料通常不含活性基团，表面能低、化学惰性等造成浸润性、黏附性及生物相容性差等，在未经表面改性时往往不能满足一些应用的要求。高分子材料也逐渐应用于医用领域，但是因为一部分高分子材料在物理、化学方面的性能和人体适应性、组织相容性等方面存在一定的问题，高分子材料的生物医用功能受到限制，所以还需对医用生物高分子材料进行表面改性，从而使其能够更好地应用于生物医用领域。

　　医用高分子材料是指用来制造人体组织、器官、药物制剂及医疗器械的聚合物材料，按其来源分为天然高分子材料（包括甲壳素、胶原蛋白及海藻酸钠等）和合成高分子材料（包括聚氨酯、聚醚醚酮及聚乳酸等）两大类。虽然高分子材料在生物医药领域得到了有效的应用，但有时仍需要对高分子材料表面化学成分与结构进行改进以满足生物医药应用的不同需求。由于高分子材料具有分子可设计性，等离子体在气相中和聚合物表面发生化学反应，使羟基、酮、醚、羧基及酯等基团键合在聚合物表面，从而提高聚合物表面性能如亲水性、疏水性、润湿性、黏结性等；随着表面改性技术的发展，研究者们还通过物理、化学等方法在高分子材料表面引入生物活性（RGD 肽、酶等）物质，提高高分子材料表面的生物相容性或抗菌性等，满足生物医药领域的不同需求。目前所使用的改性方法主要如表 14-2 所示。

表 14-2　高分子表面改性的方法

方法	原理
电晕放电处理与热处理	氧化
火焰处理	氧化
化学改性	氧化，粗糙表面
等离子体改性	交联，引入官能团等
离子注入表面改性	引入不同原子、分子、基团或聚合链
辐照改性	引入不同的聚合物链
光化学改性	引入不同的聚合物链
力化学改性	引入不同基团或聚合物链
偶联剂改性	引入不同基团
溶剂洗涤	粗糙化表面
接枝共聚	引入不同基团

高分子表面改性的特点：①高分子材料的表面层（厚度 10～100 nm）发生物理或化学变化；②高分子材料的整体性不受影响，因此表面改性对改善现有高分子材料的性质，拓宽其应用领域有特别的意义；③相比研发一种新的材料来满足不同需求更能节省时间。

14.2 表面改性技术在牙种植体材料方面的应用

种植牙主要用于牙齿缺损和缺失后的治疗。种植牙植入人体后在功能、结构及外观上均与人体天然牙齿相近，修复效果令人满意。因此随着我国人民生活水平的提高，人工种植牙已经成为越来越多的缺牙患者进行牙齿修复的首选修复方式。钛由于具有良好的生物相容性和力学性能，目前是临床上最常用的牙种植体材料[25]。虽然钛作为牙种植体材料具有很多优势，但是仍存在一些不足，例如，一些钛合金中的铝可能与神经系统的疾病有关；在大鼠关节内注射二氧化钛（TiO_2）纳米颗粒可引起肺的毒性反应，伴有淋巴滤泡增生和支气管周围聚集的炎性细胞[26]；此外，离子钛可能引起细胞的突变作用，并通过自由基或间接通过抑制 DNA 的修复来破坏 DNA[27]，也可能引起一些过敏反应[28]。

牙种植体植入人体后，骨与植入物直接接触，组织学研究表明种植体周围能够形成新骨。在不考虑炎症、受力异常等其他因素的情况下，种植体周围骨整合质量和数量是影响牙种植体植入体内稳定性的主要因素，从而影响牙种植体的失败率。成骨细胞或间充质干细胞与种植体表面发生由血液介导的骨整合，骨整合和随后发生的矿化取决于种植体表面纤维蛋白初始黏附[29, 30]。牙种植体未能实现骨整合将导致其过早失效，并且这种整合作用需要在植入物的整个植入期间保持稳定，以确保植入物的长期使用。因此，如何对钛种植体表面进行处理，从而克服上述缺点，使其有较高的生物活性，与周围骨组织形成良好的骨结合，成为人们研究的热点。

植入体内的牙种植体与人体组织的接触分为龈下、穿龈和龈上几个界面，包括：①龈下。牙槽骨内种植体与骨的界面。②穿龈。种植体及基台与牙龈软组织的界面。③龈上。牙种植体系统和唾液接触的界面。牙种植体系统中的任何一个表面都应该满足其所在具体界面位置的要求，例如：①种植体-骨界面。种植体表面需要具有很好的骨整合性。②种植体-软组织界面。材料表面需要有促进牙龈结缔组织和上皮组织相关细胞黏附、增殖的特性，在其表面尽快出现牙龈软组织密封结构以防止口腔细菌进入。越来越多的研究致力于钛和钛合金表面改性，以提高其生物活性，促进骨整合和软组织愈合。

在种植体周围无论是软组织界面还是硬组织界面，炎症可以很快地发展到骨的结缔组织并向骨中发展，说明牙菌斑造成的种植体周边组织的炎症是种植体失败的主要原因。随着植入材料表面的牙菌斑堆积，种植体周围炎引起宿主的免疫反应和骨整合失败，从而导致丧失骨融合；大面积的骨融合丧失最终会导致种植体植入的失败。由于口腔是一个多种菌共存的复杂环境，种植体表面改性的重要目的之一是抗牙菌斑，尤其是防止菌斑生物膜的形成[31, 32]。因此，提高种植体成功率、缩短治疗时间、减少种植体周围炎和种植体周围黏膜炎的发生也是口腔种植学研究的重要领域。需要针对牙种植体用钛材料表面进行改性，提高种植体表面的骨整合能力及抗牙菌斑黏附的能力，国内外研究者针对钛表面开发了各种物理、化学等改性方法。

植入物的生物相容性对植入人体后其产生的免疫反应是非常重要的。植入体内后，体内环境与材料之间的主要相互作用从表层界面区开始，其中包括蛋白质的快速吸附等。这种材料表面与人体相互作用是由诸如材料表面的粗糙度、结构、缺陷和氧化物厚度等物理和化学性质控制的，并且对于植入物长期植入成功是至关重要的。下面将讨论种植体表面性质对植入物生物活性的影响。

14.2.1　表面的润湿性

润湿性是通过在固/液界面处测量接触角（通常是水）得到的。检测润湿性时，气相或液相包裹界面处，通过检测材料表面固-液、固-气界面相互作用得到接触角等信息。经检测，材料表面接触角低（小于90°）说明是亲水的表面，液体随后将蔓延其表面；大于90°的接触角表明材料表面是疏水的，材料表面形成液滴，这种反应主要受不同相的分子相互作用控制。另外，材料表面张力和表面能也由表面润湿性决定。

液体可以与两种不同类型的固体表面相互作用：高能量和低能量的固体表面。金属、玻璃和陶瓷是具有高能（硬固体）的固体表面，其中液体在这些固体上实现完全润湿。弱固体如氟碳和碳氢化合物具有较低的能量，不容易实现完整的润湿性[33]。增加材料表面润湿性可提高纤维蛋白黏附并对成骨细胞的迁移具有积极的作用，表面润湿性的任何变化都会影响蛋白质的吸附，从而进一步通过整合素和非整合素受体改变细胞黏附[34]。

14.2.2　表面化学性质

材料表面化学性能与骨整合具有紧密的关系。表面化学性质将以多种方式决定细胞与表面蛋白质的相互作用：①化学吸附，包括共价键和离子键；②电动势或 zeta 势相关的静电作用；③亲水基团相关的氢键；④疏水相互作用；⑤范德华力[35]。骨细胞对材料表面化学性能的细微差异都很敏感[36]，如氟修饰的种植体表面在愈合早期能够加速骨整合，促进种植体周围组织的生长[37]；也通过控制种植体表面氧化物化学性质和表面电荷，利用带电的抗菌表面来降低潜在感染的风险[38]。

14.2.3 表面的氧化层

在空气或水的存在下，金属钛与氧发生反应形成具有保护作用且性能稳定的氧化层，该氧化层能够在很多情况下发生变化，如与血浆中蛋白质相互作用（如纤维蛋白、纤连蛋白、玻连蛋白），氧化层使植入物表面的耐腐蚀性增加、离子释放速率降低且具有良好的生物相容性[39]。氧化层另一个特性是它可以被诱导具有抗菌性，在不影响哺乳动物细胞相容性的前提下，阿莫西林-金纳米粒子复合物对金黄色葡萄球菌具有明显的抗菌作用。此外，有研究已经表明氧化层厚度在植入物表面骨形成过程中很重要，骨接触程度可以通过增加氧化层厚度来改善[40]。

14.2.4 表面粗糙度与纳米结构

表面粗糙度可分为三个代表性的等级：宏观粗糙度（Ra 值约为 10 μm）、微观粗糙度（Ra 值约为 1 μm）和纳米粗糙度（Ra 值＜200 nm）。Ra 值是从平均平面上垂直偏差的绝对值的算术平均值。表面粗糙度还可以根据特征形貌对植入物进行分类：凹面纹理，如 HA 涂层/钛等离子喷涂；凸面纹理，如蚀刻和喷砂处理。另一种植入物粗糙度的分类是：具有不确定方向的各向同性表面和具有明确方向的各向异性表面[41]。

在临床上，表面粗糙种植体常在骨质量差和骨量减少的情况下使用，粗糙表面有助于加速和增强骨整合和骨的互锁。研究表明，最佳的表面粗糙度 Ra 在 1～1.5 μm，否则会减弱种植体的固定作用[42]。种植体表面粗糙，由于粗糙的表面增加了表面积，因此可增加微生物定植的潜力并为细菌提供庇护，因此使用抗生素去除细菌更困难[43]。然而也有研究表明：Ra 低于 0.2 μm 的表面粗糙度不太可能促进细菌的黏附，因为大多数细菌的体积较大[44]。

迄今为止，已经成功地运用一些改变材料表面形貌的方法来提高细胞在其表面的定植。大多数是用于在 Ti 表面进行形貌改性的技术，包括喷砂[45]、酸蚀[46]、团簇沉积[47]、层层组装[48]和阳极氧化[49]等，这些技术均缺乏对材料形貌的精确控制和可调性。在材料表面运用上述方法得到纳米尺度的改性可能影响材料表面细胞数量、大小、黏着斑排列、细胞骨架和骨骼组织的变化[50]，但由于制备批次之间的差异，重复性较差。传统的精确控制的纳米改性方法（如刻蚀技术）难以在 Ti 等材料的表面上使用。然而通过掩模阳极氧化的技术在 Ti 表面进行纳米改性，重复性较好，这种方法得到的材料表面的细胞反应可高度再现，可以减少或增加细胞增殖和骨髓基质干细胞（MSC）在体内或体外的分化[51]。这种精确的纳米形貌改性的方法将有助于剖析细胞与材料表面形貌相互作用的规律，这种分析方法比单纯使用粗糙度或随机图案分析更简单直接。

14.2.5　表面涂层

材料表面改性可以采用多种方法[52-58]。其中，增加涂层是最为常见的策略。材料表面的涂层有三种：有机涂层、无机涂层和有机无机组合涂层。有机涂层包括天然细胞外基质成分（如聚合物、仿生膜和生物探针膜）；无机涂层包括磷酸钙（CaP）、羟基磷灰石（HA）、二氧化钛（TiO_2）和氮化物等[59]。有机无机组合涂层根据分类方式不同，可以分为许多类型：可以根据涂层作用方式、掺入生物试剂的类型（如抗生素）、涂层类型（如生物可降解聚合物、水凝胶或生物陶瓷）、涂层沉积方式（逐层、真空沉积或电泳）和涂层功能进行分类。Tobin[60]讨论了三种类型的组合涂层：①通过控制动力学释放或具有低电位的涂层诱导微生物来减少感染；②增强植入物整合；③减少感染和增强整合。

此外，植入物表面涂层必须满足许多重要的挑战性要求才能在临床成功应用，如足够的机械力学性能、局部/全身细胞毒性和遗传毒性小、涂层中能够载足够量的药物或生物活性物质、良好的扩散动力学（不受附着在植入物表面的蛋白质的影响）、无类似抗生物膜形成的广谱抗生素的细菌耐药性等。在材料表面制备涂层的技术应该满足以下要求：易制造、易于处理、稳定性好和使用常规灭菌技术进行消毒而不会损害掺入的药物或生物活性成分。但是，目前没有满足所有这些要求的涂层系统[61]。

14.2.6　细菌在材料表面的行为

Ti作为体内植入物的设计寿命为20～25年，但约有10%的植入物出现失败的情况，其中最常见的原因与植入的早期细菌感染有关[62]。与骨科植入物感染有关的细菌有：金黄色葡萄球菌、表皮葡萄球菌、肺炎克雷伯菌和铜绿假单胞菌；与牙种植体感染有关的细菌有：中间普雷沃菌、牙龈卟啉单胞菌和具核梭杆菌，这些细菌通过种植体周围炎、骨质溶解和骨髓炎等组织炎症和随后的骨萎缩导致植入的失败[63,64]。上述这些细菌中的许多具有形成生物膜的能力，这些生物膜可能在最初细菌附着到种植体表面几个小时便形成，初始定植细菌（如链球菌）附着并增殖形成微菌落，菌落自分泌的胞外聚合物（EPS），如蛋白质、胞外DNA和胞外多糖形成保护膜或基质。一旦种植体表面被覆盖，次生定植细菌（如牙龈卟啉单胞菌）能够通过受体附着在生物膜内，进一步的聚集、增殖和 EPS 产生导致了一个成熟的、多物种的生物膜，允许细菌在表面上长期存在（图 14-1），导致慢性并发症并对抗生素产生耐药性[65]。Ti 的优点之一是它能吸收钙、磷酸盐和血清蛋白，上述这些物质被认为能加速和促进骨整合。然而 Ti 的这个特点也有不利的一面，如能够促进细菌的黏附[66]。

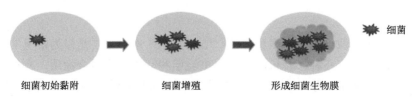

细菌初始黏附　　　　细菌增殖　　　　形成细菌生物膜

图 14-1　体内植入物表面细菌生物膜形成过程示意图

　　由于 Ti 植入物表面不含抵抗常驻微生物群定植的物质，因此很容易被进入的微生物附着。理想情况下，体内植入物表面应该设计成对不同的细胞类型（哺乳动物细胞或细菌细胞）有选择性的活性。因此，在植入物表面涂层的设计是为了从表面击退细菌、防止附着，从而在第一阶段抑制生物膜的形成；如果这个表面涂层反过来鼓励宿主干细胞黏附、增殖、成熟和分化，那么在细菌形成之前在植入物表面就会产生一个连续的细胞层，植入物感染和生物膜生长将被完全减少或抑制（图 14-2）。然而，需要注意的是，抗细菌黏附涂层往往可以减少哺乳动物宿主细胞的黏附，因此抗细菌黏附物质结合细胞黏附基序（如 FN，RGD）进行体内植入物表面修饰将是理想的解决方案[67, 68]。

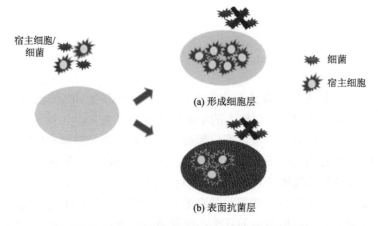

图 14-2　两种降低植入物表面细菌黏附的方法

（a）提供仅让宿主细胞黏附的表面；（b）表面进行抗菌涂层处理

14.2.7　表面形貌与抗菌效果

表面形貌首先表现为粗糙度。表面粗糙度对细菌黏附的影响有两种观点：第一种观点是表面微尺度粗糙度增加会促进更多的细菌黏附，因为表面积的增加提供了更多的结合位点和保护；另一种观点则认为在纳米尺度上增加表面粗糙度可能为细菌黏附提供一种不利的情况，因为细菌的大小在微尺度上，有研究表明高纵横比的表面形貌有利于杀菌。因此，研究者们努力寻找既能促进成骨又可以防止感染的表面改性方法，这种具有双重功能表面改性方法已经在 Ti 表面进行应用研究[69, 70]。事实上，植入物表面物理和化学参数均对细菌黏附方面起着作用。

事实上高纵横比的抗菌形貌存在于自然界（如蝉和蜻蜓的翅膀）。研究表明，这样的高纵横比的表面形貌能够破坏细菌膜，导致细菌细胞溶解。因此，科研工作者正在运用多种化学和物理方法对钛等临床相关材料进行这种表面形貌改性，降低体内植入物感染的发生率，并减少翻修手术的发生和抗生素的使用。

通过荧光染色、扫描电子显微镜（SEM）、透射电子显微镜（TEM）和聚焦离子束扫描电子显微镜（FIB-SEM）研究钛合金（Ti-6Al-4V）表面使用热氧化法制备的一系列的二氧化钛纳米结构。结果表明，二氧化钛纳米结构破坏细菌的细胞膜，经过 2 h 培养可导致 40%的大肠杆菌细胞死亡[71]。此外，研究表明，TiO_2纳米线与脂多糖和蛋白质相互作用，通过静电与二价阳离子相互作用而结合在一起，这些相互作用对于稳定外膜至关重要，有助于 TiO_2 纳米线在细胞表面形成分子连接，从而干扰细菌细胞膜的功能，导致细菌溶解。然而，革兰氏阳性菌的情况并非如此，在革兰氏阳性菌的外膜中可能没有 TiO_2 纳米线与脂磷壁酸的相互作用，因此没有观察到任何抗菌活性[72, 73]。

碱性水热法利用氢氧化钠在高温、高压的条件下在钛基板上形成二氧化钛纳米和微尺度表面形貌，用电子显微镜观察：细菌细胞被刺穿；使用荧光显微镜观察：当细菌与这种纳米形态接触时活性丧失。Diu 等[74]报道运动的细菌（铜绿假单胞菌、大肠杆菌和枯草芽孢杆菌）更容易溶解（培养第一个小时 50%以上的细菌死亡），而非运动细菌（金黄色葡萄球菌、粪肠球菌和肺炎链球菌）相同培养时间的死亡率不到 5%。人们不仅发现了具有生物膜破坏性能的表面结构，而且还发现了具有抗生物膜活性的表面结构。运用碱性水热法可以在材料表面形成"矛型"和"口袋型"纳米结构形貌。培养 6 天后，细菌在"矛型"形貌表面的生长速度是平面抛光钛的一半，而细菌在"口袋型"表面的增长速度比平面抛光钛的 1/5 还要少。Tsimbouri 等[69]报道了绿脓杆菌在培养 1 h 后细菌死亡约 30%，在培养 18 h 后死亡率增加到 58%。

对材料表面进行改性，材料表面除了具有杀菌作用之外，还要确保哺乳动物细胞能够黏附、增殖、成熟和分化成所需的细胞系（如成骨细胞），以促进骨整合的成功。研究表明，材料表面的纳米形貌可以通过骨生成标记蛋白（RUNX-2）、骨形态发生蛋白 2（BMP2）、骨钙素（OCN）和骨桥蛋白（OPN）等表达促进成骨细胞的成熟[75]。为了改善骨整合，研究者们使用多种涂层，如整合素与肽配体和纳米结构相结合的涂层，其显著增加人间充质干细胞（hMSC）的铺展面积，改善细胞与材料表面相互作用。

14.2.8 表面抗菌剂与抗菌效果

人们运用各种各样的钛表面改性方法以减少细菌黏附。含有铜、锌和银等金属成分的钛表面均有良好的抗菌性能，已证明可以减少各种细菌的生物膜形成。庆大霉素等抗生素被广泛用于革兰氏阳性菌和革兰氏阴性菌的治疗，并已被证明作为钛表面的涂层很有应用潜力。抗菌肽（AMP）被认为是一种很有前途的抗生素替代品，因为它产生耐药性的可能性很低。不同的 AMP 在 HHC-36、GL13K 和 TBP-1 等钛上都被功能化，并通过减少革兰氏阳性菌和革兰氏阴性菌的生物膜形成而显示出很好的应用潜力。

银（Ag）自古以来以金属银、硝酸银和磺胺嘧啶银的形式用于治疗细菌感染[76]。银离子（Ag^+）对革兰氏阳性菌和革兰氏阴性菌均有很好的抗菌作用，且稳定性好。对纳米银、硝酸银和氯化银的抗菌性进行比较研究，结果表明纳米银具有比游离银离子更高的抗菌能力，Ag 纳米颗粒的抗菌活性源于细菌细胞膜的损伤[77]；一些研究还认为银离子与酶的二硫化物或巯基相互作用，导致代谢过程中断并最终引起细菌死亡。Ag^+ 对人体细胞的无毒作用及其抗菌活性也越来越受到人们的关注。根据体外和体内的研究，含银材料可以抑制细菌附着到牙种植体表面且具有良好的生物相容性，无遗传毒性、细胞毒性，因此元素 Ag 已作为抗微生物剂应用于多种医学领域，包埋在各种薄膜涂层中的 Ag 纳米颗粒已应用于钛植入体表面以呈现抗微生物活性。银纳米颗粒虽有一定的细胞毒性，其涂层有时仍可被称为生物相容涂层，这是因为在牙科植入物中通常仅需要低剂量。有不同的技术来制备含银涂层，如等离子体离子注入、微弧氧化（MAO）等。Zhang 等[78]用 MAO 法使用银纳米粒子涂覆二氧化钛植入物，结果表明：银纳米晶体与细菌膜之间的相互作用增强了抗菌效果；细胞培养实验还表明：含银涂层具有良好的生物相容性和无细胞毒性。由于银纳米粒子的抗菌能力、生物相容性和非细胞毒性，其应用离子注入法有可能成为制备长期抗菌药物的一种有前途的方法。

已报道 ZnO 纳米颗粒对革兰氏阳性菌和革兰氏阴性菌以及对耐高温高压的孢子都显示出抗菌活性，抗菌机理是过氧化氢的产生以及由静电作用导致的 ZnO 纳米颗粒在细菌表面的积累。此外，这些纳米颗粒表面产生 ROS、锌离子释放、膜功能障碍也被作为这些纳米颗粒抗微生物活性的可能原因[79]。Memarzadeh 等[80]研究了包含 ZnO 纳米颗粒和纳米羟基磷灰石的混合物作为涂层材料的表面改性方法，以减少细菌黏附并支持成骨细胞生长。他们发现 ZnO 在抗菌活性和生物相容性方面可以被认为是牙种植体植入物表面改性的涂层材料。他们将 ZnO 纳米颗粒和纳米羟基磷灰石的混合物沉积到基底的表面上，结果表明：ZnO 纳米粒子和 75%/25%的 ZnO/纳米羟基磷灰石涂层基质具有良好的抗菌活性；暴露于 ZnO 纳米颗粒的 UMR-106 细胞毒性最小，在 ZnO 基底上培养的 MG-63 细胞不释放 TNF-α和 IL-6 细胞因子；当黏附到纳米 ZnO 涂覆的基底的表面上时，所有测试的细胞类型保持其良好的生长状态。

　　铜由于其独特的生物、化学、物理性质和抗菌作用，以及低廉的制备成本，引起了科学家们的兴趣。研究结果表明：纳米铜具有很高的抗菌活性。然而，铜颗粒在暴露于空气中时的快速氧化限制了它们的应用。Anu 等研究氧化铜（CuO）纳米颗粒控制口腔内生物膜形成，取得较好的效果。Anu 等认为 CuO 纳米粒子穿过细菌细胞膜，然后破坏细菌的生物酶是导致细菌死亡的关键因素。Anu 等通过标准浆料浸渍法和化学合成法使用 CuO 纳米颗粒涂覆牙科植入物,结果表明 CuO 纳米粒子可以有效地抑制口腔感染；纳米 CuO 对未涂层材料没有抑制作用，而纳米 CuO 对钛种植体有明显的抑制作用。

　　抗生素或抗生素肽也可以装载到钛表面以增强钛的抗菌性能。Lv 等将米诺环素溶于海藻酸盐溶液中，用层层自组装技术制备的含有米诺环素的壳聚糖/海藻酸盐涂层对钛表面进行改性[81]，米诺环素的体外缓释时间可达 14 天，对金黄色葡萄球菌有较强的杀灭作用。Shi 等将广谱抗微生物肽（AMP）与Ⅳ型胶原连接之后（称为 AMPCol），用 AMPCol 和 HA 改性钛基材以提高抗菌性能，AMP 缓释涂层抑制金黄色葡萄球菌和牙龈卟啉单胞菌生长达 1 个月，并抑制早期生物膜的形成，而且这些含抗菌肽涂层促进细胞附着，具有低水平的细胞毒性或红细胞溶血性[82]。

　　牙种植体产品是通过提高种植体的生物相容性来模拟组织的正常功能，在提供机械支撑的同时减少细菌的黏附。近年来，为了改善种植体与骨组织整合，防止感染、炎症和异物反应等不良组织反应，钛种植体的涂层引起了广泛的关注。除此之外，在随后的应用和广泛使用之前，必须证明涂层植入物是安全、高效和经济的。骨整合/生物膜减少是必需的目标，在种植体上涂上有机/无机成分，改变表面形貌等已被证明是有效的。此外，涂层的组成、位置、厚度、均匀性等物理/化学参数对不同涂层使用有效性有重要的影响。

14.3　表面改性技术在椎间融合器材料方面的应用

　　脊椎融合术是治疗脊柱疾病的主要手段之一，用来治疗脊柱失稳、退行性改变、外伤、肿瘤及感染等原因引起脊柱疾病。脊柱融合手术主要采用自体髂骨进行植骨，达到脊椎融合的目的，但存在自体供骨量有限、易出现供区并发症等问题，因此人们开始运用生物材料制备人工椎间融合器及植骨材料。目前，临床上在脊柱融合术中用于治疗脊柱疾病的人工椎间融合器可分为两类：金属椎间融合器和非金属椎间融合器，结构设计大多为中空框架结构，上下面均有尖齿（图 14-3 和图 14-4），使用时内腔填充骨替代材料。椎间融合器植入人体后即可提供早期的脊柱稳定并维持椎体间高度，为椎间成骨提供良好的生物力学条件，因此可提高椎间骨融合率。

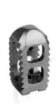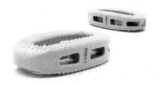

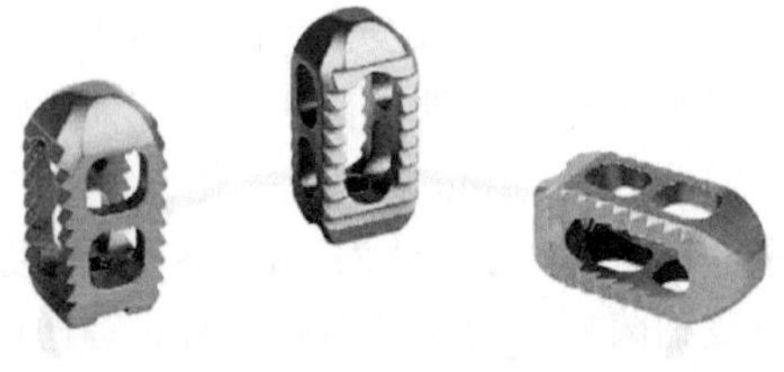

图 14-3　钛合金椎间融合器　　　　　　图 14-4　聚醚醚酮椎间融合器

金属椎间融合器是科学家们最先研制出的并且最早应用于临床的椎间融合器。金属融合器应用最多的是钛网融合器，它能够较好地维持椎间高度并保证脊柱的稳定。金属钛与其他金属相比具有很强的抗疲劳性、耐腐蚀性和较好的生物相容性。但在临床使用时，钛融合器遮挡 X 射线等，影响利用影像学观察骨融合的情况；且钛合金弹性模量较高，术后容易出现应力遮挡导致骨吸收等并发症[83]。现在临床上使用的大部分为聚醚醚酮（PEEK）材料制成的椎间融合器。

14.3.1　聚醚醚酮椎间融合器的表面改性

PEEK 是一种聚芳醚酮类的高聚物，属特种高分子材料，结构式见图 14-5，具有良好的耐高温、耐腐蚀、抗水解性等性能，热塑性好、易加工且具有良好的力学性能及生物相容性[84, 85]。

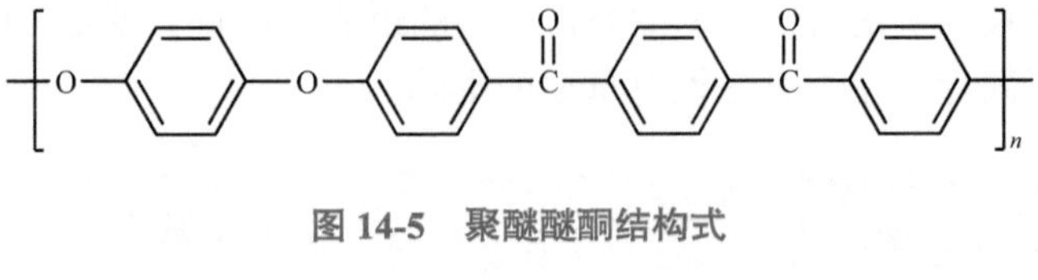

图 14-5　聚醚醚酮结构式

第一种用 PEEK 制成的人工椎间融合器由法国 Scient'X 公司进行设计和研究，

在 1997 年用于临床治疗脊柱疾病。PEEK 的弹性模量（3～4 GPa）比钛更接近于人体皮质骨。与钛合金相比，它的应力遮挡作用更小，降低了钛椎间融合器的下沉风险，减少了椎间隙高度降低的发生风险。另外，PEEK 融合器不会阻挡射线的透过，在不拆除植入物的情况下可以利用 X 射线、CT、MRI 等影像设备进行临床检查和诊断，便于观察椎间融合器植骨融合情况[86]。

PEEK 纯树脂自身强度较差，在临床应用中受到较大限制。因此，为了增强其生物力学性能、摩擦学性能和生物学活性从而扩大其在医学领域的应用，研究人员近年来致力于对 PEEK 生物材料表面通过物理或化学的方法进行改性研究，在保持基底 PEEK 优良性能不变的情况下使其表面结构发生变化，从而使生物力学性能及生物活性得到改善。

1. 离子注入表面改性

近年来，离子注入技术首先在金属表面改性应用方面迅速发展，并逐渐应用于高分子等其他材料。此种技术在基本不改变材料本体性能的前提下，有选择地改善材料表面性能。离子注入是将加速的高能离子注入材料表面以改变其物理、化学和生物学特性的表面改性方法。几乎每个元素周期表内的原子都可以用于离子注入，对于生物材料表面来说，离子注入可用于提高耐腐蚀性、耐磨性、硬度以及生物相容性和生物活性等。杜鹏等[87]采用 MEVVA（金属蒸汽真空弧）离子源离子注入的方法在 PEEK 表面进行改性，注入离子分别为铜离子和银离子，结果表明：PEEK 表面的铜离子和银离子主要在表层（300 nm 以内）；离子注入后的PEEK 表层出现了结构不完整的石墨相；由于石墨相的存在，离子注入 PEEK 表面与未注入的表面相比纳米硬度和杨氏模量显著提高，且表层结构的改变及力学性能的改变与注入剂量呈正相关。

离子注入具有许多优点[88]：因为高能离子被强行注入基底材料表面，注入的离子在基底材料表面层一定范围内分散，不形成新的层，避免常规涂层的缺点（如开裂和脱落）；低操作温度（有时在室温下）基本不影响基底材料的性能。然而，传统的离子注入是一种视线处理技术，因而不适用复杂形状（如椎间融合器）内部结构的表面处理。等离子体浸没离子注入（PIII）由 Conrad 教授于 20 世纪 80 年代发明[88]，克服了传统离子注入[89]视线处理的局限性。在 PIII 工艺中，将需要表面改性的器件浸入等离子体气氛中，通过高电压脉冲直流或纯直流电源，将等离子体中的加速离子作为掺杂物注入器件表面上。因此，PIII 能够对结构不规则的体内移植物表面甚至内部进行离子注入的表面改性。

Wang 等[90]以水为注入源采用 PIII 技术对 PEEK 进行表面改性。实验结果表明，PIII 改性 PEEK 更利于成骨细胞的黏附、增殖，此外，碱性磷酸酶活性所指示的早期成骨分化也上调。Lu 等[91]运用钛离子 PIII 改性碳纤维增强聚醚醚酮

（CFRPEEK）。结果显示：改性后 CFRPEEK 结构表面的稳定性和弹性阻力更优，且改性后的表面能够促进大鼠骨髓间充质干细胞的黏附、增殖和骨分化，改性后 CFRPEEK 的多层次结构也对金黄色葡萄球菌和大肠杆菌展现出一定的抗黏附作用。此外，还有其他研究表明：运用 PIII 改性技术表面改性 PEEK 表面时，低脉冲和高脉冲氮气均可在材料表面形成纳米尺度的褶皱和突起，使材料表面与成骨细胞的接触位点增加，促进了成骨细胞的黏附和增殖。另外，高脉冲氮气改性的材料组对骨细胞的黏附和增殖的促进作用最为明显[92]。

2. 等离子体表面处理

PEEK 最常用的表面改性技术之一为等离子体表面改性。用于高分子材料表面改性的一般为低温等离子体，包括氧（O_2）等离子体、氨（NH_3）等离子体、氮/氧（N_2/O_2）等离子体、氧/氩（O_2/Ar）等离子体、氨/氩（NH_3/Ar）等离子体和氢/氩（H_2/Ar）等离子体。等离子体是在含有低压混合气体的封闭反应器系统中通过电磁场激发产生的电离气体，以这种方式产生的反应粒子可以与放置在反应器中的生物材料表面相互作用，在不改变本体材料基本性能的情况下，改变其表面物理和化学性能，达到对生物材料表面改性的目的。

在等离子体处理高分子材料表面时，运用不同的气体和改变等离子体化的条件可得到不同的表面性能的材料表面。Briem 等[93]用两种等离子体处理 PEEK 表面（NH_3/Ar 中的微波等离子体和 H_2/Ar 中的下游微波等离子体），并研究了等离子体处理后 PEEK 表面上原代成纤维细胞和成骨细胞的增殖和分化，发现处理过的 PEEK 上细胞的成骨活性与聚苯乙烯相当，并且通过等离子体改性的方法可以实现可再生的刺激和抑制细胞增殖。Ha 等[94]用 N_2/O_2 低压等离子体处理 PEEK 以提高 PEEK 的生物活性，运用成骨细胞（MC3T3-E1）检测其生物学性能。结果表明：等离子体处理过的 PEEK 对细胞活性未表现出不好的影响；浸泡钙和磷酸盐饱和溶液中 24 天后，在等离子体处理的 PEEK 表面形成了厚度高达 50 μm 的磷酸钙层；与未处理的 PEEK 相比，用磷酸钙涂覆的等离子体处理的 PEEK 上的细胞活性明显增加。Brydone 等[95]用氧等离子体处理 PEEK 表面，经过细胞水平实验及股骨缺损兔模型植入实验验证：氧等离子体刻蚀的 PEEK 表面形成的纳米结构表现出良好的骨诱导性。Waser-Althaus 等[96]应用 O_2/Ar 或 NH_3 等离子体处理聚醚醚酮表面，处理后的 PEEK 表面对脂肪组织来源的间充质干细胞表现出增加的黏附、增殖和成骨分化能力，并且相对于 10 W 等离子体处理过的 PEEK 表面，50 W 等离子体处理过的 PEEK 表面的矿化度加倍，表明成骨分化取决于产生等离子体的能量。

3. 活性粒子表面掺杂改性

PEEK 众多优异性能使其替代钛合金在椎间融合器方面在临床上得到广泛的

应用。然而，PEEK 不具备生物活性，植入后在促进骨整合和诱导骨生成方面有相当的局限性，因此国内外的研究者们在提高 PEEK 表面的生物活性方面进行了大量的研究。最简单的方法就是将不同的活性粒子添加到 PEEK 材料表面，从而提高其表面生物活性。相关活性粒子包括羟基磷灰石、碳纤维、二氧化钛以及氟磷灰石等。羟基磷灰石是人体和动物骨骼的主要无机组成成分，它植入生物体内后，钙和磷会扩散到组织液中被生物组织吸收，并生长出新的骨组织，有良好的骨传导性。Converse 等[97]在 PEEK 椎间融合器材料表面层运用羟基磷灰石晶须进行增强，研究表明 PEEK 材料用 10% 和 20% 的羟基磷灰石晶须增强得到令人满意的极限拉伸强度（分别为 90 MPa 和 75 MPa），与人皮质骨纵向抗拉强度相近，从而证明羟基磷灰石晶须增强 PEEK 材料具有良好的力学性能。碳纤维材料具有较好的生物相容性和生物力学性能，其弹性模量接近骨组织。因此国内外研究人员将碳纤维用于表面增强 PEEK 椎间融合器的生物活性及力学性能。石志才等[98]将碳纤维用于 PEEK 椎间融合器改性研究，发现在犬腰椎间隙植入碳纤维/PEEK 融合器，碳微粒出现于周围骨组织和软组织中，但不引起严重的组织反应，也不影响骨组织的生长，椎间融合器中自体骨能够从间距为 4 mm 的复合材料孔道中长入并与对侧自体骨融合，说明其具有良好的成骨性。

氟离子具有抑菌作用，能减少细菌黏附，进入细菌体内后直接影响细菌能量代谢及酶活性，降低其生长并抑制其产酸能力，减少骨组织脱钙，在 PEEK 材料表面引入含氟粒子可降低 PEEK 材料感染的风险。周聪颖等[99]运用喷砂方法制备氟磷灰石改性的 PEEK 材料，植入动物体内的结果表明氟磷灰石的加入促进 PEEK 材料表面磷灰石的形成，完善其生物活性，提高成骨能力，有助于增加种植材料的活性，有利于新骨长入。

在 PEEK 融合器中加入二氧化钛粒子增加了融合器表面的粗糙程度，二氧化钛粒子的高弯曲强度、生物相容性、骨生成和再生潜力以及它们的成骨潜力均能提高 PEEK 材料表面性能。Tsou 等[100]采用电弧离子镀在 PEEK 表面引入纳米二氧化钛进行表面改性，结果显示改性后材料的表面粗糙度和亲水性提高，与未改性的表面相比，二氧化钛改性后的 PEEK 具有更好的细胞相容性。Wu 等[101]将 PEEK 和二氧化钛复合制备了二氧化钛/PEEK 纳米复合材料，体外研究发现成骨细胞更倾向于黏附在有二氧化钛存在的区域，动物体内实验也表明表面引入二氧化钛提高了 PEEK 表面的成骨性能。

4. 表面涂层改性

在 PEEK 表面运用喷涂或气相沉积等技术制备了各种活性材料以形成活性涂层，包括羟基磷灰石（HA）、钛（Ti）、金（Au）、二氧化钛（TiO_2）等，这些表面涂层可以大大增强 PEEK 表面的生物活性。

PEEK 涂层最常用的生物活性材料是 HA。HA 是使用最广泛的磷酸钙基生物陶瓷，也是最接近人骨矿物质的纯合成材料。许多研究一致表明，HA 明显表现出优异的生物相容性、生物活性和体内骨诱导作用[102]。Lee 等[103]使用冷喷涂技术在 PEEK 表面制备 HA 涂层，并评价其体外和体内生物活性，体外实验表明：与未包被的 PEEK 相比，含 HA 涂层 PEEK 表面提高了人骨髓间充质干细胞的黏附、增殖及成骨细胞分化；动物体内试验中，研究人员将 HA 涂层 PEEK 制成圆柱体植入兔子胫骨模型中，并以未包被的 PEEK 作为对照，利用微型计算机断层扫描和组织形态计量学分析证明了 HA 包被的 PEEK 促进种植体与周围骨的整合。Barkarmo 等[104]用旋涂技术制作了纳米晶 HA 涂层 PEEK，并将圆柱体状的植入物植入到兔子的股骨中，纳米 HA 涂层 PEEK 植入物与未涂层植入物相比，纳米 HA 涂层 PEEK 植入物与植入的骨组织具有更高的骨面接触，这表明纳米 HA 涂层 PEEK 促进了骨整合。Jung 等[105]通过模压工艺制备了镁含量为 30%（体积分数）的 PEEK/Mg 复合材料，然后在专门制备的用于 HA 涂层的水溶液中处理，从而使暴露于复合材料表面的 Mg 颗粒上形成 HA 涂层。与纯 PEEK 和未涂覆的 PEEK/Mg 复合材料相比，HA 涂覆的 PEEK/Mg 复合材料显示出更强的体外生物耐腐蚀性和生物活性。

钛由于具有优异的机械、生物性能而广泛用于口腔科和骨科相关植入物材料。因此，国内研究者们认为钛是 PEEK 表面的合适涂层材料，用于解决表面改性 PEEK 生物活性不足等问题。Chang 等[106]运用等离子体沉积在 PEEK 表面制备钛或金涂层，和不含涂层的 PEEK 相比，钛或金涂层表面改性的 PEEK 显著增加了成骨细胞的黏附和增殖，作者分析细胞黏附和增殖能力的增加与纳米表面粗糙度和表面润湿性的改变有关。Cook 等[107]运用等离子体气相沉积技术将钛喷涂到 PEEK 表面，并将用 Ti 表面改性的 PEEK 和未涂覆的 PEEK 圆柱形植入物植入犬的股骨中，组织学和力学评价显示：在 4 周和 8 周 Ti 涂层样品的骨接触百分比明显高于未涂层样品，并且未涂层植入物的剪切强度值明显高于涂层植入物。Ha 等[108]在碳纤维增强 PEEK 表面通过真空等离子喷涂（vacuum plasma spraying，VPS）工艺进行钛涂层的制备，并在氢氧化钠溶液中进行化学处理，将处理和未处理的碳纤维增强 PEEK 均浸泡在模拟体液（SBF）中，一段时间后，在 NaOH 处理的含钛涂层的碳纤维增强 PEEK 表面上形成了含碳酸钙的磷酸钙层，而在未处理的 PEEK 表面上没有出现磷酸钙沉淀。Devine 等[20]在碳纤维增强 PEEK 螺钉表面用等离子喷涂和气相沉积两种不同的技术制备钛层，将钛涂层表面改性的碳纤维增强 PEEK 植入绵羊胫骨中，未涂层的碳纤维增强 PEEK 作为对照，结果表明：与对照组相比钛涂层表面改性碳纤维增强 PEEK 螺钉显著提高骨沉积和开启扭矩，而两种技术得到的涂层之间没有统计学差异。

二氧化钛材料已经被证明具有良好的生物相容性、生物活性、亲水性和耐腐蚀性。TiO_2 可以通过电弧离子镀技术在较低沉积温度下沉积到 PEEK 表面上，经过三个步骤（氩离子轰击、底部钛层沉积和二氧化钛涂层沉积），这种低温条件下得到的 TiO_2 涂层不会损坏 PEEK 基底性能，同时提供令人满意的薄膜与基底材料。Tsou 等[100]研究 TiO_2 涂层对成骨细胞的黏附、增殖和分化能力的影响，得出结论：SiO_2 涂层 PEEK 显示出比未涂层 PEEK 更好的成骨细胞相容性，电弧离子镀 TiO_2 薄膜的表面粗糙度和亲水性增加是成骨细胞显著生长的原因，TiO_2 上带负电荷的羟基有助于细胞相容性的提高。在 SBF 浸泡体外矿化实验中，二氧化钛涂层 PEEK 表面 HA 生长明显增强，生长的 HA 层的结晶度和膜厚与 SBF 浸泡时间成正相关[109]。Han 等[110]首先通过电子束蒸发技术在 PEEK 衬底上制备钛膜，然后通过阳极氧化钛膜，形成孔径约 70 nm 的均匀纳米级多孔二氧化钛层，并将样品浸入骨形态发生蛋白-2（BMP-2）溶液中以固定 BMP-2。体外细胞实验和体内动物实验表明：BMP-2 固定的纳米多孔二氧化钛表面可以显著增强 MC3T3-E1 细胞的黏附、增殖、分化以及 PEEK 植入物的骨传导性；涂覆纳米多孔二氧化钛的 BMP 固定的 PEEK 显示出比裸 PEEK（30%）、涂覆纳米多孔二氧化钛的 PEEK（50%）高得多的骨-植入物接触比率（60%）。

14.3.2 钛合金椎间融合器的表面改性

金属椎间融合是最先问世的用于治疗脊柱疾病的医疗器械。金属融合器应用最多的是钛合金，它的结构呈中空圆柱形，上下两端及侧面有多个大孔，融合器植入人体椎间隙后，其表面的螺纹和上下终板咬合将相邻两个椎体牢牢固定住，从而达到椎间骨性融合的目的。经体内外研究发现，与其他金属材料相比，钛具有良好的抗疲劳性和耐腐蚀性及更好的生物相容性。然而，临床应用中发现，金属椎间融合器与植骨床界面之间必然存在微动与少量骨吸收引起植入器械松动，进而影响骨性融合。椎间融合器材料要求与其他骨科植入物基本一致：强度较高且模量与骨组织接近，又不造成应力遮挡性骨溶解，同时应有高抗疲劳强度、低磨损、耐腐蚀，材料本身、腐蚀产物和磨屑低毒性或无毒性。

目前金属椎间融合器采用较多的为不锈钢以及纯钛、钛合金等材料。不锈钢的弹性模量为 210 GPa，明显高于骨的弹性模量（小于 30 GPa），而钛合金的弹性模量在 55~85 GPa 之间，远远小于不锈钢材料[111]。钛及钛合金有良好的生物相容性、耐腐蚀性、密度小、强度高、弹性模量与骨皮质相近，但钛合金表面易氧化生成氧化钛，其耐磨性差，由于生理环境的腐蚀、磨损，植入假体周围组织形成黑褐色稠物，引起一系列不良反应。当金属材料植入体内后，由于金属材料本身的特点，在长期生理环境的腐蚀下，其组织-材料界面结构和微环境均可能发生变化，导致金属自身性质的退变和周围组织的不良反应，从而最终引起植入物的松动、失败；另外，椎间融合器植入体内后，必然会发生磨损，产生大量的微粒子，引起一系列不良反应，植入物与周围组织（骨）的界面处，由于组织细胞吞噬并消化释放出的粒子形成肉芽肿瘤的组织，因骨特性的变化引起骨吸收，继而引起假体的松动甚至失效[112, 113]。基于上述原因，在保持金属材料良好生物相容性、力学性能等基础上，根据其不同的应用需求，对其进行表面改性，以提高其表面的生物活性、抗菌性、耐磨性、耐腐蚀性等性能，使其制备的体内植入物具有更优异的功效，减少不良反应的发生，具有重要的临床意义。提高椎间融合器表面与周围骨组织的生物相容性、骨整合性，进而提高椎间融合器稳定性，促进骨融合是其表面改性的主要目的。

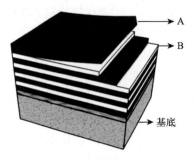

图 14-6　纳米多层膜的结构示意图

多层镀薄膜主要的结构特征就是由两种或两种以上不同的薄膜相互交替沉积形成的多层结构，如图 14-6 所示。研究表明，对于相邻两个子层 A、B 两种材料形成的纳米多层薄膜，当 A 相和 B 相厚度减小到纳米级时薄膜的机械力学性能得到明显的提高。多层镀薄膜最早来源于 Koehler[114]在 1970 年提出的提高材料强度的理论设想。他认为，采用两种点阵常数相近的材料互相外延交替生长形成单层厚度为几纳米到几百纳米的多层复合薄膜，可以有效提高材料的强度与其他性能。研究结果表明：纳米多层结构降低了薄膜的晶粒尺寸、孔隙率和柱状结构，多层镀膜的性能比单层膜性能优越。如今，无论是理论研究还是实际应用，高性能多层镀膜特别是纳米、微米多层镀，由于纳米效应而获得更高的理化性能已成为薄膜技术发展的新重要研究方向。

天津医科大学顾汉卿课题组运用性能优良的纳米多层膜对产品表面进行改性。研究结果表明：纳米多层膜由于特殊纳米小尺寸效应和界面效应阻止了各种缺陷的滑移生长，释放应力，在小纳米周期范围内其性能异常升高，得到的纳米多层膜比单层膜晶粒更小，质地更均匀、致密，因此其抗腐蚀性、耐磨性以及与基底材料的结合能力与单层膜相比得到明显提高。

顾汉卿课题组在钛合金椎间融合器表面沉积纳米厚度均质氮化钛镀层（图 14-7），使其具有优良的理化性能和生物相容性，增加与骨组织的融合，对减少椎间融合器临床使用的不良反应具有重要作用。为减少椎间融合器置入术后感染以减少由此引起的植入失败，在设计纳米多层膜时引入银层作为银库以维持抑菌的持久性，再利用离子注入在纳米 TiN/Ag 多层镀表层形成富银结构使产品表层即刻具有抑菌性，利用纳米多层膜优良性能与银抑菌性能，即在钛合金制椎间融合器表面沉积表面富银的高性能纳米多层膜（TiN/Ag 纳米多层膜），不仅钛合金表面的机械力学强度得到了提高，也有效降低了椎间融合器表面与固定端骨骼的微动磨损引起的松动以及表面镀层的脱落等风险，而且表面具有抑菌性，且不但植入即刻，长期表面仍有抑菌性[115, 116]。体内、体外验证结果表明：椎间融合器表面的含银纳米多层膜镀层既具有优异的生物相容性，又具有抑菌性，显著地提高了钛合金材料的表面性能，减少了不良反应与并发症的发生。

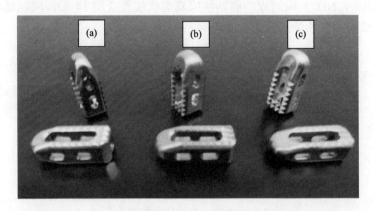

图 14-7　表面富银 TiN/Ag 纳米多层膜表面改性椎间融合器

（a）未改性钛合金椎间融合器；（b）纳米 TiN/Ag 多层膜表面改性椎间融合器；（c）离子注入纳米 TiN/Ag 多层膜表面改性椎间融合器

　　总之，由于钛合金椎间融合器的沉陷、应力遮挡及影像学问题，现在临床上以 PEEK 椎间融合器为主，但 PEEK 属于惰性材料，表面生物活性不足。随着物理、化学等表面改性工艺的进一步发展，表面改性椎间融合器方面的应用将更加广泛，前景会更加广阔。表面改性过程中仍有应当控制的风险存在，制备不同表面材料不可避免带来异质成分的掺入，其生物安全性及生物稳定性需得到充分验证，以提高产品风险控制水平，保证产品在临床使用过程中安全、有效。

14.4　表面改性技术在先心病封堵器方面的应用

14.4.1　先心病的危害和封堵器的作用

　　先天性心脏病（简称先心病）是胎儿期心脏及大血管发育异常而导致的先天畸形，是小儿时期最常见的心脏疾病。据流行病学资料统计，中国先心病的发病率约为 0.8%，当前先心病人口在 700 万～750 万，并以每年 12 万～20 万的数量递增。房间隔缺损、室间隔缺损和动脉导管未闭是心脏间隔类缺损最常见的先天性心脏病。由于我国医疗资源相对匮乏，大量的先心病儿童在幼年得不到矫正，因此成人先心病患者也有一定比例。

在先心病中，室间隔缺损（左右心室间出现"漏洞"）、房间隔缺损（左右心房间有"漏洞"）、动脉导管未闭（主动脉与肺动脉之间有一通道）是临床最常见的几种先天性心内畸形。先心病封堵器分为动脉导管未闭封堵器、房间隔缺损封堵器和室间隔缺损封堵器。封堵器的基本结构为超弹性的镍钛合金（nickel titanium alloy，NiTi）编制成的蘑菇状或双盘状装置（图 14-8），网状结构内部有聚酯涤纶或聚四氟乙烯（Teflon）。

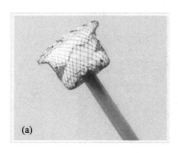 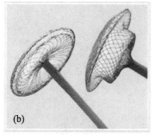 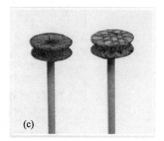

图 14-8　先心病封堵器

（a）动脉导管未闭封堵器；（b）房间隔缺损封堵器；（c）室间隔缺损封堵器

通过用镍钛合金丝制成的封堵器来介入治疗对缺损部位封堵是临床上使用的安全、有效的一种方法。镍钛合金具有超弹性和射线不透性，使封堵器通过介入方式到达介入部位能够恢复原来的形状，且整个过程可以在 X 射线下显影跟踪；该材料还有优异的抗疲劳性、抗腐蚀性，因而被广泛地应用于医疗器械领域。这些封堵器的镍钛合金都是由 45% 的钛和 55% 的镍组成，镍的含量较高，因封堵器的种类与结构不同，血栓发生率在 0.3%～2.5% 之间。由于镍钛合金中镍含量很高，植入人体后由于磨损、腐蚀等原因镍离子会不断释放至周围组织中，研究发现：封堵器植入人体 24 h 后血液中的镍离子浓度从正常的 0.47 ng/mL 升高到 1.27 ng/mL，植入一个月后达到 1.50 ng/mL[117]，且封堵器周围组织镍离子含量较高。镍离子富集到一定程度，会破坏细胞、引起炎症，引起致畸、致癌等毒性反应[118]，普通镍钛合金封堵器表面钝化膜可被破坏，在复杂的机体内环境中其内部镍离子释放使血镍增高，导致封堵器的组织相容性恶化。因此，减少镍离子的释放是封堵器势在必行的临床要求。

14.4.2　具有涂层修饰的新型封堵器

近年来，人们通过各种表面改性处理来改善 NiTi 的生物相容性，研究发现运用镀膜技术在金属表面得到 TiN 镀层具有良好的生物相容性，因此 TiN 表面镀层改性是改善 NiTi 临床医学领域应用效果的有效途径[119]。虽然 TiN 具有很好的生物相容性，但由于 TiN 是一种超硬陶瓷，弹性较差，不能随基底材料发生较大程度的变形，在变形过程中容易脱落，因此近年来我国研究者在镍钛合金丝表面构建 Ti/TiN 纳米多层结构[120]；如果 Ti 和 TiN 比例不合适或者镀层太厚，依然会阻碍合金变形或发生镀层脱落。张贵等[121]采用真空电弧离子镀技术，制备 100 nm 左右厚度的钛和氮化钛的交替镀层在镍钛合金丝上面形成致密覆盖，希望可以降低镍离子释放，同时又不影响镍钛细丝的原有力学性能，研究结果表明：镍钛合金表面 TiN/Ti 纳米多层结构，不影响 NiTi 合金变形能力，与 NiTi 合金基体之间的结合牢固，解决单纯 TiN 镀层影响基体的超弹性效应、变形时出现镀层脱落等问题；镍钛合金经过 TiN/Ti 纳米多层结构改性后，其表面新生内膜的速率提高；TiN/Ti 纳米多层结构还有效降低了 NiTi 合金表面的溶血率及血小板黏附率，提高了抗凝血性能；更重要的是，由于生物陶瓷 TiN 的存在，NiTi 合金表面耐腐蚀性提高，大大降低了镍离子的析出，从而明显降低了镍离子的溶出引起的致畸、致癌等毒性反应。邵安良等[122]同样运用多弧离子镀工艺在镍钛合金片状基体上镀有纳米交替镀层结构的 TiN/Ti 薄膜，结果同样表明 TiN/Ti 薄膜微纳米结构使其抗腐蚀性能显著提高，有效地抑制镍离子的溶出。

先健科技（深圳）有限公司自主研发的具有知识产权的纳米结构的陶瓷涂层的先心病封堵器产品见图 14-9，该产品没有改变原来产品的形状（自膨性双盘状或蘑菇状），运用物理气相沉积技术，在低温真空（或惰性气体存在）条件下，所有金属材料（网架、栓头、封头）表面均覆盖有纳米结构的氮化钛陶瓷涂层。该涂层可以有效减少金属离子向人体的释放，相对于未涂层的合金，腐蚀速度减少为 1/20；实验表明植入后血液中最高镍离子浓度减少 2/3，心内膜中镍离子含量减少超过 50%；动物实验表明封堵器表面的陶瓷镀膜更有利于内皮细胞的爬覆，降低血栓形成风险，减少镍钛合金网架与 316 L 不锈钢栓头、封头之间的电偶腐蚀，大大加快栓头、封头处的内皮细胞爬覆。

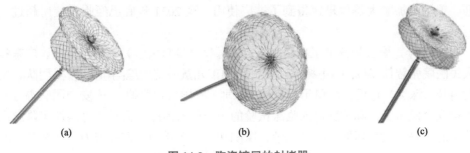

(a)　　　　　　　　　　(b)　　　　　　　　　　(c)

图 14-9　陶瓷镀层的封堵器

（a）动脉导管未闭封堵器；（b）房间隔缺损封堵器；（c）室间隔缺损封堵器

先健科技（深圳）有限公司研发的生物陶瓷表面改性的先心病封堵器，已经获得欧盟 CE 注册证书。方臻飞等[123]运用先健科技（深圳）有限公司研发生产的生物陶瓷膜封堵器 Cera™ 与普通未镀膜的封堵器进行临床试验，通过对两种封堵器的比较观察发现：两组封堵器超弹性、操作成功率、严重并发症发生率、超声心动和心电图随访等方面未见明显差异，结果提示 Cera™ 封堵器与普通镍钛合金封堵器在术后长期随访（12 个月）过程中的有效性和安全性无显著性差异，其中普通封堵器组两例术后出现偏头痛，6 个月后好转，而生物陶瓷膜封堵器 Cera™ 组病例未出现类似不良反应，作者考虑这两例为镍过敏患者，在封堵器周围镍离子浓度富集诱发细胞破坏局部炎症反应，炎症递质通过左房达到脑血管作用。

邱庆欢[124]等进行国内首个先心病介入治疗的多中心、随机平行、对照临床研究，将入组的先心病患者随机分为两组，分别植入生物陶瓷镀膜镍钛封堵器和普通镍钛封堵器进行对比研究，并进行术后随访。结果表明，新型生物陶瓷表面改性的镍钛封堵器成功率高、并发症少、中长期疗效可靠；先心病患儿术前生长发育落后，经两种封堵器介入治疗后，患儿生长发育完全恢复正常。封堵器植入体内 4～5 年，大部分使用生物陶瓷封堵器和镍钛封堵器的患者血液中镍离子浓度均正常，两组比较差异无统计学意义。因此，生物陶瓷表面改性的镍钛合金封堵器植入儿童体内的安全性、有效性得到了保障，其可广泛应用于临床。该产品已经获得三类医疗器械注册证。

复旦大学丁建东课题组发现，TiN 涂层还可以增强内皮细胞的迁移，并运用转录组学的方法从基因组层面予以了解释。相应的动物体内实验则表现为促进封堵器盘面的快速内膜爬覆。采用 Ti/TiN 交替涂层技术（最外层仍然为 TiN）的左心耳封堵器获得了中国和欧盟等国家和区域的三类医疗器械的注册证，并且在美国等地获得医生发起的临床试用。基于科学发现和中国核心技术的国际首款具有纳米涂层的左心耳封堵器获批用于心血管疾病的介入治疗，并在中国、德国、法国、英国、意大利、俄罗斯、瑞典、波兰、以色列、印度、韩国、巴西、美国、加拿大等地迅速得到了推广使用，至 2021 年底已经临床使用超过一万例。

2021 年，聚合物分子工程国家重点实验室（复旦大学）丁建东团队、广东省人民医院张智伟-谢育梅-王树水团队、深圳市儿童医院刘琼-李博宁教授团队、先健科技（深圳）有限公司和元心科技（深圳）有限公司张德元-李安宁团队等五家单位联合发布了国际首款进入临床试验的用于介入治疗先天性心脏病的可降解高分子房间隔缺损封堵器。经过大学、医院和公司多年的合作和努力，一批从上游到下游的全链条研究正在心脏相关封堵器领域开花结果。

14.5　人工晶状体及其表面改性技术

眼睛作为感觉器官之一，帮助我们认识世界，从事各项工作。人类获取的信息中80%来自于眼睛。眼睛相当于一部照相机，晶状体相当于照相机的镜头，视网膜相当于照相机的胶卷。如果晶状体因为各种原因发生混浊，光无法透过混浊的晶状体照射到视网膜上，那么就难以获得良好的图像，也就看不清楚东西了。这就是白内障（cataract）。由于社会环境、生活习惯、人口老龄化等各个方面的原因，白内障的发病率越来越高，发病人数也随之增多，截至目前在全世界有两千多万人因为白内障而失明，故用于治疗白内障的人工晶状体多年来一直很重要[125]。

14.5.1　晶状体及白内障

晶状体在眼睛的前、中部，其作用相当于照相机的变焦镜头（图14-10），有汇聚光线（20D 凸透镜）和调节光线（变焦）的作用。晶状体位于虹膜与玻璃体之间，呈双凸透镜状，是一无血管且与周围组织无直接联系的透明组织。晶状体的主要营养来源是房水。在晶状体的表面包裹着一层薄而透明的晶状体囊，周缘借睫状小带连接着睫状体。睫状肌的收缩可以改变晶状体的曲度。当看的物体离眼睛距离较近时，睫状肌呈收缩状态，睫状小带放松，晶状体变厚，折光能力增强，使物体在视网膜上能成像；当要看的物体距离眼睛较远时，睫状肌放松，睫状小带被拉紧，晶状体变薄，折光能力变弱，使物体在视网膜上也能成像[126]。随着年龄的增长，晶状体的弹性减弱，看近处物体模糊，看远处物体比较清楚，也

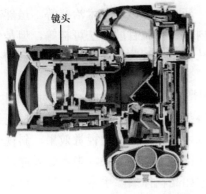
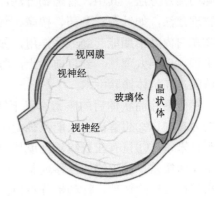

图 14-10　照相机的变焦镜头和眼睛的晶状体

就是老百姓常说的老花眼。晶状体的病变主要是由于失去透明性及其位置异常，二者均可引起明显视力障碍。

各种各样的原因包括代谢、辐射、糖尿病、外伤、先天遗传等会使晶状体的相关性能改变而变得混浊，形成白内障。晶状体与白内障的关系如图 14-11 所示。白内障是常见的主要致盲性眼病，目前在我国的 500 余万盲人中，近 50%是由白内障所致。在我国大中城市，白内障目前是第一致盲原因[127-129]。北京市白内障患病和手术状况的调查显示，50～60 岁人群白内障患病率为 6.83%，而 70 岁以上人群白内障患病率为 59.95%，80 岁以上的老年人 83%患白内障。对白内障患者生活质量调查分析显示，老年白内障患者视力越差生活质量越低，低视力使患者自身行为能力和精神状况受到影响，表现为基本生活能力的丧失和身心健康状况的下降，同时也加重了患者家庭及社会负担。

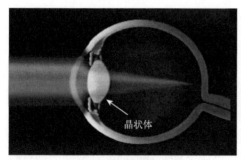
正常人的晶状体能够把光线
清晰地聚焦在视网膜

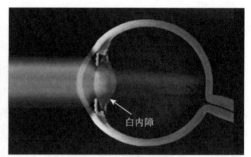
混浊的晶状体（白内障）不能将光线在
视网膜上清晰地聚焦

图 14-11　晶状体与白内障

由于白内障的多发性和严重的致盲性，古今中外的医生和专家一直在研究白内障的治疗方法，其中，有药物方法，如内服药物、注射药物、滴眼药物等，也有物理疗法，如针灸、膏药、按摩、气功、药物熏蒸以及手术治疗等。虽然有些药物在白内障早期能起到一些作用，如白内停、谷胱甘肽、法可林等，但是效果不确切，也不太理想。到目前为止，若想从根本上解决白内障问题，唯一的有效办法就是晶状体摘除手术。

然而摘除晶状体后的眼睛有以下缺点[130]：①只有 0.02 左右的视力，视力调节能力丧失。②想解决①只能佩戴无晶体矫正镜。但是患者佩戴无晶体矫正镜不美观且笨重。③只有在视线对准镜片中心时才能获得良好的视觉效果。斜视时会产生球面像差，发生物体位移现象。想要获得好的视觉效果，患者必须通过转动头来代替眼球的转动，行动十分不便。④假如晶状体摘除手术的患者一只眼戴无晶状体矫正镜，物像会被放大，导致两只眼睛的物像相差大，不能完全重合，无法获得双眼的立体视觉,导致复视不能忍受。⑤镜片能矫正的视野范围较小,矫正范围与非矫正范围之间因光线的折射关系有一个宽约13.2°的盲区,被称为环形暗点,在视野范围内40°～55°之间。环形暗点是高屈光度透镜的显著缺点。⑥如果患者在白内障手术前屈光不正,在摘除晶状体后,术眼就处于1000度的远视的状态,需佩戴相应度数的凸透镜进行视力矫正。但佩戴高度的远视镜有四个缺点:不美观、不方便、视觉质量差、感觉不舒适。

因此,在患者进行了晶状体摘除手术后,应将一枚具有晶状体调节功能的光学透镜放置在后房内原来人眼晶状体的生理位置,使物体能够在视网膜上成像(类似于照相机原理),看清远处、近处事物,即进行人工晶状体植入手术。人工晶状体在解剖位置上取代了自然眼晶状体的功能,通过该手术可使患者接近正常视力水平。其优点为:无须放上取下、不良影响被减少到最低、双眼视力术后能恢复迅速、周边视力正常。在现代医学上将白内障手术定义为白内障摘除术并人工晶状体植入术,实际上是两个手术合二为一。

目前手术治疗白内障是国际公认的唯一有效的治疗方法。近年来国内外开展的新型白内障手术是白内障超声乳化术(图14-12),在我国大中城市中开展得比较多。其过程是先使用超声波将晶状体核粉碎成乳糜状,然后被超声粉碎的晶状体连同皮质一起吸出,保留晶状体后囊膜,再植入人工晶状体。当老年人白内障发展到视力低于0.3、晶状体混浊在未成熟期、中心核部比较软时,适合做超声乳化手术。白内障超声乳化术的优点是切口小,损伤少许组织,手术操作快、时间短,能快速恢复视力。

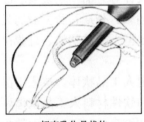 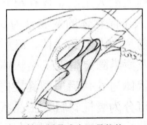 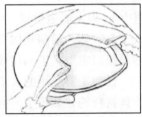

超声乳化晶状体　　　　植入折叠式人工晶状体　　　　植入成功

图14-12　超声乳化白内障手术联合植入可折叠人工晶体

50多年来白内障手术先后经历了针拨术—白内障囊内摘除术—白内障囊外摘除术—小切口白内障囊外摘除术,发展到今天广泛使用的白内障超声乳化吸除术,这和人工晶状体的研发与应用有密切关系。特别是20世纪90年代以后,超声乳化和显微手术技术不断发展和完善,结合折叠式人工晶状体的植入,加快了患者的视力恢复和伤口愈合,所以白内障超声乳化手术已被广大医务工作者和患者所接受[131]。随着小切口晶状体超声乳化及人工晶状体植入术的不断发展,白内障手术已经不仅仅是一种简单的脱盲手术，更成为提高术后视觉质量的屈光手术。人工晶状体材料是人工晶状体发展的基础之一，长期以来受到广大相关人士的关注。任何一种目前使用的医用生物材料，都有其材料自身的局限性，往往不能完全满足日趋复杂的医学应用对其性能提出的高要求，导致最终产品都不能完全达到和替代正常人体生理的要求，人工晶状体也是如此。

14.5.2　人工晶状体及其材料

我国成功开展、普及白内障摘除和人工晶状体植入手术已有近 30 年的历史。在这一过程中，不仅眼科显微手术学起到关键作用，与之相配合的人工晶状体材料及设计类型的发展也起到了至关重要的作用。

人工晶状体是指人工合成材料制成的一种特殊透镜，是白内障手术时植入人眼内的精密光学元件，以代替摘除的患者自身混浊晶体。用以制备人工晶状体的材料包括硅胶、聚甲基丙烯酸甲酯、水凝胶等。人工晶状体的性状功能类似人眼的晶状体，它具备质量小、光学性能高、无抗原性、致炎性、致癌性和能生物降解等生物学特性。白内障手术后摘除了混浊的晶状体，将人工晶状体植入眼内替代原来的晶状体，这样外界物体聚焦成像在眼睛的视网膜上（类似于照相机的胶卷），就能看清周围事物了。

人工晶状体植入技术始于 1949 年 11 月，英国眼科医生 Ridley 第一次将自制的人工晶状体植入患者眼内。早期制造的人工晶状体由硬性高分子材料聚甲基丙烯酸甲酯制成。白内障手术植入的人工晶状体在材料和设计等方面不断发展和改进[132]。根据固定位置，可将人工晶状体的发展分为 5 个阶段：初期和新型后房型人工晶状体、前房角固定的前房型人工晶状体、虹膜固定型人工晶状体、虹膜晶体囊膜固定型人工晶状体以及囊膜固定型人工晶状体[133]。

目前主要应用的人工晶状体为 6 代后房型囊袋内固定人工晶状体。按人工晶状体材料的软硬程度不同，可分为硬性材料人工晶状体和软性材料人工晶状体两类。所使用的硬性材料主要为无机玻璃，如聚甲基丙烯酸甲酯（PMMA），而软性材料则可以是硅凝胶（silicone gel）、水凝胶（hydrogel）以及由聚甲基丙烯酸甲酯衍生出来的丙烯酸酯（acrylic ester）共聚物。60 多年来，研究者们对各种材料制成的人工晶状体都做了大量的实验研究，测试了人工晶状体材料的相关生物学性能及其临床特性。

制造人工晶状体的材料应具备以下特点[133]：①光学性能好，屈光指数高，大于 90%的可见光透过率；②轻质量、强抗拉力；③稳定的理化性能，很强的耐用性，没有生物降解作用；④没有毒性，没有致炎、致癌性；⑤没有抗原性；⑥容易加工。

按照制作人工晶状体的材料硬度，还可以将人工晶状体分为折叠式和非折叠式。非折叠式人工晶状体均为硬性人工晶状体，主要为聚甲基丙烯酸甲酯，因不能折叠后植入，其植入后的不良反应大。折叠式人工晶状体主要由硅凝胶等软性材料组成。患者可根据自己的情况选择折叠式和非折叠式人工晶状体。普通硬性非折叠式人工晶状体的切口一般在 6 mm 可以将其植入，还需要在切口处缝线，这样容易造成散光。而折叠式人工晶状体只需要 2.0~3.0 mm 或者更小的切口就可以将人工晶状体植入患者眼内。

对于白内障已经接近成熟的患者，无法应用超声乳化方法，治疗切口必须达到 5.0~6.0 mm 时，可选择硬性非折叠式人工晶状体植入。折叠式人工晶状体是目前最常用的植入材料，先将人工晶状体折叠好，并放在特殊的植入器里，推到眼球里面展开，所以切口一般很小，并且不需要缝合，散光的发生率也比较小，恢复需要的时间更短一些。但折叠式人工晶状体的价格比非折叠式人工晶状体高 2 倍左右。

1. 聚甲基丙烯酸甲酯

聚甲基丙烯酸甲酯（polymethylmethacrylate）自 1933 年开始用于工业制品中，并最先用于制造人工晶状体。长期的临床验证，聚甲基丙烯酸甲酯是一种较好的人工晶状体材料。聚甲基丙烯酸甲酯是一种疏水性人工晶状体，它的硬度决定其只能做硬性人工晶状体，其最早用于治疗有糖尿病的白内障患者的人工晶状体。该材料具高度透明性（高分子透明材料，透光率达到 92% 以上）、不易破碎、性能稳定、耐用、屈光指数高（1.491~1.497）、抗拉力强、机械强度高、质量小、易于加工（可以铸压成型、能被抛光切削）。同时，聚甲基丙烯酸甲酯材料还具有较好的抗老化性和化学稳定性，抗酸、碱、盐和有机溶剂，不会被机体的生物氧化反应所降解等。聚甲基丙烯酸甲酯人工晶状体植入后的眼可以跟无晶状体眼一样感受到的颜色亮而饱和。聚甲基丙烯酸甲酯人工晶状体植入术的手术切口较大，恢复较慢，对术后影响较大。

聚甲基丙烯酸甲酯以其良好的组织相容性应用于眼科已有 50 多年的历史，但由于它是硬性材料，不能弯曲，必须从大切口植入，这使术后视功能恢复及生理愈合延迟；硬度高有时会对敏感的葡萄膜组织产生机械性刺激，导致慢性轻度炎性反应；而且在与角膜内皮接触时，聚甲基丙烯酸甲酯的疏水性可导致角膜内皮细胞黏附。另外，聚甲基丙烯酸甲酯的其他缺点有：不耐热，在 100℃ 以下聚甲基丙烯酸甲酯是固态；在超过 100℃ 的环境，聚甲基丙烯酸甲酯会变成凝胶状，因此不能高温、高压消毒；还易被 YAG 激光损伤，激光治疗后释放的单体具有生物毒性[134]。聚甲基丙烯酸甲酯材料的局限性使得可折叠人工晶状体上市后迅速占领了市场，小切口、微切口手术也得以实现。近年来，随着小切口无缝线超乳手术的发展，硬性材料聚甲基丙烯酸甲酯的应用逐渐受到了限制。

2. 硅凝胶

由硅凝胶制成的人工晶状体属于软性人工晶状体，柔韧性充足，可以折叠。折叠式硅凝胶人工晶状体可以通过小切口植入眼内，是目前临床上使用最广泛的软性折叠人工晶状体，其次是聚甲基丙烯酸羟乙酯。硅凝胶人工晶状体的前表面是非球面，有一系列重复且连续的晶状体屈折力，在晶状体中央 4.7 mm 直径范围内有 5 个非球面形的环形区域，环形区之间的过渡比较平缓，这种设计提供由远到近的焦点范围，可以减少眩光和光晕量。

我国于 20 世纪 70 年代中期研制成功硅凝胶类的人工晶体生物医学材料。这是我国首先研制和应用于临床的软性人工晶状体，具有质地柔软、机械弹性好、可折叠、经久耐用及生物相容性好的特性[135]。周开遗[136]于 1981 年报告了 50 例硅凝胶人工晶状体植入手术，这是临床上最早应用软质人工晶状体的报告。后来经过多年的努力，硅凝胶人工晶状体推广应用到我国各省份的医院中。

硅凝胶是以二甲基乙烯基硅氧烷为端基的聚甲基硅氧烷，简称甲基乙烯基硅酮。它的结构包括重复的硅-氧骨架、有机基团（R）和通过 Si—C 键黏附的所有硅胶原子。眼科中使用的接触镜、巩膜环扎带、青光眼引流阀、鼻泪管插管等使用生物相容性好、化学稳定性强的硅凝胶制作。因此自从 1986 年硅凝胶被用作人工晶状体的制作材料以来，硅凝胶折叠型人工晶状体已被广泛应用于患者。

硅凝胶的优点：相对密度约为 1.037，比较低，植入后支持它的眼内组织所受的张力和压力就很小；热稳定性好，在 220～240℃温度下不发生老化，因此可进行高压或煮沸消毒；超过 92%的透光率的硅凝胶做成的人工晶状体成品表面的高光洁度使其具有极佳的成像性能；在制作生产的过程中不使用抛光剂，因而在晶状体表面没有抛光剂残留，不会引起无菌性前房积脓；硅凝胶折叠式人工晶状体强度高，可反复折叠夹持，而不出现裂纹、断裂或影响视光学特性；而且折叠后不粘连，有利于顺利植入患者眼内，可以减轻甚至消除白内障小切口人工晶状体植入后散光。同时植入器系统不使用镊子，因此硅凝胶折叠人工晶状体的术后散光在所有晶状体中是最小的。

但是硅凝胶也有其缺点：抗拉力和抗撕力差，屈光力低，人工晶状体光学面中心厚度较高。同时，硅凝胶易产生静电反应，眼内代谢产物易黏附于晶状体内，从而影响晶状体植入眼内后期的透明度。

3. 含 HEMA 水凝胶

此处所研究开发的聚甲基丙烯酸羟乙酯（PHEMA）水凝胶是以 2-HEMA 为单体与双酯形成交联的材料，是继硅酮后用于制作软性人工晶状体的三种主要材料之一。水分子、离子以及小分子物质可自由通过网状空间结构的水凝胶。相关水凝胶中含有丰富的羟基，吸水性很强。因此水凝胶在脱水状态时是坚硬的，被水软化后变得像硅胶一样柔韧。而且可以通过改变工艺参数调节水凝胶人工晶状体的膨胀程度、弹性程度、气体通透性、光学特性等性能指标。

由于水凝胶网状结构的可延展属性，在临床应用前使用的聚合引发剂、溶剂及其他可提取分子的提取就更容易。而这些物质可能对眼部及其他组织有很强的毒副作用。另外，合适的水凝胶化学稳定性好、表面不易粘杂质、室温下性能不受影响、耐热耐压，因此，合适的人工晶状体还可高压灭菌。根据聚合体中的含水率和性质，水凝胶人工晶状体可以分为高含水率水凝胶和聚甲基丙烯酸羟乙酯水凝胶。水凝胶人工晶体是应用折射和/或衍射的光学原理，使经过多焦点人工晶状体的光线产生 2 个或多个焦点，使远处和近处物体发出的光线均能聚焦于视网膜上[136]，而不会发生高阶衍射从而丢失部分入射光线的能量引起视觉上的不舒适。郭晓萍等发现水凝胶单体折叠式人工晶体植入治疗白内障后视力恢复良好，中心稳定，是较好的小切口无缝线植入材料。

但是研究和使用中发现水凝胶人工晶状体还存在以下缺点[133]：①手术并发晶状体悬韧带患者不适合用；②晶体上皮细胞会在晶状体表面上生长，需要进行囊截开的病例较多；③当后囊突然破裂或手术切开时，水凝胶人工晶状体可能掉入玻璃体；④水凝胶的网状结构，易使污染物存留，从而改变人工晶状体的生物相容性和光学性能，使其透明度降低[132]。这些也限制了其在临床上的使用。

4. 丙烯酸酯二元共聚物

用于人工晶状体的聚丙烯酸酯是由苯乙基丙烯酸酯和苯乙基甲基丙烯酸组成的共聚体，属于聚丙烯酸酯这个大类系列，其光学和生物学特性与聚甲基丙烯酸甲酯不相上下。聚丙烯酸酯人工晶状体属于软性可折叠式人工晶状体，具有良好的稳定性[138]。疏水性聚丙烯酸酯材料有代表性的产品是 Alcon 公司的 Acrysof 系列，减少此材料的极性和含水量，成为疏水性材料，其具有与聚甲基丙烯酸甲酯相当的光学和生物学特性。疏水性聚丙烯酸酯材料又很软，可被延长或牵拉至原来的 2 倍，释放后能在 10 s 内恢复到原来的长度和形状。疏水性聚丙烯酸酯材料的屈光指数高达 1.51，所以聚丙烯酸酯人工晶状体很薄，折叠后可以轻柔而缓慢地展开，易于操作[139]。Alcon 公司生产的 SA60A-L 型 Acrysof 人工晶状体采用单片设计并与光学部为一个整体。聚丙烯酸酯人工晶状体可以吸收紫外线，屈光指数为 1.55，光学部直径为 55 mm，人工晶状体全长为 125 mm，这样的大小和性能适合植入晶状体囊袋内。大多数人工晶状体可以阻挡太阳光中的紫外光线，但不能够滤过光谱中的对视网膜特别是黄斑区有损伤作用的蓝光部分。为了解决这一问题，Alcon 公司又推出 Acrysof natural 蓝光滤过型人工晶状体，其是在丙烯酸酯材料中增加了黄色载色基团，可以滤过有害的蓝光，是目前最接近于人眼生理状态的人工晶状体。

聚丙烯酸酯人工晶状体材料是交叉连接的异分子共聚物，由丙烯酸／甲基丙烯酸酯共聚物或三元多聚物组成，富于黏弹性。交叉连接赋予丙烯酸酯良好的三维稳定性。这种材料具有温度依赖性黏弹性质，在体温中比在室温中更柔软，在体温条件下更容易折叠。这种材料的弹性使疏水性聚丙烯酸酯人工晶状体以合适的速度延展打开，操作简单。

5. 丙烯酸酯多聚物

丙烯酸酯多聚物（Acrylic）是由苯乙基丙烯酸甲酯、苯乙基丙烯酸酯及其他交联体聚合而成的一类多聚物，可以被高度纯化，具有稳定的理化性质和良好的透明度。Acrylic 在 37℃时屈光指数为 1.544，较聚甲基丙烯酸甲酯高，Acrylic 材料构建的人工晶状体更薄，适合于小切口植入。Acrylic 人工晶状体弹性较小，由折叠状态到完全展开约需 3～5 s，因此操作起来安全、容易。大量的理化及毒理学研究表明，此多聚物有很好的化学稳定性和生物相容性，无毒性，植入眼内安全。Acrylic 材料是目前应用于折叠式人工晶状体普遍被看好的，具有发展前景的一种材料。现有疏水性 Acrylic、Sensar 和亲水性 Acrylic 三种。

通过对各种人工晶状体主体材料（聚甲基丙烯酸甲酯、硅凝胶、PHEMA 水凝胶、亲水性聚丙烯酸酯、疏水性聚丙烯酸酯）性能的总结和临床结果对比分析可以发现，疏水性丙烯酸酯人工晶状体引发的后囊膜混浊最轻，水凝胶人工晶状体的晶体上皮细胞黏附最少，而就吸收紫外线功能来说，聚甲基丙烯酸甲酯人工晶状体最优。综上所述，目前所应用的人工晶状体材料都各有其优点及局限性，然而，由于聚甲基丙烯酸甲酯较其他材料来说，具有价格低廉和良好的生物相容性的特点，现被广泛应用于临床治疗。非折叠型人工晶状体的光学部和襻均采用聚甲基丙烯酸甲酯材料，许多折叠式人工晶状体采用聚甲基丙烯酸甲酯作为襻，以更好地固定晶状体。人工晶状体材料的发展进程及临床试验结果的优点如图 14-13所示。

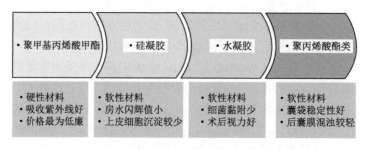

图 14-13　人工晶状体材料发展及临床试验结果的优点

对目前常用的各种人工晶状体材料性能和相关特性进行对比分析的结论如

下：①就防止引发后囊膜混浊而言，疏水的聚丙烯酸酯材料是最优的；②就吸附细菌的能力而言，水凝胶人工晶状体材料所吸附的细菌数量是最少的，排在后面的分别是聚丙烯酸酯、硅凝胶和聚甲基丙烯酸甲酯；③就晶体上皮细胞在人工晶状体材料表面黏附的情况而言，水凝胶人工晶状体最少，其次为硅凝胶人工晶状体和聚甲基丙烯酸甲酯人工晶状体，而疏水的聚丙烯酸酯材料人工晶状体黏附最多；④就生物相容性而言，疏水性聚丙烯酸酯材料的生物相容性最佳，然后是硅凝胶人工晶状体，最后是聚甲基丙烯酸甲酯人工晶状体；⑤就吸收紫外线性能而言，以聚甲基丙烯酸甲酯人工晶状体为最优，其次是 PHEMA 水凝胶人工晶状体，最后是硅凝胶人工晶状体[134]。通过上述对人工晶状体材料性能的综合分析可以发现，目前所应用的人工晶状体材料都各有其局限性，作为临床医生应根据患者的具体情况，选择合适的人工晶状体类型。通过对人工晶状体材料性能和相关特性的综合对比与分析可以发现，目前所应用的人工晶状体材料都各有优点和缺点。

14.5.3　人工晶状体材料的临床特性

除了分析人工晶状体材料本身的性能之外，研究者们还对人工晶状体材料引发的眼内反应，如后囊膜混浊、细菌黏附、晶体上皮细胞生长等，进行不断的观察、研究和探索，对人工晶状体材料和人工晶状体的设计不足之处进行改进，想方设法减少术后并发症的产生，并且为临床医师选择不同人工晶状体时提供一定的实验基础和理论指导。

1. 后囊膜混浊

后囊膜混浊是白内障术后最常见的晚期并发症，引起术后远期视力的严重下降甚至导致白内障手术失败。随着超声乳化白内障摘除联合折叠式人工晶状体植入技术的迅速发展和推广，后囊膜混浊的患者在逐渐减少。手术后残留的晶状体上皮细胞的增生、移行和纤维化是后囊膜混浊形成的主要因素。王珏等[140]对比了亲水性和疏水性聚丙烯酸酯折叠式人工晶状体植入后囊膜混浊的发生率，认为疏水性聚丙烯酸具有较理想的生物相容性，无细胞毒性，与后囊膜（含Ⅳ型胶原）能高度亲和，且可使晶状体上皮细胞在疏水性聚丙烯酸酯折叠式人工晶状体表面形成一层单细胞层并竭力维持上皮细胞表型，很少向成纤维细胞转化，使人工晶状体光学部在后囊膜和单层上皮细胞紧密相贴，降低了后囊膜混浊的发生率。而亲水性聚丙烯酸酯材料与Ⅳ型胶原的黏附性较弱，与后囊膜无法紧密相贴，从而为晶状体上皮细胞在疏水性聚丙烯酸酯人工晶状体表面提供了生长和增殖的空间，并能在术后早期产生细胞外基质。亲水性聚丙烯酸酯材料良好的渗透性可以持续地为晶状体上皮细胞提供生长和增殖所需的营养，促进了后囊膜混浊的形成。

硅凝胶和疏水性聚丙烯酸酯人工晶状体的后囊膜混浊发生率较低,而水凝胶和聚甲基丙烯酸甲酯人工晶状体的后囊膜混浊性白内障发生率则较高[141]。后囊膜混浊是人工晶状体法的重要评价指标,与人工晶状体的材料和设计有关。

罗汉暄等[137]对比研究硅凝胶与聚丙烯酸酯(一些临床文献不严格地简称其为丙烯酸,实际为聚丙烯酸甲酯的衍生物,此处是一个相对亲水性的聚合物材料)折叠型人工晶状体材料的生物相容性,发现两组患者中,聚丙烯酸人工晶状体植入后角膜水肿、前房炎症反应较轻,硅凝胶人工晶状体前房反应较重,恢复时间长。硅凝胶人工晶状体患者组出现 1 例后发性白内障,而丙烯酸人工晶状体患者组没有出现后发性白内障。聚丙烯酸人工晶状体在生物相容性方面好于硅凝胶人工晶状体。

2. 细菌黏附

人工晶状体是一个潜在的细菌载体。在手术过程中,会将黏附在人工晶状体表面的细菌带入眼内,发生感染性眼内炎。在所黏附的细菌中,表皮葡萄球菌(*Staphylococcus epidermidis*,表葡菌)和金黄色葡萄球菌(*Staphylococcus aureus*,金葡菌)是常见的致病菌,其中以表皮葡萄球菌最多见,约占所有细菌数量的72%[142]。为了预防和减少术中术后眼内炎的发生,需要关注不同人工晶状体材料表面细菌的黏附特性。

3. 晶状体上皮细胞生长

晶状体上皮细胞在晶状体内代谢活动最活跃。白内障摘除联合人工晶状体植入术后,周边前囊膜及赤道部残留的晶状体上皮细胞向后囊膜和人工晶状体后表面增殖、移行和化生,使晶状体前囊膜混浊、收缩及后囊膜混浊。因此,不同材料的人工晶状体抑制 LEC 在其表面生长的能力,是评价人工晶状体综合性能的重要指标之一,也是临床医生为患者选择人工晶状体的重要依据。

4. 紫外线吸收率

为使紫外线不损伤视网膜,人工晶状体材料应吸收紫外线。安丽娅等[143]测定了聚甲基丙烯酸甲酯、PHEMA 水凝胶、硅凝胶三种人工晶状体材料对紫外线的吸收率,从吸收范围及峰值等方面对其性能进行了比较。结果是,三种不同的人工晶状体材料都可以很好地吸收紫外线,但是具体性能方面还是存在一定的差异。聚甲基丙烯酸甲酯的紫外线吸收范围是 190～290 nm;水凝胶的紫外线吸收范围是 190～270 nm;硅凝胶的紫外线吸收范围是 190～240 nm。就紫外线吸收峰值而言,在吸收紫外线的性能方面看,PMMA 优于 PHEMA 水凝胶,而该水凝胶优于硅凝胶。

此外，人工晶状体在囊袋的稳定性也是生物相容性的重要指标。人工晶状体作为一种异物，机体会产生正常的防御现象[144, 145]。但不同的材料、设计和生产工艺，会出现不同的反应。研究表明，注入式人工晶状体植入时囊膜开口小，并用囊膜塞封闭，囊袋内残留的晶状体上皮细胞不暴露于房水内，晶状体上皮细胞刺激产生的炎症递质减少，因而产生的炎症反应相比较常规白内障植入的人工晶状体较轻微。

14.5.4　表面改性

从上面可以看出不管是哪种材料都有其局限性，有优点，但也存在缺点。为了减轻术后炎症反应，降低后发性白内障的发生率，提高术后视觉质量，除改进人工晶状体的光学设计外，人们不断研发和改进人工晶状体所用的材料，并通过各种方法对人工晶状体进行表面修饰。

通过表面修饰可减少人工晶状体表面的细菌黏附，抑制后囊膜混浊，减少血小板、单核细胞、巨噬细胞、成纤维细胞黏附沉着，阻碍粒细胞活化，减少炎性异物反应。经过改良的具有多种表面性能的人工晶状体可以解决糖尿病视网膜病、葡萄膜炎、青光眼、施行硅油填充术后等患眼的人工晶状体植入受限问题、患者术后并发症，为人工晶状体工艺的发展开创美好的未来。

主要的人工晶状体表面改性方法大致分为物理方法和化学方法两大类。具体的改性方法多种多样，现在详细介绍两种具体改性方法。

1. 离子辐照接枝聚乙烯基吡咯烷酮进行表面修饰

N-乙烯基吡咯烷酮（NVP）是一种无色的液体，易溶于水、醇、醚以及其他有机溶剂，密度为 1.03～1.04 g/mL。其不含有活泼氢原子，因此具有良好的稳定性，没有腐蚀性，挥发性低。基于以上优点，它的用途广泛，可以作为药片的糖衣、泡沫状理发剂的涂层、紫外线吸收剂稀释剂以及有消毒杀菌效果的药物等[146]。另外，NVP 也可以作为啤酒和化妆品的澄清剂。

乙烯基吡咯烷酮的特殊结构赋予了其特殊的性质，它在光照的条件下就能够发生聚合反应，其聚合物聚乙烯基吡咯烷酮（PVP）的结构同时具有无机性以及有机性，具有较好的生物相容性，已在医疗、医药等方面有着广泛的应用[147]。由于聚乙烯基吡咯烷酮是亲水性聚合物，具有极好的络合能力以及生物相容性，因此将其接枝到疏水性的材料表面可以改善其表面的亲水性能。另外，聚乙烯基吡咯烷酮的成膜性能优良，安全无毒，可以有效改善被接枝基底材料的表面形态，使其更加光滑，减少细胞的黏附。以下介绍如何在聚丙烯酸甲酯类人工晶状体表面辐照接枝 PVP。

聚丙烯酸甲酯的化学性质非常稳定，因此想要在其表面进行化学修饰通常必须引入自由基。传统的引入自由基的方式是利用自由基引发剂，它能引发单体进行聚合反应。不饱和单体聚合活性中心有自由基型、阴离子型、阳离子型和配位化合物等。但是使用引发剂可能发生如下问题：引发剂在材料上的残留以及未知的毒性等。因此需要寻找一种更加高效无残留、无毒的方法引发材料产生自由基。离子束照射固体靶物质会引起靶物质原子核相互碰撞、靶电子的激发以及电离等物理过程的产生，并且在这一系列过程中能够损失能量，诱发一系列的辐照损伤效应的产生。对于离子束照射聚合物（如聚甲基丙烯酸甲酯）而言，其主要引起的效应包括化学键的断裂、化学键的重构、自由基的形成及分子和分子团的发生、交联以及新的化学产物的形成等化学效应。这些效应的发生将会对材料的宏观性能产生极其重要的影响。此种方法可以在常温或者低温条件下进行，相比引发剂引起的化学接枝更加均匀，并且可以通过对辐射剂量的控制达到控制反应速率以及接枝率的效果。与化学改性法相比，辐射接枝法直接利用高能射线作用于聚合物或单体而引发反应，更加安全、环保，不但在膜材料表面改性领域备受人们关注[131]，且在生物材料改性[148]方面具有广阔的应用前景[149]。

辐照法共有两种：预辐照法以及共辐照法。预辐照法就是将待修饰的材料进行单独辐照产生活性自由基后再进行下一步的接枝反应。共辐照法是将待修饰材料以及需要接枝的单体物质一起进行辐照，从而达到接枝单体的目的。本例即为预辐照法。

聚合物的接枝改性，已成为扩大聚合物应用领域，改善高分子材料性能的一种简单又行之有效的方法[145]。接枝共聚反应首先要形成活性接枝点，各种聚合的引发剂或催化剂都能为接枝共聚提供活性种，而后产生接枝点。预辐照丙烯酸酯类人工晶体后，添加 PVP 单体，新生成的接枝 PVP 表面与基底材料表面之间融合性非常好，它们之间具有一体性而不可分割、十分牢固。

综上所述，采用辐照方法使材料表面产生自由基，替代了常规的引发剂，使疏水性丙烯酸酯人工晶状体在接枝乙烯基吡咯烷酮的化学反应中不会残留引发剂，降低了毒性风险，提高了表面改性的安全性。再将表面产生自由基的疏水性聚丙烯酸酯人工晶状体在一定反应条件下接枝 PVP，以便获得优越的亲水性。

2. 陶瓷膜改性

这里以二氧化钛和氮化钛作为氧化和非氧化陶瓷进行介绍。氮化钛属于非氧化陶瓷，由于美观的金黄色以及耐酸耐碱、高硬度、高耐磨、抗腐蚀等优点，其在机械、化工、微电子等领域有着广泛的应用。氮化钛还具有良好的生物相容性和优异的力学性能而受到生物医学工业的重视，广泛应用于义齿和髋关节等生物材料的涂膜。氮化钛的结构是由离子键、金属键和共价键混合而成的，其中氮的

p 轨道能级低于费米能级，这和金属的自由电子在 d 轨道运动类似。这样的结构让氮化钛薄膜的光学性能和金、银等贵金属类似，膜层较薄时具有透明性质和吸收蓝光的性质。氮化钛的特性使其也成为人工晶状体的一种表面改性物质[136]。

二氧化钛薄膜不仅具有化学性能稳定、耐酸、耐碱等特点，还具有很强的光催化及亲油、亲水性能，其薄膜材料因为稳定、无毒、可重复使用和光能利用效率高等特点而备受关注，广泛用于降解有机污染物和有毒气体、除菌消毒、自清洁、防雾等[150]。而且负载化的 TiO_2 在载体表面形成锐钛矿晶形薄膜，在特定波长（<385 nm）的光源激发下表现出催化氧化性和超亲水性[151, 152]。TiO_2 纳米薄膜已经用于多个生物材料类医疗器械的表面改性，也包括人工晶状体。这层 TiO_2 修饰膜可以吸收部分进入眼内的日光或各类波长的激发光线，阻止细胞和炎性物质黏附于人工晶状体，同时抑制已黏附细胞和细菌的生长增殖，减少人工晶状体表面的细胞反应。

所有的改性方法都是为了提高其性能，更好地服务于患者。希望随着科学技术的进一步发展，医疗水平的日益提高，科技工作者能够解决人工晶状体植入术后各种并发症，寻求到适应机体生物学性质的优质生物医学材料。同时白内障手术的进步与人工晶状体的结构的改进，可以为广大白内障患者带来新的福音。总的趋势是白内障手术日臻完善，人工晶状体的材料与设计也越来越完美。只要临床医生与科技工作者齐心协力，不断进行新的研究，就能制造出越来越适合患者的人工晶状体，提高手术质量，减少术后并发症，缩短康复时间，提高病患的生活质量。

本章介绍了生物材料表面改性的几个应用。材料表界面的研究以及表面改性的临床应用还远远不止这些例子。用于医疗器械和其他领域的生物医学材料具有丰富的科学内涵和广阔的应用前景。材料的表界面理论以及表面改性原理和关键技术仍在不断进步[153-158]。材料工作者、医学工作者以及相关领域的人员任重而道远，需要进行深度交叉融合以及开展全链条的研究与临床转化。

（万荣欣、唐慧琴、顾汉卿、丁建东）

参 考 文 献

[1] Geetha M，Singh A K，Asokamani R，Gogia A K. Ti based biomaterials，the ultimate choice for orthopaedic implants：A review. Progress in Materials Science，2009，54（3）：397-425.

[2] Subramani K，Mathew R T. Titanium surface modification techniques for dental implants—from microscale to nanoscale//Subramani K，Ahmed W. Emerging Nanotechnologies in Dentistry. Amsterdam：Elsevier，2012：85-102.

[3] Lee J K，Choi D S，Jang I，Choi W Y. Improved osseointegration of dental titanium implants by TiO_2 nanotube arrays with recombinant human bone morphogenetic protein-2：A pilot in vivo study. International Journal of Nanomedicine，2015，10：1145-1154.

[4] Wang H Y，Zhu R F，Lu Y P，Xiao G Y，He K，Yuan Y F，Ma X N，Li Y. Effect of sandblasting intensity on microstructures and properties of pure titanium micro-arc oxidation coatings in an optimized composite technique. Applied Surface Science，2014，292（3）：204-212.

[5] Deng F，Zhang W，Zhang P，Liu C，Ling J. Improvement in the morphology of micro-arc oxidised titanium surfaces：A new process to increase osteoblast response. Materials Science & Engineering C，2010，30（1）：141-147.

[6] Sullivan D Y，Sherwood R L，Mai T N. Preliminary results of a multicenter study evaluating a chemically enhanced surface for machined commercially pure titanium implants. Journal of Prosthetic Dentistry，1997，78（4）：379-386.

[7] Bowers K T，Keller J C，Randolph B A，Wick D G，Michaels C M. Optimization of surface micromorphology for enhanced osteoblast responses *in vitro*. International Journal of Oral & Maxillofacial Implants，1992，7（3）：302-310.

[8] 郝玉全，李述军，郝玉琳，杨锐，艾红军. Ti2448 合金种植体表面不同纳米管径生物活性膜对成骨细胞早期黏附的影响. 微生物学杂志，2010，30（2）：99-102.

[9] Bangcheng Y，Masaiki U，Hyun-Min K，Zhang X D，Tadashi K. Preparation of bioactive titanium metal via anodic oxidation treatment. Biomaterials，2004，25（6）：1003-1010.

[10] 杨成，孟丽娥，田元，黄熠. 新型微弧氧化钛基种植材料的细胞毒性研究. 钛工业进展，2007，24（1）：25-28.

[11] Yamaguchi S，Takadama H，Matsushita T，Nakamura T，Kokubo T. Preparation of bioactive Ti-15Zr-4Nb-4Ta alloy from HCl and heat treatments after an NaOH treatment. Journal of Biomedical Materials Research Part A，2011，97A（2）：135-144.

[12] Rohanizadeh R，Al-Sadeq M，Legeros R Z. Preparation of different forms of titanium oxide on titanium surface：Effects on apatite deposition. Journal of Biomedical Materials Research Part A，2004，71（2）：343-352.

[13] Karamian E. Surface characteristics and bioactivity of a novel natural HA/zircon nanocomposite coated on dental implants. Biomed Research International，2014，2014（1）：410627.

[14] Xue W，Liu X，Zheng X B，Ding C. *In vivo* evaluation of plasma-sprayed wollastonite coating. Biomaterials，2005，26（17）：3455-3460.

[15] Verné E，Miola M，Brovarone C V，Cannas M，Gatti S，Fucale G，Maina G，Massé A，Nunzio S D. Surface silver-doping of biocompatible glass to induce antibacterial properties. Part I：Massive glass. Journal of Materials Science Materials in Medicine，2009，20（3）：733-740.

[16] Yang F，Xie Y，Li H，Tang T，Zhang X，Gan Y，Zheng X，Dai K. Human bone marrow-derived stromal cells cultured with a plasma sprayed $CaO-ZrO_2-SiO_2$ coating. Journal of Biomedical Materials Research Part B：Applied Biomaterials，2010，95B（1）：192-201.

[17] Yang Y，Ong J L，Tian J. Deposition of highly adhesive ZrO coating on Ti and CoCrMo implant materials using plasma spraying. Biomaterials，2003，24（4）：619-627.

[18] Reclaru L，Eschler P Y，Lerf R. Electrochemical corrosion and metal ion release from Co-Cr-Mo prosthesis with titanium plasma spray coating. Biomaterials，2005，26（23）：4747-4756.

[19] Wu G M，Hsiao W D，Kung S F. Investigation of hydroxyapatite coated polyether ether ketone composites by gas plasma sprays. Surface & Coatings Technology，2009，203（17）：2755-2758.

[20] Devine D M，Hahn J，Richards R G，Gruner H，Wieling R，Pearce R G. Coating of carbon fiber-reinforced polyetheretherketone implants with titanium to improve bone apposition & dagger. Journal of Biomedical Materials Research Part B：Applied Biomaterials，2013，591-598.

[21] Buchanan R A, Lee I S, Williams J M. Surface modification of biomaterials through noble metal ion implantation. Journal of Biomedical Materials Research, 1990, 24（3）: 309-318.

[22] Wan Y Z, Raman S, He F, Huang Y. Surface modification of medical metals by ion implantation of silver and copper. Vacuum, 2007, 81（9）: 1114-1118.

[23] Guo M, Li M, Liu X, Zhao M, Li D, Geng D, Sun X, Gu H. N-containing functional groups induced superior cytocompatible and hemocompatible graphene by NH$_2$ ion implantation. Journal of Materials Science Materials in Medicine, 2013, 24（12）: 2741-2748.

[24] Gaggl A, Schultes G, Muller W D. Scanning electron microscopical analysis of laser-treated titanium implant surfaces—A comparative study. Biomaterials, 2000, 21（10）: 1067-1073.

[25] Sansone V, Pagani D, Melato M. The effects on bone cells of metal ions released from orthopaedic implants. A review. Clinical Cases in Mineral and Bone Metabolism, 2013, 10（1）: 34-40.

[26] Wang J X, Fan Y B, Gao Y, Hu Q H, Wang T C. TiO$_2$ nanoparticles translocation and potential toxicological effect in rats after intraarticular injection. Biomaterials, 2009, 30（27）: 4590-4600.

[27] Daley B, Doherty A T, Fairman B, Case C P. Wear debris from hip or knee replacements causes chromosomal damage in human cells in tissue culture. Journal of Bone & Joint Surgery, 2004, 86（4）: 598-606.

[28] Egusa H, Ko N, Shimazu T, Atani H. Suspected association of an allergic reaction with titanium dental implants: A clinical report. Journal of Prosthetic Dentistry, 2008, 100（5）: 344-347.

[29] Shiu H T, Goss B, Lutton C, Crawford R, Xiao Y. Formation of blood clot on biomaterial implants influences bone healing. Tissue Eng Part B: Re, 2014, 20（6）: 697-712.

[30] Gittens R A, Olivares-Navarrete R, Schwartz Z, Boyan B D. Implant osseointegration and the role of microroughness and nanostructures: Lessons for spine implants. Acta Biomaterialia, 2014, 10（8）: 3363-3371.

[31] Bakshi P V, Thakur S, Kulkarni S. Perception by osseointegrated dental implants supporting a fixed prosthesis: A prospective study. International Journal of Oral and Maxillofacial Implants, 2017, 32（6）: 1346-1350.

[32] Vykhodets V B, Johnson K G, Kurennykh T E, Beketov I V, Samatov O M, Medvedev A I, Jarvis E A A. Direct observation of tunable surface structure and reactivity in TiO$_2$ nanopowders. Surface Science, 2017, 665: 10-19.

[33] Gennes P G. Wetting: Statics and dynamics. Review of Modern Physics, 1985, 57（3）: 827-863.

[34] Guglielmo M, Gulotta C F. Advancing dental implant surface technology—From micron-to nanotopography. Biomaterials, 2008, 29（28）: 3822-3835.

[35] Inoue T, Matsuzaka K. Surface modification of dental implant improves implant-tissue interface//Sasaki K, Suzuki O, Takahashi N. Interface Oral Health Science. Tokyo: Springer, 2014.

[36] Boyan B D, Hummert T W, Dean D D, Schwartz Z. Role of material surfaces in regulating bone and cartilage cell response. Biomaterials, 1996, 17（2）: 137-146.

[37] Isa Z M, Schneider G B, Zaharias R, Seabold D, Stanford C M. Effects of fluoride-modified titanium surfaces on osteoblast proliferation and gene expression. International Journal of Oral & Maxillofacial Implants, 2006, 21（2）: 203-211.

[38] Dunn D S, Raghavan S, Volz R G. Anodized layers on titanium and titanium alloy orthopedic materials for antimicrobial activity applications. Advanced Manufacturing Processes, 2007, 7（1）: 123-137.

[39] Tejero R, Anitua E, Orive G. Toward the biomimetic implant surface: Biopolymers on titanium-based implants for bone regeneration. Progress in Polymer Science, 2014, 39（7）: 1406-1447.

[40] Cao H, Liu X. Activating titanium oxide coatings for orthopedic implants. Surface & Coatings Technology, 2013, 233（43）: 57-64.

[41] Wennerberg A, Albrektsson T. On implant surfaces: A review of current knowledge and opinions. International Journal of Oral & Maxillofacial Implants, 2010, 25 (1): 63-74.

[42] Wennerberg A, Albrektsson T. Suggested guidelines for the topographic evaluation of implant surfaces. International Journal of Oral and Maxillofacial Implants, 2000, 15 (15): 331-344.

[43] Al-Radha A S D, Dymock D, Younes C, O'Sullivan D. Surface properties of titanium and zirconia dental implant materials and their effect on bacterial adhesion. Journal of Dentistry, 2012, 40 (2): 146-153.

[44] Bollenl C M L, Lambrechts P, Quirynen M. Comparison of surface roughness of oral hard materials to the threshold surface roughness for bacterial plaque retention: A review of the literature. Dental Materials, 1997, 13 (4): 258-269.

[45] Yang G L, He F M, Yang X F, Wang X X, Zhao S F. Bone responses to titanium implants surface-roughened by sandblasted and double etched treatments in a rabbit model. Oral Surgery Oral Medicine Oral Pathology Oral Radiology & Endodontics, 2008, 106 (4): 516-524.

[46] Oliveira P T D, Zalzal S F, Beloti M M, Rosa A L, Nanci A. Enhancement of *in vitro* osteogenesis on titanium by chemically produced nanotopography. Journal of Biomedical Materials Research Part A, 2010, 80A (3): 554-564.

[47] Carbone R, Marangi I, Zanardi A, Giorgetti L, Chierici E, Berlanda G, Podestà A, Fiorentini F, Bongiorno G, Piseri P. Biocompatibility of cluster-assembled nanostructured TiO_2 with primary and cancer cells. Biomaterials, 2006, 27 (17): 3221-3229.

[48] Kommireddy D S, Sriram S M, Lvov Y M, Mills D K. Stem cell attachment to layer-by-layer assembled TiO_2 nanoparticle thin films. Biomaterials, 2006, 27 (24): 4296-4303.

[49] Huang H H, Pan S J, Lai Y L, Lee T H, Chen C C, Lu F H. Osteoblast-like cell initial adhesion onto a network-structured titanium oxide layer. Scripta Materialia, 2004, 51 (11): 1017-1021.

[50] Sjöström T, Dalby M J, Hart A, Tare R, Oreffo R O, Su B. Fabrication of pillar-like titania nanostructures on titanium and their interactions with human skeletal stem cells. Acta Biomaterialia, 2009, 5 (5): 1433-1441.

[51] Mcnamara L E, Sjöström T, Burgess K E, Kim J J, Liu E, Gordonov S, Moghe P V, Meek R M, Oreffo R O, Su B. Skeletal stem cell physiology on functionally distinct titania nanotopographies. Biomaterials, 2011, 32 (30): 7403-7410.

[52] Lausmaa J. Mechanical, Thermal, Chemical and Electrochemical Surface Treatment of Titanium. Berlin Heidelberg: Springer, 2001.

[53] Zhang H W, Hei Z K, Liu G, Lu J, Lu K. Formation of nanostructured surface layer on AISI 304 stainless steel by means of surface mechanical attrition treatment. Acta Materialia, 2003, 51 (7): 1871-1881.

[54] Mark K V D, Park J, Bauer S, Schmuki P. Nanoscale engineering of biomimetic surfaces: Cues from the extracellular matri14. Cell & Tissue Research, 2010, 339 (1): 131-153.

[55] Junker R, Dimakis A, Thoneick M, Jansen J A. Effects of implant surface coatings and composition on bone integration: A systematic review. Clinical Oral Implants Research, 2010, 20 (s4): 185-206.

[56] Reising A, Chang Y, Dan S, Webster T J. Greater osteoblast long-term functions on ionic plasma deposited nanostructured orthopedic implant coatings. Journal of Biomedical Materials Research Part A, 2010, 87A (1): 78-83.

[57] Puckett S D, Taylor E, Raimondo T, Webster T J. The relationship between the nanostructure of titanium surfaces and bacterial attachment. Biomaterials, 2010, 31 (4): 706-713.

[58] Munirathinam B, Neelakantan L. Titania nanotubes from weak organic acid electrolyte: Fabrication, characterization and oxide film properties. Materials Science & Engineering C Materials for Biological Applications, 2015, 49 (3):

567-578.

[59] Mandracc P, Mussano F, Rivolo P, Carossa S. Surface treatments and functional coatings for biocompatibility improvement and bacterial adhesion reduction in dental implantology. Coatings, 2016, 6 (1): 7.

[60] Tobin E J. Recent coating developments for combination devices in orthopedic and dental applications: A literature review. Advanced Drug Delivery Reviews, 2017, 112: 88-100.

[61] Goodman S B, Yao Z, Keeney M, Yang F. The future of biologic coatings for orthopaedic implants. Biomaterials, 2013, 34 (13): 3174-3183.

[62] Tripathy A, Sen P, Bo S, Briscoe W H. Natural and bioinspired nanostructured bactericidal surfaces. Advances in Colloid & Interface Science, 2017, 248: 85-104.

[63] Marta R, Monteiro F J, Ferraz M P. Infection of orthopedic implants with emphasis on bacterial adhesion process and techniques used in studying bacterial-material interactions. Biomatter, 2012, 2 (4): 176-194.

[64] Holmberg K V, Abdolhosseini M, Li Y, Chen X, Gorr S U, Aparicio C. Bio-inspired stable antimicrobial peptide coatings for dental applications. Acta Biomaterialia, 2013, 9 (9): 8224-8231.

[65] Alexander H R, Peter G, Nicola J H, Paul E K, Pauline S H. Bacterial coaggregation: An integral process in the development of multi-species biofilms. Trends in Microbiology, 2003, 11 (2): 94-100.

[66] Yoshinari M, Oda Y, Kato T, Okuda K. Influence of surface modifications to titanium on antibacterial activity *in vitro*. Biomaterials, 2001, 22 (14): 2043-2048.

[67] Le G B D, Bareille R, Gindre M, Sewing A, Laugier P, Amédée J. Additive effect of RGD coating to functionalized titanium surfaces on human osteoprogenitor cell adhesion and spreading. Tissue Engineering Part A, 2008, 14 (8): 1445-1455.

[68] Yamamichi N, Pugdee K, Chang W J, Lee S Y, Yoshinari M, Hayakawa T, Abiko Y. Gene expression monitoring in osteoblasts on titanium coated with fibronectin-derived peptide. Dental Materials Journal, 2008, 27 (5): 744-750.

[69] Tsimbouri P M, Fisher L, Holloway N, Sjostrom T, Nobbs A H, Meek R M D, Su B, Dalby M J. Osteogenic and bactericidal surfaces from hydrothermal titania nanowires on titanium substrates. Scientific Reports, 2016, 6: 36857.

[70] Fraioli R, Tsimbouri P M, Fisher L E, Nobbs A H, Su B, Neubauer S, Rechenmacher F, Kessler H, Ginebra M P, Dalby M J. Towards the cell-instructive bactericidal substrate: Exploring the combination of nanotopographical features and integrin selective synthetic ligands. Scientific Reports, 2017, 7 (1): 16363.

[71] Sjöström T, Nobbs A H, Su B. Bactericidal nanospike surfaces via thermal oxidation of Ti alloy substrates. Materials Letters, 2016, 167: 22-26.

[72] Visai L, de Nardo L, Punta C, Melone L, Cigada A, Imbriani M, Arciola C R. Titanium oxide antibacterial surfaces in biomedical devices. International Journal of Artificial Organs, 2011, 34 (9): 929-946.

[73] Munisparan T, Yang E C Y, Paramasivam R, Dahlan N A, Pushpamalar J. Optimisation of preparation conditions for Ti nanowires and suitability as an antibacterial material. Iet Nanobiotechnology, 2018, 12 (4): 429-435.

[74] Diu T, Faruqui N, Sjöström T, Lamarre B, Jenkinson H F, Su B, Ryadnov M G. Cicada-inspired cell-instructive nanopatterned arrays. Scientific Reports, 2014, 4 (4): 7122.

[75] Bhadra C M, Khanh T V, Pham V T, Al K M, Seniutinas G, Wang J Y, Juodkazis S, Crawford R J, Ivanova E P. Antibacterial titanium nano-patterned arrays inspired by dragonfly wings. Scientific Reports, 2015, 5: 16817.

[76] Hamouda I M. Current perspectives of nanoparticles in medical and dental biomaterials. Journal of Biomedical Research, 2012, 26 (3): 143-151.

[77] Maleki D S, Barzegarjalali M, Zarrintan M H, Adibkia K, Lotfipour F. Calcium carbonate nanoparticles as cancer drug delivery system. Expert Opinion on Drug Delivery, 2015, 12 (10): 1649-1660.

[78] Zhang P, Zhang Z, Li W. Antibacterial TiO₂ coating incorporating silver nanoparticles by microarc oxidation and ion implantation. Journal of Nanomaterials, 2013, 2013: 542878.

[79] Mehdipour M, Zenouz A T, Bahramian A, Yazdani J, Pouralibaba F, Sadr K. Comparison of the effect of mouthwashes with and without Zinc and Fluocinolone on the healing process of erosive oral lichen planus. Journal of Dental Research Dental Clinics Dental Prospects, 2010, 4 (1): 25-28.

[80] Memarzadeh K, Sharili A S, Huang J, Rawlinson S C F, Allaker R P. Nanoparticulate zinc oxide as a coating material for orthopedic and dental implants. Journal of Biomedical Materials Research Part A, 2015, 103 (3): 981-989.

[81] Lv H, Chen Z, Yang X, Cen L, Zhang X, Gao P. Layer-by-layer self-assembly of minocycline-loaded chitosan/alginate multilayer on titanium substrates to inhibit biofilm formation. Journal of Dentistry, 2014, 42 (11): 1464-1472.

[82] Shi J, Yu L, Ying W, Jing Z, Zhao S, Yang G. Biological and immunotoxicity evaluation of antimicrobial peptide-loaded coatings using a layer-by-layer process on titanium. Scientific Reports, 2015, 5: 16336.

[83] Button G, Gupta M, Barrett C, Cammack P, Benson D. Three-to six-year follow-up of stand-alone BAK cages implanted by a single surgeon. The Spine Journal, 2005, 5 (2): 155-160.

[84] Apeldorn T, Keilholz C, Wolff-Fabris F, Altstädt V. Dielectric properties of highly filled thermoplastics for printed circuit boards. Journal of Applied Polymer Science, 2013, 128 (6): 3758-3770.

[85] Han C M, Lee E J, Kim H E, Koh Y H, Kim K N, Ha Y, Kuh S U. The electron beam deposition of titanium on polyetheretherketone (PEEK) and the resulting enhanced biological properties. Biomaterials, 2010, 31 (13): 3465-3470.

[86] Zhou L, Qian Y, Zhu Y, Liu H, Gan K, Guo J. The effect of different surface treatments on the bond strength of PEEK composite materials. Dental Materials, 2014, 30 (8): 209-215.

[87] 杜鹏, 杨雪梅, 李明. 聚醚醚酮薄膜的离子注入表面改性. 材料科学与工程学报, 2010, 28 (4): 481-485.

[88] Conrad J R. Plasma source ion-implantation technique for surface modification of materials. Journal of Applied Physics, 1987, 62 (11): 4591-4596.

[89] Ueda M, Oliveira R M, Rossi J O, Mello C B, Rangel R C C, Vieira M S. Improvements of plasma immersion ion implantation (PIII) and deposition (PIII&D) processing for materials surface modification. Surface & Coatings Technology, 2013, 229 (2): 97-104.

[90] Wang H, Lu T, Meng F, Zhu H, Liu X. Enhanced osteoblast responses to poly ether ether ketone surface modified by water plasma immersion ion implantation. Colloids & Surfaces B: Biointerfaces, 2014, 117 (9): 89-97.

[91] Lu T, Liu X, Qian S, Cao H, Qiao Y, Meic Y, Chu P K, Ding C. Multilevel surface engineering of nanostructured TiO₂ on carbon-fiber-reinforced polyetheretherketone. Biomaterials, 2014, 35 (22): 5731-5740.

[92] 刘秀菊, 甘抗, 刘红, 宋效庆, 牛德利, 陈天杰. 氮气等离子体注入改性对聚醚醚酮生物活性的影响. 现代口腔医学杂志, 2017, (1): 6-10.

[93] Briem D, Strametz S, Schröder K, Meenen N M, Lehmann W, Linhart W, Ohl A, Rueger J M. Response of primary fibroblasts and osteoblasts to plasma treated polyetheretherketone (PEEK) surfaces. Journal of Materials Science: Materials in Medicine, 2005, 16 (7): 671-677.

[94] Ha S W, Kirch M, Birchler F, Eckert K L, Mayer J, Wintermantel E, Sittig C, Pfund-klingenfuss I, Textor M, Spencer N D. Surface activation of polyetheretherketone (PEEK) and formation of calcium phosphate coatings

by precipitation. Journal of Materials Science-Materials in Medicine，1997，8（11）：683-690.

[95] Brydone A S，Morrison D S S，Meek R D M，Dalby M J，Gadegaard N. Enhanced osteogenesis on PEEK polymer using injection mould nanopatterning. Orthopaedic Proceedings，2018，97（B）：NO.SUPP-3.

[96] Waser-Althaus J，Salamon A，Waser M，Padeste C，Kreutzer M，Pieles U，Müller B，Peters K. Differentiation of human mesenchymal stem cells on plasma-treated polyetheretherketone. Journal of Materials Science Materials in Medicine，2014，25（2）：515-525.

[97] Converse G L，Yue W，Roeder R K. Processing and tensile properties of hydroxyapatite-whisker-reinforced polyetheretherketone. Biomaterials，2007，28（6）：927-935.

[98] 石志才，李家顺，贾连顺，袁文，侯铁胜，李明，朱晓东. 碳纤维增强的聚醚醚酮复合材料椎体间植入的实验研究. 第二军医大学学报，2001，22（4）：340-342.

[99] 周聪颖，李启期，魏杰，马健. 纳米氟磷灰石-聚醚醚酮种植体骨整合效能研究. 实用口腔医学杂志，2013，29（1）：20-24.

[100] Tsou H K，Hsieh P Y，Chi M H，Chung C J，He J L. Improved osteoblast compatibility of medical-grade polyetheretherketone using arc ionplated rutile/anatase titanium dioxide films for spinal implants. Journal of Biomedical Materials Research Part A，2012，100A（10）：2787-2792.

[101] Wu X，Liu X，Wei J，Ma J，Deng F，Wei S. Nano-TiO$_2$/PEEK bioactive composite as a bone substitute material：*In vitro* and *in vivo* studies. International Journal of Nanomedicine，2012，7：1215-1225.

[102] Roeder R K，Converse G L，Kane R J，Yue W. Hydroxyapatite-reinforced polymer biocomposites for synthetic bone substitutes. JOM，2008，60（3）：38-45.

[103] Lee J H，Jang H L，Lee K M，Baek H R，Jin K，Hong K S，Noh J H，Lee H K. *In vitro* and *in vivo* evaluation of the bioactivity of hydroxyapatite-coated polyetheretherketone biocomposites created by cold spray technology. Acta Biomaterialia，2013，9（4）：6177-6187.

[104] Barkarmo S，Wennerberg A，Hoffman M，Kjellin P，Breding K，Handa P，Stenport V. Nano-hydroxyapatite-coated PEEK implants：A pilot study in rabbit bone. Journal of Biomedical Materials Research Part A，2013，101（2）：465-471.

[105] Jung H D，Hui S P，Kang M H，Lee S M，Kim H E，Estrin Y，Koh Y H. Polyetheretherketone/magnesium composite selectively coated with hydroxyapatite for enhanced *in vitro* bio-corrosion resistance and biocompatibility. Materials Letters，2014，116（2）：20-22.

[106] Chang Y，Dan S，Webster T J. Nanostructured metal coatings on polymers increase osteoblast attachment. International Journal of Nanomedicine，2007，2（3）：487-492.

[107] Cook S D，Rust-Dawicki A M. Preliminary evaluation of titanium-coated PEEK dental implants. Journal of Oral Implantology，1995，21（3）：176.

[108] Ha S W，Eckert K L，Wintermantel E，Gruner H，Guecheva M，Vonmont H. NaOH treatment of vacuum- plasma-sprayed titanium on carbon fibre-reinforced poly（etheretherketone）. Journal of Materials Science：Materials in Medicine，1997，8（12）：881-886.

[109] Chi M H，Tsou H K，Chung C J，He J L. Biomimetic hydroxyapatite grown on biomedical polymer coated with titanium dioxide interlayer to assist osteocompatible performance. Thin Solid Films，2013，549（549）：98-102.

[110] Han C M，Jang T S，Kim H E，Koh Y H. Creation of nanoporous TiO$_2$ surface onto polyetheretherketone for effective immobilization and delivery of bone morphogenetic protein. Journal of Biomedical Materials Research Part A，2014，102（3）：793-800.

[111] Pariente J L，Bordenave L，Bareille R，Baquey C，Le G M. The biocompatibility of catheters and stents used in

urology. Progres En Urologie, 1998, 8 (2): 181-187.

[112] 叶霞, 陈菊芳, 王江涛, 张向华, 毕伟. 人工关节材料及其表面改性研究进展. 江苏理工学院学报, 2007, 13 (4): 48-52.

[113] Schmalzried T P, Amstutz H C, Au M K, Dorey F J. Etiology of deep sepsis in total hip arthroplasty. The significance of hematogenous and recurrent infections. Clinical Orthopaedics & Related Research, 1992, 280 (280): 200-207.

[114] Koehler J S. Attempt to design a strong solid. Physical Review B, 1970, 2 (2): 547-551.

[115] Yu J G, Sun X H, Gong H H, Dong L, Zhao M L, Wan R X, Gu H Q, Li D J. Influence of Ag concentration on microstructure, mechanical properties and cytocompatibility of nanoscale Ti-Ag-N/Ag multilayers. Surface & Coatings Technology, 2017, 312: 128-133.

[116] Sun X H, Gong H H, Li D J, Dong L, Zhao M L, Wan R X, Gu H Q. Ag^+ implantation induces mechanical properties, cell adhesion and antibacterial effects of TiN/Ag multilayers in vitro. Nanomedicine, 2017, 12 (18): 2257-2268.

[117] Ries M W, Kampmann C, Rupprecht H J, Hintereder G, Hafner G, Meyer J. Nickel release after implantation of the Amplatzer occluder. American Heart Journal, 2003, 145 (4): 737-741.

[118] 任伊宾, 杨柯, 梁勇. 医用金属材料中的镍危害. 生物医学工程学杂志, 2005, 22 (5): 1067-1069.

[119] Starosvetsky D, Gotman I. Corrosion behavior of titanium nitride coated Ni-Ti shape memory surgical alloy. Biomaterials, 2001, 22 (13): 1853-1859.

[120] Liu C, Chu P K, Lin G, Yang D. Effects of Ti/TiN multilayer on corrosion resistance of nickel-titanium orthodontic brackets in artificial saliva. Corrosion Science, 2007, 49 (10): 3783-3796.

[121] 张贵, 张德元, 何伶俐, 祁凤君. 纳米结构 Ti/TiN 涂层对 NiTi 合金生物相容性的影响. 现代生物医学进展, 2009, 9 (13): 2465-2468.

[122] 邵安良, 成艳, 奚廷斐, 周艺, 周亮, 万子义. TiN/Ti 纳米涂层修饰镍钛合金的体外腐蚀行为. 中国组织工程研究, 2011, 15 (3): 461-464.

[123] 方臻飞, 李丽, 沈向前, 胡信群, 唐建军, 吕晓玲, 唐亮. 生物陶瓷膜先天性心脏病封堵器与普通镍钛合金封堵器的比较: 随机对照. 中国组织工程研究, 2011, 15 (34): 6296-6301.

[124] 邱庆欢. 生物陶瓷镀膜封堵器治疗先天性心脏病的中远期随访研究. 广州: 南方医科大学, 2014.

[125] 许秀英. 人眼晶状体的参数化建模与可视化. 厦门: 厦门大学, 2006.

[126] 张百明. 人工晶体的氮化钛薄膜修饰研究. 天津: 天津医科大学, 2009.

[127] 张士元. 我国白内障的流行病学调查资料分析. 中华眼科杂志, 1999, 35 (5): 336-339.

[128] Brian G, Taylor H. Cataract blindness—challenges for the 21st century. Bull World Health Organ, 2001, 79 (3): 249-256.

[129] 张志雄, 奚延斐. 我国眼科生物医用材料现状及发展趋势. 中国医疗器械信息, 2013, 8: 6-9.

[130] 杜秋月. 基于柔顺机构的人工晶状体设计、制备及实验研究. 北京: 北京工业大学, 2016.

[131] 李诺, 黄丽娜. 人工晶状体的展望. 国际眼科杂志, 2013, 13 (2): 283-288.

[132] 王语嫣. 不同亲疏水性人工晶状体术后前囊收缩和居中性的对比研究. 杭州: 浙江大学, 2020.

[133] 窦莹, 张辉, 田蕊, 秦秀虹. 白内障手术中人工晶体的选择. 食品与药品, 2006, 8 (2): 22-26.

[134] 崔海坡. 不同人工晶体材料的特性. 材料科学与工程学报, 2008, 16 (3): 467-471.

[135] 王桂琴, 顾欢庆, 彭秀军. 表面修饰人工晶状体的表面特性研究. 中华航海医学与高气压医学杂志, 2007, 14 (3): 149-151.

[136] 周开遗. 硅凝胶人工晶体 50 例植入总结. 眼科新进展, 1981, 2: 44-48.

[137] 罗汉喧，皮敏石，梅淑萍. 硅凝胶与丙烯酸人工晶体生物相容性对比研究. 齐齐哈尔医学院学报，2006，（13）：1570.

[138] 张晓鸣，汪素萍. 四襻式亲水性丙烯酸折叠式人工晶体植入术后临床观察. 海南医学，2008，19（10）：34-35.

[139] 张红言，施玉英. 人工晶体材料的不同与后囊混浊关系的探讨. 国外医学眼科学分册，2000，24（1）：51-54.

[140] 王珏，于于蓝，盛耀华. 亲水性和疏水性丙烯酸酯折叠式人工晶状体植入后囊膜浑浊发生率的比较. 中国临床医学，2012，19（1）：65-67.

[141] Schauersberger J，Amon M，Kruger A，Abela C，Schild G，Kolodjaschna J. Lens epithelial cell outgrowth on 3 types of intraocular lenses. Journal of Cataract Refracting Surgery，2001，27（6）：850-854.

[142] 曲超. 人工晶体生物学性状的实验研究. 眼科研究，2004，22（6）：666-668.

[143] 安丽娅，刘乔，陈芳. 三种人工晶体材料紫外线吸收率的比较. 内蒙古医学杂志，1994，14（3）：142-143.

[144] 吴坤林. 不同材料人工晶体植入术后人工晶体前膜形成的比较分析. 华夏医学，2003，16（6）：877-878.

[145] 乐琦骅，卢奕. 人工晶体上皮细胞在不同材料人工晶体表面黏附特性的比较研究. 中华眼科杂志，2004，40（2）：128-130.

[146] 董研. N-乙烯基吡咯烷酮（NVP）合成工艺. 湖北化工，1996，2：26-27.

[147] Akon H，Kazunobu S，Masaharu H，Boo O Y，Mariko H，Mitsuo H，Kazuo I. Chemically modified polusulfone hollow fibers with vinylpyrrolidone having improved blood compatibility. Biomaterials，2002，23（13）：2659-2666.

[148] 李军，伊敏，卢君. 辐射研究与辐射工艺学报. 1999，17（3）：135-139.

[149] 彭朝荣，王静霞，陈竹平，汪秀英，黄成，陈浩. 聚-L-乳酸辐射接枝-N-乙烯基吡咯烷酮的研究. 辐射研究与辐射工艺学报，2009，27（2）：75-78.

[150] 吴奎，叶勤. 射频溅射法和电弧离子镀法制备的纳米 TiO_2 薄膜性能比较. 暨南大学学报（自然科学版），2006，27（3）：393-397.

[151] Fujishima A，Rao T N，Tryk D A. Titanium dioxide photocatalysis. Journal of Photochemistry and Photobiology C：Photochemistry Reviews，2000，1（1）：1-21.

[152] Yu J G，Zhao X J，Zhao Q N，Wang G. Preparation and characterization of superhydrophilic porous TiO_2 coating films. Materials Chemistry and Physics，2001，68：253-259.

[153] Huang J H，Grater S V，Corbellinl F，Rinck S，Bock E，Kemkemer R，Kessler H，Ding J D，Spatz J P. Impact of order and disorder in RGD nanopatterns on cell adhesion. Nano Letters，2009，9（3）：1111-1116.

[154] Yao X，Peng R，Ding J D. Cell-material interactions revealed via material techniques of surface patterning. Advanced Materials，2013，25（37）：5257-5286.

[155] Liu Q，Zheng S，Ye K，He J H，Shen Y，Cui S Q，Huang J L，Gu Y X，Ding J D. Cell migration regulated by RGD nanospacing and enhanced under moderate cell adhesion on biomaterials. Biomaterials，2020，263：120327.

[156] Li B N，Xie Z F，Wang Q S，Chen X M，Liu Q S，Wang W，Shen Y，Liu X D，Li A N，Li Y F，Zhang G，Liu J X，Zhang D Y，Liu C，Wang S S，Xie Y M，Zhang Z W，Ding J D. Biodegradable polymeric occluder for closure of atrial septal defect with interventional treatment of cardiovascular disease. Biomaterials，2021，274：120851.

[157] Lin W J，Zhang H J，Zhang W Q，Qi H P，Zhang G，Qian J，Li X，Qin L，Li H F，Wang X，Qiu H，Shi X L，Zheng W，Zhang D Y，Gao R L，Ding J D. *In vivo* degradation and endothelialization of an iron bioresorbable scaffold. Bioactive Materials，2021，6（4）：1028-1039.

[158] Shen Y，Zhang W Q，Xie Y M，Li A N，Wang X L，Chen X M，Liu Q S，Wang Q S，Zhang G，Liu Q，Liu J X，Zhang D Y，Zhang Z W，Ding J D. Surface modification to enhance cell migration on biomaterials and its combination with 3D structural design of occluders to improve interventional treatment of heart diseases. Biomaterials，2021，279：121208.

关键词索引